MICROBIOTA
GASTROINTESTINAL
DA DISBIOSE AO TRATAMENTO

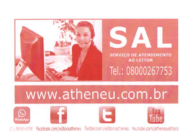

MICROBIOTA GASTROINTESTINAL
DA DISBIOSE AO TRATAMENTO

DAN L. WAITZBERG
RAFAEL MALAGOLI ROCHA
ALAN HILTNER ALMEIDA

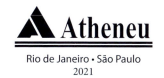

Rio de Janeiro • São Paulo
2021

EDITORA ATHENEU

São Paulo	—	Rua Maria Paula, 123 – 18º andar Tel.: (11)2858-8750 E-mail: atheneu@atheneu.com.br
Rio de Janeiro	—	Rua Bambina, 74 Tel.: (21)3094-1295 E-mail: atheneu@atheneu.com.br

CAPA: Equipe Atheneu
PRODUÇÃO EDITORIAL: MKX Editorial

CIP-BRASIL. CATALOGAÇÃO NA PUBLICAÇÃO
SINDICATO NACIONAL DOS EDITORES DE LIVROS, RJ

W157m

Waitzberg, Dan L.
Microbiota gastrointestinal : da disbiose ao tratamento / Dan L. Waitzberg, Rafael Malagoli Rocha, Alan Hiltner Almeida. - 1. ed. - Rio de Janeiro : Atheneu, 2021.
592 p. : il. ; 24 cm.

Inclui bibliografia e índice
ISBN 978-65-5586-164-8

1. Gastroenterologia. 2. Aparelho digestivo - Doenças. I. Rocha, Rafael Malagoli. II. Almeida, Alan Hiltner. III. Título.

21-70374
CDD: 616.33
CDU: 616.34

Leandra Felix da Cruz Candido - Bibliotecária - CRB-7/6135
12/04/2021   12/04/2021

WAITZBERG, D. L.; ROCHA, R. M.; ALMEIDA, A. H.
Microbiota Gastrointestinal – Da Disbiose ao Tratamento

© *Direitos reservados à EDITORA ATHENEU – Rio de Janeiro, São Paulo, 2021*

Editores

Dan L. Waitzberg

Médico Especialista em Cirurgia Geral, Gastroenterologia e Nutrologia. Mestre, Doutor e Livre-Docente pela Faculdade de Medicina da Universidade de São Paulo (FMUSP). Professor--Associado do Departamento de Gastroenterologia da FMUSP. Chefe do Laboratório Metanutri (LIM 35) do Hospital das Clínicas da FMUSP (HCFMUSP). Diretor do Grupo de Apoio de Nutrição Enteral e Parenteral (GANEP). Diretor Científico da Bioma4me.

Rafael Malagoli Rocha

Graduação em Ciências, Modalidade Médica, pela Universidade Federal do Triângulo Mineiro (UFTM). Mestre em Patologia Geral pela Universidade Federal de Minas Gerais (UFMG). Doutor em Patologia Geral pela UFMG e University College London, Reino Unido. Período Pós-Doutoral na Universidade de Hamburgo, Alemanha. MBA em Gestão Estratégica e Econômica de Negócios pela Fundação Getulio Vargas (FGV). Professor Orientador do Programa de Pós-Graduação *stricto sensu* em Ginecologia da Escola Paulista de Medicina da Universidade Federal de São Paulo (EPM/Unifesp). Bolsista de Produtividade em Pesquisa do Conselho Nacional de Desenvolvimento Científico e Tecnológico (CNPq). Assessor da Fundação de Amparo à Pesquisa do Estado de São Paulo (FAPESP). Assessor e Membro do Serviço Nacional de Assessoria Externa em Qualidade Laboratorial do Reino Unido. Autor de mais de 100 artigos científicos publicados em periódicos internacionais indexados, incluindo *Nature*, *Science*, *PNAS* e *Cancer Cell*.

Alan Hiltner Almeida

Graduação e Mestrado em Economia pela Universidade Federal da Bahia (UFBA). Dedicado ao Desenvolvimento de Aplicações de Biotecnologia voltadas à Qualidade de Vida e Sustentabilidade do Planeta. Fundador da Granbio, empresa de Biotecnologia para fabricação de produtos químicos e biocombustíveis. Fundador da Associação Brasileira de Biotecnologia Industrial (ABBI). Ex-*Board Member* da American Biofuels Association. *Advisor* do Propulmão-SDS, iniciativa médica para rastreamento precoce de câncer de pulmão. Fundador e Sócio-Diretor da Bioma4me, Laboratório de Sequenciamento Genético. Cofundador e Sócio Gestor da Biostater, Farmácia de Manipulação de Compostos Probióticos.

Revisores Técnicos

Coordenadora de revisão técnica

Danielle Cristina Fonseca

Nutricionista e Especialista pelo Centro Universitário São Camilo (CUSC). Aprimoramento em Nutrição Clínica nas Áreas de Pediatria e Clínica Médica pelo Hospital Geral de Carapicuíba (HGC). Especialista em Nutrição Clínica em Pediatria pelo Instituto da Criança do Hospital das Clínicas da Faculdade de Medicina da Universidade de São Paulo (ICr-HCFMUSP). Mestre em Ciências em Gastroenterologia pela FMUSP. Doutoranda e Pesquisadora na Linha de Microbiota Intestinal na Saúde e na Doença do Laboratório de Nutrição e Cirurgia Metabólica do Aparelho Digestivo (LIM 35-Metanutri) da FMUSP.

Colaboradoras de revisão técnica

Ana Paula Aguiar Prudêncio

Nutricionista e Mestre em Ciência dos Alimentos pela Universidade Federal de Santa Catarina (UFSC). Especialista em Nutrição Clínica Funcional pela VP Unicsul. Docente do Curso de Pós-Graduação em Nutrição Clínica Hospitalar do Grupo de Apoio de Nutrição Enteral e Parenteral - GANEP Educação. Docente do Curso de Pós-Graduação em Nutrição Clínica Avançada do Centro Universitário Católica de Santa Catarina. Pesquisadora do Laboratório de Nutrição e Cirurgia Metabólica do Aparelho Digestivo (LIM 35-Metanutri) da Faculdade de Medicina da Universidade de São Paulo (FMUSP).

Beatriz de Azevedo Muner Ferreira

Nutricionista pelo Centro Universitário São Camilo (CUSC). Aprimoramento em Transtornos Alimentares pelo Ambulim do Instituto de Psiquiatria do Hospital das Clínicas da Faculdade de Medicina da Universidade de São Paulo (IPq-HCFMUSP). Aprimoramento em Nutrição Clínica no Hospital Geral de Carapicuíba (HGC) nas Áreas de Hemodiálise, Pediatria e Neonatologia. Pós-Graduada em Nutrição Clínica pelo CUSC. Especialização em Nutrição Clínica em Pediatria pelo Instituto da Criança do HCFMUSP (ICr-HCFMUSP) e Nutrição Esportiva pelo Centro de Estudos de Fisiologia do Exercício (CEFIT). Pesquisadora e Mestranda do Laboratório de Nutrição e Cirurgia Metabólica do Aparelho Digestivo (LIM 35-Metanutri) da FMUSP.

Bianca Depieri Balmant

Nutricionista pela Universidade do Oeste Paulista de Presidente Prudente (Unoeste). Doutoranda em Ciências em Gastroenterologia pela Faculdade de Medicina da Universidade de São Paulo (FMUSP). Mestre em Fisiopatologia e Ciência Animal na Área de Agressão Tecidual e Celular, Imunidade e Nutrição pela Unoeste. Especialista em Oncologia pelo Instituto Israelita de Ensino e Pesquisa Albert Einstein (IIEPAE). Especialista em Avaliação do Ensino e do Aprendizado pela Unoeste. Docente da Universidade do Oeste Paulista no Curso de Nutrição e Pesquisadora do Laboratório de Nutrição e Cirurgia Metabólica do Aparelho Digestivo (LIM 35-Metanutri) da FMUSP. Experiência na Área de Nutrição Clínica, em Oncologia, Patologia da Nutrição, Avaliação Nutricional, Ensino e Pesquisa em Nutrição.

Ilanna Marques Gomes da Rocha

Nutricionista Pesquisadora no Metanutri no Laboratório de Nutrição e Cirurgia Metabólica do Aparelho Digestivo do Hospital das Clínicas da Universidade de São Paulo (LIM 35-FMUSP). Doutoranda em Ciências em Gastroenterologia pela FMUSP. Mestre em Nutrição pelo Programa de Pós-Graduação em Nutrição da Universidade Federal do Rio Grande do Norte (PPGNUT-UFRN). Residência em Nutrição Clínica no Hospital das Clínicas da Universidade Federal de Pernambuco (UFPE).

Leticia Callado

Nutricionista pelo Centro Universitário São Camilo (CUSC). Especialista em Nutrição Clínica pelo Hospital das Clínicas da Faculdade de Medicina da Universidade de São Paulo (HCFMUSP). Residência em Nutrição Clínica em Gastroenterologia pela FMUSP. Especialista em Nutrição Esportiva pelo Centro de Estudos de Fisiologia do Exercício e Treinamento (CEFIT). Mestranda em Ciências em Gastroenterologia pela FMUSP.

Colaboradores

Adérson Omar Mourão Cintra Damião

Mestre e Doutor pela Faculdade de Medicina da Universidade de São Paulo (FMUSP). Professor--Assistente Doutor do Departamento de Gastroenterologia da FMUSP. Membro do Grupo de Doenças Intestinais da Divisão de Gastroenterologia & Hepatologia do Hospital das Clínicas da FMUSP (HCFMUSP). Membro Titular da Federação Brasileira de Gastroenterologia (FBG) e do Grupo de Estudos da Doença Inflamatória Intestinal do Brasil (GEDIIB).

Adriana Carrieri

Nutricionista pela Faculdade de Saúde Pública da Universidade de São Paulo (FSP-USP). Pós-Graduação em Nutrição Clínica pelo Programa de Residência Médica do Hospital das Clínicas da Faculdade de Medicina da USP (HCFMUSP). Coordenadora de Estudos em Nutrição na Albert Einstein College of Medicine, Estados Unidos.

Alessandro Laviano

Professor-Associado do Departamento de Medicina Translacional e de Precisão da Sapienza Università di Roma, Itália.

Amanda Mandarino Alves

Residente do 3º ano de Gastroenterologia do Hospital das Clínicas da Faculdade de Medicina da Universidade de São Paulo (HCFMUSP).

Amira Pierucci-Lagha

Pós-Doutora em Psiquiatra pela Faculdade de Medicina da University of Connecticut. Ph.D. em Psicopatologia e Neurobiologia do Comportamento pela Faculté de Médecine, Pitié-Salpêtrière, Paris. Dedicada à pesquisa clínica, tanto no ambiente acadêmico quanto no setor privado, na indústria farmacêutica, executando programas clínicos da Fase 1 à Fase IV em Neurologia e Psiquiatria. Responsável pela Estratégia e Comunicação Científica e da Saúde do Departamento de Pesquisa e Inovação da marca Actimel, Palaiseau, França.

Antonio Herbert Lancha Junior

Graduado em Educação Física pela Escola de Educação Física e Esporte da Universidade de São Paulo (EEFE-USP). Especialista em Biologia da *Performance* Humana pelo Instituto de Biociências da Universidade Estadual Paulista (IB-Unesp). Mestre e Doutor em Nutrição Experimental pela Faculdade de Ciências Farmacêuticas da USP (FCF-USP). Pós-Doutorado em Fisiologia Aplicada pela Washington School of Medicine. Livre-Docente e Professor Titular na Área de Conhecimento da Nutrição Aplicada à Atividade Monitorada pela EEFE-USP.

Ary Buccione

Graduado em Engenharia de Alimentos pela Universidade de Campinas (Unicamp). Six Sigma Green Belt na Dupont Internacional – Projeto Regulatory – Probióticos. Pós-Graduação em Administração e Marketing pela Fundação Getulio Vargas (FGV). Governança Corporativa do Terceiro Setor pelo Instituto Brasileiro de Governança Corporativa (IBGC). Ex-Diretor do International Life Sciences Institute (ILSI), Washington, Estados Unidos. Ex-Presidente do ILSI Brasil. Ex-Conselheiro da Associação Brasileira das Indústrias de Alimentos (ABIA). Ex-Presidente e Diretor da Associação Brasileira de Alimentos Dietéticos (ABIAD). Ex-Presidente e Diretor da Associação Brasileira de Ingredientes e Aditivos (ABIAM).

Beatriz de Azevedo Muner Ferreira

Nutricionista pelo Centro Universitário São Camilo (CUSC). Aprimoramento em Transtornos Alimentares pelo Ambulim do Instituto de Psiquiatria do Hospital das Clínicas da Faculdade de Medicina da Universidade de São Paulo (IPq-HCFMUSP). Aprimoramento em Nutrição Clínica no Hospital Geral de Carapicuíba (HGC) nas Áreas de Hemodiálise, Pediatria e Neonatologia. Pós-Graduada em Nutrição Clínica pelo CUSC. Especialização em Nutrição Clínica em Pediatria pelo Instituto da Criança do HCFMUSP (ICr-HCFMUSP) e Nutrição Esportiva pelo Centro de Estudos de Fisiologia do Exercício (CEFIT). Pesquisadora e Mestranda do Laboratório de Nutrição e Cirurgia Metabólica do Aparelho Digestivo (LIM 35-Metanutri) da FMUSP.

Bruno Acatauassu Paes Barreto

Doutor em Ciências pela Universidade Federal de São Paulo (Unifesp). Coordenador do Programa de Residência em Pediatria do Centro Universitário do Estado do Pará (CESUPA). Coordenador do Programa de Mestrado Profissional em Ensino e Saúde – Educação Médica do CESUPA. Membro do Grupo Assessor de Alergias na Infância da Associação Brasileira de Alergia e Imunologia (ASBAI).

Carla Gonçalves Schahin Saad

Assistente Doutora da Disciplina de Reumatologia na Faculdade de Medicina da Universidade de São Paulo (FMUSP). Responsável pelo Ambulatório de Espondiloartrites e pelo Centro de Dispensação de Medicação de Alta Complexidade (CEDMAC) da Disciplina de Reumatologia no Hospital das Clínicas da FMUSP (HCFMUSP).

Carla R. Taddei

Professora Doutora da Faculdade de Ciências Farmacêuticas e Escola de Artes, Ciências e Humanidades da Universidade de São Paulo (USP). Microbiologista com *expertise* em Microbiota Humana e Relação Parasito-Hospedeiro. Membro da Diretoria Científica da Sociedade Brasileira de Microbiologia (SBM).

Celso Amodeo

Cardiologista e Nefrologista. Doutor em Medicina pela Faculdade de Medicina da Universidade de São Paulo (FMUSP). Médico Colaborador do Setor de Cardiopatia Hipertensiva da Disciplina de Cardiologia na Universidade Federal de São Paulo (Unifesp). Médico do Corpo Clínico do HCor Associação do Sanatório Sírio.

Claudia Pinto Marques Souza de Oliveira

Professora-Associada do Departamento de Gastroenterologia da Faculdade de Medicina da Universidade de São Paulo (FMUSP). Doutorada e Pós-Doutorada em Gastroenterologia pela FMUSP. Livre-Docência no Departamento de Gastroenterologia da FMUSP. Coordenadora do Programa de Pós-Graduação Ciências em Gastroenterologia da FMUSP.

Daniel Ciampi de Andrade

Neurologista e Livre-Docente pela Faculdade de Medicina da Universidade de São Paulo (FMUSP). Coordenador do Centro de Dor do Departamento de Neurologia da USP. Coordenador do Núcleo de Medicina Avançada de Movimentos Anormais e Dor do Hospital Sírio-Libanês. Coordenador da Residência Médica em Neurologia – Área de Atuação em Dor da FMUSP.

Daniel Machado Baptista

Médico Especialista em Gastroenterologia Clínica pela Universidade de São Paulo (USP).

Danielle Cristina Fonseca

Nutricionista e Especialista pelo Centro Universitário São Camilo (CUSC). Aprimoramento em Nutrição Clínica nas Áreas de Pediatria e Clínica Médica pelo Hospital Geral de Carapicuíba (HGC). Especialista em Nutrição Clínica em Pediatria pelo Instituto da Criança do Hospital das Clínicas da Faculdade de Medicina da Universidade de São Paulo (ICr-HCFMUSP). Mestre em Ciências em Gastroenterologia pela FMUSP. Doutoranda e Pesquisadora na Linha de Microbiota Intestinal na Saúde e na Doença do Laboratório de Nutrição e Cirurgia Metabólica do Aparelho Digestivo (LIM 35-Metanutri) da FMUSP.

Danielle Fontes de Almeida

Nutricionista pelo Centro Universitário São Camilo (CUSC). *Nutricoach* pelo Método Sophie Deram. Especialização em Terapia Nutricional pelo Grupo de Apoio de Nutrição Enteral e Parenteral – GANEP Educação. Especialização em Fitoterapia Funcional pelo VP Centro de Nutrição Funcional. Mestre em Ciências pela Faculdade de Medicina da Universidade de São Paulo (FMUSP). Especialização em Teorias e Técnicas para Cuidados Integrativos pela Universidade Federal de São Paulo (Unifesp).

Edgar Tavares da Silva

Bacharel em Educação Física – Modalidade Saúde pela Universidade Federal de São Paulo (Unifesp), Baixada Santista/SP. Mestre em Ciências da Saúde pelo Departamento de Biociências da Unifesp, Baixada Santista/SP. Doutorando em Ciências pelo Departamento de Psicobiologia da Unifesp. Membro da Sociedade Internacional de Imunologia do Exercício (ISEI).

Edmund C. Baracat

Professor Titular da Disciplina de Ginecologia no Departamento de Obstetrícia e Ginecologia do Hospital das Clínicas da Faculdade de Medicina da Universidade de São Paulo (HCFMUSP).

Eduardo Ferreira Borba Neto

Professor-Associado Livre-Docente da Disciplina de Reumatologia na Faculdade de Medicina Universidade de São Paulo (FMUSP). Responsável pelo Ambulatório de Lúpus Eritematoso Sistêmico da Disciplina de Reumatologia no Hospital das Clínicas da FMUSP (HCFMUSP).

Eric Slywitch

Médico pela Faculdade de Medicina de Jundiaí (FMJ). Mestre e Doutor em Ciências pela Universidade Federal de São Paulo (Unifesp). Especialista em Nutrologia pela Associação Brasileira de Nutrologia (ABRAN). Especialista em Nutrição Enteral e Parenteral pela Sociedade Brasileira de Nutrição Parenteral e Enteral (BRASPEN-SBNPE). Pós-Graduado em Nutrição Clínica pelo Grupo de Apoio de Nutrição Enteral e Parenteral – GANEP Educação, Endocrinologia pelo Instituto Superior de Medicina (ISMD) e Prática Ortomolecular pela FAPES. Aperfeiçoamento em Teoria Psicanalítica com foco em Conflito e Sintoma pelo Instituto Sedes Sapientiae. Docente do Curso de Pós-Graduação *lato sensu* do GANEP Educação. Diretor e Docente do Curso de Avaliação Metabólica e Nutricional com Ênfase em Interpretação de Exames Laboratoriais do Centro Médico e de Metabolismo Dr. Eric Slywitch.

Erica Gomes do Nascimento Cavalcante

Reumatologista Pediátrica. Doutora em Reumatologia Pediátrica pela Universidade de São Paulo (USP). Coordenadora do Centro de Especialidades Médicas do Centro Universitário Estado do Pará (CESUPA). Especialista em Pediatria pela Sociedade Brasileira de Pediatria (SBP). Reumatologista Pediatra pela Faculdade de Medicina da Universidade de São Paulo (FMUSP). Título de Especialista em Reumatologia Pediátrica pela Sociedade Brasileira de Reumatologia (SBR). Doutora em Ciências pela FMUSP. Docente do Centro Universitário do Pará (CESUPA).

Fernando Augusto Alves da Costa

Doutor em Ciências pela Faculdade de Medicina da Universidade de São Paulo (FMUSP). Diretor do Instituto Paulista de Doenças Cardiovasculares. *Fellow* do American College of Cardiology (ACC). *Fellow* do European Society of Cardiology (ESC). Cardiologista pela Sociedade Brasileira de Cardiologia (SBC).

Flávio Antonio Quilici

Professor Titular de Gastroenterologia e Cirurgia Digestiva da Pontifícia Universidade Católica de Campinas (PUC-Campinas). Membro Honorário da Academia Nacional de Medicina (ANM). Cirurgião Emérito do Colégio Brasileiro de Cirurgia (CBC). Ex-Presidente da Federação Brasileira de Gastroenterologia (FBG), Sociedade Brasileira de Endoscopia Digestiva (Sobed) e da Sociedade Brasileira de Coloproctologia (SBCP).

Franco M. Lajolo

Farmacêutico-Bioquímico. Professor Sênior e Professor Emérito da Faculdade de Ciências Farmacêuticas da Universidade de São Paulo (FCF-USP). Pesquisador IA do Conselho Nacional de Desenvolvimento Científico e Tecnológico (CNPq). Pesquisador Principal do Food Research Center do Centro de Pesquisa em Alimentos da Fundação de Amparo à Pesquisa do Estado de São Paulo (Cepid/Fapesp).

Gabriel Vinderola

Doutor em Química pela Universidad Nacional del Litoral, Argentina. Pesquisador Principal do Conselho Nacional de Pesquisas Científicas e Técnicas (CONICET), Argentina. Professor-Associado da Cátedra de Microbiologia da Faculdade de Engenharia Química da Universidad Nacional del Litoral. Trabalha desde 1995 com bactérias do ácido láctico, probióticos, alimentos fermentados e microbiota. Realizou estadias de treinamento no Brasil, Canadá, Espanha, Itália, França, Alemanha e Finlândia. Membro do Conselho de Diretores da International Scientific Association for Probiotics and Prebiotics (ISAPP).

Geovana Silva Fogaça Leite

Bacharel em Educação Física pela Universidade Federal de São Paulo (Unifesp). Mestre em Ciências pela Unifesp. Doutoranda e Pesquisadora no Laboratório de Nutrição Aplicada à Atividade Motora da Escola de Educação Física e Esportes da Universidade de São Paulo (EEFE-USP).

Gisela Bandeira de Melo Lins de Albuquerque

Residente do terceiro ano de Gastroenterologia do Hospital das Clínicas da Faculdade de Medicina da Universidade de São Paulo (HCFMUSP).

Gustavo Rubinho de Azevedo Focchi

Professor Adjunto da Disciplina de Anatomia Patológica, Geral, Sistêmica, Forense e Bioética do Departamento de Patologia da Escola Paulista de Medicina da Universidade Federal de São Paulo (EPM/Unifesp).

Hervé M. Blottière

Diretor de Pesquisa da Université Paris-Saclay, INRAE, AgroParisTech, MetaGenoPolis, MICALIS Institute, França.

Ilanna Marques Gomes da Rocha

Nutricionista Pesquisadora no Metanutri no Laboratório de Nutrição e Cirurgia Metabólica do Aparelho Digestivo do Hospital das Clínicas da Faculdade de Medicina da Universidade de São Paulo (LIM 35-FMUSP). Doutoranda em Ciências em Gastroenterologia pela FMUSP. Mestre em Nutrição pelo Programa de Pós-Graduação em Nutrição da Universidade Federal do Rio Grande do Norte (PPGNUT-UFRN). Residência em Nutrição Clínica no Hospital das Clínicas da Universidade Federal de Pernambuco (UFPE).

Joël Doré

Diretor de Pesquisa no Instituto Nacional de Pesquisa em Agricultura, Alimentação e Meio Ambiente (INRAE) e na Université Paris-Saclay, França.

Jonathan Breton

Ph.D. em Biologia Celular pela Université de Rouen Normandie, França. Pesquisador associado na Unidade INSERM 1073 (Laboratório de Nutrição, Intestino e Cérebro), do Instituto de Pesquisa e Inovação em Biomedicina (IRIB) e do Departamento de Nutrição do Hospital Universitário de Rouen, da Université de Rouen Normandie, França.

José Maria Soares Júnior

Professor-Associado da Disciplina de Ginecologia do Departamento de Obstetrícia e Ginecologia do Hospital das Clínicas da Faculdade de Medicina da Universidade de São Paulo (HCFMUSP)e Chefe do Departamento de Obstetrícia e Ginecologia do HCFMUSP.

José Tadeu Stefano

Pesquisador do Laboratório de Gastroenterologia Clínica e Experimental (LIM-07) do Departamento de Gastroenterologia e Hepatologia do Hospital das Clínicas da Faculdade de Medicina da Universidade de São Paulo (HCFMUSP). Pós-Doutorado pelo Departamento de Gastroenterologia da Faculdade de Medicina da Universidade de São Paulo (FMUSP). Doutor em Ciências pela FMUSP. Mestre em Ciências pela Universidade Federal de São Paulo (Unifesp).

Jozélio Freire de Carvalho

Livre-Docente pelo Departamento de Clínica Médica da Faculdade de Medicina da Universidade de São Paulo (FMUSP). Professor Visitante do Instituto de Ciências da Saúde da Universidade Federal da Bahia (UFBA).

Karina Al Assal

Nutricionista Especialista em Nutrição Clínica pelo Hospital Sírio-Libanês (HSL). Especialista em Nutrição Funcional pelo Instituto de Ensino e Pesquisa Valéria Paschoal (VP). Mestre em Ciências pela Faculdade de Medicina da Universidade de São Paulo (FMUSP). Especialista em Cuidados Integrativos pela Universidade Federal de São Paulo (Unifesp) e FODMAP Training pela Monash University, Austrália.

Lin Tchia Yeng

Médica pela Faculdade de Medicina da Universidade de São Paulo (FMUSP). Mestre e Doutora pela FMUSP. Médica Fisiatra responsável do Grupo de Dor do Instituto de Ortopedia e Traumatologia do Hospital das Clínicas da FMUSP (IOT-HCFMUSP). Coordenadora do Curso Interdisciplinar de Dor da FMUSP.

Lisandra Carolina M. Quilici

Cirurgiã, Endoscopista e Coloproctologista da Unidade Integrada de Gastroenterologia (Unigastro) de Campinas.

Louriane Cavalcante

Professora Adjunta da Faculdade de Medicina da Universidade Federal da Bahia (UFBA). Doutorado e Mestrado em Medicina e Saúde pela UFBA. Pós-Doutorado pelo Programa de Biotecnologia da Fundação Osvaldo Cruz (Fiocruz). Membro do Núcleo de Estudos do Fígado Dr. Lyra (NEF-Dr. Lyra).

Lucivalda Pereira Magalhães de Oliveira

Professora-Associada da Escola de Nutrição da Universidade Federal da Bahia (UFBA). Doutora pelo Programa de Pós-Graduação em Medicina e Saúde da UFBA. Mestre em Alimentos, Nutrição e Saúde pela Escola de Nutrição da UFBA. Professora Permanente do Programa de Pós-Graduação em Alimentos, Nutrição e Saúde (PPGANS) e da Residência em Nutrição Clínica da Escola de Nutrição da UFBA (ENUFBA). Membro do Núcleo de Estudos do Fígado Dr. Lyra (NEF-Dr. Lyra).

Manoel Jacobsen Teixeira

Médico Neurocirurgião pela Faculdade de Medicina da Universidade de São Paulo (FMUSP). Mestre, Doutor e Livre-Docente em Neurologia pelo Departamento de Neurologia da FMUSP. Professor Titular da Disciplina de Neurocirurgia do Departamento de Neurologia da FMUSP. Diretor da Divisão de Clínica Neurocirúrgica do Hospital das Clínicas da FMUSP (HCFMUSP).

Marcus Vinicius Zanetti

Médico Psiquiatra e Doutor em Ciências pela Faculdade de Medicina da Universidade de São Paulo (FMUSP). Preceptor e Coordenador do Curso de Psicopatologia da Residência Médica do Departamento e Instituto de Psiquiatria do Hospital das Clínicas da FMUSP (IPq-HCFMUSP). Vice-Coordenador da Disciplina Bases Fisiológicas da Prática Médica – Capítulo de Psiquiatria para Graduação da FMUSP. Dedicou-se à Pesquisa Translacional em Transtornos Psicóticos e do Humor no IPq-HCFMUSP. Cocriador do Laboratório de Neuroimagem em Psiquiatria (LIM-21) da FMUSP, participante do Consórcio ENIGMA. Docente do Instituto de Ensino e Pesquisa do Hospital Sírio-Libanês (IEP-HSL). Coordena o Curso de Pós-Graduação em Especialização em Saúde Mental no IEP-HSL.

Maria Cândida P. Baracat

Assistente Doutor da Disciplina de Ginecologia do Departamento de Obstetrícia e Ginecologia do Hospital das Clínicas da Faculdade de Medicina da Universidade de São Paulo (HCFMUSP).

Maria de Lourdes Teixeira da Silva

Especialista em Nutrição Parenteral e Enteral pela Sociedade Brasileira de Nutrição Parenteral e Enteral (BRASPEN-SBNPE). Mestre em Medicina (Gastroenterologia) pelo Instituto Brasileiro de Estudos e Pesquisas de Gastroenterologia (Ibepege). Diretora do Grupo de Apoio de Nutrição Enteral e Parenteral – GANEP Nutrição Humana.

María Florencia Zacarías

Pesquisadora no Instituto de Tecnología de Alimentos (ITA) da Facultad de Ingeniería Química da Universidad Nacional del Litoral (UNL), Santa Fe, Argentina e do Consejo Nacional de Investigaciones Científicas y Técnicas (CONICET), Argentina.

Maria Isabel Toulson Davisson Correia

Mestrado em Cirurgia pela Universidade Federal de Minas Gerais (UFMG). Doutorado em Medicina (Cirurgia do Aparelho Digestivo) pela Universidade de São Paulo (Unifesp). Pós-Doutorado na University of Pittsburgh Medical Center, Estados Unidos. Professora de Cirurgia da UFMG. Orientadora Plena dos Programas de Pós-Graduação em Ciências Aplicadas à Cirurgia e à Oftalmologia da Faculdade de Medicina, em Nutrição da Faculdade de Enfermagem e em Ciências de Alimentos da Faculdade de Farmácia da UFMG. Editora-Chefe da Revista do Colégio Brasileiro de Cirurgiões. Coeditora Chefe da Revista Nutrition. Membro do Conselho Editorial das Revistas *Clinical Nutrition, Current Opinion in Metabolic and Nutrition Care, Journal of Parental and Enteral Nutrition, Revista Brasileira de Nutrição Clínica, Revista Médica de Minas Gerais* e revisora da Pontifícia Universidade Católica de Campinas (PUC-Campinas), Bolsista de Produtividade em Pesquisa 1D do Conselho Nacional de Desenvolvimento Científico e Tecnológico (CNPq).

Maria Izabel Lamounier de Vasconcelos

Especialista em Administração Hospitalar pela Fundação Getulio Vargas (FGV). Mestre em Nutrição Experimental pela Universidade de São Paulo (USP). Especialista em Nutrição Clínica pela Faculdade Saúde São Camilo. Especialista em Nutrição Parenteral e Enteral pela Sociedade Brasileira de Nutrição Parenteral e Enteral (BRASPEN-SBNPE). Especialista em Nutrição e Metabolismo Esportivo pelo Grupo de Apoio de Nutrição Enteral e Parenteral – GANEP Educação. Nutricionista da Associação Brasileira de Colite Ulcerativa e Doença de Crohn (ABCD).

Mariana Martins Drumond

Professora no Programa de Pós-Graduação em Genética pelo Instituto de Ciências Biológicas da Universidade Federal de Minas Gerais (UFMG) e no Departamento de Ciências Biológicas do Centro Federal de Educação Tecnológica de Minas Gerais (CEFET-MG).

Mariela Weingarten Berezovsky

Farmacêutica e Bioquímica com Especialização em Alimentos pela Faculdade de Ciências Farmacêuticas da Universidade de São Paulo (FCM-USP). Ex-Diretora Executiva do International Life Science Institute (ILSI) Brasil. Responsável pela Área de Ciência e Nutrição da Divisão de Lácteos da Danone na América Latina.

Michelle Grillo Barone

Especialista em Nutrição Clínica. Especialista em Fitoterapia. Especialista em Nutrição Parenteral e Enteral pela Sociedade Brasileira de Nutrição Parenteral e Enteral (BRASPEN-SBNPE). Nutricionista do Grupo de Apoio de Nutrição Enteral e Parenteral – GANEP.

Nina Dias Coelho Rocha

Programa de Pós-Graduação em Genética pelo Instituto de Ciências Biológicas da Universidade Federal de Minas Gerais (UFMG).

Pamela Mancha-Agresti

Programa de Pós-Graduação em Genética no Instituto de Ciências Biológicas da Universidade Federal de Minas Gerais (UFMG).

Paula Rodrigues Anjo

Nutricionista pelo Centro Universitário São Camilo (CUSC). Extensão em Bromatologia pela Universidade de São Paulo (USP). Pós-Graduação em Administração e Marketing pela Fundação Armando Alvares Penteado (FAAP). Atuação por 25 anos em posições de Gestão, Marketing, Produto, Treinamento e Científico na Indústria Farmacêutica, Nutracêuticos, Alimentos e Diagnóstico. Docente em Nutrição Clínica Hospitalar no Instituto Israelita de Ensino e Pesquisa Albert Einstein (IIEP). Palestrante e Consultora.

Paulo Camiz

Geriatra e Professor de Clínica Geral no Hospital das Clínicas da Faculdade de Medicina da Universidade de São Paulo (HCFMUSP). Médico da Marinha do Brasil em 2005, voluntário na Amazônia com experiência em doenças tropicais. Especialista pela Sociedade Brasileira de Geriatria e Gerontologia (SBGG). Título de *Fellow* do American College of Physicians (ACP). Idealizador e Criador do Projeto Mente Turbinada. Diretor Clínico da Instituição de Longa Permanência pra Idosos Hanami Senior Living.

Philippe Marteau

Professor de Gastroenterologia na Faculté de Médecine Sorbonne Université, França. Membro da Unidade de Hepatologia e Gastroenterologia do Serviço de Hepatogastroenterologia no Hôpital St. Antoine e do Centre de Recherche St. Antoine, França.

Pierre Dechelotte

Professor na Université de Rouen Normandie, INSERM UMR 1073, Laboratório de Nutrição, Intestino e Cérebro e Instituto de Pesquisa e Inovação em Biomedicina (IRIB), Rouen, França. Departamento de Nutrição, Hospital Universitário de Rouen, Rouen, França.

Ramona Baqueiro Boulhosa

Nutricionista pela Universidade Federal da Bahia (UFBA). Mestre em Medicina e Saúde e Doutoranda em Alimentos, Nutrição e Saúde pela UFBA. Membro do Núcleo de Estudos do Fígado Dr. Lyra (NEF-Dr. Lyra). Docente de Ensino Superior e Nutricionista em Consultório Particular com Assistência Nutricional a Pacientes com Doenças Hepáticas.

Raquel Torrinhas

Graduação em Ciências Biológicas e Experimentais pelo Instituto Presbeteriano Mackenzie. Mestrado em Ciências da Saúde e Doutorado em Ciências do Aparelho Digestivo pela Faculdade de Medicina da Universidade de São Paulo (FMUSP). Bióloga contratada pela USP e Coordenadora Técnico-Científica do Grupo de Pesquisa em Metabologia e Nutrição em Cirurgia do Laboratório de Nutrição e Cirurgia Metabólica do Aparelho Digestivo do Departamento de Gastroenterologia da FMUSP (LIM-35).

Renata Cristina Campos Gonçalves

Nutricionista. Especialista em Terapia Nutricional pela Sociedade Brasileira de Nutrição Parenteral e Enteral (SBNPE/BRASPEN). Especialização em Docência no Ensino Superior pela Universidade Nove de Julho (Uninove). Especialização em Terapia Nutricional e Nutrição Clínica pelo Grupo de Apoio de Nutrição Enteral e Parenteral – GANEP Nutrição Humana.

Ricardo Barbuti

Doutor em Ciências Médicas pela Faculdade de Medicina da Universidade de São Paulo (FMUSP). Médico Assistente no Departamento de Gastroenterologia do Hospital das Clínicas da FMUSP (HCFMUSP). Médico Chefe Grupo de Estômago Clínico do HCFMUSP. Médico Chefe do Ambulatório de Gastroenterologia Clínica do HCFMUSP. Médico Coordenador de Gastroenterologia Clínica do Departamento de Gastroenterologia do HCFMUSP.

Ricardo dos Santos Simões

Assistente Doutor da Disciplina de Ginecologia no Departamento de Obstetrícia e Ginecologia do Hospital das Clínicas da Faculdade de Medicina da Universidade de São Paulo (HCFMUSP).

Ronaldo Vagner Thomatieli dos Santos

Bacharel em Educação Física pela Universidade Estadual Paulista (Unesp). Doutor em Fisiologia Humana pela Universidade de São Paulo (USP). Pós-Doutorado em Psicobiologia pela Universidade Federal de São Paulo (Unifesp). Docente do Curso de Educação Física da Unifesp.

Rosangela Passos de Jesus

Professora-Associada da Escola de Nutrição da Universidade Federal da Bahia (UFBA). Pós-Doutorado na University of Worcester, Reino Unido. Doutora em Ciências da Saúde pela Faculdade de Medicina da Universidade de São Paulo (FMUSP). Mestrado em Nutrição pela Escola Paulista de Medicina da Universidade Federal de São Paulo (EPM/Unifesp). Professora Permanente do Programa de Pós-Graduação em Alimentos, Nutrição e Saúde (PPGANS) e da Residência em Nutrição Clínica da Escola de Nutrição da UFBA (ENUFBA). Membro do Núcleo de Estudos do Fígado Dr. Lyra (NEF-Dr. Lyra).

Rubens Feferbaum

Especialista em Neonatologia e Nutrologia pela Sociedade Brasileira de Pediatria (SBP) e Sociedade Brasileira de Nutrição Parenteral e Enteral (SBNPE/BRASPEN). Professor Livre-Docente em Pediatria da Faculdade de Medicina da Universidade de São Paulo (FMUSP). Médico da Unidade de Terapia Intensiva (UTI) Neonatal do Instituto da Criança do Hospital das Clínicas da FMUSP (ICr-HCFMUSP). Presidente dos Departamentos Científico de Suporte Nutricional da SBP e de Nutrologia da Sociedade de Pediatria de São Paulo (SPSP).

Sabrina Rodrigues de Figueiredo

Residente do terceiro ano de Gastroenterologia do Hospital das Clínicas da Faculdade de Medicina da Universidade de São Paulo (HCFMUSP).

Sebastião Mauro Bezerra Duarte

Nutricionista pela Universidade Paulista (UNIP). Mestre e Doutor em Ciências pela Faculdade de Medicina da Universidade de São Paulo (FMUSP). Docente de Ensino Superior na Universidade Paulista (UNIP). Nutricionista Clínico e Nutricionista do Ambulatório de Doença Hepática Gordurosa Não Alcoólica no Instituto Central do Hospital das Clínicas da FMUSP (IC-HCFMUSP).

Sender Jankiel Miszputen

Médico pela Escola Paulista de Medicina da Universidade Federal de São Paulo (EPM/Unifesp). Residência em Clínica Médica e Gastroenteroligia pela EPM/Unifesp. Professor-Associado e Responsável pelo Setor de Intestino da Disciplina de Gastroenterologia da EPM/Unifesp. Ex-Presidente e Coordenador da Comissão de Defesa Profissional e Ética do Grupo de Estudos da Doença Inflamatória do Brasil (GEDIIB).

Shalom Kalnicki

Chairman do Departamento de Radiação Oncológica do Montefiore Medical Center e Professor de Radiação Oncológica no Albert Einstein College of Medicine.

Simone de Vasconcelos Generoso

Nutricionista. Doutora pela Universidade Federal de Minas Gerais (UFMG) na Área de Ciências de Alimentos. Especialista em Nutrição Clínica pelo Grupo de Apoio de Nutrição Enteral e Parenteral (GANEP). Professora Adjunta de Nutrição da Escola de Enfermagem da UFMG. Bolsista de Produtividade em Pesquisa 2 do Conselho Nacional de Desenvolvimento Científico e Tecnológico (CNPq).

Sulamita de Freitas Franco

Bióloga pela Pontifícia Universidade Católica de Campinas (PUC-Campinas). Mestre e Doutora em Biologia Funcional e Molecular pela Universidade Estadual de Campinas (Unicamp). Especialista em Sequenciamento Genético com Atuação em Plataformas de Sequenciamento de Primeira e Segunda Geração. Consultora em Biotecnologia Aplicada e Assuntos Regulatórios de Produtos Biotecnológicos.

Stephanie Jeansen

Farmacêutica. Meste em Toxicologia pela Faculdade de Farmácia da Universidade Paris V, França. Ex-Cientista de Segurança de Alimentos da Danone. Gerente Sênior de Ativação Científica nos tópicos relacionados à marca Actimel e à Microbiota Intestinal em Projetos de Inovação e Renovação para todo o mundo.

Tales Fernando da Silva

Programa de Pós-Graduação em Genética pelo Instituto de Ciências Biológicas da Universidade Federal de Minas Gerais (UFMG).

Thaís Cabral de Melo Viana

Residente do terceiro ano de Gastroenterologia do Hospital das Clínicas da Faculdade de Medicina da Universidade de São Paulo (HCFMUSP).

Tomás Navarro Rodriguez

Professor Livre-Docente da Gastroenterologia do Hospital das Clínicas da Faculdade de Medicina da Universidade de São Paulo (HCFMUSP).

Vasco Ariston de Carvalho Azevedo

Professor do Programa de Pós-Graduação em Genética pelo Instituto de Ciências Biológicas da Universidade Federal de Minas Gerais (UFMG). Departamento de Genética, Ecologia e Evolução do Instituto de Ciências Biológicas da Universidade Federal de Minas Gerais (UFMG).

Vera Lucia Sdepanian

Professora Adjunta da Disciplina de Gastroenterologia Pediátrica da Escola Paulista de Medicina da Universidade Federal de São Paulo (EPM/Unifesp). Vice-Chefe da Disciplina de Gastroenterologia Pediátrica da EPM/Unifesp. Mestre em Pediatria pela EPM/Unifesp. Mestre em Gastroenterologia Pediátrica e Nutrição pela Universidade Internacional de Andaluzia, Espanha. Doutora em Medicina pela EPM/Unifesp. Pós-Doutorado no Departamento de Gastroenterologia Pediátrica da University of Maryland, Estados Unidos. Orientadora do Programa de Pós-Graduação em Pediatria e Ciências Aplicadas à Pediatria da EPM/Unifesp. Supervisora do Programa Residência Médica em Gastroenterologia Pediátrica EPM/Unifesp. Presidente do Departamento de Gastroenterologia da Sociedade de Pediatria de São Paulo (SPSP).

Viviane Lima Batista

Programa de Pós-Graduação em Genética do Instituto de Ciências Biológicas da Universidade Federal de Minas Gerais (UFMG).

Apresentação

A invenção do microscópio pelo holandês Van Leeuwenhoek permitiu desvendar vários novos mundos, entre os quais os dos microrganismos. Assim, em menos de três séculos, testemunhamos enorme avanço na descoberta, classificação, técnicas de cultura, identificação e mesmo funcionalidade de bactérias, vírus, *archaeas* e fungos – componentes principais do microbioma humano.

Mas foi apenas nos últimos 20 anos que o gigantesco desenvolvimento dos processos de sequenciamento de DNA, associado ao progresso de técnicas ômicas, como genômica, transcriptômica, proteômica, lipidômica e metabolômica, permitiu o maior entendimento do microbioma humano e sua funcionalidade. Isso aconteceu graças à disponibilidade de ferramentas bioestatísticas e computacionais sofisticadas. Desse modo, atualmente é possível descrever a composição e, parcialmente, a metagenômica – funcionalidade de um conjunto de microrganismos que habitam um determinado órgão. Essa possibilidade é importante ao se descrever a composição microbiana do intestino humano, caracterizada por sua especial complexidade, variabilidade, dificuldade de cultura e quantificação.

O conjunto das novas ferramentas de investigação em biologia molecular permitiu aos cientistas estudar a microbiota intestinal mais detalhadamente, em condições fisiológicas de saúde e distintas doenças. Podemos imaginar que, no futuro, os resultados das pesquisas *in vitro* em animais e, principalmente, as clínicas, poderão transbordar em novas abordagens terapêuticas com alvo na microbiota intestinal, visando à manutenção da saúde, à prevenção e ao tratamento de doenças.

A presença de população microbiana intestinal equilibrada contribui com benefícios nutricionais e metabólicos para o hospedeiro, regula o sistema imunológico e moléculas sinalizadoras, protege o intestino de invasões patogênicas, promove arquitetura intestinal sadia e otimiza a função. Atualmente, sabemos que muitas condições de estilo de vida podem modificar a normobiose bacteriana intestinal. Diferentes tipos de alimentação estão claramente associados a distintas composições bacterianas intestinais, assim como também o uso de antibióticos e outros medicamentos, estresse, tabagismo, etilismo e sedentarismo. Condições de doenças gastrointestinais e sistêmicas também podem estar associadas com as modificações da composição bacteriana da microbiota intestinal ou com a disbiose, por meio de distintas assinaturas microbiológicas bacterianas. Estas incluem alterações taxonômicas, de diversidade e riqueza ao lado do predomínio de bactérias enteropatogênicas e diminuição de bactérias comensais e simbióticas.

A complexidade das disciplinas envolvidas e a rápida velocidade de publicações de impacto dificultam ao profissional de saúde que milita na área clínica o acompanhamento *pari passu* do avanço dos conhecimentos na área da microbiota intestinal humana. Basta sabermos que, de janeiro de 2020 a abril de 2021, de acordo com o PUBMED, foram publicados 12.701 artigos sobre microbiota intestinal, o que representa cerca de 800 artigos por mês sobre o tema. Entre as novas evidências, já verificamos o benefício potencial de corrigir estados de disbiose e, portanto, obter melhora clínica significativa por meio de modificações de estilo de vida, que incluem hábitos dietéticos, nutracêuticos, prebióticos, probióticos, simbióticos e mesmo transplante fecal, quando oportuno.

O propósito desta obra é oferecer uma visão abrangente do conhecimento disponível em microbiota intestinal e de intervenções possíveis para melhorar estados de disbiose. Contudo, vale alertar que essa ciência está em constante e rápida evolução e que, sem dúvida, novas informações vão surgir e alguns conceitos, anteriormente aceitos, desaparecerão. Este livro, ricamente ilustrado e composto por 42 capítulos com mais de 540 páginas, foi escrito mediante a especial colaboração de 80 notórios especialistas nacionais e internacionais (Argentina, Itália e França). Os autores nacionais pertencem às mais distintas universidades brasileiras, entre as quais, por ordem alfabética, encontramos Centro Universitário do Estado do Pará, Instituto de Ensino e Pesquisa Albert Einstein, Universidade de São Paulo, Universidade Federal da Bahia, Universidade Federal de Minas Gerais, Universidade Federal do Pará, Universidade Federal do Paraná, Universidade Federal de São Paulo e Universidade Paulista.

A obra foi cuidadosamente revisada por uma comissão científica editorial sob a coordenação da nutricionista Danielle Cristina Fonseca, com o auxílio de pesquisadores em microbiota intestinal do Laboratório de Nutrição e Cirurgia Metabólica do Aparelho Digestivo (Metanutri) – LIM-35 do Hospital das Clínicas da Faculdade de Medicina da Universidade de São Paulo (HCFMUSP).

Nossos autores descrevem com clareza e riqueza de detalhes o que precisamos saber, de início, para desvendar os mistérios da microbiota intestinal.

A obra é dividida em três partes, que abrangem os temas mais importantes e atuais na área. Na Parte 1, caracteriza-se a microbiota intestinal e o seu sequenciamento, assim como as suas modificações na infância e no envelhecimento. A Parte 2 apresenta aspectos da fisiologia e fisiopatologia de microbiota intestinal em termos de obesidade, cirurgia bariátrica, sistema imunológico, nervoso e do atleta. Por fim, a Parte 3, mais extensa, discute as alterações em saúde, disbiose e terapia com prebióticos, probióticos e simbióticos em vários e distintos estados de doença.

Agradecemos sobremaneira a todos que nos prestigiaram com o seu conhecimento e dedicaram o seu precioso tempo para comporem a presente obra, que existe exclusivamente graças ao elevado conhecimento de nossos autores e revisores. Somos gratos à Editora Atheneu, na figura de seu Diretor-Médico e amigo Paulo Rzezinski, que tornou possível esta publicação.

Nosso objetivo final é que este livro possa ser fonte fidedigna de consulta para médicos, nutricionistas e outros profissionais de saúde que desejem se introduzir na seara da microbiota intestinal. Nosso maior e final intuito é contribuir para que o conhecimento da microbiota intestinal e a sua manipulação possam beneficiar todos aqueles que estão sob nossos cuidados clínicos.

Dan L. Waitzberg
Alan Hiltner
Rafael Malagoli Rocha

Sumário

PARTE 1
Microbiota do Tubo Digestivo, 1

1. Microbiota Intestinal – Caracterização e Função, 3

Alan Hiltner Almeida
Sulamita de Freitas Franco

2. Interpretação dos Resultados do Sequenciamento Genético da Microbiota Gastrointestinal por 16S rRNA, 19

Alan Hiltner Almeida
Rafael Malagoli Rocha
Dan L. Waitzberg
Danielle Cristina Fonseca

3. Microbiota Gastrointestinal na Infância, 31

Rubens Feferbaum
Carla R. Taddei

4. Microbiota no Envelhecimento: Disbiose e Infecções Intestinais, 43

Maria de Lourdes Teixeira da Silva

5. Disbiose no Envelhecimento: Associação a Doenças Crônicas, Neurodegenerativas e Câncer, 61

Maria de Lourdes Teixeira da Silva

PARTE 2
Aspectos da Fisiologia e Fisiopatologia da Microbiota Intestinal, 85

6. Disbiose, 87

Danielle Cristina Fonseca
Ilanna Marques Gomes da Rocha
Dan L. Waitzberg

7. Resposta Imunológica do Hospedeiro, 95

Bruno Acatauassu Paes Barreto
Erica Gomes do Nascimento Cavalcante

8. Microbiota Intestinal e Sistema Nervoso, 107

Marcus Vinicius Zanetti
Paulo Camiz
Lin Tchia Yeng
Manoel Jacobsen Teixeira
Daniel Ciampi de Andrade

9. Microbiota Intestinal, Metabolismo Energético e Obesidade, 123

Jonathan Breton
Pierre Dechelotte

10. Cirurgia Bariátrica e Microbiota Intestinal, 133

Karina Al Assal
Dan L. Waitzberg

11. Microbiota Intestinal no Atleta, 141

Geovana Silva Fogaça Leite
Edgar Tavares da Silva
Ronaldo Vagner Thomatieli dos Santos
Antonio Herbert Lancha Junior

Parte 3
Alterações em Saúde, Disbiose e Terapia com Prebióticos, Probióticos e Simbióticos, 151

12. PreProSim: Definições e Aspectos Regulatórios no Brasil, 153

Franco M. Lajolo

13. Prebióticos: Tipos, Mecanismos de Ação e Disponibilidade no Brasil, 167

Dan L. Waitzberg
Paula Rodrigues Anjo
Alan Hiltner Almeida
Michelle Grillo Barone
Maria Izabel Lamounier de Vasconcelos

14. Probióticos e Simbióticos: Tipos, Mecanismos de Ação e Disponibilidade no Brasil, 179

Dan L. Waitzberg
Paula Rodrigues Anjo
Alan Hiltner Almeida
Michelle Grillo Barone
Maria Izabel Lamounier de Vasconcelos

15. PreProSim: Benefícios, Efeitos Adversos e Perspectivas, 195

Ilanna Marques Gomes da Rocha
Beatriz de Azevedo Muner Ferreira
Dan L. Waitzberg

16. Microbiota Intestinal em Doenças Alérgicas e Imunológicas, 205

Bruno Acatauassu Paes Barreto
Danielle Cristina Fonseca

17. Microbiota Gastroesofágica e *Helicobacter pylori*: Distúrbios e Tratamento, 219

Amanda Mandarino Alves
Gisela Bandeira de Melo Lins de Albuquerque
Sabrina Rodrigues de Figueiredo
Thaís Cabral de Melo Viana
Tomas Navarro-Rodriguez

18. Diarreias Infecciosas e Associadas a Antibióticos: Terapia com Probióticos, 227

Daniel Machado Baptista
Ricardo C. Barbuti

19. Infecção por *Clostridium difficile*: Transplante de Microbiota Fecal, 239

Flávio Antonio Quilici
Lisandra Carolina M. Quilici

20. Doença de Crohn: Disbiose e Manuseio com Probióticos, 249

Maria Izabel Lamounier de Vasconcelos
Sender Jankiel Miszputen

21. Colite Ulcerativa: Disbiose e Manuseio com Probióticos, 261

Maria de Lourdes Teixeira da Silva

22. Doenças Funcionais do Intestino: Disbiose e Manuseio com Prebióticos, Probióticos e Simbióticos, 283

Adérson Omar Mourão Cintra Damião

23. Doença Celíaca: Microbioma, Disbiose e Manuseio com Probióticos, 293

Vera Lucia Sdepanian

24. Eixo Intestino-Fígado: Disbiose em Doenças Hepáticas, 299

Rosangela Passos de Jesus
Lucivalda Pereira Magalhães de Oliveira
Ramona Baqueiro Boulhosa
Louriane Cavalcante
Jozélio Freire de Carvalho
José Tadeu Stefano
Sebastião Mauro Bezerra Duarte
Claudia Pinto Marques Souza de Oliveira

25. Eixo Intestino-Fígado: Terapia com Prebióticos, Probióticos e Simbióticos, 325

Rosangela Passos de Jesus
Lucivalda Pereira Magalhães de Oliveira
Ramona Baqueiro Boulhosa
Louriane Cavalcante
Jozélio Freire de Carvalho
José Tadeu Stefano
Sebastião Mauro Bezerra Duarte
Claudia Pinto Marques Souza de Oliveira

26. Disbiose e Câncer: Prevenção e Tratamento com Probióticos, 339

Alessandro Laviano
Shalom Kalnicki
Dan L. Waitzberg
Adriana Carrieri

27. Eixo Intestino-Microbioma-Cérebro na Saúde e nas Doenças Neurodegenerativas, 351

Paulo Camiz
Daniel Ciampi de Andrade
Lin Tchia Yeng
Manoel Jacobsen Teixeira
Marcus Vinicius Zanetti

28. Eixo Intestino-Microbiota-Cérebro em Doenças Psiquiátricas, 367

Marcus Vinicius Zanetti
Daniel Ciampi de Andrade
Lin Tchia Yeng
Manoel Jacobsen Teixeira
Paulo Camiz

29. Infecção de Vias Aéreas Superiores: Disbiose Intestinal e Terapia com Probióticos, 377

Mariela Weingarten Berezovsky
Amira Pierucci-Lagha
Stephanie Jeansen

30. Doenças Reumatológicas e Microbiota Intestinal, 387

Carla Gonçalves Schahin Saad
Eduardo Ferreira Borba Neto

31. Insuficiência Renal Crônica, Diálise Peritoneal, Hemodiálise e Microbiota Intestinal, 395

Celso Amodeo

32. Saúde Cardiovascular e Microbiota Intestinal, 401

Fernando Augusto Alves da Costa
Renata Cristina Campos Gonçalves

33. Eixo Intestino-Pele: Disbiose Intestinal e Alterações Cutâneas, 411

Rafael Malagoli Rocha
Ilanna Marques Gomes da Rocha
Alan Hiltner Almeida

34. Eixo Intestino-Osso, Disbiose Intestinal e Alterações Ósseas, 423

Tales Fernando da Silva
Viviane Lima Batista
Nina Dias Coelho Rocha
Mariana Martins Drumond
Pamela Mancha-Agresti
Vasco Ariston de Carvalho Azevedo

35. Vaginose Bacteriana: Terapia com Prebióticos e Probióticos, 435

Ricardo dos Santos Simões
Maria Cândida P. Baracat
Gustavo Rubinho de Azevedo Focchi
José Maria Soares Júnior
Edmund C. Baracat

36. Disbiose em Cirurgia: Manuseio com Prebióticos, Probióticos e Simbióticos, 443

Simone de Vasconcelos Generoso
Maria Isabel Toulson Davisson Correia

37. Disbiose em Terapia Intensiva: Manuseio com Prebióticos, Probióticos e Simbióticos, 453

Dan L. Waitzberg
Karina Al Assal
Danielle Fontes de Almeida
Raquel Torrinhas

38. Impacto dos Medicamentos na Microbiota Intestinal, 469

Alan Hiltner Almeida
Rafael Malagoli Rocha

39. Modulação Nutricional da Microbiota, 483

Maria Izabel Lamounier de Vasconcelos
Danielle Cristina Fonseca
Beatriz de Azevedo Muner Ferreira
Ilanna Marques Gomes da Rocha

40. Dieta Vegetariana e Microbiota Intestinal, 501

Eric Slywitch

41. Perspectivas Futuras em Metagenômica Intestinal, 515

Joël Doré
Hervé M. Blottière
Philippe Marteau

42. Perspectivas Futuras no Desenvolvimento de Probióticos, 523

Gabriel Vinderola
María Florencia Zacarías
Ary Buccione

Posfácio, 543

Índice Remissivo, 547

PARTE 1

Microbiota do Tubo Digestivo

Microbiota Intestinal – Caracterização e Função

Alan Hiltner Almeida
Sulamita de Freitas Franco

Introdução: o projeto microbioma humano

No dia 26 de junho de 2000, Bill Clinton, então presidente dos Estados Unidos, acompanhado via satélite pelo primeiro-ministro Inglês Tony Blair e, presencialmente pelos cientistas Francis Collins e Craig Venter, fez um discurso televisionado da Casa Branca, anunciando a conclusão do primeiro rascunho do sequenciamento do genoma humano. Foi um momento emblemático para a ciência e representou a conclusão de uma das mais vastas viagens exploratórias da história da humanidade. Até hoje, o Projeto Genoma Humano permanece como o maior esforço colaborativo da biociência mundial, tendo envolvido centenas de cientistas em mais de 20 universidades e 6 países, para desvendar o código da vida que havia sido descoberto por Watson e Crick quase 50 anos antes.

Um trecho do discurso de Clinton é suficiente para demonstrar a magnitude do projeto:

"Estamos aqui para celebrar a conclusão do primeiro mapeamento de todo o genoma humano. Sem dúvida, este é o mapa mais importante e maravilhoso já produzido pela humanidade. O anúncio de hoje representa mais do que apenas um triunfo épico da ciência e da razão. Afinal, quando Galileu descobriu que podia usar as ferramentas da matemática e da mecânica para entender o movimento dos corpos celestes, ele sentiu, nas palavras de um eminente pesquisador, que ele havia aprendido a língua em que Deus havia criado o universo. Hoje, estamos aprendendo a linguagem na qual Deus criou a vida. Estamos cada vez mais admirados pela complexidade, a beleza, a maravilha do dom mais divino e sagrado de Deus. Com esse novo conhecimento profundo, a humanidade está prestes a ganhar imenso poder de cura. A ciência do genoma terá um impacto real em todas as nossas vidas – e, ainda mais, na vida de nossos filhos. Revolucionará

o diagnóstico, a prevenção e o tratamento da maioria, senão de todas, as doenças humanas. Nos próximos anos, os médicos serão cada vez mais capazes de curar doenças como Alzheimer, Parkinson, diabetes e câncer, atacando suas raízes genéticas (...). De fato, agora é concebível que os filhos de nossos filhos conheçam o termo câncer apenas como uma constelação de estrelas..."[1]

O primeiro rascunho anunciado por Clinton havia sequenciado fragmentos que correspondiam a 97% de todo o genoma, e ordenado corretamente cerca de 85% dos 3 bilhões de pares de bases que compõem o DNA humano. O sequenciamento completo foi publicado na *Nature* e na *Science* em fevereiro de 2001, e o Projeto Genoma Humano oficialmente encerrado em abril de 2003, como um dos grandes triunfos da ciência.

Hoje, quase 20 anos depois do anúncio histórico de Clinton, constatamos que a evolução no tratamento do Alzheimer, da doença de Parkinson, da diabetes e de diversos tipos câncer não caminhou na velocidade que se anunciava naquela histórica manhã de junho de 2000. O que aconteceu? Por que a profecia de Clinton ainda não se realizou?

Em primeiro lugar, da mesma forma que publicar um livro não é a mesma coisa que compreendê-lo, sequenciar todo o genoma não é a mesma coisa que entender as funções de todos os seus genes. A interpretação do genoma humano se mostrou uma tarefa muito mais complexa do que se estimava originalmente.[a]

A principal razão, entretanto, é que nem tudo que nosso corpo expressa é fruto do nosso DNA. Nossos 20.000 genes não contam a história toda. No livro da vida humana, o DNA humano não escreve todos os capítulos. O papel do genoma na determinação da saúde foi superestimado. Não se havia levado, por exemplo, em conta a influência do microbioma. Os genes dos microrganismos que nos habitam também possuem grande importância sobre nossa saúde.

Em verdade, o próprio conceito de microbioma ainda era muito incipiente. A compreensão sobre o papel dos microrganismos na saúde humana ainda era baseada na teoria dos germes legada por Louis Pasteur e refinada por Robert Koch e seus seguidores. Esta teoria, responsável por enormes avanços na medicina e pela cura de diversas doenças, focou-se basicamente no papel patogênico de bactérias, fungos e vírus, analisados isoladamente, sobre a saúde humana. Embora Eli Metchnikov, recebedor do prêmio Nobel de medicina pelos estudos sobre fagocitose tivesse chamado a atenção, desde 1908, para o papel potencialmente benéfico dos microrganismos no corpo humano, a perspectiva de análise legada por Pasteur e Kock permaneceu dominante na ciência médica até muito recentemente.

Para mudar este panorama, além da evolução tecnológica, foi preciso que cientistas fora do campo médico, que estudavam o papel de microrganismos no meio ambiente, tanto no solo quanto na água do mar, chamassem a atenção para o fato de que raramente os microrganismos eram encontrados isolados, mas sim como um consórcio complexo, e que sua ação em concerto

---

[a]   *De acordo com o Projeto ENCODE, do ponto de vista bioquímico, cerca de 80% do nosso genoma serve algum propósito, mesmo que não tenhamos clareza sobre qual seja.[2] Outros estudos indicam que apenas 8,2% do nosso DNA possui funcionalidade, e que a parte restante é "ruído" ou "lixo evolutivo". Um estudo mais recente estima que a parte "funcional" do nosso DNA é de 25%. A magnitude da discrepância entre as "faixas de funcionalidade" do genoma humano evidencia que ainda estamos distantes de interpretá-lo completamente. A parte mais bem entendida do DNA humano é o exoma, que codifica as proteínas funcionais. O exoma, entretanto, corresponde a apenas 1,5% do genoma total.*

era benéfica para os oceanos e para o solo. Quando pesquisadores da área médica olhavam para comunidades microbianas não patogênicas, como as que povoam o trato gastrointestinal (TGI), considerava-se que este conjunto de bactérias eram comensais: organismos que obtém vantagem por viverem associados ao hospedeiro, mas que não possuem significativos efeitos positivos ou negativos sobre ele. A relevância das funções bioquímicas dos genes do microbioma em comparação com as funções bioquímicas dos genes do DNA humano não eram conhecidas.

Felizmente, as ciências se comunicam e os cientistas da medicina perceberam que os conceitos desenvolvidos pelos microbiologistas da área ambiental poderiam também ser válidos para a saúde humana. Duas constatações se somaram: a da insuficiência do genoma humano para determinar a todas as funções bioquímicas e a que microrganismos que habitam o organismo humano atuam de forma consorciada (e não isolada) em funções que vão muito além do comensalismo ou da patogenicidade.

À medida que esse entendimento foi ganhando força, ficava claro que seria necessário identificar o conjunto de microrganismos que colonizam o corpo humano. A boa notícia foi que, as tecnologias desenvolvidas para sequenciar o genoma humano, podiam ser aplicadas com pequenas adaptações, para esta finalidade. Ao invés de sequenciar uma longa cadeia de DNA (o DNA humano, se "esticado" possui cerca de 2,5 metros de comprimento) com o objetivo de saber o ordenamento de seus pares de bases, bastaria sequenciar milhares de DNAs curtos (o DNA de uma bactéria possui de 1 a 2 milímetros de comprimento) para identificar uma espécie e diferenciá-la de outra.[b]

Assim, em 2007, o *National Institutes of Health* lançou o Projeto Microbioma Humano (PMH). Foi uma extensão lógica, do ponto de vista conceitual e experimental, do que havia sido o Projeto Genoma Humano (PGH). As tecnologias de sequenciamento genético desenvolvidas para o PGH tornaram possível não apenas identificar as espécies que colonizam o corpo humano, mas também estudar comunidades microbianas inteiras sem as restrições anteriormente impostas pela necessidade do cultivo de bactérias.

O PMH foi constituído por duas fases. Na primeira, de 2007 a 2014, o objetivo foi identificar e caracterizar as diferentes espécies de microrganismos que compõem o microbioma do corpo humano, correlacionando-os com os fenótipos do indivíduo. Os primeiros achados do projeto microbioma humano foram publicados em 2012,[2] quando pela primeira vez se teve uma noção clara de que os seres humanos são na verdade "superorganismos", que abriga uma coletividade de espécies vivendo em profunda interação. O PMH sequenciou 5 sítios corporais (boca, nariz, pele, trato intestinal e genitais), evidenciando enorme diferença de composição em todos eles, assim como em cada um, de indivíduo para indivíduo.

A publicação dos dados iniciais, motivou uma corrida de publicações na área, transformando o estudo do microbioma na mais ativa fronteira de pesquisa médica da atualidade. A Figura 1.1 ilustra o crescimento exponencial das pesquisas em microbioma.[3]

A primeira fase do projeto deixou claro que a composição taxonômica do microbioma não estava fortemente correlacionada com os fenótipos e que isto exigiria uma análise mais abrangente e aprofundada da inter-relação microbioma-hospedeiro, culminando na segunda fase do projeto, intitulada Projeto Integrativo do Microbioma Humano.

---

[b] *Em verdade, como se explicará mais adiante, para identificar seguramente uma espécie bacteriana, nem é necessário sequenciar todo o seu DNA, mas apenas o trecho chamado de região hipervariável.*

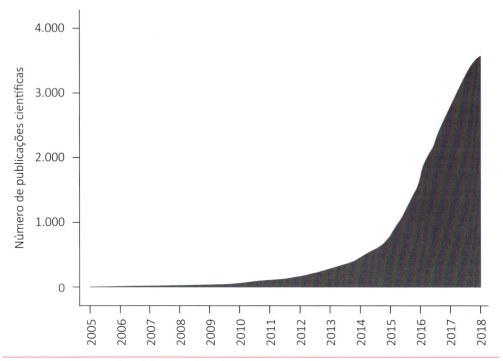

Figura 1.1. Crescimento das publicações sobre microbioma.
Fonte: Forbes et al, 2018.[4]

O objetivo dessa fase consistia em elucidar os mecanismos de interação microbioma-hospedeiro que produzem consequências relacionadas à saúde, e sua evolução ao longo do tempo. Como este objetivo é muito vasto, a fase 2 se concentrou em três áreas de estudo bem definidas para avaliar a influência do microbioma:

a. Gestação e nascimento prematuro;
b. Doenças inflamatórias intestinais (DII);
c. Pré-diabetes.

A Figura 1.2 ilustra o escopo e os objetivos das duas fases do projeto microbioma humano.

Juntas, as duas fases do PMH produziram 42 terabites de dados (sequências genéticas, análises metagênomicas, informações clínicas e resultados) que se encontram arquivados, administrados e disponibilizados para consulta pública no *Data Coordination Center* (DCC) do *National Institutes of Health*. Como frequentemente ocorre em grandes estudos seminais, o PMH suscitou mais perguntas do que respondeu. O PMH abriu novas avenidas de pesquisa e a evolução tecnológica barateou de maneira tão significativa os processos de sequenciamento, que se espera a geração de novas descobertas em ritmo acelerado nos anos vindouros.

Microbiota Intestinal –Caracterização e Função

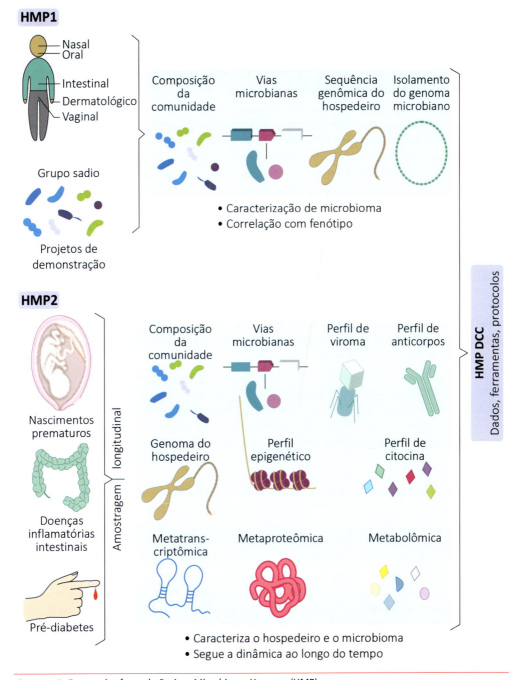

Figura 1.2. Escopo das fases do Projeto Microbioma Humano (HMP).
Fonte: HPM Integrative, 2014.[3]

Estimando a importância do microbioma na saúde humana

Os resultados do Projeto Microbioma Humano alteraram a visão da ciência médica em relação aos microrganismos. Talvez a mudança mais radical tenha sido a constatação de que a maior parte destes pequenos habitantes do organismo do hospedeiro cria um ecossistema que presta serviços benéficos fundamentais à saúde humana.

O PMH mostrou que cada pessoa está longe de abrigar um mesmo conjunto de microrganismos. Pelo contrário, pouquíssimos grupos de bactérias são comuns a todos. Cada indivíduo possui comunidades de microrganismos tão singulares quanto as impressões digitais. O microbioma de gêmeos univitelinos é tão diferente entre si quanto o de gêmeos bivitelinos. Enquanto o genoma humano é 99,5% idêntico entre indivíduos, o microbioma de dois indivíduos pode possuir nenhuma sobreposição entre suas espécies, estabelecendo um grau de personalização tão elevado que pode gerar até aplicações forenses.[3]

O PMH mostrou também que o microbioma é transferido da mãe para o filho no nascimento, se desenvolve ao longo da infância, até atingir uma configuração estável e resiliente, mas que pode ser alterada ou sofrer transições rápidas. Genericamente, em condições adequadas, as bactérias podem se duplicar a cada 20 minutos,[3] o que possibilita modificações significativas de um dia para o outro em consequência de um fator externo impactante. Na retirada desse fator, entretanto, a microbiota tende a retornar ao seu estado original, sendo por isso relativamente resiliente, até que se estruture um novo padrão de estabilidade. A combinação dessas duas características do microbioma, estabilidade e plasticidade, confere à modulação do microbioma a condição de estratégica terapêutica promissora.

Os conhecimentos, adquiridos com o PMH, caracterizam o microbioma como um componente integral da biologia humana, com papel preponderante na saúde e bem estar. Artigo publicado no periódico Nature em 2018[3] indica que existem aproximadamente três células bacterianas para cada célula humana. As células são a unidade básica do metabolismo e, por consequência, maior número de atividades metabólicas são realizadas pelo microbioma do que pelo próprio genoma. Basta um exemplo para ilustrar a importância desse ponto: uma única espécie de bactéria da microbiota intestinal (MI), a *Bacteroides cellulosilyticus WH2*, metaboliza um total de 424 hidrolases de glicosídeos, polissacarídeos e esterases de carboidratos, quantidade que é 25 vezes maior que o número de enzimas codificadas pelo genoma humano e que são segregadas no TGI.[3]

A MI amplia a fisiologia digestiva dos mamíferos, fornecendo-lhes um armamento de diversas enzimas degradantes de polissacarídeos, enzimas que não são produzidas por genomas de mamíferos. A degradação dos polissacarídeos mais complexos requer necessariamente a expressão concertada de múltiplos CAZymes e outras proteínas. Das 76 famílias diferentes de CAZyme (enzimas ativas de carboidratos) presentes na *B. cellulosilyticus WH2*, 56 não são expressas pelo genoma humano, indicando a magnitude da expansão metabólica que até mesmo uma única bactéria intestinal acrescenta. Sem o auxílio da microbiota, humanos e outros animais seriam simplesmente incapazes de assimilar nutrientes de uma parcela substancial de polissacarídeos alimentares. Em verdade, nossa capacidade intrínseca de digerir moléculas de carboidratos complexos permanece limitada apenas ao amido, à lactose e à sacarose.

Não menos importante, vale lembrar que as doenças frequentemente são o resultado de desordens bioquímicas. A bioquímica, por sua vez, é condicionada pelos genes e o microbioma humano contém mais genes do que a quantidade de genes humanos. A quantidade de diferentes espécies presentes no microbioma intestinal de um indivíduo normalmente situa-se entre 500 a 1.000, num universo de cerca de 35.000 espécies possíveis. Considerando 1.000 espécies por indivíduo e a média de 2.000 genes por espécie, o referido artigo estima que o microbioma abriga um catálogo de 2 milhões de genes, o que equivale a aproximadamente 100 vezes a quantidade de genes do genoma humano (aproximadamente 20.000).[3-6]

Não se pode menosprezar a importância do microbioma para o tratamento de diversas doenças. A microbiologia humana se estende para muito além do tratamento de infeções e doenças gastrintestinais, para áreas antes consideradas fora dos limites, como metabolismo, neoplasias, gestação e funcionamento do sistema nervoso central. A Figura 1.3 ilustra a esfera de influência do microbioma.[3]

Funções da microbiota intestinal	Indicação de doenças
Influências Maturação imune e homeostase Proliferação de célula hospedeira Vascularização Sinalização neurológica Carga patogênica Funções intestinais endócrinas Densidade óssea Biossíntese energética	Neurológica Psiquiátrica Respiratória Cardiovascular Gastrointestinal Hepática Auto imune Metabólica Oncológica
Biossíntese Vitaminas Hormônios esteroides Neurotransmissores	
Metabolismo Aminoácidos de cadeia ramificada e aromática Componentes da dieta Sais biliares Drogas Xenobióticos	

Figura 1.3. Âmbito de influência do microbioma humano.
Fonte: Lynch e Perdesen, 2016.[7]

Descrição do microbioma no trato gastrointestinal

Até este ponto, os termos microbioma e microbiota têm sido utilizados comumente como sinônimos, mas os dois conceitos não se confundem. O termo microbioma refere-se ao conjunto de microrganismos e seus genes e metabólitos que habitam um ambiente ou hospedeiro, ao passo que o termo microbiota se refere ao subconjunto de microrganismos (por exemplo, as bactérias) que residem em um sítio particular do hospedeiro. O foco deste livro é a microbiota intestinal (MI), sendo por isso necessária à sua breve caracterização.

Estima-se que a MI responda por cerca de 70% do total de espécies contidas no microbioma de um indivíduo, sendo a mais relevante em número de processos metabólicos e na promoção da saúde ou doença. A maior parte da MI é composta de bactérias anaeróbicas que podem pertencer a até 50 filos distintos. Apesar dessas múltiplas possibilidades, uma microbiota saudável é dominada por dois filos apenas: o das bactérias *Firmicutes* e o das *Bacteroidetes*, que somados respondem por cerca de 80% do total. Em seguida, vem os filos das Proteobactérias,

Verrucomicrobia, Actinobactérias, Fusobactérias, Acidobactérias e Cianobactérias. Todos os outros filos aparecem em menores proporções, ou simplesmente podem não estar presentes. No Capítulo 2, onde se apresenta uma das maneiras de se interpretar um sequenciamento genético de microbiota intestinal, a importância desses filos será discutida com mais detalhes.

A microbiota do TGI não é homogênea. Ela varia em quantidade e em composição, dependendo da porção do trato que está sendo considerada. A concentração de microrganismos aumenta progressivamente ao longo do TGI, com quantidade mínima no estômago e máxima no cólon. O estômago e o duodeno são inóspitos e poucas espécies de bactérias são resistentes à acidez estomacal, à concentração de bile ou às enzimas pancreáticas. O estômago abriga em média apenas 10^1 bactérias por grama de conteúdo, quantidade que se eleva para 10^3 no duodeno, 10^4 no jejuno, 10^7 no íleo e, finalmente, 10^{12} no cólon.[3] É importante lembrar que o microbioma intestinal é também composto por vírus, fungos, arqueas e fagos, cujo papel na manutenção de um microbioma intestinal saudável não pode ser desprezado.

A Figura 1.4 ilustra a quantidade e o perfil das bactérias que se encontram no trato gastrointestinal.

Além de variar longitudinalmente, os perfis bacterianos também variam a depender da camada intestinal: maior diversidade no lúmen e menor diversidade no epitélio intestinal. Essa variação transversal é de suma importância para a manutenção da saúde, pois as sucessivas camadas intestinais formam barreiras que impedem as bactérias de atingirem à corrente sanguínea. Mesmo as bactérias consideradas benéficas, se translocadas para a corrente sanguínea, podem produzir graves consequências.

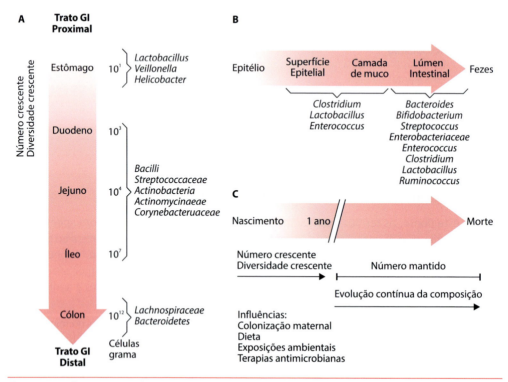

Figura 1.4. Colonização microbiana longitudinal e transversal do trato intestinal.
Fonte: Sekirov et al, 2010.[5]

A primeira barreira é microbiana, se estabelece entre o lúmen e a camada externa de muco e é composta por bactérias comensais e simbióticas, que exercem um mecanismo de exclusão competitiva sobre as bactérias patogênicas (resistência à colonização patogênica).

A segunda barreira é química, situa-se na camada de muco, pela ação bactericida das proteínas contidas na mucina.[c] Somente bactérias especializadas conseguem sobreviver em meio ao muco e nutrir-se dele, sendo a *Akkermansia muciniphila* uma das mais estudadas atualmente, por seu papel no estímulo para a produção da mucina.[4]

A terceira barreira é física, composta pela parede epitelial, onde a junção dos enterócitos define o nível de permeabilidade paracelular e o funcionamento dos enterócitos regula a permeabilidade transcelular. Quando as junções dos enterócitos não são suficientemente "apertadas", caracteriza-se a condição indesejável de intestino permeável (*leaky gut*), sobrecarregando o sistema imune e colocando o corpo em permanente estado inflamatório.

Por fim, a quarta barreira é a imunológica, situa-se na lâmina própria e corresponde a ação em conjunto das células imunes, incluindo linfócitos T e B, macrófagos e células dendríticas. Assim, o perfil da MI desempenha papel preponderante na primeira barreira, via exclusão competitiva de patógenos, e na segunda, via contribuição da regulação da espessura da camada de muco, que dificulta a translocação bacteriana. A Figura 1.5[3] ilustra esses mecanismos.

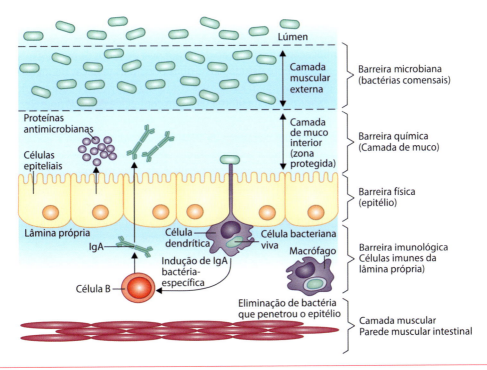

Figura 1.5. Barreiras contra a translocação microbiana.
Fonte: Wei Laboratories, 2018.

---

[c] *O perfil de microbiota contida no muco é significativamente diferente do encontrado nas fezes, pois as bactérias do muco aderem a ele e não se deixam levar facilmente para as fezes.*[4]

Métodos de avaliação do microbioma

A redução de custo das tecnologias de sequenciamento genético transformou a capacidade científica de investigar a composição e a dinâmica do universo de microrganismos que habita o ser humano. A interação entre o sistema imunológico e a microbiota é o que auxilia na manutenção da saúde ou perpetuação/progressão de doenças. Até muito recentemente, era impossível saber o que as bactérias que habitam o corpo humano estavam promovendo. Isso mudou com a disponibilização das tecnologias de mapeamento do microbioma, que vêm se tornando uma promissora ferramenta da medicina personalizada.

A quantidade de artigos publicados a respeito do tema tem crescido exponencialmente, no entanto, os resultados nem sempre são convergentes entre si, situação frequente quando se faz pesquisa na fronteira da ciência. No contexto atual, até mesmo a comparação entre estudos tem sido difícil, pois falta padronização de procedimentos, desde técnicas de coleta, escolha da região do gene a ser identificada, até a taxonomização dos resultados, que impossibilitam ou dificultam, muitas vezes, a reprodutibilidade do experimento e a confirmação de suas conclusões.

Nesse sentido, é de grande importância compreender corretamente os métodos de avaliação do microbioma e das técnicas utilizadas no sequenciamento para se fazer uso adequado das tecnologias e tirar as conclusões corretas.

Técnicas de sequenciamento do microbioma

A metagenômica consiste no conjunto de técnicas utilizadas para identificar o perfil do microbioma, definido como a identificação e distribuição de frequência de todos os microrganismos presentes no hospedeiro, sítio ou ambiente estudado. As duas principais técnicas de metagenômica são a análise por gene marcador, sendo o gene mais comum o *16S rRNA*, daqui por diante referida apenas como "16S" e o *"shotgun"*, esta última também conhecida como *Whole Genome Sequencing*, ou simplesmente "WGS".

As duas técnicas consistem no sequenciamento de DNA contido numa amostra, comparando os resultados encontrados com as sequências depositadas em bancos de dados taxonômicos, que guardam as sequências de DNA características e específicas de cada microrganismo.

A principal diferença entre as duas técnicas é que a metodologia *shotgun* faz o sequenciamento de todo o DNA, de todos os microrganismos, ao passo que a técnica 16S faz o sequenciamento apenas um segmento do DNA (análise por gene marcador) de um grupo de microrganismos (bactérias e arqueas). Por sequenciar apenas uma parte do DNA, e não a sua totalidade, 16S apresenta menor custo comparada ao WGS.

Para identificar um microrganismo sequenciando apenas uma pequena parte do seu DNA, a técnica 16S se vale de um princípio inteligente: na existência de um trecho de DNA que seja suficientemente diverso e único para identificar de maneira inequívoca um microrganismo, pode-se dispensar o sequenciamento do todo. É um princípio semelhante ao do uso da impressão digital para identificar inequivocamente um indivíduo. No caso das digitais, o escaneamento de apenas uma pequena parte do corpo (a ponta do dedo) é suficiente para individualizar a pessoa.

Investigando a integralidade do DNA de diversos microrganismos, os cientistas descobriram que as bactérias possuem um gene, o 16S rRNA, que varia tanto de um tipo de microrganismo para outro, que o sequenciamento de regiões deste gene é suficiente para identificar um gênero, ou até mesmo a espécie de um microrganismo. O gene 16S rRNA possui 9 regiões hipervariáveis, nomeadas V1 a V9, e as técnicas de sequenciamento 16S mapeiam uma ou mais dessas regiões para taxonomizar o microrganismo.

A técnica 16S apresenta duas limitações em relação ao *shotgun*:

a. Como apenas procariotos (bactérias e arqueas) possuem o gene *16S rRNA*, a técnica não pode ser usada para sequenciar e identificar outros microrganismos como fungos ou vírus. Assim, quando for necessário investigar doenças causadas por outros microrganismos, que não as bactérias, a técnica 16S não deve ser utilizada;

b. Em alguns casos, bactérias de diferentes espécies possuem sequência de bases na região 16S muitíssimo similares e, nesses casos, não é possível definir se aquele fragmento de DNA pertence à espécie "x" ou "y". Quando isso acontece, a técnica 16S classifica o microrganismo no seu nível taxonômico imediatamente anterior, o que no exemplo acima corresponderia ao gênero. É por isso que sequenciamentos 16S costumam ter uma acurácia em torno de 90% para gêneros e de 50% a 75% para espécies.

As limitações da técnica 16S são aceitáveis para a maior parte dos escopos de pesquisa e são compensadas pelo seu menor custo, o que tornou essa técnica a mais utilizada para estudos de sequenciamento de microbioma em todo mundo. É de se esperar, entretanto, que a continuidade do barateamento do WGS, aliado à sua superior precisão, assim como sua aplicação à totalidade dos microrganismos, faça com que esta se torne a técnica predominante no futuro. O Quadro 1.1 apresenta uma comparação entre as duas técnicas.[3]

Vale ressaltar que as técnicas metagenômicas (16S ou *shotgun*) têm como objetivo descrever a estrutura da microbiota estudada (quais bactérias estão lá e em que percentual), mas não a sua função. As duas técnicas não identificam se o microrganismo encontrado no sequenciamento estava vivo, ativo, dormente ou morto, nem o que potencialmente esses organismos podem fazer.

Para saber a função do microbioma ou o que cada uma de suas bactérias faz, é necessário usar técnicas de metabolômica, que consistem em identificar e quantificar o conjunto de substância que estão sendo produzidas ou modificadas por cada organismo (metabólitos).[5] O metabolôma representa o conjunto de todos os metabólitos produzidos por um organismo, sendo essas substâncias consideradas os produtos finais dos processos celulares.

Paralelamente, para saber se as bactérias do microbioma estão ativas, é necessário utilizar técnicas de metatranscriptômica, definida como "a ciência que estuda a expressão gênica de microrganismos (...)". Pode ser usada para estudar a diversidade dos genes ativos dentro dessa comunidade, quantificar seus níveis de expressão e monitorar como esses níveis mudam em diferentes condições. A vantagem da metatranscriptômica é que ela pode fornecer informações sobre diferenças nas funções ativas de comunidades microbianas que parecem ser as mesmas em termos de composição microbiana.[7]

Por fim, a metagenômica, a metabolômica e a metatranscriptômica podem ser complementadas pela proteômica, que consiste em identificar o conjunto completo de proteínas numa célula (proteoma), conhecendo sua estrutura e função.[8] A integração de todas as "ômicas" é, frequentemente, referida como genômica funcional. Numa analogia com outros campos da medicina, a metagenômica seria a anatomia (estudo da estrutura), e a metabolômica, transcriptômica e proteômica, campos da fisiologia (estudo da função).[9]

Atualmente, as técnicas que possibilitam conhecer a função são muito mais caras de serem aplicadas do que as técnicas que identificam a estrutura. Assim, a metagenômica pôde produzir muito mais estudos do que as outras "ômicas". Para desvendar a função do microbioma de maneira menos onerosa, grande número de estudos tem procurado correlacionar os sintomas clínicos com a composição do microbioma. Correlação, entretanto, não se confunde com causalidade, e

Parte 1: Microbiota do Tubo Digestivo

Quadro 1.1: Prós e contras das principais técnicas de metagenômica

Método	Prós	Contras
Análise por gene marcador (p. ex., 16S)	• Preparação de amostras e análise simples, rápida e barata • Correlaciona bem com conteúdo genômico • Possibilita a análise de amostras com baixa biomassa e de hospedeiros altamente contaminados • Grandes conjuntos de dados públicos disponíveis para comparação	• Não diferencia organismos vivos, mortos ou ativos • Sujeito a viés de amplificação • Requer conhecimento prévio da comunidade microbiana • Resolução normalmente limitada ao nível de gênero • Requer controles negativos apropriados • Informações funcionais limitadas
WGS	• Pode inferir diretamente a abundância relativa de genes funcionais microbianos: a identidade taxonômica e filogenética microbiana ao nível das espécies e linhagens é atingível para os organismos conhecidos • É capaz de identificar fungos, vírus, plasmídeos, eucariontes microbianos etc. • Sem viés relacionado à amplificação • Pode estimar taxas de crescimento *in situ* para organismos-alvo com genomas sequenciados • Permite a montagem de genomas microbianos com média populacional • Pode ser usado para identificação de novos genes	• Relativamente caro, com etapas de preparação de amostras e análise de dados trabalhosa • Vírus e plasmídeos não são bem anotados por metodologias padrão • Não é possível discriminar organismos vivos, mortos ou ativos • Média populacional de genomas microbianos tende a ser imprecisa devido a artefato de montagem
Metatranscriptoma	• Estima qual microrganismo da comunidade está transcrevendo quando em parceria com análise de gene marcador • É capaz de diferenciar microrganismos vivos ativos *versus* inativos ou mortos e DNA extracelular • Captura variação dinâmica intraindividual • Avalia diretamente a atividade microbiana, excluindo respostas à intervenção e exposição a eventos	• Preparação de amostras e análise mais caras, trabalhosas e complexas • Contaminação por mRNA hospedeiro e rRNA devem ser removidos • Requer cuidados maiores na coleta e armazenamento de amostras • Os dados são desviados a organismos com altas taxas de transcrição • Requer sequenciamento de DNA emparelhado para desacoplar as taxas de transcrição de alterações na abundância bacteriana

Fonte: Knight et al, 2018.[3]

esses estudos se limitam a apontar a associação entre determinadas configurações de microbioma e uma determinada doença, o que deu origem sugere o conceito de assinaturas microbianas.

Encontra-se uma assinatura microbiana quando, dentre as centenas de espécies de bactérias presentes numa microbiota, é encontrado um pequeno grupo cuja configuração da distribuição de frequência relativa dos seus componentes é consistentemente correlacionada com determinados sintomas, sinais ou doenças no hospedeiro. A assinatura microbiana é, portanto, uma forma específica de disbiose (alteração do perfil de microbiota), que se encontra associada a uma doença específica.

A título de exemplo, a Figura 1.6 ilustra uma assinatura microbiana encontrada para a esclerose múltipla.

14

CAPÍTULO 1

Microbiota Intestinal –Caracterização e Função

Atualmente, não é possível afirmar categoricamente que a presença de um perfil específico de microbiota (assinatura microbiana) é a causa ou consequência de uma doença. No entanto, existem casos em que alterações no perfil de MI (assinatura microbiana) podem ser identificadas antes mesmo de aparecerem as primeiras queixas clínicas, como acontece na artrite reumatoide. Essa avaliação precoce favorece o manejo dos sintomas da doença.

No caso de doenças já instaladas, a análise do microbioma pode ser uma ferramenta acessória importante no acompanhamento e terapia personalizada para os pacientes. Nesses casos, uma intervenção sobre o microbioma, no sentido de aproximar o seu perfil da distribuição "normal" de eubiose, pode contribuir para suavizar os sintomas. Por fim, no que se refere à terapêutica, a análise do microbioma caracteriza a MI de maneira detalhada e pode auxiliar na escolha da estratégia personalização da nutrição e medicina.

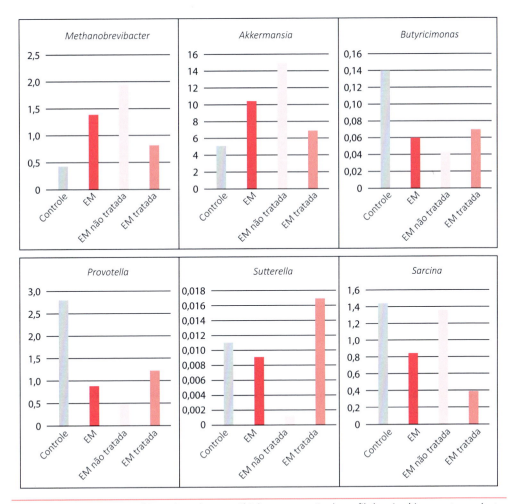

Figura 1.6. Assinatura microbiana da esclerose múltipla: comparação de perfil de microbioma entre pacientes saudáveis (controle) e portadores de esclerose múltipla (EM), tratados ou não tratados.
Adaptada de Jangi S et al, 2016.[10]

CAPÍTULO 1

Vias de intervenção sobre o microbioma

Duas características fundamentais do microbioma são a sua estabilidade e a sua plasticidade. Isso significa que o microbioma pode ser alterado, mas tende a retornar à sua condição anterior. É possível, entretanto, criar uma nova condição estrutural, em torno da qual o microbioma se estabilize. As principais formas de intervenção sobre o microbioma são:

Terapia nutricional

A dieta pode alterar profundamente a MI. Planos nutricionais irão, cada vez mais, se constituir numa forma de intervenção de baixo risco para modulação do microbioma. A relação entre alimentos e a microbiota é de uma via de mão dupla, pois a microbiota intestinal também influencia a dieta. Por exemplo: a microbiota intestinal parece influenciar as concentrações de hormônios relacionados a fome e saciedade como leptina.[9] Complementarmente, quando o acetato, AGCC produzido por algumas bactérias presentes na MI, tem sua concentração no sangue elevada, a produção de grelina, hormônio estimulador do apetite, aumenta, criando um ciclo. Uma questão que permanece em aberto é se, e como, o microbioma afeta as preferências alimentares. Os fatores nutricionais serão abordados mais profundamente no Capítulo 39 – Modulação Nutricional da Microbiota.

Antibióticos

Os antibióticos possuem um efeito proporcionalmente mais impactante sobre a microbiota do que outros fatores. Eles reduzem rapidamente a diversidade da microbiota e sua administração na infância possui consequências que parecem perdurar no perfil da MI adulta, podendo favorecer o desenvolvimento de doenças futuras.

O impacto negativo da administração de antibióticos não exclui uma possível participação dessa classe medicamentosa na restauração ou modulação do microbioma saudável. No entanto, ainda se faz necessária a realização de estudos mais robustos para promover o entendimento sobre os efeitos colaterais desse fármaco sobre a estrutura da microbiota intestinal. Antibióticos mais específicos, como a fidaxomicina, estão sendo desenvolvidos para minimizar o efeito disruptivo destes medicamentos sobre a microbiota.[11]

Adequação de estilo de vida

O estilo de vida possui forte influência sobre microbiota. Dentre os principais aspectos de estilo de vida que possuem impacto sobre a microbiota,[12-15] pode-se enumerar:

1. Convivência com animais domésticos (p. ex., interação com animais de estimação tem sido associada ao menor risco de desenvolvimento de asma);[12]
2. Prática de exercícios regularmente;
3. Horas de sono (p. ex., privação de sono tem sido associada a uma maior razão de Firmicutes/Bacteroidetes e aumento da abundância de *Coriobacteriaceae* e *Erysipelotrichaceae*);[13]
4. Nível de estresse (p. ex., o estresse aumenta a permeabilidade intestinal, por consequência alterando a resposta inflamatória);[14,15]
5. Local de habitação/trabalho (p. ex., o microbioma do marinheiro se altera quando ele está em terra, comparado com o de quando ele passa longo período no mar);

Microbiota Intestinal –Caracterização e Função

6. Interação física (o microbioma se compartilha e se transfere, em medida tanto mais intensa quanto maior for a frequência e intensidade da interação);
7. Hábitos de higiene.

Uso de prebióticos, probióticos e transplante de microbiota fecal (TMF)

Prebióticos e probióticos são opções terapêuticas muito estudadas e utilizadas no manejo da microbiota intestinal. Os inúmeros impactos positivos do uso destes suplementos e ou alimentos serão descritos detalhadamente nos capítulos que pertencem à Parte 3 deste livro, que trata de "Alterações em Saúde, Disbiose e Terapia com Prebióticos, Probióticos e Simbióticos".

No caso do transplante de microbiota fecal (TMF), embora atualmente tenha se tornado uma opção de tratamento para várias enfermidades, sobretudo das infecções por *Clostridium difficile* e Retocolite ulcerativa, seu emprego é muito antigo, remontando do Século II na China. Os detalhes sobre a indicação da realização de TMF, bem como os resultados clínicos conhecidos e a metodologia hoje utilizada, estão descritos no Capítulo 19 – Infecção por *Clostridium difficile*: Transplante de Microbiota Fecal.

Conclusões

As análises de microbioma estão revolucionando a prática clínica através de uma detalhada estratificação de pacientes, do entendimento de diversas doenças e da criação das condições para terapêuticas verdadeiramente personalizadas.

De acordo com a evolução das tecnologias analíticas da microbiota intestinal, acredita-se que o sequenciamento de microbioma passará a ser utilizados para identificação de biomarcadores, que possam predizer ou diagnosticar diversas condições clínicas, de maneira não invasiva.

O sequenciamento do microbioma já apresenta diversas aplicações na clínica médica, mas as descobertas estão apenas começando. No futuro, olharemos para trás e perguntaremos a nós mesmos como pudemos passar tanto tempo sem levar em conta modulação da microbiota intestinal como estratégia terapêutica.

Os próximos capítulos apresentarão o estado da arte sobre a pesquisa no campo do microbioma humano, onde poucas especialidades médicas ficam de fora. Da pediatria a geriatria, da ortopedia à psiquiatria, passando pelo tratamento de diversos tipos de câncer, as descobertas sobre o microbioma estarão impulsionando o avanço da medicina em todos os seus campos.

Referências bibliográficas

1. Pennisi E. ENCODE project writes eulogy for junk DNA. 2012.
2. Integrative HMP (iHMP) Research Network Consortium. The Integrative Human Microbiome Project: dynamic analysis of microbiome-host omics profiles during periods of human health and disease. Cell Host Microbe. 2014 Sep 10;16(3):276-89.
3. Knight R, Vrbanac A, Taylor BC, Aksenov A, Callewaert C, Debelius J, et al. Best practices for analysing microbiomes. Nat Rev Microbiol. 2018 Jul;16(7):410-22.
4. Forbes JD, Bernstein CN, Tremlett H, Van Domselaar G, Knox NC. A Fungal World: Could the Gut Mycobiome Be Involved in Neurological Disease? Front Microbiol. 2019 Jan 9;9:3249.
5. Sekirov I, Russell SL, Antunes LC, Finlay BB. Gut microbiota in health and disease. Physiol Rev. 2010 Jul;90(3):859-904.

6. Villas-Bôas SG, Gombert AK. Análise do metaboloma: uma ferramenta biotecnológica emergente na era pós-genômica. Biotecnologia Ciência e Desenvolvimento, 2006; n. 36, p. 58-69.

7. Lynch SV, Pedersen O. The Human Intestinal Microbiome in Health and Disease. N Engl J Med. 2016 Dec 15;375(24):2369-79.

8. Bashiardes S, Zilberman-Schapira G, Elinav E. Use of Metatranscriptomics in Microbiome Research. Bioinform Biol Insights. 2016. 20;10:19-25.

9. ISAAA. 'Omics' Sciences: Genomics, Proteomics, and Metabolomics. POCKET K. n. 15, ISAAA. 2006. Disponível em: https://www.isaaa.org/resources/publications/pocketk/15/default.asp. Acesso em 07/2019.

10. Jangi S, Gandhi R, Cox LM, Li N, von Glehn F, Yan R, et al. Alterations of the human gut microbiome in multiple sclerosis. Nat Commun. 2016;28;7:12015.

11. Zhang C, Yin A, Li H, Wang R, Wu G, Shen J, et al. Dietary Modulation of Gut Microbiota Contributes to Alleviation of Both Genetic and Simple Obesity in Children. EBioMedicine. 2015 Jul 10;2(8):968-84.

12. Young VB. The role of the microbiome in human health and disease: an introduction for clinicians. BMJ. 2017 Mar 15;356:j831.

13. Von Mutius E. The microbial environment and its influence on asthma prevention in early life. J Allergy Clin Immunol. 2016;137(3):680-9.

14. Benedict C, Vogel H, Jonas W, Woting A, Blaut M, Schürmann A, et al. Gut microbiota and glucometabolic alterations in response to recurrent partial sleep deprivation in normal-weight young individuals. Mol Metab. 2016; 24;5(12):1175-86.

15. Karl JP, Margolis LM, Madslien EH, Murphy NE, Castellani JW, Gundersen Y, et al. Changes in intestinal microbiota composition and metabolism coincide with increased intestinal permeability in young adults under prolonged physiological stress. Am J Physiol Gastrointest Liver Physiol. 2017 Jun 1;312(6):G559-G571.

Interpretação dos Resultados do Sequenciamento Genético da Microbiota Gastrointestinal por 16S rRNA

Alan Hiltner Almeida
Rafael Malagoli Rocha
Dan L. Waitzberg
Danielle Cristina Fonseca

Introdução

A análise de sequenciamento de microbioma humano compreende a identificação da distribuição de frequência relativa de espécies que colonizam um determinado sítio de seu hospedeiro. Cada configuração é chamada de perfil de microbioma.

A interpretação desse sequenciamento consiste em entender a potencial correlação entre a distribuição de frequência relativa encontrada, e as diversas condições de saúde, com o objetivo de prevenir, diagnosticar ou tratar doenças.

O sequenciamento genético do microbioma pode auxiliar na identificação de desequilíbrio, afastamento ou diferenciação da configuração microbiana associada ao estado de saúde (disbiose).

No estado de normobiose, a configuração de percentuais de abundância relativa dos microrganismos encontra-se dispostos na respectiva faixa saudável para filo, gênero ou espécie.[1] O quadro de disbiose se caracteriza quando um dos percentuais citados situa-se fora dessa faixa. Frequentemente, um mesmo paciente pode apresentar diversas disbioses.

Muitas situações de disbiose manifestam-se no nível taxonômico de filo, enquanto outras só se manifestam no nível de espécie, sendo por isso necessário conhecer as referências saudáveis nos três níveis mencionados.

A definição de faixas saudáveis para os microrganismos que colonizam o trato gastrointestinal ainda está sujeita a controvérsias na literatura. Para alguns microrganismos, ainda não existe definição de faixa saudável. Para outros, existem divergências quanto aos limites da faixa, em função de resultados diferentes encontrados a partir do tipo de população estudada ou dos métodos de sequenciamento empregado. Por esse motivo, o *US National Institute of Standards*

Parte 1: Microbiota do Tubo Digestivo

and Technology (NIST) está empenhado em estabelecer padrões de referência para a indústria. Enquanto não se chega a um consenso sobre o assunto, o trabalho de Rob Knight e colaboradores, de 2018, intitulado *Melhores práticas para a análise de microbioma*[2] pode ser utilizado como um bom guia de referência.

Considerando a evolução das técnicas de sequenciamento mencionadas no *Capítulo 1 – Microbiota Intestinal: Caracterização e Função*, a quantificação da abundância relativa de microrganismos está cada vez mais acessível. A interpretação dessa informação, entretanto, permanece tarefa desafiadora, que, deve receber aprimoramentos significativos nos próximos anos. Nas palavras de Scott Jackson, líder do Grupo de Sistemas Microbianos Complexos do NIST (National Institute of Standards and Technology dos EUA):

> *"O microbioma intestinal humano é o ecossistema mais complexo da Terra. Isso levanta desafios de medição ainda não resolvidos".[3]*

A cada momento são publicadas novas evidências, referentes a achados que correlacionam microrganismos e sintomas e sinais clínicos. Assim, um mesmo laudo de sequenciamento genético pode gerar interpretações novas e complementares à medida que o avanço do conhecimento científico permite ampliar a análise dos dados inicialmente utilizada.

As complexidades inerentes à interpretação de um sequenciamento genético de microbiota possuem origem em diversos fatores:

a. Considerado isoladamente, o percentual de abundância relativa de uma bactéria pode não ser indicador suficiente de uma condição clínica relevante. É preciso examinar esse resultado no contexto de outros percentuais encontrados para outras bactérias pois, em muitos casos, é a ação em consórcio, e não a ação isolada, que determina a consequência sobre a saúde ou doença.

b. Não existe uma configuração de microbioma única que possa ser definida como "o" microbioma saudável. Cada indivíduo tipicamente abriga um conjunto de 500 a 1.000 diferentes espécies em sua microbiota intestinal, dentro do universo de cerca de 30.000 diferentes espécies com sobrevivência viável no trato gastrointestinal humano.[4] Isso gera múltiplas possibilidades de configurações saudáveis, e nenhuma delas, isoladamente, pode ser definida como padrão de referência em saúde.

c. Tendo em vista que os dados gerados por sequenciamento de microbioma são relativamente recentes (os primeiros resultados do projeto microbioma humano foram publicados em 2012), as correlações entre perfil de microbioma e condições de saúde ou doença não foram ainda completamente mapeadas.

d. As vias metabólicas de todas as bactérias encontradas no intestino humano ainda não estão totalmente identificadas. A identificação de "quem" está presente no microbioma (as espécies) não implica automaticamente na identificação de "o que" elas estão fazendo.

e. Existem obstáculos para comparação e generalização das conclusões apresentadas nos estudos. Cada uma das sete etapas do processo de sequenciamento genético[1] pode introduzir vieses no resultado apresentado no relatório de sequenciamento. Isso em muito dificulta a obtenção de resultados consistentes entre diversos experimentos, assim como o aproveitamento de dados gerados de um experimento para outro.

f. A interação com o genoma pode produzir resultados distintos para perfis de microbioma semelhantes.

Método para interpretação e análise de um resultado de sequenciamento de microbioma

As ressalvas e limitações apontadas acima apontam que, na área do microbioma humano, a parcela "a descobrir" é ainda muito vasta. Essa constatação, entretanto, não diminui o mérito e a utilidade de tudo o que já foi descoberto, e que já oferece significativas possibilidades de contribuição para a prática clínica. Um sequenciamento de microbioma gera quantidade tão grande de informações sobre o hospedeiro, que mesmo em face da impossibilidade de utilização de todas as informações geradas, a parcela dos achados interpretáveis justifica sua prática como importante ferramenta de diagnóstico e de definição de estratégias terapêuticas.

Para melhor compreender as possibilidades de utilização e interpretação de um sequenciamento, é preciso levar em conta que a influência da microbiota sobre as condições de saúde do hospedeiro ocorre por meio de inúmeras vias metabólicas, provenientes de diversos microrganismos diferentes. Em alguns casos, uma única espécie de microrganismo pode possuir papel metabólico relevante. É o que acontece no caso de bactérias específicas que produzem padrões moleculares associados a patógenos (PAMPs) ou de bactérias especializadas em degradar substâncias como a mucina (*Akkermansia muciniphila*), por exemplo. Em outros casos, a influência sobre a saúde ocorre por meio de uma série de vias metabólicas encadeadas, que exigem a ação em conjunto de diversos tipos de bactérias. Por isso, a interpretação de um resultado de sequenciamento genético deve analisar o todo e as partes da microbiota sequenciada, aplicando três abordagens distintas e complementares:

a. Análise de taxonomização: (percentuais de filos até espécies).

b. Análise de distribuição (riqueza e diversidade).

c. Análise de associação (assinatura microbiana).

Análise de taxonomização – do filo até a espécie

A análise de taxonomização consiste na avaliação dos percentuais de abundância dos microrganismos classificados por nível taxonômico. A avaliação mais geral, para interpretação de um sequenciamento genético é a análise por filo. Em seguida, procede-se à avaliação dos gêneros e a avaliação das espécies. Os níveis taxonômicos intermediários entre o filo e o gênero são relativamente pouco usados para descrever condições de saúde ou doença.

• Análise por filo

O estado de saúde dos seres humanos pode depender, dentre outros fatores, do equilíbrio, entre as diferentes bactérias, em número e diversidade, que compõem a microbiota intestinal. Entre os principais grupos bacterianos (filos) da microbiota intestinal estão os grandes filos Firmicutes e Bacteroidetes. Um indicador importante de saúde da microbiota intestinal é a razão entre os filos Firmicutes e Bacteroidetes (F/B), cuja proporção normal situa-se entre 0,7 e 1,0. Outro indicador importante é o percentual somado desses dois filos (F+B) em relação ao total, cuja faixa normal deve situar-se entre 85% a 95%.[5]

Estudos recentes indicam que microbiota intestinal humana, em que existe preponderância de Bacteroidetes, pode estar associada com perda de peso e biotipo magro. De forma diferente, a alta proporção de Firmicutes, pode estar associada com maior absorção calórica.[6,7]

Parte 1: Microbiota do Tubo Digestivo

Existem situações em que o percentual elevado de outros filos pode modificar a razão entre Firmicutes e Bacteroidetes. Tipicamente, o percentual de abundância de todos os outros filos somados não ultrapassa 15%. À medida que essa faixa for ultrapassada, pode ocorrer menor correlação entre razão F/B e os biótipos (obeso ou magro) e maior é a probabilidade de disbiose. O tipo e a consequência da disbiose dependerão do filo cuja abundância relativa esteja aumentada. A Figura 2.1 apresenta diferentes configurações de distribuição de filos associadas a condições de saúde e doença.

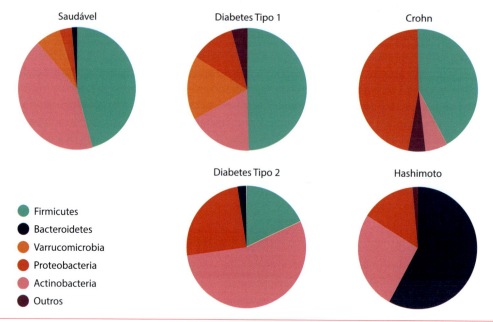

Figura 2.1. Diferenças na distribuição de filos em pacientes com diferentes condições de saúde.
Fonte: Bioma4me – Casos selecionados.

- **Análise por gênero**

A análise por gênero parte da organização, por ordem decrescente de abundância, e procura identificar aqueles cujo percentual se situa fora das faixas associadas a estado de saúde. Em geral, os 10 gêneros mais abundantes respondem por 70% a 80% da microbiota intestinal. Em indivíduos saudáveis, o gênero mais frequente não costuma se apresentar em percentual maior do que 25% do total. Os dez gêneros mais abundantes variam muito de indivíduo para indivíduo, e a grande diversidade de gêneros da microbiota humana impede que uma lista exaustiva seja apresentada neste capítulo. Além disso, conforme exposto anteriormente, para muitos gêneros, as faixas associadas à saúde ainda não estão claramente definidas. Assim, apresentamos aqui apenas alguns casos exemplificativos de uma análise por gênero:

- **Exemplo 1 – *Bacteroides*:** Níveis desejáveis de *Bacteroides* são de até 25% da microbiota intestinal.[8,9] Altos níveis de *Bacteroides* são associados à redução da diversidade do microbioma e a uma maior probabilidade de desenvolvimento de esteato-hepatite não alcoólica (NASH), câncer colorretal, depressão imunológica, doença celíaca e constante inflamação de baixo grau.

- **Exemplo 2 – *Klebsiella*:** Esse gênero é tipicamente encontrado no nariz, boca e trato gastrointestinal humano como microbiota residente normal. No entanto, em percentuais elevados se comportam como patógenos oportunistas, e podem se associar a vários estados de doença, como pneumonia, infecções do trato urinário, septicemia, meningite, diarreia e infecções de tecidos moles. Espécies de *Klebsiella* também foram implicadas na patogênese da espondilite anquilosante e outras espondiloartropatias. A maioria das infecções humanas por *Klebsiella* é causada por *K. pneumoniae*, seguida por *K. oxytoca*.[6] As infecções são mais comuns em crianças e idosos.

- **Exemplo 3 – *Prevotella*:** Indivíduos considerados em adequado estado de saúde costumam apresentar baixos percentuais dessa bactéria. Estudos recentes mostram que bactérias do gênero *Prevotella* podem estar associadas ao desenvolvimento de artrite reumatoide.[10] Adiciona-se que *Prevotella* pode estar associada ao agravo de doenças inflamatórias intestinais, periodontites e síndrome metabólica, devido à atuação pró-inflamatória dessa bactéria. Na vigência de elevada prevalência de *Prevotella copri*, existe associação como inflamação de baixo grau e resistência à insulina. A *Prevotella copri* pode estar associada com redução de outras espécies bacterianas benéficas, e associada a outras condições inflamatórias, que incluem síndrome metabólica, resistência à insulina, diabetes tipo II e aterosclerose.

• Análise por espécie

Na microbiota intestinal, existem bactérias que, abundantes em determinadas faixas, podem ser consideradas marcadoras de condição de saúde. É o que acontece, por exemplo, com *Akkermansia muciniphila* e *Faecalibacterium prausnitzii*. Por outro lado, existem bactérias cuja presença no trato gastrointestinal, mesmo que em percentuais mínimos, podem originar graves ameaças à saúde. É o caso de algumas bactérias patogênicas. A análise por espécie consiste na busca das bactérias marcadoras de boa saúde, e de patogênicas. Examinaremos aqui os casos da *A. muciniphila* e da *F. prausnitzii*, como exemplos de marcadores de saúde.

Akkermansia muciniphila

A *Akkermansia muciniphila* é uma bactéria anaeróbia *gram*-negativa que reside no revestimento mucoso intestinal, e utiliza a mucina como fonte de energia. Essa bactéria parece colonizar o intestino humano ainda na primeira infância, uma vez que é encontrada no leite materno. Em indivíduo saudável, *A. muciniphila* é considerada a bactéria mucolítica degradante mais abundante. A faixa desejável de *Akkermansia muciniphila* é de 1% a 5%.[11] Níveis adequados de *Akkermansia* têm potencial de reduzir ganho de peso e processos inflamatórios. Níveis acima do percentual desejável dessa bactéria mucolítica podem se associar com redução da camada de muco intestinal, agredir o epitélio e aumentar a permeabilidade do intestino. Em consequência pode ocorrer maior propensão à doenças de relacionadas à inflamações intestinais e desequilíbrios na resposta do sistema autoimune.[12-14] Níveis baixos de *Akkermansia* também não são desejáveis, pois ao degradar o muco, a *Akkermansia* cria um círculo virtuoso que estimula o organismo a produzir ainda mais muco, o que contribui para aumentar a impermeabilidade do epitélio intestinal.[15,16]

Faecalibacterium prausnitzii

F. prausnitzii é uma das espécies bacterianas intestinais mais prevalentes em adultos saudáveis, e considerada benéfica e produtora de butirato. Índices desejáveis apresentam percentuais que variam de 5% até 12%.[17] Por ser bactéria anti-inflamatória, pode estar associada na prevenção de doenças respiratórias como asma. *F. prausnitzii* encontra-se reduzido em Doença de Crohn (DC), obesidade e asma. O baixo percentual dessa bactéria pode estar correlacionado a processos inflamatórios, Síndrome do Intestino Irritável e propensão à diabetes tipo 2.

Análise de distribuição – a riqueza e a diversidade

A riqueza da microbiota intestinal é definida como o número de diferentes espécies que foram identificadas na amostra.[18]

A diversidade da microbiota intestinal, por sua vez, reflete quantas espécies diferentes foram encontradas na amostra levando simultaneamente em consideração a uniformidade com que essas espécies estão distribuídas. Existem centenas de espécies bacterianas na microbiota intestinal humana[19] e a sua diversidade pode ser calculada usando os índices de Simpson ou Shannon, normalizados para notas de 0 a 10, sendo 10 o máximo de diversidade. Notas altas de diversidade, formadas pela distribuição de bactérias simbiontes e comensais, estão associadas a estados mais resilientes de saúde, pois o hospedeiro dispõe de amplo repertório para se proteger dos microrganismos patogênicos.

Análise de associação – assinaturas microbianas

• Assinaturas microbianas: definição

Muitas doenças humanas têm como agentes etiológicos espécies ou cepas específicas de bactérias, como tuberculose (*Mycobacterium tuberculosis*) e tétano (*Clostridium tetani*). Esses táxons específicos, podem por vezes ser referidos/considerados como biomarcadores.[20] O diagnóstico e prevenção desses tipos de doenças são relativamente simples: se o indivíduo possui um biomarcador, pode-se diagnosticar a doença.[21] Entretanto, existem doenças de etiologia multifatorial complexa ou etiologia não totalmente esclarecida, em que não há um único biomarcador para um determinado fenótipo.

As comunidades bacterianas de um hospedeiro são compostas por centenas de espécies únicas, e muitos fenótipos no hospedeiro estão associados a diversas mudanças nas "comunidades bacterianas", e não apenas a um causador/marcador específico.[20]

Por exemplo, considerar um cenário hipotético em que uma doença entérica se associasse à super-representação simultânea do filo Bacteroidetes, do gênero *Shigella* e da espécie *Helicobacter pylori*. Nesse caso, haveria interação de três vias, entre três diferentes linhagens de profundidade filogenética variável. Seria possível, nesse caso, entender esse conjunto de biomarcadores em interação e a relação que eles têm com o fenótipo do hospedeiro, como uma assinatura microbiana.[22]

Embora a nomenclatura "assinatura microbiana" ou "assinatura da microbiota intestinal" seja bastante utilizada na literatura mais recente, ainda não há uma definição específica para esse conceito. Resumidamente, podemos caracterizar "assinatura microbiana" como um conjunto de bactérias e suas relativas distribuições de frequência que diferencia grupos doentes de grupos saudáveis. Em outras palavras, numa assinatura microbiana há um conjunto de bactérias onde cada uma isoladamente não é suficiente para caracterizar uma doença, mas cuja presença acompanhada das outras que pertencem a esse conjunto, diferencia indivíduos saudáveis de indivíduos enfermos.

A título de exemplo, as Figuras 2.2 e 2.3 representam graficamente as assinaturas microbianas da doença celíaca[23] e da esclerose múltipla,[24] respectivamente.

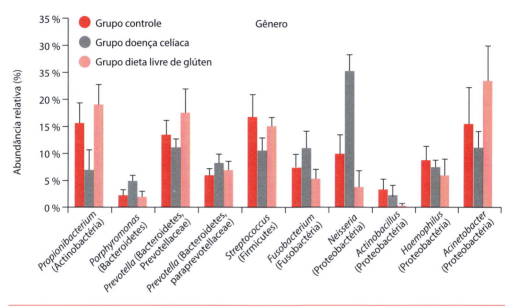

Figura 2.2. Assinatura microbiana da doença celíaca.
Adaptada de Valeria D'Argenio et al, 2016. Am J Gastroenterol 2016; 111:879-90.

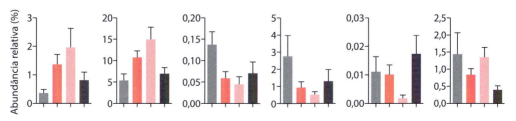

Figura 2.3. Assinatura microbiana da esclerose múltipla (EM).
Adaptada de Sushrut Jangi et al. Alterations of the human gut microbiome in multiplesclerosis. Nature Communications.

• Panorama geral das assinaturas microbianas

Nos próximos capítulos poderemos encontrar, em profundidade, a associação de assinaturas microbianas com diversas doenças. Tendo em vista que encontrar ou refutar assinaturas microbianas faz parte do processo geral de interpretação de um sequenciamento genético de microbiota, serão apresentados a seguir alguns exemplos ilustrativos:

Cirrose

Pesquisas recentes, a exemplo da realizada por Qin e colaboradores,[25] avaliou uma coorte de cirrose em indivíduos chineses (98 pacientes com cirrose *versus* 83 indivíduos saudáveis). Constatou-se que existe uma assinatura específica do microbioma intestinal de pacientes com cirrose. Utilizando um conjunto de genes de referência para avaliar a coorte estudada, os pesquisadores encontraram 2,69 milhões de genes dos quais mais de 75 mil genes diferiam em abundância (quantidade) entre pacientes com cirrose e indivíduos saudáveis. Esses genes bacterianos foram divididos em 66 agrupamentos representando espécies bacterianas semelhante; 28 foram enriquecidos em pacientes com cirrose e 38 em indivíduos controle. Entre os achados, verificou--se concentração de espécies predominantemente orais no intestino de pacientes portadores de cirrose, indicando que esses indivíduos podem apresentar um "intestino mais acessível" a bactérias "estrangeiras", devido a fisiopatologia da doença (por exemplo alterações na produção da bile).[25] Os autores encontraram, também, menor abundância de espécies bacterianas que possuem propriedades anti-inflamatórias (por exemplo *Faecalibacterium prausnitzii*) e bactérias da família *Ruminococcaceae* produtoras de butirato em portadores de cirrose em comparação com indivíduos saudáveis.[25]

No nível funcional, a microbiota de indivíduos com cirrose e indivíduos saudáveis também diferiu de maneira expressiva. Em indivíduos com cirrose, as vias mais enriquecidas foram as relacionadas com produção de amônia, transporte de manganês e biossíntese do GABA que parecem envolvidos na patogênese da encefalopatia hepática em humanos.

Em resumo, esses dados sugerem que existe uma assinatura microbiana específica de pacientes com cirrose hepática, com:

- Menor riqueza da contagem de genes bacterianos.
- Menor agrupamento de espécies bacterianas.
- Menor abundância de bactérias "saudáveis".
- Presença atípica no intestino de espécies bacterianas características da cavidade oral (intestino mais acessível).
- Genes bacterianos com diferentes funcionalidades.

Doença hepática gordurosa não alcoólica

Li e colaboradores observaram assinatura do microbioma intestinal, baseada em metagenômica, associada a detecção não invasiva de fibrose avançada em doença hepática gordurosa não alcoólica humana (*non-alcoholic fatty liver disease-NAFLD*). Os autores sugerem ser possível desenvolver/detectar marcadores para doenças multifatoriais como a NAFLD através de uma população altamente homogênea. Entretanto, ainda existem lacunas a serem preenchidas.[26]

Puri e colaboradores encontraram indícios de assinatura microbiana diferenciada em pacientes com hepatite alcoólica quando comparado com indivíduos controles saudáveis no nível de composição e função microbiana.[27]

Doenças gastrointestinais

Tap e colaboradores encontraram em pacientes portadores de síndrome de intestino irritável (SII) uma assinatura da microbiota intestinal capaz de discriminar entre pacientes com sintomas graves, leves/moderados e indivíduos saudáveis.[28]

Pascal e colaboradores encontraram diferenças entre a assinatura microbiana de pacientes com Doença de Chron (DC) e retocolite ulcerativa (RCU). Suas conclusões permitiram a identificação de assinatura microbiana para doença de Crohn (Figura 2.4).[29]

Filo	**Gênero**	**Espécie**
• Alto percentual de proteobactérias e fusobactérias	• Alto percentual de *Escherichia* • Baixo percentual de lactobacilos, *Anaerostipes*, *Methanobrevibacter* e *Collinsella*	• Baixo percentual de *Faecalibacterium prausnitzii*

Obs.: Toda assinatura microbiana pode ser acompanhada de características individuais de cada paciente, dependendo de sua condição clínica, incluindo presença elevada de patógenos.

Figura 2.4. Avaliação de filo, gênero e espécies para identificação da doença de Crohn, comparado ao descrito pela literatura.

Fonte: Quadro elaborado a partir da comparação de sequenciamento genético de paciente Bioma4me e descrição de estudos de Tap J et al e Pascal V et al.

Psoríase

Em indivíduos portadores de psoríase, a assinatura microbiana intestinal apontou diferenças no nível de filo (menor abundância relativa de Verrucomicrobia e *Tenericutes*) e no nível de classe e ordem (menor abundância de *Mollicutes*, *Verrucomicrobiae* e RF39) quando comparada com a de indivíduos saudáveis. Ainda na psoríase houve, no nível de família, abundância relativa de *Bacteroidaceae* e *Enterococcaceae*. Adiciona-se que, no nível de gênero, *Akkermansia* manifestou-se em menor abundância, enquanto *Enterococcus* e *Bacteroides* estiveram aumentados. Por fim, no nível de espécie, a abundância de *Akkermansia muciniphila* mostrou-se reduzida, e *Clostridium citroniae* aumentada em portadores de psoríase em comparação com controles saudáveis. Análises de curva ROC com valor de corte para *A. muciniphila* sugeriram que essa bactéria tenha valor diagnóstico para psoríase. Em conjunto, esses dados podem fornecer um novo olhar para o entendimento da patogênese da doença.[22]

Também foram caracterizadas assinaturas microbianas em alergias alimentares,[30,31] obesidade e sobrepeso;[32] no entanto, essas assinaturas parecem ainda contraditórias devido à heterogeneidade da composição microbiana para uma mesma doença, justificado, em parte, dada a etiologia multifatorial.

Outros autores exploraram assinaturas microbianas como uma possível caracterização de saúde. Kong e colaboradores descreveram, em indivíduos com longevidade, maior riqueza em certas famílias de bactérias: *Clostridium XIVa*, *Ruminococcaceae*, *Akkermansia* e *Christensenellaceae*. Essas são bactérias potencialmente benéficas, por estarem envolvidos na produção de ácidos graxos de cadeia curta, associadas ao controle de índice de massa corporal, imunomodulação e homeostase intestinal saudável. Esses dados apoiam a ideia de que pessoas

Parte 1: Microbiota do Tubo Digestivo

com vida longa podem ser boa população para avaliar a relação entre a microbiota intestinal e envelhecimento saudável.[33]

Sendo assim, é possível considerar que assinaturas microbianas são capazes de caracterizar a composição do microbioma de um grupo de indivíduos com um mesmo fenótipo e, ao conhecermos a funcionalidade dessa microbiota, poderemos, no futuro, desenvolver diagnósticos e tratamentos menos invasivos que os atuais.

Conclusões

A composição da microbiota intestinal é relativamente estável no adulto, entretanto, alterações em termos de diversidade da comunidade e/ou abundância de filos individuais (disbiose) podem ocorrer devido a alterações dietéticas e ambientais.[6]

Essas alterações nas comunidades microbianas podem atuar de forma importante em diversas doenças crônicas. Torna-se de interesse identificar grupos de táxons bacterianos, presentes em um habitat humano, que sejam consistentemente preditivos de um fenótipo do hospedeiro para diferentes doenças ou tratamentos. Isto posto, no futuro, assinaturas microbianas poderiam ser usadas para construção de modelos que caracterizem doenças, e assim possibilitar o desenvolvimento de métodos terapêuticos baseados na microbiota específica de um indivíduo.[20,34]

Essa abordagem teria aplicações para diversas doenças, que podem se beneficiar da modulação da microbiota (através de antibióticos, prebióticos, probióticos, simbióticos e alterações dietéticas), como por exemplo doenças inflamatórias intestinais (DII), obesidade, alergias e diabetes. Entretanto, é importante ressaltar que essas assinaturas são obtidas através da análise da microbiota, em relação à sua composição e funcionalidade (metagenômica). Dessa forma, os dados obtidos devem ser tratados e validados por bioinformática de alto nível a fim de garantir a especificidade de uma assinatura.[20]

O fator limitante em relação a assinaturas microbianas é a dificuldade em lidar com a complexidade e a alta dimensionalidade dos dados da microbiota humana. Alguns progressos foram feitos no sentido de estabelecer a classificação das comunidades microbianas humanas, mas o desenvolvimento de novas abordagens ainda é limitado.[20,34]

O desenvolvimento e a descoberta de assinaturas microbianas são bastante promissores, mas ainda necessitam de tempo para avançar em suas análises. Embora as tecnologias avançadas capturem detalhes de comunidades microbianas, a alta variação entre indivíduos dificulta progresso mais rápido na descoberta de assinaturas microbianas em ambientes diagnósticos.

Adiciona-se que a melhor estratificação dos fenótipos humanos (na saúde e na doença) e a implementação de protocolos padronizados para amostragem e análise são necessários para melhorar a reprodutibilidade e a comparação das assinaturas de microbioma. No nível de compreensão mecanicista, a integração molecular de sinais provenientes de ecossistemas complexos e dinamicamente mutáveis é um dos maiores desafios nesse campo.

É possível que, em um futuro próximo, com a propagação de conhecimento de ferramentas de bioinformática, bioestatística e métodos mais acessíveis de análise da microbiota intestinal no nível de espécie, o desenvolvimento de assinaturas da microbiota intestinal específicas para algumas doenças, possibilite o desenvolvimento de diagnóstico menos invasivos que os atuais, bem como tratamentos complementares baseados na modulação da microbiota intestinal.

Referências bibliográficas

1. Doré J, Corthier G. Le microbiote intestinal humain. Gastroenterologie Clinique et Biologique. 2010;34(SUPPL. 1):S7–15.
2. Knight R, Vrbanac A, Taylor BC, Aksenov A, Callewaert C, Debelius J, et al. Best practices for analysing microbiomes. Nature Reviews Microbiology. 2018;16(7):410–22.
3. Katsnelson A. Standards seekers put the human microbiome in their sights.
4. Rakel D. Integrative Medicine [Internet]. 4th Editio. Elsevier; 2017. 1152.
5. Huttenhower C, Gevers D, Knight R, Abubucker S, Badger JH, Chinwalla AT, et al. Structure, function and diversity of the healthy human microbiome. Nature. 2012;486(7402):207–14.
6. Kaur C, Vadivelu J. The Impact of Klebsiella pneumoniae in Lower Gastrointestinal Tract Diseases. Dental Nursing. 2017;13(5):232-3.
7. de Filippo C, Cavalieri D, di Paola M, Ramazzotti M, Poullet JB, Massart S, et al. Impact of diet in shaping gut microbiota revealed by a comparative study in children from Europe and rural Africa. Proceedings of the National Academy of Sciences of the United States of America. 2010;107(33):14691-6.
8. Costea PI, Hildebrand F, Arumugam M, Bäckhed F, Blaser MJ, Bushman FD, et al. Enterotypes in the landscape of gut microbial community composition HHS Public Access Author manuscript. Nat Microbiol. 2018;3(1):8–16.
9. Tajkarimi M, Wexler HM. CRISPR-Cas systems in bacteroides fragilis, an important pathobiont in the human gut microbiome. Frontiers in Microbiology. 2017;8(NOV):1-21.
10. Kim D, Kim WU. Editorial: Can Prevotella copri Be a Causative Pathobiont in Rheumatoid Arthritis? Arthritis and Rheumatology. 2016;68(11):2565-7.
11. Everard A, Belzer C, Geurts L, Ouwerkerk JP, Druart C, Bindels LB, et al. Cross-talk between Akkermansia muciniphila and intestinal epithelium controls diet-induced obesity. Proceedings of the National Academy of Sciences. 2013;110(22):9066–71.
12. Derrien M. Mucin utilisation and Host Interactions of the Novel Intestinal Microbe Akkermansia muciniphila. Vol. Dissertati, Narcisinfo. 2007.
13. Ganesh BP, Klopfleisch R, Loh G, Blaut M. Commensal Akkermansia muciniphila Exacerbates Gut Inflammation in Salmonella Typhimurium-Infected Gnotobiotic Mice. PLoS ONE. 2013;8(9):1-15.
14. Seregin SS, Golovchenko N, Schaf B, Chen J, Pudlo NA, Mitchell J, et al. NLRP6 Protects Il10–/– Mice from Colitis by Limiting Colonization of Akkermansia muciniphila. Cell Reports. 2017;19(4):733-45.
15. Depommier C, Everard A, Druart C, Plovier H, van Hul M, Vieira-Silva S, et al. Supplementation with Akkermansia muciniphila in overweight and obese human volunteers: a proof-of-concept exploratory study. Nature Medicine. 2019;25(7):1096–103.
16. Belzer C, de Vos WM. Microbes insidefrom diversity to function: The case of Akkermansia. ISME Journal. 2012;6(8):1449–58.
17. Lopez-Siles M, Duncan SH, Garcia-Gil LJ, Martinez-Medina M. Faecalibacterium prausnitzii: From microbiology to diagnostics and prognostics. ISME Journal. 2017;11(4):841-52.
18. Reese AT, Dunn RR. Drivers of Microbiome Biodiversity: A Review of General Rules, Feces, and Ignorance. MBIO. 2018;1-14.
19. Huttenhower C, Gevers D, Knight R, Abubucker S, Badger JH, Chinwalla AT, et al. Structure, function and diversity of the healthy human microbiome. Nature . 2012;486(7402):207–14.
20. Knights D, Parfrey LW, Zaneveld J, Lozupone C KR. Human-associated microbial signatures: examining their predictive value. Cell Host Microbe. 2011;10(4).
21. Simpson JM, Domingo JWS, Reasoner DJ. Critical Review Microbial Source Tracking: State of the Science. 2002;36(24):5279-88.
22. Tan L, Zhao S, Zhu W, Wu L, Li J, Shen M, et al. The Akkermansia muciniphila is a gut microbiota signature in psoriasis. 2018;144-9.
23. D'Argenio V, Casaburi G, Precone V, Pagliuca C, Colicchio R, Sarnataro D, et al. Metagenomics reveals dysbiosis and a potentially pathogenic N. flavescens strain in duodenum of adult celiac patients. American Journal of Gastroenterology. 2016;111(6):879-90.

24. Jangi S, Gandhi R, Cox LM, Li N, von Glehn F, Yan R, et al. Alterations of the human gut microbiome in multiple sclerosis. Nature Communications. 2016;7.
25. Qin N, Yang F, Li A, Prifti E, Chen Y, Shao L, et al. Alterations of the human gut microbiome in liver cirrhosis. Nature. 2014;513(7516):59–64.
26. Li W, Yooseph S, Venter JC, Nelson KE, Loomba R, Seguritan V, et al. Clinical and Translational Report Gut Microbiome-Based Metagenomic Signature for Non-invasive Detection of Advanced Fibrosis in Human Nonalcoholic Fatty Liver Disease Clinical and Translational Report Gut Microbiome-Based Metagenomic Signature for Non-inv. Cell Metabolism . 25(5):1054-1062.e5.
27. Puri Puneet, Liangpunsakul Suthat, Christensen Jeffrey E., Shah Vijay H., Kamath Patrick S., Gores Gregory J. et al. The circulating microbiome signature and inferred functional metagenomics in alcoholic hepatitis. Hepatology. 2018;67(4):1284-302.
28. Tap J, Derrien M, Törnblom H, Brazeilles R, Cools-portier S, Doré J, et al. With Severity of Irritable Bowel Syndrome. Gastroenterology. 2017;152(1):111-123.e8.
29. Pascal V, Pozuelo M, Borruel N, Casellas F, Campos D, Santiago A, et al. A microbial signature for Crohn's disease. Gut. 2017;66(5):813–22.
30. Canani Roberto Berni, Filippis Francesca De, Nocerino Rita, Laiola Manolo, Paparo Lorella CA et al. Specific Signatures of the Gut Microbiota and Increased Levels of Butyrate in Children Treated with Fermented Cow ' s. Applied and Environmental Microbiology. 2017;83(19):1-10.
31. Tanaka M, Korenori Y, Washio M, Kobayashi T, Momoda R, Kiyohara C, et al. Signatures in the gut microbiota of Japanese infants who developed food allergies in early childhood. 2017;1-11.
32. Gao R, Zhu C, Li H, Yin M, Pan C, Huang L, et al. Dysbiosis Signatures of Gut Microbiota Along the Sequence from Healthy, Young Patients to Those with Overweight and Obesity. 2018;26(2):351-61.
33. Kong F, Hua Y, Zeng B, Ning R, Li Y, Zhao J. Gut microbiota longevity. Current Biology. 2016;26(18):R832-3.
34. Mandal RS. Metagenomic Surveys of Gut Microbiota. Genomics, Proteomics & Bioinformatics. 2015;13(3):148–58.

Microbiota Gastrointestinal na Infância

Rubens Feferbaum
Carla R. Taddei

Microbiota fetal

A microbiota do bebê começa a ser estabelecida ainda no período da concepção. A composição da microbiota materna é importante para a manutenção da saúde do organismo materno, e consequentemente, para o bebê. Acredita-se que a microbiota dos órgãos reprodutores femininos e masculinos tenham fundamental importância na concepção. Já foram descritas comunidades bacterianas em trompas de falópio e endométrio, além da cérvice e mucosa vaginal.[1]

Desde o início dos anos 2010, inúmeras evidências mostram a presença de bactérias no líquido amniótico, membranas uterinas e mecônio, em trabalhos que usam metodologias de sequenciamento de DNA. Especula-se que células dendríticas do intestino materno "sequestrem" bactérias da microbiota intestinal e as carreguem, por via circulatória, para o ambiente uterino, atravessando a barreira placentária. Bactérias dos gêneros *Enterococcus*, *Streptococcus*, *Bifidobacterium* e *Lactobacillus*, frequentemente encontrados na microbiota intestinal materna, foram descritas nos tecidos uterinos, além de mecônio.[2] A teoria da colonização uterina vem sendo reforçada por evidências experimentais publicadas recentemente. Um grupo de pesquisadores mostrou que, após a inoculação de ratas prenhas com cepas de *Enterococcus faecium* marcados, tanto líquido amniótico como o mecônio estavam colonizados com a bactéria marcada.[3]

A presença de bactérias no útero durante a gestação tem sido largamente discutida. Alguns autores têm tentado refutar essa ideia, afirmando que estudos que descrevem bactérias no útero, utilizam metodologias que detectam DNA bacteriano e não bactérias viáveis colonizando o útero.[4] Entretanto, em 2019, um estudo mostrou a produção de propionato e lactato, isso é, ácidos graxos de cadeia curta (AGCC) no tecido uterino imediatamente após o parto, confirmando a colonização do útero. Esse mesmo trabalho evidencia a semelhança da comunidade bacteriana encontradas na placenta e no mecônio,[5] confirmando a teoria da colonização intraútero.

Parte 1: Microbiota do Tubo Digestivo

Porém, apesar dessa evidência de colonização intraútero, sabe-se que a carga microbiana que o recém-nascido receber na hora do parto é fundamental para o estabelecimento de um microbioma saudável na vida do indivíduo. Bebês nascidos de parto normal apresentam um microbioma mais diverso, predominantemente relacionado com o microbioma vaginal materno como *Lactobacillus* e *Prevotella*, e crianças nascidas de parto cesáreo apresentam um microbioma predominantemente associado ao ambiente, com bactérias encontradas na pele, como *Staphylococcus* e *Propionebacterium*. Assim, bebês nascidos de parto cesáreo estão mais susceptíveis a interferências do ambiente hospitalar, apresentando um microbioma não tão saudável como aquela apresentada por bebês nascidos de parto normal.[6]

De maneira geral, as bactérias anaeróbias facultativas, como *E. coli, E. faecalis* e *E. faecium*, são as primeiras bactérias a colonizarem o TGI do recém-nascido nas primeiras horas após o parto, devido ao elevado teor de oxigênio que existe inicialmente no lúmen intestinal. À medida que essas bactérias consomem o oxigênio, o meio se torna mais adequado para as bactérias anaeróbias estritas (*Bifidobacterium, Bacteroides* e *Clostridium*), que intensificam sua colonização em 7 a 10 dias após o parto. Observa-se um aumento da diversidade bacteriana na colonização intestinal do bebê, principalmente por bactérias anaeróbias. A evolução da colonização nesses primeiros meses de vida parece estar relacionada à amamentação e ao ambiente no qual o bebê está inserido.[7]

Desenvolvimento e colonização da microbiota humana

Desde a descoberta de que a microbiota intestinal tem forte relação com o sistema imunológico, infere-se que, durante a gestação, a microbiota intestinal materna terá papel importante na modulação imunológica, bem como na modulação de sistemas metabólicos do neonato. O termo "Primeiros 1.000 dias" de vida foi proposto em 2014 como diretriz de cuidados à saúde do bebê, desde a concepção até o segundo ano de vida.[8] Distúrbios na vida do bebê nesse período, como os relacionados à alimentação e uso de medicamentos, com consequente ação disbiótica na microbiota intestinal, poderão ter um impacto significativo na vida adulta desse bebê, como a manifestação de doenças inflamatórias e atópicas, por exemplo: diabetes, obesidade e alergias.[a] Nesse contexto, a saúde materna durante o período gestacional tem extrema importância na saúde do bebê.

Sabe-se que as primeiras bactérias que colonizam o TGI parecem ter importante papel na regulação da colonização subsequente. Essas bactérias iniciais podem modular a expressão gênica das células epiteliais do hospedeiro, criando, assim, um ambiente favorável para elas mesmas e prevenindo o crescimento de outras bactérias introduzidas posteriormente. Dessa maneira, a qualidade da colonização inicial do intestino teria, possivelmente, papel crítico no processo de seleção entre os diferentes gêneros bacterianos, trazendo consequências para toda a vida.[7]

O ambiente no qual o recém-nascido está inserido é fundamental para determinar quais bactérias colonizarão o intestino. O desenvolvimento da microbiota intestinal é afetado pela região geográfica em que a criança nasce e esse fato é descrito até mesmo em países do mesmo continente. A formação da microbiota parece diferir entre crianças que vivem em países desenvolvidos e países em desenvolvimento, podendo esse fato, ser atribuído aos elevados níveis de contaminação ambiental que as crianças de países em desenvolvimento são expostas no início da vida.

---

[a] *Cait A, et al. 2019.*

De acordo com a hipótese da higiene, práticas mais rigorosas de higiene adotadas em países desenvolvidos podem modificar a exposição microbiana inicial, e, consequentemente, o padrão da microbiota intestinal desses recém-nascidos, causando impacto negativo sobre a regulação imunológica, possivelmente levando à maior incidência de doenças alérgicas e autoimunes observadas nesses países.

Em países desenvolvidos, com alto índice de higiene, como a Suíça, as crianças têm uma alta prevalência de *Staphylococcus*, fortemente associada à transmissão pela pele dos pais. Nesses estudos, a detecção de *Staphylococcus* e *Streptococcus* no segundo dia de vida sugere que a possível transferência desse microrganismo seja derivada inicialmente da microbiota vaginal materna, que posteriormente foram substituídas por bactérias provenientes da pele dos pais e do ambiente.[9] Na Europa, um estudo multicêntrico mostrou a prevalência de *Bifidobacterium* e *Bacteroides* na microbiota de crianças de seis semanas de vida, amamentadas com leite materno exclusivo.[10]

Em países em desenvolvimento, a exposição acentuada por bactérias do ambiente pode induzir um padrão de colonização instável e favorecer a presença de bactérias potencialmente patogênicas em números relevantes. Nessas sociedades a amamentação materna exclusiva é importante para desenvolver uma microbiota com baixo potencial patogênico. Altas taxas de colonização pelo gênero *Escherichia*, principalmente nos primeiros meses de vida, foram descritas praticamente de maneira unânime pelos primeiros estudos que analisaram a instalação da microbiota em recém-nascidos, tendo sido observados em diferentes países em desenvolvimento ao redor do mundo, como Guatemala, Paquistão e Brasil.[11]

Mecanismos regulatórios gerados dentro do intestino (como imunidade e condições físico-químicas do meio) e forças externas (tipos de nutrientes, contaminação ambiental e uso de antimicrobianos) permitem a presença continuada de alguns tipos de microrganismos e a eliminação de outros. Assim, as bactérias favorecidas por esses mecanismos regulatórios dividem o ambiente intestinal com muitos outros gêneros bacterianos, compondo a comunidade bacteriana da microbiota intestinal. Alterações nesse equilíbrio poderão ser observadas em condições patológicas, como por ocasião de infecções intestinais, uso de antibióticos e tratamento imunossupressor.[7] Em recém-nascidos, o leite materno é o mais importante modulador da composição da microbiota.[12]

Fatores condicionantes da microbiota na primeira infância

Aleitamento materno

O leite materno (LM) é a principal fonte de carboidratos, proteínas, imunoglobulinas, oligossacarídeos, fatores de crescimento e citocinas, entre outros componentes benéficos ao recém-nascido, incluindo bactérias. O principal carboidrato (CHO) do LM é a lactose (5,3-7 g/dL que consiste em 70% dos CHO) e responsável por 50% do seu conteúdo energético.

A colonização do leite tem diferentes origens. Inicialmente, acreditava-se que as bactérias do leite eram provenientes da microbiota oral dos bebês, porém, essa via de colonização não explicada a diversidade bacteriana encontrada no leite humano. Dessa maneira, o eixo entero-mamário foi proposto, onde células dendríticas da mucosa intestinal da mãe engolfam bactérias e as levam via circulação até as glândulas mamárias, onde então são liberadas. Desse modo, a colonização do leite tem mais de uma via, sendo a principal o eixo enteromamário.[13]

CAPÍTULO 3

A composição do leite materno é variável e existe uma intervariabilidade, como vista na microbiota intestinal. A composição bacteriana do leite tem sido amplamente estudada ao longo dos últimos anos e os principais gêneros que colonizam as glândulas mamárias são: *Staphylococcus, Streptococcus, Lactobacillus* e *Bifidobacterium*. No entanto, um grupo de nove gêneros bacterianos são encontrados em todas as amostras de leite humano testados, podendo ser encontrados em diferentes graus de abundância. São esses: *Streptococcus, Staphylococcus, Serratia, Pseudomonas, Corynebacterium, Ralstonia, Propionibacterium, Sphingomonas* spp., e membros da família *Bradyrhizobiaceae*.[14]

Essa intervariabilidade do microbioma do leite materno pode ser atribuída a condições genéticas, idade, tipo de parto, saúde e dieta materna, entre outros fatores. Esses fatores estão também envolvidos na modulação do microbioma intestinal, oral e vaginal maternos.

A maturação do leite humano ocorre durante as primeiras semanas de vida do bebê, sendo divido em colostro, leite de transição e leite maduro. Sabe-se que o colostro, produzido entre o primeiro e terceiro dia de lactação, possui altas concentrações dos componentes acima mencionados, quando comparado ao leite maduro. O colostro possui uma maior diversidade bacteriana quando comparado ao leite maduro, e apresenta maiores abundâncias de *Weissella, Leuconostoc, Staphylococcus, Streptococcus* e *Lactococcus*. À medida que o leite começa a entrar na fase de maturação, essa diversidade vai sendo modificada e uma maior abundância de *Veillonella, Prevotella, Leptotrichia, Lactobacillus* e *Streptococcus* são encontrados, com destaque para os crescentes níveis de colonização por *Bifidobacterium* e *Enterococcus*.[14]

O tipo de parto tem uma influência significativa na composição do microbioma do leite. Uma maior diversidade e maior prevalência de *Bifidobacterium* e Lactobacilus são encontrados em leite de mulheres que tiveram parto vaginal.

A idade gestacional também é um importante fator na modulação do leite humano, uma vez que a composição do leite materno é diferente em mães de recém-nascidos prematuros e a termos, conferindo maior proteção ao neonato. O colostro de mães de bebês prematuros possui maior prevalência de *Enterococcus* e o leite dessas mesmas mães apresentam uma menor abundância, de *Bifidobacterium* sp., quando comparadas com colostro e leite de mães de bebês a termo.[15]

Outros fatores são importantes na modulação do microbioma do leite com a saúde materna, em especial a obesidade. Nessa condição, o leite humano apresenta uma menor diversidade, menor abundância de *Bifidobacterium* e aumento de *Staphylococcus*, além de aumento dos níveis de leptina e de ácidos graxos pró-inflamatórios.

A Organização Mundial da Saúde (OMS) preconiza a amamentação com leite materno exclusivo até os seis meses de idade da criança. Essa idade relaciona-se com o desenvolvimento da capacidade motora da criança em deglutir alimentos não líquidos.[16] Porém, sabe-se que durante a amamentação com leite materno exclusivo, as junções oclusivas das células epiteliais da mucosa intestinal estão afrouxadas, permitindo uma maior eficiência na absorção de macromoléculas do leite materno, como as imunoglobulinas, por exemplo. Além disso, por esse tempo, a microbiota intestinal do bebê é modulada pela microbiota do leite materno, bem como pela fermentação dos oligossacarídeos do leite. A introdução de alimentos não líquidos nesse período, pode afetar esse equilíbrio, interferindo na modulação benéfica da microbiota do bebê.[10]

Acredita-se que o leite materno pode promover um estado de inflamação fisiológica importante para o equilíbrio e interação dos microrganismos com o epitélio intestinal do neonato. A importância dos Lactobacilos e Bifidobacterium no microbioma intestinal consiste na inibição competitiva com outras bactérias pela adesão à mucosa intestinal e na síntese de compostos que inibem ou destroem bactérias patogênicas. Seus efeitos na imunomodulação da mucosa intestinal ocasionam aumento na atividade das células *natural-killer* e produção de macrófagos que ativam fagócitos, promovendo a secreção da IgA. A permeabilidade intestinal diminui, assim como possíveis reações de hipersensibilidade.[7]

Durante as primeiras semanas de vida, o microbioma do bebê modifica-se conforme o tipo de leite administrado, fórmula infantil ou leite materno. Crianças amamentadas ao seio tem maiores quantidades de Lactobacilos *e* Bifidobactérias nas fezes. Bebês amamentados com fórmulas infantis possuem uma reduzida colonização de bactérias lácticas como *Lactobacillus* e *Bifidobacterium* e uma predominância de *Clostridium difficile*[b], *C. perfringes, Bacteroides* e enterobactérias.[7]

Uma amamentação mista, com leite materno e fórmula infantil ajuda a manter os níveis elevados de colonização por *Bifidobacterium spp.* e *Lactobacillus spp.*, apesar de ser em menor proporção quando comparado com crianças amamentadas com leite materno exclusivo. Bebês amamentados com leite humano tem maior prevalência de *Bifidobacterium longum* subsp *infantis,* descrito como fermentador de oligossacarídeos do leite humano. O efeito simbionte do leite humano, com bactérias e os oligossacarídeos têm um papel importante na modulação da microbiota intestinal do bebê.

Oligossacarídeos do leite humano (HMOS)

A lactose, principal carboidrato do LH, contribui com aproximadamente 70% dos açúcares presentes no leite humano. Outra fração bastante importante nesse contexto são os oligossacarídeos complexos, denominados de oligossacarídeos do leite humano (*Human Milk Oligosaccharides* – HMO).[17] Os HMOs são glicanos sintetizados a partir de cinco monossacarídeos (glicose, galactose, N-acetil-glicosamina, fucose e ácido siálico), encontrados exclusivamente no leite humano em **quantidades significativas**. Veja a Figura 3.1.

As maiores concentrações desses oligossacarídeos são encontradas no colostro (20 g/L) e, após duas semanas, já no leite maduro, observa-se uma redução desses açúcares (cerca de 12 a 14 g/L). Outros tipos de leite como o de vaca e as fórmulas infantis não possuem ou apresentam quantidades muito pequenas de HMOs quando comparados com o leite humano (cerca de 1 g/L).[18]

A composição de HMOs durante a lactação pode ser diferente em virtude de variações genéticas presentes na mãe. Uma dessas variações ocorre no processo de fucosilação dos HMOs que é integralmente dependente da expressão de dois genes, o secretor que codifica a enzima FUT2 (α 1-2 fucosil transferase) e o do grupo sanguíneo de Lewis, que codifica a enzima FUT3 (α 1-3/4 fucosil transferase). Desse modo, é possível estabelecer quatro grupos a partir dos genótipos: FUT2+/FUT3+ (secretora e Lewis positivo); FUT2-/FUT3+ (não secretora e Lewis positivo); FUT2+/FUT3- (secretora e Lewis negativo); e FUT2-/FUT3- (não secretora e Lewis negativo). A depender do genótipo da mãe, são sintetizados diferentes oligossacarídeos e a ausência de alguns componentes pode acarretar consequências funcionais à microbiota dos lactentes.[19]

No leite humano, existem três principais categorias de HMOs:

- **Fucosilados:** que correspondem de 35 a 50% do total de oligossacarídeos.
- **Siliados:** perfazendo de 12 a 14%.
- **Não fucosilados neutros:** com uma proporção de 42 a 55% desses compostos.[20]

---

[b] *Kelsea MD, et al. 2019.*

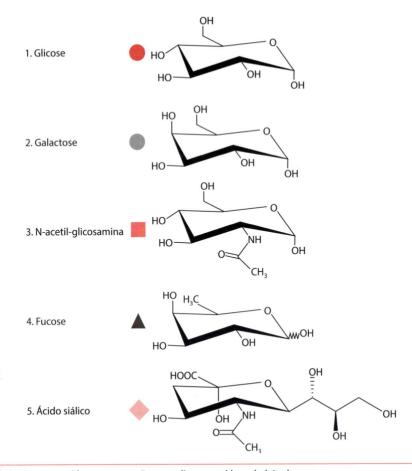

Figura 3.1. Monossacarídeos que compõem os oligossacarídeos do leite humano.
Adaptada de Bode L et al. Structure-Function Relationships of Human Milk Oligosaccharides 2012; Adv. Nutr. 3: 383S-391S.

A importância biológica dos HMOs provenientes do leite humano para o lactente está relacionada com a sua ação prebiótica, na modulação do tecido linfoide intestinal (GALT), na permeabilidade intestinal, na redução de patógenos (efeito antiadesivo) e na formação de ácidos graxos de cadeia curta.[19]

Os oligossacarídeos podem atuar tanto de modo direto como indireto no sistema imune, de maneira sistêmica e, mais especificamente, na mucosa dos lactentes. O mecanismo de modulação dos HMOs no sistema imune pode ocorrer a nível do lúmen intestinal onde esses oligossacarídeos atuam como prebióticos, promovendo o crescimento de bactérias como as dos gêneros *Bifidobacterium*, *Lactobacillus* e *Bacteroides*, na promoção de efeito anti-adesividade de patógenos intestinais, na formação de ácidos graxos de cadeia curta, que também promovem o crescimento de bactérias benéficas, e na conjugação de bactérias por meio do ácido siálico. Já a nível da mucosa intestinal, os HMOs reduzem a proliferação das células da cripta intestinal e aumentam a maturação das células intestinais e a função de barreira por meio de uma camada protetora de glicoproteínas do muco ou de mucinas, que são produzidas por células caliciformes. Além disso, observa-se uma diminuição da permeabilidade intestinal e a modulação do tecido linfoide intestinal por meio das placas de Peyer. E, por fim, a atividade sistêmica desses oligossacarídeos, que os diferencia dos prebióticos atualmente utilizados. Esses compostos são absorvidos pela corrente sanguínea e atuam na modulação da atividade inflamatória influenciando tanto a ligação de monócitos, linfócitos e neutrófilos às células endoteliais, como a formação de complexos plaquetas-neutrófilos.[20]

Alimentação

A introdução de alimentos sólidos ao bebê caracteriza-se por uma fase de transição na microbiota intestinal. Nessa fase de desmame, novos gêneros bacterianos são introduzidos na microbiota com a alimentação, e um novo padrão de modulação e competição microbiana se estabelece. A introdução de alimentos sólidos com novos carboidratos não digeríveis, os quais nunca haviam sido parte da dieta anterior é um importante fator que induz às principais alterações observadas na composição da microbiota intestinal.[21]

Nessa etapa, os componentes da dieta são fundamentais para manter o equilíbrio na sucessão ecológica que acontece na microbiota. A fermentação de carboidratos no cólon é dependente tanto da presença de bactéria específicas quanto da presença de potenciais substratos para a fermentação. Há indícios de que o bebê desenvolve parcialmente a capacidade de fermentar carboidratos não digeríveis, por conta do trabalho conjunto de bactérias da microbiota que degradam inicialmente os alimentos expondo os carboidratos não digeríveis, os quais serão fermentados por outro grupo de bactérias.

Nesse período, observa-se o aumento de diversidade bacteriana e prevalência de *Bacteroides*, *Clostridium*, *Enterococcus* e *Streptococcus*. Uma amamentação mista, com leite materno e fórmula infantil ajuda a manter os níveis elevados de colonização por *Bifidobacteruim* e *Lactobacillus*, apesar de ser em menor proporção quando comparado com crianças amamentadas com leite materno exclusivo.

Antibióticos

O uso de antibióticos durante a gestação parecer ter um papel importante na modulação da microbiota fetal e do recém-nascido. Estudos mostram a relação de desenvolvimento de alergias, doenças atópicas e obesidade em crianças cujas mães foram expostas a antibióticos. No entanto, há alguns fatores protetores nessas condições, como o parto vaginal e o aleitamento materno, que serão determinantes na colonização inicial do bebê, mesmo que a mãe tenha feito uso de antibióticos. Parece que a administração de vitamina D no recém-nascido também é um fator protetor na modulação eubiótica da microbiota intestinal.[22]

A administração de antibióticos durante os primeiros meses de vida do bebê pode causar alterações significativas na composição de microbiota fecal, porém, essa alteração depende do antibiótico, dose e tempo de administração, o que torna difícil chegar-se a uma conclusão do exato impacto na microbiota. Nessa faixa etária, sabe-se que antibióticos diminuem a frequência de *Bifidobacterium* e aumento de *Enterococcus* e enterobactérias. Alguns estudos apontam para um crescimento significativo da colonização por *Klebsiella* sp.[11]

A exposição a antibióticos no primeiro ano de vida foi correlacionada positivamente ao desenvolvimento de doença celíaca em pacientes da Dinamarca e Noruega, em um estudo publicado em 2019.[23] Porém, sabe-se que cada criança tem um padrão único e variável de colonização e esse fato se explica pelas condições diversas em que cada uma foi exposta no decorrer dos primeiros meses de idade.

Os estudos apontam que há uma tendência a recuperar o padrão de microbiota com o término da administração do antibiótico. Porém, há algumas correlações entre o uso de antibiótico nos primeiros meses de idade e o desenvolvimento de doenças como asma, chiados e outras doenças alérgicas, sugerindo que possam ocorrer alterações não detectáveis na composição da microbiota nesse período, mas que terão consequências em longo prazo no sistema imunológico e seu desenvolvimento.

Associação entre microbiota e estados mórbidos na vida adulta

O desenvolvimento da composição da microbiota intestinal na criança sobre influência da amamentação, alimentação, além da influência ambiental, como discutido anteriormente. Vários estudos já mostraram que a estabilidade da comunidade bacteriana ocorre em torno dos 2 a 3 anos de vida da criança. Após esse período, as modificações tendem a ser temporárias. Durante a vida adulta, a evolução da composição do microbioma intestinal, sofre alterações, não permanentes, relacionados a dieta e influência ambiental.

Assim, o estabelecimento da microbiota intestinal na criança, durante os primeiros 1.000 dias de vida terá repercussão na composição da microbiota na vida adulta. Dessa maneira, o estabelecimento de uma comunidade bacteriana desbalanceada na infância, provocando alterações na manutenção da integridade da barreira intestinal , levam a desfechos desfavoráveis na vida adulta. Como discutido anteriormente com relação ao antibiótico, alterações sistêmicas como obesidade, doenças metabólicas e alergias podem estar relacionadas com um estabelecimento disbiótico da microbiota na infância.

A falta de amamentação materna, uso de antibióticos, ambientes com elevados níveis de higiene, e uma alimentação baseada em gordura e proteína selecionam membros comensais ou patobiontes da microbiota, em detrimento dos simbiontes. Assim, uma produção desbalanceada de AGCC podem levar a alterações na camada epitelial do tecido intestinal, por exemplo, levando ao processo de *"leaky gut"*.[24] Associado a isso, a composição de microbiota intestinal com prevalência de bactérias *gram*-negativas, aumenta a quantidade de LPS no lúmen intestinal que, em consequência do processo de afrouxamento da camada epitelial, será internalizado pelo tecido, ativando a resposta inflamatória local e sistêmica, com consequente aumento da adiposidade, alterações metabólicas, cardiovasculares e do SNC .

Manuseio do microbioma intestinal durante a infância

A prematuridade é um dos fatores que aumenta a probabilidade do desenvolvimento de um quadro de enterocolite necrosante (EN). Estudos epidemiológicos sugerem que a causa da enterocolite necrosante é multifatorial, incluindo a imaturidade intestinal, o aumento da reação inflamatória, o uso de antibióticos ocasionando a disbiose intestinal devido a uma colonização microbiana anormal no intestino e consequências inflamatórias em mucosa intestinal imunologicamente imatura e altamente permeável.

Várias abordagens para prevenção da EN estão sendo estudadas, dentre elas, o uso de probióticos e prebióticos. Os HMOs, por exemplo, seriam uma alternativa aos prebióticos à base de plantas e aos sintéticos.[25] Um estudo realizado em animais mostrou que o uso dos HMOs pode ocasionar diminuição da reação inflamatória intestinal em prematuros. Extrapolando os resultados para humanos, esses oligossacarídeos poderiam ser utilizados na prevenção ou tratamento da enterocolite necrosante em neonatos alimentados com fórmulas infantis contendo o HMO 2′-fucosil lactose.[26]

A investigação do papel dos HMOs como prebióticos é bastante relevante visto que muitas evidências vêm demonstrando um efeito benéfico desses compostos na saúde infantil em termos de microbiota intestinal e sistema imune, o que pode levar ainda à prevenção de doenças do trato digestório como as alergias e doenças inflamatórias intestinais.

A importância do aleitamento materno e dos bancos de leite humano

Diversos trabalhos descrevem a importância da amamentação, principalmente, em recém-nascidos prematuros ou de baixo peso ao nascimento, onde o leite materno é capaz de prevenir o desenvolvimento de diversas doenças,[27] como displasia broncopulmonar, enterocolite necrosante, além de diminuir a incidência de mortalidade de recém-nascidos de baixo peso e incidência de sepses em unidades de cuidados intensivos neonatal (UCIN).

A presença de *Bifidobacterium* e *Lactobacillus* na microbiota intestinal inicial de neonatos, é reconhecidamente importante na modulação e manutenção de uma microbiota saudável. Esses gêneros são capazes de ativar a produção de imunoglobulinas A (IgA), através da fermentação de oligossacarídeos provenientes do leite materno e produzem ácidos graxos de cadeia curta, os quais auxiliam na manutenção da barreira intestinal, composta por células epiteliais, camada de muco, microbiota e sistema imune.[7]

Diante dos benefícios imunológicos do fornecimento do colostro materno, técnicas alternativas de administração foram adotadas, entre elas, a colostroterapia. Constituintes do colostro são capazes de promover maturação das células intestinais, instalação de gêneros benéficos na microbiota intestinal e células de defesa contra bactérias patogênicas.[12]

A colostroterapia é uma prática segura, viável e bem tolerada até mesmo pelos menores prematuros. As evidências e preliminares defendem o efeito da colostroterapia em reduzir o tempo de alimentação enteral total. Em 2015, Lee e colaboradores estudaram os efeitos imunológicos da colostroterapia em prematuros extremos. Nesse estudo, além do aumento de IgA secretora nos prematuros submetidos a colostroterapia, houve menor incidência de sepse clínica, quando não há isolamento bacteriano, nesse mesmo grupo. Pouco se sabe sobre o desenvolvimento da microbiota intestinal de prematuros ou recém-nascidos de baixo peso submetidos a colostroterapia.[28]

Resultados preliminares de um estudo do nosso grupo com colostroterapia mostra dados promissores. Estudos iniciais da quantificação de Bifidobactéria nas amostras fecais dos neonatos submetidos a colostroterapia com colostro cru e pasteurizado mostram um aumento na abundância desse gênero em bebês alimentados com colostro cru, mostrando o papel modulador do leite materno na microbiota intestinal de bebês.[29] Além disso, a composição da microbiota intestinal de bebês tratados com colostro cru apresentou-se mais diversa e semelhante à microbiota dos bebês a termo amamentados ao seio materno. Esses achados podem contribuir com informações para o estabelecimento de terapias adicionais no acompanhamento de prematuros de baixo peso, visando a diminuição de antibioticoterapia profilática e de intercorrências clínicas como sepse.

Aplicação clínica dos probióticos e oligossacarídeos do leite humano

Há diversas possibilidades de uso terapêutico de probióticos no recém-nascido e lactente. Nesse período da vida, utilizam-se como probióticos especialmente as espécies de *Lactobacillus* e *Bifidobacterium*.

Considerando as afecções do sistema digestório, a modificação da microbiota pode ser utilizada na prevenção e no controle da diarreia infantil. As cepas utilizadas comumente incluem *Lactobacillus casei* e *L. reuteri*. Verificou-se que *B. lactis* ou *L. reuteri*, quando utilizados na diarreia por rotavírus, ocasionaram diminuição no volume e duração da diarreia. As mesmas cepas foram estudadas na prevenção da diarreia associada ao uso de antibióticos. O efeito benéfico verificado foi redução no risco relativo de 28,5% para 11,9% em episódios diarreicos em crianças que utilizavam antibióticos.[30]

Um estudo multicêntrico teve o objetivo de verificar as propriedades da administração de *L. reuteri* a lactentes em relação a alguns sintomas do aparelho digestório como cólicas, constipação intestinal e regurgitação, motivo comum de ansiedade dos pais e que geram demasiadas consultas ao pediatra. Com frequência, utilizam-se medicamentos e/ou troca das fórmulas infantis, o que gera aumento de custos para as famílias. *Lactobacillus acidophilus, Lactobacillus plantarum 299 V, L. reuteri, L. rhamnosus (LGG), Bifidobacterium spp. (bifidum, longum, lactis e infantis), Streptococcus termophilus, Enterococcus faecium SF 86, Saccharomyces boulardii.*[31]

Os pesquisadores verificaram que, no grupo onde administrou-se o *L. reuteri*, ocorreu diminuição significativa dos episódios de cólica e aumento no número de evacuações dos lactentes, diminuindo a obstipação intestinal. Esse efeito gerou melhor custo-benefício no tratamento das condições apontadas e reforça a possibilidade da administração de probióticos isolados ou adicionados às fórmulas infantis.[31] Há grande interesse no uso de probióticos para prevenção e tratamento da alergia.

A revisão Cochrane[32] avaliou 12 estudos randomizados com 2.080 crianças, porém com grande heterogeneidade de casuística e cepas utilizadas. Houve aparente redução no eczema atópico. Esses resultados parecem promissores, no entanto, ainda não há evidências suficientes para indicação de probióticos na prevenção e controle da alergia.

Uma das indicações mais promissoras do uso de probióticos é na prevenção da enterocolite necrosante (ECN) em prematuros. Diversas metanálises têm demonstrado potencial na prevenção da ECN. No entanto, ressalte-se que há discussões a respeito da indicação do probiótico ou associações que apresentam melhor eficácia na diminuição da ECN. A revisão ESPGHAN 2019 a respeito do uso de probióticos na prevenção da ECN não concluiu qual a indicação do probiótico mais apropriado para essa grave condição do prematuro.[33]

Conclusões

O estudo do microbioma intestinal no início da vida abre um importante campo no conhecimento da fisiopatologia e terapêutica de diversas patologias intestinais graves do recém-nascido, como a ECN, e na prevenção de diversas doenças crônicas não transmissíveis no decorrer da vida.

Certamente, a possibilidade de identificação do microbioma intestinal através da técnica de extração do DNA permitirá um diagnóstico mais preciso e terapêutica mais eficaz através da combinação de pré e probióticos mais adequados à situação clínica.

Ações desenvolvidas na UTI Neonatal, como a nutrição enteral mínima e o aleitamento materno, são imprescindíveis para a instalação de uma microbiota saudável, uma vez que o leite materno extraído fresco é a maior fonte natural de probióticos e, certamente, contém a composição e concentração bacteriana adequada e individualizada para cada RN.

Talvez os efeitos benéficos da chamada "colostroterapia" sejam decorrentes da colonização precoce do trato digestório do prematuro associada ao fornecimento das imunoglobulinas, em especial a IgA secretória. Enquanto não houver uma definição de qual probiótico ou associações probióticas são mais eficazes e seguros para diminuir a incidência de ECN, certamente a presença da mãe na UTI neonatal e a oferta do seu leite à sua criança devem ser incentivadas.

Outro aspecto importante é o uso de medicamentos, em especial antibióticos e inibidores da secreção gástrica, que podem selecionar a microbiota intestinal diminuindo sua diversidade e ocasionando crescimento exagerado de filos bacterianos como *Proteobacteria*, que apresentam intensa atividade inflamatória. Protocolos de atendimento devem disciplinar o uso desses medicamentos na UTI neonatal visando minimizar esse problema.

Referências bibliográficas

1. Younes JA, Lievens E, Hummelen R, van der Westen R, Reid G and Petrova MI. Women and Their Microbes: The Unexpected Friendship. Trends in Microbiology 2018, 26(1):16-31.
2. Funkhouser LJ, & Bordenstein SR. 2013. Mom knows best: the universality of maternal microbial transmission. PLoS Biol, 11, e1001631.
3. Jiménez E, Marín ML, Martín R, et al. Is meconium from healthy newborns actually sterile? Res Microbiol. 2008;159:187-193.
4. Perez-Muñoz ME, Arrieta MC, Ramer-Tait AE, Walter J. A critical assessmentof the "sterile womb" and "in utero colonization" hypotheses: implications for research on the pioneer infant microbiome. Microbiome. 2017;5:1-19.
5. Stinson LF, Boyce MC, Payne MS, Keelan JA. The Not-so-Sterile Womb: Evidence That the Human Fetus Is Exposed to Bacteria Prior to Birth. Frontiers in Microbiology 2019. 10:1124.
6. Dominguez-Bello MG, Costello EK, Contreras M, Magris M, Hidalgo G, Fierer N, Knight R. Delivery mode shapes the acquisition and structure of the initial microbiota across multiple body habits in newborn. PNAS 2010, 107:11971-5.
7. Scholtens PA, Oozeer R, Martin R, Amor KB and Knol J. The early settlers: intestinal microbiology in early life. Annu Rev Food Sci Technol, 2012, 3:425-47.
8. Wopereis H, Oozeer R, Knipping K, Belzer C, Knol J. The first thousand days – intestinal microbiology of early life: establishing a symbiosis. Pediatr Allergy Immunol 2014, 25:428-38.
9. Adlerberth I, AE Wold. Reduced Enterobacterial and Increased Staphylococcal Colonization of Infantile Bowel: An Effect of Hygienic Lifestyle? Pediatric Research. 2006, 59(1):96-101.
10. Fallani MAS, Uusijarvi A, Adam R, Khanna S, Aguilera M, Gil A, Vieites Jm, Norin E, Young D, Scott Ja, Doré J, Edwards Ca; Infabio Team. Determinants of the human infant intestinal microbiota after the introduction of first complementary foods in infant samples from five European centres. Microbiology 2011,157:1385-1392.
11. Taddei CR, Oliveira FF, Duarte RTD, Talarico ST, Takagi EH, Carvalho I IR, Gomes FMS, Brandt K, Martinez MB. High Abundance of Escherichia During the Establishment of Fecal Microbiota in Brazilian Children. Microbial Ecology, 2014, 67:624-634.
12. Murphy K, Curley D, O'Callaghan TF, O'Shea CA, Dempsey EM, O'Toole PW, Ross RP, Ryan CA, Stanton C. The Composition of Human Milk and Infant Faecal Microbiota Over the First Three Months of Life: A Pilot Study. Sci Rep. 2017. 17;7:40597.
13. Fernández L, Langa S, Martín V, Maldonado A, Jiménez E, Martín R, Rodríguez JM. The human milk microbiota: Origin and potential roles in health and disease. Pharmacological Research 2013, 69(1): 1-10.
14. Gomez-Gallego C, I Garcia-Mantrana, S Salminen, MC Collado. The human milk microbiome and factors influencing its composition and activity. Seminars in Fetal & Neonatal Medicine 2016, 21:400e405.
15. Khodayar-Pardo P, Mira-Pascual L, Collado MC, Martínez-Costa C. Impact of lactation stage, gestational age and mode of delivery on breast milk microbiota. J Perinatol. 2014;34(8):599-605.
16. World Health Organization. Indicators for assessing infant and young child feeding practices. Part I: definition. Geneva: World Health Organization, 2008.
17. Barile D, Rastall RA. Human milk and related oligosaccharides as prebiotics. Current Opinion in Biotechnology 2013, 24:214-9.

18. Coppa GV, et al. The first prebiotics in humans: human milk oligosaccharides. Journal of clinical gastroenterology, 38:S80-S83, 2004.
19. Bode L, Jantscher-Krenn E. Structure-Function Relationships of Human Milk Oligosaccharides. Advances in Nutrition, v. 3, n. 3, p. 383S-391S, 2012.
20. Donovan SM, Comstock SS. Human milk oligosaccharides influence neonatal mucosal and systemic immunity. Annals of Nutrition and Metabolism, v. 69, n. Suppl. 2, p. 41-51, 2016. ISSN 0250-6807.
21. Martin R, Makino H, Cetinyurek YA, Ben-Amor K, Roelofs M, Ishokawa E, et al. Early-life events, including mode of delivery and type of feeding, siblings and gender, shape the developing gut microbiota. PLoS ONE 2016;11(6):e0158498.
22. Milliken S, Ruridh M, Allen & Ronald F. Lamont. The role of antimicrobial treatment during pregnancy on the neonatal gut microbiome and the development of atopy, asthma, allergy and obesity in childhood, Expert Opinion on Drug Safety 2019 18:3, 173-185.
23. Dydensborg SS, Nybo Andersen AM, Murray JA, Karlstad Ø, Husby S, Størdal K.Association Between Antibiotics in the First Year of Life and Celiac Disease. Gastroenterology. 2019;156(8):2217-29.
24. Peterson LA, Artis D. Intestinal epithelial cells: regulators of barrier function and immune homeostasis. Nature Reviews Immunology 14, 141-6 (2014).
25. Neu J, Walker WA. Necrotizing enterocolitis. N Engl J Med, v. 364, n. 3, p. 255-64, Jan 20 2011. ISSN 0028-4793.
26. Good M, et al. The human milk oligosaccharide 2'-fucosyllactose attenuates the severity of experimental necrotising enterocolitis by enhancing mesenteric perfusion in the neonatal intestine. Br J Nutr, v. 116, n. 7, p. 1175-87, Oct 2016.
27. Patel AL, Johnson TJ, Engstrom JL, Fogg LF, Jegier BJ, Bigger HR, Meier PP. Impact of early human milk on sepsis and health-care costs in very low birth weight infants. J Perinatol. 2013;33(7):514-9.
28. Lee J, Kim HS, Jung YH, Choi KY, Shin SH, Kim EK, Choi JH. Oropharyngeal colostrum administration in extremely premature infants: an RCT. Pediatrics. 2015;135(2):e357-66.
29. Moreira LN, RC Godoy, A Fernandes, CM Neto, D J Hoffman, R Feferbaum, CR Taddei. Colostrum therapy modulates preterm newborn's gut microbiome. Dados em publicação 2019.
30. Thomas DW, Frank R. Greer, American Academy of Pediatrics Committee on Nutrition American Academy of Pediatrics Section on Gastroenterology, Hepatology, And Nutrition. Probiotics and Prebiotics In Pediatrics. Pediatrics 2010, 126:1217-31.
31. Indrio F, Di Mauro A, Riezzo G, Civardi E, Intini C, Corvaglia L, et al. Prophylactic use of a probiotic in the prevention of colic, regurgitation, and functional constipation: a randomized clinical trial. JAMA Pediatr. 2014 Mar;168(3):228-33.
32. ESPGHAN Committee on Nutrition: Supplementation of Infant Formula with Probiotics and/or Prebiotics: A Systematic Review and Comment by the ESPGHAN Committee on Nutrition. JPGN 2011, 52: 238-50.
33. Van den Akker CHP, et al. Probiotics for Preterm Infants: a strain specific systematic review and network meta-analysis. Journal of Pediatric Gastroenterology and Nutrition, 2018 Jul;67(1):103-22.

Para saber mais

a. Cait A, et al. Reduced genetic potential for butyrate fermentation in the gut microbiome of infants who develop allergic sensitization. J ALLERGY CLIN IMMUNOL. 2019 June; 144(6):1638-1651.
b. Kelsea MD, et al. Clostridioides difficile Colonization Is Differentially Associated With Gut Microbiome Profiles by Infant Feeding Modality at 3–4 Months of Age. Front. Immunol. 2019 Dec; 10:2866: 1-8.

Microbiota no Envelhecimento: Disbiose e Infecções Intestinais

Maria de Lourdes Teixeira da Silva

Introdução

A expectativa de vida, nas últimas três décadas, aumentou em sete a dez anos.[1] Na Europa, a proporção de maiores de 62 anos de 17% em 2010, é estimado aumentar para 30% em 2060.[2] A população brasileira também está envelhecendo e a expectativa de vida é de 76,3 anos.[3]

As mudanças fisiológicas que acompanham o envelhecimento devem impactar também na microbiota intestinal. Espera-se redução da diversidade, redução de Bifidobactéria e aumento de *Bacteroides, Prevotella* e *Lactobacillus spp.*[4]

O padrão dietético alterado do idoso, ao lado do declínio da função imune e da mudança da microbiota, aumenta o risco de infecção, fragilidade e associação com doenças metabólicas crônicas como diabetes e obesidade, doenças cardiovasculares, neurodegenerativas e câncer.[5]

O mecanismo molecular de interação entre bactérias comensais e células do hospedeiro e como manter um ótimo equilíbrio têm sido exaustivamente estudado nos últimos anos.[6] Intervenções dietéticas ao lado de prebióticos, probióticos e simbióticos podem favorecer uma microbiota intestinal saudável.[7]

Ainda assim, espera-se que uma nova geração de probióticos contendo *Prevotella copri, Christensenella minuta, Parabacteroides goldsteinii, Akkermansia muciniphila, Bacteroides thetaiotaomicron, Faecalibacterium prausnitzii* e *Bacteroides fragilis* possam favorecer ainda mais a prevenção e tratamento dessas doenças.[8]

Alterações no trato gastrointestinal relacionadas ao envelhecimento

O envelhecimento é um processo dinâmico e irreversível, com declínio fisiológico, funcional e da capacidade adaptativa, como resultado de danos celulares e moleculares cumulativos.[9,10]

Muitos estudos mostram que influências de fatores genéticos, sociodemográficos, estilo de vida (cigarro, dieta), estados socioeconômicos, étnicos, lugar onde vive e comorbidades, contribuem para a grande heterogeneidade entre a população idosa.[11]

O trato gastrointestinal (TGI) tem funções importantes como digestão e absorção de nutrientes, facilitada pela motilidade do TGI e produção de secreções digestivas reguladas por controle hormonal e neural.[12]

As mudanças fisiológicas e funcionais do TGI com o envelhecimento ocorrem difusamente, envolvendo uma sequência de eventos da boca ao ânus:

- Boca
- Esôfago
- Estômago
- Intestino delgado
- Cólon e ano-reto
- Função pancreático biliar

Boca

A função mastigatória e o paladar estão prejudicados e são mais intensas no idoso frágil, com redução dos dentes, da força de oclusão e espessura da musculatura.[13,14] O sabor pode ser alterado, sobretudo para sal e umami no idoso, o que pode comprometer a ingestão energética e favorecer a desnutrição.[15]

A deglutição pode estar comprometida em 10 a 30% dos idosos.[16] Metanálise com 47 estudos mostrou que o fluxo de saliva reduz no idoso saudável, resultando em mudanças degenerativas da estrutura celular da glândula salivar.[17] Mais recentemente, um estudo mostrou que a percepção de boca seca foi associada com o envelhecimento, embora possa existir outros fatores como comorbidades e medicações.[18] Assim, a boca seca é consequência da mudança da composição da saliva, que pode impactar negativamente na espessura e aderência do filme salivar oral. Além do impacto da ingestão oral, pode alterar a composição e atividade da microbiota.[12,19]

Esôfago

As alterações esofágicas mais comuns são redução da peristalse, aumento do número de contrações não propulsivas e redução da complacência do esôfago.[20,21] Disfunção do esfíncter inferior do esôfago é comum e pode ser assintomática ou haver disfagia.[22] Em idosos com disfagia, a pressão do esfíncter inferior do esôfago (EIE) está aumentada e o relaxamento do EIE é incompleta.

Estômago

Existe uma coordenação da atividade motora gástrica que promove esvaziamento do estômago proximal, estômago distal e duodeno. O controle é feito primariamente por mecanismo de feedback neural e humoral, gerado pela interação entre nutrientes e o intestino delgado.[23] O envelhecimento saudável está associado com modesta lentificação do esvaziamento gástrico para sólidos e líquidos, mas permanece esvaziando entre 1 e 4 kcal/min.[24]

Mesmo que discreto, o retardo do esvaziamento gástrico com o envelhecimento pode ter implicações na regulação do apetite e para a anorexia do idoso. [25] Dessa maneira, predispõe o idoso a reduzir ingestão energético proteica e à perda patológica de peso, particularmente afetando a musculatura esquelética.[26] O esvaziamento gástrico alterado pode, ainda, ter implicações no declínio da pressão sanguínea pós-prandial. O fluxo sanguíneo esplâncnico, distensão gástrica e liberação de hormônios duodenais são resposta também a menor ingestão de nutrientes. A assim, hipotensão pós-prandial, fenômeno pouco reconhecido e associado a síncope, tontura, queda, angina, náusea, distúrbio visual, pode ocorrer no idoso em decorrência desses distúrbios digestivos.[27]

A secreção ácida produzida pelo estômago é uma defesa não imunológica contra patógenos ingeridos e está reduzida (30%) nos idosos.[28] Relaciona-se com gastrite atrófica crônica e uso prolongado de inibidores de bomba.[29] O declínio da secreção ácida pode favorecer hipercrescimento bacteriano no intestino delgado com aumento das evacuações ou diarreia.[30]

O uso aumentado de anti-inflamatórios não hormonal (AINHs) aumenta o risco de úlcera gastroduodenal e infecção pelo *Helicobacter pylori*.[31]

O envelhecimento também tem impacto na mucosa gástrica, com mudança estrutural e funcional, e maior susceptibilidade a lesão pelo uso de álcool, aspirina e outros AINHs, com prejuízo também da cicatrização e da eficácia terapêutica de drogas para cicatrição.[32]

O *Helicobacter pylori* é também fator de risco para incidência de câncer gástrico e pode reduzir a circulação de grelina e, potencialmente, reduzir o apetite e ingestão alimentar.[28]

Intestino delgado

O tempo de trânsito oralcecal, modulado pelo plexo mioentérico, está aumentado no idoso.[33] O epitélio intestinal se caracteriza por rápida renovação ou regeneração. No idoso, existe comprometimento do epitélio intestinal. A disfunção da barreira intestinal se associa com atrofia mucosa, dano na *tight junction* e ativação imune persistente no paciente idoso.[34] Ocorre alteração na célula dendrítica, perfil de citocinas pró-inflamatórias (aumento de TNF-α e IL-6), alteração da resposta humoral (redução da IgA, da célula *natural killer* ou exterminadora natural e redução da atividade da célula fagocítica.[35] Esse perfil imune, chamado de imunossenescência, contribui para aumentar o risco de infecções recorrentes e persistentes do idoso.[36]

Fatores relacionados com o envelhecimento, como uso de AINH, ingestão de álcool, obesidade e diabetes se associam com aumento da permeabilidade intestinal.[12]

Assim, o sistema de defesa do trato gastrointestinal (TGI) é composto pela associação de camadas imunológica, física, bioquímica e microbiana, respectivamente tecido linfoide associado ao intestino (GALT), a camada mucosa do TGI, pH e secreção enzimática e microbiota comensal.[37] A resposta imune protetora gerada pelo GALT está reduzida no idoso, com aumento de citocinas, que podem sustentar o desenvolvimento de fragilidade, associado com maior morbimortalidade.[29]

Cólon e ano-reto

As desordens no mecanismo neural do sistema nervoso entérico se associam a alta prevalências de alteração da motilidade, determinando constipação e incontinência fecal no idoso.[38]

A constipação afeta 30 a 50% dos idosos e mais de 50 a 70% dos idosos institucionalizados.[39]

Função pancreático-biliar

O envelhecimento se associa a modificações estruturais do pâncreas com envolvimento no parênquima, ducto e redução da concentração de lipase no suco pancreático, que pode comprometer a absorção de lipídios.[40] Essas mudanças podem dificultar a diferença entre doença e processo de envelhecimento. Com o avançar da idade, diminui o volume pancreático, aumenta o teor de gordura e dilata o ducto pancreático. Microscopicamente, ocorre fibrose lobular ou hiperplasia papilar.[40]

Dessa maneira, o envelhecimento se caracteriza por progressivo dano morfológico e funcional nos sistemas orgânicos. No TGI, envolve o sistema nervoso entérico, motilidade, permeabilidade GI e do sistema de defesa (GALT). Essas mudanças podem comprometer a digestão e absorção de nutrientes e proteção contra patógenos, regulação do apetite e da pressão pós-prandial.[23]

Relação simbiótica entre a microbiota comensal e o hospedeiro

Microbioma é a totalidade de micróbios e seus elementos genéticos, estimando-se que tenha 100 vezes mais genes do que os genes presentes no corpo humano.[41]

A microbiota compreende o conjunto de microrganismos comensais encontrados num organismo, que estabelecem relações simbióticas e patogénicas.[42]

Mais de 99% da microbiota intestinal é composta por espécies que fazem parte de quatro filos bacterianos: Firmicutes, Bacteroidetes, Proteobacteria e Actinobacteria.[43] No intestino delgado proximal prevalecem espécies gram-positivas e aeróbicas, enquanto na porção distal predominam as espécies gram-negativas. Distalmente à válvula ileocecal, a concentração de bactérias aumenta muito, sendo o cólon a região do trato gastrointestinal mais densamente povoada por bactérias (maioritariamente Bacteroides, Bifidobactéria, Fusobacteria, Clostridia e Peptostreptococcus)

Para melhor compreensão das alterações da microbiota intestinal no idoso, é importante conhecer as múltiplas associações interativas entre a microbiota intestinal do indivíduo saudável com o hospedeiro, que inclui:

- **Metabolismo e regulação energética:** a partir de carboidratos complexos forma produtos fermentados, como ácidos graxos de cadeia curta (AGCC).[44] Até 10% do consumo calórico é provido pela microbiota via degradação de polissacarídeos em AGCC. Assim, o microbioma intestinal é o maior fator contribuidor de obesidade e diabetes tipo II.[45]

- **Educação do sistema imune:** o sistema imune da mucosa necessita tolerar o microbioma comensal, assim como reagir contra patógenos. Essa homeostase é obtida pela interação do microbioma com o hospedeiro.[46] A indução da tolerância via indução de células anti-inflamatórias e citocinas (em geral células T reguladoras, IL-10, TGF-β), é um importante papel da microbiota que age diretamente com o sistema imune do hospedeiro.[45]

- **Controle da resposta inflamatória:** os linfócitos T CD4+ ou T *helper* (TH) são responsáveis pela homeostase intestinal. Suas subclasses (TH1, TH2, TH17 e Tregs), juntas, compões o equilíbrio pró e anti-inflamatório existente. Os linfócitos TH1 são importantes na resposta imune celular (produzem IL-2, IFN-δ e TNF-α). Os linfócitos TH2 desempenham papel na imunidade humoral e alergia (produzem IL-5, TGF-β, IL-10). Os linfócitos TH17 participam da restauração da imunidade celular e controle da resposta inflamatória autoimune (produzem IL-17 e IL-22). Essas respostas são moduladas pela microbiota comensal, com implicações na defesa da mucosa, processos autoimunes e inflamatórios do trato gastrointestinal.[47]

- **Função de barreira intestinal:** dieta rica em fibra apresenta substrato para as bactérias colônicas comensais produzirem AGCC, que apoiam a função de barreira intestinal por meio de mecanismos distintos. Os AGCC interferem no consumo de oxigênio, [48] modulam os inflamassomas[49] e induzem diferenciação de célula T *helper naive* em célula T reguladora.[45]

Desse modo, em condições normais, o hospedeiro e a microbiota comensal estabelecem uma relação simbiótica.[49]

Microbiota intestinal no idoso

Existe uma correlação entre a patogênese da disbiose do idoso e a microbiota intestinal.[50] Sob circunstâncias habituais, a imunidade inata e adaptativa do hospedeiro previne a invasão de bactérias patogênicas, enquanto toleram as bactérias da microbiota comensal.

Conforme o seu papel no hospedeiro, a microbiota intestinal pode ser dividida em três categorias:

a. **Bactérias fisiológicas que são simbióticas com o hospedeiro** e tem papel importante na nutrição e regulação imune – elas se fixam nas células epiteliais, e muitas são anaeróbias. Fazem parte da microbiota dominante do intestino: em geral *Bifidobactéria, Bacteroides* e *Peptococcus*.[51]

b. **Bactérias condicionalmente patogênicas** são principalmente bactérias aeróbias facultativas. São bactérias inofensivas quando a microbiota está balanceada, mas podem ser patogênicas sob certas condições. Fazem parte das bactérias não dominantes do intestino: em geral *Enterococcus* e *Enterobacter*.[52]

c. **Bactérias principalmente patogênicas**. Quando a microbiota está balanceada, a colonização de patógenos a longo prazo é rara e o número é pequeno. Se ocorre o declínio da microbiota dominante, as bactérias condicionalmente patogênicas ou patogênicas aumentam o suficiente para causar doença. Em geral, *Proteus* e *Pseudomonas*.[52]

Os avanços no sequenciamento e tecnologia genômica permitiram avaliar, em amostras fecais, as mudanças do microbioma do idoso, sem discriminar, entretanto, bactérias da luz ou da mucosa no cólon humano. No idoso, foi identificado perda da diversidade e da estabilidade da microbiota intestinal, combinado com similaridades e variabilidade de espécies interindividuais.[53] Dentre as similaridades destacam-se a mudança na proporção de Bacteroidetes (aumento) e Firmicutes (diminuição) com o envelhecimento, primariamente em razão das mudanças no grupo *Clostridium*. Houve redução importante de bactérias associadas com indivíduo saudável, como Bifidobactéria e aumento significativo de Proteobacteria, particularmente Gammaproteobacteria.[54]

Assim, o que mais caracteriza a composição da microbiota do idoso é a diminuição da diversidade, redução das espécies de bactérias produtoras de butirato (*Ruminococcus obeum, Roseburia intestinalis, Eubacterium ventriosum, Eubacterium rectale, Eubacterium hallii*, todos pertencentes ao *Clostridium cluster XIVa*; *Papillibacter cinnamovorans* e *Faecalibacterium prausnitzii* pertencentes ao *Clostridium cluster IV*) e a presença de patógenos potenciais, mais comuns em centenárias.[55,56]

CAPÍTULO 4

A produção reduzida de ácidos graxos de cadeia curta (AGCC) aumenta a fragilidade do idoso.[57] Os AGCC (acetato, propionato e butirato) modulam a atividade da microbiota porque reduzem o pH, protegem contra o hipercrescimento de patógenos, como *E. coli*, e estimulam o crescimento de bactérias benéficas, como as Firmicutes.[58] Além disso, os AGCC tem ação sistêmica, e assim modulam o tempo de trânsito intestinal e resposta a insulina, favorecendo o controle da síndrome metabólica. Os AGCC interferem a resposta imune pela inibição da produção de mediadores inflamatórios como TNF-α e IL-6 e pela produção IL-10.[59]

Fatores que interferem na microbiota do idoso

A composição alterada do microbioma do idoso se correlaciona com a disbiose do indivíduo doente não idoso, frágil e com comorbidades (Figura 4.1).[45,53,57]

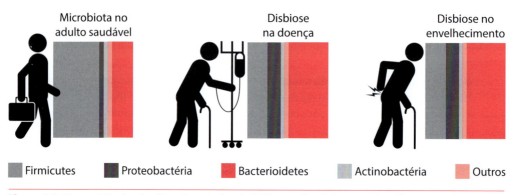

Figura 4.1. Composição da microbiota intestinal no indivíduo saudável, doente e idoso.[45]

Diversos fatores extrínsecos se correlacionam com as mudanças da microbiota do idoso (Figura 4.2).[53,57,60]

A dieta do idoso sofre mudanças importantes em razão do comprometimento do paladar, olfato e mastigação. Isso faz mudar a preferência para alimentos ricos em açúcar e gordura, reduzindo a ingestão de vegetais.[61] O estudo ELDERMET mostrou, dentre outras, três associações importantes: componentes da microbiota do idoso e dieta com baixo escore de qualidade de alimentos, associação entre a diversidade da microbiota e independência funcional e dieta menos diversificada relacionada com menor diversidade da microbiota intestinal.[62]

O uso de antibióticos também tem um papel na modulação da microbiota intestinal. Os efeitos a curto prazo incluem diarreia, infecção pelo *Clostridium difficile* (ICD) e seleção de microrganismos resistentes a antibióticos.[63]

A ICD se constitui num grande desafio clínico e o tratamento com antibióticos é a chave para sua ocorrência, sobretudo em pacientes hospitalizados.[64]

Microbiota no Envelhecimento: Disbiose e Infecções Intestinais

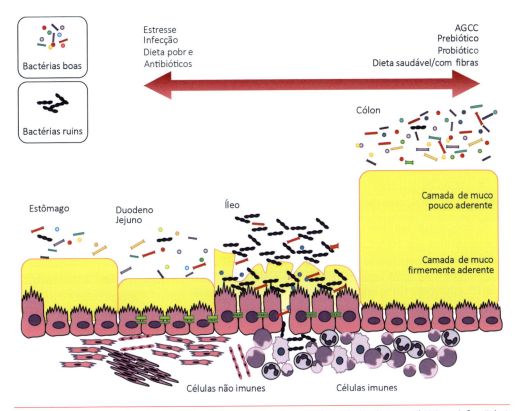

Figura 4.2. Modulação da microbiota depende de muitos fatores (fragilidade, dieta, antibióticos, infecção). A microbiota favorável pode acorrer com implementação de fibras, uso de prebióticos e probióticos. [53]

AGCC: ácido graxo de cadeia curta.

Diarreia associada ao *Clostridium difficile*

A infecção pelo *Clostridium difficile* (ICD) representa um sério problema de saúde, sendo esse patógeno a principal causa de infecção associada a cuidados de saúde. A incidência e gravidade tem aumentado nos últimos anos e está associada com significativa morbidade, mortalidade e alto custo.[65] A microbiota intestinal ocupa espaço central na patogênese da ICD, uma vez que o *C. difficile* é reconhecido como a principal causa de diarreia associada a antibiótico.[66]

A ICD desproporcionalmente afeta o idoso, possivelmente explicada por vários fatores de risco: prejuízo do sistema imune associado com senescência, aumento da utilização de probiótico e associação a comorbidades.[65]

A maior causa de infecção gastrointestinal do mundo é a ICD, com 70 a 80% dos casos ocorrendo em idosos.[67]

O *Clostridium difficile* é um bacilo gram-positivo anaeróbio e formador de esporos, isolado no trato gastrointestinal do hospedeiro. A doença é iniciada com a aquisição de esporos, especialmente no hospital. Após resistir ao pH ácido do estômago, migra para o cólon e germina.[68]

Há diversos agentes reconhecidos para o tratamento da ICD, como antibióticos, probióticos, transplante da microbiota fecal e imunoterapia baseada em anticorpos e vacinas.[69]

Parte 1: Microbiota do Tubo Digestivo

• Epidemiologia

Nas últimas décadas, houve um dramático aumento da incidência de ICD, que triplicou nos EUA e no Canadá.[70] A incidência de ICD nos EUA é estimada afetar 1% de todos os pacientes hospitalizados, aumentando a permanência hospitalar em 55% e os custos com saúde nesses pacientes subiu para 3 bilhões de dólares anualmente.[71] Casos de maior gravidade e muitas vezes fatais, predominantemente afetam idosos, instituições de longa permanência e pacientes com condição funcional comprometida. Pacientes hospitalizados com ICD estão presentes quatro vezes nos idosos (65-84 anos) e dez vezes nos com [3] 85 anos, quando comparados com adultos não idosos.[72]

A relação de ICD com mortalidade nos EUA aumentou de 5,7 mortes por milhão em 1999 para 23,7 em 2004, com mediana de idade de 82 anos.[73]

O substancial aumento da incidência de ICD tem sido atribuída a emergência de cepas hipervirulentas nos EUA, Canadá e Reino Unido, como NAP1/BI/ribotipo 027, caracterizadas por aumento da resistência a fluoroquinolonas (moxifloxacino, gatifloxacino), produção de 16 vezes mais toxina A, 23 vezes mais toxina B e mais alto índice de esporulação.[70] Essa maior patogenicidade pode ser devido à deleção do gene TCD C, que regula negativamente a expressão das toxinas e, também, pela produção de toxina binária, que potencializa a ação dessas toxinas A e B.[74]

No Brasil, são escassos os dados epidemiológicos de ICD, principalmente devido à falta de notificação em certas regiões geográficas. A cepa epidêmica NAP1/ribotipo 027 nunca foi registrada no Brasil, mas o ribotipo 135 é exclusivo do Brasil.[75,76]

• Patogênese

O *C. difficile* é transmitido por via fecal-oral. Os esporos nas fezes dos pacientes ou portadores saudáveis permanecem longos períodos no ambiente, sendo resistentes ao calor e dessecação. A forma vegetativa não pode transmitir infecção, porque sendo anaeróbio não sobrevive fora do hospedeiro, em ambiente oxigenado.[66] Os esporos ingeridos, inicialmente sobrevivem ao ambiente ácido do estômago e, quando chegam no intestino delgado, podem germinar. O principal fator indutor da germinação é a presença do ácido biliar.[77] A forma vegetativa vai para o intestino grosso, onde sob ambiente anaeróbio se multiplicam, colonizam, podem aderir no epitélio colônico. Além disso, podem secretar fatores virulentos como toxina A glucosiltransferase (TcdA), toxina B (TcdB), toxina binária (CDT) e Cwp84, enzima mucolítica que pode danificar a mucosa colônica.[78]

A marca histopatológica da ICD é o dano da mucosa intestinal com geração de resposta inflamatória aguda e formação de pseudomembrana.[79] Essa alteração é causada por fatores relacionados a virulência do *C. difficile*, a TcdA e TcdB. Ocorre aderência na célula epitelial, transferência para o citoplasma, desagregação do citoesqueleto, morte celular por apoptose e necrose. A célula morta na *tight juction* intercelular determina quebra da barreira intestinal.[80] Ao mesmo tempo, induzem secreção de citocinas inflamatórias (em geral, IL-8), influxo de neutrófilos, formação de microabscessos e a característica pseudomembrana na mucosa colônica.

A manifestação clínica varia de diarreia leve a colite pseudomembranosa, com diarreia grave e megacólon tóxico.[81]

50

CAPÍTULO 4

• Alteração da microbiota na ICD

A microbiota intestinal normal tem um papel central na prevenção da ICD pela colonização resistente contra o *Clostridium difficile*.[82] Poucos estudos avaliaram a microbiota antes e depois da ICD. Vincent e colaboradores[83] examinaram prospectivamente 98 pacientes hospitalizados e detectaram abundância relativa de bactérias protetoras como família *Clostridiales XI Incertae Sedis*, *Clostridium* ou *Eubacterium* no intestino, antes da ICD. Nesses pacientes não houve ICD, suportando a hipótese de que são bactérias protetoras e inibem a transição da colonização para ICD.

Antibióticos causam imediata e profunda mudança na microbiota intestinal. A administração de antibióticos por poucos dias causa perda da diversidade e distúrbios da microbiota em indivíduos saudáveis por seis meses a dois anos.[84] Pacientes que recebem vários ciclos de antibióticos têm ruptura intensa da composição da microbiota. Ocorre redução de Firmicutes e Bacteroidetes e aumento de Proteus em situação de recorrência de ICD.[85] Cerca de 30,4% dos idosos residentes em instituições de longa permanência eram portadores ou apresentaram ICD. Nesses, foram encontradas relativa abundância de *Blautia*, *Flavonifractor* e *Lachnospiraceae* (todos pertencentes aos Firmicutes). Nos demais casos com *C. difficile* negativo, a *Akkermansia* (Verrucomicrobiaceae) foi mais abundante.[86]

• Probióticos na prevenção da ICD

A estratégia mais importante para prevenir ICD é o uso judicioso de antibióticos, além de práticas que controlam infecção, particularmente durante um surto. Entretanto, essas medidas costumam ser inadequadas e inefetivas.[87] Probióticos devem ser iniciados ao mesmo tempo que antibióticos para prevenir diarreia associada com antibióticos (DAA) e a diarreia associada ao *C. difficile* (DACC).

A DACC ocorre mais frequentemente em idosos e pacientes hospitalizados recebendo antibiótico de amplo espectro, sobretudo cefalosporinas, fluoroquinolonas, penicilinas e clindamicina. O papel de probióticos na prevenção tem sido muito estudado em várias revisões sistemáticas e metanálises, mostrando benefícios especialmente com administração precoce.[88,89,90]

Uma metanálise constou de 26 estudos randomizados e controlados com 7.957 pacientes e mostrou que probióticos reduziram o risco de DACC em 60,5% (RR = 0,395, p < 0,001).[88] Pacientes com probióticos desenvolveram DACC em 1,5% dos casos (62 em 4.124) e o grupo controle, 3,8% (145 em 3.833). Os probióticos utilizados foram *Lactobacilos*, *Saccharomyces* ou mistura de probióticos, todos eficientes.

Recente revisão sistemática analisou 19 estudos com 6.261 pacientes hospitalizados e em uso de antibióticos. Todos receberam probióticos para prevenir ICD. A incidência de ICD foi de 1,6% (54 de 3.277) no grupo probióticos, mais baixa que o grupo controle, 3,9% (115 de 2.984), p < 0,001. A análise de regressão mostrou que os probióticos são mais efetivos quando iniciados próximo do primeiro dia de antibiótico, com redução da eficácia a cada dia de atraso no início do probiótico (p = 0,04). O risco de ICD foi menor quando probiótico foi iniciado até o segundo dia de início do antibiótico (p = 0,02). Não houve aumento de eventos adversos com uso de probiótico. Assim, ficou evidente que iniciar probiótico próximo da primeira dose de antibiótico reduz o risco de ICD em mais de 50% de pacientes adultos hospitalizados.[89] Outro estudo muito recente avaliou a eficácia e segurança de probióticos na diarreia associada ao *C. difficile* (DACD).[90] Os autores identificaram 31 estudos (8.672 casos) randomizados e controlados que avaliaram o uso de probióticos na prevenção de DACC. O probiótico preveniu a DACC em 60% (RR = 0,40). A incidência de DACC foi de 1,5% (70 em 4.525), comprada com 4% no grupo controle (164 em 4.147).

Parte 1: Microbiota do Tubo Digestivo

Anteriormente, entretanto, um grande estudo randomizado, controlado, multicêntrico, envolveu 2.941 pacientes hospitalizados e especificamente idosos.[91] Não houve redução na incidência de DACC com uso de Lactobacilos e Bifidobactéria, p = 0,35. Mais recentemente, revisão sistemática com 5 estudos randomizados e controlados, avaliaram 3.461 idosos hospitalizados e a efetividade dos probióticos na redução da DACD.[92] Essa revisão sistemática não mostrou vantagem como uso de probióticos para profilaxia da DACD, em pacientes idosos. Em um estudo apenas, o resultado foi favorável ao uso de probióticos.[93]

Estudos recentes mostram que a Vancomicina também pode ser usada na profilaxia da ICD. Entretanto, são estudos retrospectivos, com dose e duração heterogênea, sem avaliar o efeito da vancomicina na microbiota intestinal ou infecção pelo *Enterococcus* resistente à vancomicina.[87] Assim, o uso de profilaxia com Vancomicina como envolve risco de disbiose e de resistência bacteriana, deve ser cuidadosamente avaliado.

Recente estudo com 244 pacientes idosos avaliou a eficácia de profilaxia oral com Vancomicina (125 mg 1 vez ao dia) na prevenção primária de ICD. A ICD ocorreu em 0% no grupo Vancomicina e 10,4% no grupo controle.[94] Outro estudo com 203 pacientes com ICD previamente, mostrou que a profilaxia com Vancomicina (125 ou 250 mg duas vezes ao dia) permitiu redução da ICD (4,2%) quando comparada com os que não receberam profilaxia (26,6%).[95]

• Manuseio e tratamento da ICD

O diagnóstico do primeiro episódio de ICD é chamado de ICD primário. A ICD recorrente é definida como recorrência dos sintomas típicos 8 semanas depois do tratamento do episódio prévio. Deve ser bem documentada a resolução dos sintomas nesse ínterim.[87]

Os médicos devem interpretar com cuidado os testes no contexto da recorrência. Teste inicial negativo só deve ser retestado se há alta suspeita de ICD em situações endêmicas ou situações epidêmicas.[96] Quando o teste é positivo, mas não existem sintomas clínicos, trata-se de carreador assintomático que não necessita tratamento. É mais complicado quando paciente mantém diarreia após prévio episódio de ICD. Cerca de 25% dos pacientes desenvolvem síndrome de intestino irritável pós infeccioso.[97]

Todos os pacientes com ICD devem ser isolados (transmissão fecal-oral). Devem ser suspensos medicamentos supressores de ácido e opioides, uma vez que aumentam o risco de ICD grave. Antibióticos sistêmicos devem ser descontinuados quando possível, porque implicam em maus resultados e aumentam a recorrência.[87]

Quando a microbiota é perturbada, torna-se disbiótica e o hospedeiro sensível a infecções. A ICD disbiose associado com colonização com *C. difficile* são fatores predisponentes a ICD. A terapêutica ideal para a ICD é a que destrói a bactéria específica e restaura a microbiota intestinal. Muitas são as drogas usadas, conforme alguns *guidelines* (Tabela 4.1).[98] Cada uma tem sua atividade, eficácia e toxicidade. O metronidazol é a droga mais antiga, é eficaz apenas para a forma vegetativa, mas não para esporos, e aumenta risco de recorrência. O FDA não recomenda essa droga, embora ainda muito usada, principalmente no nosso meio.[98] O metronidazol é quase completamente absorvido no intestino delgado, com indetectáveis níveis nas fezes, maiores efeitos colaterais e propensão a selecionar outras formas com maior resistência a antibióticos.[99]

A vancomicina também não é esporicida, e favorece recorrência. A via de administração deve ser oral, diferente das outras infecções sensíveis à Vancomicina que usam a via parenteral. Altas concentrações são obtidas nas fezes, o que é adequado para eficácia clínica.[100]

52

CAPÍTULO 4

Microbiota no Envelhecimento: Disbiose e Infecções Intestinais

Tabela 4.1. Recomendações para o tratamento para infecção do *C. difficile*, atualização 2017 (IDSA e SHEA)[98]

Definição clínica	Parâmetros	Recomendação	Força recomendação/ qualidade de evidência
Episódio inicial não grave	Leucocitose ≤ 15.000 c/mL e Cr < 1,5 mg/dL	1. VAN 125 mg 4 ×/dia, oral, 10 dias, ou 2. FDX 20 mg 2 ×/dia, 10 dias 3. MTZ 500 mg 3 ×/dia, 10 dias	1. Forte/alta 2. Forte/alta 3. Fraca/alta
Episódio inicial grave	Leucocitose ≥ 15.000 c/mL ou Cr < 1,5 mg/dL	1. VAN 125 mg 4´ dia, oral, 10 dias, ou 2. FDX 20 mg 2´ dia, 10 dias	1. Forte/alta 2. Forte/alta
Episódio inicial fulminante	Hipotensão, choque, sepse, admissão em UTI, megacólon, perfuração ou colectomia por ICD	1. VAN 500 mg 4 ×/dia, oral, ou 2. Se íleo considerar VAN via retal 3. + MTZ 500 mg EV 8/8h	1. Forte/moderada 2. Fraca/baixa 3. Forte/moderada
Primeira recorrência		1. VAN 125 mg 4 ×/dia, 10 dias se usou MTZ ou 2. VAN em pulso 125 mg 4 ×/dia, 10-14 dias, 2 ×/dia por 1 semana, 1 ×/dia 1 semana, cada 2-3 por 2-8 semanas ou 3. FDX 200 mg 2 ×/dia, 10 dias	1. Fraca/baixa 2. Fraca/baixa 3. Fraca/moderada
Segunda ou subsequentes recorrências		1. VAN em pulso ou 2. VAN 125 mg 4 ×/dia, oral, 10 dias seguida por RFX 400 mg 3 ×/dia por 20 dias ou 3. FDX 20 mg 2 ×/dia, 10 dias ou 4. TMF	1. Fraca/baixa 2. Fraca/baixa 3. Fraca/baixa 4. Forte/moderada

Cr: creatinina; VAN: vancomicina; FDX: fidaxomicina; MTZ: metronidazol; RFX: rifaximina; TMF: transplante microbiota fecal; considerar MTZ se VAN ou FDX inviáveis; VAN retal: 500 mg em 100 mL de salina como enema de retenção 6/6h; até o presente momento, não disponíveis no Brasil; DAS: Sociedade Americana de Doenças Infecciosas; SHEA: Sociedade Americana de Epidemiologia de Serviços de Saúde.

A ICD nas formas leve e grave, foram tratadas com doses habituais de metronidazol (250 mg 4 ×/dia) ou vancomicina (125 mg 4 ×/dia) por 10 dias, via oral. Dos 172 pacientes, 150 concluíram o estudo. Pacientes com DACC leve obtiveram a cura clínica em 90% e 98%, respectivamente (p = 0,36). Na DACC grave a cura clínica foi de 76% e 97% (p = 0,02). Assim, a vancomicina foi mais efetiva que metronidazol na DACC grave.[101] No estudo mais recente, a DACC tratada com metronidazol (289 pacientes, 72,7% de cura) foi inferior à vancomicina (266 pacientes, 81,1% de cura), p < 0,001. Em DACC grave, também metronidazol (66,3% de cura) foi inferior à vancomicina (78,5%), p = 0,059.[102]

Outros estudos (687 pacientes) também mostraram superioridade da vancomicina comparado com metronidazol em termos de índice de cura.[103,104]

A fidaxomicina, antibiótico macrocíclico, com restrito espectro de atividade, mata o *C. difficile* na forma vegetativa e liga-se aos esporos, prevenindo a forma germinativa e produção de toxina.[105] Além dessas vantagens, causa menos disbiose que vancomicina. Até o presente momento, não está disponível no Brasil.

Dois estudos randomizados e controlados com total de 1.105 pacientes mostraram resultados similares, comparando fidaxomicina com vancomicina. Houve baixa recorrência nos pacientes tratados com fidaxomicina.[106,107]

CAPÍTULO 4

Rifaximina, antibiótico de amplo espectro, usado para tratar encefalopatia hepática e hipercrescimento bacteriano.[107] Pode ser usado no tratamento do *C. difficile*, após curso de antibióticos padrão. O *guideline* da IDSA/SHEA (Tabela 4.1) recomenda a rifaximina após uso de vancomicina para DACD recorrente.[98] Entretanto, o uso na ICD não é recomendado pelo FDA americano. O tratamento da primeira recorrência, conforme *guideline*, deve ser um regime terapêutico diferente do primeiro tratamento.

Na ICD recorrente, a infusão de bezlotoxumab, um anticorpo monoclonal contra *C. difficile* toxina B, pode ser considerada estratégia terapêutica adjuvante para pacientes com muitos fatores e risco de recorrência.[108]

Para a segunda ou subsequentes recorrências, há muitas opções (Tabela 4.1).[98] O TMF é fortemente recomendado para DACC com múltiplas recorrências.

• Transplante da microbiota fecal

O transplante de microbiota fecal (TMF) é um novo e eficiente tratamento para a ICD, com cura superior a 80% em recentes metanálises.[109,110] A restauração da microbiota saudável deve reduzir a susceptibilidade da ICD, pela redução de citocinas inflamatórias (TNF-α, IL 1β,ou IL 8) promovendo rápida atenuação da inflamação da mucosa colônica.[111] O TMF é indicado primariamente para tratar a recorrência da ICD e algumas vezes se a doença é refratária ao uso de antibióticos. No caso de uso de antibióticos sistêmicos, a TMF deve ser atrasado até a interrupção do uso de dos antibióticos. Os antibióticos de usos oral também devem ser interrompidos 24 a 72h antes do procedimento. Após o TMF, os antibióticos para tratar a ICD não são reiniciados. É comum diarreia leve e autolimitada após o TMF.[112] Os resultados do TMF são ainda conflitantes, possivelmente em razão da falta de padronização, escolha do doador, volume e processamento da infusão das fezes, dose, via de administração (oral, nasogástrica, nasojejunal, enema, colonoscopia). Em geral, a infusão pelo trato gastrointestinal baixo (TGI-B) é superior ao TGI alto (TGI-A), 95% *versus* 88%. A infusão por colonoscopia é superior ao enema, 87% *versus* 66%.[96,97] Os eventos adversos são menos frequentes na infusão pelo TGI-A que pelo TGI-B, 17,7% *versus* 43,6%.[111]

O TMF foi realizado em 29 pacientes idosos com ICD recorrente (ICD-R), com sintomas há mais de 6 meses e ≥ 3 falhas de tratamento com antibioticoterapia. O método do TMF foi combinado jejunal (enteroscopia, 180 mL) e colônico (colonoscopia, 270 mL).[103] Houve intensa melhora em todos os parâmetros clínicos, como dor abdominal, distensão e diarreia. Houve nagativação do *C. difficile* em todos os pacientes, 4 a 12 semanas após o TMF. Melhora significativa da leucocitose (p < 0,05). Eventos adversos foram leves e transitórios, como febre (2/29) e distensão (3/29). O seguimento a longo prazo (25,4 ± 12,8 meses) não revelou evento adverso adicional ou recorrência.[113] A análise genômica sugeriu aumento da diversidade da microbiota e redução de proteobactéria no idoso pós-TMF. Nesse grupo de idosos com ICD-R, a resposta clínica foi caracterizada como 100% eficiente.[112]

Conclusões

O envelhecimento traz mudanças no trato gastrointestinal, que inclui efeitos na absorção de nutrientes e drogas, além de mudanças importantes da defesa imunológica contra patógenos. Essa alteração tem interface direta com as desordens da microbiota intestinal, que resulta em estado inflamatório basal e aumento da susceptibilidade a doenças e infecção que acompanham o envelhecimento. Um destaque para a infecção intestinal pelo *Clostridium difficile*, que no idoso tem maior virulência e morbimortalidade.

Referências bibliográficas

1. Christensen K, Doblhammer G, Rau R, Vaupel JW. Ageing populations: the challenges ahead. Lancet 2009;374(9696):1196e208.
2. Eurostat. European Commission Demography report 2010. 2011.
3. Brasil: Tábua Completa de Mortalidade- Ambos os Sexos – 2018. Fonte: IBGE, Diretoria de Pesquisas (DPE).
4. Woodmansey EJ, McMurdo ME, Macfarlane GT, Macfarlane S. . Comparison of compositions and metabolic activities of fecal microbiotas in young adults and in antibiotic-treated and non-antibiotic-treated elderly subjects. Appl Environ Microbiol 2004.70(10):6113-22
5. Kasubuchi M, Hasegawa S, Hiramatsu T, Ichimura A, Kimura I. Dietary gut microbial metabolites, short--chain fatty acids, and host metabolic regulation. Nutrients 2015, 7, 2839-49.
6. Ivanov II, Honda K. Intestinal commensal microbes as immune modulators. Cell Host Microbe 2012;12:496e508.
7. Barengolts E. Gut microbiota, prebiotics, probiotics, and synbiotics in management of obesity and pre-diabetes: review of randomized controlled trials. Barengolts e. Endocr pract 2016, 22(10):1224-34.
8. Lin CJCTL, Tsai YK, Wu TR, Lai WF, Lu CC, Lai HC. Next generation probiotics in disease amelioration. JFDA 2019, 678:2-8.
9. Salazar N, Valdés-Varela L, González S, Gueimonde M, Reyes-Gavilán CG. Nutrition and the gut microbiome in the elderly, Gut Microbes, 8:2, 82-97 (2017).
10. Aunan JR, Watson MM, Hagland HR, Søreide K. Molecular and biological hallmarks of ageing. Br J Surg 2016;103:e29-e46.
11. Feng Z, Lugtenberg M, Franse C, Fang X, Hu S, Jin C, , et al. Risk factors and protective factors associated with incident or increase of frailty among community-dwelling older adults: A systematic review of longitudinal studies. PLoS One 2017;12:e0178383.
12. An R, Wilms E, Masclee AAM, Smidt H, Zoetendal EG, Jonkers D. Age-dependent changes in GI physiology and microbiota: time to reconsider? Gut. 2018 Dec;67(12):2213-2222.
13. Morley JE. The aging gut: physiology. Clin Geriatr Med 2007;23:757–67.
14. Watanabe Y, Hirano H, Arai H, Morishita S, Ohara Y, Edahiro A,, et al. Relationship between frailty and oral function in community-dwelling elderly adults. J Am Geriatr Soc 2017;65:66–76.
15. Mojet J, Christ-Hazelhof E, Heidema J. Taste perception with age: generic or specific losses in threshold sensitivity to the five basic tastes? Chem Senses 2001; 26:845-60.
16. Madhavan A, LaGorio LA, Crary MA, Dahl WJ, Carnaby GD. . Prevalence of and risk factors for dysphagia in the community dwelling elderly: A systematic review. J Nutr Health Aging 2016;20:806-15.
17. Affoo RH, Foley N, Garrick R, Siqueira WL, Martin RE. . Meta-Analysis of Salivary Flow Rates in Young and Older Adults. J Am Geriatr Soc 2015;63:2142-51.
18. Rogus-Pulia NM, Gangnon R, Kind A, Connor NP, Asthana S. A pilot study of perceived mouth dryness, perceived swallowing effort, and saliva substitute effects in healthy adults across the age range. Dysphagia 2017:1-6.
19. Nagler RM, Hershkovich O. Age-related changes in unstimulated salivary function and composition and its relations to medications and oral sensorial complaints. Aging Clin Exp Res 2005;17:358-66.
20. Gutschow CA, Leers JM, Schröder W, Prenzel KL, Fuchs H, Bollschweiler E, , et al. Effect of aging on esophageal motility in patients with and without GERD. GMS German Medical Science 2011:9.
21. Rayner CK, Horowitz M. Physiology of the ageing gut. Curr Opin Clin Nutr Metab Care 2013;16:33-8.
22. Besanko LK, Burgstad CM, Cock C, Heddle R, Fraser A, Fraser RJ.. Changes in esophageal and lower & esophageal sphincter motility with healthy aging. J Gastrointestin Liver Dis 2014; 23:243-8.
23. Soenen S, Rayner CK, Jones KL, Horowitz M. The ageing gastrointestinal tract.. Curr Opin Clin Nutr Metab Care. 2016 Jan;19(1):12-8.
24. Soenen S, Rayner CK, Horowitz M, Jones KL. Gastric emptying in the elderly. Clin Geriatr Med 2015; 31:339-53.
25. Wysokinski A, Sobow T, Kloszewskal, Kostka T. Mechanisms of the anorexia of aging: a review. Age 2015; 37:9821.

26. Soenen S, Giezenaar C, Hutchison AT, Horowitz M, Chapman I, Luscombe-Marsh ND. . Effects of intraduodenal protein on appetite, energy intake, and antropyloroduodenal motility in healthy older compared with young men in a randomized trial. Am J Clin Nutr 2014; 100:1108-15.
27. Trahair LG, Horowitz M, Jones KL. Postprandial hypotension is associated with more rapid gastric emptying in healthy older individuals. J Am Med Dir Assoc 2015; 16:521-3.
28. O'Connor A, O'Morá in C. Digestive function of the stomach. Dig Dis 2014; 32:186-91.
29. Nandagopalan PA, Magdalene KF, Binu A. Effect of aging on the quantitative number of Brunner's glands. J Clin Diagn Res 2014; 8:4-6.
30. Nohra E, Bochicchio GV. Management of the gastrointestinal tract and nutrition in the geriatric surgical patient. Surg Clin North Am 2015; 95:85-101.
31. Pilotto A, Francesch iM. Helicobacter pylori infection in older people. World J Gastroenterol 2014; 20:6364-73.
32. Tarnawski AS, Ahluwalia A, Jones MK. Increased susceptibility of aging gastric mucosa to injury: the mechanisms and clinical implications. World J Gastroenterol 2014; 20:4467-82.
33. Serra-Prat M, Mans E, Palomera E, Clavé P. Gastrointestinal peptides, gastrointestinal motility, and anorexia of aging in frail elderly persons. Neurogastroenterol Motil 2013;25:291-e245.
34. Man AL, Gicheva N, Nicoletti C. The impact of ageing on the intestinal epithelial barrier and immune system. Cell Immunol 2014; 289:112-8.
35. Mabbott NA, Kobayashi A, Sehgal A, Bradford BM, Pattison M, Donaldson DS. . Aging and the mucosal immune system in the intestine. Biogerontology 2015;16:13345.
36. Maijó M, Clements SJ, Ivory K, Nicoletti C, Carding SR.Nutrition, diet and immunosenescence. Mech Ageing Dev 2014;136-137:116-28.
37. Tran L, Greenwood-Van Meerveld B. In a nonhuman primate model, aging & disrupts the neural control of intestinal smooth muscle contractility in a region-specific manner. Neurogastroenterol Motil 2014; 26:410-18.
38. Yu SW, Rao SS. Anorectal physiology and pathophysiology in the elderly. Clin Geriatr Med 2014; 30:95-106.
39. Chantarojanasiri T, Hirooka Y, Ratanachu-Ek T, Kawashima H, Ohno E, Goto H. Evolution of pancreas in aging: degenerative variation or early changes of disease? J Med Ultrason (2001). 2015 Apr;42(2):177-83.
40. Wischmeyer PE, McDonald D, Knight R. Role of the microbiome, probiotics, and 'dysbiosis therapy' in critical illness.Curr Opin Crit Care. 2016 Aug;22(4):347-53.
41. Blum HE. The human microbiome. Adv Med Sci. 2017 Sep;62(2):414-420.
42. Qin J, Li R, Raes J, Arumugam M, Burgdorf KS, Manichanh C, et al. A human gut microbial gene catalogue established by metagenomic sequencing. Nature 2010; 464(7285):59–65.
43. Nieuwdorp M, Gilijamse PW, Pai N, Kaplan LM. Role of the microbiome in energy regulation and metabolism. Gastroenterology 146(6):1525-33 (2014).
44. Sonnenburg JL, Bäckhed F. Diet-microbiota interactions as moderators of human metabolism. Nature, 2016; 535(7610):56–64.
45. Maynard CL, Elson CO, Hatton RD, Weaver CT. Reciprocal interactions of the intestinal microbiota and immune system. Nature 2012; 489(7415):231-41.
46. Furusawa Y, Obata Y, Fukuda S, Endo TA, Nakato G, Takahashi D, et al. Commensal microbe-derived butyrate induces the differentiation of colonic regulatory T cells. Nature, 2013; 504(7480): 446-50.
47. Yang Y, Torchinsky MB, Gobert M, Xiong H, Xu M, Linehan JL, et al. Focused specificity of intestinal TH17 cells towards commensal bacterial antigens. Nature, 2014; 510(7503):152-6.
48. Kelly CJ, Zheng L, Campbell EL, Saeedi B, Scholz CC, Bayless AJ, et al. Crosstalk between microbiota--derived short-chain fatty acids and intestinal epithelial HIF augments tissue barrier function. Cell Host Microbe 2015; 17(5):662-71.
49. Macia L, Tan J, Vieira AT, Leach K, Stanley D, Luong S, et al. Metabolite-sensing receptors GPR43 and GPR109A facilitate dietary fibre-induced gut homeostasis through regulation of the inflammasome. Nat Commun. 2015 Apr 1;6:6734.

50. Shen ZH, Zhu CX, Quan YS, Yang ZY, Wu S, Luo WW, et al. Relationship between intestinal microbiota and ulcerative colitis: Mechanisms and clinical application of probiotics and fecal microbiota transplantation. World J Gastroenterol. 2018 Jan 7;24(1):5-14.
51. Sommer F, Bäckhed F. The gut microbiota-masters of host development and physiology. Nat Rev Microbiol 2013; 11: 227-38.
52. Swidsinski A, Loening-Baucke V, Lochs H, Hale LP. Spatial organization of bacterial flora in normal and inflamed intestine: a fluorescence in situ hybridization study in mice. World J. Gastroenterol. 2005; 11, 1131-40.
53. Maynard C, Weinkove D. The Gut Microbiota and Ageing. Subcell Biochem. 2018; 90:351-71.
54. Claesson MJ, Cusack S, O'Sullivan O, Greene-Diniz R, de Weerd H, Flannery E, et al. Composition, variability, and temporal stability of the intestinal microbiota of the elderly. Proc Natl Acad Sci USA, 2011, 108(Suppl 1):4586-91.
55. Kumar M, Babaei P, Ji B, Nielsen J. Human gut microbiota and healthy aging: recent developments and future prospective. Nutr Healthy Aging 2016; 4: 3-16.
56. Biagi E, Nylund I, Candela M, Ostan R, Bucci I, Pini E, et al. Through ageing, and beyond: gut microbiota and inflammatory status in seniors and centenarians. PLoS One 2010; 5: e10667.
57. Mangiola F, Nicoletti A, Gasbarrini A, Ponziani FR. Gut microbiota and aging. Gut microbiota and aging. Eur Rev Med Pharmacol Sci. 2018 Nov;22(21):7404-13.
58. Duncan SH, Louis P, Thomson JM, Flint HJ. The role of pH in determining the species composition of the human colonic microbiota. Environ Microbiol 2009; 11: 2112-22.
59. Vinolo MA, Rodrigues HG, Hatanaka E, Sato FT, Sampaio SC, Curi R. Suppressive effect of short- chain fatty acids on production of proinflammatory mediators by neutrophils. J Nutr Biochem 2011; 22: 849-855.
60. Jeffery IB, Lynch DB, O'Toole PW. Composition and temporal stability of the gut microbiota in older persons. ISME J, 2016, 10(1):170-82.
61. Donini LM, Savina C, Cannella C. Nutrition in the elderly: role of fiber. Arch Gerontol Geriatr, 2009, 49(Suppl 1):61-9.
62. Claesson MJ, Jeffery IB, Conde S, Power SE, O'Connor EM, Cusack S, et al. Gut microbiota compo- sition correlates with diet and health in the elderly. Nature 2012, 488(7410):178-84.
63. De Gunzburg J, Ghozlane A, Ducher A, Le Chatelier E, Duval X, Ruppé E, Andremont A. Protection of the Human Gut Microbiome From Antibiotics. The Journal of Infectious Diseases, 2017; 217(4), 628-36.
64. Slimings C, Riley TV. Antibiotics and hospital-acquired Clostridium difficile infection: update of systematic review and meta-analysis. J Antimicrob Chemother. 2014; 69(4):881-91.
65. Asempa TE, Nicolau DP. Clostridium difficile infection in the elderly: an update on management. Clin Interv Aging. 2017 Oct 24;12:1799-809.
66. Samarkos M, Mastrogianni E, Kampouropoulou O. The role of gut microbiota in Clostridium difficile infection. Eur J Intern Med. 2018 Apr;50:28-32.
67. Leffler DA, Lamont JT. Clostridium difficile infection. N Engl J Med. 2015;372(16):1539-48.
68. Smits WK, et al. Clostridium difficile infection, Nat. Rev. Dis. Primers 2 (2016) 1e11.
69. Ofosu A. Clostridium difficile infection: a review of current and emerging therapies. Ann Gastroenterol. 2016;29(2):147-54.
70. Kelly CP, LaMont JT. Clostridium difficile – more difficult than ever. N Engl J Med. 2008; 359(18): 1932-40.
71. Carroll KC, Bartlet JG. Biology of Clostridium difficile: implications for epidemiology and diagnosis. Annu Rev Microbiol. 2011;65:501-21.
72. Lucado J, Gould C, Elixhauser A. Clostridium Difficile Infections (CDI) in Hospital Stays, 2009: Statistical Brief #124. 2012 Jan. Healthcare Cost and Utilization Project (HCUP) Statistical Briefs [Internet]. Rockville, MD: Agency for Healthcare Research and Quality (US); 2006.
73. Redelings MD, Sorvillo F, Mascola L. Increase in Clostridium difficile- related mortality rates, United States, 1999-2004. Emerg Infect Dis. 2007;13(9):1417-9.
74. Monaghan T, Boswell T, Mahida YR. Recent advances in Clostridium difficile-associated disease. Gut: journal of the British Society of Gastroenterology, 2008, 57(6): 850-60.

Parte 1: Microbiota do Tubo Digestivo

75. Trindade CNR, Domingues RMCP, Ferreira EO. The epidemiology of Clostridioides difficile infection in Brazil: A systematic review covering thirty years. Anaerobe. 2019 Aug;58: 13-21.

76. Balassiano IT, Dos Santos-Filho J, de Oliveira MP, Ramos MC, Japiassu AM, Dos Reis AM,et al. An outbreak case of Clostridium difficile-associated diarrhea among elderly inpatients of an intensive care unit of a tertiary hospital in Rio de Janeiro, Brazil. Diagnostic microbiology and infectious disease, 2010; 68(4), 449-55.

77. Sorg JA, Sonenshein AL. Bile salts and glycine as cogerminants for Clostridium difficile spores. J Bacteriol 2008;190:2505-12.

78. Janoir C, Pechine S, Grosdidier C, Collignon A. CWP84, a surface-associated protein of Clostridium difficile, is a cysteine protease with degrading activity on extracellular matrix proteins. J Bacteriol 2007;189:7174-80.

79. Pruitt RN, Lacy DB. Toward a structural understanding of Clostridium difficile toxins A and B. Front Cell Infect Microbiol. 2012;2:28.

80. Shen A. Clostridium difficile toxins: mediators of inflammation. J Innate Immun 2012;4:149-58.

81. McDonald LC, Coignard B, Dubberke E, Song X, Horan T, Kutty PK; Ad Hoc Clostridium difficile Surveillance Working Group. Recommendations for surveillance of Clostridium difficile-associated disease. Infect Control Hosp Epidemiol. 2007;28(2):140-5.

82. Britton RA, Young VB. Interaction between the intestinal microbiota and host in Clostridium difficile colonization resistance. Trends Microbiol 2012;20:313-9.

83. Vincent C, Miller MA, Edens TJ, Mehrotra S, Dewar K, Manges AR. Bloom and bust: intestinal microbiota dynamics in response to hospital exposures and Clostridium difficile colonization or infection. Microbiome 2016;4:12.

84. Jernberg C, Lofmark S, Edlund C, Jansson JK. Long-term ecological impacts of antibiotic administration on the human intestinal microbiota. ISME J 200; 1:56–66.

85. Weingarden AR, Chen C, Bobr A, Yao D, Lu Y, Nelson VM, et al. Microbiota transplantation restores normal fecal bile acid composition in recurrent Clostridium difficile infection. Am J Physiol Gastrointest Liver Physiol 2014;306:G310-9.

86. Rodriguez C, Taminiau B, Korsak N, Avesani V, Van Broeck J, Brach P, et al. Longitudinal survey of Clostridium difficile presence and gut microbiota composition in a Belgian nursing home. BMC Microbiol 2016;16:229.

87. Saha S, Khanna S. Management of Clostridioides difficile colitis: insights for the gastroenterologist. Therap Adv Gastroenterol. 2019 May 6;12.

88. Lau CS, Chamberlain RS. Probiotics are effective at preventing Clostridium difficile-associated diarrhea: a systematic review and meta-analysis. J Gen Med. 2016 Feb 22;9:27-37.

89. Shen NT, Maw A, Tmanova LL, Pino A, Ancy K, Crawford CV,, et al. Timely use of probiotics in hospitalized adults prevents clostridium difficile infection: a systematic review with meta-regression analysis. Gastroenterology 2017; 152: 1889-900.e9.

90. Goldenberg JZ, Yap C, Lytvyn L, Lo CK, Beardsley J, Mertz D, et al. Probiotics for the prevention of clostridium difficile-associated diarrhea in adults and children. Cochrane Database Syst Rev 2017; 12: Cd006095.

91. Allen SJ, Wareham K, Wang D, Bradley C, Sewell B, Hutchings H,, et al. A high-dose preparation of lactobacilli and bifidobacteria in the prevention of antibiotic-associated and Clostridium difficile diarrhoea in older people admitted to hospital: a multicentre, randomised, double-blind, placebo-controlled, parallel arm trial (PLACIDE). Health Technol Assess. 2013;17:1-140.

92. Vernaya M, McAdam J, Hampton MD. Effectiveness of probiotics in reducing the incidence of Clostridium difficille associated diarrhea in elderly patients: a systematic review.JBI Database System Rev Implement Rep. 2017 Jan;15(1):140-164.

93. Hickson M, D'Souza A, Muthu N, Rogers TR, Want S, Rajkumar C. Use of probiotics Lactobacillus preparation to prevent diarrhea associated with antibiotics: Randomized double blind placebo controlled trial. BMJ 2007; 335(7610):1-5.

94. Papic N, Maric LS, Vince A. Efficacy of oral vancomycin in primary prevention of clostridium difficile infection in elderly patients treated with systemic antibiotic therapy. Infect Dis (Lond) 2018; 50: 483-6.

Microbiota no Envelhecimento: Disbiose e Infecções Intestinais

95. Van Hise NW, Bryant AM, Hennessey EK, et al. Efficacy of oral vancomycin in preventing recurrent clostridium difficile infection in patients treated with systemic antimicrobial agents. Clin Infect Dis 2016; 63: 651-3.

96. Garey KW, Sethi S, Yadav Y, DuPont HL. Meta-analysis to assess risk factors for recurrent clostridium difficile infection. J Hosp infect 2008; 70: 298-304.

97. Babakhani F, Bouillaut L, Gomez A, Sears P, Nguyen L, Sonenshein AL. Fidaxomicin inhibits spore production in Clostridium difficile. Clin Infect Dis 2012; 55: S162–S169.

98. McDonald LC, Gerding DN, Johnson S, Bakken JS, Carroll KC, Coffin SE. Clinical practice guidelines for Clostridium difficile infection in adults and children: 2017 Update by the Infectious Diseases Society of America (IDSA) and Society for Healthcare Epidemiology of America (SHEA). Clin Infect Dis 2018; 66: 987-94.

99. Tannock GW, Munro K, Taylor C, Lawley B, Young W, Byrne B, et al. A new macrocyclic antibiotic, fidaxomicin (OPT-80), causes less alteration to the bowel microbiota of Clostridium difficile-infected patients than does vancomycin. Microbiology (Reading, England) 2010; 156: 3354-9.

100. Garey KW, Ghantoji SS, Shah DN, Habib M, Arora V, Jiang ZD, , et al. A randomized, double-blind, placebo-controlled pilot study to assess the ability of rifaximin to prevent recurrent diarrhoea in patients with Clostridium difficile infection. J Antimicrob Chemother 2011; 66: 2850-5.

101. Zar FA, Bakkanagari SR, Moorthi KM, Davis MB. . A comparison of vancomycin and metronidazole for the treatment of clostridium difficile-associated diarrhea, stratified by disease severity. Clin Infect Dis 2007; 45: 302-7.

102. Johnson S, Louie TJ, Gerding DN, Cornely OA, Chasan-Taber S, Fitts D, , et al. Vancomycin, metronidazole, or tolevamer for Clostridium difficile infection: results from two multinational, randomized, controlled trials. Clin Infect Dis 2014; 59: 345-54.

103. van Nood E, Vrieze A, Nieuwdorp M, Fuentes S, Zoetendal EG, de Vos WM, , et al. Duodenal infusion of donor feces for recurrent clostridium difficile. N Engl J Med 2013; 368: 407-15.

104. McFarland LV, Elmer GW, Surawicz CM. Breaking the cycle: treatment strategies for 163 cases of recurrent clostridium difficile disease. Am J Gastroenterol 2002; 97: 1769-75.

105. Chilton CH, Crowther GS, Ashwin H, Longshaw CM, Wilcox MH. . Association of fidaxomicin with C. difficile spores: effects of persistence on subsequent spore recovery, outgrowth and toxin production. PLoS One 2016; 11: e0161200.

106. Sirbu BD, Soriano MM, Manzo C, Lum J, Gerding DN, Johnson S. et al. Vancomycin taper and pulse regimen with careful follow-up for patients with recurrent clostridium difficile infection. Clin Infect Dis 2017; 65: 1396-9.

107. Gentry CA, Giancola SE, Thind S, Kurdgelashvili G, Skrepnek GH, Williams RJ. A propensity-matched analysis between standard versus tapered oral vancomycin courses for the management of recurrent clostridium difficile infection. Open Forum Infect Dis 2017; 4: ofx235-ofx.

108. Tannock GW, Munro K, Taylor C, Lawley B, Young W, Byrne B,et al. A new macrocyclic antibiotic, fidaxomicin (OPT-80), causes less alteration to the bowel microbiota of Clostridium difficile-infected patients than does vancomycin. Microbiology (Reading, England) 2010; 156: 3354-9.

109. Jarmo O, Veli-Jukka A, Eero M: Treatment of Clostridioides (Clostridium) difficile infection, Annals of Medicine 2019; dec 13:1-9.

110. Quraishi MN, Widlak M, Bhala N, Moore D, Price M, Sharma N, , et al. Systematic review with meta--analysis: the efficacy of faecal microbiota transplantation for the treatment of recurrent and refractory clostridium difficile infection. Alimentary Pharmacol Ther 2017; 46: 479-93.

111. Tariq R, Pardi DS, Bartlett MG, Khanna S. Low cure rates in controlled trials of fecal microbiota transplantation for recurrent clostridium difficile infection: a systematic review and meta-analysis. Clin Infect Dis 2018; 68: 1351-8. ciy721-ciy.

112. Konturek PC, Koziel J, Dieterich W, Haziri D, Wirtz S, Glowczyk I et al. Successful therapy of Clostridium difficile infection with fecal microbiota transplantation. J Physiol Pharmacol. 2016; 67, 859-866.

113. Wang S, Xu M, Wang W, Cao X, Piao M, Khan S, , et al. Systematic review: adverse events of fecal microbiota transplantation. PLoS One 2016; 11: e0161174.

CAPÍTULO 4

5

Disbiose no Envelhecimento: Associação a Doenças Crônicas, Neurodegenerativas e Câncer

Maria de Lourdes Teixeira da Silva

Introdução

O trato gastrointestinal humano contém mais de 1.000 espécies de bactérias, *archea* e vírus. Todos esses microrganismos e seus genomas combinados, ou microbioma, excedem o genoma humano em mais de 100 vezes.[1]

As mudanças fisiológicas que acompanham o envelhecimento devem impactar também na microbiota intestinal. Espera-se redução da diversidade, redução de *Bifidobacterium* e aumento de *Bacteroides, Prevotella* e *Lactobacilos spp.*[2]

Está cada vez mais evidente que alterações na microbiota e seus produtos podem ditar um fenótipo de senescência que envolve secreção e, inflamação crônica de baixo grau. Isso caracteriza o processo fisiológico do envelhecimento (*inflammaging*) e o aparecimento de desordens relacionadas com o envelhecimento, como diabetes e outras (*metaflammation*).[3]

O padrão dietético do idoso, ao lado das alterações da função imune e da microbiota estão envolvidos no desenvolvimento ou prevenção de várias doenças crônico-degenerativas como diabetes e obesidade, doenças cardiovasculares, neurodegenerativas e câncer.[4] O mecanismo molecular de interação entre bactérias comensais e células do hospedeiro e como manter um ótimo equilíbrio tem sido exaustivamente estudado nos últimos anos.[5] Intervenções dietéticas ao lado de prebióticos, probióticos e simbióticos podem favorecer microbiota intestinal saudável.[6] Os probióticos são usualmente preparados com bactérias ácido láticas de quatro espécies *Lactobacillus* sp., *Bifidobacterium* sp., *Enterococcus* sp. e *Streptococcus* sp., embora o tipo de bactéria varie de produto para produto.[7]

Ainda assim, espera-se que uma nova geração de probióticos contendo *Akkermansia muciniphila* (diabetes,obesidade), *Faecalibacterium prausnitzii* (câncer) *Prevotella copri, Christensenella minuta, ParaBacteroides goldsteinii, Bacteroides thetaiotaomicron* e *Bacteroides fragilis* possam favorecer ainda mais a prevenção e tratamento dessas doenças.[8]

Obesidade e diabetes

Obesidade e diabetes permanecem como os mais prevalentes problemas de saúde. Obesidade é definida como excesso de gordura corporal com elevado índice de massa corporal (IMC ≥ 30 kg/m²).[9] A prevalência tem aumentado nos últimos 40 anos.[9] IMC permanece um forte indicador de saúde e, quando elevado, se associa ao aumento do risco de comorbidades como doença cardiovascular, diabetes,[10] doença renal crônica,[11] retinopatia[12] e muitos cânceres.[13]

O *diabetes mellitus* tipo 2 (DM2) é doença crônica caracterizada por hiperglicemia por resistência à insulina e/ou produção insuficiente de insulina pelo pâncreas.[14] Em 2017, foi estimado que 425 milhões de pessoas tenham diabetes, sendo um quarto com mais de 65 anos.[15] A obesidade surge a partir de complexa interação entre fatores genéticos e ambientais como estilo de vida, nível de educação ou fatores socioeconômicos.[16] A resistência à insulina é o elo entre obesidade e diabetes tipo 2.

Prevenção e tratamento da obesidade são tipicamente desafiadores em razão de sua origem multifatorial. A microbiota intestinal recentemente tornou-se fator chave no desenvolvimento da obesidade por sua influência metabólica, imunológica e endócrina.[16]

Microbioma e relação com doenças metabólicas

A colonização primária do microbioma humano ocorre durante o nascimento, embora, artigos recentes apontem a presença inicial da microbiota em ambiente intrauterino e identificação de bactérias no líquido amniótico, placenta e mecônio.[17] O parto vaginal favorece a colonização de neonatos com bactérias do canal do parto, que inclui *Lactobacillus* e *Provetella*. O parto cesáreo transmite para o neonato bactérias da pele da mãe, ambiente hospitalar, dos profissionais de saúde e incluem *Staphylococcus*, *Corynebacterium*, *Propionibacterium* e *Clostridiales*.[18] Além disso, a diversidade microbiana é menor e expõe a maior risco de desordens imunes como asma, alergia e diabetes tipo 1.

Após os 3 anos de idade, a criança tem o microbioma que tende a permanecer estável durante a idade adulta, e pode perder a estabilidade novamente com o envelhecimento.[19] Outros fatores interferem na formação do microbioma inicial como ambiente, dieta, leite materno e uso de antibióticos.[20] Várias metanálises mostraram que o aleitamento materno (sobretudo com duração superior a sete meses) protege crianças contra obesidade e atenua o risco de DM2 mais tarde.[21] Do mesmo modo, obesidade materna durante a gestação aumenta o risco de neonatos de maior peso, assim como crianças obesas e DM2 futuramente.[22]

Estudo coorte avaliou o IMC aos sete anos de idade de 11.532 crianças que receberam antibióticos até os primeiros dois anos de idade.

Crianças que receberam antibióticos nos primeiros seis meses de idade, apresentaram aumento do IMC.[23] Outro estudo longitudinal mostrou que 33% das crianças que receberam antibióticos até o primeiro ano de idade atingiram sobrepeso aos nove anos e 35% tinham obesidade central aos dozes anos.[24]

O número epidêmico de pacientes diabéticos deve-se a substancial mudança associada ao estilo de vida moderno após a era da industrialização e crescimento econômico. Houve aumento da adoção de dietas não saudáveis, hipercalóricas e inatividade física.[25] A comparação do microbioma de indivíduos saudáveis com indivíduos diagnosticados com DM2 aponta para o aumento de *Betaproteobacteria* nos casos de DM2.[26]

Essa diferença se associa mais ao aumento de glicose que ao IMC, o que sugere que essa espécie pode estar envolvida no metabolismo da glicose.[26]

O microbioma impacta diretamente no estado metabólico do hospedeiro pela regulação da produção de energia dos alimentos e modula os produtos derivados da dieta, e, assim, controla o caminho metabólico. A ruptura do estado de homeostase do microbioma tem causado obesidade, doença cardiovascular, diabetes e esteatose hepática.[27]

Existem mecanismos moleculares[3] que associam disbiose e ganho de peso e resistência à insulina:

• Inflamação

A inflamação crônica de baixo grau tem associação com adiposidade,[28] mas ainda necessita ser elucidado se DM2 ou obesidade levam a inflamação e vice-versa. A disbiose promove inflamação local no intestino, permite infiltração de bactérias juto ao epitélio e precipita resposta inflamatória.[29] Essa resposta é mediada pelos receptores do tipo Toll, especificamente TLR4, que desencadeia citocinas pró-inflamatórias e quimiocinas, incluindo TNF-α.[30] Essa inflamação tem sido fortemente relacionada à resistência à insulina.[31]

• Ácidos graxos de cadeia curta (AGCC)

A fermentação bacteriana produz os AGCC (acetato, propionato e butirato) no cólon, que proveem energia para os colonócitos, atuam como substrato para a lipogênese e gliconeogênese no fígado e tecidos periféricos e podem favorecer o crescimento de Lactobacilos e Bifidobactérias, Os AGCC regulam células imunes e podem atenuar inflamação crônica.[32] Por outro lado, os AGCC modulam hormônios intestinais como GLP-1, GLP-2, peptídeo YY e secreção do peptídeo inibitório gástrico (GIP).[33] A suplementação dietética com AGCC previne obesidade e atenua resistência insulínica em estudos animais.[34] O uso de antibióticos reduz bactérias produtoras de AGCC e aumenta o nível de nitrato luminal. Com base nesse dado, é possível que a produção de AGCC seja a chave para manter a homeostase intestinal e proteção contra disbiose.[35]

• Permeabilidade intestinal

A produção de mucina é parte integral da saúde intestinal e função de barreira intestinal. Os AGCC promovem expressão de mucina apoiando a barreira intestinal. A restauração da bactéria *Akkermansia muciniphila*, reduzida em ratos obesos, normaliza a endotoxemia metabólica, obesidade e resistência à insulina, podendo ser um novo alvo para o tratamento.[36]

• Disbiose em diabetes e obesidade

Disbiose e diabetes

Diabetes mellitus tipo 2 (DM2) e pré-diabetes estão frequentemente associados em estudos com disbiose intestinal. Estudo recente mostrou diferença significativa no microbioma de pré--diabéticos comparado com controles saudáveis, incluindo redução da diversidade de bactérias, aumento de *Ruminococcus* e *Streptococcus*, bem como a redução de *Clostridium*.[37] Esse perfil é similar ao identificado em indivíduos obesos. A relação entre disbiose da microbiota intestinal e alteração na tolerância a glicose e/ou insulina é consistente com estudos prévios em ratos. Pesquisa em animais mostrou relação entre *Clostridium butyricum*, tolerância glicose e insulina,

Parte 1: Microbiota do Tubo Digestivo

além de proteína C-reativa (PCR), nível de hemoglobina glicada (HbA$_{1c}$) e IMC. Os ratos tratados com *C. butyricum* responderam com melhora desses parâmetros.[38] O *C. butyricum* é uma bactéria reguladora do butirato, molécula que pode induzir efeitos benéficos na resistência à insulina, termogênese do tecido adiposo marrom, que implicam na massa de gordura e obesidade.[39] *Faecalibacterium prausnitzii* também é outra importante bactéria produtora de butirato. Em amostras fecais de indivíduos magros foi encontrada maior abundância de *F. prausnitzi*, quando comparado com indivíduos obesos e obesos diabéticos[40]

Disbiose e obesidade

Estudos em humanos sugerem que alterações no microbioma podem ser associadas à obesidade, mas os dados disponíveis ainda são conflitantes sobre a razão *Firmicutes/Bacteroidetes*.[42] Estudo examinou a microbiota de obesos antes e depois da perda de peso por período superior a um ano. Independente do tipo de restrição que promoveu a perda de peso (restrição de gorduras ou de carboidratos), o emagrecimento reduziu a proporção de *Firmicutes* e aumentou *Bacteroidetes*.[43] Entretanto, posteriormente foi mostrado que obesos, quando comparados com magros, apresentaram nível elevado de Actinobacteria e reduzido de *Bacteroidetes*, além de baixa diversidade. Não houve alteração de *Firmicutes*.[44] Outros estudos mostraram que obesos, quando comparados com magros, tinham *Bacteroidetes* elevados e *Firmicutes* reduzidos,[45,46] indicando a necessidade de estudos mais robustos para identificação de um padrão em nível de filos para esta população uma vez que *Firmicutes* e *Bacteroidetes* seguem como os filos principais em qualquer faixa de peso.

Estudo muito recente investigou a microbiota intestinal de voluntários saudáveis (VS), pacientes com sobrepeso (PS) e obesos (PO), usando 16S rRNA. Os PS e PO mostraram graves distúrbios de controle glicêmico, do perfil lipídico e de marcadores inflamatórios (todos p < 0,05). Os PO e VS apresentaram a composição da microbiota totalmente diferente. No grupo PO, bactérias benéficas como Bifidobacterium, a anti-inflamatória *Faecalibacterium* e a produtora de butirato *Ruminococcaceae* estavam diminuídas significativamente. De outro lado, *Bacillus* e as bactérias patogênicas oportunistas *Fusobacterium* e *Escherichia-Shigella* aumentaram significativamente.[46]

Doenças cardiovasculares

A microbiota pode também ter papel importante na doença cardiovascular (DCV) em idosos. A associação entre infecção periodontal e risco de DCV é bem estabelecida.[47] Bactérias do intestino e cavidade oral pode translocar para a placa aterosclerótica, comumente vista em idosos, associada a maior espessura da camada íntima da carótida e hipertensão arterial.[48] Avaliação da microbiota na cavidade oral em sujeitos com placas ateroscleróticas, mostra nível elevado de bactérias da cavidade oral e nas placas.[49] Os autores identificaram *Chryseomonas* em todas as amostras de placas ateroscleróticas e *Veillonella* e *Streptococcus* na maioria das placas.[49]

A presença do DNA da bactéria na placa aterosclerótica, ao qual grande parte pertence ao filo *Firmicutes* e Proteobactérias tem sido demonstrada por várias técnicas.[50] Entretanto, poucos agentes infecciosos tem potencial para ser associado com aterosclerose. *A. actinomycetemcomitans*, *C. pneumoniae*, *H. pylori* e *P. gingivalis* devem contribuir para aterosclerose pelo aumento da lesão em modelos animais, necessitando ser validados em humanos.[51]

Existem três caminhos pela qual a microbiota pode afetar a aterogênese:[52]

1. **Infecção local ou à distância:** a infecção deve causar resposta inflamatória que agrava o desenvolvimento da placa ou serve de gatilho para ruptura da placa aterosclerótica.
2. **Alteração metabólica:** o metabolismo do colesterol e lipídico pela microbiota intestinal pode afetar a placa aterosclerótica.
3. **Fatores dietéticos:** componentes específicos da dieta metabolizados pela microbiota intestinal podem ter efeitos na aterosclerose – fibra dietética é benéfica e metabólitos bacterianos como o N-óxido de trimetilamina (TMAO) são maléficos. TMAO é um metabólito proaterosclerótico produzido a partir da fosfatidilcolina no intestino, envolvido na DCV e aterosclerose.[52]

Em um estudo coorte com 4.007 indivíduos saudáveis, com média de 63 anos, foram examinados. A relação de níveis plasmático elevados de TMAO e eventos cardiovasculares graves (infarto do miocárdio, acidente vascular cerebral ou morte) foram monitorados durante três anos.[53] Houve associação positiva com aumento de TMAO, a partir do metabolismo da microbiota intestinal, com eventos cardiovasculares (p < 0,001). O nível de TMAO foi marcadamente suprimido pela administração de antibióticos, e novamente se elevou com a retirada dos antibióticos.[53]

Prebióticos e probióticos

Desordens metabólicas se associam com risco elevado de morbimortalidade. A microbiota intestinal tem um papel relevante na patogênese da DM2, DCV e obesidade, uma vez que afeta o peso corporal, atividade pró-inflamatória e resistência à insulina.[54] A composição e função da microbiota intestinal podem ser reguladas por probióticos e prebióticos.

A escolha de probióticos leva em consideração a capacidade de suportar a digestão humana, incluindo suco gástrico e bile, e capacidade de se multiplicar no trato gastrointestinal, capacidade de aderir à parede intestinal e reduzir a aderência de patógenos, atividade antimicrobiana, capacidade de estabilizar a microbiota intestinal e, não ser patogênica ou tóxica.[55,56] Lactobacilos (L.) e Bifidobactérias são encontrados frequente em produtos comercializados. A intervenção com probióticos pode ajudar a reduzir ou prevenir fatores de risco de doença cardiovascular (DCV) associados a síndrome metabólica, como hipercolesterolemia, hipertensão arterial, obesidade e *diabetes mellitus* tipo 2 (Figura 5.1).[57]

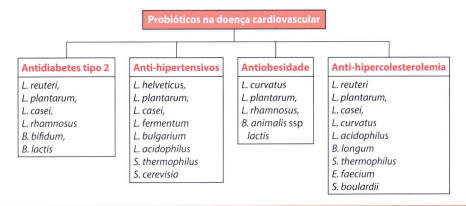

Figura 5.1. Fatores de risco de doença cardiovascular e potencial de ação de probióticos.[57]
L: *Lactobacillus*; B: *Bifidobacterium*; S: *Streptococcus*; S: *Saccharomyces*; E: *Enterococcus*.

Parte 1: Microbiota do Tubo Digestivo

Estudos em humanos e animais indicam que *L. lactis* e Bifidobactéria estimulam a secreção de um análogo da insulina e promovem efeito biológico nos adipócitos.[58,59] Evidências sugerem que suplementação de probióticos e prebióticos tem efeito preventivo da DCV, com redução do colesterol LDL-c e inflamação.[60]

Recente, revisão sistemática e metanálise incluiu 13 estudos (513 sujeitos com IMC > 25 kg/m^2) e mostrou que suplementação de prebióticos interferiu no metabolismo das gorduras. Houve redução do colesterol total, triglicerídeos e aumento da HDL-c na avaliação de DM2. Suplementação de simbióticos reduziu glicemia de jejum e triglicerídeos. Os autores concluíram que a suplementação de pré, pró ou simbióticos são adjuvantes no tratamento das comorbidades relacionadas com obesidade (dislipidemia e resistência à insulina).[61] A Tabela 5.1 mostra doenças cardiometabólicas e associação com microbiota alterada, metabólitos e intervenção.[53]

Tabela 5.1. Microbiota alterada e doenças cardiometabólicas[53]

	Aterosclerose	Hipertensão arterial	Insuficiência cardíaca	Obesidade, DM tipo II	Doença renal crônica
Microbiota alterada	↑ *Lactobacilus* ↓*Rosebacterium*	↑*Firmicutes/ Bacteroides*	↑*E. coli* ↑*Klebsiella p.* ↑*Str. viridans*	↑*Lactobacillus* ↓*Bacteroides*	↑*Firmicutes* ↑*Proteobacteria* ↑*Actinobacteria*
Metabólitos microbiota alterados	↑TMAO	↑AGCC	↑TMAO	↑TMAO, AGCC, LPS, AB	↑TMAO, amônia, ureia, IS, CS
Intervenção	Dieta: Probiótico: ↑AGCC	Dieta: ↑fibra	Dieta: ↑fibra Probiótico	TMF, C. Bariátrica Probiótico	Probióticos

TMAO: trimetilamina N-óxido; AB: ácido biliar; AGCC: ácido graxo de cadeia curta; TMF: transplante de microbiota fecal; IS: indoxil sulfato; CS: p-cresol sulfato.

Câncer gastrointestinal

O envelhecimento é o maior fator de risco para desenvolvimento de câncer e muitas outras doenças crônicas.[62] Em 2017, foram analisados 17 tipos diferentes de câncer em 69 países e mostrado que dois terços do risco de câncer é causado por erros na replicação de DNA, provavelmente associado com a instabilidade genômica e acúmulo de mutações consequentes ao processo do envelhecimento.[63]

O envelhecimento está associado com redução de bactérias comensais benéficas, e assim permite que a expansão de bactérias patogênicas, perturbe a integridade da barreira intestinal e reduza a produção de muco e metabólitos lipídicos (ácido graxo de cadeia curta, AGCC). Com aumento da disbiose ocorre um estado pró-inflamatório crônico, conhecido como *inflammaging*, que afeta negativamente o sistema imune e prejudica e remoção de células senescentes mutantes, e assim favorece o aparecimento tumoral.[64]

A microbiota tem um papel importante em muitas doenças, incluindo o câncer, a segunda causa de morte no mundo.[65] O aumento do consumo do padrão de dieta ocidental, aumentou a incidência de câncer 39,6/100.000 em 2008 para 43,5/100.000 pessoas em 2015.[66] Destacamos o câncer colorretal e câncer de pâncreas.

Câncer colorretal

O câncer colorretal (CCR) é o mais comum câncer gastrointestinal, e o terceiro câncer por incidência e mortalidade nos EUA.[67] A maioria dos CCRs são esporádicos (85 a 95%), que podem ser influenciados por vários fatores, e somente poucos casos são hereditários ou relacionados a doenças específicas como doença inflamatória intestinal.[68] O rastreamento periódico e estilo de vida tem papel importante na prevenção. Muitos fatores de risco também estão implicados como atividade física, dieta (rica em carne vermelha e pobre em fibras), obesidade, álcool e cigarro.[69]

A microbiota intestinal altera o microambiente metabólico do hospedeiro, e pode direta ou indiretamente implicar no índice de mutagênese e carcinogênese.[70]

Assim, conseguimos identificar bactérias que possivelmente tem influência no desenvolvimento do CCR:

- O *Fusobacterium nucleatum* induz a ativação da β-catenina/Wnt via proliferação celular e estimulação do desenvolvimento tumoral.
- A proteína do *Streptococcus gallolyticos* contribui para a hiperexpressão da cicloxigenase-2 (COX2), previne apoptose, promove angiogênese e inflamação.
- Cepas do *Enterococcus faecalis* tem capacidades diferentes de gerar espécies reativas de oxigênio e superóxidos extracelulares, induzindo dano no DNA e instabilidade cromossômica
- Toxinas do *Bacteroides fragilis* aumentam a sinalização da β-catenina/Wnt e da NF-κB durante o câncer colorretal (CCR) [71]

Recente estudo avaliou 118 pacientes submetidos à colonoscopia e identificou as bactérias fecais de diversos pacientes com pólipos colônicos e comparou com indivíduos saudáveis.[71] A partir de diversos tipos de pólipos foram encontrados elevado número de *Fusobacterium nucleatum, E. faecalis, S. bovis, Bacteroides fragilis* enteropatogênica e *Porphyromonas spp.* De outro lado, encontraram baixo número de *Lactobacillus spp, Roseburia spp* e *Bifidobacterium spp* (p < 0,001).

Estudo mostrou que a microbiota intestinal alterada em pacientes com CCR normalizou após o tratamento.[72]

Numerosos estudos tentam estabelecer a carcinogenicidade de diversas bactérias. O *S. bovis* é fortemente relacionado com endocardite e CCR após ocorrência de bacteremia. Ocorre particularmente no subtipo *S. bovis* I (*S. galllotyticus*).[73] Estudo retrospectivo, multicêntrico espanhol, avaliou 503 pacientes com bacteremia por *S. bovis*, 68 anos em média, com 66,2% de homens.[74] Endocardite foi encontrada em 39,6% e NCR (neoplasia colorretal: adenoma e câncer) em 31,4%. O câncer foi encontrado principalmente no retossigmoide (70%). A NCR correu mais no subtipo *S. bovis* I (*S. galllotyticus*), principalmente por adenomas. Em contrapartida, o câncer avançado mais frequentemente associado ao *S. bovis* II (*S. infantarius*). Colonoscopia é mandatória em endocardite ou bacteremia por *S. bovis* I (*S. galllotyticus*).

O *Enterococcus faecalis*, bactéria gram positiva que reside no intestino humano, determina a malignidade como comorbidade mais comum.[75] *B. fragilis*, enterotoxigênico pode induzir inflamação por meio de células T auxiliadoras e reguladoras.[76,77] *F. nucleatum, E. coli* e *B. fragilis* estão envolvidas no câncer de cólon esporádico.[78] Abundância de *Fusobacterium*, especialmente o *F. nucleatum* está associada ao adenoma e câncer colorretal. Recente revisão sistemática de 90 estudos identificou associação positiva entre *Fusobacterium*, especialmente o *F. nucleatum* com CCR.[79] O *Fusobacterium* é invasivo, encontrado dentro do biofilme colônico, na camada de muco, nas criptas e dentro do epitélio colônico. A localização é especialmente antes da flexura esplênica, portanto proximal no cólon. Existem evidências de que dieta rica em fibras podem reduzir o risco do CCR em casos de *F. nucleatum* DNA-positivo. A fisiopatologia não está clara, mas sendo invasivo, ativa a inflamação e o caminho da carcinogênese, assim como modula a imunidade, favorecendo a progressão do câncer.[80] Essas evidências necessitam ser mais bem estudadas e compreendidas.

Existem também envolvimento da microbiota oral na carcinogênese do CCR. Bactérias oral que induzem periodontopatias, como *Fusobacterium nucleatum* e *Porphyromonas gingivalis,* podem translocar-se para o cólon e reto e tornar-se parte da microbiota colônica potencialmente patogênica, favorecendo disbiose. Com seus mecanismos de crescimento e virulência progressivamente erradicam bactérias benéficas. Dessa forma, inevitavelmente, as oportunistas vindas da cavidade oral criam instabilidade das bactérias comensais. Ocorre adesão na mucosa, formação do biofilme, aumento da concentração de metabolitos tóxicos e aumento da atividade proteolítica que pode romper a integridade da barreira colônica e desencadear inflamação e tumorigênese do CCR.[81] Probióticos como *Bifidobacterium longum*, *Lactobacillus acidophilus* e *Enterococcus faecalis* reduzem significativamente *Fusobacterium* em cerca de cinco vezes, em pacientes cirúrgicos com CCR, quando comparados com placebo (p = 0,03). Dessa forma, pode se abrir um caminho para a quimioprevenção e terapêutica com associação de fibras e probióticos no CCR.[82]

Câncer do pâncreas

O câncer de pâncreas (CP) é uma doença altamente letal. Em cinco anos do diagnóstico, 93% dos pacientes morrem. É a terceira causa por morte em consequência de câncer nos EUA.[83]

Os fatores de risco para CP são fatores genéticos, idade, pancreatite, hábito de fumar, diabetes e obesidade. Mais de 700 espécies diferentes de bactérias colonizam a cavidade oral, conhecida como microbioma oral.[84] Revisão de centenas de metanálises sobre CP, revelaram que infecção de *Helicobacter pylori* é considerado fator de risco para adenocarcinoma ductal pancreático, assim como pancreatite crônica e pancreatite autoimune.[85]

Muitos componentes patogênicos são derivados do *H. pylori*, que incluem amônia, lipopolissacárides (LPS), citocinas inflamatórias, com danos ao pâncreas.[86] Desse modo, o *H. pylori* estimula a carcinogênese pancreática de diversas maneiras:

- ativa o NF-κB e AP-1 e leva a desregulação do processo celular.

- aumenta o nível de IL-8 que acelera a inflamação, eventualmente carcinogênese pancreática.[87]

- hiperestimula mutação do gen KRAS (ação da LPS).[88]

- ativa de forma persistente o STAT3 promove progressão do CP pela desregulação da expressão de proteínas antiapoptóticas e proliferativas, incluindo Bcl-xL, MCL-1, survivina, c-myc e ciclina D1.[85,89]

Evidências recentes mostram que a microbiota oral tem um papel importante na saúde humana, incluindo resposta imune, metabolismo da carcinogênese e digestão de nutrientes.[90]

Recentemente, infecção bacteriana causando doença periodontal tem se associado ao maior risco de câncer de pâncreas.[91]

Estudo de coorte, prospectivo, controlado, incluiu dois grandes estudos americanos, que avaliaram o microbioma oral e risco de CP.[92] Foram selecionados 361 casos de adenocarcinoma de pâncreas e 371 controles. Amostras da cavidade oral mostraram que os patógenos *Porphyromonas gingivalis* e *Aggregatibacter actinomycetemcomitans* foram associados com maior risco de CP. Os autores concluíram que a microbiota oral pode ter um papel na etiologia de CP. Estudos anteriores relataram que doença periodontal e perdas dos dentes são associadas com maior risco de CP.[93-95]

Em estudo realizado com 238 pacientes com câncer de pâncreas submetidos a tratamento cirúrgico, foram testados para a presença de espécies do gênero *Fusobacterium* no tecido pancreático. Este foi presente em 8,8%, e foi fator independente associado com piora do prognóstico. Estes dados sugerem que espécies de *Fusobacterium* podem servir como biomarcador prognóstico em câncer de pâncreas.[92]

Prebióticos, probióticos e simbióticos no câncer

A microbiota intestinal tem estreita relação com câncer gastrointestinal. Prebióticos, probióticos e simbióticos frequentemente favorecem a construção de um intestino saudável.[96]

Inulina reduz significativamente o pH cecal, a concentração de fenol, p-cresol e indol no cólon, inibe a atividade de enzimas microbianas (β-glucuronidase, azoredutase, nitroredutase) e, assim, diminui a possibilidade de lesões pré-cancerosas.[97] O metabolismo microbiano de polifenóis tem efeito anticarcinogênico e antimutagênico, que podem prevenir câncer de cólon.[98] Noz moscada exibe atividade antimicrobiana pela redução de IL-6 e normalização do metabolismo lipídico desregulado.[99]

Algas marinhas têm efeito positivo sobre a disbiose intestinal induzida por dieta hipergordurosa e câncer colorretal (CCR). Ocorre alteração de AGCC, ácido biliar e fosfolípedes.[100]

O ácido graxo eicosapentaenoico, um ácido graxo ômega 3, inibe processo inflamatório e a formação de pólipos e colite associada a câncer.[101]

Os benefícios dos probióticos não são limitados à prevenção e inibição de agentes carcinogênicos, mas podem também incluir efeitos na prevenção de complicações do tratamento do câncer. O efeito terapêutico dos probióticos pode ser devido a produção de componentes microbianos como bacteriocinas e antibióticos. As bacteriocinas são produzidas pelas bactérias ácido láticas (BAL) e são peptídeos ou pequenas proteínas, frequentemente inibitórias para muitas bactérias indesejáveis.[102] As BAL podem interagir diretamente com células tumorais, inibir seu crescimento e aderir nas células epiteliais. O efeito supressor dos probióticos está também associado à produção de AGCC.[103] As inflamações crônicas são reconhecidas como fator de risco para câncer, como acontece em doença inflamatória intestinal e CCR, hepatites B e C e hepatocarcinoma. Inúmeros estudos mostraram o efeito benéfico de probióticos na supressão de CCR, seja pela participação no sistema imune inato e apoptose, seja pela redução do estresse oxidativo e melhora da microbiota intestinal.[104-106]

Espécies de *Lactobacillus* são comumente usados na prática clínica porque reduzem a abundância de *Enterobacter* e regulam a resposta imune intestinal de doentes com CCR. A

Parte 1: Microbiota do Tubo Digestivo

administração de *Bifidobacterium longum* não tem tais efeitos.[107] Estudo experimental mostrou que o uso de uma mistura de probióticos desenvolvida pela Universidade de Hong Kong, chamada "Prohep" (*Lactobacillus rhamnosus GG e E. coli Nissle*) reduziu em 40% o crescimento de carcinoma hepatocelular (CHC), quando comparado com controle.[108] Prohep reduziu a frequência de Th17 e produção de IL-1, inibiu a angiogênese e promoveu diferenciação anti-inflamatória Célula Treg no trato gastrointestinal.[108]

O tratamento convencional do *H. pylori* com os antibióticos amoxicilina, claritromicina e inibidores de bomba alteram a microbiota intestinal com impacto por longo tempo.[109] Tem sido identificado que o tratamento com probiótico ajuda a microbiota intestinal a lutar contra a perturbação induzida pelo tratamento do *H. pylori*.[110] A Tabela 5.2 apresenta resultados de estudos clínicos com intervenção de probióticos para prevenção e tratamento de CCR.[111]

A suplementação de simbióticos, combinação de prebióticos e probióticos, durante a quimioterapia neoadjuvante para câncer de esôfago, melhorou a microbiota intestinal reduziu efeitos colaterais causados pelos agentes quimioterápicos.[112] A Figura 5.2 mostra os mecanismos anticarcinogênicos dos probióticos.[111]

Tabela 5.2. Estudos clínicos com probióticos para prevenção, complicações e tratamento de CCR

Tipo de Intervenção	Pacientes	Probiótico	Tempo e Tratamento	Resultado	Autor
Prevenção	38 saudáveis	L. rhamnosus	4 semanas	Reduz atividades B-glicosidase (10%) e urease (13%)	Hatakka, 2008
	10 CCR e 20 saudáveis	L. gasseri	12 semanas	Melhora do ambiente intestinal	Ohara, 2019
Complicações pós-operatórias	100 CCR: • 50 probiótico • 50 placebo	L. plantarum L. acidophilus B. longum	16 dias	Melhora barreira GI e reduz infecção	Taremi, 2005
	124 CCR: • 84 probiótico • 80 placebo	L. acidophilus L. plantarum B. lactis BB S. boulardii	15 dias	Diminui complicações maiores	Kotzampassi, 2015
	156 cirurgia: • 75 probiótico • 81 placebo	E. faecalis C. butyricum B. mesentericus	15 dias	Reduz infecção da ferida em CCR	Aisu, 2015
	60 CCR: • 30 probiótico • 30 placebo	B. longum L. acidophilus E. faecalis	12 dias	Rápida recuperação da função intestinal, baixo índice de diarreia e bacteremia	Yang, 2016
Toxicidade da QT e RT	150 CCR	L. rhamnosus GG	24 semanas	Redução de diarreia, dor abdominal, hospitalização, dose de QT devido à toxicidade	Osterlung, 2007
	490 CCR e ginecológico	VSL#3 (8 cepas)	Durante período de RT	Redução de diarreia (32 × 52%) e diarreia severa (1 × 55%)	Delia, 2007

Adaptada de Javanmard et al. [112]

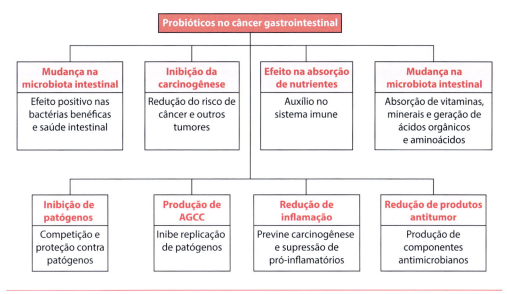

Figura 5.2. Probióticos e mecanismos anticarcinogênicos.[111]

Câncer, quimioterapia e tecnologia metagenômica

Recentes estudos pré-clínicos focam em diversos tipos de câncer que submetidos à quimioterapia e imunoterapia, se associam a bactérias intestinais para modular a resposta do hospedeiro para drogas antitumorais.[113]

Determinados perfis de microbiota intestinal estão relacionados com a eficácia da quimioterapia por meio de mecanismos diversos como xenometabolismo, interação imune e alteração estrutural.[114]

O xenometabolismo mediado pelo microbioma associa-se ao aumento do componente tóxico do quimioterápico e leva à redução da eficácia terapêutica. O potencial mais sério de toxicidade está relacionado ao acúmulo de 5-fluoracil (5-FU)-sorivudina, envolvendo *Bacteroides spp*. De fato, espécies de *Bacteroides* têm alta atividade de conversão do sorivudina a um intermediário (BVU), que inibe a degradação do 5-FU, acumula no sangue e resulta em alta toxicidade.[115]

Espécies de *Bacteroides* e bactérias produtoras de β-glucuronidase como a *Faecalibacterium prausnitzii* e *Clostridum* spp., se associam com acúmulo de metabólito ativo do fármaco irotecano (SN-38) no intestino induzindo diarreia.[116]

O contrário também ocorre. O quimioterápico interferindo na composição da microbiota intestinal: doxorrubicina, 5-FU ou Irotecano têm se associado com disbiose intestinal e da cavidade oral.[117]

Estudos recentes mostram que a modulação da microbiota pela alimentação e probióticos pode reduzir a toxicidade da quimioterapia e efeitos colaterais subsequentes.[118,119] A microbiota intestinal também impacta na eficácia da quimioterapia em tumores sólidos como câncer de cólon, pulmão, melanoma ou sarcoma. Dois mecanismos são apontados: modulação imune remota e/ou translocação bacteriana em órgãos linfoides. A eficácia da quimioterapia também pode ser modulada diretamente pela bactéria intratumoral por meio de seu metabólito ativo. Gammaproteobacteria está envolvida com gemcitabina (GTB) e resistência à oxaliplatina (OXA) em CCR, adenocarcinoma ductal e pâncreas.[120] A quimiorresistência ao 5-FU ou OXA foi mediada

Parte 1: Microbiota do Tubo Digestivo

pela ativação da autofagia pela *Fusobacterium nucleatum* no CCR, dependente da estimulação da imunidade inata (TLR4/MyD88).[121]

Estudo recente confirmou a associação entre quimiorresistência de 5-FU e colonização pelo *Fusobacterium nucleatum* em pacientes com CCR. Houve envolvimento na ativação do TLR4/NF-κB e levou a hiperexpressão do BIRC3, proteína inibidora da apoptose, conhecida como indutora da quimiorresistência de diversos tumores.[122,123]

Esses dados sugerem que a microbiota intestinal parece ser biomarcador essencial que pode favorecer os regimes quimioterapêuticos.[124]

Doenças neurodegenerativas

Doença de Alzheimer

A doença de Alzheimer (DA) caracteriza-se por progressiva e irreversível neurodegeneração, com perda gradual da memória, cognição, demência e perda da função motora. A mais proeminente alteração histopatológica é a agregação do peptídeo beta-amiloide (Aβ) e hiperfosforilação da proteína tau.[125] Recentemente, novos conceitos na patogênese implicam em neuro inflamação, prejuízo no balanço do cálcio, metabolismo energético e degeneração vascular.[126]

Vários estudos mostram evidências atraentes de que o intestino e o sistema nervoso central se comunicam e que a regulação da microbiota comensal pode ser terapia promissora. Ainda assim é importante esclarecer melhor a natureza fisiopatológicas dos mecanismos envolvidos na microbiota do paciente com DA.[127,128]

• Patogênese da Doença de Alzheimer

O microbioma intestinal é capaz de secretar quantidades enormes de lipopolissacarides (LPSs) e amiloides, que podem contribuir para a patogênese da DA, especialmente durante o envelhecimento. Nessa fase da vida, o epitélio do trato gastrointestinal (TGI) e a barreira hematoencefálica (BHE) tornam-se mais permeáveis.[129]

A BHE tem como função primordial manter a homeostase para ótima função cerebral. Mudanças na BHE com ou sem ruptura podem ser deletérias. Um passo importante e precoce na patogênese da DA é relacionado a mudanças na BHE. O acúmulo de substâncias amiloides pode danificar a unidade neurovascular e levar a alterações na BHE.[130]

Tem sido proposto que LPS e amiloide podem diretamente atravessar o TGI e BHE comprometidos. Assim, funcionam como gatilho para as citocinas e outras pequenas moléculas pró-inflamatórias.[131]

A endotoxina LPS é um dos principais componentes da membrana externa de bactéria gram-negativa. Em estudo experimental, LPS é usado para induzir inflamação. Sua infusão crônica dentro do quarto ventrículo de ratos pode reproduzir diversas características patológicas e inflamatórias observadas na DA.[132]

Estudo recente, *in vitro*, mostrou que LPS potencializa a fibrilogênese dos peptídeos beta-amiloide (Aβ).[133]

A espécie do filo *Bacteroidetes*, *Bacteroides fragilis* (BF), é bactéria comensal do TGI, benéfica, em humanos saudáveis, quebra fibras dietéticas e produz ácido graxo de cadeia curta (AGCC).

Entretanto, quando escapam do ambiente intestinal, podem causar inflamação importante, com significativa morbimortalidade.[134]

A dieta tem um papel na regulação da composição do microbioma. Dieta pobre em gordura e rica em fibra, favorece a proliferação de Bacteoidetes.[135] Entretanto, bactéria gram negativa produzem LPS, e assim, toxinas do BF, LPS do BF (BF-LBS), podem atravessar, se rompida a barreira do TGI e BHE. É descrito, então, um papel patológico neurológico, afetando a integridade e função das sinapses, sugerindo que o déficit de adesão das sinapses da DA possa ter influência da microbiota intestinal.[136]

Mais recentemente, o primeiro estudo em humanos mostrou a importância do LPS produzido a partir do *Bacteroides fragilis* (BF-LPS) ser exposto às células do cérebro.[137] Quantidades bem baixas (nanomolar) de LPS bacteriana são extremamente potentes em induzir NF-κB, fator pró-inflamatório na célula glial-neuronal humana. Esses LPS, como BF-LPS e toxinas da BF, podem ser modulados pela dieta, ambiente e estilo de vida, impactando na saúde neurológica, inflamação do sistema nervoso central (SNC) e doenças neurodegenerativas. [138]

Existem condições que favorecem a passagem do LPS, substâncias amiloides, e outras endotoxinas bacterianas através da barreira do TGI e posterior BHE, como no envelhecimento. Isso pode deflagrar TRL2, TRL4 e receptores microgliais CD14 e propagar e sustentar resposta inflamatória no SNC relevantes na DA.[130]

Observa-se, então, por evidências clínicas e experimentais, uma ligação entre a microbiota intestinal e DA, e leva à teoria da "disbiose relacionada com a idade". A hipótese de que DA aumenta durante o processo do envelhecimento e se associa à imunossenescência.[139] De fato, durante o envelhecimento, há mudança da microbiota com aumento de Proteobacteria e redução de probióticos como Bifidobactérias, moléculas neuroprotetoras como AGCC e aumento de citocinas circulantes.[140]

• Disbiose na DA

Os principais fatores que interferem na homeostase intestinal e favorecem a disbiose são: dieta inadequada, antibióticos, inibidores de bomba de prótons, idade avançada, anti-inflamatório não esteroidal, ferro, metotrexate, metformina, estresse crônico e infecções do TGI.[141]

As alterações mais específicas do microbioma intestinal observado na DA são diminuição de bactérias anti-inflamatórias como *Bifidobacterium breve* e aumento de bactérias pró-inflamatórias pertencentes a filos do *Firmicutes* e *Bacteroidetes*, que então podem aumentar o nível de inflamação no plasma e subsequentemente no sistema nervoso central (SNC).[139] Esses dados sugerem que o microbioma intestinal tem forte conexão com a patogênese da DA, bem como a diminuição da diversidade da microbiota pode desencadear muitas patologias no cérebro, como inflamação, degeneração cerebrovascular, agregação Aβ e doenças associadas a agregação patológica da proteína tau.[143]

• Eixo microbiota-intestino-cérebro

O eixo microbiota-intestino-cérebro (EMIC) é um sistema de comunicação bidirecional que inclui caminhos imune, neural, endócrino e metabólico.[147] Estudos em animais sugerem o papel da microbiota na cognição do hospedeiro ou na patogênese relaciona a DA.

CAPÍTULO 5

Parte 1: Microbiota do Tubo Digestivo

A microbiota intestinal produz substâncias bioativas, como AGCC, catecolaminas, neuropep-tídios, como serotonina e gama-aminobutírico (GABA) e fator neutrotrófico derivado do cérebro (BDNF).

Por exemplo:

- GABA produzido por *Lactobacillus* sp. e *Bifidobacterium* sp.;
- Acetilcolina produzida por *Lactobacillus* sp.;
- Serotonina sintetizada por *Escherichia, Streptococcus, Enterococcus* e *Candida*;
- Dopamina por *Escherichia, Bacillus* sp e *Serratia*;
- Norepinefrina liberada por *Bacillus* sp., *Escherichia* e *Saccharomyces*.[144,145]

Enzimas microbianas também podem produzir neurotoxinas. D-lactato é produzida a par-tir da fermentação de carboidratos. Em pacientes com síndrome de fadiga crônica e disfunção neurodegenerativa, ocorre aumento do nível de D-lactose. Outra neurotoxina produzida por en-zimas é amônia, que pode causar encefalopatia hepática. Desequilíbrios em AGCC contribuem para o Transtorno do Espectro Autista (TEA). Dessa forma, a liberação de metabólitos e neurome-tabólitos pela microbiota intestinal humana, que atua como órgão endócrino, pode influenciar em diversas condições clínicas.[146, 147]

No eixo intestino-cérebro, a comunicação é bidirecional e ocorre através de vários caminhos: inervação autônoma (simpático e parassimpático) que envolve o nervo vago, inervação entéri-ca, caminhos neuroendócrinos e neuroimunes. A disbiose tem potencial para influenciar o eixo intestino-cérebro e interferir em desordens neurodegenerativas e neuropsiquiátricas.[148]

A conexão entre microbiota e DA é o processo inflamatório prolongado envolvido nessa doença, com elevação de citocinas inflamatórias (IL-1, IL-6, TNF-α, TGF-β) pela micróglia e as-trocitos.[149] Ocorre depósito do peptídeo Aβ no espaço extracelular, que contribui para alteração cognitiva da DA.[150] Esses depósitos levam à disfunção sináptica e posterior demência.[151]

• Probióticos, prebióticos ou antibióticos na DA

Estudos mostram efeito de probióticos e prebióticos na DA.

O padrão de dieta saudável com alta ingestão de pro e prebióticos, em associação com ou-tros nutrientes, atrasa o declínio cognitivo e reduz o risco de DA.[151] A suplementação de probió-ticos tem efeito na atividade cerebral normal e também induz significante melhora em pacientes com DA.[152]

Estudo clínico, duplo cego, randomizado, controlado, foi realizado em 60 pacientes com DA tratados com leite (controle, 30) ou mistura de probióticos (probiótico, 30). O grupo probió-tico recebeu 200mL/dia de leite fermentado contendo *Lactobacillus acidophilus, Lactobacillus casei, Bifidobacterium bifidum* e *Lactobacillus fermentum* (com 10^9 UFC/g, duas vezes ao dia) por 12 semanas. Ao final, o grupo probiótico apresentou melhora da função cognitiva, me-lhora das seguintes medidas: Estresse oxidativo (malondialdeido, $p < 0,001$), escore mental ($p < 0,001$), proteína C-reativa ($p < 0,001$), triglicerídeos ($p = 0,003$), sensibilidade à insulina ($p = 0,006$), função da célula beta ($p \leq 0,001$). O estudo mostrou que o consumo de probióticos por 12 semanas positivamente afetou a função cognitiva, estresse oxidativo, inflamação, perfil lipídico e metabolismo glicídico.[153]

Esses efeitos podem ser decorrentes da restauração da microbiota intestinal, mas também ação em outros eventos patológicos relacionados com DA (estresse oxidativo, resistência à insulina).

74

CAPÍTULO 5

Abre-se então uma nova janela terapêutica, ao manipular o microbioma na DA e outras desordens neurológicas, de forma preventiva ou mesmo terapêutica. Parece ser uma boa combinação prebiótico, probiótico e antibiótico para manipular a disbiose.[154]

A ação dos antibióticos na DA é na manipulação da microbiota, que pode ser benéfica ou o contrário, dependendo do antibiótico, por isso apresenta resultados conflitantes. [154]

Além de propriedades anti-infecciosas, a rifampicina exerce forte efeito protetor cerebral. Estudo clínico piloto indica que pacientes com DA podem se beneficiar do tratamento com rifampicina, por ação neuroprotetora e pró-cognitiva, que inclui atividade anti-inflamatória, antirradicais livres, ativação microglial, antitau, antiamiloide (Aβ) e efeitos colinérgicos.[155] Embora esses resultados sejam positivos, novos estudos melhor desenhados, randomizados, com dados de neuroimagem funcional (como PET amiloide) ainda se fazem necessário.

Doença de Parkinson

A doença de Parkinson (DP) é uma desordem neurodegenerativa que envolve os caminhos dopaminérgicos, caracterizada por danos do sistema nigroestriatal. O diagnóstico é baseado em observações clínicas que incluem tremor em repouso, bradicinesia, rigidez e instabilidade postural.[156] Alguns autores sugerem que sistema nervoso entérico (SNE) está implicado, devido ao efeito de α-sinucleína. Essa proteína forma agregado que tem sido detectado precocemente no SNE e pode aparecer no sistema nervoso periférico e central.[157] A constipação frequentemente precede os sintomas de ordem motora típicos da DP. O nervo vago está envolvido nesse sistema.[158]

A análise da microbiota da DP da instabilidade postural mostra associação entre o nível de *Enterobacteriaceae* e a gravidade da instabilidade postural.[159]

A semelhança da DA, na DP a microbiota intestinal também participa da patogênese da doença.[160] A desregulação GI ocorre muitos anos antes da doença se manifestar. Braak sugere que a doença começa no intestino e se espalha para o cérebro via eixo intestino-cérebro, isto é, nervo vago e medula espinhal.[161]

A formação de agregados proteicos, principalmente α-sinucleína e ubiquitina, que são a marca da DP, foram encontrados no SNE em necropsias de pacientes com DP.[161] Estudo recente mostrou que α-sinucleína injetadas na parede intestinal de ratos migraram para o cérebro via nervo vago.[162]

A DP evolui com inflamação intestinal, e, de fato, ocorre aumento da expressão de citocinas inflamatórias no cólon, que pode ser o gatilho para quebrar a barreira hematoencefálica (BHE), ativar células imunes e iniciar neuro-inflamação no SNC.[163]

Em pacientes com DP (n = 72), a microbiota intestinal apresenta aumento de *Enterobacteriacea* e redução de *Prevotellaceae*. O gênero Prevotella atua na quebra carboidratos complexos, e provê AGCC, tiamina e folato. A redução de Provetella além de reduzir a produção de vitaminas essenciais, prejudica a secreção de hormônios intestinais e interfere na barreira intestinal, produção de AGCC e inflamação.[164]

Aplicações terapêuticas baseadas no microbioma de pacientes com DP podem ser estratégias favoráveis. Intervenções dietéticas que incluam promoção de crescimento seletivo de bactérias benéficas (prebióticos), oferta de bactérias favoráveis (probióticas), substâncias que eliminem ou reduzam bactérias maléficas (antibióticos) ou transferência de um novo microbioma bacteriano (transplante de microbiota fecal) podem ser uma nova abordagem.[165]

Conclusões

O consumo adequado e regular de probióticos pode produzir benefícios à saúde, que inclui redução dos fatores de risco para doenças cardiometabólicas, uma vez que interfere na patogênese das doenças. Assim, hoje os estudos não mostram só ações dos probióticos na função gastrointestinal, mas em outros sistemas como o cardiovascular. Assim, vemos os probióticos serem promissores em estudos que avaliam seu efeito positivo no *diabetes mellitus*, hipertensão arterial, obesidade, aterosclerose e doença renal crônica.

Existem muitas evidências de que a microbiota intestinal está envolvida não só na carcinogênese gastrointestinal, mas também modula a atividade, eficácia e toxicidade da terapia antitumoral. Dessa forma, a microbiota pode ser um novo alvo para favorecer o tratamento no câncer. O uso de probióticos ou simbióticos pode ser estratégia favorável pelo seu benefício na prevenção e inibição de agentes carcinogênicos, mas também pode incluir efeito terapêutico e prevenir complicações do tratamento do câncer.

Microbiota intestinal também atua na patogênese de doenças neurodegenerativas. Restaurar a diversidade da microbiota do idoso usando probióticos ou transplante de microbiota fecal em doentes com Alzheimer,[a] pode ser uma nova arma terapêutica, para manter a homeostase e reduzir inflamação cerebral.

Referências bibliográficas

1. Lepage P, Leclerc MC, Joossens M, et al. A metagenomic insight into our gut's microbiome. Gut 2013;62:146-58.
2. Woodmansey EJ, et al. Comparison of compositions and metabolic activities of fecal microbiotas in young adults and in antibiotic treated and non-antibiotic-treated elderly subjects. Appl Environ Microbiol 2004, 70(10):6113-22.
3. Monti D, Ostan R, Borelli V, Castellani G, Franceschi C. Inflammaging and human longevity in the omics era, Mech. Ageing Dev. 165 (2017) 129-38.
4. Kasubuchi M, Hasegawa S, Hiramatsu T, Ichimura A, Kimura I. Dietary gut microbial metabolites, short--chain fatty acids, and host metabolic regulation. Nutrients 2015, 7, 2839-49.
5. Ivanov II, Honda K. Intestinal commensal microbes as immune modulators. Cell Host Microbe 2012;12:496e508.
6. Barengolts E. Gut microbiota, prebiotics, probiotics, and synbiotics in management of obesity and prediabetes: review of randomized controlled trials. Barengolts e. Endocr pract 2016, 22(10):1224-34.
7. Chang CJ, Lin TL, Tsai YL, Wu TR, Lai WF, Lu CC, Lai HC. Next generation probiotics in disease amelioration. J Food Drug Anal. 2019 Jul;27(3):678:2-8.
8. Wang S, Xu M, Wang W, et al. Systematic review: adverse events of fecal microbiota transplantation. PLoS One 2016; 11: e0161174.
9. Obesity and overweight. World Health Organization; 2018-02-09. Available from: <http://www.who.int/mediacentre/factsheets/fs311/en/>.
10. Obesity: preventing and managing the global epidemic. Report of a WHO Consultation (WHO Technical Report Series 894). World Health Organization Geneva; 2000. Available from: <http://www.who.int/nutrition/publications/obesity/WHO_TRS_894/en/>.
11. Stenvinkel P, Zoccali C, Ikizler TA. Obesity in CKD- what should nephrologists know? J Am Soc Nephrol. 2013;24(11):1727-36.
12. van Leiden HA, Dekker JM, Moll AC, et al. Blood Pressure, Lipids, and Obesity Are Associated With Retinopathy. Diabetes Care. 2002;25(8):1320.

[a] *Para saber mais: Kim MS, Kim Y, Choi H et al. 2020*

13. Lauby-Secretan B, Scoccianti C, Loomis D, et al. Body Fatness and Cancer - Viewpoint of the IARC Working Group. N Engl J Med. 2016;375(8):794-8.
14. American Diabetes Association. Diagnosis and Classification of Diabetes Mellitus. Diabetes Care. 2010;33(Suppl 1):S62-S9.
15. International Diabetes Federation. IDF Diabetes Atlas, 8th edition. Brussels, Belgium: International Diabetes Federation; 2017
16. Barlow GM, Yu A, Mathur R. Role of the Gut Microbiome in Obesity and Diabetes Mellitus. Nutr Clin Pract. 2015;30(6):787-97.
17. Aagaard K, Ma J, Antony KM, et al. The placenta harbors a unique microbiome. Sci Transl Med. 2014;6(237):237ra65.
18. Ximenez C, Torres J. Development of Microbiota in Infants and its Role in Maturation of Gut Mucosa and Immune System. Arch Med Res. 2017 Nov;48(8):666-680.
19. Biagi E, Nylund L, Candela M, et al. Through Ageing, and Beyond: Gut Microbiota and Inflammatory Status in Seniors and Centenarians. PLOS ONE. 2010;5(5):e10667.
20. Azad MB, Bridgman SL, Becker AB, et al. Infant antibiotic exposure and the development of childhood overweight and central adiposity. Int J Obes (Lond). 2014; 38:1290.
21. Yan J, Liu L, Zhu Y, et al. The association between breastfeeding and childhood obesity: a meta-analysis. BMC Public Health. 2014;14(1):1267.
22. Horta BL, Loret de Mola C, Victora CG. Long-term consequences of breastfeeding on cholesterol, obesity, systolic blood pressure and type 2 diabetes: a systematic review and meta-analysis. Acta Paediatrica. 2015;104(S467):30-7.
23. Trasande L, Blustein J, Liu M, Corwin E, Cox LM, Blaser MJ. Infant antibiotic exposures and early-life body mass. Int J Obes (Lond). 2013 Jan;37(1):16-23.
24. Azad MB, Bridgman SL, Becker AB, et al. Infant antibiotic exposure and the development of childhood overweight and central adiposity. Int J Obes (Lond). 2014;38:1290.
25. Fernandes R, Viana SD, Nunes S, Reis F. Diabetic gut microbiota dysbiosis as an inflammaging and immunosenescence condition that fosters progression of retinopathy and nephropathy. Biochim Biophys Acta Mol Basis Dis. 2019 Jul 1;1865(7):1876-97.
26. Larsen N, Vogensen FK, van den Berg FW, Nielsen DS, Andreasen AS, Pedersen BK, Al-Sou, WA, Sorensen SJ, Hansen LH, Jakobsen M. (2010). Gut microbiota in human adults with type 2 diabetes differs from non-diabetic adults. PLoS One 5, e9085.
27. Rajani C, Jia W. Disruptions in gut microbial-host co-metabolism and the development of metabolic disorders. Clin Sci (Lond). 2018 Apr 16;132(7):791-811.
28. Nimptsch K, et al. Diagnosis of obesity and use of obesity biomarkers in science and clinical medicine. Metabolism 2019, 92:61-70.
29. Chassaing B, Raja SM, Lewis JD, et al. Colonic microbiota encroachment correlates with dysglycemia in humans. Cell Mol Gastroenterol Hepatol. 2017;4(2):205-21.
30. O'Neill LA, Golenbock D, Bowie AG. The history of toll-like receptors – redefining innate immunity. Nat Rev Immunol. 2013; 13:453-60.
31. Cani PD, Amar J, Iglesias MA, et al. Metabolic endotoxemia initiates obesity and insulin resistance. Diabetes. 2007;56(7):1761-72.
32. Smith PM, Howitt MR, Panikov N, et al. The microbial metabolites, short-chain fatty acids, regulate colonic Treg cell homeostasis. Science. 2013;341(6145):569-573.
33. Gill PA, van Zelm MC, Muir JG, et al. Review article: short chain fatty acids as potential therapeutic agents in human gastrointestinal and inflammatory disorders. Aliment Pharmacol Ther. 2018;48(1): 15-34.
34. Lin HV, Frassetto A, Kowalik EJ Jr, et al. Butyrate and propionate protect against diet-induced obesity and regulate gut hormones via free fatty acid receptor 3-independent mechanisms. PLoS One. 2012;7(4):e35240.
35. Byndloss MX, Olsan EE, Rivera-Chávez F, et al. Microbiota-activated PPAR-gamma signaling inhibits dysbiotic Enterobacteriaceae expansion. Science. 2017;357(6351):570-5.

36. Everard A, Belzer C, Geurts L, et al. Cross-talk between Akkermansia muciniphila and intestinal epithelium controls diet-induced obesity. Proc Natl Acad Sci USA. 2013;110(22):9066-71.
37. Allin KH, Trmaroli V, Caesar R, et al. Aberrant intestinal microbiota in individuals with prediabetes. Diabetologia. 2018;61(4):810-820.
38. Jai L, Li D, Feng N, et al. Anti-diabetic Effects of Clostridium butyricum CGMCC0313.1 through Promoting the Growth of Gut Butyrate-producing Bacteria in Type 2 Diabetic Mice. Sci Rep. 2017;7(1):7046.
39. Gao Z, Yin J, Zhang J, et al. Butyrate improves insulin sensitivity and increases energy expenditure in mice. Diabetes. 2009;58(7):1509-17.
40. Hippe B, Remely M, Aumueller E, et al. Faecalibacterium prausnitzii phylotypes in type two diabetic, obese, and lean control subjects. Benef Microbes. 2016;7(4):511-517.
41. Loo TM, Kamachi F, Watanabe Y, Yoshimoto S, Kanda H, Arai Y, et al. (2017) Gut microbiota promotes obesity-associated liver cancer through PGE2-mediated suppression of antitumor immunity. Cancer Discov. 7, 522-38.
42. Singer-Englar T, Barlow G, Mathur R. Obesity, diabetes, and the gut microbiome: an updated review. Expert Rev Gastroenterol Hepatol. 2019 Jan;13(1):3-15.
43. Ley RE, Turnbaugh PJ, Klein S, et al. Microbial ecology: human gut microbes associated with obesity. Nature. 2006;444(7122):1022-3.
44. Turnbaugh PJ, Hamady M, Yatsunenko T, et al. A core gut microbiome in obese and lean twins. Nature. 2008;457(7288):480-4.
45. Schweirtz A, Taras D, Schäfer K, et al. Microbiota and SCFA in lean and overweight healthy subjects. Obesity. 2010;18(1):190-5.
46. Gao R, Zhu C, Li H, et al. Dysbiosis signatures of gut microbiota along the sequence from healthy, young patients to those with overweight and obesity.Obesity. 2018;26(2):351-61.
47. Ordovas JM, Mooser V. Metagenomics: The role of the microbiome in cardiovascular diseases. Curr Opin Lipidol 2006; 17:157-61.
48. Desvarieux M, Demmer RT, Jacobs DR Jr, et al. Periodontal bacteria and hypertension: The Oral Infections and Vascular Disease Epidemiology Study (INVEST). J Hypertens 2010;28:1413-21.
49. Koren O, Spor A, Felin J, et al. Human oral, gut, and plaque microbiota in patients with atherosclerosis. Proc Natl Acad Sci USA 2011;108(Suppl 1):4592-8.
50. Calandrini CA, et al. Microbial composition of atherosclerotic plaques. Oral Dis. 2014, 20: e128-e134 (2014).
51. Rosenfeld ME, Campbell LA. Pathogens and atherosclerosis: update on the potential contribution of multiple infectious organisms to the pathogenesis of atherosclerosis. Thromb. Haemost. 106, 858-67 (2011).
52. Jonsson AL, Bäckhed F. Role of gut microbiota in atherosclerosis. Nat Rev Cardiol. 2017 Feb;14(2): 79-87.
53. Tang WH, Wang Z, Levison BS, Koeth RA, Britt EB, Fu X, Hazen SL. Intestinal microbial metabolism of phosphatidylcholine and cardiovascular risk. N. Engl. J. Med. 2013, 368, 1575-84.
54. Yoo JY, Kim SS. Probiotics and Prebiotics: Present Status and Future Perspectives on Metabolic Disorders. Nutrients. 2016 Mar 18;8(3):173.
55. Kopp-Hoolihan L. Prophylactic and therapeutic uses of probiotics: a review. J Am Diet Assoc. 2001 Feb;101(2):229-38.
56. Parvez S, Malik KA, Ah Kang S, Kim HY. Probiotics and their fermented food products are beneficial for health. J Appl Microbiol. 2006 Jun;100(6):1171-85.
57. Thushara RM, Gangadaran S, Solati Z, Moghadasian MH. Cardiovascular benefits of probiotics: a review of experimental and clinical studies.Food Funct. 2016 Feb;7(2):632-42.
58. Ejtahed HS, Mohtadi-Nia J, Homayouni-Rad A, Niafar M, Asghari-Jafarabadi M, Mofid V, Akbarian-Moghari A. Effect of probiotic yogurt containing Lactobacillus acidophilus and Bifidobacterium lactis on lipid profile in individuals with type 2 diabetes mellitus. J Dairy Sci. 2011 Jul;94(7):3288-94.
59. Naito E, Yoshida Y, Makino K, Kounoshi Y, Kunihiro S, Takahashi R, Matsuzaki T, Miyazaki K, Ishikawa F. Beneficial effect of oral administration of Lactobacillus casei strain Shirota on insulin resistance in diet-induced obesity mice. J Appl Microbiol. 2011 Mar;110(3):650-7.

60. Matis G, Kulcsar A, Turowski V, Febel H, Neogrady Z, Huber K. Effects of oral butyrate application on insulin signaling in various tissues of chickens. Domest. Anim. Endocrinol. 2015, 50, 26-31.

61. Beserra BT, Fernandes R, do Rosario VA, Mocellin MC, Kuntz MG, Trindade EB. A systematic review and meta-analysis of the prebiotics and synbiotics effects on glycaemia, insulin concentrations and lipid parameters in adult patients with overweight or obesity. Clin Nutr. 2015;34:845-58.

62. Smith BD, Smith GL, Hurria A, Hortobagyi GN, Buchholz TA. Future of cancer incidence in the United States: burdens upon an aging, changing nation. J Clin Oncol. 2009. 10; 27: 2758-65.

63. Tomasetti C, Li L, Vogelstein B. Stem cell divisions, somatic mutations, cancer etiology, and cancer prevention. Science 2017; 355 (6331):1330-34.

64. Biragyn A, Ferrucci L. Gut dysbiosis:a potential link between increased cancer risk in ageing and inflammaging. Lancet Oncol. 2018 Jun;19(6):e295-e304.

65. Siegel RL, Miller KD, Jemal A. Cancer statistics, 2018. CA Cancer J Clin 2018;68(1):7e30.

66. Hsieh MH, Sun LM, Lin CL, et al. Development of a prediction model for colorectal cancer among patients with type 2 diabetes mellitus using a deep neural network. J Clin Med 2018. 12;7(9):277.

67. DeSantis CE, Lin CC, Mariotto AB, Siegel RL, Stein KD, Kramer JL, Alteri R, Robbins AS, Jemal A. Cancer treatment and survivorship statistics, 2014. CA Cancer J Clin 2014; 64: 252-271

68. Arthur JC, Jobin C. The struggle within: Microbial influences on colorectal cancer. Inflamm. Bowel. Dis. 2011, 17 (1): 396-409.

69. . Hale VL, Chen J, Johnson S et al. Shifts in the fecal microbiota associated with adenomatous polyps, Cancer Epidemiol Biomarkers Prev. 2017, 26(1):85-94.

70. Louis P, Hold GL, Flint HJ. The gut microbiota, bacterial metabolites and colorectal cancer. Nat Rev Microbiol. 2014, 12 (10):661-72.

71. Rezasoltani S, Aghdaei HA, Dabiri H, Sepahi AA, Modarressi MH, Mojarad EN. The association between fecal microbiota and different types of colorectal polyp as precursors of colorectal cancer. Microb Pathog 2018;124:244e9.

72. Sze MA, Baxter NT, MTt Ruffin, Rogers MAM, Schloss PD. Normalization of the microbiota in patients after treatment for colonic lesions. Microbiome 2017;5(1):150.

73. Alozie A, Koller K, Pose L, et al. Streptococcus bovis infectious endocarditis and occult gastrointestinal neoplasia: experience with 25 consecutive patients treated surgically. Gut Pathog 2015;7:27.

74. Corredoira J, Grau I, Garcia-Rodriguez JF, et al. The clinical epidemiology and malignancies associated with Streptococcus bovis biotypes in 506 cases of bloodstream infections. J Infect 2015;71(3):317-25.

75. Kajihara T, Nakamura S, Iwanaga N, et al. Clinical characteristics and risk factors of enterococcal infections in Nagasaki, Japan: a retrospective study. BMC Infect Dis 2015;15:426.

76. Geis AL, Fan H, Wu X, et al. Regulatory T-cell response to enterotoxigenic *Bacteroides* fragilis colonization triggers IL17- dependent colon carcinogenesis. Cancer Discov 2015;5(10): 1098e109.

77. Viljoen KS, Dakshinamurthy A, Goldberg P, Blackburn JM. Quantitative profiling of colorectal cancer--associated bacteria reveals associations between fusobacterium spp., enterotoxigenic *Bacteroides* fragilis (ETBF) and clinicopathological features of colorectal cancer. PLoS One 2015;10(3), e0119462.

78. Tilg H, Adolph TE, Gerner RR, Moschen AR. The intestinal microbiota in colorectal cancer. Cancer Cell 2018;33(6): 954e64.

79. Hussan H, Clinton SK, Roberts K, Bailey MT. Fusobacterium's link to colorectal neoplasia sequenced: A systematic review and futureinsights. World J Gastroenterol. 2017 Dec 28;23(48):8626-50.

80. O'Keefe SJ, Li JV, Lahti L,et al. Fat, fibre and cancer risk in African Americans and rural Africans. Nat Commun 2015; 6: 6342.

81. Koliarakis I, Messaritakis I, Nikolouzakis TK, Hamilos G, Souglako J, Tsiaoussis J. Oral Bacteria and Intestinal Dysbiosis in Colorectal Cancer. Int J Mol Sci. 2019. 25;20(17). pii: E4146.

82. Gao Z, Guo B, Gao R, Zhu Q, Wu W, Qin H. Probiotics modify human intestinal mucosa-associated microbiota in patients with colorectal cancer. Mol Med Rep 2015; 12: 6119-27.

83. Cancer Facts & Figures 2017. American Cancer Society, Atlanta.

84. Dewhirst FE, Chen T, Izard J, et al. The human oral microbiome. J Bacteriol. 2010; 192: 5002-17.

85. Yu H, Pardoll D, Jove R. STATs in cancer inflammation and immunity: a leading role for STAT3. Nat Rev Cancer 2009;9:798-809.

Parte 1: Microbiota do Tubo Digestivo

86. Kountouras J, Zavos C, Chatzopoulos D. A concept on the role of Helicobacter pylori infection in autoimmune pancreatitis. J Cell Mol Med 2005;9:196-207.

87. Manes G, Balzano A, Vaira D. Helicobacter pylori and pancreatic disease. JOP 2003;4:111-6.

88. di Magliano MP, Logsdon CD. Roles for KRAS in pancreatic tumor development and progression. Gastroenterology 2013;144(6):1220–9.

89. Lesina M, Kurkowski MU, Ludes K, et al. Stat3/Socs3 activation by IL-6 transsignaling promotes progression of pancreatic intraepithelial neoplasia and development of pancreatic cancer. Cancer Cell 2011;19(4):456-69.

90. Slocum C, Kramer C, Genco CA. Immune dysregulation mediated by the oral microbiome: potential link to chronic inflammation and atherosclerosis. J Intern Med 2016; 280 (1): 114-28.

91. Mitsuhashi K, Nosho K, Sukawa Y, et al.Association of Fusobacterium species in pancreatic cancer tissues with molecular featuresand prognosis. Oncotarget. 2015. 30;6(9):7209-20.

92. Fan X, Alekseyenko AV, Wu J, et al. Human oral microbiome and prospective risk for pancreatic cancer: a population-based nested case-control study. Gut. 2018 Jan;67(1):120-127.

93. Ahn J, Segers S, Hayes RB. Periodontal disease, Porphyromonas gingivalis serum antibody levels and orodigestive cancer mortality. Carcinogenesis 2012;33:1055-8.

94. Michaud DS, Joshipura K, Giovannucci E, et al. A prospective study of periodontal disease and pancreatic cancer in US Male health professionals. J Natl Cancer Inst 2007;99(2):171-5.

95. Hiraki A, Matsuo K, Suzuki T, et al. Teeth loss and risk of cancer at 14 common sites in Japanese. Cancer Epidemiol Biomarkers Prev 2008; 17: 1222-7.

96. Pandey KR, Naik SR, Vakil BV. Probiotics, prebiotics and synbiotics - a review. J Food Sci Technol 2015;52:7577-87.

97. Pattananandecha T, Sirilun S, Duangjitcharoen Y, Sivamaruthi BS, et al. Hydrolysed inulin alleviates the azoxymethane-induced preneoplastic aberrant crypt foci by altering selected intestinal microbiota in Sprague-Dawley rats. Pharm Biol 2016;54(9):1596-605.

98. Miene C, Weise A, Glei M. Impact of polyphenol metabolites produced by colonic microbiota on expression of COX-2 and GSTT2 in human colon cells (LT97). Nutr Cancer 2011;63(4):653-62.

99. Li F, Yang XW, Krausz KW, et al. Modulation of colon cancer by nutmeg. J Proteome Res 2015;14(4): 1937-46.

100. Higashimura Y, Naito Y, Takagi T, et al. Protective effect of agaro-oligosaccharides on gut dysbiosis and colon tumorigenesis in high-fat diet-fed mice. Am J Physiol Gastrointest Liver Physiol 2016; 310(6): G367-75.

101. Piazzi G, D'Argenio G, Prossomariti A, et al. Eicosapentaenoic acid free fatty acid prevents and suppresses colonic neoplasia in colitis-associated colorectal cancer acting on Notch signaling and gut microbiota. Int J Cancer 2014;135(9):2004–13.

102. De Vuyst L, Leroy F. Bacteriocins from lactic acid bacteria: production, purification, and food applications. J Agric Food Chem 2007;13(4):194-9.

103. Morrison DJ, Preston T. Formation of short chain fatty acids by the gut microbiota and their impact on human metabolism. Gut Microbes 2016;7(3):189-200.

104. Zhu Y, Michelle Luo T, Jobin C, Young HA. Gut microbiota and probiotics in colon tumorigenesis. Cancer Lett 2011;309(2):119-27.

105. Tojo R, Suárez A, Clemente MG, et al. Intestinal microbiota in health and disease: role of bifidobacteria in gut homeostasis. World J Gastroenterol 2014;20(41):15163-76.

106. Ambalam P, Raman M, Purama RK, Doble M. Probiotics, prebiotics and colorectal cancer prevention. Best Pract Res Clin Gastroenterol 2016;30(1):119-31.

107. Gianotti L, Morelli L, Galbiati F, et al. A randomized double-blind trial on perioperative administration of probiotics in colorectal cancer patients. World J Gastroenterol 2010;16(2):167-75.

108. Li J, Sung CY, Lee N, et al. Probiotics modulated gut microbiota suppresses hepatocellular carcinoma growth in mice. Proc Natl Acad Sci U S A 2016;113:E1306-15.

109. Jakobsson HE, Jernberg C, Andersson AF, Sjölund-Karlsson M, Jansson JK, Engstrand L. Short-term antibiotic treatment has differing long-term impacts on the human throat and gut microbiome. PLoS One. 2010;5(3):e9836.

110. Oh B, Kim BS, Kim JW, et al. The effect of probiotics on gut microbiota during the Helicobacter pylori eradication: randomized controlled trial. Helicobacter 2016;21(3):165-74.

111. Javanmard A, Ashtari S, Sabet B, Davoodi SH, Rostami-Nejad M, Esmaeil Akbari M, et al. Probiotics and their role in gastrointestinal cancers prevention and treatment; an overview. Gastroenterol Hepatol Bed Bench. 2018 Fall;11(4):284-295.

112. Motoori M, Yano M, Miyata H, et al. Randomized study of the effect of synbiotics during neoadjuvant chemotherapy on adverse events in esophageal cancer patients. Clin Nutr 2017;36(1):93-99.

113. Ma W, Mao Q, Xia W, Dong G, Yu C, Jiang F. Gut Microbiota Shapes the Efficiency of Cancer Therapy. Front. Microbiol. 2019, 25;10:1050.

114. Alexander JL, Wilson ID, Teare J, Marchesi JR, Nicholson JK, Kinross JM. Gut microbiota modulation of chemotherapy efficacy and toxicity. Nat. Rev. Gastroenterol. Hepatol. 2017, 14 (6): 356-65.

115. Wang J, Feng W, Zhang S, et al. Gut microbial modulation in the treatment of chemotherapy-induced diarrhea with Shenzhu Capsule. BMC Complement. Altern. Med. 2019. 11;19(1):126.

116. Guthrie L, Gupta S, Daily J, Kelly L. Human microbiome signatures of differential colorectal cancer drug metabolism. NPJ Biofilms Microbiomes 2017, 1;3: 27.

117. Rigby RJ, Carr J, Orgel K, King SL, Lund PK, Dekaney CM. Intestinal bacteria are necessary for doxorubi-cin-induced intestinal damage but not for doxorubicin-induced apoptosis. Gut Microbes 2016, 7 (5): 414-23.

118. Wang Y, Sun L, Chen S, Guo S, Yue T, Hou Q, et al. The administration of Escherichia coli Nissle 1917 ameliorates irinotecan-induced intestinal barrier dysfunction and gut microbial dysbiosis in mice. Life Sci. 2019, 231, 116529.

119. Reyna-Figueroa J, Barrón-Calvillo E, García-Parra C, et al. Probiotic Supplementation Decreases Che-motherapy-induced Gastrointestinal Side Effects in Patients With Acute Leukemia. J. Pediatr. Hematol. Oncol. 2019, 41(6):468-72.

120. Daillère R, Vétizou M, Waldschmitt N, et al. Enterococcus hirae and Barnesiella intestinihominis Fa-cilitate Cyclophosphamide-Induced Therapeutic Immunomodulatory Effects. Immunity 2016, 45(4): 931-43.

121. Yu T, Guo F, Yu Y, et al. Fusobacterium nucleatum Promotes Chemoresistance to Colorectal Cancer by Modulating Autophagy. Cell 2017, 170(3): 548-63.

122. Zhang S, Yang Y, Weng W, et al. Fusobacterium nucleatum promotes chemoresistance to 5-fluorouracil by upregulation of BIRC3 expression in colorectal cancer. J. Exp. Clin. Cancer Res. 2019, 38 (1): 14.

123. Villéger R, Lopès A, Carrier G et al. Intestinal Microbiota: A Novel Target to Improve Anti-Tumor Treatment? Int J Mol Sci. 2019.17;20(18): 4584.

124. Menzies FM, Fleming A, Rubinsztein DC. Compromised autophagy and neurodegenerative diseases. Nat Rev Neurosci 2015; 16(6): 345-57.

125. Bostancıklıoğlu M. The role of gut microbiota in pathogenesis of Alzheimer's disease. J Appl Microbiol. 2019 Oct;127(4):954-67.

126. Bonfili L, Cecarini V, Berardi S, et al. Microbiota modulation counteracts Alzheimer's disease progression influencing neuronalproteolysis and gut hormones plasma level. Sci Rep. 2017 May 25;7(1):2426.

127. Jiang C, Li G, Huang P, Liu Z, Zhao B. The Gut Microbiota and Alzheimer's Disease. J Alzheimers Dis. 2017;58(1):1-15.

128. Varatharaj A, Galea I. The blood-brain barrier in systemic inflammation. Brain Behav. Immun. 2017, 60:1-12

129. Zhao Y, Lukiw WJ. Microbiome-generated amyloid and potential impact on amyloidogenesis in Alzheimer's disease (AD). J Nat Sci 2015. 1(7):e138.

130. Hauss-Wegrzyniak B, Vraniak PD, Wenk GL. LPS induced neuroinammatory effects do not recover with time. Neuroreport 2000, 11, 1759-1763.

131. Asti A, Gioglio L. Can a bacterial endotoxin be a key factor in the kinetics of amyloid fibril formation? J Alzheimers Dis. 2014;39(1):169-79.

132. Choi VM, Herrou J, Hecht AL, et al. Activation of Bacteroides fragilis toxin by a novel bacterial protease contributes to anaerobic sepsis in mice. Nat. Med. 2016, 22, 563-567.

133. Heinritz SN, Weiss E, Eklund M, et al. Impact of a high-fat or high-fiber diet on intestinal microbiota and metabolic markers in a pig podel. Nutrients. 2016, 23;8(5):317.

134. Leshchyns'ka I, Sytnyk V. Synaptic cell adhesion molecules in Alzheimer's disease. Neural Plast. 2016, Article ID 6427537.

135. Lukiw WJ. Bacteroides fragilis Lipopolysaccharide and Inflammatory Signaling in Alzheimer's Disease. Front Microbiol, 2016. 26;7:1544.

136. Zhan LS, Davies SS. Microbial metabolism of dietary components to bioactive metabolites: opportunities for new therapeutic interventions. Genome Med. 2016 21;8(1):46.

137. Angelucci F, Cechova K, Amlerova J, Hort J. Antibiotics, gut microbiota, and Alzheimer's disease. J Neuroinflammation. 2019 22;16(1):108.

138. Caracciolo B, Xu W, Collins S, Fratiglioni L. Cognitive decline, dietary factors and gut–brain interactions. Mech Ageing Dev. 2014;136(137):59-69

139. Wang B, Yao M, Lv L, et al. The human microbiota in health and disease. Engineering. (2017); 3:71-82.

140. Kobayashi Y, Sugahara H, Shimada K, et al. Therapeutic potential of Bifidobacterium breve strain A1 for preventing cognitive impairment in Alzheimer's disease. Sci Rep. 2017; 7:13510.

141. Bostanciklioğlu M. The role of gut microbiota in pathogenesis of Alzheimer's disease.J Appl Microbiol. 2019 Oct;127(4):954-67.

142. Szablewski L. Human Gut Microbiota in Health and Alzheimer's Disease. J Alzheimers Dis. 2018; 62(2): 549-60.

143. Cryan JF, Dinan TG. Mind-altering microorgan- isms: The impact of the gut microbiota on brain and behavior. Nat Rev Neurosci 2012, 13: 701-12.

144. Liu X, Cao S, Zhang X. Modulation of gut microbiota-brain axis by probiotics, prebiotics and diet. J Agric Food Chem 2015, 63: 7885-95.

145. Rieder R, Wisniewski PJ, Alderman BL, Campbell SC. Microbes and mental healt: A review. Brain Behav Immun 2017, 66, 9-17.

146. Petra AI, Panagiotidou S, Hatziagelaki E, Stewart JM, Conti P, Theoharides TC. Gut-microbiota-brain axis and effect on neuropsychiatric disorders with suspected immune dysregulation. Clin Ther 2015, 37, 984-95.

147. Rieder R, Wisniewski PJ, Alderman BL, Campbell SC. Microbes and mental health: A review. Brain Behav Immun. 2017 Nov;66:9-17.

148. Bagyinszky E, Van GV, Shim K, Suk K, An SSA, Kim S. Role of inflammatory molecules in the Alzheimer's disease progression and diagnosis. J Neurol Sci. 2017;3.

149. Wang M-M, Miao D, Cao X-P, Tan L, Tan L. Innate immune activation in Alzheimer's disease. Ann Transl Med. 2018;6:177.

150. Selkoe DJ, Hardy J. The amyloid hypothesis of Alzheimer's disease at 25 years. EMBO Mol Med. 2016. 1;8(6):595-608.

151. Pistollato F, Iglesias RC, Ruiz R, et al. Nutritional patterns associated with the maintenance of neurocognitive functions and the risk of dementia and Alzheimer's disease: a focus on human studies. Pharmacol. Res. 2018; 131:32-43.

152. Akbari E, Asemi Z, Kakhaki RD, et al. Effect of probiotic supplementation on cognitive function and metabolic status in Alzheimer's disease: a randomized, double-blind and controlled trial. Front Aging Neurosci. 2016, 10(8):54.

153. Angelucci F, Cechova K, Amlerova J, Hort J. Antibiotics, gut microbiota, and Alzheimer's disease. J Neuroinflammation. 2019 May 22;16(1):108

154. Yulug B, Hanoglu L, Ozansoy M, Isık D, Kilic U, Kilic E, Schabitz WR. Therapeutic role of rifampicin in Alzheimer's disease. Psychiatry and Clinical Neurosciences, 2018, 72(3), 152-9.

155. García-Peña C, et al. Microbiota and Aging. A Review and Commentary. Arch Med Res. 2017 Nov;48(8):681-9.

156. Svensson E, Horvath-Puho E, Thomsen RW, et al. Vagotomy and subsequent risk of Parkinson's disease. Ann Neurol 2015;78:522-9.

157. Scheperjans F, Aho V, Pereira PAB, et al. Gut microbiota are related to Parkinson's disease and clinical phenotype. Mov Disord 2015;30: 350e358.

158. Keshavarzian A, Green SJ, Engen PA, et al. Colonic bacterial composition in Parkinson's disease. Mov Disord 2015;30:1351-60.
159. Shivani G, Joshua M, Anumantha K. Gut Microbiome in Health and Disease: Linking the Microbiome--Gut-Brain Axis and Environmental Factors in the Pathogenesis of Systemic and Neurodegenerative Diseases. Parmacol Ther Feb 2016, 158, 52-62.
160. Braak H, De Vos RA, Bohl J, Del Tredici K. Gastric alpha-synuclein immunoreactive inclusions in Meissner's and Auerbach's plexuses in cases staged for Parkinson's disease-related brain pathology. Neurosci Lett. 2006 Mar 20;396(1):67-72.
161. Holmqvist S, Chutna O, Bousset L, Aldrin-Kirk P, Li W, Bjorklund T, et al. Direct evidence of Parkinson pathology spread from the gastrointestinal tract to the brain in rats. Acta Neuropathol 2014, 128, 805-20.
162. Devos D, Lebouvier T, Lardeux B, et al. Colonic inflammation in Parkinson's disease. Neurobiol Dis 2013 Feb;50:42-8.
163. Scheperjans F, Aho V, Pereira PA, et al. Gut microbiota are related Parkinson's disease and clinical phenotype. Mov Disord. 2015: 30, 350-8.
164. Scheperjans F, Derkinderen P, Borghammer P. The Gut and Parkinson's Disease: Hype or Hope? J Parkinsons Dis. 2018;8(s1):S31-S39.

Para saber mais

a. Kim MS, Kim Y, Choi H, Kim W, Park S, Lee D, et al. Transfer of a healthy microbiota reduces amyloid and tau pathology in an Alzheimer's disease animal model. Gut. 2020;69(2):283-94.

PARTE 2

Aspectos da Fisiologia e Fisiopatologia da Microbiota Intestinal

Disbiose

Danielle Cristina Fonseca
Ilanna Marques Gomes da Rocha
Dan L. Waitzberg

Introdução

Disbiose é palavra-chave utilizada frequentemente em pesquisas sobre microbioma humano, especialmente no que se refere a buscas de perfis de microbioma para distinguir estados de saúde e doença.

Não existe definição única e conclusiva de disbiose na literatura atual. A definição mais comumente utilizada para caracterizar disbiose é "desequilíbrio na comunidade microbiana intestinal associada ou não a doenças". Esse desequilíbrio pode ocorrer pela super-representação ou perda de membros da comunidade microbiana ou, ainda, por mudanças na abundância relativa dos microrganismos que compõe a microbiota. O maior alvo de estudos, atualmente, é a microbiota intestinal (MI) que abriga cerca de 70% de toda população de microrganismos do corpo humano.[1,2]

A avaliação da disbiose na MI se baseia, principalmente, em mudanças da composição taxonômica de bactérias e suas funções associadas a gêneros e espécies individuais ou conjuntos específicos de membros da MI, por exemplo, níveis excessivos de *Escherichia coli*.[3]

A caracterização dessa composição taxonômica se alicerça em bases de dados de microrganismos que, são geradas a partir da análise de grupos de indivíduos em momentos únicos (saudáveis ou enfermos), ao se utilizar a técnica de sequenciamento 16S rRNA.[4]

Diversos estudos apontam diferenças significativas na composição taxonômica de bactérias, fungos e vírus da comunidade na MI entre pacientes doentes e controles saudáveis.[4-10]

No entanto, essas diferenças taxonômicas microbianas específicas variam significativamente de acordo com o delineamento dos estudos, região em que é realizado e variáveis consideradas em análises bioinformáticas e estatísticas, o que torna difícil uma definição exclusiva e definitiva para definir disbiose e diagnosticar um "perfil disbiótico".[11]

Alguns critérios podem ser considerados, putativamente, para a indicação de disbiose. A MI humana pode apresentar mais de 1.000 diferentes espécies bacterianas, dominada principalmente pelos filos *Bacteroidetes* e *Firmicutes* e acompanhada, em menor abundância, pelos filos *Actinobacteria*, *Verrucomicrobia* e *Proteobactéria*.[12,13] Quando existe super abundância de outros filos ou baixa presença de filos *Bacteroidetes* e *Firmicutes*, no geral, verifica-se associação com enfermidades, o que sugere, assim, um primeiro sinal de disbiose.

A função adequada da MI depende de sua composição estável. Em cenário ideal, o hospedeiro humano deve conviver em harmonia com sua complexa microbiota em estado de resiliência fisiológica. Nessa condição de homeostase, a microbiota contribui ao evitar colonização de microrganismos patógenos e atua nas mais diferentes funções. No entanto, quando essa relação mútua de equilíbrio é comprometida, com alterações na função, diversidade e composição, esse cenário é identificado como disbiose, e assim a microbiota intestinal pode ocasionar ou contribuir para o estabelecimento de doenças.[14]

Fatores de risco para disbiose

A composição da MI é altamente plástica e sensível ao meio ambiente e fatores externos como dieta ou de outras substâncias ingeridas diretamente pelo hospedeiro, atividade física, estresse, tipo de parto, exposição a medicamentos na infância e vida adulta e também fatores internos como indicado na Figura 6.1.

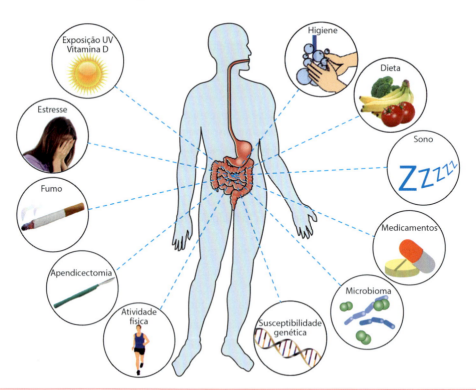

Figura 6.1. Disbiose da microbiota intestinal e suas influências.

Adaptada de Ananthakrishnan AN, 2015. Epidemiology and risk factors for IBD. Nature Reviews Gastroenterology & Hepatology, 12(4), 205-17. doi:10.1038/nrgastro.2015.34.

Fatores genéticos e disbiose

No ambiente em que vivemos, de constante mudança e pressões seletivas, o genoma humano precisa se adaptar, o que implica diretamente em modificações que podem repercutir na MI. Por exemplo, alelos que promovem a retenção de calorias, embora benéficos em ambiente onde as fontes alimentares são escassas, poderiam ser selecionadas contra ambiente rico em alimentos. Do mesmo modo, os alelos associados à promoção da inflamação, benéfica para saúde contra patógenos, em nosso passado antigo, podem, agora, ser mal regulados e promover respostas e doenças inflamatórias crônicas. No intestino, comunidades microbianas podem influenciar ativamente diversos aspectos da fisiologia do hospedeiro, que inclui estado inflamatório. Deste modo, surgem estudos de correlação direta Genética e Microbiota.[15]

Fatores dietéticos e disbiose

A dieta é considerada um dos fatores ambientais mais críticos, capaz de controlar a composição da microbiota e diversidade através das variações naturais no consumo de alimentos, como escassez ou excesso de oferta.[16] O padrão de consumo alimentar das sociedades industrializadas mudou rapidamente de muitas maneiras, com aumento da disponibilidade de proteína, gordura e açúcar e inclusão de produtos químicos não alimentares, como conservantes, pesticidas, aditivos e emulsificantes, que podem ter impacto profundo nas interações entre hospedeiros e microbiota.[17]

Na terapia nutricional parenteral exclusiva existe ausência de nutrientes no intestino. Nessa condição, aumentam os níveis de Proteobactéria, associadas à inflamação na parede da mucosa intestinal e, eventualmente, quebra da barreira epitelial.[18] O excesso de nutrientes pode conduzir à obesidade, por sua vez, associada a disbiose e distúrbios metabólicos inflamatórios. A obesidade é caracterizada pela diminuição da diversidade microbiana e maior prevalência do filo *Firmicutes*, maior liberação de lipopolissacarídeos (LPS) na circulação sistêmica. Níveis mais altos de LPS contribuem para estado de inflamação crônica de baixo grau que ocorre na obesidade. Adicionalmente, alta ingestão de gordura induz mudanças notáveis na composição da microbiota intestinal. A diversidade global diminui juntamente com a abundância relativa de *Bacteroidetes*, enquanto a abundância relativa de *Firmicutes* aumenta. Em contrapartida, fibras não absorvíveis têm efeito direto sobre a microbiota. Ao atingir o cólon, promovem fermentação microbiana, com produção de ácidos graxos de cadeia curta (AGCC) – acetato, propionato e butirato. De maneira distinta, dieta rica em polissacarídeos vegetais promove o crescimento de *Bacteroidetes* sobre *Firmicutes*.[19]

Estresse e disbiose

Distúrbios em hábitos dietéticos e saúde intestinal desequilibrada podem refletir, em sintomas e sinais expressos, em transtornos relacionados ao estresse, depressão e ansiedade catalisados por meio de mudanças na MI. Em nossos dias, no ocidente, ansiedade e depressão são os distúrbios psiquiátricos mais diagnosticados em termos de número e frequência. Eles são atribuídos, em parte, ao ritmo da vida moderna, estilo de vida, dieta, sedentarismo e estresse.[20]

Para compreender o eixo bidirecional entre disbiose da microbiota e estresse é necessário entender o eixo microbiota-intestino-cérebro (EMIC). Inicialmente denominado de eixo intestino-cérebro, compreende sistema comunicativo e regulatório bidirecional, que envolve cérebro, sistema nervoso central (SNC) e o ambiente entérico do intestino. Assim, inclui células humanas e microbianas, metabólitos, substâncias químicas neuroativas e substratos energéticos. O intestino e o cérebro enviam e recebem mensagens por meio do sistema nervoso entérico (SNE) através de vias neurais, como o sistema simpático eferente, nervo vago aferente, e através da corrente sanguínea.[21]

Ao se entender que bactérias e seus metabólitos atuam nesse processo, a MI foi inserida como componente do eixo intestino-cérebro por ser capaz de atuar na regulação dos aspectos psicobiológicos.[22]

O sistema nervoso central (SNC), em particular, o eixo hipotálamo-hipófise adrenal (HPA) (em linhas tracejadas) pode ser ativado em resposta a fatores ambientais, como emoção ou estresse como se pode observar na Figura 6.2.

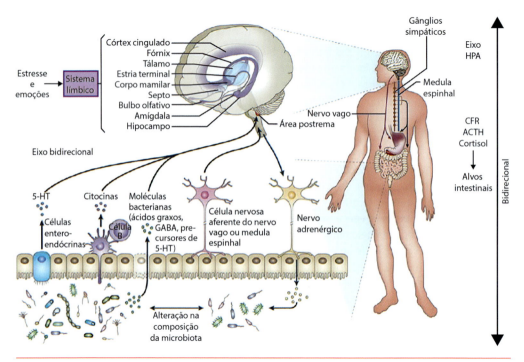

Figura 6.2. Estrutura do eixo microbiota-intestino-cérebro.
DC: células dendríticas; 5-HT: serotonina; CFR: fator de liberação de corticotrofina; ACTH: hormônio adrenocorticotrófico.
Adaptada de Collins SM, Surette M, Bercik P. The interplay between the intestinal microbiota and the brain. Nat Rev Microbiol. 2012 Nov;10(11):735-42.

O sistema nervoso central (SNC), em particular, o eixo hipotálamo-hipófise adrenal (HPA) (em linhas tracejadas) pode ser ativado em resposta a fatores ambientais, como emoção ou estresse. A liberação de cortisol pelo eixo HPA é impulsionada por complexa interação entre amígdala (AMG), hipocampo (HIPP) e hipotálamo (HYP), que constitui o sistema límbico. A secreção de fator de liberação de corticotropina (CRF) pelo hipotálamo estimula a secreção do hormônio adrenocorticotrófico (ACTH) na glândula pituitária que, por sua vez, leva à liberação de cortisol pelas glândulas suprarrenais. Em paralelo, o SNC se comunica, ao longo das vias autonômicas aferentes e eferentes (SNA), com diferentes alvos intestinais, como sistema nervoso entérico (SNE), camadas musculares e mucosa intestinal, e modula motilidade, imunidade, permeabilidade e secreção de muco. Nesse cenário, as bactérias da microbiota intestinal, por meio de estímulos internos e externos podem produzir metabólitos (p. ex., serotonina) capazes de chegar ao cérebro e influenciar o metabolismo e comportamento humano. Os metabólitos bacterianos podem chegar ao cérebro por diferentes caminhos:

1. Através da corrente sanguínea, via liberação de citocinas pelas células da mucosa intestinal, e de hormônios como a serotonina (5-HT) pelas células enteroendócrinas;
2. Através de vias neurais aferentes, que incluem o nervo vago.[23]

Estresse e emoções podem influenciar também a composição microbiana do intestino por meio da liberação de hormônios do estresse (corticosteroides) ou neurotransmissores simpáticos que influenciam a fisiologia intestinal e alteram o habitat e micronichos da microbiota. Alternativamente, os hormônios do estresse do hospedeiro, como a noradrenalina, podem influenciar a expressão gênica bacteriana ou a sinalização entre bactérias, e isso pode alterar a composição microbiana e sua atividade.[24,25]

Essas observações são apoiadas por pesquisas com camundongos livres de germes (*germ-free*) que apresentam respostas exacerbadas ao estresse e alterações no neurodesenvolvimento e comportamento. Além disso, ainda em estudo com modelos animais, a modulação da microbiota intestinal via administração prebiótica obteve efeitos semelhantes à de drogas ansiolíticas e antidepressivas, sugerindo a forte interação entre estresse e as bactérias que habitam a MI.[26]

Causas da disbiose na criança

As primeiras experiências da vida humana têm efeitos complexos e duradouros que podem atingir a idade adulta. O mesmo pode ser dito da aquisição e sucessão de nossa microbiota durante os primeiros anos de vida. O intestino humano é predominantemente colonizado com microrganismos no nascimento. A diversidade microbiana se desenvolve à medida que a alimentação e os padrões alimentares amadurecem. Com idade entre 3 e 5 anos, a microbiota de uma criança se assemelha à do adulto.[27]

A MI infantil sofre período de grandes mudanças nos primeiros anos de vida. A microbiota inicial se adapta ao longo do tempo e é moldada pela disponibilidade de diferentes nutrientes. A medida que a criança consome substratos dietéticos cada vez mais complexos, há mudanças na composição e enriquecimento das funções bacterianas relacionadas ao metabolismo de carboidratos e biossíntese de aminoácidos e vitaminas.[27]

O uso de antimicrobianos, essencial para preservar a vida quando os bebês adquirem infecção bacteriana grave, pode afetar a sucessão ecológica da microbiota infantil. Os antibióticos podem prejudicar a diversidade e a estabilidade da microbiota em desenvolvimento em crianças, assim, a abundância de taxas específicas pode permanecer reduzida por anos após o tratamento. O impacto dos antibióticos na microbiota infantil pode ter longa duração com implicações para a saúde. Sua utilização, no início da vida, tem sido associada ao aumento de risco de diversas doenças na infância e vida adulta, que incluem asma, doença inflamatória intestinal e alergias.[28] Adicionalmente, o parto por cesariana e aleitamento por fórmula láctea podem afetar a MI infantil e, no caso de operação cesariana, essas mudanças podem persistir além da infância.[29]

A grande diferença na MI e na dieta consumida por crianças criadas na zona rural de Burkina Faso, na África, em comparação com crianças da Itália vem sugerir que dieta pode ser fator muito importante para justificar as diferenças observadas na composição da MI entre esses dois grupos de crianças.[30]

Abordagem na condição de doenças

Mudanças na composição microbiana e perfis de disbiose podem criar oportunidades para que outros fatores agravantes amplifiquem as mudanças em grupos bacterianos específicos até o ponto de desequilíbrio.[31]

Diferentes distúrbios mórbidos agudos e crônicos podem ser consequência da perturbação de comunidades microbianas do intestino. Obesidade e diabetes tipo II estão associadas à disbiose intestinal, que em alguns casos pode contribuir para desenvolvimento ou gravidade da doença.

Disbiose é bem caracterizada em doenças inflamatórias intestinais (DII), como colite ulcerativa e a doença de Crohn,[32] mas também em distúrbios metabólicos,[33] doenças autoimunes[34] e distúrbios neurológicos.[35] Disbiose pode desencadear doenças nas primeiras semanas de vida, como observado na enterocolite necrosante,[36] durante a idade adulta ao promover câncer colorretal,[37] ou em pessoas idosas, como a diarreia associada a *Clostridium difficile*.[38]

A contribuição da disbiose da MI para doenças é indiscutível, mas os mecanismos em jogo, a atribuição de micróbios verdadeiramente patogênicos e relação de causa e consequência frequentemente permanecem circunstanciais.[31]

Referências bibliográficas

1. Ley RE, Turnbaugh PJ, Klein S, Gordon JI. Microbial ecology: human gut microbes associated with obesity. Nature. 2006; 21;444(7122):1022-3.
2. Messer JS, Chang EB. Microbial Physiology of the Digestive Tract and Its Role in Inflammatory Bowel Diseases. Physiology of the Gastrointestinal Tract. 2018: 795-810.
3. Tamboli CP, Neut C, Desreumaux P, Colombel JF. Dysbiosis in inflammatory bowel disease. Gut 2004;53(1):1-4.
4. Frank DN, St. Amand AL, Feldman RA, Boedeker EC, Harpaz N, Pace NR. Molecular-phylogenetic characterization of microbial community imbalances in human inflammatory bowel diseases. Proc Natl Acad Sci. 2007;104(34):13780-5.
5. Nishida A, Inoue R, Inatomi O, Bamba S, Naito Y, Andoh A. Gut microbiota in the pathogenesis of inflammatory bowel disease. Clin J Gastroenterol. 2018;11(1):1-10.
6. Salonen A, de Vos WM, Palva A. Gastrointestinal microbiota in irritable bowel syndrome: present state and perspectives. Microbiology 2010; 156: 3205-15.
7. Ley RE, Backhed F, Turnbaugh P, Lozupone CA, Knight RD, Gordon JI. Obesity alters gut microbial ecology. Proc Natl Acad Sci USA 2005; 102: 11070-5.
8. Schwiertz A, Taras D, Schafer K et al. Microbiota and SCFA in lean and overweight healthy subjects. Obesity. 2010; 18: 190-5.
9. Linsheng Huang, Renyuan Gao, Ning Yu, Yefei Zhu, Yangfeng Ding, Huanlong Qin. Dysbiosis of gut microbiota was closely associated with psoriasis. Science China Life Sciences. 2019; 62: 807-15.
10. Harbison JE, Roth-Schulze AJ, Giles LC, Tran CD, Ngui KM, Penno MA, et al. Gut microbiome dysbiosis and increased intestinal permeability in children with islet autoimmunity and type 1 diabetes: A prospective cohort study. Pediatr Diabetes. 2019 Aug;20(5):574-583.
11. Hooks KB, O'Malley MA. Dysbiosis and Its Discontents. mBio. 2017 Oct 10;8(5): e01492-17.
12. Human Microbiome Project C. Structure, function and diversity of the healthy human microbiome. Nature. 2012; 13;486(7402):207-14.,
13. Honda K, Littman DR. The microbiota in adaptive immune homeostasis and disease. Nature. 2016; 535(7610):75–84
14. Hollister EB, Gao C, Versalovic J. Compositional and functional features of the gastrointestinal microbiome and their effects on human health. Gastroenterology. 2014; 146 (6):1449-1458.

15. Sonnenburg ED, Sonnenburg JL. The ancestral and industrialized gut microbiota and implications for human health. Nature Reviews Microbiology. 2019; 17(6): 383-90.
16. David LA, et al. Diet rapidly and reproducibly alters the human gut microbiome. Nature. 2014; 505: 559-63.
17. Suez J, et al. Artificial sweeteners induce glucose intolerance by altering the gut microbiota. Nature. 2014; 514: 181-6.
18. Sonnenburg JL, Backhed F. Diet-microbiota interactions as moderators of human metabolism. Nature. 2016; 535(7610):56-64.
19. Scott KP, et al. The influence of diet on the gut microbiota. Pharmacol Res. 2013; 69(1):52-60.
20. Schnorr LS, Bachner HA. Focus: Microbiome Integrative Therapies in Anxiety Treatment with Special Emphasis on the Gut Microbiome Yale J Biol Med. 2016; 89(3): 397-422.
21. Jesulola E, MicalosP, Baguley IJ. Understanding the pathophysiology of depression: From monoamines to the neurogenesis hypothesis model - are we there yet? Behavioural Brain Research. 2018 Apr 2;341:79-90.
22. Carabotti M, Scirocco A, Maselli MA, Severi C. The gut-brain axis: interactions between enteric microbiota, central and enteric nervous systems. Annals of Gastroenterology. 2015 Apr-Jun;28(2):203-209.
23. Foster JA, Rinaman L, Cryan JF. Stress & the gut-brain axis: Regulation by the microbiome. Neurobiol Stress. 2017;19;7:124-36.
24. Neufeld KM, Kang N, Bienenstock J, Foster JA. Reduced anxiety-like behavior and central neurochemical change in germ-free mice. Neurogastroenterol. Motil. 2011; 23:255-64. e119.
25. Costedio MM, Hyman N, Mawe GM. Serotonin and its role in colonic function and in gastrointestinal disorders. Dis. Colon Rectum. 2007;50:376-88.
26. Reigstad CS, Salmonson CE, Rainey JF, Szurszewski JH, Linden DR, et al. Gut microbes promote colonic serotonin production through an effect of short-chain fatty acids on enterochromaffin cells. 2011 FASEB J 29: 1395-403.
27. Tamburini S, Shen N, Wu HC, Clemente JC. The microbiome in early life: implications for health outcomes. Nat. Med. 2016; 7;22(7):713-22.
28. Miyoshi J, et al. Peripartum antibiotics promote gut dysbiosis, loss of immune tolerance, and inflammatory bowel disease in genetically prone offspring. Cell Rep. 2017; 20: 491-504.
29. Backhed F, et al. Dynamics and stabilization of the human gut microbiome during the first year of life. Cell Host Microbe. 2015; 17: 690-703.
30. De Filippo C, et al. Impact of diet in shaping gut microbiota revealed by a comparative study in children from Europe and rural Africa. Proc. Natl Acad. Sci. USA. 2010; 107: 14691-6.
31. Weiss GA, Hennet T. Mechanisms and consequences of intestinal dysbiosis. Cell Mol Life Sci. 2017;74(16):2959-2977.
32. Wlodarska M, Kostic AD, Xavier RJ. An integrative view of microbiome–host interactions in inflammatory bowel diseases. Cell Host Microbe. 2015. 17(5):577-91.
33. Gerard P. Gut microbiota and obesity. Cell Mol Life. 2016; Sci 73(1):147-62.
34. Knip M, Siljander H. The role of the intestinal microbiota in type 1 diabetes mellitus. Nat Rev Endocrinol. 2016. 12(3):154-67.
35. Tremlett H, et al. The gut microbiome in human neurological disease: a review. Ann Neurol. 2017; 81(3):369-82.
36. Neu J, Walker WA (2011) Necrotizing enterocolitis. N Engl J Med 364(3):255-64.
37. Schwabe RF, Jobin C. The microbiome and cancer. Nat Rev Cancer. 2013; 13(11):800-12.
38. Seekatz AM, Young VB. Clostridium difficile and the microbiota. J Clin Invest. 2014 Oct;124(10):4182-9.

Resposta Imunológica do Hospedeiro

Bruno Acatauassu Paes Barreto
Erica Gomes do Nascimento Cavalcante

Células epiteliais intestinais

O trato gastrointestinal (TGI) constitui a maior superfície de barreira que separa o hospedeiro do ambiente externo, sendo especialmente adaptado à colonização por bactérias comensais, as quais auxiliam na digestão e influenciam no desenvolvimento e função do sistema imune da mucosa. No entanto, na presença de bactérias patogênicas, o epitélio intestinal atua como barreira física e bioquímica contra esses microrganismos. Além disso, as células epiteliais intestinais (CEI) podem sentir e responder a estímulos microbianos para reforçar sua função de barreira e participar na coordenação de respostas imunes apropriadas, variando de tolerância à imunidade anti-patógeno.[1-3]

Esse epitélio é composto por uma única camada de diferentes subtipos de CEI especializadas, incluindo os enterócitos, as células de Paneth, as células caliciformes, as células enteroendócrinas, as células Tufo (também conhecidas como células em escova) e as células M, todas elas originadas da diferenciação de células-tronco epiteliais. Esses tipos de CEI são funcionalmente diferentes e trabalham sinergicamente para manter a homeostase intestinal, regulando a absorção de nutrientes, a motilidade intestinal e a mantendo a barreira mucosa.[4] Os enterócitos são as células mais numerosas da mucosa intestinal, tendo como principal função a absorção através das microvilosidades e o transporte de diversas substancias para o meio intracelular, tais como aminoácidos, oligossacarídeos e lipídeos.[1,3]

As células de Paneth são células epiteliais altamente especializadas localizadas na cripta do intestino delgado que contribuem para a defesa do hospedeiro sintetizando e secretando peptídeos e proteínas antimicrobianas que são diluídos no muco, melhorando a barreira antimicrobiana e moldando a população bacteriana comensal. Tais moléculas antimicrobianas são importantes mediadores na imunidade inata contra patógenos entéricos e na interação entre a microbiota colonizadora e o hospedeiro.[5]

Parte 2: Aspectos da Fisiologia e Fisiopatologia da Microbiota Intestinal

As células caliciformes são as segundas células mais numerosas dentre as CEI e são especializadas na secreção de muco. mucinas, moléculas glicosiladas que possuem propriedades semelhantes a gel, formam uma barreira de muco, que se torna mais densa à medida que se aproxima das CEI, impedindo assim que as bactérias penetrem na barreira. Uma única camada de muco cobre o epitélio do intestino delgado, enquanto duas camadas cobrem o epitélio do cólon. Além disso, a camada de muco no compartimento intestinal contém peptídeos antimicrobianos, incluindo a α-defensina, que é produzida pelas células de Paneth nas criptas intestinais localizadas na base das vilosidades, e moléculas de IgA secretora, que derivam da mucosa intestinal ou ducto biliar e polissacarídeos digestíveis que servem de fonte estável de energia para o microbiota comensal.[1,6] Portanto, as barreiras químicas montadas pelas camadas de muco, cujos componentes são originários de células epiteliais e são mediadas por sistemas secretórios, são necessárias tanto para a manutenção da homeostase intestinal quanto para a proteção contra infecções. Outro mecanismo de defesa das células caliciformes constitui na capacidade em detectar material luminal que pode ser levado para células dendríticas CD103 + CD11c +, presentes na lâmina própria.[1]

As células enteroendócrinas liberam uma variedade de mediadores humorais e parácrinos que podem induzir diferentes efeitos imunorreguladores, incluindo recrutamento celular, ativação de células imunológicas, fagocitose, apresentação de antígenos e secreção de citocinas.[1]

As células tufo intestinais caracterizam-se pela presença da borda em escova apical e corpo celular ovalado. As microvilosidades apicais ligam ambiente extracelular do lúmen intestinal ao citoplasma intracelular por meio de um feixe filamentoso. São críticas no início das respostas imunes tipo 2, ativadas durante as infecções por protozoários intestinais ou parasitas helmínticos, eliminando patógenos gastrointestinais e aumentando a resistência do hospedeiro à infecção. Além disso, estimulam a cicatrização da mucosa após dano tecidual.[4]

As células do tipo microfenestradas (M) estão localizadas no tecido linfoide associado ao intestino (GALT), e são especializadas em fagocitar e transportar antígenos provenientes de bactérias, vírus, fungos, toxinas, partículas inertes e imunocomplexos do lúmen intestinal até os centros germinativos para o processamento e início da resposta imunológica da mucosa. Estudos mostram associação entre essas células e respostas imunes intestinais dependentes de IgA.[7] Nesse contexto, as células M são importantes para manter a barreira intestinal saudável e controlar a interação entre a microbiota luminal e as células do sistema imune.[1]

Receptores da imunidade inata

As CEI atuam como sensores e integram sinais advindos de bactérias presentes na luz intestinal, através de receptores que atuam diretamente no direcionamento das respostas imunológicas da mucosa. Tais receptores são capazes de identificar padrões moleculares associados a patógenos (PAMPs), sendo chamados de Receptores de Reconhecimento Padrão (RRP), como os receptores do tipo *toll* (*Toll-like receptors* - TLRs) e os receptores de tipo NOD (domínio oligomerização de ligação de nucleotídios - *NOD receptors*), detalhados a seguir.

Receptores do tipo *Toll* (*Toll-like receptors* - TLRs)

Os TLRs são a família de receptores de reconhecimento de padrões (PRRs), presentes principalmente em macrófagos, neutrófilos e células dendríticas, na superfície das membranas ou no interior das células.

A ativação de um TLR culmina na produção de citocinas inflamatórias, quimiocinas como TNF, IL-6 e IL-8, e na transcrição de genes envolvidos na resposta imunológicas contra patógenos. Os diversos tipos de TLRs induzem a diferentes respostas imunológicas, com produção de interleucinas distintas, mostrando um ajuste fino entre esses receptores e os antígenos presentes na mucosa intestinal. No entanto, esses receptores também desempenham um importante papel na homeostase intestinal, à medida que promovem a tolerância imunológica à microbiota, promovendo a colonização e limitando a resposta inflamatória contra bactérias comensais.[8]

Alguns estudos demonstram que o TLR4 é ativado não só por lipopolissacarídeos bacterianos, mas também por ácidos graxos saturados contidos na dieta, estando envolvido na patogênese da obesidade. Outros estudos apontam que o mau funcionamento dos TLR2 esteja associado a progressão da aterosclerose em indivíduos portadores de *diabetes mellitus* tipo 2. [9] Nesse sentido, existem evidências de que a perturbação na sinalização dos TLRs pode levar a estados inflamatórios crônicos intestinais e extraintestinais.[10,11]

Receptores tipo *NOD* (*NOD receptors*)

Os receptores *NOD* estão localizados no citoplasma das células intestinais e são capazes de reconhecerem produtos derivados de bactérias, do ambiente e moléculas próprias do indivíduo. Atualmente são conhecidos 22 tipos de *NOD*, alguns deles envolvidos na patogênese de doenças.[12]

A maioria desses receptores atua como RRP, ativando a resposta inflamatória do hospedeiro, porém alguns respondem a ação de ocitocinas inflamatórias. Após a ativação, eles desencadeiam diferentes respostas organizadas em quatro categorias: inflamação, sinalização, transcrição e autofagia. Esse conjunto de reações inflamatórias são essenciais para a regeneração celular e integridade do epitélio intestinal, e ocorre através de uma série de mecanismos, como ativação da caspase 1, produção de óxido nítrico nas células dendríticas, liberação de citocinas pro inflamatórias, dentre outras. No entanto, a ativação exacerbada pode desencadear diversas doenças inflamatórias, como a doença inflamatória intestinal (DII), por exemplo. [13,14]

Função imunorregulatória das células intestinais

O sistema imune é constituído pelos sistemas imunes inato e adaptativo. O sistema imune inato contém a barreira física do intestino, os RRPs, neutrófilos e células linfoides inatas, enquanto o sistema imune adaptativo inclui macrófagos (MΦ), células dendríticas, linfócitos intraepiteliais e subgrupos de células T. Como vimos, os ligantes microbianos são reconhecidos especificamente por RRPs, deflagrando respostas imunológicas e, assim, modulando o sistema imunológico local e/ou sistêmico.[15]

Nesse contexto, diversos estudos tem demonstrado que componentes microbianos de diversos probióticos tem o potencial de manter e melhorar o sistema imune, à medida que deflagram respostas pro-inflamatórias, levando a ativação de células T efetoras e reguladoras, além de respostas supressoras quando ativam as células T reguladoras (T reg), as quais estimulam a liberação de citocinas anti-inflamatórias como o fator transformador de crescimento β (TGF- β) e interleucina 10 (IL-10). Além disso, estimulam a produção de imunoglobulina A secretora (IgA), de poliaminoglicanos (importantes para manter a integridade da barreira intestinal), e também tem efeito antioxidante contribuindo para a eliminação de radicais livres através da secreção de enzimas antioxidantes. Todos esses processos resultam no desenvolvimento e na homeostase do sistema imunológico.[15]

Além dos mecanismos citados, a autofagia possui um importante papel na manutenção da homeostase intestinal, impedindo a disseminação de bactérias invasoras e, deste modo, evitando infecção e inflamação.[3]

Sabemos que a capacidade metabólica microbiana é necessária para a síntese de vitaminas e produção de ácidos graxos de cadeia curta importantes para manter a integridade epitelial e o desenvolvimento de T reg. Um exemplo disso é a produção de vitamina K, essencial para a síntese dos fatores de coagulação do hospedeiro, e vitaminas do complexo B, incluindo folato (vitamina B9) e vitamina B12. A síntese dessas vitaminas ocorre principalmente no intestino grosso, no qual a captação no hospedeiro é mais restrita que no intestino delgado.[16]

Os linfócitos B, presentes nos linfonodos mesentéricos, placas de Peyer e nos folículos linfoides da mucosa intestinal, atuam na resposta imunológica do hospedeiro principalmente pela produção de IgA secretora. Essa imunoglobulina tem um importante papel na neutralização de patógenos luminais, evitando assim a invasão bacteriana, além de contribuir para a manutenção de uma microbiota saudável, com participação no estabelecimento, seleção e diversificação da microbiota intestinal comensal. Estudos mais recentes sugerem a participação de imunoglobulina G (IgG) e da imunoglobulina M (IgM) na resposta imune do hospedeiro associada a microbiota intestinal, porém ainda não se sabe ao certo como se dá esse mecanismo e qual a real consequência dessa participação na manutenção da integridade intestinal e na fisiopatologia de doenças inflamatórias.[17]

Imunoglobulina A: transcitose

A IgA é o isotipo que predomina na mucosa intestinal e constitui a primeira linha de defesa contra microrganismos intestinais, desempenhando um importante papel na manutenção da homeostase intestinal.

A IgA é produzida por células da lâmina própria, em sua forma polimérica ligada a uma cadeia J, que então é transportada para as secreções mucosas por meio de um receptor polimérico de imunoglobulina (RPIg), expresso na superfície do epitélio da mucosa. O complexo RPIg-IgA, torna-se internalizado e é transportado através da célula e secretado com uma porção do receptor (componente secretor) na superfície apical, já como IgA secretora (IgAs).

Essa produção de IgAs no plasma é estimulada pela ação de citocinas produzidas pelas células T CD4 positivas e CD8 positivas. Além disso, diversas vias de sinalização intracelular induzidas por citocinas levam ao incremento da expressão do RPIg, estimulando a formação do complexo RPIg-IgA.

São diversas as funções da IgA na mucosa intestinal, como neutralização de toxinas e vírus, bloqueio da adesão e translocação bacteriana. No entanto, essa imunoglobulina não possui ação apenas relacionada a microrganismos patogênicos. Estudos recentes demonstram que a deficiência seletiva de IgA provoca alterações na microbiota intestinal.[19] Além disso, anticorpos secretados no leite materno estimulam o sistema imunológico da mucosa de mamíferos, com efeito a longo prazo em sua microbiota intestinal. Ou seja, a IgA age em aspectos funcionais das interações do hospedeiro com a microbiota comensal.[16]

Apresentação de antígenos pelo intestino

O sistema imunológico intestinal mantém o equilíbrio, por meio de uma "sintonia fina", entre a imunogenicidade contra microrganismos patogênicos e a tolerância para microbiota comensal, que povoa o intestino dos mamíferos. Células intestinais apresentadoras de antígeno (*iAPC – Intestinal Antigen Presentation Cells*), sobretudo, macrófagos (MΦ) e células dendríticas (DC – *Dentritic cells*), são componentes fundamentais do sistema imune inato da mucosa, que mantêm esta adequada coexistência com a microbiota intestinal. Assim, MΦ e DC integram sinais do microambiente para orquestrar respostas imunes inatas e adaptativas que, em última análise, promovem tolerância duradoura frente a microbiota intestinal. Tal tolerância não é uma resposta padrão, visto que essas células também estão preparadas para responder vigorosamente a patógenos que violam a barreira epitelial.[20,21]

Para que esta adequada interface imunológica funcione adequadamente é fundamental a presença de RRP, principalmente receptores do tipo *Toll* e *NOD* (já detalhados anteriormente neste capítulo), os quais estão presentes em todos os tipos de iAPC. Qualquer falha de reconhecimento neste processo, pode resultar em resposta inflamatória inapropriada contra antígenos não patogênicos, como visto no mecanismo fisiopatológico das alergias alimentares e das doenças inflamatórias intestinais, como a doença de Crohn e a colite ulcerativa.[21]

Nos próximos tópicos, discutiremos a importância e participação de cada uma dessas células apresentadoras de antígenos, no contexto da interface microbiota-mucosa intestinal-sistema imunológico.

Células dendríticas

As células dendríticas (DC) são células apresentadoras de antígenos, originárias da medula óssea, e que apresentam dois subtipos principais: a célula dendrítica clássica ou convencional (cDC) e a plasmacitoide (pDC). Ambas têm desenvolvimento distinto das linhagens monocíticas-macrofágicas teciduais, embora compartilhem muitos marcadores fenotípicos semelhantes. Estruturalmente os macrófagos teciduais podem ser identificados pela presença de grandes vacúolos fagocíticos citoplasmáticos, enquanto as DC exibem suas projeções dentritiformes características (Figura 7.1).[21,22]

A função primordial das DC intestinais é o transporte e a apresentação de antígenos, os quais são verificados em amostragens contínuas, para o tecido linfoide secundário (linfonodos mesentéricos) e placas de Peyer, gerando resposta imunológica T-dependente específica, ou tolerogênica, para esses antígenos.[21]

Com o desenvolvimento de técnicas mais modernas de identificação celular (fenotipagem), pode-se ter um cenário mais claro sobre a participação dessas DC no contexto imunológico intestinal. Neste sentido, se apresentam como importantes mediadoras no processo de tolerância para antígenos alimentares; limitam a reatividade para a microbiota comensal não patogênica, mantendo, no entanto, adequada resposta para patógenos intestinais. Sua heterogeneidade fenotípica determina capacidade efetora e reguladora balanceada, as quais são ativadas pelos estímulos oriundos do ambiente que as cercam.[22]

Evidências neste sentido, mostram que DC que expressam marcadores de superfície, do tipo CD103⁺, também expressam receptores tipo CCR7 que permitem tropismo para linfonodos mesentéricos em condições basais. Tal característica migratória é muito importante para a capacidade tolerogênica destas células. Outro mecanismo associado as características fenotípicas destas células seria a capacidade de promover a ativação/diferenciação de células T reguladoras, subtipo Foxp3, na presença de TGF-b e do ácido retinoico, o qual é produzido pelas próprias DC e fundamental para a expressão de moléculas de adesão em linfócitos T, com direcionamento intestinal (*gut-homing markers*). A perda desse tropismo prejudica o fenômeno de tolerância oral e ratifica a importância das DC nesse processo.[20]

Parte 2: Aspectos da Fisiologia e Fisiopatologia da Microbiota Intestinal

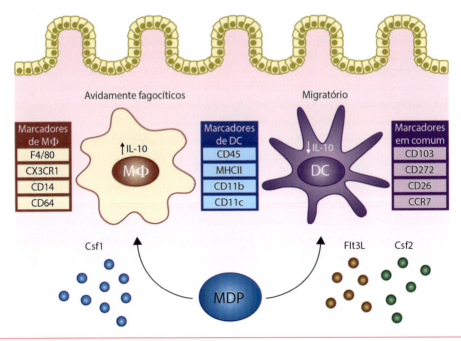

Figura 7.1. Diferenças e características morfofuncionais entre as principais células apresentadoras de antígenos intestinais: macrófagos teciduais e células dendríticas.

Csf1: fator estimulador de colônia 1; MΦ: macrófagos; DC: célula dendrítica; MDPs: macrófagos e progenitores DC; Flt3L: ligante de tirosina quinase 3; Csf2: fator estimulador de colônia 2; IL10: interleucina 10.

Adaptada de Flannigan K et al. Am J Pathol. 2015; 185: 1809e-1819e.

No contexto efetor, as células epiteliais intestinais fornecem substrato para que as DC exerçam, também esse papel, ativando subpopulações linfocitárias, quer seja Th1, Th2, Th17 ou Th22, na dependência dos estímulos oriundos do ambiente intestinal. Por exemplo, o aumento na exposição e no reconhecimento de Padrões Moleculares Associados à Patógenos (PAMPS) pelas DC, quer seja pela quebra de barreira ou penetração ativa destes patógenos, desencadeia resposta pró-inflamatória e/ou anti-infecciosa, comandada por determinados subtipos linfocitários específicos.[22]

A investigação destes mecanismos de sensibilização das iAPC pelas bactérias intestinais ratificou a possibilidade de ativação celular por mono-sensibilizações, ou seja, determinadas espécies bacterianas produzem respostas específicas. Tais evidências se tornaram mais claras a partir dos estudos com animais do tipo *germ-free* que puderam ser colonizados com cepas específicas, resultando em respostas imunológicas específicas também. Por exemplo, polissacarídeo A (PSA) presente em cepas de *Bacteroides fragilis*, assim como ácidos graxos de cadeia curta produzidos por outras bactérias comensais estimulam DC e MΦ a produzirem IL-10 e ácido retinóico, que são fundamentais para a diferenciação das células T reguladoras. Por outro lado, as bactérias filamentosas segmentadas (*SFB*), ativam programas de sinalização, que direcionam a secreção de IL-6 e IL-23 por DC e MΦ, levando à diferenciação para subtipos linfocitários específicos (p. ex., Th17) (Figura 7.2).[20]

Resposta Imunológica do Hospedeiro

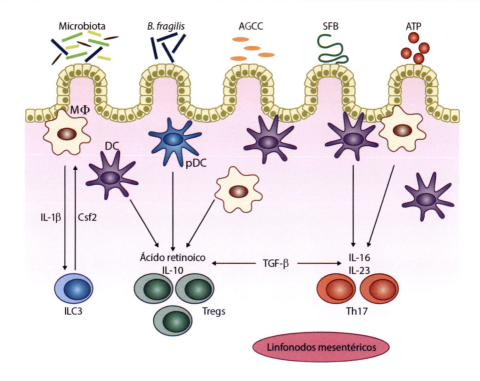

Figura 7.2. Respostas T-dependentes produzidas por fatores microbianos específicos que ativam as células apresentadoras de antígenos intestinais: macrófagos teciduais e células dendríticas.

MΦ: macrófagos; DCs: células dendríticas; Tregs: células T reguladoras; Th17: células T auxiliares tipo 17; Csf2: fator estimulador de colônias 2; ILC3s: células linfoides inatas tipo 3; PSA: polissacarídeo A; AGCC: ácidos graxos de cadeia curta; SFB: bactérias filamentosas segmentadas.
Adaptada de Flannigan K et al. Am J Pathol. 2015; 185: 1809e-1819e.

Macrófagos teciduais intestinais

Os macrófagos teciduais intestinais (iMΦ) se originam dos monócitos sanguíneos, que por sua vez tem seus precursores na medula óssea, oriundos da linhagem monocítica-macrofágica. Apresentam várias funções importantes no contexto imunológico, quer seja no processo de imunotolerância, quanto para resposta imune específica. Embora apresentem boa capacidade fagocítica e bactericida, diferem de seus pares situados em outras regiões do organismo humano, por uma menor capacidade oxidativa e menor expressão de receptores de reconhecimento padrão (*tipo Toll*) em sua superfície, e consequente menor mecanismo de sinalização, sobretudo para citocinas inflamatórias (IL-1, IL-6, IL-12, IL-23 e TNF). Estudos experimentais mostram que tal estado de hiporresponsividade pró-inflamatória muito se deve a presença constitucional de IL-10, que é responsável, também, pela resposta imunológica tolerogênica, em condição basal, mediada pela ativação de linfócitos reguladores (Foxp3), na presença de TGF-β. A perda dessa resposta regulatória exercida pelos iMΦ parece ser um dos mecanismos relacionados a fisiopatologia das doenças inflamatórias intestinais, que cursam com desvio linfocitário, em algumas situações, para o padrão Th17. Alguns subtipos dos iMΦ, que estão em menor proporção, podem desenvolver intrinsecamente capacidade pró-inflamatória, mesmo em situação basal, não patológica.

Ambos os fenótipos, pró- e anti-inflamatório, derivam do mesmo precursor, embora encontrem-se em diferentes fases de diferenciação celular.[20,21,23]

Os iMΦ mostram dificuldade na migração para os linfonodos mesentéricos, determinando seu efeito imunológico regulatório *in situ*, e os diferenciando das DC, que apresentam mecanismo migratório clássico. Por esta característica, os iMΦ tem participação reduzida na ativação de células T *naive* quando comparados com as DC, e a sua elevada expressão de moléculas MHC de classe II sugere maior envolvimento na apresentação de antígenos para células T previamente ativadas, localmente no intestino.[23]

Outra característica dos iMΦ é a sua presença em camadas mais profundas da parede intestinal, como por exemplo na submucosa, onde participa da manutenção da integridade vascular, e na camada muscular, onde seu papel parece estar intimamente associado ao sistema nervoso entérico e, por sua vez, ao controle da musculatura lisa e da peristalse intestinal, a qual pode ser influenciada por variações da microbiota e uso de antibióticos, ratificando a relação microbiota – iMΦ – sistema nervoso entérico.[23]

Com relação a participação da microbiota no perfil populacional dos iMΦ, várias são as evidências que ratificam esse fato, como, por exemplo, a baixa quantidade de iMΦ encontrada na parede intestinal de animais de experimentação do tipo *germ-free*; já, em humanos, a rápida mudança no número de iMΦ que acontece em paralelo a estabilização na colonização microbiana, durante o processo de desmame, o qual também coincide com a estabilização da diferenciação da linhagem monocítica, no nível medular; e, por fim, a diminuição na reposição automática (*turnover*) dos iMΦ com o uso de antibióticos de largo espectro.[23]

Células linfoides inatas (CLI)

Estudos mais recentes, em modelos experimentais, no contexto das alergias respiratórias, infecções parasitárias (helmínticas) e formação do microbioma, colocam as CLI (sobretudo subtipos C2 e C3) como elementos centrais da imunidade inata, resposta inflamatória e reparação tecidual, as quais apresentam caráter migratório para regiões ricas em substrato linfocitário, como o baço e os linfonodos.[24]

A semelhança dos basófilos, as CLI (C2) parecem colaborar com as células dendríticas na regulação da apresentação antigênica, sendo fonte importante de receptores para alguns tipos de citocinas, como o Fator de Necrose Tumoral (SF4, também conhecido como OX40). Células linfoides com depleção destes ligantes (OX40L) demonstram diminuição no reconhecimento de helmintos e alguns alérgenos, e por conseguinte diminuição na resposta Th2 dependente para estes antígenos.[24]

Linfócitos B

Linfócitos B maduros são capazes de reconhecer antígenos, por meio de seus receptores (BCRs) e, assim, passarem a ser células ativadas capazes de produzir anticorpos específicos. Tal função é clássica e com seus mecanismos bastante sedimentados. No entanto, estas mesmas células B, via complexo maior de histocompatibiliadde do tipo II (MHCII), são capazes também de reconhecer e apresentar antígenos proteicos para células linfocitárias CD4+.[25]

Esta forma de apresentação antigênica necessita de mecanismos moleculares intracelulares complexos, e é importante para ambos os tipos de linfócitos, os quais são fundamentais para a modulação imunológica. É basicamente dividida em quatro momentos distintos:

1. Captura, reconhecimento e internalização do antígeno;
2. Interface do antígeno/complexo BCR com MHCII em compartimentos peptídeos--dependentes;
3. Formação e regulação do complexo MHCII/peptídeo;
4. Exteriorização do complexo para apresentação do antígeno na superfície da célula B.[25]

Modulação microbiana do sistema imunológico

Tanto o intestino quanto a pele, são locais onde existe um constante diálogo entre o sistema imunológico e os microrganismos presentes nesses sítios. No entanto, os mecanismos moleculares que impedem uma resposta inflamatória deletéria e que permitem um processo de tolerância, ainda são parcialmente desconhecidos. Muito provavelmente, esse mecanismo de tolerância imunológica acontece a partir do incremento na resposta linfocitária Th1-dependente após o nascimento, a qual se deve pelo início da estimulação antigênica, sobretudo pela presença de microrganismos não patogênicos encontrados no meio ambiente intra ou extra corporal. Uma redução nesta gradual resposta Th1 dependente, com consequente manutenção e incremento de outras formas polares de atividade inflamatória, como a resposta Th2 e Th17, é encontrada no substrato fisiopatológico de várias doenças imunomediadas, como nas crianças de risco para doenças atópicas, e naquelas com diminuição da resposta à antígenos vacinais e maior susceptibilidade a infecções respiratórias.[26,27]

Postula-se que produtos microbianos, como aqueles encontrados na microbiota normal, com padrões moleculares específicos (PAMP's) associados a receptores de reconhecimento padrão, como os *NOD e toll-like receptors*, são elementos fundamentais para o início da resposta imune inata tolerogênica, com maturação e ativação de células T reguladoras e/ou de perfil Th1, que em conjunto modulam a resposta imune, por meio da síntese de citocinas, como a IL-10 e TGF-β, as quais estão inversamente relacionados ao desenvolvimento de doenças atópicas e outras imunomediadas, assim como estão diretamente relacionadas à ativação de linfócitos T reguladores, responsáveis, em grande parte, pelos fenômenos de imunotolerância, tão necessários para o equilíbrio funcional do corpo humano.[26,27]

Assim sendo, seria correto pressupor que a ausência da microbiota normal ou a sua menor diversidade está diretamente relacionada à situação de disbiose e todas as suas consequências. Por isso, a utilização de bactérias probióticas específicas poderia reequilibrar a microbiota intestinal, restabelecendo suas funções, como as atividades imunomoduladoras e antibacterianas (competição de nutrientes; competição por sítio de ligação; redução do pH intestinal; secreção de substâncias bactericidas), culminando com o reforço das defesas naturais do indivíduo.[27]

Conclusões

O corpo humano é colonizado por microrganismos de todos os três domínios da vida, sendo o trato gastrointestinal aquele que exibe a maior diversidade e densidade microbianas. Sem surpresa, esse vasto ecossistema microbiano interage intimamente e, na maior parte, mutualisticamente com seu hospedeiro humano, desempenhando funções metabólicas essenciais como fermentação de polissacarídeos e biossíntese de vitaminas que afetam múltiplos aspectos da fisiologia do hospedeiro, incluindo aí, a ativação e o desenvolvimento do sistema imunológico.

Por isso, compreender esta complexa interface que envolve, por um lado a microbiota (microrganismos e seus subprodutos) e, por outro, receptores e células especializadas é fundamental para o entendimento dos mecanismos de tolerância ou desequilíbrio imunológico, os quais estão respectivamente ligados ao estado fisiológico de saúde ou aos processos fisiopatológicos de diversas doenças, sobretudo aquelas de contexto imunomediado.

Referências bibliográficas

1. Garcia-Carbonell R, Yao SJ, Das S, Guma M. Dysregulation of Intestinal Epithelial Cell RIPK Pathhways Promotes Chronic Inflammation in the IBD Gut. Front Immunolol. 2019 May 20; 10:1094. doi: 10.3389/fimmu.2019.01094.
2. Poggi A, Benelli R, Venè R, Costa D, Ferrari N, Tosetti F, Zocchi MR. Human Gut-Associated Natural Killer Cells in Health and Disease. Front Immunol. 2019 May 3; 10:961. doi: 10.3389/fimmu.2019.00961.
3. Peterson LW, Artis D. Intestinal epithelial cells: regulators of barrier function and immune homeostasis. Nat Rev Immunol. 2014 Mar; 14(3): 141-153. doi: 10.1038/nri3608.
4. Banerjee A, McKinley ET, von Moltke J, Coffey RJ, Lau KS. Interpreting heterogeneity in intestinal tuft cell structure and function. J Clin Invest. 2018 May 1; 128(5); 1711-1719. doi:10.1172/JCI120330.
5. Gassler N. Paneth cells in intestinal physiology and pathophysiology. Wold J Gastrointest Pathophysiol. 2017 Nov 15; 8(4): 150-160. doi: 10.4291/wjgp.v8.i4.150.
6. Kurashima Y, Tokuhara D, Kamioka M, Inagaki Y, Kiyono H. Intrinsic Control of Surface Immune and Epithelial Homeostasis by Tissue-Resident Gut Stromal Cells. Front Immunol. 2019; 10:1281. doi: 10.3389/fimmu.2019.01281.
7. Komban RJ, Strömberg A, Biram A, Cervin J, Lebrero-Fernández C, Mabbott N, et al. Actibated Peyer's patch B cells sample antigen directly from M cells in the subepithelial dome. Nat Commun.2019;10: 2423. doi 10.1038/s41467-019-10144-w.
8. Kamdar K, Nguyen V, DePaolo RW. Toll-like receptor signaling and regulation of intestinal immunity. Virulence.2013 Apr 1; 4(3):207-212. doi: 10.4164/viru.23354.
9. Badr RE, Salama MI, Abd-Elmaogood AK, Eldeib AEM. Toll-like receptor 2 expression on monocytes and microvascular complications in type 2 diabetic patients. Diabetes Metab Syndr. 2019 Mar-Apr.13 (2):1299-1302.
10. Bahadur T, Chaudhry R, Bamola VD, Agrawal SK, Malhotra P, Chutani AM,et al. Toll like receptors (TLRs) in response to human gut microbiota of Indian obese and lean individuals. J Family Med Prim Care. 2019 May; 8(5): 1567-1570.
11. Scheithauer TP, Dallinga-Thie GM, de Vos WM, Nieuwdorp M, van Raalte DH. Causality of small and large intestinal microbiota in weight regulation and insulin resistance. Mol Metab.2016 Sep; 5(9):759-770.
12. Lei-Leston AC, Murphy AG, Maloy KJ. Epithelial Cell Inflammasomes in Intestinal Immunity and Inflammation. Front Immunol. 2017; 8:1168. doi: 10.3389/fimmu.2017.001168.
13. Kim YK, Shin J-S, Naham mh. NOD-Like Receptors in Infection, Immunity, and Diseases. Yonsei Med J. 2016 Jan; 57(1):5-14. doi: 10.3349/ymj.2016.57.1.5.
14. De Zoete MR, Flavell RA. Interactions between Nod-like Receptors and Intestinal Bacteria. Front Immunol. 2013; 4: 462. doi: 10.3389/fimmu.2013.00462.
15. Tang C, Lu Z. Health promoting activities of probiotics. J Food Biochem. 2019 Aug; 43(8): e12944. doi: 10.1111/jfbc.12944.
16. Macpherson AJ, de Agüero MG, Ganal-Vonarburg SC. How nutrition and the maternal microbiota shape the neonatal immune system. Nat Reb Immunol. 2017 Aug; 17(8): 508-517. doi: 10.1038/nri.2017.58. Epub 2017 Jun 12.
17. Sterlin D, Fadlallah J, Slack E, Gorochov G. The antibody/microbiota interface in health and disease. Mucosal Immunol. 2019 Aug 14. doi: 10.1038/s41385-109-0192-y.
18. Luck H, Khan S, Kim JH, Copeland JK, Revelo XS, Tsai S, et al. Gut-associated IgA+ immune cells regulate obesity-related insulin resistence. Nat Commun. 2019 Aug 13; 10(1): 3650. doi: 10.1038/s41467-019-11370-y.
19. Macpherson AJ, Yilmaz B, Limenitakis JP, Ganal-Vonarburg SC, et al. IgA Function in Relation to the Intestinal Microbiota. Annu Rev Immunol. 2018 Apr 26: 36: 359-381.

20. Flannigan K, Geem D, Harusato A, Denning TL. Am J Pathol. 2015; 185: 1809e-1819. DOI: http://dx.doi.org/10.1016/j.ajpath.2015.02.024.
21. Mann ER, Li X. Intestinal antigen-presenting cells in mucosal imune homeostasis: Crosstalk between dendritic cells, macrophages and B-cells. World J Gastroenterol. 2014; 20 (29): 9653-9664. ISSN 1007-9327 (print) ISSN 2219-2840 (online).
22. Stagg AJ. Intestinal Dendritic Cells in Health and Gut Inflammation. Front. Immunol. 2018; 9: 2883. doi: 10.3389/fimmu.2018.02883.
23. Bain CC, Schridde A. Origin, Differentiation, and Function of Intestinal Macrophages. Front. Immunol. 2018; 9:2733. doi: 10.3389/fimmu.2018.02733.
24. Schuijs MJ, Hammad H, Lambrecht BN. Trends Immunol. 2019;40(1):22-34. doi: 10.1016/j.it.2018.11.001. Epub 2018 Nov 27.
25. Adler LN, Jiang W, Bhamidipati K, Millican M, Macaubas C, Hung S-c, Mellins ED. The Other Function: Class II-Restricted Antigen Presentation by B Cells. Front. Immunol. 2017; 8:319. doi: 10.3389/fimmu.2017.00319.
26. Holloway JW, Prescott SL. The Origins of Allergic Disease. In: O'Hehir RE, Holgate ST, Sheikh A. Middleton's Allergy Essentials. New York: Elsevier, 1 ed., 2017. p. 29-50.
27. Fiocchi A, Pawankar R, Cuello-Garcia C, Ahn K, Al-Hammadi S, Agarwal A, et al. World Allergy Organization-McMaster University Guidelines for Allergic Disease Prevention (GLAD-P): Probiotics. World Allergy Organization Journal. 2015; 8:4.

Microbiota Intestinal e Sistema Nervoso

Marcus Vinicius Zanetti
Paulo Camiz
Lin Tchia Yeng
Manoel Jacobsen Teixeira
Daniel Ciampi de Andrade

Introdução

Nos últimos anos, estudos avaliando o impacto da microbiota intestinal na fisiologia do sistema nervoso central (SNC) vem demonstrando um papel complexo, intrigante e surpreendentemente grande do primeiro sobre o segundo. Hoje, o conceito de "eixo microbiota-intestino-cérebro" (EMIC) é amplamente aceito[a] e alterações em sua imbricada fisiologia têm sido investigadas (e demonstradas) em diferentes transtornos neuropsiquiátricos.

Como todo sistema complexo, a fisiologia do SNC caracteriza-se por uma ausência de controle central e capacidade de auto-organização, o que só é possível graças a organização de seus elementos constituintes em diferentes níveis e à uma redundância de vias de regulação. Neste capítulo, veremos que a comunicação entre a microbiota intestinal e o SNC ocorre através de diferentes vias, envolvendo diferentes órgãos e sistemas, incluindo, por exemplo, o sistema imune, o sistema nervoso periférico e a via da quinurenina.

Principais vias de comunicação entre a microbiota, o intestino e o SNC

É importante notar que a comunicação entre microbiota, intestino e o SNC é bidirecional. O cérebro comunica-se com o trato digestivo de duas formas principais: diretamente através do sistema nervoso autônomo e suas projeções simpáticas e parassimpáticas sobre sistema nervoso entérico (SNE)[1]; e indiretamente, através da atividade do eixo neuroendócrino hipotálamo-hipófise-adrenal (HPA) e sua influência no sistema endocanabinoide e receptores canabinoides intestinais.[2] Dessa forma, sabe-se hoje que o cérebro é capaz de influenciar a composição da microbiota intestinal, conforme demonstrado em modelos de estresse em animais, o que

---

[a] *Morais LH, Schreiber HL, Mazmanian SK. Nat Rev Microbiol. 2021 Apr;19(4):241-255.*

Parte 2: Aspectos da Fisiologia e Fisiopatologia da Microbiota Intestinal

potencialmente contribui para a fisiopatologia de condições como a síndrome do intestino irritável e a doença inflamatória intestinal.[3,4]

Já a microbiota intestinal é capaz de impactar o funcionamento do SNC por várias e complexas vias: regulação da atividade inflamatória cerebral, modulação da permeabilidade da barreira hematoencefálica (BHE), tráfego de peptídeos neuroativos para dentro do SNC através do nervo vago, além de influenciar a neurotransmissão cerebral de diferentes formas.[5-12] Algumas dessas vias possuem uma sobreposição de mecanismos de regulação, como por exemplo a modulação da produção de monoaminas através do impacto de citocinas inflamatórias nas vias cerebrais da quinurenina e da tetra-hidrobiopterina (BH4).[7,13]

Essa comunicação de "mão dupla" dentro do EMIC propicia grande capacidade de autorregulação ao SNC, além de funcionar como uma via de comunicação do SNC com o ambiente através da alimentação e disponibilidade de nutrientes. Essa particularidade do EMIC possui importante papel adaptativo, já que modula o comportamento alimentar e a resposta metabólica de acordo com a dieta do indivíduo.[2] Abaixo, vamos discutir cada uma dessas vias em maiores detalhes.

O sistema nervoso entérico e o nervo vago

O cérebro envia informações para o trato digestivo diretamente através do SNE, que recebe projeções simpáticas e parassimpáticas do sistema nervoso autônomo.[1] O SNE é composto por dois plexos nervosos, localizados dentro da parede do trato digestivo: o plexo mientérico ou de Auerbach, que fica entre as camadas circular interna e muscular externa, controla a motilidade gastrointestinal; e o plexo submucoso ou de Meissner, localizado dentro da camada submucosa, inerva o epitélio gastrointestinal. Esses plexos são conectados por uma rede de fibras nervosas atravessando as paredes do trato digestivo (Figura 8.1).

O SNE é inervado por fibras parassimpáticas do nervo vago e fibras simpáticas do gânglio paravertebral. O nervo vago, que emerge do tronco cerebral e projeta eferentes para o SNE e aferentes para o núcleo do trato solitário, constitui a principal via de conexão direta bidirecional entre o SNC e o SNE (Figura 8.2).[15] Um estudo recente em ratos documentou a existência de células enteroendócrinas dentro do epitélio gastrointestinal e que fazem sinapse diretamente em neurônios vagais, transmitindo sinais do lúmen intestinal para o cérebro em milissegundos usando glutamato como neurotransmissor.[16] Esse achado sugere a existência de um circuito neuroepitelial conectando o lúmen intestinal ao tronco cerebral em apenas uma sinapse, abrindo um canal físico direto para o cérebro sentir estímulos intestinais. No entanto, mais do que um mecanismo de sensibilidade a nutrientes no lúmen intestinal, esse circuito pode também funcionar como uma superfície direta de interação do SNC com a microbiota ou substâncias por ela produzidas.[14] Interessante nesse sentido, um estudo em modelo animal de Doença de Parkinson demonstrou que a alfa-sinucleína – a proteína constituinte dos corpúsculos de Lewy – pode ser transportada pelo nervo vago do intestino para o núcleo dorsal motor do tronco cerebral por um mecanismo dependente de microtúbulos.[17] Apesar desse fenômeno não ter sido estudado para outras proteínas, esse achado sugere a possibilidade de que proteínas patogênicas e moléculas com potencial neuroativo (ver a seguir), produzidas pela microbiota intestinal possam ser carreadas para dentro do SNC diretamente pelo nervo vago, evitando assim o filtro da BHE.

Microbiota Intestinal e Sistema Nervoso

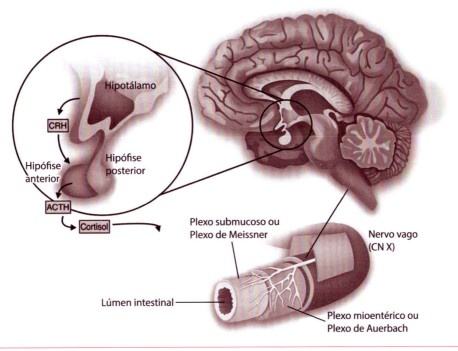

Figura 8.1. Plexos do Sistema Nervoso Entérico.
CRH: corticotrofina; ACTH: hormônio adrenocorticotrófico.
Fonte: Sun et al.[14]

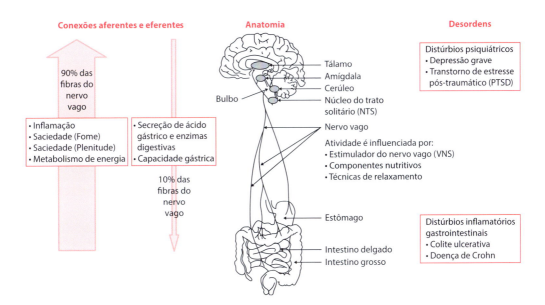

Figura 8.2. Anatomia do nervo vago e suas principais funções.
Fonte: Breit et al.[15]

CAPÍTULO 8 109

Parte 2: Aspectos da Fisiologia e Fisiopatologia da Microbiota Intestinal

Comunicação cérebro–intestino–microbiota: o exemplo da resposta ao estresse

A atividade cerebral pode impactar de forma profunda a homeostase intestinal tanto diretamente pelo sistema nervoso autônomo como indiretamente através do eixo HPA e sua influência sobre o sistema endocanabinoide sistêmico.[1,2,18,19]

O sistema nervoso autônomo, através das suas projeções simpáticas e parassimpáticas, regula vários aspectos do funcionamento gastrointestinal: enquanto o tônus parassimpático estimula a motilidade intestinal e a secreção pelas glândulas digestivas, a ativação simpática exerce o efeito oposto.[1,18] Além disso, a ativação simpática – mediada pela liberação do neurotransmissor noradrenalina – também inibe a produção de muco, aumenta a permeabilidade intestinal e promove vasoconstrição, reduzindo a secreção de fluído com eletrólitos para o lúmen intestinal.[1,19] Além disso, esses mesmos aspectos da fisiologia gastrointestinal sofrem influência do sistema endocanabinoide através da presença de receptores canabinoides nos plexos do SNE e em algumas células enteroendócrinas da parede intestinal.[2] No SNE, o receptor canabinoide 1 (CB1) é expresso principalmente nos neurônios colinérgicos entéricos, nos quais a ativação CB1 terá um efeito inibitório.

Na resposta aguda ao estresse, há aumento de liberação de noradrenalina pelo sistema nervoso autônomo simpatoneuronal, com consequente aumento no tônus simpático periférico.[20] Paralelamente, o aumento tanto na secreção de hormônio liberador de corticotrofina (*corticotropin-releasing hormone*, CRH) como nos níveis de cortisol sistêmico pelo eixo HPA promovem – através de um mecanismo complexo envolvendo maior degradação do endocanabinoide Anandamida e aumento de síntese do endocanabinoide 2-Aracdonoil-Glicerol (2-AG) – maior ativação de receptores CB1 sistêmicos, incluindo no trato digestivo.[2] Já no estresse crônico, observa-se uma redução persistente de tônus parassimpático ao mesmo tempo em que ocorre uma superestimulação tanto de atividade simpática como do sistema endocanabinoide.[2,20,21] No trato intestinal, isto tenderá a produzir significativa mudança na homeostase local: redução de motilidade e de secreção de muco, fluidos e secreções digestivas, levando eventualmente a aumento no pH do lúmen intestinal, ao mesmo tempo em que há potencial aumento na permeabilidade intestinal.

Por isso, não é de surpreender que vários estudos pré-clínicos observaram que o estresse crônico altera a composição da microbiota intestinal em ratos.[3,4] Apesar de haver certa variabilidade de resultados entre diferentes estudos, é interessante notar que reduções na abundância de bactérias benéficas como os *Lactobacillus* e membros da família *Ruminicoccaceae* foram observados em resposta ao estresse crônico.[3,4] Tendo em vista esses achados, muitos autores acreditam que as alterações tanto na homeostase como na microbiota intestinal induzidas pelo estrese possam contribuir para o desenvolvimento da síndrome do intestino irritável e da doença inflamatória intestinal.[3,4] O impacto do estresse crônico no EMIC tem grande importância também para se compreender os achados que têm sido observados em indivíduos com transtornos mentais, conforme será discutido no Capítulo 27.

O papel dos ácidos graxos de cadeia curta no eixo microbiota-intestino-cérebro

A fermentação de fibras (carboidratos não digeríveis) por muitas (mas não todas) bactérias da microbiota colônica produz ácidos graxos de cadeia curta (AGCC), que possuem importantes efeitos locais (nutrição das células intestinais, regulação de permeabilidade intestinal etc.), sistêmicos e cerebrais. Dos três AGCC mais abundantes no corpo humano – acetato, propionato e butirato – o butirato é o mais extensivamente estudado em relação aos seus efeitos sistêmicos e no

SNC. A quantidade e proporção de cada AGCC produzido depende da disponibilidade de substratos (ou seja, da dieta), da microbiota do indivíduo e do tempo de trânsito intestinal. Após serem produzidos no cólon, os AGCC são rapidamente absorvidos pelos colonócitos através de transporte ativo mediado por transportadores de monocarboxilados (*Monocarboxylate Transportes*, MCTs), sendo utilizados como principal fonte de energia por essas células. Além disso, os AGCC contribuem para a manutenção da barreira intestinal, também reduzindo a inflamação local. O butirato, em particular, demonstrou ser capaz de reduzir a permeabilidade intestinal aumentando a expressão de *tight junctions* (proteínas de adesão que conectam as células epiteliais). Acetato e butirato também parecem estimular a secreção de muco no trato digestivo.[11] Como veremos mais adiante, esse efeito protetor local dos AGCC no intestino também tem repercussões positivas no SNC, já que indiretamente contribui também para a regulação da atividade inflamatória sistêmica e cerebral.

Os AGCC não metabolizados nos colonócitos são transportados pela circulação portal para o fígado, onde também são utilizados como fonte de energia pelos hepatócitos. Dessa forma, apenas uma minoria dos AGCC (36% do acetato, 9% do propionato e 2% do butirato) chegam na circulação sistêmica e tecidos periféricos. Os AGCC atravessam a BHE através dos mesmos MCTs presentes nas células endoteliais, podendo exercer ações no SNC.[11,22] Diversos efeitos fisiológicos dos AGCC, em particular do butirato, foram observados em modelos animais (Figura 8.3):

- Os AGCC atuam como ligantes endógenos de receptores acoplados a proteína-G (*G Protein-coupled Receptors*, GPRs). Os mais bem estudados desses receptores são: GPR43 (rebatizado de *Free Fatty Acid 2*, FFA2), GPR41 (rebatizado de FFA3), GPR109a (rebatizado de *hydroxycarboxylic acid receptor 2*, HCAR2) e GPR164 (rebatizado de *olfactory receptor 51E2*, OR51E1). Esses receptores exercem diferentes funções fisiológicas dependendo do órgão ou célula no qual estão localizados e sua ativação leva a sinalização intracelular envolvendo diferentes cascatas (proteína quinase C, fosfolipase A2, proteína quinases ativadas por mitógeno etc.);[11,22]
- A interação dos AGCC com seus receptores nos colonócitos pode estimular a produção de hormônios intestinais como o *glucagon like peptide 1* (GLP1), peptídeo YY (PYY), leptina e grelina pelas células enteroendócrinas. Esses, por sua vez, se comunicarão com o SNC através da circulação sistêmica ou de vias vagais, influenciando aprendizagem, memória e humor;[11]
- O butirato e, com menor afinidade, o propionato inibem a atividade de histona deacetilases (HDACs), promovendo hiperacetilação de proteínas histonas. As HDACs exercem um importante papel na sinalização intracelular, regulação de expressão gênica/transcrição proteica e produção energética celular através da acetilação de diversas proteínas e enzimas. No SNC, acredita-se que esse efeito possa levar a aumento de síntese de neurotrofinas, como o *brain-derived neurotrophic fator* (BDNF), o que ajudaria a explicar os efeitos pró-cognitivos e de potencialização de plasticidade sináptica observados com o butirato em estudos pré-clínicos;[11,22]
- Um estudo em ratos livres de microbiota (*germ-free*) mostrou que o butirato foi capaz de reduzir a permeabilidade da BHE aumentando a expressão de *tight junctions*;[23]
- Através da inibição de HDAC e modulação dos receptores FFA2, FFA3 e HCAR2, os AGCC regulam a diferenciação, recrutamento e ativação de neutrófilos, células dendríticas, macrófagos, monócitos e células T, exercendo um papel imunomodulador sistêmico com efeito predominantemente anti-inflamatório.[11,22]

Parte 2: Aspectos da Fisiologia e Fisiopatologia da Microbiota Intestinal

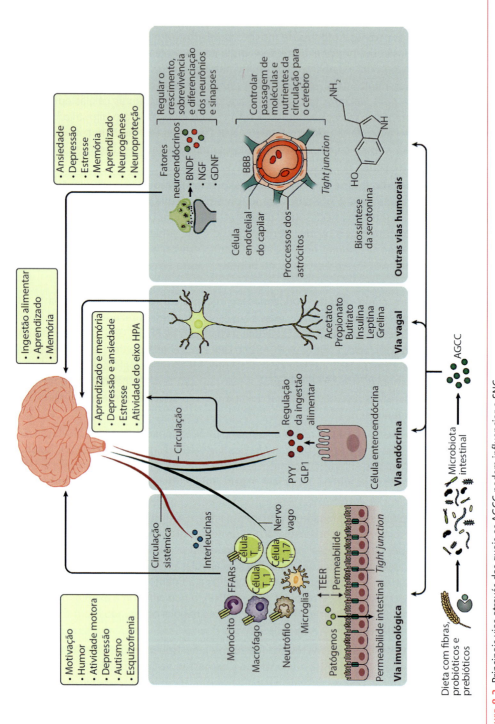

Figura 8.3. Principais vias através das quais os AGCC podem influenciar o SNC.

HPA: hipotálamo-hipófise-adrenal; TEER: resistência elétrica transepitelial. Fonte: Dallie B et al.[11]

- Por fim, há evidências sugerindo tanto que o receptor HCAR2 – cujo único substrato é o butirato – é expresso nas células da micróglia,[22] como que o butirato também teria afinidade pelo receptor de hidrocarbonetos de arila (*Aryl Hydrocarbon Receptor*, AHR),[24] hoje reconhecido como importante modulador de atividade de micróglia. Assim, o butirato teria uma ação potencialmente relevante no SNC impedindo a ativação excessiva de micróglia, que pode produzir dano neuronal e neurotoxicidade. Acredita-se que essa ação imunomoduladora do EMIC e do butirato em particular seja relevante para a fisiopatologia de diferentes transtornos neuropsiquiátricos, como discutiremos mais adiante no capítulo.

Muitos dos mecanismos de ação aqui descritos resultam de estudos em modelos animais, e é importante notar que as evidências demonstrando essas mesmas ações fisiológicas em populações humanas ainda são limitadas, havendo também alguns achados conflitantes.[11] No entanto, hoje há um grande volume de evidências empíricas demonstrando de forma consistente o papel dos AGCC na saúde e no adoecimento humano.[10] Como os AGCC são produzidos a partir da fermentação de alimentos específicos (fibras) e a dieta também influencia a composição da microbiota intestinal, os AGCC e o butirato em particular são tidos como um dos principais mecanismos através do quais a alimentação modula o EMIC.

Diferentes espécies de bactérias intestinais podem produzir AGCC, incluindo algumas espécies de Lactobacilos e Bifidobactérias, sendo que os membros das famílias *Ruminicoccaceae*, *Clostridiaceae* e *Lachnospiraceae* – todos integrantes do filo dos Firmicutes – são considerados os mais potentes produtores de butirato.[10,25,26] Exemplos de bactérias dessas famílias são os gêneros *Faecalibacterium*, *Clostridium*, *Eubacterium*, *Roseburia* e *Coprococcus*.[10,26] A abundâncias dessas espécies é estimulada principalmente pela ingesta de fibras na dieta – incluindo os prebióticos – que servem como substrato para a produção de AGCC; inversamente, a ingesta de proteína animal e adoçantes tende a produzir o efeito contrário.[25] Além disso, o uso de probióticos também pode estimular a produção de AGCC.

Valles-Colomer et al.[10] conduziu um recente estudo seminal, avaliando a associação entre a composição da microbiota intestinal e medidas de qualidade de vida e sintomas depressivos em duas coortes populacionais, uma belga (n = 1.054) e outra holandesa (n = 1.063). Além disso, esse estudo avaliou o potencial de produção ou degradação de moléculas com potencial neuroativo – incluindo os AGCC – pelas bactérias identificadas na microbiota intestinal humana através do desenvolvimento de 56 "módulos intestino-cérebro" (*Gut-Brain Modules*, GBMs) baseados na metagenômica dos microrganismos. Esses 56 GBMs foram inicialmente testados na base de dados genéticos *Integrated Microbial Genomes* (IMG), composta por 532 genomas de microrganismos isolados do trato digestivo humano. Dessa base de dados, o potencial de produção de butirato foi identificado em aproximadamente 25% das bactérias intestinais, sendo que outros GBMs se revelaram mais frequentes, como discutiremos adiante.[10] Em ambas as coortes populacionais, a presença das bactérias produtoras de butirato *Faecalibacterium* e *Coprococcus* foi consistentemente associada a indicadores de melhor qualidade de vida, enquanto indivíduos com diagnóstico de depressão demonstraram menor abundância de *Coprococcus* e *Diaslister*. Esses resultados são consistentes com os estudos caso-controle de depressão, autismo e esquizofrenia, que demonstram menor abundância de bactérias produtoras de butirato nos pacientes em comparação com controles,[10,27,28] conforme será discutido em maiores detalhes no Capítulo 27.

Produção e degradação de peptídeos neuroativos pela microbiota intestinal

Além de AGCC, as bactérias intestinais podem produzir e degradar moléculas neuroativas, incluindo neurotransmissores, idênticos aos humanos.[5,10]

O estudo mais abrangente até o momento a mapear o potencial de produção e degradação de moléculas neuroativas pelos microrganismos da microbiota intestinal humana foi o trabalho de Valles-Colomer et al.[10], descrito acima. Ele relevou que alguns GBMs são onipresentes (presentes em > 90% dos genomas de microrganismos avaliados) nas bactérias intestinais, enquanto outros são raros (presentes em < 5% dos genomas) (Figura 8.4). Quatro GBMs foram detectados de forma onipresente nas amostras avaliadas:

- Síntese de S-adenosil-metionina (SAMe), que é o produto final do ciclo do SAMe (ou do carbono-1), sendo o principal doador de radical metil para as reações enzimáticas de metilação no organismo humano.[29] No organismo humano, o SAMe possui papel fundamental na reparação de DNA, regulação epigenética, metabolismo de fase II, síntese de glutationa (principal antioxidante endógeno), produção de monoaminas (através da síntese de BH4) e metabolismo de catecolaminas (regulando a atividade da enzima catecol-O-metiltransferase, COMT). Dessa forma, é intrigante que uma molécula tão importante para a fisiologia humana seja produzida de forma assim uniforme pela microbiota intestinal, o que reforça o papel adaptativo e de capacidade de auto-organização do EMIC na homeostase do organismo humano.

- Produção de *Caseinolytic Protease B Homologue Protein* (ClpB), uma chaperona dependente de ATP, mas que no intestino mostrou ter uma ação mimética ao do hormônio estimulante de α-melanócitos (*α-melanocyte-stimulating hormone*, α-MSH), estimulando a secreção de PYY pelas células enteroendócrinas. Dessa forma, o ClpB tem o potencial de estimular os neurônios anoréxigenos produtores de pró-opio-melanocortina (POMC) no hipotálamo, ativando a via da saciedade.[30]

- Degradação de quinolinato, que é o metabólito final da via da quinurenina cerebral, onde atua como agonista de receptores glutamatérgicos NMDA e possui potencial de produzir estresse oxidativo e neurotoxicidade.[13]

- E produção do AGCC acetato.

O papel dos neurotransmissores produzidos pela microbiota intestinal (aproximadamente 20% das bactérias presentes na microbiota intestinal humana tem o potencial de produzir serotonina, por exemplo) e se estes exercem alguma ação no organismo e cérebro humanos ainda é um assunto em aberto. Nesse sentido, é importante notar que o cérebro possui um funcionamento compartimentalizado em relação ao restante do corpo graças a BHE, e os principais neurotransmissores não a atravessam em condições fisiológicas. Conforme descrito anteriormente, o nervo vago constitui uma via de conexão direta entre o lúmen intestinal e o SNC, com o potencial de carreamento de moléculas para o cérebro "driblando" o filtro da BHE. Porém, o transporte de proteínas outras que não a alfa-sinucleína ainda carece de comprovação, assim como esse fenômeno ainda não foi objetivamente demonstrado no organismo humano.

Curiosamente, nesse sentido, Valles-Colomer et al.[10] encontrou que a microbiota de indivíduos com depressão apresentava capacidade diminuída de degradação de glutamato (o principal neurotransmissor excitatório) e capacidade aumentada para síntese de GABA (o principal neurotransmissor inibitório). Além disso, observou-se uma correlação positiva entre o GBM relacionado à capacidade de síntese de DOPAC (ácido 3,4-di-hidroxifenilacético) — um metabólito da dopamina — e medidas de funcionamento social em ambas as coortes populacionais avaliadas.[10] Esses resultados sugerem que a microbiota intestinal tem o potencial de regular de forma fina e complexa a neurotransmissão cerebral, e que estamos apenas começando a compreender os detalhes dessa imbricada relação.

Microbiota Intestinal e Sistema Nervoso

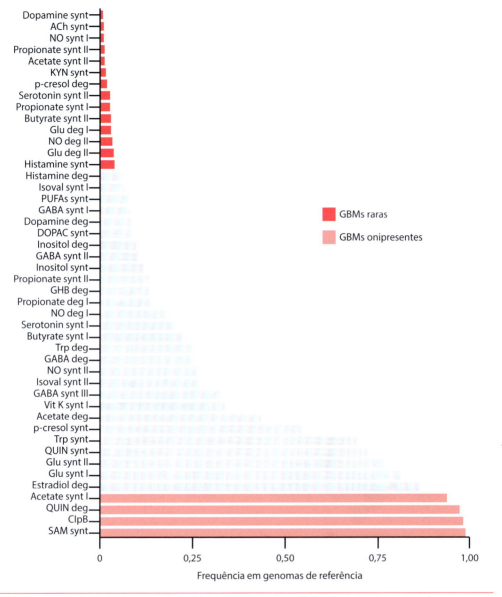

Figura 8.4. Frequência de detecção de "módulos intestino-cérebro" (Gut-Brain Modules, GBMs) nos genomas microbianos associados ao trato digestivo humano (n = 532).
Fonte: Valles-Colomer et al.[10]

Microbiota intestinal, sistema imune e inflamação cerebral

O trato digestivo compreende a maior interface entre o corpo e o ambiente externo (aproximadamente 200m² de superfície); apesar de ser considerado crítico para digestão de alimentos e absorção de nutrientes, essa exposição é também crítica para a modulação do sistema imune. O epitélio intestinal é uma barreira física dinâmica e que funciona como um elemento do sistema imune inato na prevenção de exposição à antígenos e patógenos. Componentes estruturais das bactérias, principalmente os lipopolissacarídeos (LPS) – presentes nas bactérias gram-negativas – promovem uma estimulação tônica do sistema imune inato. Além disso, proteínas bacterianas podem apresentar reação cruzada com antígenos humanos, levando a respostas disfuncionais do sistema imune adaptativo.[5,12]

Microrganismos específicos da microbiota intestinal exercem efeitos por vezes diferentes no sistema imune hospedeiro. Algumas espécies de bactérias regulam a diferenciação de linhagens de células mieloides na medula óssea e a atividade dos granulócitos maduros circulantes. Macrófagos detectam a colonização microbiana no lúmen intestinal através de receptores de reconhecimento de padrões, liberando citocinas que regulam as respostas imunes de células linfoides inatas do grupo 3 (ILC3) e células T regulatórias (Treg). A *Akkermansia* e bactérias filamentosas segmentadas estimulam a produção de IgA e IgG1 por células B através de mecanismos tanto dependentes como independentes de células T helper foliculares. As bactérias filamentosas segmentadas, *Helicobacter*, *Bacteroides*, *Clostridia* e fungos coletivamente modulam o equilíbrio entre as respostas imunes pró-inflamatória Th17 e anti-inflamatória Treg, importante para proteção do organismo, mas cujo desequilíbrio está associado a diversas doenças, incluindo transtornos neurodegenerativos[12,14] (Figura 8.5).

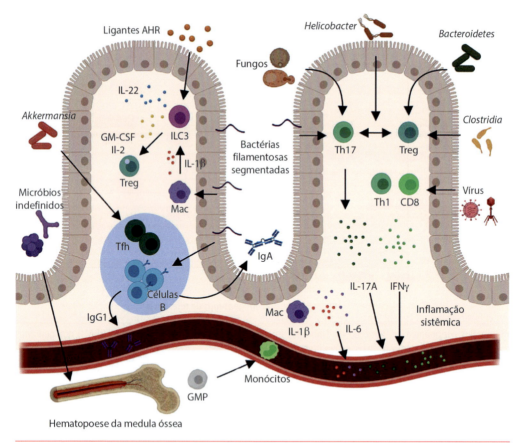

Figura 8.5. A microbiota intestinal como um potente regulador da resposta imune hospedeira.
Fonte: Fung.[12]

Excesso de estimulação por disbiose intestinal e/ ou aumento de permeabilidade intestinal podem levar as células imunes inatas e adaptativas a liberarem as citocinas pró-inflamatórias IL-1β, IL-6 e TNFα na circulação, produzindo inflamação sistêmica e mesmo no SNC. Nesse sentido, conforme discutido anteriormente, os AGCC desempenham um importante papel na manutenção da barreira intestinal, regulando a sua permeabilidade através do aumento de expressão de *tight junctions* (efeito documentado principalmente com o butirato) e estimulando a secreção de muco.[11,14] Isso, juntamente com sua capacidade de regular a diferenciação e ativação de células imunes através da inibição de HDAC e ativação de receptores FFA2, FFA3 e HCAR2 (Vide Acima), contribui para o papel imunomodulador predominantemente anti-inflamatório que os AGCC exercem no EMIC.[11,22]

Outro mecanismo de regulação imune mediado pelo EMIC e que vem recebendo grande atenção na literatura recentemente é a de modulação do receptor AHR por metabólitos da degradação do triptofano produzidos microbiota intestinal, como índoles e a triptamina.[9,31] O receptor AHR é um fator de transcrição ativado por ligante, inicialmente descrito por sua função de ligação a toxinas ambientes, contribuindo para a metabolização destas. Hoje, as funções fisiológicas do AHR expandiram-se para ações imunomoduladoras e de regulação de organogênese e ciclo de vida celular. Recentemente, documentou-se que o AHR é amplamente expresso no SNC, principalmente na micróglia e astrócitos,[9,31,32] estudando um modelo de encefalite autoimune em ratos, demonstraram que a ativação do AHR na micróglia por metabólitos do triptofano produzidos pela microbiota comensal leva à redução de inflamação no SNC através do aumento de expressão de TGFα (*transforming growth factor-α*) e inibição de expressão de VEGF-B (*vascular endothelial growth factor B*).

Além disso, conforme mencionado acima, um estudo recente sugere que o butirato também possui afinidade pelo receptor AHR,[24] além de se ligar ao receptor HCAR2, igualmente expresso na micróglia.[22] Dessa forma, seja através da produção de butirato pela fermentação de fibras, seja através da geração de metabólitos da degradação do triptofano no intestino, o EMIC parece exercer importante papel regulando a atividade de micróglia e reduzindo neurotoxicidade no SNC. Essa ação do EMIC é de grande importância para a fisiopatologia dos transtornos neurodegenerativos, esclerose múltipla e transtornos mentais graves como depressão, comportamento suicida e esquizofrenia, nos quais a ativação excessiva de micróglia foi consistentemente documentada.[9,14,33,34]

A Influência do eixo microbiota-intestino-cérebro na neurotransmissão

Talvez uma das propriedades mais surpreendentes do EMIC seja a sua capacidade de influenciar a neurotransmissão em diferentes sistemas químicos cerebrais, de formas muitas vezes pouco intuitivas.

Primeiramente, fatores inflamatórios impactam negativamente a produção de monoaminas (serotonina, dopamina e noradrenalina) no SNC através de seu efeito na atividade da via da quinurenina e do ciclo da BH4 no cérebro. A via da quinurenina é o principal caminho para degradação do triptofano, regulando a sua disponibilidade para produção de serotonina e melatonina. Fatores inflamatórios induzem a atividade de sua primeira enzima, a indoleamina 2,3-dioxigenase (IDO), direcionando a via da quinurenina para síntese de seu metabólito final, o quinolinato. O quinolinato é um agonista de receptores NMDA de glutamato, podendo produzir estresse oxidativo e neurotoxicidade. Além disso, a superestimulação da via da quinurenina reduz a disponibilidade de triptofano para produção de serotonina e melatonina[13] (Figura 8.6A). Já a BH4 é um cofator fundamental das enzimas oxido nítrico (NO) sintase, fenilalanina hidroxilase, tirosina hidroxilase e triptofano hidroxilase; em condições inflamatórias, a BH4 é direcionada preferencialmente para a produção de NO, com consequente diminuição na síntese de monoaminas[13] (Figura 8.6B). Tanto a superativação NMDA como o déficit na produção de monoaminas podem levar a inibição de liberação de neurotrofinas, prejuízo de plasticidade sináptica e sintomas depressivo.[35] O papel modulador do EMIC na atividade inflamatória sistêmica e cerebral descrita acima em última instância irá contribuir para a regulação da atividade da via da quinurenina e do ciclo da BH4 no cérebro, influenciando a produção de monoaminas e quinolinato.[7]

Um segundo mecanismo através do qual o EMIC modula a neurotransmissão cerebral é através da grande influência que a microbiota intestinal exerce na síntese de serotonina no organismo hospedeiro.[6,10] Aproximadamente 95% da serotonina do corpo são produzidas nas células enterocromáfins do trato gastrointestinal, onde é sintetizada a partir da conversão do triptofano em 5-hidroxitriptofano (5-HTP) pela enzima triptofano hidroxilase 1 (TH1). O restante é sintetizado nos neurônios seroninérgicos do SNC, localizados nos núcleos da rafe, pela ação da enzima TH2 (outra única isoforma conhecida). Porém, a disponibilidade de triptofano no SNC depende de competição por transporte através da BHE com aminoácidos de grande tamanho molecular, e a serotonina produzida no trato gastrointestinal não atravessa a BHE em condições fisiológicas. Assim, há uma dependência relativa de 5-HTP produzido na periferia como substrato para síntese de serotonina no SNC.[36] Yano et al.[6] demonstrou que bactérias formadoras de esporo do intestino aumentam a expressão da TH1 nas células enterocromáfins do intestino, influenciando a produção e disponibilidade de 5-hidroxitriptofano (5-HTP) para produção de serotonina no cérebro. Esse efeito das bactérias formadoras de esporos parece ser mediado pela ação de alguns metabólitos nas células enterocromafins: deoxicolato, um ácido biliar secundário produzido a partir da biotransformação microbiana do colato; α-tocoferol; tiramina; e PABA, um intermediário da síntese de ácido fólico e nutriente essencial para algumas bactérias.[6]

Por último, evidências recentes vêm demonstrando a capacidade da microbiota intestinal em modular a relação GABA/ glutamato no SNC. Um estudo seminal conduzido por Olson et al.[8] concluiu que o efeito anticonvulsivante da dieta cetogênica é mediato por rápidas (4 dias) mudanças que essa dieta produz na composição da microbiota intestinal, e que em última instância irá aumentar a relação GABA/ glutamato nos hipocampos. Esse efeito, demonstrado em um modelo animal de epilepsia, parece ser mediado por uma redução na gama-glutaminação de aminoácidos, o que irá limitar a passagem desses pela BHE, diminuindo a disponibilidade de nitrogênio para biossíntese de glutamato.[8] Como todo mecanismo recentemente descrito, estudos adicionais são desejáveis tanto para se confirmar os achados observados como para documentar a existência das mesmas vias de sinalização no organismo humano.

Microbiota Intestinal e Sistema Nervoso

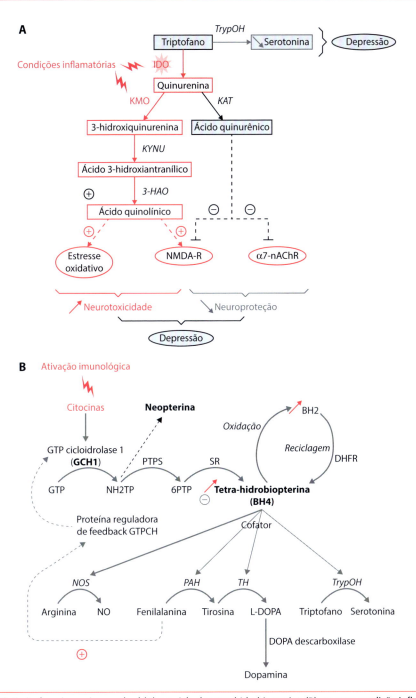

Figura 8.6. A via da quinurenina cerebral (A) e o ciclo da tetra-hidrobiopterina (B) em uma condição inflamatória.
Fonte: Vancassel et al.[13]

Conclusões

O EMIC caracteriza-se por uma comunicação bidirecional entre a microbiota intestinal e o SNC mediada por diferentes órgãos e vias de sinalização. No estresse crônico, o impacto da atividade cerebral – diretamente através do sistema nervoso autônomo e indiretamente através do eixo HPA/ sistema endocanabinoide – sobre o SNE produzem mudanças profundas na homeostase local, levando a redução de abundância de bactérias benéficas e aumento de estimulação imune em razão do aumento na permeabilidade intestinal.

A microbiota intestinal, por sua vez, é capaz de se comunicar com o SNC tanto de forma direta através do nervo vago, como de forma indireta por diversas e complexas vias de sinalização. Os mecanismos melhor estudados envolvem a produção de AGCC, principalmente o butirato, a partir da fermentação de fibras alimentares, bem como de metabólitos da degradação do triptofano pelas bactérias intestinais. Essas moléculas têm o potencial de atuar remotamente na micróglia, diminuindo a atividade inflamatória no SNC, além de aumentar a expressão de *tight junctions* nas células endoteliais da BHE, modulando sua permeabilidade (no caso do butirato). Por fim, tanto através do impacto na atividade inflamatória cerebral como pela regulação de síntese e disponibilidade de 5-HTP para produção de serotonina, a microbiota intestinal é capaz de modular de forma fina a neurotransmissão cerebral.

As implicações de alterações no EMIC na etiologia de diferentes transtornos neuropsiquiátricos tornam essas vias de sinalização importantes alvos terapêuticos em potencial. Porém, além do potencial para desenvolvimento de novos fármacos, esses sistemas podem também ser modulados através de intervenções dietéticas e do uso tanto prebióticos como de probióticos.

Referências bibliográficas

1. Furness JB. Integrated Neural and Endocrine Control of Gastrointestinal Function. Adv Exp Med Biol. 2016;891:159-73. doi:10.1007/978-3-319-27592-5_16.
2. Sharkey KA, Wiley JW. The Role of the Endocannabinoid System in the Brain-Gut Axis. Gastroenterology. 2016;151(2):252-66. doi:10.1053/j.gastro.2016.04.015.
3. Marin IA, Goertz JE, Ren T, Rich SS, Onengut-Gumuscu S, Farber E, et al. Microbiota alteration is associated with the development of stress-induced despair behavior. Sci Rep. 2017;7:43859. doi:10.1038/srep43859.
4. van de Wouw M, Boehme M, Lyte JM, Wiley N, Strain C, O'Sullivan O, et al. Short-chain fatty acids: microbial metabolites that alleviate stress-induced brain-gut axis alterations. J Physiol. 2018;596(20):4923-4944. doi:10.1113/JP276431.
5. Galland L. The gut microbiome and the brain. J Med Food. 2014;17(12):1261-72. doi:10.1089/jmf.2014.7000.
6. Yano JM, Yu K, Donaldson GP, Shastri GG, Ann P, Ma L, et al. Indigenous bacteria from the gut microbiota regulate host serotonin biosynthesis. Cell. 2015;161(2):264-76. doi:10.1016/j.cell.2015.02.047.
7. Kennedy PJ, Cryan JF, Dinan TG, Clarke G. Kynurenine pathway metabolism and the microbiota-gut-brain axis. Neuropharmacology. 2017;112(PtB):399-412. doi:10.1016/j.neuropharm.2016.07.002.
8. Olson CA, Vuong HE, Yano JM, Liang QY, Nusbaum DJ, Hsiao EY. The gut microbiota mediates the anti-seizure effects of the ketogenic diet. Cell. 2018;173(7):1728-1741.e13. doi:10.1016/j.cell.2018.04.027.
9. Wekerle H. Brain inflammatory cascade controlled by gut-derived molecules. Nature. 2018;557(7707):642-643. doi:10.1038/d41586-018-05113-0.
10. Valles-Colomer M, Falony G, Darzi Y, Tigchelaar EF, Wang J, Tito RY, et al. The neuroactive potential of the human gut microbiota in quality of life and depression. Nat Microbiol. 2019;4(4):623-632. doi:10.1038/s41564-018-0337-x.

11. Dalile B, Van Oudenhove L, Vervliet B, Verbeke K. The role of short-chain fatty acids in microbiota-gut--brain communication. Nat Rev Gastroenterol Hepatol. 2019;16(8):461-478. doi:10.1038/s41575-019-0157-3.

12. Fung TC. The microbiota-immune axis as a central mediator of gut-brain communication. Neurobiol Dis. 2020;136:104714. doi:10.1016/j.nbd.2019.104714.

13. Vancassel S, Capuron L, Castanon N. Brain kynurenine and BH4 pathways: relevance to the pathophysiology and treatment of inflammation-driven depressive symptoms. Front Neurosci. 2018;12:499. doi:10.3389/fnins.2018.00499.

14. Sun M, Ma K, Wen J, Wang G, Zhang C, Li Q, et al. A review of the brain-gut-microbiome axis and the potential role of microbiota in Alzheimer's disease. J Alzheimers Dis. 2020;73(3):849-865. doi:10.3233/JAD-190872.

15. Breit S, Kupferberg A, Rogler G, Hasler G. Vagus nerve as modulator of the brain-gut axis in psychiatric and inflammatory disorders. Front Psychiatry. 2018;9:44. doi:10.3389/fpsyt.2018.00044.

16. Kaelberer MM, Buchanan KL, Klein ME, Barth BB, Montoya MM, Shen X, et al. A gut-brain neural circuit for nutrient sensory transduction. Science. 2018;361(6408):eaat5236. doi:10.1126/science.aat5236.

17. Holmqvist S, Chutna O, Bousset L, Aldrin-Kirk P, Li W, Björklund T, et al. Direct evidence of Parkinson pathology spread from the gastrointestinal tract to the brain in rats. Acta Neuropathol. 2014;128(6):805-20. doi:10.1007/s00401-014-1343-6.

18. Wehrwein EA, Orer HS, Barman SM. Overview of the anatomy, physiology, and pharmacology of the autonomic nervous system. Compr Physiol. 2016;6(3):1239-78. doi: 10.1002/cphy.c150037.

19. Houlden A, Goldrick M, Brough D, Vizi ES, Lénárt N, Martinecz B, et al. Brain injury induces specific changes in the caecal microbiota of mice via altered autonomic activity and mucoprotein production. Brain Behav Immun. 2016;57:10-20. doi:10.1016/j.bbi.2016.04.003.

20. Deussing JM, Chen A. The Corticotropin-releasing factor family: physiology of the stress response. Physiol Rev. 2018;98(4):2225-2286. doi:10.1152/physrev.00042.2017.

21. Morena M, Patel S, Bains JS, Hill MN. Neurobiological interactions between stress and the endocannabinoid system. Neuropsychopharmacology. 2016;41(1):80-102. doi:10.1038/npp.2015.166.

22. Stilling RM, van de Wouw M, Clarke G, Stanton C, Dinan TG, Cryan JF. The neuropharmacology of butyrate: The bread and butter of the microbiota-gut-brain axis? Neurochem Int. 2016;99:110-132. doi:10.1016/j.neuint.2016.06.011.

23. Braniste V, Al-Asmakh M, Kowal C, Anuar F, Abbaspour A, Tóth M, et al. The gut microbiota influences blood-brain barrier permeability in mice. Sci Transl Med. 2014;6(263):263ra158. doi:10.1126/scitranslmed.3009759.

24. Marinelli L, Martin-Gallausiaux C, Bourhis JM, Béguet-Crespel F, Blottière HM, Lapaque N. Identification of the novel role of butyrate as AhR ligand in human intestinal epithelial cells. Sci Rep. 2019;9(1):643. doi:10.1038/s41598-018-37019-2.

25. Singh RK, Chang HW, Yan D, Lee KM, Ucmak D, Wong K, et al. Influence of diet on the gut microbiome and implications for human health. J Transl Med. 2017;15(1):73. doi:10.1186/s12967-017-1175-y.

26. La Rosa F, Clerici M, Ratto D, Occhinegro A, Licito A, Romeo M, et al. The gut-brain axis in alzheimer's disease and omega-3: a critical overview of clinical trials. Nutrients. 2018;10(9):E1267. doi:10.3390/nu10091267.

27. Liu S, Li E, Sun Z, Fu D, Duan G, Jiang M, et al. Altered gut microbiota and short chain fatty acids in Chinese children with autism spectrum disorder. Sci Rep. 2019;9(1):287. doi:10.1038/s41598-018-36430-z.

28. Zheng P, Zeng B, Liu M, Chen J, Pan J, Han Y, et al. The gut microbiome from patients with schizophrenia modulates the glutamate-glutamine-GABA cycle and schizophrenia-relevant behaviors in mice. Sci Adv. 2019;5(2):eaau8317. doi:10.1126/sciadv.aau8317.

29. Kennedy DO. B Vitamins and the brain: mechanisms, dose and efficacy-a review. Nutrients. 2016;8(2):6-8. doi: 10.3390/nu8020068.

30. Fetissov SO, Hökfelt T. On the origin of eating disorders: altered signaling between gut microbiota, adaptive immunity and the brain melanocortin system regulating feeding behavior. Curr Opin Pharmacol. 2019;48:82-91. doi:10.1016/j.coph.2019.07.004.

Parte 2: Aspectos da Fisiologia e Fisiopatologia da Microbiota Intestinal

31. Rothhammer V, Quintana FJ. The aryl hydrocarbon receptor: an environmental sensor integrating immune responses in health and disease. Nat Rev Immunol. 2019;19(3):184-197. doi:10.1038/s41577-019-0125-8.

32. Rothhammer V, Borucki DM, Tjon EC, Takenaka MC, Chao CC, Ardura-Fabregat A, et al. Microglial control of astrocytes in response to microbial metabolites. Nature. 2018;557(7707):724-728. doi:10.1038/s41586-018-0119-x.

33. Holmes SE, Hinz R, Conen S, Gregory CJ, Matthews JC, Anton-Rodriguez JM, et al. Elevated translocator protein in anterior cingulate in major depression and a role for inflammation in suicidal thinking: a positron emission tomography study. Biol Psychiatry. 2018;83(1):61-69. doi:10.1016/j.biopsych.2017.08.005.

34. Marques TR, Ashok AH, Pillinger T, Veronese M, Turkheimer FE, Dazzan P, et al. Neuroinflammation in schizophrenia: meta-analysis of in vivo microglial imaging studies. Psychol Med. 2019;49(13):2186-2196. doi:10.1017/S0033291718003057.

35. Gerhard DM, Ross DA. Reshaping the Depressed Brain: A Focus on Synaptic Health. Biol Psychiatry. 2018;84(11):e73-e75. doi:10.1016/j.biopsych.2018.09.028.

36. Fukuda K. Etiological classification of depression based on the enzymes of tryptophan metabolism. BMC Psychiatry. 2014;14:372. doi:10.1186/s12888-014-0372-y.

Para saber mais

a. Morais LH, Schreiber HL, Mazmanian SK. The gut microbiota-brain axis in behaviour and brain disorders. Nat Rev Microbiol. 2021 Apr;19(4):241-255. doi: 10.1038/s41579-020-00460-0.

Microbiota Intestinal, Metabolismo Energético e Obesidade

Jonathan Breton
Pierre Dechelotte

Introdução

A obesidade é uma preocupação mundial de saúde, com uma prevalência que está aumentando consideravelmente. Essa pandemia é subjacente a um aumento de fatores de risco cardiometabólicos, como diabetes tipo 2, doenças cardiovasculares, deposições de gordura e inflamação de baixo grau. A obesidade também está associada a um desequilíbrio energético, bem como a desregulações de sinalização de apetite central e recompensa alimentar em interação direta com modificações biológicas, histológicas, imunológicas e metabólicas nos tecidos adiposo, hepático, muscular, cerebral e intestinal. Nas últimas décadas, o esforço intensivo da pesquisa sobre a microbiota intestinal possibilitou-nos elucidar um grande número de vias de sinalização bacteriana e sua influência sobre a fisiologia do hospedeiro é cada vez mais reconhecida. Na verdade, as bactérias intestinais são capazes de regular uma série de processos fisiológicos, como adiposidade, homeostase e balanço energético, por meio da produção de inúmeros metabólitos, peptídeos e proteínas microbianos. As bactérias intestinais comensais têm inegavelmente uma forte relação simbiótica com o hospedeiro e no contexto fisiopatológico específico da obesidade, a microbiota disbiótica prejudica a captação de energia, a deposição de gordura, a inflamação e a resistência à insulina.

Microbiota disbiótica do obeso

Uma alteração na composição da microbiota intestinal pode desempenhar um papel importante na fisiopatologia da obesidade. Na verdade, camundongos livres de germes (GF), por exemplo, são resistentes à obesidade induzida por dieta hiperlipídica (DHL), apesar do aumento da ingestão de alimentos. Embora a composição da microbiota intestinal seja relativamente diversa em indivíduos saudáveis, aqueles que exibem alta adiposidade, resistência à insulina e dislipidemia (que caracterizam pacientes obesos) estão associados a uma baixa contagem de genes bacterianos[1], o que significa uma microbiota intestinal relativamente pobre. Ley e colegas identificaram, por meio do sequenciamento do gene 16S rRNA, uma menor abundância de filo de *Bacteroidetes* e um aumento significativo dos níveis de *Firmicutes* em um modelo de camundongo obeso com deficiência de leptina (ob/ob).[2] Poucos meses depois, Turnbaugh, da mesma equipe, confirmou o aumento da razão *Firmicutes versus Bacteroidetes* do DNA bacteriano cecal desse modelo murino obeso em comparação com indivíduos magros por meio da nova técnica de sequenciamento metagenômico de *shotgun*. Os camundongos ob/ob também exibiram níveis mais altos de *archae* na comunidade microbiana cecal em comparação com indivíduos magros.[3] Essas modificações da abundância bacteriana levaram a investigações microbianas intestinais mais profundas em outros modelos de obesidade como em humanos. Portanto, outros estudos relacionados com a obesidade apresentaram associação com a abundância de bactérias específicas como *Halomonas* ou *Sphingomonas* e diminuição dos níveis de Bifidobactéria. Até agora, vários trabalhos (recentemente revisados por Abenavoli et al.)[4] investigaram a microbiota em coortes obesas sem nenhuma consistência forte em relação à composição microbiana intestinal. No entanto, outras bactérias, como as espécies *Clostridium* e Lactobacilos, foram correlacionadas com a resistência à insulina. O primeiro também foi associado negativamente aos níveis de glicose em jejum e hemoglobina glicada (HbA1c), enquanto a abundância de Lactobacilos apresentou correlações positivas com esses parâmetros.[5] Em consonância com esse resultado, Million et al. analisaram a composição bacteriana intestinal de pacientes obesos, concentrando-se nas espécies de *L. paracasei*, que diminuíram em obesos em comparação aos indivíduos magros. Pelo contrário, *L. reuteri* e *L. gasseri* foram associados positivamente à obesidade.[6] Juntos, esses resultados sugerem um envolvimento específico das bactérias intestinais no início ou na manutenção da obesidade. No entanto, nenhum perfil específico e reprodutível das espécies foi identificado em associação com a obesidade, e os mecanismos subjacentes permanecem em debate. Posteriormente, a microbiota intestinal foi considerada um forte fator-chave na patogenia da obesidade por meio de atividades metabólicas bacterianas prejudiciais. Por exemplo, a depleção microbiana intestinal via tratamento com antibióticos induziu uma alteração do metabolismo de carboidratos e, especificamente, dos níveis de ácidos graxos de cadeia curta (AGCC) em camundongos.

Produção de ácidos graxos de cadeia curta

No trato gastrointestinal humano, a maior densidade de bactérias está localizada no cólon. As principais fontes de carbono e energia são representadas por carboidratos e proteínas de componentes alimentares não digeridos na parte superior do intestino. A bioconversão desses diferentes substratos pela microbiota intestinal envolve a existência de uma série de atividades bacterianas metabólicas que levam ao suprimento de energia e produção de metabólitos. Esses últimos, em contato direto com as células hospedeiras, podem influenciar os processos fisiológicos, localmente no intestino, mas também no nível sistêmico após a absorção dos metabólitos bacterianos e sua distribuição para outros órgãos. Assim, eles podem ter um papel importante no fenótipo metabólico do hospedeiro e podem contribuir para os fatores de risco de diversas patologias, como a obesidade.

Os carboidratos que chegam ao cólon são representados principalmente por polissacarídeos de cereais, frutas e vegetais, e são de 10 a 60 g por dia. As bactérias intestinais são responsáveis por quebrar os polissacarídeos não digeríveis, também nomeados com base nas fibras. Os micróbios, provavelmente anaeróbios no trato gastrointestinal, são capazes de fermentação, graças a um conjunto de enzimas hidrolíticas, que encerram a conversão de carboidratos pela produção de metabólitos como os AGC.[7] A comunidade bacteriana fibrinolítica é composta por espécies pertencentes aos dois principais filos da microbiota intestinal: *Firmicutes e Bacteroides.* As principais espécies em causa pertencem aos gêneros

Bacteroides, Roseburia, Ruminococcus e *Eubacterium*. A maioria das espécies bacterianas do cólon é caracterizada pela atividade fermentativa e, portanto, pela produção de AGCC como acetato (produzido pelos gêneros bacterianos citados anteriormente), butirato (produzido apenas por algumas espécies de *Firmicutes,* ou seja, *Faecalibacterium prausnitzii, Roseburia spp., Eubacterium rectale) e* propionato *(*produzido principalmente por *Bacteroidetes* [ou seja, *Bacteroides, Prevotella*] e *Veillonella).*

Sabe-se que a microbiota intestinal obesa possui uma quantidade maior de genes catabólicos, sugerindo uma maior capacidade de extrair energia da dieta (e, portanto, de produzir mais AGCC) do que indivíduos não obesos.[8,9] Estudos experimentais em indivíduos humanos e animais obesos mostraram um aumento na produção de AGCC, fornecendo calorias adicionais ao hospedeiro e, assim, levando ao ganho de peso.[10] No entanto, Murphy et al. descobriram que os AGCC cecais de camundongos ob/ob aumentaram significativamente apenas a partir das 7 semanas de idade em comparação com indivíduos magros e o nível de acetato fecal diminuiu progressivamente. Esses achados sugeriram uma falta de estabilidade dos AGCC ao longo do tempo[11] e a ligação entre a composição microbiana intestinal e os níveis de AGCC parece ser bem mais complexa do que o esperado, uma vez que nenhuma associação significativa foi encontrada entre eles.[11]

Os ácidos graxos de cadeia curta influenciam a saciedade

A maioria (~ 95%) dos AGCC produzidos é rapidamente absorvida pelos colonócitos, enquanto apenas uma pequena quantidade desses metabólitos é excretada nas fezes. Os AGCC diminuem o pH luminal e alteram a microbiota no cólon, favorecendo o crescimento de bactérias produtoras de butirato. Os AGCC, em particular o butirato, representam uma grande fonte de energia para os colonócitos hospedeiros. **O butirato** também é conhecido por estimular a apoptose por meio da inibição de enzimas (ou seja, desacetilase histona) e melhorar a função da barreira intestinal. O butirato, assim como o propionato, pode estimular a gliconeogênese intestinal e, assim, regular a homeostase da glicose/energia. O butirato e outros AGCC, como o **propionato**, parecem ter um papel importante mediado por receptores específicos no metabolismo dos ácidos graxos. Na verdade, os AGCC são ligantes do receptor acoplado à proteína G (GPR) 41 e 43, que são expressos nos tecidos intestinal, esquelético, hepático e pancreático. Curiosamente, esses receptores, também chamados receptores de ácidos graxos livres 3 e 2 (FFA3 e FFA2), também são expressos no tecido adiposo e medeiam a secreção de leptina estimulada por AGCC. Essa presença de GPR no tecido adiposo sugere uma contribuição distante da microbiota intestinal para a fisiologia do hospedeiro. O acetato liga-se principalmente ao GPR43 (FFA2), enquanto o butirato liga-se ao GPR41 (FFA3). O propionato é capaz de se ligar a GPR41 e GPR43.[12] O propionato também estimula a secreção de leptina por adipócitos de camundongos de tipo selvagem, mas não camundongos *knockout* para GPR41. Esse efeito parece ser específico para acetato e propionato. De fato, o acetato, mas não o butirato, estimula a secreção de leptina em adipócitos mesentéricos do tipo selvagem.

Além da leptina, os AGCC também podem induzir saciedade por meio da liberação de outros hormônios anorexigênicos. A liberação do peptídeo 1 do tipo glucagon (GLP-1), uma incretina anorética produzida pelas células L enteroendócrinas é estimulada pelo butirato[13,14] e a concentração de GLP-1 foi menor em indivíduos obesos do que em indivíduos saudáveis. A secreção de insulina, modulada pelos níveis de GLP-1, também é alterada em relação ao perfil da microbiota intestinal.[15] Assim como o GLP-1, o PYY também é produzido pelas células L intestinais por meio da ativação pelos AGCC dos GPR41 e 43 e liberado principalmente na fase pós-prandial, contribuindo para o processo de saciedade.[16] Pacientes obesos produziram menos PYY do que indivíduos eutróficos.

O **acetato** é usado como precursor da síntese de colesterol no fígado. Também poderia atingir o cérebro e atuar nos circuitos hipotalâmicos, modulando mecanismos de regulação do apetite.[17] Finalmente, a liberação do hormônio orexigênico grelina foi negativamente correlacionada com a abundância de *Bifidobacterium spp.* e *Lactobacillus spp.* e positivamente correlacionada com os níveis de *Bacteroides* e *Prevotella*,[18] ambas espécies aumentadas na microbiota de pacientes humanos com obesidade.[19] Assim, os AGCC produzidos pela microbiota podem atuar em diferentes níveis para modular a ingestão de alimentos. Contudo, são necessárias investigações adicionais para melhor delinear os perfis clínico-biológicos durante a obesidade.

Contribuição da microbiota intestinal para a inflamação de baixo grau na obesidade

A inflamação de baixo grau tem sido associada à fisiopatologia da obesidade e suas complicações relacionadas, como doença cardiovascular[20] e diabetes tipo 2.[21] Os lipopolissacarídeos bacterianos (LPS) podem atravessar o epitélio intestinal por meio de junções comunicantes ou dentro de quilomícrons.[22] Essas lipoproteínas, responsáveis pela absorção e transporte de triglicerídeos, poderiam desencadear um processo de inflamação, resultando na resistência à insulina observada na obesidade.[23] Alterações na composição microbiana intestinal da obesidade, bem como durante a dieta hiperlipídica (DHL), também alteram as estruturas das proteínas de junções comunicantes, levando a uma maior passagem do LPS.

Na circulação sistêmica, o LPS liga-se à proteína de ligação ao LPS (LBP) e esse complexo ativa o receptor CD14. Este último liga-se ao Receptor Toll-Like 4 (TLR4) em macrófagos em diferentes órgãos, incluindo tecido adiposo e fígado. Como consequências dessa ativação microbiana do TLR4 intestinal, os genes que codificam os agentes pró-inflamatórios (fator nuclear Kappa B e NF-κB) são fortemente expressos, resultando em infiltração de macrófagos no tecido adiposo.[24] Camundongos infundidos com LPS compartilham semelhanças com camundongos alimentados com DHL em relação ao ganho de peso, adiposidade visceral e subcutânea. Da mesma maneira, camundongos infundidos com LPS exibem maiores níveis de glicemia em jejum, insulinemia em jejum, teor de triglicerídeos hepáticos e peso corporal em comparação com camundongos infundidos com solução salina.[22]

Regulação da deposição de gordura pela microbiota intestinal: envolvimento das vias ANGPTL4 e AMPK no estoque de gordura

Sabe-se também que os AGCC aumentam a expressão de receptores ativados por proliferador de peroxissomo (RAPP), um mediador chave da adipogênese.[25] No entanto, outros estudos mostraram que butirato e propionato, mas não acetato, aumentaram a taxa de lipólise *in vitro* por meio de uma atividade do inibidor da histona desacetilase (HDAC).[26] A microbiota intestinal parece ter uma forte influência na oxidação de ácidos graxos. De fato, camundongos livres de germes alimentados com DHL apresentaram maiores níveis de **Adenosina Monofosfato Quinase** fosforilada (**AMPK**) no fígado e músculos esqueléticos em comparação com camundongos criados convencionalmente. AMPK é uma enzima essencial que desempenha um papel importante na homeostase energética. Níveis elevados de AMPK resultam em uma oxidação mais forte dos ácidos graxos,[27,28] e a inibição dessa enzima pela microbiota intestinal promove a síntese de colesterol e triglicerídeos, favorecendo a lipogênese e levando à obesidade por excesso de armazenamento de gordura.[29] É tentador especular que a microbiota intestinal pré-obesa específica possa ter um efeito supressor mais forte na atividade da AMPK, tornando o hospedeiro mais suscetível à obesidade.[30]

A transferência da microbiota intestinal de camundongos criados convencionalmente para camundongos receptores livres de germes levou à inibição de outra proteína envolvida no processo de adiposidade: o **fator adiposo induzido por jejum** (**FAIJ**), também chamado de **proteína 4 do tipo angiopoietina** (**ANGPTL4**), pelo qual a microbiota pode limitar acúmulo de triglicerídeos no tecido adiposo. O FAIJ/ANGPTL4 é produzido pelo tecido adiposo, fígado, músculo esquelético e intestino, em resposta ao jejum. O principal papel do FAIJ/ANGPTL4 é a inibição da lipoproteína lipase (LPL), levando a uma diminuição do acúmulo de triglicerídeos nos adipócitos.[31] Por outro lado, a inibição do FAIJ intestinal promove a captação de ácidos graxos, por meio do aumento da atividade da LPL (Figura 9.1). No entanto, os efeitos finais de diferentes perfis de microbiota na estimulação da inibição da FAIJ permanecem em debate [32] e precisam ser mais investigados para confirmar a relevância dessa via para a regulação do armazenamento de gordura pela microbiota intestinal.

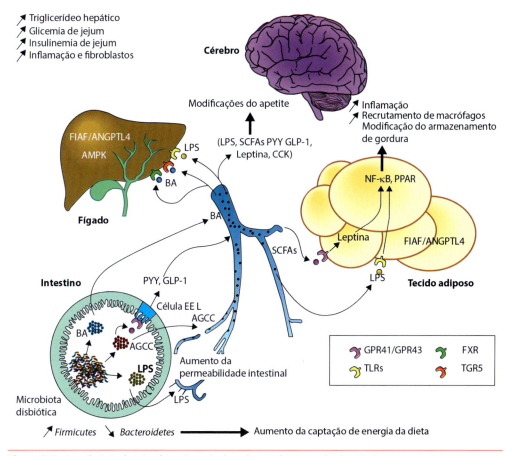

Figura 9.1. Contribuição da microbiota intestinal no desenvolvimento da obesidade.

A microbiota intestinal se comunica com o tecido adiposo hospedeiro, hepático e cerebral, através de vários mecanismos envolvendo BA, AGCC e sinalização LPS. A microbiota intestinal disbiótica aumenta a permeabilidade intestinal, levando a um aumento da inflamação, fibrose e lipogênese.

BA: ácidos biliares; Célula EE L: células enteroendócrinas tipo L; LPS: lipopolissacarídeo; AGCC: ácidos graxos de cadeia curta; PYY: peptídeo YY; GLP-1: peptídeo 1 do tipo glucagon; GPR41/GPR43: receptor 41 e 43 acoplado à proteína G; FXR: receptor nuclear Farnesoid X; TLRs: receptores Toll-Like; NF-kB: fator nuclear Kappa B; AMPK: adenosina monofosfato quinase; FIAF: fator adiposo induzido por jejum; ANGPTL4: proteína 4 do tipo angiopoietina; PPARs: receptores ativados por proliferadores de peroxissomo; TGR5 e GPBAR1: receptor 1 de ácido biliar acoplado à proteína G; CCK: colecistoquinina.

Influência da microbiota intestinal no metabolismo dos ácidos biliares

Os ácidos biliares secretados pelo fígado desempenham um papel fundamental na digestão e absorção de ácidos graxos no intestino delgado. O ácido cólico (CA) e o ácido chenodeoxicólico (CDCA) são os dois principais ácidos biliares produzidos pelos hepatócitos a partir do metabolismo do colesterol e são excretados na bile como conjugados com taurina ou glicina. No lúmen intestinal, eles serão convertidos em ácidos biliares secundários por desconjugação, desidrogenação e di-hidroxilação pela microbiota intestinal. Esses ácidos biliares secundários ficam mais abaixo no íleo reabsorvidos por difusão ativa e passiva e recirculam para o fígado pela veia porta. Assim, é provável que a alteração da composição microbiana intestinal influencie o pool de ácidos biliares e a distribuição de diferentes tipos. Swann e colegas confirmaram a ideia, mostrando que camundongos com uma microbiota intestinal distinta tinham um perfil específico de ácidos biliares e, portanto, um metabolismo energético divergente.[33] Foi sugerido que a sinalização de ácidos biliares poderia afetar o **receptor nuclear Farnesoid X** (**FXR**) envolvido no metabolismo hepático de lipídios e glicose[34] e, portanto, promover a disfunção hepática metabólica associada à obesidade, resistência à insulina e levar à doença hepática gordurosa não alcoólica (DHGNA). Na verdade, a transferência da microbiota intestinal de camundongos alimentados com DHL para camundongos receptores sem germe levou ao desenvolvimento de DHGNA com níveis lipídicos hepáticos semelhantes aos dos camundongos doadores.[35] Os ácidos biliares também são capazes de ativar outro receptor chamado **receptor 1 de ácido biliar acoplado à proteína G** (**GPBAR1**), também conhecido como **TGR5**. Essa ativação do TGR5 está envolvida no controle da homeostase da glicose através da liberação de incretina intestinal GLP-1.[36] Assim, a microbiota intestinal pode influenciar o metabolismo dos ácidos biliares e, finalmente, o armazenamento de gordura por meio de vários mecanismos de sinalização.

Perspectivas terapêuticas na obesidade por modulação da microbiota intestinal

Probióticos são microrganismos que, quando administrados em quantidade apropriada, promovem a saúde do hospedeiro.[37] Estudos sugerem que os probióticos, utilizados isoladamente ou em mistura bacteriana, são capazes de conferir efeitos antiobesidade. Os principais probióticos propostos até o momento são espécies de *Lactobacillus* (*L. casei, L. gasseri, L. plantarum, L. rhamnosus*) e *Bifidobacterium* (B. *infantis* e B. *longum,* por exemplo). Essas espécies apresentam baixa patogenicidade e baixos níveis de resistência aos genes de antibióticos.[38] Basicamente, suplementos probióticos são usados para modular a microbiota intestinal disbiótica. O mecanismo potencial das ações probióticas envolve a redefinição das desregulações microbianas intestinais descritas anteriormente, como produção de compostos bioativos, redução do armazenamento de gordura, promoção da oxidação de ácidos graxos, interação de TLR, redução da inflamação de baixo grau e estimulação das vias de saciedade.[39,41] No entanto, a eficácia clínica dessas espécies em pacientes obesos não foi demonstrada de maneira convincente. Outra maneira de modular o peso corporal pode depender da modulação de vias orexigênicas ou anorexigênicas. Até o momento, nenhuma abordagem probiótica com o objetivo de reduzir a sinalização da grelina foi proposta. Com relação à saciedade, a cepa probiótica *Hafnia alvei 4597* parece auxiliar no tratamento da obesidade e no controle do peso corporal. Esse probiótico de nova geração superproduz a proteína caseinolítica da protease B (ClpB), identificada como um mimético conformacional do hormônio anorexigênico estimulador de α-melanócitos (α-MSH).[42] Além disso, a *E. coli*, alimentada com nutrientes, produz proteínas com uma quantidade aumentada de ClpB, o que reduz a ingestão de alimentos em ratos normais e ativa as vias anorexigênicas centrais.[43] Além disso, em camundongos alimentados com DHL e ob/ob hiperfágicos, o tratamento com Hafnia alvei diminuiu o ganho de peso corporal, o ganho de massa gorda e a ingestão reduzida de alimentos.[44,45] Esses efeitos foram associados à hiperglicemia reduzida, colesterol total plasmático e alanina aminotransferase, sugerindo uma melhora nas consequências metabólicas dessas condições obesogênicas. Espera-se que dados clínicos com esta cepa estejam disponíveis em breve. Outras abordagens mais direcionadas à resistência à insulina foram desenvolvidas restaurando a presença de *Akkermancia muciniphila* na microbiota de pacientes obesos e aguardando mais evidências clínicas de eficácia.[46]

O transplante de microbiota intestinal também abre caminho para um tratamento terapêutico inovador na patologia da obesidade. Alguns estudos com transplante de doador magro para pacientes com síndrome metabólica melhorou a sensibilidade à insulina.[47] Porém, os resultados ainda são conflitantes do ponto de vista de melhora da inflamação, sensibilidade à insulina e perda de peso.[48] Acredita-se que modificações de estilo de vida e hábitos alimentares impactam de forma positiva a composição da microbiota intestinal, remodelando-a em direção a um perfil metabolicamente mais benéfico.[49]

Conclusões

A obesidade é uma preocupação mundial em saúde que continua aumentando rapidamente e é considerada uma doença multifatorial. Entre outros mecanismos, o microbioma intestinal emergiu recentemente como um forte fator na fisiopatologia da obesidade. A microbiota intestinal influencia a obesidade, agindo sobre vários mecanismos cruciais na homeostase energética, incluindo inflamação estimulada por LPS, ácidos biliares e metabolismo de AGCC e deposição de gordura. No entanto, até agora, não se sabe qual comunidade bacteriana contribui mais para a fisiopatologia. No futuro, a modulação da microbiota intestinal pode ser uma maneira poderosa de ajudar no tratamento multimodal da obesidade. Estudos clínicos e mecanísticos adicionais são necessários para apoiar ainda mais a utilidade clínica e a segurança da modulação da microbiota por probióticos, prebióticos ou terapia de substituição fecal na obesidade.

Referências bibliográficas

1. Chatelier EL, Nielsen T, Qin J, Prifti E, Hildebrand F, Falony G, et al. Richness of human gut microbiome correlates with metabolic markers. Nature. 2013;500(7464):541-6.
2. Ley RE, Bäckhed F, Turnbaugh P, Lozupone CA, Knight RD, Gordon JI. Obesity alters gut microbial ecology. Proc. Natl. Acad. Sci. U. S. A. 2005;102(31):11070-5.
3. Turnbaugh, PJ, Ley RE, Mahowald MA, Magrini V, Mardis ER, Gordon JI. An obesity-associated gut microbiome with increased capacity for energy harvest. Nature. 2006;444(7122):1027-31.
4. Abenavoli L, Scarpellini E, Colica C, Boccuto L, Salehi B, Sharifi-Rad J, et al. Gut Microbiota and Obesity: A Role for Probiotics. Nutrients 2019;11(11):2-7.
5. Karlsson FH, Tremaroli V, Nookaew I, Bergström G, Behre CJ, Fagerberg B, et al. Gut metagenome in European women with normal, impaired and diabetic glucose control. Nature. 2013;498(7452):99-103.
6. Million M, Maraninchi M, Henry M, Armougom F, Richet H, Carrieri P, et al. Obesity-associated gut microbiota is enriched in Lactobacillus reuteri and depleted in Bifidobacterium animalis and Methanobrevibacter smithii. Int. J. Obes. 2012;36(6): 817-25.
7. Flint HJ, Bayer EA, Rincon MT, Lamed R, White BA. Polysaccharide utilization by gut bacteria: potential for new insights from genomic analysis. Nat. Rev. Microbiol. 2008;6(2):121-31.

8. Cho I, Yamanishi S, Cox L, Methé BA, Zavadil J, Li K, et al Antibiotics in early life alter the murine colonic microbiome and adiposity. Nature. 2012;488(7413):621-6.
9. Jumpertz, Le SD, Turnbaugh PJ, Trinidad C, Bogardus C, Gordon JI, et al. Energy-balance studies reveal associations between gut microbes, caloric load, and nutrient absorption in humans. Am. J. Clin. Nutr. 2011;94(1):58-65.
10. Delzenne NM., Cani PD. Gut microbiota and the pathogenesis of insulin resistance. Curr. Diab. Rep. 2011;11(3):154-9.
11. Murphy EF, Cotter PD, Healy S, Marques TM, O'Sullivan O, Fouhy F, et al. Composition and energy harvesting capacity of the gut microbiota: relationship to diet, obesity and time in mouse models. Gut. 2010;59(12):1635-42.
12. Al-Lahham SH, Peppelenbosch MP, Roelofsen H, Vonk RJ, Venema K. Biological effects of propionic acid in humans; metabolism, potential applications and underlying mechanisms. Biochim. Biophys. Acta. 2010;1801(11):1175-83.
13. Vrieze A, Holleman F, Zoetendal EG, Vos WM, Hoekstra JBL, Nieuwdorp M. The environment within: how gut microbiota may influence metabolism and body composition. Diabetologia. 2010;53(4), 606-13.
14. Qin J, Li Y, Cai Z, Li S, Zhu J, Zhang F,et al. A metagenome-wide association study of gut microbiota in type 2 diabetes. Nature. 2012;490(7418):55-60.
15. Karlsson F, Tremaroli V, Nielsen J, Bäckhed F. Assessing the human gut microbiota in metabolic diseases. Diabetes. 2013;62(10):3341-9.
16. Grandt D, Schimiczek M, Beglinger C, Layer P, Goebell H, Eysselein VE, et al. Two molecular forms of peptide YY (PYY) are abundant in human blood: characterization of a radioimmunoassay recognizing PYY 1-36 and PYY 3-36. Regul. Pept. 1994;51(2):151-9.
17. Frost G, Sleeth ML, Sahuri-Arisoylu M, Lizarbe, B, Cerdan S, Brody L, et al The short-chain fatty acid acetate reduces appetite via a central homeostatic mechanism. Nat. Commun. 2014;5(3611):1-11.
18. Queipo-Ortuño MI, Seoane LM, Murri M, Pardo M, Gomez-Zumaquero JM, Cardona F, et al. et al. Gut microbiota composition in male rat models under different nutritional status and physical activity and its association with serum leptin and ghrelin levels. PloS One. 2013;8(5):65465-1-11.9.
19. Zhang H, Dibaise JK, Zuccolo A, Kudrna D, Braidotti M, Yu Y, et al. Human gut microbiota in obesity and after gastric bypass. Proc. Natl. Acad. Sci. U. S. A. 2009;106(7):2365-70.
20. Emerging Risk Factors Collaboration, et al. C-reactive protein, fibrinogen, and cardiovascular disease prediction. N. Engl. J. Med. 2012;367(14):1310-20.
21. Spranger J, Krobe A, Möhlig M, Hoffmann K, bergmann MM, Ristow M, et al. Inflammatory cytokines and the risk to develop type 2 diabetes: results of the prospective population-based European Prospective Investigation into Cancer and Nutrition (EPIC)-Potsdam Study. Diabetes. 2003;52(3):812-7.
22. Cani PD, Amar J, Iglesias MA, Poggi M, Knauf C, Bastelica D, et al. Metabolic endotoxemia initiates obesity and insulin resistance. Diabetes. 2007;56(7):1761-72.
23. Neal MD, Leaphart C, Levy R, Prince J, Billiar TR, Watkins S, et al. Enterocyte TLR4 mediates phagocytosis and translocation of bacteria across the intestinal barrier. J. Immunol. 2006;176(5):3070-9.
24. de La Serre CB, Ellis C.L, Lee J, Hartman AL, Rutledge JC, Raybould H. Propensity to high-fat diet-induced obesity in rats is associated with changes in the gut microbiota and gut inflammation. Am. J. Physiol. Gastrointest. Liver Physiol. 2010;299(2):G440-8.
25. Hong Y-H, Nishimura N, Hishikawa D, Tsuzuki H, Miyahara H, Gotoh C, et al. Acetate and propionate short chain fatty acids stimulate adipogenesis via GPCR43. Endocrinology. 2005;146(12): 5092-9.
26. Rumberger JM, Arch JRS, Green A. Butyrate and other short-chain fatty acids increase the rate of lipolysis in 3T3-L1 adipocytes. PeerJ. 2014;2:6-15.
27. Bäckhed F, Manchester JK, Semenkovich CF, Gordon JI. Mechanisms underlying the resistance to diet-induced obesity in germ-free mice. Proc. Natl. Acad. Sci. U. S. A. 2007;(3):104, 979-84.
28. Bäckhed F, Crawford PA, O'Donnell D, Gordon JI. Postnatal lymphatic partitioning from the blood vasculature in the small intestine requires fasting-induced adipose factor. Proc. Natl. Acad. Sci. U. S. A. 2007;104(2):606-11.

Microbiota Intestinal, Metabolismo Energético e Obesidade

29. Boulangé CL, Neves AL, Chilloux J, Nicholson JK, Dumas ME. Impact of the gut microbiota on inflammation, obesity, and metabolic disease. Genome Med. 2016;8(42)-1-12.

30. Dahiya DK, Renuka, Puniya M, Shandilya UK, Dhewa T, Kumar N, et al. Gut Microbiota Modulation and Its Relationship with Obesity Using Prebiotic Fibers and Probiotics: A Review. Front. Microbiol. 2017;8:1-17.

31. Bäckhed F, Ding H, Wang T, Hooper LV, Kog GY, Nagy A, et al. The gut microbiota as an environmental factor that regulates fat storage. Proc. Natl. Acad. Sci. U. S. A. 2004;101(2):15718-23.

32. Fleissner CK, Huebel N, El-Bary MMA, Loh G, Klaus S, Blaut M. Absence of intestinal microbiota does not protect mice from diet-induced obesity. Br. J. Nutr. 2010;104(6):919-29.

33. Swann JR, Wat EJ, Geier FM, Spagou K, Wilson ID, Sidaway JE, et al. Systemic gut microbial modulation of bile acid metabolism in host tissue compartments. Proc. Natl. Acad. Sci. U. S. A. 2011;108(1):4523-30.

34. Li F, Jiang C, Krausz KW, Li Y, Albert I, Hao H, et al. Microbiome remodelling leads to inhibition of intestinal farnesoid X receptor signalling and decreased obesity. Nat. Commun. 2013;4(2384):1-10.

35. Le Roy T, Llopis M, Lepage P, Bruneau A, Rabot S, Bevilacqua C, et al. Intestinal microbiota determines development of non-alcoholic fatty liver disease in mice. Heptology;62(12):1787-94

36. Thomas C, Gioiello A, Noriega L, Strehle A, Oury J, Rizzo G, et al. TGR5-mediated bile acid sensing controls glucose homeostasis. Cell Metab. 2009;10(3):167-77.

37. Sanders ME. Probiotics: definition, sources, selection, and uses. Clin. Infect. Dis. Off. Publ. Infect. Dis. Soc. Am. 2008;46(s2):144-151.

38. Cerdó T, García-Santos JA, Bermúdez MG, Campoy C. The Role of Probiotics and Prebiotics in the Prevention and Treatment of Obesity. Nutrients. 2019;11(3):1-31.

39. Stanton C, Ross RP, Fitzgerald GF, Van Sinderen D. Fermented functional foods based on probiotics and their biogenic metabolites. Curr. Opin. Biotechnol. 2005;16(2):198-203.

40. Tsai YT, Cheng PC, Pan TM. Anti-obesity effects of gut microbiota are associated with lactic acid bacteria. Appl. Microbiol. Biotechnol. 2014;98(1):1-10.

41. Dahiya DK, Puniya AK. Isolation, molecular characterization and screening of indigenous lactobacilli for their abilities to produce bioactive conjugated linoleic acid (CLA). J. Food Sci. Technol. 2017;54(3):792-801.

42. Tennoune N, Chan P, Breton J, Legrand R, Chabane YN, Akkermann K, et al. Bacterial ClpB heat-shock protein, an antigen-mimetic of the anorexigenic peptide α-MSH, at the origin of eating disorders. Transl. Psychiatry. 20144(10):1-11.

43. Breton J, Tennoune N, Lucas N, Francois M, Legrand R, Jacquemot J, et al. Gut Commensal E. coli Proteins Activate Host Satiety Pathways following Nutrient-Induced Bacterial Growth. Cell Metab. 2016;23:324-34.

44. Lucas N, Legrand R, Deroissart C, Dominique M, Azhar S, Solliec MA, et al. Hafnia alvei HA4597 Strain Reduces Food Intake and Body Weight Gain and Improves Body Composition, Glucose, and Lipid Metabolism in a Mouse Model of Hyperphagic Obesity. Microorganisms. 2019;8(1):2-13.

45. Legrand R, Lucas N, Dominique M, Azhar S, Deroissart C, Solliec MAL, et al. Commensal Hafnia alvei strain reduces food intake and fat mass in obese mice-a new potential probiotic for appetite and body weight management. Int. J. Obes. 2020;44:1041-51.

46. Depommier C, Everard A, Druart C, Plovier H, Hul MV, Silva SV, et al. Supplementation with Akkermansia muciniphila in overweight and obese human volunteers: a proof-of-concept exploratory study. Nat. Med. 2019;25(7):1096–1103.47.

47. Vrieze A, Nood EV, Holleman F, Salojärvi J, Kootte R, Bartelsman JFWM, et al. Transfer of intestinal microbiota from lean donors increases insulin sensitivity in individuals with metabolic syndrome. Gastroenterology. 2012;143(4):913-916.e7.

48. Yu EW, Gao L, Stastka P, Cheney MC, Mahabamunuge J, Soto MT, et al. Fecal microbiota transplantation for the improvement of metabolism in obesity: The FMT-TRIM double-blind placebo-controlled pilot trial. PLOS Medicine. 2020;17(3):1-19.

49. Hiel S, Neyrinck AM, Rodriguez J, Pachikian BD, Bouzin C, Thissen JP, et al. Inulin Improves Postprandial Hypertriglyceridemia by Modulating Gene Expression in the Small Intestine. Nutrients. 2018;10(5):1-13.

CAPÍTULO 9

Cirurgia Bariátrica e Microbiota Intestinal

Karina Al Assal
Dan L. Waitzberg

Introdução

Nas últimas décadas, a prevalência da obesidade tem crescido consideravelmente e, considerando as múltiplas comorbidades relacionadas a essa condição, constituem um problema de saúde pública.[1,2]

De acordo com a Organização Mundial de Saúde (OMS), o índice de obesos no mundo triplicou desde 1975.[3] Em 2016 mais de 1.9 milhões de pessoas acima de 18 anos tiveram Índice de Massa Corporal (IMC) acima de 25 kg/m^2 e 650 milhões foram classificadas como obesas com IMC acima de 30 kg/m^2 (Figura 10.1). No Brasil, segundo a Pesquisa Nacional de Saúde realizada pelo IBGE em 2013, 56,9% da população têm sobrepeso e 20,8% têm obesidade; esse, mais frequente em mulheres (24,4%) que em homens (16,8%).[4]

Entre os fatores envolvidos na etiologia da obesidade incluem-se estilo de vida, ingestão alimentar inadequada, falta ou baixa prática de atividade física, mecanismos neuronais e hormonais, assim como fatores genéticos e epigenéticos.[2,5]

A obesidade pode contribuir para o desenvolvimento de *diabetes mellitus* do tipo 2 (DM2), síndrome metabólica (SM), entre outras comorbidades. Segundo a Federação Internacional de Diabetes (IDF), o Brasil ocupa o quarto lugar no *ranking* de países com o maior número de casos de DM2 no mundo.[6]

Nos últimos 10 anos, pesquisadores aumentaram seu conhecimento sobre o papel da disbiose (desequilíbrio da microbiota intestinal) nas alterações metabólicas sistêmicas.[7] Obesidade e suas comorbidades podem estar acompanhadas por mudanças na microbiota intestinal, a qual tem sido considerada um novo fator influenciador da regulação do peso corporal.[8,9] O aumento ou redução em grupos específicos de bactérias e diminuição da riqueza da microbiota, foram associados com alterações metabólicas como resistência à insulina, inflamação de baixo grau e hipertrofia de adipócito.[10,11] No entanto, as características da microbiota em indivíduos com obesidade severa IMC >

40 kg/m² ainda são pouco estudadas. Os indivíduos com obesidade severa representam os candidatos elegíveis para cirurgia bariátrica, tratamento cirúrgico que aumentou drasticamente em todo o mundo, com benefícios de redução de risco cardiovascular e melhora metabólica.

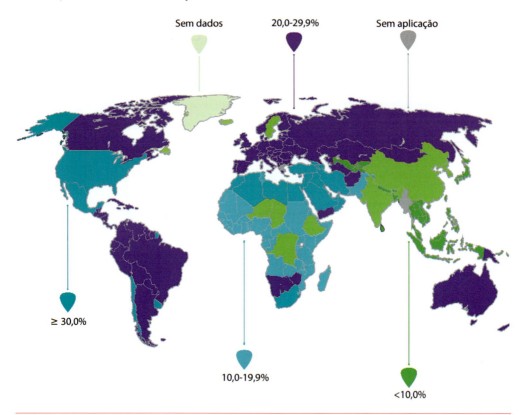

Figura 10.1. Prevalência (%) de obesidade, sexo feminino, 2016.
Adaptada da Organização Mundial da Saúde (OMS).[4]

Impacto das mudanças anatômicas e fisiológicas após cirurgia bariátrica na microbiota intestinal

A intervenção cirúrgica do tipo Derivação Gástrica em Y de Roux (DGYR) é um dos tratamentos mais efetivos para obesidade grave. Seus benefícios incluem a perda de peso significativa e a melhora ou remissão de DM2 e outras comorbidades associadas à obesidade.[12,13] A DGYR mostrou ser um tratamento eficaz no controle de DM2 por ser uma técnica mista, com mecanismos de redução do volume do estômago através da realização de uma bolsa gástrica proximal com aproximadamente 30 mL de capacidade, excluindo o restante do estômago, e mecanismos de desabsorção com a realização de uma com alça biliopancreática medindo entre 50-60 cm e alça de alimentação entre 100-120 cm. A taxa de remissão do DM2 é de cerca de 72,3% após dois anos e de 30,4% após cinco anos.[12,14,15] Já a técnica de gastrectomia vertical (GV) tem somente restrição de volume, pois é realizada uma redução do estômago com um corte vertical na bolsa estomacal, sem acometer o intestino e portanto sem desabsorção, o mesmo para a banda gástrica (BG) que é feita uma restrição de volume gástrico e como consequência diminuição do volume

Cirurgia Bariátrica e Microbiota Intestinal

alimentar, que diferente da técnica de GV, é colocado um anel de silicone que restringe a capacidade do estômago em receber grandes quantidades de alimentos, o qual pode facilmente ser revertido com a retirada do anel. Por fim, a técnica menos utilizada atualmente, por gerar muitos efeitos colaterais de desnutrição, a derivação biliopancreática, que consiste em três principais componentes: um tubo estômago com piloro preservado, uma anastomose distal ileoanal e uma anastomose da região proximal ducto biliar duodenal (Figura 10.2).[16]

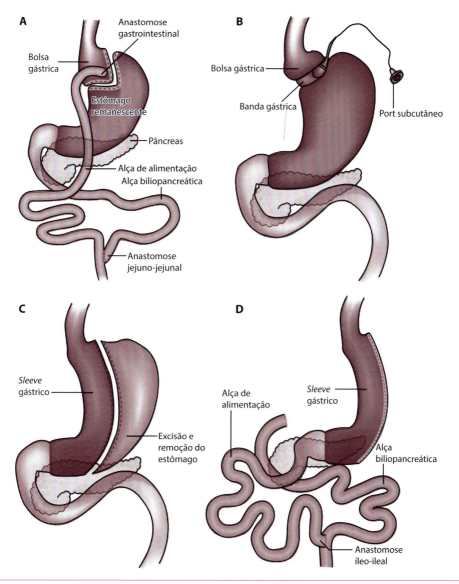

Figura 10.2. Procedimentos de cirurgia bariátrica. (A) Derivação gástrica em Y de Roux. (B) Banda gástrica. (C) Gastrectomia vertical. (D) Derivação biliopancreática ou *duodenal switch*.
Adaptada de Ulker et al.[16]

CAPÍTULO 10 135

Alterações fisiológicas e anatômicas decorrentes do procedimento cirúrgico contribuem para mudanças na microbiota intestinal.[17,18] Essas mudanças incluem mudanças no metabolismo dos ácidos biliares, pH colônico, modulação vagal, hormônios entéricos e do tecido adiposo, fluxo de nutrientes e quantidade de alimentos que chega ao cólon.[19] Ocorre maior diversidade microbiana após DGYR, em relação ao pré operatório, mas ainda menor riqueza da microbiota quando comparado com indivíduos não obesos.[20] A diminuição da razão firmicutes/bacteroidetes e aumento no filo *Proteobacteria* em humanos, também são características que ocorrem com a microbiota intestinal após a cirurgia bariátrica.[18,21,22,29] A microbiota de indivíduos pós DGYR é específica e distinta daquela presente em indivíduos eutróficos, e pode estar associada com melhora metabólica pós operatória.[17,18,21]

A mudança no perfil da microbiota intestinal dos pacientes submetidos a cirurgia bariátrica leva a uma alteração na produção de metabólitos bacterianos. Dois estudos encontraram um aumento dos níveis de TMAO (N-óxido de trimetilamina), substância formada no fígado, a partir da trimetilamina, que é produzida pela microbiota intestinal como resultado da fermentação de carnitina e colina, que é encontrada em alguns alimentos fontes, como carne vermelha e ovos. Níveis aumentados de TMAO foram relacionados com aumento de risco cardiovascular e encontrados em pacientes pós um e nove anos de cirurgia bariátrica, esse resultado é inesperado, pois a cirurgia bariátrica, por todas as suas melhoras metabólicas, diminui o risco de doenças cardiovasculares. Mas isso pode ter ocorrido devido ao aumento de alguns gêneros de bactérias, como *Escherichia coli*, que contribui para a formação de TMAO.[23,30]

Ácidos biliares

Os ácidos biliares (AB) são produzidos pelo fígado, estocados na vesícula biliar e são liberados no duodeno em resposta a ingestão alimentar. Atuam como surfactantes e desempenham um papel fundamental na absorção de lipídeos, além disso, possuem um impacto na função pancreática, uma vez que são capazes de desencadear a secreção de GLP1, através da sua atuação como ligantes naturais no receptor 5 Takeda ligado a proteína G (TGR5). A cirurgia bariátrica, tanto DGYR como GV, induz alterações nos níveis de AB sérico e também na sua composição, tanto em jejum como pós prandial. Temaroli et al.[23] mostraram que após a cirurgia ocorre um aumento em algumas bactérias envolvidas no metabolismo da transformação de ácidos biliares primários em secundários, também foi achado, pós prandial, um aumento da secreção de AB conjugados (ácidos biliares secundários) após a DGYR quando comparado com pacientes obesos não operados.[23,31] A composição de AB é dependente da microbiota intestinal, a atividade de hidrólases biliares, enzimas responsáveis pela desconjugação dos sais biliares, são encontradas por toda microbiota intestinal. Os AB primários são desconjungados em AB secundários através da 7 alfa-desidroxilase realizada por bactérias, estudos mostraram que a atividade da 7 alfa desidroxilase está presente em algumas bactérias, como *Clostridium spp*. Os AB também podem inibir diretamente o crescimento bacteriano e, assim, regular ou alterar a composição da microbiota intestinal.[31]

AB se ligam ao receptor Farnesoid (FXR), que também está envolvido na regulação do metabolismo de lipídeos e carboidratos. Um estudo recente mostrou que o FXR está envolvido na melhora da sensibilidade a insulina observado após a cirurgia bariátrica. Camundongos que fizeram GV melhoraram seu peso e sensibilidade à insulina, enquanto esses efeitos não ocorreram em camundongos FXR-KO (sem a expressão do receptor FXR) que passaram pelo mesmo procedimento cirúrgico. Também foi observado uma diferença na microbiota de camundongos

Cirurgia Bariátrica e Microbiota Intestinal

FXR-KO em relação ao controle, destacando o gênero *Roseburia*, bactéria que está envolvida na homeostase da glicose. O FXR parece estar envolvido na melhora do metabolismo da glicose, uma vez que a ingestão alimentar e procedimento cirúrgico foi o mesmo entre os grupos.[24,31]

Enquanto os AB são ligantes para FXR e TGR5 e o pool de AB secundário *versus* primário são amplamente importantes pelo modo como afetarão as sinalizações e caminhos, os AB podem influenciar a composição da microbiota intestinal e reciprocamente a microbiota influencia os AB.[25]

Diferenças na microbiota em cirurgia bariátricas restritivas e desarsobtivas microbiota e cirurgia bariátrica

Transplantes experimentais e humanos de microbiota fecal de indivíduos já operados por DGYR para camundongos *germfree* (GF) resultaram em redução de gordura corporal em relação àqueles que receberam transplante de microbiota fecal de indivíduos obesos.[23] Esses achados sugerem que a microbiota pós DGYR poderia levar à perda de peso e redução de gordura corporal. Embora essas descobertas sejam promissoras, mais estudos são necessários para identificar quais bactérias estão alteradas após a cirurgia e qual a influência delas nas alterações da composição corporal e metabólica.

Mudanças notáveis na microbiota intestinal pós cirurgia bariátrica foram consistentemente descritas em estudos a curto e a longo prazo. Não há dúvida que essa alteração tem influência de toda a mudança da anatomia intestinal, diminuição da ingestão alimentar, modificação hormonal e ácidos biliares conforme já foi descrito acima.[25] Uma metanálise recente mostrou que diversos estudos encontraram o aumento de dois gêneros de bactérias, *Escherichia* e *Akkermansia*, aumentados no período pós-cirurgia de DGYR. A *Akkermansia,* conhecida pelo seu papel anti--inflamatório e controle de glicemia demonstrado em diversos estudos, não aumentou no pós--cirúrgico de banda gástrica, somente na DGYR.[26]

Com relação à remissão do diabetes (RD), Murph et al.[27] acharam diferença na microbiota no pré-operatório entre aqueles pacientes que tiveram RD após um ano de cirurgia. Os pacientes com RD já apresentavam maiores níveis dos gêneros *Fecalibacterium* (somente na DGYR) e *Roseburia* (tanto na DGYR como na gastrectomia vertical). Ambos os gêneros de bactérias estão associados à diminuição de inflamação e melhora da homeostase da glicose, tanto em camundongos como em humanos.[27]

O aumento de riqueza da microbiota após a cirurgia foi encontrado em diversos estudos relacionando uma microbiota intestinal com maior diversidade com melhora metabólica, como menores níveis de glicemia e triglicerídeos, melhor resposta à dieta e menor índice de doenças inflamatórias, entre outros benefícios. O estudo de Aron-Wisnewsky et al.[20] identificou que os pacientes obesos apresentam uma baixa riqueza da microbiota e que essa baixa riqueza está associada a um perfil de bactérias específico, mostrando uma assinatura bacteriana. Após a DGYR, os pacientes aumentaram a riqueza da microbiota em relação aos obesos, mas ainda assim se mantém com baixa riqueza da microbiota.[20,28]

Outro achado comum entre os estudos é o aumento do filo Proteobactérias nos pacientes pós cirurgia bariátrica, tanto a curto como a longo prazo.[21] O aumento desse filo no contexto de melhora metabólica e modulação inflamatória é surpreendente, pois o aumento de Proteobactéria é considerado um marcador de instabilidade e disbiose, encontrado em pacientes com doença inflamatória intestinal e câncer. Kong et al.[21] encontraram uma relação inversa

Parte 2: Aspectos da Fisiologia e Fisiopatologia da Microbiota Intestinal

entre o aumento *Escherichia coli* com níveis de leptina. Outro fator que leva ao aumento de proteobactéria é a mudança de pH intestinal e mudança no fluxo dos ácidos biliares, que parece contribuir com as mudanças na microbiota, favorecendo esse filo.[21]

Nenhum estudo mostrou relação direta da perda de peso com a alteração da microbiota intestinal no pós-cirurgia, mas sabemos que a disbiose e a permeabilidade intestinal geram inflamação de baixo grau e podem atrapalhar a perda de peso.

Conclusões

A microbiota intestinal sofre algumas modificações após a cirurgia bariátrica, como aumento da riqueza e alteração de gêneros de bactérias predominantes, fazendo um perfil único. Também existe uma modificação nos ácidos biliares relacionados com a mudança na microbiota intestinal e todas essas mudanças afetarão o metabolismo do hospedeiro, podendo contribuir ou não com sua melhora metabólica.

Alguns autores conseguiram relacionar a microbiota pré-operatória com a remissão do diabetes, o que sugere que, no futuro, poderemos utilizar a microbiota como biomarcador de indicação de cirurgia.

Estudos ainda são necessários para o melhor entendimento do papel da microbiota intestinal na melhora metabólica do paciente pós-cirurgia bariátrica.

Referências bibliográficas

1. Ades PA, Savage PD. Obesity in coronary heart disease: An unaddressed behavioral risk factor. Prev Med (Baltim). 2017;104:117-9. doi:10.1016/j.ypmed.2017.04.013.
2. Kaplan JL, Walker WA. Early gut colonization and subsequent obesity risk. Curr Opin Clin Nutr Metab Care. 2012;15:278-84. doi:10.1097/MCO.0b013e32835133cb.
3. World Health Organization. WHO. Obesity and overweight. Fact sheet N°311. World Health Organization. Geneva: World Health Organization; 2016.
4. Ministério da Saúde. Pesquisa de Orçamentos Familiares 2008-2009 Antropometria e estado nutricional de crianças, adolescentes e adultos no Brasil. Brasília; 2010.
5. Romieu I, Dossus L, Barquera S, Blottière HM, Franks PW, Gunter M, et al. Energy balance and obesity: what are the main drivers? Cancer Causes Control. 2017;28:247-58. doi:10.1007/s10552-017-0869-z
6. Cho NH, Kirigia JC, Mbanya JC, Ogurstova K, Guariguata L, Rathmann W, et al. IDF Diabetes Atlas eight edition 2017. 2017.
7. Angelakis E, Armougom F, Million M, Raoult D. The relationship between gut microbiota and weight gain in humans. Future Microbiol. 2012;7:91-109. doi:10.2217/fmb.11.142.
8. Karlsson FH, Tremaroli V, Nookaew I, Bergström G, Behre CJ, Fagerberg B, et al. Gut metagenome in European women with normal, impaired and diabetic glucose control. Nature. 2013;498:99-103. doi: 10.1038/nature12198.
9. Ley RE, Turnbaugh PJ, Klein S, Gordon JI. Microbial ecology: Human gut microbes associated with obesity. Nature. 2006;444:1022-3. doi:10.1038/4441022a.
10. Le Chatelier E, Nielsen T, Qin J, et al. Richness of human gut microbiome correlates with metabolic markers. Nature 2013;500:541-6. doi:10.1038/nature12506.
11. Cotillard A, Kennedy SP, Kong LC, et al. Dietary intervention impact on gut microbial gene richness. Nature 2013;500:585-8. doi:10.1038/nature12480.
12. Cho J-M, Kim HJ, Menzo ELO, Park S, Szomstein S, Rosenthal RJ. Effect of sleeve gastrectomy on type 2 diabetes as an alternative treatment modality to Roux-en-Y gastric bypass: systemic review and meta--analysis. Surg Obes Relat Dis. 2015;11:1273-80. doi:10.1016/j.soard.2015.03.001.

Cirurgia Bariátrica e Microbiota Intestinal

13. Schauer PR, Burguera B, Ikramuddin S, Cottam D, Gourash W, Hamad G, et al. Effect of laparoscopic Roux-en Y gastric bypass on type 2 diabetes mellitus. Ann Surg. 2003;238:467-84; discussion 84-5. doi:10.1097/01.sla.0000089851.41115.1b

14. Cummings DE. Endocrine mechanisms mediating remission of diabetes after gastric bypass surgery. Int J Obes. 2009;33:S33-40. doi: 10.1038/ijo.2009.15.

15. Lee W-J, Chong K, Ser K-H, Lee Y-C, Chen S-C, Chen J-C, et al. Gastric bypass vs sleeve gastrectomy for type 2 diabetes mellitus. Arch Surg. 2011;146:143. doi:10.1001/archsurg.2010.326

16. Ulker. I, YILDIRAN. H. Bioscience of Microbiota, Food and Health Vol. 38 (1), 3-9, 2019.

17. Furet J-P, Kong L-C, Tap J, Poitou C, Basdevant A, Bouillot J-L, et al. Differential adaptation of human gut microbiota to bariatric surgery-induced weight loss: links with metabolic and low-grade inflammation markers. Diabetes. 2010;59:3049-57. doi:10.2337/db10-0253.

18. Zhang H, DiBaise JK, Zuccolo A, Kudrna D, Braidotti M, Yu Y, et al. Human gut microbiota in obesity and after gastric bypass. Proc Natl Acad Sci U S A. 2009;106:2365-70. doi:10.1073/pnas.0812600106.

19. Li JV, Ashrafian H, Bueter M, Kinross J, Sands C, le Roux CW, et al. Metabolic surgery profoundly influences gut microbial-host metabolic cross-talk. Gut. 2011;60:1214-23. doi:10.1136/gut.2010.234708.

20. Aron-Wisnewsky. J, Prifti E, Belda E, et al. Major microbiota dysbiosis in severe obesity: fate after bariatric surgery. Gut 2018;0:1-13. doi:10.1136/gutjnl-2018-316103.

21. Kong L-C, Tap J, Aron-Wisnewsky J, Pelloux V, Basdevant A, Bouillot J-L, et al. Gut microbiota after gastric bypass in human obesity: increased richness and associations of bacterial genera with adipose tissue genes. Am J Clin Nutr. 2013;98:16-24. doi:10.3945/ajcn.113.058743.

22. Palleja A, Kashani A, Allin KH, Nielsen T, Zhang C, Li Y, et al. Roux-en-Y gastric bypass surgery of morbidly obese patients induces swift and persistent changes of the individual gut microbiota. Genome Med. 2016;8:67. doi:10.1186/s13073-016-0312-1.

23. Tremaroli V, Karlsson F, Werling M, Ståhlman M, Kovatcheva-Datchary P, Olbers T, et al. Roux-en-Y Gastric Bypass and Vertical Banded Gastroplasty induce long-term changes on the human gut microbiome contributing to fat mass regulation. Cell Metab. 2015;22:228-38. doi:10.1016/j.cmet.2015.07.009.

24. Rayan KK, Tremaroli V, Clemmensen C, et al. FXR is molecular target for the effects of vertical sleeve gastrectomy. Nature 2014; 509: 183-8. doi:10.1038/nature13135.

25. Debédat J; Amouyal C; Aron-Wisnewsky J, Karine Clément. Impact of bariatric surgery on type 2 diabetes: contribution of inflammation and gut microbiome? Semin Immunopathol. 2019;41(4):461-75. doi:10.1007/s00281-019-00738-3.

26. Guo Y, Huang ZP, Liu CQ, Qi L, Sheng Y, Zou DJ. Modulation of the gut microbiome: a system- atic review of the effect of bariatric surgery. Eur J Endocrinol. 2018;178(1):43-56. doi:10.1530/EJE-17-0403.

27. Murphy R, Tsai P, Jüllig M, Liu A, Plank L, Booth M. Differential changes in gut microbiota after gastric bypass and sleeve gastrectomy bariatric surgery vary according to diabetes remission. Obes Surg. 2017;27:917-25. doi:10.1007/s11695-016-2399-2.

28. Cani D P. Severe obesity and gut microbiota: does bariatric surgery really reset he system? Gut. 2019;68(1):5-6. doi: 10.1136/gutjnl-2018-316815.

29. Graessler J, Qin Y, Zhong H, Zhang J, Licinio J, Wong M-L, et al. Metagenomic sequencing of the human gut microbiome before and after bariatric surgery in obese patients withtype 2 diabetes: correlation with inflammatory and metabolic parameters. Pharmacogenomics J. 2013;13(6):514-22. doi:10.1038/tpj.2012.43.

30. Trøseid M, Hov JR, Nestvold TK, Thoresen H, Berge R, Svardal A, et al. Major increase in microbiota-dependent proatherogenic metabolite TMAO one year after bariatric surgery. Metab Syndr Relat Disord. 2016;14(4):197-201. doi:10.1089/met.2015.0120.

31. Liu H, Hu C, Zang X, Jia W. Role of gut microbiota, bile acids and theircross-talk in the effects of bariatric surgery onobesity and type 2 diabetes. J Diabetes Investig. 2018;9(1):13-20. doi:10.1111/jdi.12687.

Microbiota Intestinal no Atleta

Geovana Silva Fogaça Leite
Edgar Tavares da Silva
Ronaldo Vagner Thomatieli dos Santos
Antonio Herbert Lancha Junior

Introdução

Embora desde 2008 tenham sido iniciados os estudos entre a prática do exercício físico e possíveis alterações na microbiota intestinal, os trabalhos com atletas surgem a partir de 2014, com Clarke et al., realizado com jogadores profissionais de Rugbi. A partir dessa data, diversos trabalhos associam a prática regular da atividade física com a modificação das bactérias intestinais, evidenciando essa modificação associada ao metabolismo energético.[1,2]

Quando aprofundamos nossas investigações com atletas de modalidades de longa duração (*endurance*), é bem descrito na literatura que, durante sessões de exercício prolongado bem como em competições, é comum o aparecimento de sintomas, como: náusea, flatulência, eructação, diarreia e cólicas.[3,4] A principal hipótese relacionada a esse tipo de ocorrência é a redistribuição do fluxo sanguíneo e a alteração de temperatura corporal que ocorre durante a realização do exercício físico.[5]

Desse modo, estratégias nutricionais têm sido utilizadas na tentativa de minimizar a ocorrência desses sintomas, uma vez que os mesmos podem impactar de maneira negativa no desempenho do atleta. Uma das estratégias utilizadas têm sido a ingestão diária de elementos probióticos, e alguns estudos têm demonstrado resultados positivos nesse sentido.[6,7]

Neste capítulo, abordaremos o que se tem de evidência científica até o momento em relação a possíveis alterações na microbiota intestinal em atletas de modalidades coletivas, bem como atletas de *endurance*, mais adiante discorreremos sobre os sintomas gastrointestinais comumente apresentados por atletas de *endurance* e as estratégias nutricionais que estão sendo utilizadas na tentativa de minimizar esse tipo de ocorrência.

Parte 2: Aspectos da Fisiologia e Fisiopatologia da Microbiota Intestinal

Diferenças na microbiota intestinal no atleta

Apesar de na última década os números de trabalhos em relação a temática terem crescido, sabemos que o estudo da microbiota de atletas[a] e suas funcionalidades é uma área de conhecimento muito recente. Tendo em vista a complexidade de variáveis como intensidade, duração e frequência, se têm muitas perguntas a serem respondidas.

Embora o caminho a ser trilhado ainda seja longo, atualmente já temos evidências de que a prática regular do exercício físico prolongado é capaz de causar alterações na microbiota intestinal, em termos de riqueza e diversidade bem como aumentar colônias de bactérias produtoras de butirato. Uma das espécies mais citadas por seu aumento, em estudos com exercício, a espécie *Faecalibacterium prausnitzii*.[8] Porém, para verificar se essas modificações são permanentes ou transitórias e se a microbiota de atletas se difere da microbiota de sujeitos fisicamente ativos foram realizados diferentes estudos.

Um dos pioneiros nessa abordagem foi o trabalho de Clack e colaboradores em 2014, em que foram estudados atletas profissionais de Rugby. Nesse acompanhamento, foi verificado que os jogadores tinham maior diversidade de espécies de bactérias, associada a maior saúde e riqueza microbiana, quando comparado aos sedentários.[9] A amostra foi composta por 40 jogadores profissionais, do sexo masculino com idade média de 29 anos e os controles foram homens saudáveis com idade média de 29 anos, divididos em dois grupos (n = 23, baixo índice de massa corporal (IMC)) e (n = 23; alto índice de massa corporal).

Após análise fecal através do 16S rRNA dessa população, foi detectado que o grupo de atletas apresentava maior diversidade bacteriana, sendo 22 filos, 68 famílias e 113 gêneros, contra 11 filos, 33 famílias e 65 gêneros do grupo-controle com menor IMC e 9 filos, 33 famílias e 61 gêneros no controle com maior IMC.[9]

Em ciclistas, a comparação foi realizada entre atletas profissionais (n = 22) e amadores (n = 11). Não foram detectadas diferenças entre os grupos no que se refere a diversidade microbiana. Porém, os atletas foram separados em clusters de bactérias, sendo o cluster 3 com maior variedade e diversidade bacteriana (*Bacteroides, Prevotella, Eubacterium, Ruminococcus* e *Akkermansia*) e, como curiosidade, a maior quantidade de atletas nesse cluster era de elite, 11 *versus* 3 amadores. Esse estudo também demonstrou que a maior abundância do gênero *Prevotella* está correlacionada positivamente ao volume de treinamento, quanto maior o volume, maior a quantidade de bactérias desse gênero. Além disso, de acordo com os autores, esse gênero de bactéria está relacionado ao metabolismo energético, o que inclui o metabolismo da glicose, glutamina e vitaminas, sem contar a síntese de alanina, aspartato e glutamato.[10]

Além dos resultados citados anteriormente, Barton e colaboradores em 2018 publicaram outro estudo com atletas profissionais de Rugby. Como resultado, foi verificado aumento da diversidade microbiana nos atletas (n = 40) quando comparado aos sedentários (n = 46), além de observar diferenças significativas no enriquecimento do gênero *Akkermansia,* que segundo os pesquisadores, está relacionada a maior funcionalidade das vias metabólicas desses atletas. Outra diferença detectada entre os grupos refere-se a maior quantidade de ácidos graxos de cadeia curta (*Short-Chain Fatty Acids – SCFAs*) acetato, propionato, butirato e valerato *encontrada* nos atletas quando comparado ao grupo sedentário. Nesse sentido, os autores concluem que a microbiota intestinal desses atletas impacta diretamente no metabolismo e saúde dos indivíduos.[1]

---

a.   Morita E, et al. 2019.

Recentemente publicado, o trabalho de Scheiman et al. (2019) investigou a influência da microbiota intestinal no metabolismo de atletas de elite, corredores de maratona. Para isso, foram recrutados 15 atletas que participaram na Maratona Internacional de Boston em 2015 e foram comparados ao grupo controle/sedentários (n = 10). Após análise do RNA ribossomal 16s, foi detectado diferença na abundância no gênero de bactéria *Veillonella* após a prova de maratona nesses atletas. Esse gênero de bactéria está mais presente em corredores do que em outros indivíduos e de acordo com os autores, tem função metabólica associada ao metabolismo de lactato. Os autores descrevem que esse gênero de bactérias utiliza como fonte energética o lactato convertendo-o em propionato (Figura 11.1), estando esse relacionado ao aumento no tempo de exercício em esteira em animais.[2]

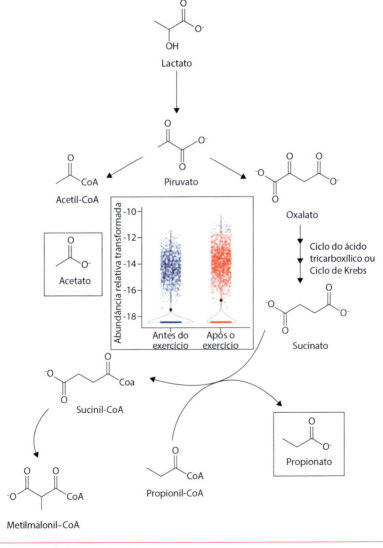

Figura 11.1. Conversão do lactato em propionato.
Fonte: Scheiman J et al, 2019, p. 1107.

Tomadas em conjunto, os estudos realizados sugerem que atletas possuem microbiota intestinal distinta dos indivíduos sedentários. Foram identificados aumento na abundância de *Veillonellaceae, Bacteroides, Prevotella, Methanobrevibacter* e *Akkermansia* quando comparado com o grupo controle. De acordo com os trabalhos, esses gêneros de bactérias desempenham importante papel no metabolismo energético durante e após o exercício físico e aparentemente, o aumento dessas bactérias está associado à característica do exercício, levando em consideração o volume e intensidade da modalidade praticada pelo atleta.

Disbiose do atleta

Sintomas gastrointestinais

Durante a realização do exercício prolongado (por exemplo: corrida, ciclismo, *triathlon*) é comum o aparecimento de sintomas gastrointestinais, como náusea, flatulência, eructação, diarreia e cólicas e até mesmo a presença de sangue nas fezes no dia após a sessão de treino/competição.[3,4]

A frequência desses sintomas é maior durante a corrida quando comparado com outros esportes de *endurance*, como ciclismo e natação.[11,12] Esse tipo de ocorrência parece estar relacionada com a vibração mecânica que ocorre durante a corrida, que é duas vezes maior que no ciclismo. Esse movimento de *up and down* decorrente da corrida pode facilitar o aparecimento dos sintomas.[13]

O estudo realizado por Pugh et al. (2018) com corredores amadores, demonstrou que 42% dos sujeitos apresentaram sintomas moderados 7 dias antes de uma competição de maratona e 70% apresentaram sintomas durante a prova, e 27% apresentaram sintomas moderado-severos. Nesse estudo, os sintomas mais frequentes foram flatulência durante os treinos e náusea durante a realização da prova.[14] Outros estudos relacionados à presença desses sintomas durante uma corrida de maratona apresentaram valores entre 52 e 71%.[15]

Alguns trabalhos sugerem que a ocorrência desses sintomas esteja relacionada com o aumento da permeabilidade intestinal[b] (PI) induzida pelo exercício físico.[11,12,16] Durante a realização do exercício, com o aumento da atividade simpática e liberação das catecolaminas, ocorre aumento da vasoconstrição e resistência vascular esplânica com consequente diminuição do aporte sanguíneo para a região gastrointestinal (GI). O fluxo sanguíneo aumenta no coração, na musculatura ativa, nos pulmões e na pele[16] e, com isso, ocorre uma restrição na circulação esplânica, sendo essa dependente da intensidade do esforço realizado. De acordo com Rowel, Blackmon & Bruce (1964), de 60 a 70% do fluxo sanguíneo fica restrito para região GI durante exercício realizado a 70% do Volume de Oxigênio Pico (VO_2 pico) e, num exercício realizado em intensidade máxima, pode ocorrer até 80% de restrição para a região GI.[11,17] A diminuição do aporte sanguíneo e nutricional ocasionado por esse tipo de isquemia pode gerar erosão no epitélio intestinal, a partir de morte celular, e rompimento das junções de oclusão, aumento da PI. A permeabilidade intestinal aumentada favorece a passagem de antígenos, bactérias e endotoxinas para a circulação sistêmica (Figura 11.2).[18]

Essa alteração do aporte sanguíneo para região GI pode levar ao aumento da PI,[19] favorecendo que endotoxinas, como lipopolissacarídeos (LPS) presentes na membrana de bactérias gram--negativas da microbiota intestinal consigam atingir a circulação sistêmica gerando um quadro de

---

[b] *Motiani KK, et al. 2020.*

Microbiota Intestinal no Atleta

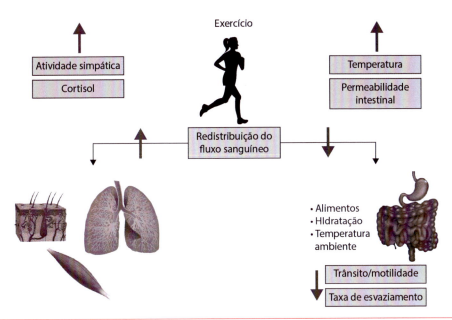

Figura 11.2. Alteração aguda do ambiente intestinal decorrente de atividade prolongada. Durante a realização do exercício, ocorre o aumento do aporte sanguíneo para a musculatura ativa, pele, pulmões, fígado e, consequentemente, a diminuição do aporte sanguíneo para a região gastrointestinal. Além disso, durante a realização do exercício, ocorre o aumento da atividade simpática e, dependendo da duração do esforço, a elevação do hormônio cortisol, que causam a diminuição do trânsito/motilidade intestinal e redução na taxa de esvaziamento gástrico. A diminuição do aporte sanguíneo faz com que ocorra a restrição do aporte nutricional para a região intestinal e facilita o aumento da temperatura da região, sendo esses os principais fatores que contribuem para o aumento da permeabilidade. Além disso, fatores como o estado de hidratação, os tipos de alimentos ingeridos durante o esforço e a temperatura do ambiente em que o exercício é realizado também podem facilitar a ocorrência dos sintomas gastrointestinais.

endotoxemia. Trabalhos apontam que o quadro de endotoxemia induzida pelo exercício aconteça após provas de maratona,[20] triathlon de longa duração[3] e ultramaratonas.[21]

Os dados presentes na literatura apontam que a endotoxemia induzida pelo exercício e alterações significantes ocorrem nos esforços com característica de *endurance* (com duração acima de 120 minutos) ou exercício realizado em temperatura ambiente elevada (≥ 33 °C) até a exaustão.[12] Considera-se que ocorreu endotoxemia induzida pelo esforço quando são vistos aumentos acima de 5 pg/mL nas concentrações plasmáticas/séricas de LPS após a realização de exercício, associado à redução dos anticorpos antitoxinas IgG e IgM.[3] Os estudos com *ultra-endurace* são os que apresentam os maiores valores de endotoxemia induzidas pelo exercício, de 40 pg/mL[21] a 122 pg/mL.[22]

O LPS é uma endotoxina presente na parede celular externa de bactérias gram-negativas, que tanto no ambiente intestinal quanto na circulação sistêmica é capaz de induzir o aumento na produção de citocinas pró-inflamatórias pelas células do sistema imune a partir de sua ligação com receptores de reconhecimento padrão (RRP) do tipo Toll- 4 (*TLR-4*), presentes na membrana das células.[23]

Quando há liberação do LPS, após sua ligação com o receptor (Toll-4), ocorre ativação da cascata inflamatória local (ambiente intestinal) mediada pelo aumento da expressão do fator de

Parte 2: Aspectos da Fisiologia e Fisiopatologia da Microbiota Intestinal

transcrição, Fator Nuclear Kappa B (NF-κB). O NFκB estimula o aumento da produção de citocinas pró-inflamatórias: fator de necrose tumoral- alfa (TNF-α), Interferon-gama (IFN-γ); Interleucina-1 (IL-1), por sua vez, induzem a diminuição das junções de oclusão paracelular, levando ao aumento da PI, facilitando a passagem das endotoxinas para a circulação sistêmica (endotoxemia).[24]

Pensando na recuperação dessas alterações recorrentes do esforço prolongado, de acordo com o trabalho realizado por Wang et al. (2012), a recuperação do epitélio intestinal tem início 3 horas após o término do período de isquemia, tendo seu reestabelecimento total num período de 24 horas. Com relação à microbiota intestinal, nas primeiras 6 horas de reperfusão ocorre aumento significativo de grupos de bactérias gram-positivas de característica pró-inflamatória, com grande potencial de translocação (*Escherichia coli, Prevotella oralis e Lactobacilus*) e, após 72 horas de reperfusão, ainda não ocorre o reestabelecimento total da microbiota residente.[25]

Os efeitos para a saúde dos praticantes de modalidade esportivas de longa duração podem ser negativos quando pensamos que durante suas sessões de treinamento/competições ocorrem consecutivos estímulos estressantes para a região intestinal com períodos de recuperação inadequados, associado à hipoperfusão entérica induzida pelo exercício, alterações na atividade do sistema nervoso entérico, alterações na motilidade intestinal, tempo de trânsito, indução da resposta inflamatória local e sistêmica, aumento da PI e indução da endotoxemia. Esse conjunto pode contribuir para o aparecimento de infecções, hipersensibilidade e até mesmo doenças intestinais crônicas com o passar dos anos.[12]

Visto que o aparecimento desses sintomas gastrointestinais pode prejudicar o desempenho do atleta em suas sessões de exercício e facilitar o acometimento por infecções, uma das estratégias nutricionais que tem sido estudada e utilizada na tentativa de mitigar essa condição é a utilização de elementos probióticos.

Intervenções utilizadas na disbiose do atleta

Probióticos

Probióticos são microrganismos vivos que, quando administrados em quantidades adequadas, conferem benefícios a saúde do hospedeiro[26] e seus efeitos são dependentes da dose, período de utilização e espécie prescrita.[27]

Trabalhos realizados com atletas têm apresentado resultados positivos relacionados à diminuição da severidade dos sintomas gastrointestinais,[28] melhora da permeabilidade intestinal (PI)[4] e diminuição da endotoxemia induzida pelo exercício.[7,29] Na Tabela 11.1, são apresentados os estudos e seus respectivos resultados, bem como a combinação de probióticos e período de utilização.

Embora a ação dos probióticos seja dependente da espécie ou combinação utilizada, com relação aos sintomas gastrointestinais, esse possível efeito positivo advém de sua capacidade de fortalecer a função barreira. Sendo decorrente, principalmente, do aumento de proteínas como claudinas, ocludinas e zonulinas (classes de proteínas pertencentes às junções de oclusão que fazem parte da adesão paracelular), ou pelo aumento da produção de muco.[4,30]

É possível que o momento o qual a utilização do probiótico é iniciada tenha uma importante relação com o resultado obtido com a intervenção.[c] Visto que o exercício de longa duração é capaz de aumentar a permeabilidade intestinal e que de acordo com o calendário competitivo dos

---

[c] *Murtaza N, et al. 2019.*

Microbiota Intestinal no Atleta

atletas, no planejamento do programa de treinamento ocorre uma progressão no volume das sessões de treino e, à medida que a competição se aproxima, ocorre um aumento na frequência dessas sessões de exercício de longa duração. Se pensarmos na permeabilidade intestinal desse atleta, possivelmente próximo a competição, a permeabilidade intestinal já estará aumentada e, nesse momento, iniciar a utilização dos elementos probióticos talvez não seja tão interessante.

Os estudos que apresentaram resultados positivos em relação à melhora da função barreira e diminuição da endotoxemia vista após o exercício de longa duração tiveram como modelo a utilização dos probióticos de 3 a 4 meses antes do reteste (competição).[4,7]

No estudo de Roberts et al. (2016), os participantes foram atletas que participariam pela primeira vez de uma competição de *triathlon* de longa duração (Competição de *Iron Man*).[7] Os autores acompanharam os atletas durante 6 meses antes da competição, num programa de treinamento progressivo com duração de 9 meses, sendo a utilização dos probióticos iniciada 3 meses antes da competição. Embora os autores tenham encontrado resultados positivos com a utilização dos probióticos, é possível que, se essa intervenção fosse realizada no início do programada de treinamento (onde os volumes das sessões de treinamento estariam mais baixos), possivelmente o efeito positivo da utilização dos probióticos poderia ser potencializada.

Tabela 11.1. Estudos referentes a utilização de probióticos e saúde intestinal em atletas

Autores	Probiótico	Período de utilização	Resultado
West, et al. (2011)	Cápsulas L. *fermentum* VRI-003 (PCC) 1×10^9 UFC/dia	11 semanas	Diminuição da severidade de sintomas gastrointestinais nos atletas do sexo masculino que participaram do estudo
Lamprecht, et al. (2012)	Sachês contendo uma matriz* associada a 1×10^{10} UFC/dia composto multi-espécies (*B. bifidum* W23 + *B. lactis* W51 + *E. faecium* W54 + *L. acidophilus* W22 + *L. brevis* W63 + *Lactoc. lactis* W58)	14 semanas	Possível melhora da permeabilidade intestinal
Haywood, et al. (2014)	Cápsulas *L. gasseri* $2,6 \times 10^9$ *B. bifidum* $2,6 \times 10^9$ *B. longum* 2×10^8 UFC/dia	4 semanas	Diminuição da ocorrência de sintomas gastrointestinais
Shing, et al. (2014)	Cápsulas Composto multi-espécies 45×10^9 UFC/dia (*L. acidophilus* + *L. rhamnosus* + *L. casei* + *L. plantarum* + *L. fermentum* + *B. lactis* + *B. brevis* + *B. bifidum* + *S. thermophilus*)	4 semanas	Diminuição da endotoxemia e moderada melhora da permeabilidade intestinal, exercício realizado no calor (> 35 °C)
Roberts, et al. (2016)	Cápsulas 2×10^{10} UFC por dia *L. acidophilus* + $9,5 \times 10^9$ CFU/dia de *B. bifidum* $0,5 \times 10^9$ *B. animalis* subsp. *lactis* + 55,8 mg/dia FOS	12 semanas	Diminuição da ocorrência de sintomas gastrointestinais

B: *Bifidobacterium*; E: *Enterococcus*; L: *Lactobacillus*; S: *Streptococcus*; Lacto: *Lactococcus*; UFC: unidades formadoras de colônia; FOS: fruto-oligossacarídeo; *matriz: composta de amido de milho, maltodextrina, proteína vegetal, sulfato de magnésio, sulfato de manganês e cloreto de potássio.

CAPÍTULO 11

Low FODMAPS

A utilização de dietas com limitado teor de lactose e fibras são estratégias utilizadas na tentativa de diminuir os sintomas gastrointestinais apresentados pelos atletas, assim como treinar o intestino para suportar elevado teor de carboidratos e diminuir a ingestão de alimentos que contém glúten. Muito recentemente surgiram alguns estudos apontando que uma possível estratégia que pode ser utilizada na tentativa de minimizar esses sintomas é a restrição da ingestão de oligossacarídeos, dissacarídeos, monossacarídeos e polióis (do inglês *Low* FODMAPs).[31]

FODMAPs são carboidratos não digeríveis utilizados para fermentação por espécies bacterianas específicas que residem na região do cólon. São utilizados como fonte de energia por esses microrganismos, em paralelo, ocorre o aumento da produção de gases, o que, em indivíduos hipersensíveis, facilita o aparecimento dos sintomas GI.[32]

A alimentação *Low* FODMAP (LFOD) inclui a restrição de alimentos contendo lactose (por exemplo: leite de vaca), frutas ricas em frutose, produtos ricos em farinha de trigo, cebola, alho, galacto-oligossacarídeos, frutas com caroço (por exemplo: pêssego, abacate, manga, ameixa) e alimentos com adição de polióis.[32]

Porém, esse tipo de prática não deve ser mantida por períodos longos pelos atletas. Os estudos utilizaram 6 a 7 dias de alimentação *Low* FODMAP, os atletas ingeriam menos de 0,5 g de FODMAP por refeição (tendo que ficar abaixo de 20 g/dia), sendo o consumo de lactose o mais restrito.[31-33]

É possível que esse tipo de estratégia seja benéfico para os atletas hipersensíveis aos sintomas gastrointestinais, porém os estudos nessa temática foram iniciados recentemente e por isso não temos muitas evidências que comprovem a efetividade da utilização desse tipo de conduta.

É valido ressaltar que em pessoas não sensíveis, os FODMAPs são importantes constituintes da alimentação, uma vez que essas substâncias (prebióticos) são utilizadas como substrato para fermentação de bactérias comensais e que para pessoas que não tem hipersensibilidade, a restrição desse tipo de alimento não teria benefícios.[31]

Conclusões

A microbiota intestinal de atletas é mais diversa que a composição vista em indivíduos sedentários e é possível que essas modificações sejam adaptações relacionadas às demandas metabólicas do atleta, sendo essas variáveis de acordo com a intensidade, duração, frequência e modalidade praticada.

Em atletas de *endurance*, é comum o aparecimento de sintomas gastrointestinais durante a realização de sessões de exercício prolongado ou até mesmo durante competições. Esse tipo de ocorrência pode influenciar de maneira negativa o desempenho do atleta, assim, a utilização de elementos probióticos bem como períodos curtos de alimentação *Low* FODMAP tem sido estratégias nutricionais utilizadas na tentativa de mitigar esses sintomas.

Referências bibliográficas

1. Barton W, et al. The microbiome of professional athletes differs from that of more sedentary subjects in composition and particularly at the functional metabolic level. Gut 67, 625-633 (2018).
2. Scheiman J, et al. Meta-omics analysis of elite athletes identifies a performance-enhancing microbe that functions via lactate metabolism. Nature 25, p. 1104-1109 (2019).

3. Jeukendrup AE, et al. Relationship between gastrintestinal complaints and endotoxaemia, cytokine release and the acute-phase reaction during and after a long-distance triathlon in highly trained men. Clinical Science, 2000;98, n.1, p.47-55.

4. Lamprecht M, et al. Probiotic supplementation affects markers of intestinal barrier, oxidation, and inflammation in trained men; a randomized, double-blinded, placebo-controlled trial. Journal of the International Society of Sports Nutrition. 2012;9, n.45, p. 1-13.

5. Macardle WD. Fisiologia do Exercício- Nutrição, Energia e Desempenho Humano. 7ª Edição. São Paulo: Guanabara Koogan, 2011.

6. West NP, et al. Lactobacillus fermentum (PCC®) supplementation and gastrintestinal and respiratory-tract illness symptoms: a randomized control trial in athletes. Nutrition Journal. Vol.10, n.30, 2011.

7. Roberts JD, et al. An exploratory investigation of endotoxin levels in novice long distance triathletes, and the effects of a multi-strain probiotic/prebiotic, antioxidant intervention. Nutrients. Vol. 8, n.11, pii: E733, 2016.

8. Resende AS, Leite GSF, Lancha Jr AH. Microbiota Intestinal in Nutrição do exercício físico ao esporte. 1.ed. Barueri: Manole, 2019.

9. Clarke SF, et al. Exercise and associated dietary extremes impact on gut microbial diversity. Gut 63, 1913-20 (2014).

10. Petersen LM, et al. Community characteristics of the gut microbiomes of competitive cyclists. Microbiome 98, 1-13 (2017).

11. Peters HP, et al. Potential benefits and hazards of physical activity and exercise on the gastrintestinal tract. Gut. Vol.48, n.3, p.435-9, 2001.

12. Costa RJS, et al. Systematic review: exercise-induced gastrintestinal syndrome-implications for health and intestinal disease. Alimentary Pharmacology and Therapeutics. Vol. 46, n. 3, p. 246-65, 2017.

13. Rehrer NJ, Meijer GA. Biomechanical vibration of the abdominal region during running and bicycling. The journal of Sports Medicine and Physiology Fitness. Vol.31, n.2, p.231-4, 1991.

14. Pugh JN, et al. Gastrintestinal symptoms in elite athletes: time to recognise the problem? Brithish Journal of Sports Medicine.Vol.52, n.8, p.487-8, 2018.

15. Peters HP, et al. Gastrintestinal symptoms in long-distance runners, cyclists, and triathletes: prevalence, medication, and etiology. American Journal of Gastroenterology. Vol. 94, n.6, p.1570-81, 1999.

16. De Oliveira EP, Burini RC, Jeukendrup A. Gastrintestinal Complaints During Exercise: Prevalence, Etiology, and Nutritional Recommendations. Sports Medicine. Vol. 44, Suppl.1, p.79-85, 2014.

17. Rowell LB, Blackmon JR, Bruce RA. Indocyanine green clearance and estimated hepatic blood flow during mild to maximal exercise in upright man. The journal of Clinical Investigations.Vol. 43, p. 1677-90, 1964.

18. Dokladny K, Zuhl MN, Moseley PL. Intestinal epithelial barrier function and tight junction proteins with heat and exercise. Journal of Applied Physiology.Vol. 120; n.6, p.692-701, 2015.

19. Lambert CP, et al. Fluid restriction during running increases GI permeability. Internacional Jounal of Sports Medicine. Vol.29, n.3, p.194-198, 2008.

20. Camus G, et al. Mild endotoxaemia and the inflammatory response induced by a marathon race. Clinical Science. vol. 92, n.4, p.415-22,1997.

21. Gill SK. Circulatory endotoxin concentration and cytokine profile in response to exertional-heat stress during a multi-stage ultra-marathon competition. Exercise Immunology Review. Vol. 21, p.114-28. 2015a.

22. Gill SK, et al. The Impact of a 24-h Ultra-Marathon on Circulatory Endotoxin and Cytokine Profile. Internacional Jounal of Sports Medicine. Vol. 36, n.8, p.688-95, 2015b.

23. Clark A, Mach N. Exercise-induced stress behavior, gut-microbiota-brain axis and diet: a systematic review for athletes. Journal of Internacional Society Sports Nutrition. Vol.24, p.13:43, 2016.

24. Capaldo CT, Nusrat A. Cytokine regulation of tight junctions. Biochimica Biophysica Acta. n.4, p.864-71, 2009.

25. Wang F, et al. Dynamic alteration of the colonic microbiota in intestinal ischemia-reperfusion injury. Plos One. Vol. 7, n.7, e42027, 2012.

26. Hill C, et al. Expert consensus document: The International Scientific Association for Probiotics and Prebiotics consensus statement on the scope and appropriate use of the term probiotic. National Review. Gastroenterology & Hepatology. Vol.11, p.506-14. 2014.
27. Leite GSF, et al. Probiotics and sports: A new magic bullet? Nutrition. Vol.60,p.152-160.2019
28. Haywood BA, et al. Probiotic supplementation reduces the duration and incidence of infections but not severity in elite rugby union players. Journal of Science and Medicine in Sports. Vol. 17, n.4, p.356-60, 2014.
29. Shing CM, et al. Effects of probiotics supplementation on gastrintestinal permeability, inflammation and exercise performance in the heat. European Journal of Applied Physiology. Vol. 114, n.1, p. 93-103, 2014.
30. Sánchez B, et al. Probiotics, gut microbiota, and their influence on host health and disease. Molecular Nutrition of Food Research. Vol. 61, n.1, 2017.
31. Lis DM, et al. Low FODMAP: A Preliminary Strategy to Reduce Gastrintestinal Distress in Athletes. Medicine Science Sports and Exercise. Vol. 50, n.1, p.116-23. 2018.
32. Lis D, et al. Food avoidance in athletes: FODMAP foods on the list. Applied Physiology Nutrition and Metabolism. Vol. 41, n.9, p.1002-4. 2016.
33. Wiffin M, et al. Effect of a short-term low fermentable oligiosaccharide, disaccharide, monosaccharide and polyol (FODMAP) diet on exercise-related gastrintestinal symptoms. Journal of the Internacional Society of Sports Nutrition. Vol. 16, n.1, 2019.

Para saber mais

a. Morita E, Yokoyama H, Imai D, Takeda R, Ota A, Kawai E, et al. Aerobic Exercise Training with Brisk Walking Increases Intestinal Bacteroides in Healthy Elderly Women. Nutrients. 2019 Apr 17;11(4):868.
b. Motiani KK, Collado MC, Eskelinen JJ, Virtanen KA, Löyttyniemi E, Salminen S, et al. Exercise Training Modulates Gut Microbiota Profile and Improves Endotoxemia. Med Sci Sports Exerc. 2020 Jan;52(1):94-104.
c. Murtaza N, Burke LM, Vlahovich N, Charlesson B, O' Neill H, Ross ML, et al. The Effects of Dietary Pattern during Intensified Training on Stool Microbiota of Elite Race Walkers. Nutrients. 2019 Jan 24;11(2):261.

PARTE 3

Alterações em Saúde, Disbiose e Terapia com Prebióticos, Probióticos e Simbióticos

PreProSim: Definições e Aspectos Regulatórios no Brasil

Franco M. Lajolo

Introdução

O capítulo apresenta e discute evolutivamente os conceitos científicos de prebiótico, probiótico e sinbiótico* e as definições existentes hoje para efeito regulatório. Trata da legislação estabelecida recentemente no Brasil pela ANVISA relativa à necessidade de comprovação da sua identidade, demonstração da segurança e eficácia, e o nível das evidências científicas esperado. Discute como o claro entendimento de conceitos e definições, e a regulamentação atualizada, são importantes para a pesquisa e desenvolvimento de produtos e para a comunicação correta com o consumidor.

Prebióticos

Definição

Apesar dos fundamentos não serem totalmente novos, de saber-se que certos carboidratos levavam ao enriquecimento de lactobacilos no intestino e que alguns oligossacarídeos já vinham sendo usados na Ásia há longo tempo pelo seu efeito na saúde, o conceito prebiótico foi inicialmente estabelecido em 1995, por Gibson & Roberfroid (1995)[1] como sendo "um ingrediente alimentar não digerível que afeta de forma benéfica o indivíduo, pela estimulação seletiva do crescimento e/ou atividade de uma ou de um número limitado de bactérias já residentes no cólon".

---

* *Este nome aparece na literatura de duas formas: "simbiótico" e "sinbiótico". Considerando a definição original, os mecanismos de ação e a origem grega da raiz "sin", o nome "sinbiótico" parece mais adequado e foi adotado no texto deste capítulo.*

Em termos oficiais, dez anos depois, a FAO (Organização das Nações Unidas para Alimentação e Nutrição), buscando atualizar e harmonizar diversas visões existentes, propôs nova definição para prebióticos como sendo: "componentes alimentares não viáveis que conferem benefícios ao hospedeiro associados à modulação da microbiota".[2]

Ao longo do tempo, os conceitos de prebióticos se expandiram e definições foram sendo produzidas refletindo as diversas visões existentes no momento. Pelo menos oito são referidas até 2014.[3] Isso foi e está sendo motivado pelo reconhecimento cada vez maior da importância do microbioma humano na saúde, pelas suas relações com a dieta, por avanços metodológicos para sua caracterização, suas interações com prebióticos, por facilidades para estudos genéticos, pelo uso da proteômica e da metabolômica, e pela descoberta de novos compostos químicos, fruto dessa interação. Ainda, pela possibilidade da sua ação extraintestinal e pela expansão do uso de prebióticos para animais.

Pode-se falar, hoje, numa verdadeira ciência dos probióticos e dos prebióticos. Essas tendências mostraram a necessidade de atualização e adequação dos conceitos existentes aos avanços feitos e aos novos cenários. Ela foi conduzida por um painel de especialistas recentemente reunido pela ISAPP. Publicada em 2017 como *Consensus statement on the definition and scope of prebiotics*", que se constitui num excelente trabalho de revisão e estudo da evolução das definições ao longo dos anos.[4]

Com base nos últimos desenvolvimentos científicos e na finalidade prevista, a definição de prebiótico proposta foi a seguinte: "Substrato que é seletivamente utilizado por microrganismos do indivíduo, conferindo benefícios à saúde".

A proposta tem várias implicações. Expande o conceito de prebiótico, que passa a incluir outras substâncias ou "substratos" que não são carboidratos. Por exemplo, substâncias como polifenóis e ácidos graxos conjugados podem vir a ser incluídas. Os polifenóis, como se sabe, são modificados por bactérias intestinais com produção de metabólitos que são responsáveis pelo efeito benéfico cabendo, portanto, na definição. Ao mesmo tempo, ela exclui (corretamente) agentes antimicrobianos, pelo fato de não funcionarem como "substratos metabolizáveis". É preciso dizer que as evidências científicas mais consolidadas são relativas aos FOS (fruto-oligosacarídeos) e GOS (galacto-oligosaarídeo) que já vem sendo estudados há muito tempo, sendo que as novas substâncias precisam ainda de mais estudos.

A definição inova ao estabelecer que os alvos dos prebióticos vão além de lactobacilos e bifidobactérias, como originalmente estabelecido, podendo, portanto, ter ação ampla em outros componentes da microbiota. Abre-se, assim, espaço para novos produtos, tendo como alvo específico bactérias diversas.

Segundo a definição, o prebiótico deve ser utilizado "seletivamente" por microrganismos do hospedeiro, participando do metabolismo, advindo daí o seu efeito benéfico. Porém, esse efeito pode também ser mediado por metabólitos produzidos indiretamente pela ação sobre o microbioma de forma mais ampla. Alguns elementos da definição, como a necessidade de seletividade e especificidade, tem sido temas de debate.[5]

A Figura 12.1 mostra a articulação entre essas possibilidades.

A definição inclui a possibilidade de prebióticos com aplicações e efeitos benéficos fora do intestino, por exemplo na pele, boca e trato vaginal, pela interação possível desses compostos com a microbiota local que deve, porém, ser demonstrada localmente com evidências científicas.

A relação com as fibras alimentares é complexa e não muito clara ainda no contexto da definição. Certos tipos de fibras como as solúveis fermentáveis podem ser consideradas prebióticos

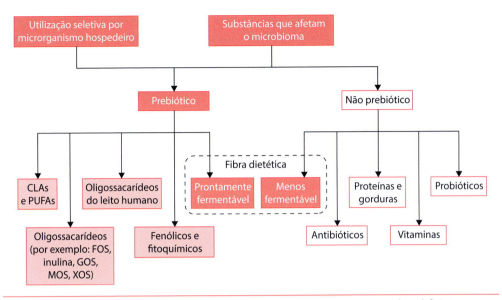

Figura 12.1. Distinção entre compostos que podem ser considerados prebióticos segundo a definição proposta (Consenso do ISAPP).[4]

CLA: ácido linoleico conjugado; PUFA: ácidos graxos poli-insaturados. FOS: fruto-oligosacarídeos; GOS: galacto-oligosaarídeo; MOS: mano-oligosacarídeo; XOS: xilo-oligosacarídeos.

se forem efetivamente utilizadas pela microbiota produzindo "demonstrados" efeitos na saúde. Assim, efeitos não microbianos que as fibras apresentam não se enquadram na classificação.

Com base nos efeitos benéficos das fibras alimentares na saúde, e no fato que as definições de fibra, para efeitos científicos ou regulatórios em alguns países, incluem hoje alegações fisiológicas e não só menção à sua composição química, alguns autores propõem o uso do termo "fibra dietética prebiótica", tentando manter uma integração entre fibra e prebióticos.[3]

Os efeitos estudados e/ou reconhecidos na saúde dos prebióticos são múltiplos,[5] incluindo benefícios gastrointestinais como: aumento de bifidobactérias e lactobacilos; inibição de patógenos; proteção da barreira intestinal; melhora da resposta imune; efeitos cardiometabólicos, com redução nos lipídeos séricos e da resistência à insulina; e nos ossos, pelo aumento da biodisponibilidade do Cálcio. Todos cabem na definição desde que demonstrados *in vivo* por ensaios adequados em humanos ou no animal específico para o qual o produto se destina, dadas as diferenças nas espécies animais. Portanto, está claro na definição a essencialidade da demonstração da eficácia baseada em ensaios clínicos.

O estabelecimento de uma definição de consenso é importante para todos os envolvidos com a área de prebióticos e seus produtos. Ajuda na informação e compreensão pelos consumidores e profissionais de saúde, facilita uma abordagem regulatória adequada e dá direção para os pesquisadores e indústria.[6]

Aspectos regulatórios

Não há no Brasil uma regulamentação para prebióticos. A comunidade científica entre nós usa termos da literatura científica internacional, não havendo conceitos e definições estabelecidos oficialmente por entidades da área ou pela legislação, mesmo se o nome é usado em documentos oficiais.

Parte 3: Alterações em Saúde, Disbiose e Terapia com Prebióticos, Probióticos e Simbióticos

A inclusão de alguns compostos que fazem parte da categoria de prebióticos pelas suas propriedades fisiológicas, como por exemplo FOS e GOS, é permitida em alimentos como ingrediente, mas entra nos rótulos sob a rubrica de fibra, sem alegações funcionais ou de saúde, permitida apenas a menção "Prebiótico". Isso deriva da convergência de propriedades quimicoestruturais e prebióticas reconhecidas para alguns tipos de fibras (não todas). Algumas fibras, por outro lado, têm efeito funcionais que podem ser alegados na rotulagem, mas não são considerados efeitos prebióticos.

A inulina, FOS e GOS fazem parte também da lista de constituintes autorizados para uso em suplementos, segundo a legislação recentemente aprovada. Por outro lado, a fibra alimentar pode ter alegação no rótulo: "as fibras alimentares ajudam no funcionamento do intestino".[7] A alegação abrange os prebióticos mas, diante das diversas propriedades já demonstradas para essa substâncias, é muito reducionista e não informa corretamente a população.

No mundo, as definições regulatórias de fibra alimentar são similares. A palavra prebiótico, porém, tem definições variáveis. Há variação de benefícios aceitos e alegações possíveis conforme o país e a agência regulatória, deixando lacunas científicas e normativas.[3,7]

Acredito ser necessário no Brasil discutir em conjunto as bases científicas da questão, os conceitos e alegações sobre fibras e prebióticos e a sua regulamentação, a exemplo do que foi feito para os probióticos recentemente pela Anvisa.

Probióticos

Definição

A primeira observação sobre a existência de "bactérias benéficas" ao organismo foi feita por Metchnikoff em 1905, ao propor que a longevidade da população da Bulgária era devida aos lactobacilos presente no iogurte consumido na região.[8] Foi a partir das últimas décadas que as pesquisas se multiplicaram velozmente para identificar novas bactérias, descobrir e explicar suas ações benéficas e usar o conhecimento para o desenvolvimento de produtos com benefício à saúde das pessoas. E os conceitos foram evoluindo progressivamente.

Em 2001, um grupo de consultores da FAO discutiu o então campo emergente dos probióticos e estabeleceu uma definição que se tornou a mais aceita e utilizada em todo o mundo: "Probióticos são microrganismos vivos que quando administrados em quantidades adequadas, conferem benefícios à saúde do indivíduo".[9]

Em 2002, seguiu-se outro documento de orientação da FAO, com explicações para o perfeito entendimento dos conceitos do documento anterior, e estabeleceu claramente a necessidade de avaliação da segurança e eficácia.[10]

Nos anos seguintes, a partir da visão desses documentos, seguiu-se um avanço muito grande nas pesquisas sobre as evidências clínicas e efeitos na saúde com milhares de trabalhos publicados, usando e consolidando o termo probióticos.

Ao longo do tempo, porém, o termo foi sendo usado de forma indevida, refletindo interesses diversos e incluindo produtos que não respeitavam a definição. Isso originou dificuldades para os setores de pesquisa e desenvolvimento, para o entendimento e segurança do público e para a regulamentação.

Em 2013, na tentativa de harmonização, a questão foi discutida por um painel de especialistas organizado pela ISAPP (*International Scientific Association of Probiotics and Prebiotics*) que resultou em um documento de consenso "*Consensus statement on the scope and appropriate use of the term probiotic*".[11]

O painel manteve a definição da FAO, estabelecendo de forma clara o que é um probiótico, os balizamentos para inclusão de microrganismos na definição e a necessidade de "demonstrados efeitos benéficos à saúde por meio de estudos adequadamente controlados". Indica categorias de alegações funcionais e de saúde, segundo hierarquias de evidências científicas, que idealmente devem ser obtidas ao nível de cepas, claramente caracterizadas. Considera que a definição é suficientemente abrangente para abrigar os conhecimentos científicos de hoje para permitir ou embasar a regulamentação e a informação correta do consumidor. Traz ao mesmo tempo uma explicação detalhada de diversos condicionantes da definição, orientando o seu uso. Estabelece também discussão sobre a questão da especificidade de efeitos e sua necessária demonstração no nível de cepa mas, ao mesmo tempo, considera a existência de mecanismos comuns a diversas cepas de uma espécie ou gênero, possibilitando a generalização de alguns efeitos para um nível taxonômico superior.

Isso permitiria o agrupamento em diferentes categorias: a dos probióticos com propriedades mais genéricas no intestino, comuns a várias espécies, e a daqueles com efeito sistêmico observado apenas em cepas específicas.

A Figura 12.2 mostra a visão global colocada.

O assunto tem relevância para a discussão de critérios de avaliação dos efeitos dos probióticos na saúde, para a construção de alegações e no estabelecimento de aspectos regulatórios.

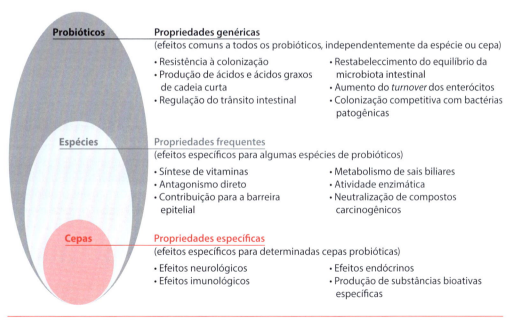

Figura 12.2. Distribuição das propriedades probióticas em três categorias. Algumas propriedades probióticas e mecanismos de ação são identificados em todos os microrganismos probióticos (preto), enquanto que outros são frequentemente observados entre a maioria das cepas de uma mesma espécie probiótica (cinza). Por outro lado, algumas propriedades e efeitos probióticos são mais raros, estando presente apenas em algumas cepas específicas de determinadas espécies (vermelho). Conjuntamente, por espécies, seria possível fazer algumas generalizações dos efeitos para demais probióticos.[12]

Parte 3: Alterações em Saúde, Disbiose e Terapia com Prebióticos, Probióticos e Simbióticos

A Tabela 12.1 a seguir permite visualizar a questão a nível mecanístico, mostrando alguns mecanismos específicos conhecidos para diferentes cepas e em diferentes órgãos, mas que podem no conjunto ser de fato os responsáveis por um ou mais dos efeitos na saúde.[13] O esclarecimento desses mecanismos e a sua possível sinergia é tema central para compreensão da ação dos probióticos para estabelecimento da sua eficácia múltipla a nível de espécie, em situações diversas ou em misturas e doses diferentes, e para orientar o desenvolvimento de produtos inovadores.

Tabela 12.1. Mecanismos probióticos compartilhados e sua distribuição taxonômica[13]

Mecanismo	Gram +	Gênero Bifidobactéria (geral)	Bifidobactéria – algumas espécies	Gênero Lactobacilos (geral)	Lactobacilos – algumas espécies
Via de derivação de Bifidobactéria, gerando acetato e lactato		X			
Lactato (não via derivação de Bifidobactéria)				X	
Proteínas associadas à camada superficial					X
Proteína de ligação ao muco		X		X	
Ácido lipoteicóico	X				
Receptores TLR	X				
Proteínas de pilina Sortase-dependentes			X		X
Proteínas de ligação a fibronectina					X
Lactocepina					X
CpG DNA			X		X
Vitaminas			X		X

Mesmo com a existência de uma definição, o termo é usado indevidamente para qualquer micróbio com aplicabilidade terapêutica plausível. Isso se vê comumente em produtos anunciados. É essencial que seja seguida uma estrita observância dos requerimentos da definição, evitando-se generalizações das propriedades de um produto para todo o campo dos probióticos. O uso liberal do termo leva à confusão e ceticismo na área e não permite saber o que é e o que na verdade não é um probiótico.[14]

• Bióticos emergentes

Tema que merece ser mencionado neste capítulo é relativo ao surgimento de novas categorias dos chamados "Bióticos Emergentes", que colocam os probióticos como parte de um grupo mais amplo de produtos destinados a vários aspectos da saúde.

O rápido desenvolvimento científico e as evidências que os probióticos podem ser úteis em situações terapêuticas diversas, levou a ideias como "Probióticos de nova geração" e "Produtos bioterapêuticos vivos", gerando novas nomenclaturas ou subdivisões dentro da categoria de probióticos, expandindo e cobrindo o campo do alimento, suplemento e até medicamento. São exemplos: os psicobióticos, farmabióticos, posbióticos, oncobióticos, probióticos inativados, entre outros.

A Figura 12.3 mostra a abrangência e relação dessas categorias.

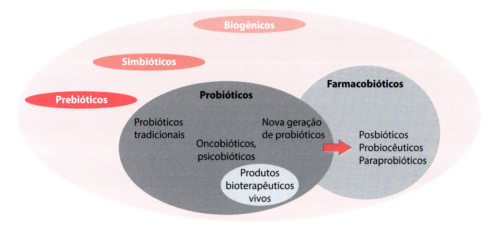

Figura 12.3. Evolução e abrangência atual dos termos principais e categorias relativas ao campo dos probióticos.[15]

Entre os novos termos e definições relacionadas ao campo dos probióticos, pode-se mencionar:

- Produto bioterapêutico vivo (LBP): produto biológico contendo microrganismos vivos destinado à prevenção e/ou tratamento de doenças;
- Nova geração de probióticos (NGP): microrganismos vivos que se ingeridos em quantidades adequadas, conferem benefícios ao indivíduo identificados a partir da avaliação comparativa da sua microbiota;
- Farmabióticos: células bacterianas de origem humana ou seus produtos com comprovado papel farmacológico na saúde ou na doença;
- Posbióticos: produtos bacterianos não viáveis ou produtos metabólicos que possuem microrganismos com atividade biológica;
- Paraprobiótico/probióticos inativados: células microbianas não viáveis (intactas ou rompidas) ou seus extratos brutos, que por uso tópico ou oral, conferem benefícios à saúde humana ou animal;
- Probiocêuticos/protobiocêuticos: fatores derivados de probióticos;
- Produtos biogênicos: produtos produzidos por ou obtidos de formas vivas incluindo secreções e metabólitos;
- Probióticos, prebióticos, sinbióticos (definidos no texto).

Em parte dos casos, não há ainda uma base científica consistente para uma definição. Alguns termos estão ligados a aspectos regulatórios (farmabióticos e produtos bioterapêuticos vivos); outros são definidos pela sua natureza (células vivas, componentes celulares); alguns associados à ação biológica (psicobióticos, imunobióticos, oncobióticos); outros ainda pela tecnologia e caráter inovador (tradicionais x probióticos de nova geração).

Os nomes pretendem capturar toda a gama de efeitos específicos observados em diversos probióticos e agrupá-los em categorias homogêneas quando, na verdade, a maioria das cepas existentes geralmente exibe mais do que um mecanismo responsável pelo o efeito benéfico no indivíduo.

Será preciso discutir no futuro se um excessivo número de termos, mesmo se devido à multiplicidade dos efeitos, pode ser um impedimento para a disseminação e entendimento do conhecimento científico, especialmente na área do alimento e da nutrição. Não é necessário criar um nome novo para cada descoberta científica, quando mesmo o nome probiótico não está totalmente assimilado pelo público.

É preciso estabelecer distinção clara baseada em evidências científicas sólidas para uma comunicação eficaz e para possibilitar uma regulamentação correta que siga os avanços científicos e seja aceita mundialmente. A ISAPP tem-se pronunciado sobre o assunto e possui grupos de estudo em andamento sobre sinbióticos, alimentos fermentados e posbióticos.[16]

Aspectos regulatórios

É oportuno iniciar o tópico com um breve histórico.

As propriedades benéficas dos chamados alimentos funcionais, em geral, e a dos probióticos em particular, são expressas em alegações a serem veiculadas nos rótulos dos alimentos.

No Brasil, as Resoluções- RDC nº 18/1999[17] e nº 19/1999[18] da ANVISA, eram as normas que regulavam o registro e as submissões relativas à segurança e pedidos de aprovação de propriedades funcionais ou de saúde para probióticos em alimentos. Com o intuito de facilitar o entendimento dos consumidores, bem como de simplificar a análise dos novos pedidos de avaliação, a Gerência Geral de Alimentos (GGALI) optou por padronizar o texto da alegação de propriedade funcional permitido. Assim, até 14 de março de 2016, o texto padronizado para a alegação de propriedade funcional de microrganismos probióticos mencionava que: "O (indicar a espécie do microrganismo) (probiótico) contribui para o equilíbrio da microbiota intestinal. Seu consumo deve estar associado a uma alimentação equilibrada e hábitos de vida saudáveis".

Além disso, também havia nessa época uma lista positiva das principais espécies e cepas consideradas probióticas, que eram as estudadas e aprovadas até aquele momento em vários países, que compreendia:

- *Lactobacillus acidophilus*;
- *Lactobacillus casei* Shirota;
- *Lactobacillus casei Defensis*;
- *Lactobacillus rhamnosus*;
- *Lactobacillus paracasei*;
- *Bifidobacterium bifidum*;
- *Bifidobacterium animallis*
- (incluindo a subsp. *B. lactis*);
- *Bifidobacterium longum*;
- *Enterococcus faecium.*

A partir de março de 2016, a ANVISA deixou de indicar lista positiva ou qualquer texto padronizado para a alegação de propriedades funcionais ou de saúde para probióticos, que passaram a ser avaliadas individualmente em cada submissão, com base nas definições e princípios de nova legislação.

Após, seguiu-se uma extensa revisão do tema submetido a consultas públicas em 2017/2018, que finalmente resultou na aprovação de nova legislação.

Novas normas

Atualmente, os probióticos estão submetidos à Resolução da Diretoria Colegiada RDC nº 241, de 26 de julho de 2018, que dispõe sobre os requisitos para a comprovação da segurança e dos benefícios à saúde dos probióticos para uso em alimentos.[19]

Nos seus princípios gerais, o documento estabelece definições importantes, como a de probióticos e a de linhagem:

"Probiótico: microrganismo vivo que, quando administrado em quantidades adequadas confere um benefício à saúde do indivíduo";

"Linhagem: sub população de células de uma mesma espécie que apresentam as mesmas características e são identificadas por números, letras ou nomes que seguem o epíteto específico".

A Resolução estabelece várias questões que podem ser expressas nos seguintes pontos:

- O uso de probióticos em alimentos requer a sua comprovação de segurança e benefícios à saúde;
- A comprovação da segurança requer a identificação inequívoca da linhagem do microrganismo por meio de documentos técnicos e estudos científicos ao nível de espécie e linhagem;
- O benefício à saúde deve estar claramente identificado, de forma a refletir o conjunto de evidências apresentadas;
- Nos produtos adicionados de probióticos, o benefício deve ser comunicado por meio de propriedade funcional ou de saúde aprovada para linhagem;
- O benefício alegado pode ter caráter geral ou específico, levando em conta a totalidade e o nível das evidências disponíveis;
- A demonstração dos benefícios à saúde dos probióticos deve ser realizada por meio da comprovação de uma propriedade funcional geral ou de propriedade funcional específica;
- A comprovação requer a demonstração do efeito em ensaios clínicos controlados conduzidos com a linhagem específica;
- Para alegação de propriedade funcional para misturas de probióticos, os estudos demonstrativos devem ser feitos com a mesma mistura.

Além da Resolução RDC nº 241 de 2018[19], disposições aplicáveis a probióticos, especificamente em suplementos alimentares, são expressas na RDC nº 243 de 2018[20] que dispõe sobre "requisitos de composição, qualidade, segurança e rotulagem de suplementos" e ainda, na antiga Resolução nº 18, de 30 de abril de 1999,[17] que aprova o regulamento técnico que estabelece as diretrizes básicas para análise e comprovação de propriedades funcionais e ou de saúde alegadas em rotulagem de alimentos.[16,17]

Em 2019, após discussões sobre a resolução em consultas públicas, a ANVISA publica novo documento: "Guia para instrução processual de petição de avaliação de probióticos em alimentos".[20] O guia destina-se a "orientar os interessados em petições para aprovação de probióticos, considerando sua identidade, segurança e eficácia, com base nos princípios e bases legais nas resoluções aprovadas". Trata-se de um importante documento de orientação.

Para encaminhar à agência um pedido de avaliação de uma linhagem probiótica, o documento recomenda estruturar um dossiê técnico científico ordenado contendo diversos elementos, mostrados resumidamente na Tabela 12.2.

Tabela 12.2. Componentes do dossiê técnico-científico para avaliação de uma linhagem de probiótico[12]

Apresentação do Dossiê

Identificar linhagem do microrganismo e a alegação pretendida, informar o produto em que será utilizado, o público alvo, a dose recomendada, as condições ou restrições de uso, as advertências e os potenciais efeitos adversos

Comprovação da Identidade	Comprovação da Segurança	Comprovação do Benefício	Conclusão do Dossiê Técnico Científico
• Nomenclatura • Depósito em coleção de cultura • Origem da linhagem • Identificação	• Identificação da classe de risco • Histórico de uso • Revisão de literatura • Ensaios *in vitro* • Ensaios em animais • Ensaios em humanos • Vigilância pós-mercado	• Alegações de propriedade funcional ou saúde; • Estudos para caracterização da linhagem probiótica • Estudos par comprovação do benefício de uma alegação • Busca da totalidade de evidências • Avaliação da qualidade dos estudos • Avaliação da totalidade das evidências; • Comprovação de uma alegação em mistura de probióticos	

O guia tem caráter técnico-científico. Descreve a abrangência e o nível de exigências necessárias para alegações de propriedade funcional ou de saúde, ambas possíveis de serem veiculadas no rótulo. Elas incluem o uso de critérios e informação detalhada sobre avaliação dos estudos individuais, das revisões sistemáticas e metanálises. Enfatiza a necessidade da avaliação da "totalidade das evidências" e propõe critérios para decidir, a partir dos estudos individuais e revisões, sobre: a existência – com base na análise de risco – de eventual risco à saúde a ser considerado. Ou por outro lado, critérios para decidir sobre a força das evidências considerando o efeito funcional ou na saúde alegado.

O documento é importante para orientar pesquisadores e técnicos que planejam o desenvolvimento de novos produtos para o setor industrial, que tem claro o que é necessário para registro de produtos e para a segurança, eficácia e informação do consumidor.

Os probióticos existentes hoje no mercado tem um prazo de 5 anos para adequação às exigências do guia e à medida que forem avaliados, passarão a constituir nova lista positiva. O guia, por sua vez, será objeto de reavaliação para aperfeiçoamentos e correções após o prazo de um ano, ou março de 2020.

A questão das alegações de propriedade funcional ou saúde

A possibilidade da veiculação e os tipos de alegações permitidas nos rótulos têm sido um tema amplamente discutido no mundo, refletindo o grande interesse para os setores de pesquisa, industrial e regulatório.

No Brasil, dois tipos de alegação são definidos e permitidos:[8]

- Alegação de propriedade funcional: é aquela relativa ao papel metabólico ou fisiológico que o nutriente ou não nutriente possui no crescimento, desenvolvimento, manutenção e outras funções normais do organismo humano.

- Alegação de Saúde: é aquela que afirma, sugere ou implica a existência de relação entre o alimento ou ingrediente com doença ou condição relacionada à saúde.

O Guia também esclarece os conceitos adotados para diversas possibilidades de alegações, que devem ser demonstradas em cada caso, não havendo lista de alegações ou termos previstos a priori.

Uma alegação funcional pode ter caráter geral ou específico. A de caráter geral é aquela cujo benefício está relacionado a uma função geral do probiótico em algum sistema do organismo (p. ex.: contribui com a saúde do trato gastrointestinal). Caso a alegação de propriedade funcional esteja relacionada a um papel fisiológico ou metabólico específico no organismo (p. ex.: contribui para aumentar o tempo de trânsito intestinal; contribui para a digestão da lactose), o benefício alegado é considerado como de caráter específico.[21] Por outro lado, uma alegação de saúde terá sempre caráter específico, pois está relacionada à redução de risco de doenças ou à condição relacionada à saúde (p. ex.: redução do risco de infecções do trato urinário; redução do risco de diarreia do viajante).

Adverte-se que a legislação brasileira impede a atribuição de efeitos medicamentosos e terapêuticos a alimentos, portanto, as alegações não podem estar associadas à prevenção, ao tratamento ou à cura de doenças. O efeito benéfico de um probiótico deve necessariamente ser traduzido por uma alegação de propriedade funcional ou de saúde, relacionada ao benefício comprovado para a linhagem e expressa no rótulo do alimento ou suplemento.

O Guia sugere que alegações específicas são desejáveis, uma vez que comunicam mais claramente ao consumidor o benefício alegado. Esse tipo de alegação também não deve ser demasiadamente genérica, sob o risco de não ser possível obter evidências capazes de comprovar o efeito e comunicar adequadamente sobre o benefício alegado.

O documento inclui anexos que orientam por conjunto de tabelas a serem preenchidas sobre as informações necessárias na composição do dossiê para suportar as alegações e benefícios descritos, entre elas: descrição do processo de seleção dos estudos apresentados, lista de estudos excluídos com a respectiva motivação, lista de estudos incluídos e a sua avaliação, e tabela com critérios usados para avaliação individual da qualidade dos estudos observacionais, randomizados e revisões sistemáticas conduzidas. Finalmente, deve ser apresentada no dossiê a conclusão final que suporta a alegação, baseada na avaliação da consistência e força das evidências em cada domínio avaliado, justificando a decisão. O processo no conjunto observa os mais rígidos cânones científicos da área da nutrição e da pesquisa biomédica.

Estudos clínicos na área da nutrição envolvendo microbioma, probióticos/prebióticos/sinbióticos são complexos, demorados e onerosos. Pesquisas para avançar o conhecimento sobre os mecanismos envolvidos, o estabelecimento de biomarcadores validados e a estratificação ou a personalização dos estudos, são essenciais para ajudar no desenvolvimento de produtos novos, na identificação dos seus efeitos na saúde e demonstração de alegações, especialmente para os simbióticos.[22]

Parte 3: Alterações em Saúde, Disbiose e Terapia com Prebióticos, Probióticos e Simbióticos

Simbióticos

Definição

O termo "simbiótico" foi introduzido por Gibson e Roberfroid em 1995 para descrever a combinação de probióticos com prebióticos. A combinação é idealizada e formulada para auxiliar a sobrevivência do probiótico no trato gastrointestinal e com isso proporcionaria um efeito maior do que o de cada componente isolado.[23,24]

Os sinbióticos[a] podem agir por pelo menos dois mecanismos de ação:[23,24] pelo aumento da viabilidade gerado pela maior tolerância do probiótico a condições adversas do intestino (acidez, oxigenação, temperatura), associado ao prebiótico e pela ação na saúde, associada a um efeito específico decorrente da ação da substância prebiótica no metabolismo do microrganismo probiótico e na microbiota intestinal. No primeiro caso, incluem-se o que seriam sinbióticos (associações) complementares, escolhidos separadamente e combinados num produto, sendo cada probiótico e prebiótico responsável por um efeito já conhecido. No caso, o prebiótico pode não ser fermentado especificamente pelo microrganismo associado. Não se confere vantagem competitiva ao probiótico associado.

Ao contrário, a associação sinérgica simbiótica consiste numa cepa probiótica e um prebiótico concebido especialmente para suportar o crescimento do probiótico em questão.[23,24] Existe a vantagem da associação ser autossuficiente e não depender do tipo de microbiota presente no intestino (ser capaz ou não de fermentar o prebiótico), pois existem a cepa e o seu substrato,[24,25] gerando uma vantagem competitiva.

O desenvolvimento de sinbióticos encontra muitos desafios científicos como o estabelecimento da dose de cada componente, os controles experimentais, conhecimentos dos mecanismos envolvidos, demonstração de causalidade, escolha de modelos experimentais e avaliação das mudanças ao nível da microbiota. Existem ainda poucos estudos em humanos, principalmente em pessoas saudáveis, sobre ações que já se verificam em animais.

O entendimento claro dos conceitos sobre sinbióticos e a criação de um consenso – assim como se busca com prebióticos e probióticos – é importante para a formulação e desenvolvimento desses produtos e para o estabelecimento de normas regulatórias.

Aspectos regulatórios

Não há no Brasil definição oficial estabelecida para sinbióticos, nem regulamentação definida sobre o tema. Atualmente podem ser enquadrados na regulamentação de probióticos e suplementos. A discussão do tema seria, portanto, oportuna.

Referências bibliográficas

1. Gibson GR, Roberfroid MB. Dietary modulation of the human colonic microbiota: introducing the concepto of prebiotics. J. Nutr. 1995;125:1401-12. doi:10.1093/jn/125.6.1401.
2. Pineiro M, Asp NG, Reid G, Macfarlane S, Morelli L, Brunser O, et al. FAO Tecnichal meeting on prebiotics. J Clin Gastroenterol. 2008;42(3):S156-S159. doi:10.1097/MCG.0b013e31817f184e.

---

[a] *Swanson KS, Gibson GR, Hutkins R, et al. The International Scientific Association for Probiotics and Prebiotics (ISAPP) consensus statement on the definition and scope of synbiotics. Nat Rev Gastroenterol Hepatol 17, 687–701 (2020). https://doi.org/10.1038/s41575-020-0344-2.*

3. Carlson JL, Ericson JM, Loyd BB, Slavin J. Health effects and sources of prebiotic dietary fibers. Curr Dev Nutr. 2018;2(3):1-8. doi.org/10.1093/cdn/nzy005.

4. Gibson GR, Hutkins R, Sanders ME, Prescott SL, Reimer RA, Salminen SJ, et al. The international scientific association for probiotics ans prebiotics (ISAPP) consensus statement on the definition and scope of prebiotics.Nat Rev Gatroenterol Hepatol. 2017;14:491-502, doi:10.1038nrgastro.2017.75.

5. Bindels LB, Delzenne NM, Cani PD, Walter J. Toward a more comprehensive concept of prebiotics. Nat Rev Gastroenterol Hepatol. 2015;12(5):303-310. doi:10.1038 nrgsatro/2015.47.

6. Hutkins RW, Krumbeck JA, Bindels, LB, Cani PD, Fahey Jr G, Goh YJ, et al. Prebiotics: why definition matter. Curr Opin Biotech. 2016;37:1-7. doi:10.1016.jcobiot.2015.09.01.

7. ANVISA. Instrução Normativa – IN n. 28, de 26 de julho de 2018. Publicada no Diário Oficial da União de 27/07/2018.

8. Kaufmann SHE. Immunology's foundation: the 100 –year anniversary of the Nobel Prize to Paul Erlich and Elie Metchnikoff. Nat Immunol 2008; 9(7)705-712. doi: 10.1038/ni0708-705.

9. Food and Agricultural Organization of the United Nations and World Health Organization. Health and nutritional properties of probiotics in food including poder milk with live lactic acid bactéria. World Health Organization (online), 2001. Disponível em: http://www.who.int/foodsafety/publicatoins/fs_management/en/probiotics.pdf. Acesso em 09/02/2021.

10. Food and Agricultural Organization of the United Nations and World Health Organization. Joint FAO/WHO working group report drafiting guidelines for the evaluation of probiotics in food. Food and Agricultural Organization of the United Nations (online) 2002. Disponível em: ftp://ftp.fao.org/es/esn/food/wgreport2.pdf. Acesso em 09/02/2021.

11. Hill C, Guarner F, Reid G, Gibson GR, Merenstein DJ, Pot B, et al. Expert consensus document. The international scientific associaton for probiotcs and prebiotcs (ISAPP) consensus statement on the definition and scope of probiotics. Nat Rev Gastroenterol Hepatol. 2014;11(8):506-14 doi:10.1038/nrgastro.2014.66.

12. Sanders ME, Benson A, Lebeer S, Merenstein DJ, Klaenhammer TR. Shared mechanis among probiotic taxa: implications for general probiotic claims. Cur. Opin. Bitechnol. 2018;49:207-216, doi:10.1016/j.copbio.2017.09.007.

13. Reid G, Gadir AA, Dhir R. Probiotics: reiterating what they are and what they are not. Frontiers in Microbiology. 2019;10(424):1-8. doi:org/10.3389/fmicb.2019.00424.

14. Martin R, Langella P. Emerging health concepts in the probiotics field: streamlining the definitions. Frontiers in Microbiology. 2019;10:1-5. doi:org/10.3389/fmicb.2019.01047.

15. SANDERS, ME. Defining emerging 'biotics'. Disponível em: https://isappscience.org/category/isapp--science-blog/page/3/. Post June 5, 2019/ISAPP/Science blog. Acesso em 09/02/2021.

16. ANVISA. Resolução da Diretoria Colegiada – RDC no 18, de 19 de novembro de 1999, publicada no Diário Oficial da União de 22/11/1999.

17. ANVISA. Resolução da Diretoria Colegiada – RDC no 19, de 30 de abril de 1999, publicada no Diário Oficial da União de 03/05/1999.

18. ANVISA. Resolução da Diretoria Colegiada – RDC no 241, de 26 de julho de 2018, publicada no Diário Oficial de 27/07/2018.

19. ANVISA. Resolução da Diretoria Colegiada – RDC no 243, de 26 de julho de 2018, publicada no Diário Oficial de 27/07/2018.

20. ANVISA. Guia no 21/2019 – Guia para instrução processual de petição de avaliação de probióticos para uso em alimentos.

21. Sanders ME, Wijinkoop IL, Salminen S, Merenstein DJ, Gibson GR, Petschow BW, et al. Probiotics and prebiotics: prospects for public health and nutritional recommendations. Ann N Y Acad Sci. 2014;1309:19-29. doi:10.1111/nyas.12377.

22. Krumbeck JA, Walter J, Hutkins RW. Synbiotics for improved human health: recent developments, challenges, and opportunities. Annu Rev Food Sci Technol. 2018;9:451-479. doi:10.1146/annurev-food-030117-012757.

Parte 3: Alterações em Saúde, Disbiose e Terapia com Prebióticos, Probióticos e Simbióticos

23. Markowiak P, Slizewska K. Effects of probiotics, prebiotics, and synbiotics on human health. Nutrients. 2017;9(9):1021. doi:10.3390/nu9091021.
24. Jog P. The world of synbiotics: a review of literature and clinical evidence in diarrhoea from the lens of a paediactrician. Int J Contemp Pediatr. 2019;6(1):233-242. doi:10.18203/2349-3291.ijcp20185219.

Para saber mais

a. Swanson KS, Gibson GR, Hutkins R, et al. The International Scientific Association for Probiotics and Pre-biotics (ISAPP) consensus statement on the definition and scope of synbiotics. Nat Rev Gastroenterol Hepatol 17, 687–701 (2020). https://doi.org/10.1038/s41575-020-0344-2

Prebióticos: Tipos, Mecanismos de Ação e Disponibilidade no Brasil

Dan L. Waitzberg
Paula Rodrigues Anjo
Alan Hiltner Almeida
Michelle Grillo Barone
Maria Izabel Lamounier de Vasconcelos

Introdução

Evolução do conceito prebióticos

Em 1921, Rettger e Cheplin[1] descreveram experimentos com humanos, onde a microbiota intestinal (MI) foi enriquecida com lactobacilos após o consumo de carboidratos. A constatação de que o cólon era dominado por bactérias anaeróbias, muitas das quais obtinham energia fermentando substratos da dieta,[2,3] deu início às pesquisas que desempenharam um importante papel em muitos projetos de microbioma.

Embora os oligossacarídeos da dieta tenham sido utilizados para gerar benefícios à saúde, principalmente na Ásia, o conceito prebiótico foi definido pela primeira vez em 1995 como um "ingrediente alimentar não digerível que afeta beneficamente o hospedeiro, estimulando seletivamente o crescimento e/ou atividade de um ou de um número limitado de bactérias já residentes no cólon".[4] Considerando que os probióticos são microrganismos vivos, os prebióticos são substratos não digeríveis que servem como nutrientes para os microrganismos benéficos do hospedeiro, incluindo a administração de cepas probióticas e microrganismos residentes. Assim, prebióticos diferem da maioria das fibras alimentares, tais como pectinas, celulose e xilanas, que estimulam o crescimento de uma ampla variedade de microrganismos intestinais. O significado aqui é que um prebiótico não deve ser amplamente metabolizado, mas provocar um metabolismo tendencioso para a promoção da saúde dos microrganismos dentro do ecossistema humano. A revisão por Simpson e Campbell[5] fornece uma visão geral das interações da microbiota e compara os estudos sobre fibras prebióticas, concluindo que os prebióticos (particularmente FOS e GOS) parecem promover maior abundância de Bifidobactérias dentro da microbiota intestinal. A maioria dos primeiros prebióticos avaliados em humanos e utilizados comercialmente foi designada para estimular *Lactobacilos* e *Bifidobacterias* especificamente, mas não patógenos como

Parte 3: Alterações em Saúde, Disbiose e Terapia com Prebióticos, Probióticos e Simbióticos

certos membros da classe *Clostridia* e da espécie *Escherichia coli*.[6-8] Como esses gêneros eram comumente usados como probióticos, essa abordagem proporcionou uma semelhança entre probióticos e prebióticos.

Em 2004, a definição de prebióticos foi alterada para "ingredientes seletivamente fermentados que permitem mudanças específicas, tanto na composição e/ou atividade da microbiota no trato gastrointestinal que confere benefícios à saúde e ao bem-estar do hospedeiro".[9]

De acordo com essa definição, três critérios foram necessários para determinar um prebiótico: a capacidade de resistir à digestão do hospedeiro (por exemplo, acidez gástrica, hidrólise por enzimas digestivas e absorção gastrointestinal), que são fermentadas por microrganismos intestinais e que estimulam seletivamente o crescimento e/ou atividade de bactérias intestinais associadas à saúde e ao bem-estar. Assim, ficou implícito que os trabalhos para demonstrar os efeitos dos prebióticos deveriam ser realizados no organismo humano.

A Organização das Nações Unidas para Alimentação e a Agricultura (FAO ONU) organizou uma reunião técnica para atualizar a definição de prebióticos em 2008. Esse painel propôs que prebióticos seriam redefinidos como "um componente alimentar não viável que confere um benefício à saúde sobre o hospedeiro associado com modulação da microbiota".[10] Aqui, a fermentação seletiva foi removida como um critério, mas ao fazer assim, a definição foi criticada por não excluir antibióticos. Gibson et al.,[11] dois anos mais tarde, definiram um conceito mais restrito, de "prebióticos dietéticos" como "um ingrediente de fermentação seletiva que resulta em mudanças específicas na composição e/ou atividade da microbiota gastrointestinal, conferindo, assim, benefício(s) à saúde do hospedeiro". Em 2015, Bindels et al.[12] propuseram que os requisitos de especificidade deveriam ser removidos com base em relatórios mostrando que várias espécies, em vez de espécies específicas, foram enriquecidas por prebióticos.[13] Essa proposta conduziu a outra definição de prebiótico como "um composto não digestível que, através da sua metabolização por microrganismos no intestino, modula a composição e/ou atividade da microbiota intestinal, conferindo assim um benefício fisiológico sobre o hospedeiro".[12] Essa definição limitou as interações dos prebióticos com a microbiota intestinal (excluindo locais extraintestinais, como vagina e pele) e retirou a exigência de fermentação seletiva. Seletividade com relação à fermentação microbiana é visto pelos autores do grupo que faz parte do consenso atual, como a chave para o conceito de prebiótico.[14] No entanto, vale ressaltar que esta definição enfatizou os efeitos funcionais dos prebióticos na microbiota. Dadas às definições propostas já descritas, bem como outras, a necessidade de uma definição de consenso ficou evidente.[15]

Essa necessidade foi ampliada por pontos de vistas de que o conceito de prebiótico exigia mais esclarecimentos sobre a especificidade, mecanismos de efeitos, atributos a saúde e relevância. Assim, o grupo formado pelo painel de consenso atual do ISAPP (The International Scientific Association for Probiotics and Prebiotics) propõe a seguinte definição de prebiótico: um substrato que é utilizado seletivamente por microrganismos do hospedeiro conferindo benefícios para a saúde.[14]

Prebióticos e candidatos a prebióticos

Os prebióticos são, geralmente, compostos ligados por açúcares, como oligossacarídeos e polissacarídeos (Figura 13.1). Essas moléculas têm a característica química de ser indigerível pelas enzimas presentes no trato intestinal. Assim, poderão servir como substratos para microrganismos considerados "benéficos", como *Bifidobacterias* e *Bacteroides*, ou em contato direto com as células circundantes. Frutanos, tais como fruto-oligossacarídeos (FOS) e inulina, bem como galactanos como galacto-oligossacarídeos (GOS), são os prebióticos mais estudados para a modulação da microbiota. Os principais prebióticos comprovados e assumidos são mostrados na Tabela 13.1.[16] Os prebióticos que mais comumente ocorrem naturalmente em nossos alimentos são o FOS e a inulina. Eles são encontrados em alimentos à base de plantas, como em alguns vegetais (alho-poró, cebola, alho, alcachofra, chicória e aspargo), frutas (banana) e cereais (centeio, milho). Com uma dieta de característica europeia e equilibrada, 3 a 11 g de prebióticos naturais

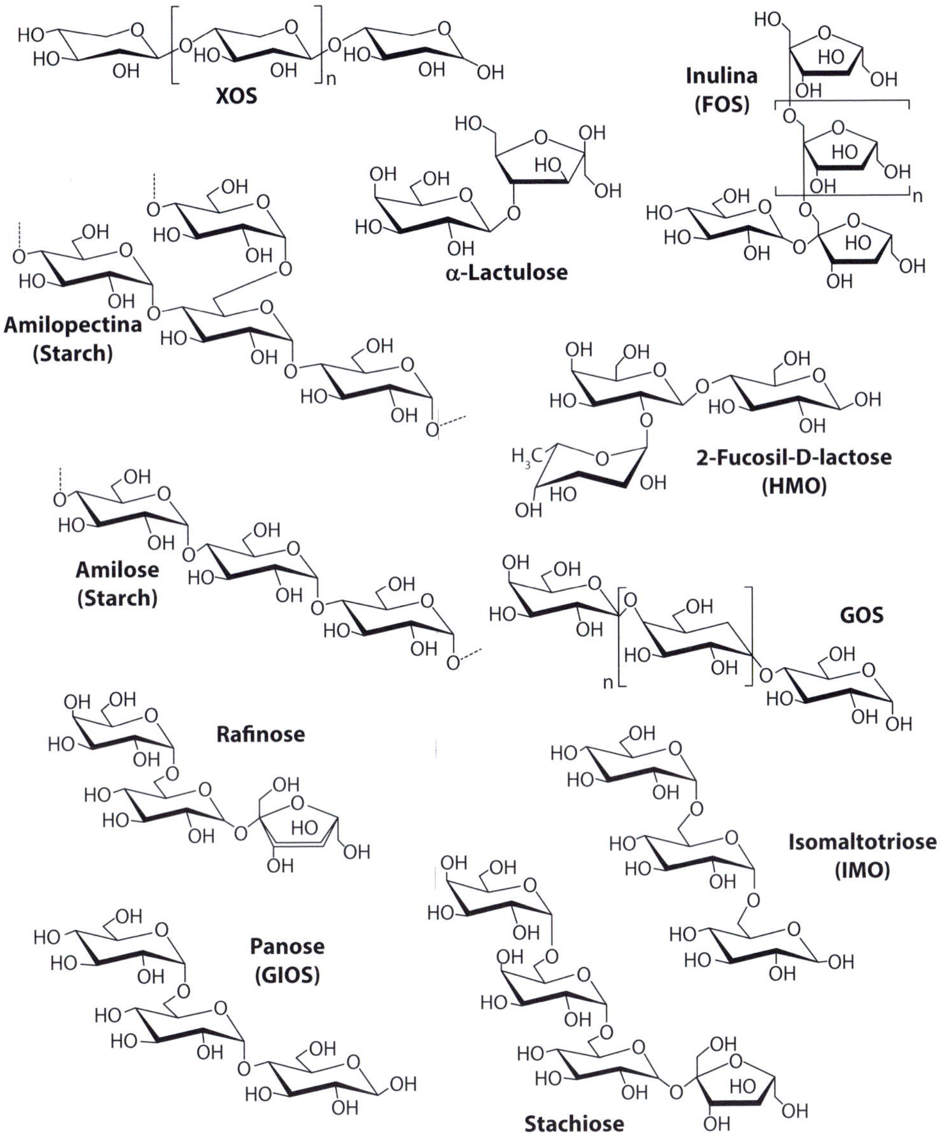

Figura 13.1. Estrutura química dos prebióticos.

FOS: Fruto-oligossacarídeos; GlOS: Gluco-oligossacarídeos; GOS: galacto-oligossacarídeos; HMO: oligossacarídeos do leite humano; IMO: Isomalto-oligossacarídeos.

Fonte: Brosseau C et al.[16]

Parte 3: Alterações em Saúde, Disbiose e Terapia com Prebióticos, Probióticos e Simbióticos

podem ser consumidos por dia. Em comparação, apenas 1 a 4 g é geralmente consumido diariamente nos EUA. Os prebióticos também são produzidos comercialmente como suplementos através da hidrólise de polissacarídeos ou reações enzimáticas de açúcares de menor peso molecular. Embora existam muitos alimentos e ingredientes alimentares comercialmente disponíveis que afirmam ser prebióticos, atualmente apenas lactulose, FOS e GOS têm um efeito e *status* de prebióticos comprovados.[16]

Tabela 13.1. Lista de prebióticos comprovados e assumidos

Substância	Composição	Grau de polimerização	Processo de obtenção
Frutanos	Glicose, frutose		
1. Linear			
Inulina	ligações β-2,1	10 a 60	Extração
Fruto-oligossacarídeo (FOS) e	ligações β-2,1	2 a 9	Síntese, hidrólise
Oligofrutose (OF)	ligações β-2,6	20 a 30 (do vegetal)*	Enzimático
Levan			
2. Conectado	β-2,6 & β-2,1 ligações	Desconhecido	Biossíntese enzimática
Lactulose	Galactose e frutose ligações β-1,4	2	Síntese química
(Trans)galaco-oligossacarídeo (TOS)	Glicose, galactose, ligações β-1,6	2 a 5	Biossíntese enzimática
Galacto-oligossacarídeo (GOS)	Glicose, galactose, ligações β-1,6	2 a 5	Biossíntese enzimática
Xilo-oligossacarídeo (XOS)	Xilose, ligações β-1,4	2 a 9	Hidrólise enzimática
Oligosídeos de soja ou α-galactosídeo (rafinose, estaquiose e verbascose)	Galactose, frutose, glicose, ligações β-1,6 e β-1,2	3 a	Extração
Isomalto-oligossacarídeo	Glicose, ligações α-1,6	2 a 5	Hidrólise enzimática Bioconversão enzimática
Oligolaminaranos (β-glucana)	Glicose (± manitol), ligações β-1,3 e β-1,6	5 a 25	Hidrólise enzimática
Polidextrose	Poli-D-glicose (glicose 89%, sorbitol 10% e ácido fosfórico 0,1%)	12 (média de DP)	Síntese química
D-tagatose	Tagatose	1	Extração
Amido resistente	Glicose, ligações α-1,4 e 1,6	> 1.000	Extração

*Em itálico: prebióticos comprovados; *Levans produzidos por microrganismos têm geralmente pesos moleculares superiores a 10.[6]*

Mecanismo de ação dos prebióticos

Os prebióticos podem influenciar a saúde do hospedeiro por dois mecanismos distintos: indireto ou direto. Indiretamente, os prebióticos atuam como um substrato fermentável para algumas bactérias hospedeiras comensais específicas. Essa fonte de nutrientes permite o crescimento de espécies específicas e leva a uma modulação da microbiota intestinal. Os ácidos graxos de cadeia curta (AGCC) liberados no trato intestinal influenciam muitos processos moleculares e celulares. Recentemente, novas pesquisas exploraram o efeito direto dos prebióticos em vários compartimentos e, especificamente, em diferentes padrões de células (células epiteliais e imunológicas).[16]

Os prebióticos são ingredientes alimentares altamente fermentáveis. Esse recurso promove a expansão e estimula a implantação de algumas bactérias benéficas e bifidogênicas. De fato, foi demonstrado que o consumo de inulina aumenta específica e significativamente a abundância de *Bifidobactérias* e *Lactobacilos*.[4,17,18] Essas modificações da microbiota intestinal melhoram a saúde do hospedeiro, principalmente inibindo a implantação de patógenos no intestino. O aumento de *Bifidobactérias* após o consumo de prebióticos foi correlacionado com um aumento da produção de acetato por *Bifidobactérias*, uma diminuição da população do patógeno *C. difficile* no trato intestinal e inibição da translocação de patógenos do lúmen intestinal para o sangue.[19,20] Os benefícios das *Bifidobactérias* estão bem descritos na literatura; estudos recentes relataram que novos prebióticos (pectina de maçã) estimula eficientemente a proliferação de *Faecalibacterium prausnitzii*, que possui um efeito anti-inflamatório.[21] De fato, a pectina promove a expansão de *Faecalibacterium prausnitzii*, mas também *Eubacterium elege* DSM3376, o que melhora fortemente *in vitro* a secreção da citocina anti-inflamatória IL-10.[22]

Os prebióticos, por sua capacidade de serem fermentados por bactérias, induzem a produção de AGCC e, portanto, agem indiretamente sobre a saúde. Os AGCC podem ser usados no trato intestinal pela microbiota para seu próprio metabolismo ou liberados no lúmen. No lúmen, os AGCC podem interagir especificamente com diferentes células, como células epiteliais intestinais (IEC) ou células imunes inatas/adaptativas, para modificar vários processos celulares, bem como expressão, diferenciação, proliferação e apoptose de genes. Os AGCC podem ativar os receptores acoplados à proteína G (GPRs), como GPR41 ou o receptor de ácido graxo livre (Ffar)3 (acetato = propionato > butirato), GPR43 ou Ffar2 (butirato = propionato > acetato), GPR109a (butirato) e receptor olfativo (Olfr)-78 (propionato = acetato), para modular o desenvolvimento, função e sobrevivência celular.[23]

Fontes alimentares de prebióticos

Compostos com atividade prebiótica ocorrem naturalmente em muitos alimentos, incluindo alho-poró, aspargos, alho, cebola, trigo e bananas (Tabela 13.2).[24] A inulina pode ser extraída de diversos alimentos, principalmente vegetais e tubérculos de raiz, como por exemplo, raiz da chicória e alcachofra de Jerusalém. Outras fontes de carboidratos em plantas com prebióticos em potencial incluem polissacarídeos de paredes de células vegetais, como por exemplo, xilana e pectinas. Esses componentes estão ganhando popularidade como candidatos a prebióticos devido à sua indigestibilidade no trato gastrointestinal superior e a fermentação pela microbiota colônica.[25]

As plantas que foram relacionadas como boas fontes de carboidratos indigeríveis, com possíveis propriedades prebióticas incluem dente de leão verde, tubérculo da Dália, alho, cebola, Yacon, quiabo, vegetais do tipo abóbora, cogumelos e cevada. As leguminosas são ricas em fibra dietética, algumas das quais têm potencial prebiótico. A fibra da lentilha e o núcleo do grão-de--bico estimula o crescimento das Bifidobactérias e contribui para a saúde do cólon, enquanto os grãos-de-bico são uma boa fonte de α-galacto-oligossacarídeo.[26]

Parte 3: Alterações em Saúde, Disbiose e Terapia com Prebióticos, Probióticos e Simbióticos

Tabela 13.2. Fontes alimentares de prebióticos

Prebióticos confirmados	*Fonte alimentar* *Conteúdo de fibra prebiótica (%)*
Galacto-oligossacarídeo	β-GOS produzida enzimaticamente a partir da lactose
Fruto-oligossacarídeo Inulina	Aspargos (5%), alho-porró (11,7%), alho (17,5%), chicória (64,4%), cebola (8,6%), alcachofra de Jerusalém (31,5%), trigo (2%), banana (1%)
Lactulose	Dissacarídeo sintético
Candidatos a Prebióticos	
Soja, oligossacarídeos de soja	Soja (2,3 estaquiose, 7 rafinose)
Pectina	Componente da parede celular de muitas frutas
Celulose	Componente geral da parede de células vegetais
Amido resistente	Múltiplas fontes alimentares (milho, batata, tapioca, banana verde etc.)
Xilano, Xilo-oligossacarídeo, Arabinoxilo-oligossacarídeo	Farelo de trigo
Manose	Muitas frutas e vegetais
Maltose, malto-oligossacarídeo	Produtos de degradação do amido
Isomaltose	Mel, suco de cana de açúcar, sacarose
Palatinose	Forma patenteada de isomaltose, feita a partir de beterraba
Polidextrose	Fibra sintética
Oligossacarídeos de rafinose	Lentilhas (0,16%), ervilhas (0,5%), feijão (0,33%), grão-de-bico (0,4%)
β-glucanos	Fibra solúvel encontrada em cereais de aveia e cevada (3-6%)

Adaptada de Joshi et al, 2018.[24]

Componentes prebióticos não carboidratos em plantas

Atualmente, os prebióticos mais aceitos são os carboidratos que as bactérias utilizam para o crescimento, com efeitos diretos ou indiretos na saúde do hospedeiro. No entanto, outros compostos presentes nas plantas também podem ser metabolizados por bactérias, liberando componentes que podem ser benéficos para a saúde e, assim, "caber" a definição atual de prebióticos.[25]

Os polifenóis são compostos naturais que ocorrem em plantas; disponível em frutas, legumes, cereais, chá, café e vinho. A maioria dos polifenóis é de baixa biodisponibilidade, e a sua influência na saúde pode ser através de uma absorção ou interação com a microbiota colônica, dependendo da sua complexidade estrutural e polimerização. Cerca de 5 a 10% da ingestão total de polifenóis é absorvida no intestino delgado (ou seja, polifenóis de baixo peso molecular, estruturas monoméricas e diméricas). Os polifenóis remanescentes (polifenóis de estrutura oligoméricas e poliméricas) podem acumular-se no intestino grosso onde estão sujeitos as atividades enzimáticas da microbiota intestinal.[27]

A região asiática oferece abundante ervas ricas em polifenóis e especiarias que têm sido utilizados como medicamentos tradicionais desde os tempos antigos. Um estudo observou o aumento de Bacteroidetes em comparação com Firmicutes através do uso de polifenóis do chá preto (*Camellia sinensis*) em ecossistemas microbianos intestinais.[28] A raiz da cúrcuma (*Curcuma longa*) é amplamente utilizada como o condimento na alimentação asiática também como um remédio tradicional na medicina Chinesa e Indiana ayurvédica. Os curcuminoides são metabolizados pela microbiota intestinal, modulando as populações bacterianas e a sua atividade metabólica.[29] A pimenta preta (*Piper nigrum L.*) é bem conhecida pela presença de alto conteúdo de compostos bioativos, por exemplo, piperina que são anti-inflamatórios, antioxidantes e antibacterianos, bem como, contendo até 40% de fibra dietética, tornando a espécie um candidato a prebiótico interessante.[29]

Componentes da microbiota intestinal, tais como *Escherichia coli*, *Bifidobacterium spp.*, *Lactobacillus spp.*, *Bacteroides spp.* e *Eubacterium spp.* podem catalisar o metabolismo dos fenólicos em metabólitos fenólico de menor peso molecular que podem exercer efeitos sobre a saúde do hospedeiro.[30] Propriedades atribuídas à saúde incluem proteção contra distúrbios gastrointestinais, processamento de nutrientes, redução do colesterol sérico, reforço das junções epiteliais intestinais e a modulação da resposta imune intestinal através da estimulação da citocinas.[27] No entanto, o efeito dos polifenóis na modulação do ambiente intestinal e seus mecanismos subjacentes são mal compreendidos, assim mais pesquisas são necessárias, particularmente *in vivo*.[25]

Conferindo um benefício para a saúde

O objetivo final de qualquer intervenção, incluindo prebióticos, é melhorar a saúde e, portanto, reduzir o risco ou a gravidade da doença. As abordagens mais eficazes são aquelas que dependem da prevenção e reconhecem que estratégias no início da vida que promovam uma microbiota resiliente, diversificada e saudável têm maior potencial ao longo prazo para o benefício a saúde.[31,32] Evidência para a importante relação entre a composição e a função da comunidade microbiana, o uso prebiótico e a saúde do hospedeiro, acumularam rapidamente ao longo das décadas passadas[11,15,33]. Para satisfazer o critério de conferir benefício para a saúde, os estudos controlados devem estabelecer ligações diretas entre o prebiótico e a saúde e é necessário que seja realizado no organismo do hospedeiro.

O nível de evidência deve ser proporcional à força do benefício para reivindicar a saúde. Até o momento, numerosos estudos controlados randomizados demonstraram benefícios para a saúde de uma variedade de prebióticos em uma série de populações, de indivíduos saudáveis e com doenças agudas ou crônicas. Alguns estudos realizados em humanos estão resumidos e listados na Tabela 13.3.[14]

Parte 3: Alterações em Saúde, Disbiose e Terapia com Prebióticos, Probióticos e Simbióticos

Tabela 13.3. Tipos de prebióticos utilizados oralmente como resultado para saúde

Resultado	Prebiótico utilizado
Saúde metabólica: sobrepeso e obesidade; *diabetes mellitus* tipo 2; síndrome metabólica e dislipidemia; inflamação	Inulina, GOS, FOS
Saciedade	FOS
Estimulação de bactérias produtoras de neuroquímicos no intestino	GOS
Melhora da absorção de cálcio e outros minerais, saúde óssea	Inulina, FOS
Saúde da pele, melhora na retenção de água e eritema reduzido	GOS
Alergia	FOS, GOS
Doença Inflamatória Intestinal	Inulina, lactulose
Saúde urogenital	GOS
Hábito intestinal e saúde intestinal geral em lactentes	GOS, FOS
Infecções e resposta vacinal	FOS, GOS, polidextrose
Enterocolite necrosante em recém-nascidos prematuros	GOS, FOS
Síndrome do Intestino Irritável	GOS
Diarreia do viajante	GOS
Constipação	Inulina
Função imune em indivíduos idosos	GOS

FOS: fruto-oligossacarídeo; GOS: galacto-oligossacarídeo.

Mecanismos pelos quais o prebiótico pode levar benefícios à saúde

- **Defesa contra patógenos:** a produção de ácidos através da administração prebiótica e propagação de bactérias benéficas resulta em uma redução no pH luminal, inibindo o crescimento de patógenos. O estabelecimento de uma população estável de microrganismos reduz a disponibilidade de nutrientes para microrganismos invasores, inibindo a colonização.[34] Em estudos com indivíduos idosos, a utilização por 10 semanas de galacto--oligossacarídeo (GOS) diariamente, acarretou o aumento da função imune, aumento notável da atividade fagocítica e da atividade das células *natural killer*.[35,36]

- **Aumento na absorção de mineral:** como já discutido, a fermentação de prebióticos leva à produção de AGCC, que reduz o pH luminal. Esta queda do pH pode aumentar a solubilidade do cálcio, proporcionando assim uma maior força motriz para a captação passiva. Estudos têm mostrado que o consumo por jovens adolescentes de uma mistura de FOS e inulina ou GOS pode resultar em aumento acentuado na absorção de cálcio mineralizado no osso. Tal intervenção precoce poderia reduzir a incidência de osteoporose mais tarde na vida.[34,37-39]

- **Função intestinal melhorada:** melhora na função intestinal tem sido frequentemente atribuídas a um aumento no volume fecal pelo consumo de fibra dietética. No entanto, estudos em animais mostraram que os AGCC produzidos pela fermentação de prebióticos podem regular os hormônios do intestino que por sua vez modulam as respostas motoras locais do intestino. A capacidade umectante de ligação da água e de carboidratos prebióticos também tem o efeito de amolecer as fezes, fazendo com que a passagem fique mais fácil.[34,40,41]

- **Efeitos metabólicos:** a intervenção prebiótica que resulta na formação de AGCC pode agir para melhorar a função de barreira no intestino, e a intervenção prebiótica com GOS tem sido demonstrada para melhorar a função de barreira in vivo. Sabemos que a função de barreira prejudicada pode permitir a translocação de mediadores inflamatórios, como

174

CAPÍTULO 13

os lipopolissacarídeos bacterianos (LPS) do intestino para a circulação sistêmica, que tem sido denominada como endotoxina metabólica e tem sido sugerido ser um fator causador de diabetes e obesidade, embora essas evidências sejam de estudos em animais. Os efeitos metabólicos dos prebióticos têm sido tema de diversas metanálises e, embora os resultados entre os estudos não sejam homogêneos, o consenso geral é que a intervenção prebiótica tem um efeito positivo sobre a glicemia, inflamação e perfil de lipídios no sangue em humanos.[34,42,43]

- **Efeitos sobre a saciedade:** os AGCC produzidos pela fermentação no intestino podem interagir com receptores específicos de ácidos graxos, FFAR2 e FFAR3, regular a lipólise e liberação da incretina e do glucagon como peptídeo-1. Esses receptores são encontrados em muitos tecidos e poderia ser a principal ligação mecanicista entre fermentação prebiótica e benefícios sistêmicos para a saúde. Os AGCC podem regular o apetite através de vários mecanismos, com estudos mostrando a interação entre as células colônicas e os AGCC, resultando na produção de hormônios anorexígenos tais como, PYY e GLP-1. Outros exemplos são os AGCC sobrevivendo ao metabolismo das células colônicas epiteliais e atingindo o fígado através da veia hepática portal onde o propionato estimula a gliconeogênese, que atua como um sinal de saciedade. Os AGCC ao entrar na circulação também poderiam interagir com FFAR2 e FFAR3 localizados em tecido adiposo, e estimular a liberação da leptina. De acordo com estudo em camundongos, o acetato, formado pela fermentação prebiótica, pode atravessar a barreira sangue-cérebro e entrar no hipotálamo, promovendo sinais anoréticos.[34,44-46]

Para a obtenção dos benefícios acima descritos, é preciso que profissionais e pacientes tenham acesso a esses suplementos para consumo. Na Tabela 13.4, são descritos os produtos prebióticos atualmente disponíveis no Brasil.

Tabela 13.4. Produtos prebióticos comercialmente disponíveis no Brasil[14]

Produtos Prebióticos	Fabricante	Composição	Forma Farmacêutica
Benefiber	Novartis	Dextrina resistente de trigo	Sachê
Fiber Mais	Nestlé	Fibras 100% solúveis: goma guar parcialmente hidrolisada e inulina	Pó (latas) e sachês
Fiber Mais Colágeno	Nestlé	Fibras 100% solúveis: goma guar parcialmente hidrolisada e inulina + colágeno	Pó (latas) e sachês
Fiberfos	FQM	FOS	Sachês
Fibernorm	Takeda	Polidextrose, inulina, goma arábica, fibra de maça, celulose, fibra de aveia	pó (latas) e sachês
Novafibra	Eurofarma	Inulina + FOS + polidextrose	Pó (potes) e sachês
Regulare	Momenta	Inulina + FOS + polidextrose	Pó (potes) e sachês
Regulare Six	Momenta	Inulina, amido resistente, celulose, oligofrutose, fibra de soja e polidextrose	Pó (potes) e sachês
Stimulance Multi Fiber	Danone	Polissacarídeo de soja, celulose, amido resistente, FOS, inulina e goma arábica.	Pó (pote) e sachês
Tamarine Fibra Kids	Hypera	Polidextrose + FOS	Frasco (líquido)
Tamarine Fibras	Hypera	inulina + FOS + polidextrose	pó (pote), sachês e goma

Fonte: IQVIA_PMB MAT, jun/2019.

Conclusões

Os prebióticos têm o potencial de melhorar a saúde humana e reduzir o risco de doenças mediadas por alterações da microbiota. O campo das investigações está focado em mecanismos de ação, caracterizando indivíduos respondedores ou não respondedores, compreender como a estrutura se relaciona com a função de substância prebiótica e correlacionando essa função para a saúde.

O uso de prebióticos preventivamente e para promoção da saúde e tratamento de algumas condições, não pode e não deve ser visto isoladamente, e deve fazer parte de uma abordagem mais ampla para uma nutrição saudável e estilo de vida.

Referências bibliográficas

1. Rettger LF, Cheplin HAA. Treatise on the Transformation of the Intestinal Flora: with Special Reference to the Implantation of Bacillus acidophilus. 1921; Vol. 13 (Yale Univ. Press).
2. Dubos R, Schaedler Rw, Costello R, Hoet P. Indigenous, normal, and autochthonous flora of the gastrointestinal tract. J. Exp. Med. 1965; 122:67-76.
3. Savage DC. Microbial ecology of the gastrointestinal tract. Ann. Rev. Microbiol. 1977; 31:107-33.
4. Gibson GR, Roberfroid MB. Dietary modulation of the human colonic microbiota: introducing the concept of prebiotics. J. Nutr. 1995; 125:1401-12.
5. Simpson HL, Campbell BJ. Review article: dietary fibre–microbiota interactions. Aliment. Pharmacol. Ther. 2015; 42:158-79.
6. Depeint F, Tzortzis G, Vulevic J, l'Anson K, Gibson GR. Prebiotic evaluation of a novel galacto-oligosaccharide mixture produced by the enzymatic activity of Bifidobacterium bifidum NCIMB 41171, in healthy humans: a randomized, double-blind, crossover, placebo-controlled intervention study. Am. J. Clin. Nutr. 2008; 87:785-91.
7. Costabile A, Kolida S, Klinder A, Gietl E, Bäuerlein M, Frohberg C, et al. A double-blind, placebo-controlled, cross-over study to establish the bifidogenic effect of a very-long-chain inulin extracted from globe artichoke (Cynara scolymus) in healthy human subjects. Br. J. Nutr. 2010; 104:1007-11.
8. Roberfroid M, Gibson GR, Hoyles L, McCartney AL, Rastall R, Rowland I, et al. Prebiotic effects: metabolic and health benefits. Br. J. Nutr. 2010; 104:(Suppl. 2), S1–S63.
9. Gibson GR, Probert HM, Loo JV, Rastall RA, Roberfroid MB. Dietary modulation of the human colonic microbiota: updating the concept of prebiotics. Nutr. Res. Rev. 2004; 17:259-275.
10. Pineiro M, Asp NG, Reid G, Macfarlane S, Morelli L, Brunser O, et al. FAO technical meeting on prebiotics. J. Clin. Gastroenterol. 2008; 42:S156-S159.
11. Gibson GR, Scott KP, Rastall RA, Tuohy KM, Hotchkiss AT, Dubert-Ferrandon A, et al. Dietary prebiotics: current status and new definition. Food Sci. Tech. Bull. Funct. Food. 2010; 7:1-19.
12. Bindels LB, Delzenne NM, Cani PD, Walter J. Towards a more comprehensive concept for prebiotics. Nat. Rev. Gastroenterol. Hepatol. 2015; 12:303-10.
13. Dewulf EM, Cani PD, Claus SP, Fuentes S, Puylaert PG, Neyrinck AM, et al. Insight into the prebiotic concept: lessons from an exploratory, double blind intervention study with inulin-type fructans in obese women. Gut. 2013; 62:1112-21.
14. Gibson GR, Hutkins R, Sanders ME, Prescott SL, Reimer RA, Salminen SJ, et al. The International Scientific Association for Probiotics and Prebiotics (ISAPP) consensus statement on the definition and scope of prebiotics. Gastroenterol. Hepatol. 2017 ;14(8):491-502.
15. Hutkins RW, Krumbeck JA, Bindels LB, Cani PD, Fahey G Jr, Goh YJ, et al. Prebiotics: why definitions matter. Curr. Opin. Biotechnol. 2016; 37:1-7.
16. Brosseau C, Selle A, Palmer DJ, Prescott SL, Barbarot S, Bodinier M. Prebiotics: Mechanisms and Preventive Effects in Allergy. Nutrients. 2019; 11:1841.
17. Slavin J. Fiber and prebiotics: Mechanisms and health benefits. Nutrients. 2013; 5:1417-35.

18. Vandeputte D, Falony G, Vieira-Silva S, Wang J, Sailer M, Theis S, et al. Prebiotic inulin-type fructans induce specific changes in the human gut microbiota. Gut. 2017; 66:1968-74.

19. Hopkins MJ, Macfarlane GT. Nondigestible oligosaccharides enhance bacterial colonization resistance against Clostridium difficile in vitro. Appl. Environ. Microbiol. 2003; 69:1920-7.

20. Fukuda S, Toh H, Hase K, Oshima K, Nakanishi Y, Yoshimura K, et al. Bifidobacteria can protect from enteropathogenic infection through production of acetate. Nature. 2011; 469:543-9.

21. Tochio T, Kadota Y, Tanaka T, Koga Y. 1-Kestose, the smallest fructooligosaccharide component, which efficiently stimulates Faecalibacterium prausnitzii as well as bifidobacteria in humans. Foods. 2018; 7:140.

22. Chung WSF, Meijerink M, Zeuner B, Holck J, Louis P, Meyer AS, et al. Prebiotic potential of pectin and pectic oligosaccharides to promote anti-inflammatory commensal bactéria in the human colon. FEMS Microbiol. Ecol. 2017; 93:1-9.

23. Corrêa-Oliveira R, Fachi JL, Vieira A, Sato FT, Vinolo MAR. Regulation of immune cell function by short--chain fatty acids. Clin. Transl. Immunol. 2016; 5:1-8.

24. Joshi D, Somdatta R, Sugato B. Prebiotics: a functional food in health and disease. In: Mandal SC, Mandal V, Konishi T. Natural products and drug discovery, an integrated approach. 1 ed. Elsevier, 2018. pp. 507-23.

25. Scott KP, Grimaldi R, Cunningham M, Sarbini SR, Wijeyesekera A, Tang MLK, et al. Developments in understanding and applying prebiotics in research and practice – an ISAPP conference paper. J Appl Microbiol. 2020 Apr;128(4):934-49.

26. Smith SC, Choy R, Johnson SK, Hall RS, Wildeboer-Veloo ACM, Welling GW. Lupin kernel fiber consumption modifies faecal microbiota in healthy men as determined by rRNA gene fluorescent in situ hybridization. Eur J Nutr. 2006; 45(6):335-41.

27. Cardona F, Andrés-Lacueva C, Tulipani S, Tinahones FJ, Queipo-Ortuño MI. Benefits of polyphenols on gut microbiota and implications in human health. J Nutr Biochem. 2013; 24(8):1415-22.

28. Kemperman RA, Gross G, Mondot S, Possemiers S, Marzorati M, Van de Wiele T, et al. Impact of polyphenols from black tea and red wine/grape juice on a gut model microbiome. Food Res Int. 2013; 53(2): 659-69.

29. Lu Q, Summanen PH, Lee RP, Huang J, Henning SM, Heber D, et al. Prebiotic potential and chemical composition of seven culinary spice extracts. J Food Sci. 2017; 82(8): 1807-13.

30. Duncan SH, Russell WR, Quartieri A, Rossi M, Parkhill J, Walker AW, et al. Wheat bran promotes enrichment within the human colonic microbiota of butyrate-producing bacteria that release ferulic acid. Env icrobiol. 2016; 18(7): 2214-25.

31. Lozupone CA, Stombaugh JI, Gordon JI, Jansson JK, Knight R. Diversity, stability and resilience of the human gut microbiota. Nature. 2012; 489:220-30.

32. Reid G, Kumar H, Khan AI, Rautava S, Tobin J, Salminen S. The case in favour of probiotics before, during and after pregnancy: insights from the first 1,500 days. Benef. Microbes. 2016; 7:353-62.

33. Rastall RA, Gibson GR. Recent developments in prebiotics to selectively impact beneficial microbes and promote intestinal health. Curr. Opin. Biotechnol. 2015; 32:42-6.

34. Sanders ME, Merenstein DJ, Reid G, Gibson GR, Rastall RA. Probiotics and prebiotics in intestinal health and disease: from biology to the clinic. Gastroenterol. Hepatol. 2019; 16:605-16.

35. Vulevic J, Drakoularakou A, Yaqoob P, Tzortzis G, Gibson GR. Modulation of the fecal microflora profile and immune function by a novel transgalactooligosaccharide mixture (B-GOS) in healthy elderly volunteers. Am. J. Clin. Nutr. 2008; 88:1438-46.

36. Vulevic J, Juric A, Walton GE, Claus SP, Tzortzis G, Toward RE, et al. Influence of galactooligosaccharide mixture (B-GOS) on gut microbiota, imune parameters and metabonomics in elderly persons. Br. J. Nutr. 2015; 114: 586-95.

37. Goss SL, Lemons KA, Kerstetter JE, Bogner RH. Determination of calcium salt solubility with changes in pH and P(CO(2)), simulating varying gastrointestinal environments. J. Pharm. Pharmacol. 2007; 59:1485-92.

38. Abrams SA, Griffin IJ, Hawthorne KM. Young adolescents who respond to an inulin-type fructan substantially increase total absorbed calcium anddaily calcium accretion to the skeleton. J. Nutr. 2007; 137:2524S-6S.

39. Whisner CM, Martin BR, Schoterman MH, Nakatsu CH, McCabe LD, McCabe GP, et al. Galactooligosaccharides increase calcium absorption and gut bifidobacteria in Young girls: a double-blind cross-over trial. Br. J. Nutr. 2013; 110:1292-303.

40. Kanauchi O, Andoh A, Mitsuyama K. Effects of the modulation of microbiota on the gastrointestinal immune system and bowel function. J. Agric. Food Chem. 2013; 61:9977-83.

41. Hurst NR, Kendig DM, Murthy KS, Grider JR. The short chain fatty acids, butyrate and propionate, have differential effects on the motility of the guinea pig colon. Neurogastroenterol. Motil. 2014; 26:1586-96.

42. Krumbeck JA, Rasmussen HE, Hutkins RW, Clarke J, Shawron K, Keshavarzian A, et al. Probiotic Bifidobacterium strains and galactooligosaccharides improve intestinal barrier function in obese adults but show no synergism when used together as synbiotics. Microbiome. 2018; 6:121.

43. Cani PD, Amar J, Iglesias MA, Poggi M, Knauf C, Bastelica D, et al. Metabolic endotoxemia initiates obesity and insulin resistance. Diabetes. 2007; 56:1761-72.

44. Bolognini D, Barki N, Butcher AJ, Hudson BD, Sergeev E, Molloy C, et al. Chemogenetics defines receptormediated functions of short chain free fatty acids. Nat. Chem. Biol. 2019; 15: 489-98.

45. Chambers ES, Morrison DJ, Frost G. Control of appetite and energy intake by SCFA: what are the potential underlying mechanisms? Proc. Nutr. Soc.2015; 74:328-36.

46. Mithieux G. Metabolic effects of portal vein sensing. Diabetes Obes. Metab. 2014; 16(Suppl.1):56-60.

Probióticos e Simbióticos: Tipos, Mecanismos de Ação e Disponibilidade no Brasil

Dan L. Waitzberg
Paula Rodrigues Anjo
Alan Hiltner Almeida
Michelle Grillo Barone
Maria Izabel Lamounier de Vasconcelos

Introdução

Probióticos – da teoria da longevidade por Metchnikoff à nova era do interactoma

Desde o início do século XX, Elie Metchinikoff, Prêmio Nobel em 1908, já relacionava o consumo regular de Lactobacilos ao aumento da longevidade, entretanto, somente muitos anos mais tarde, com o advento de robustos projetos como o Projeto Microbioma Humano (PMH), o tema atingiria novo patamar científico. Em sua primeira fase (2008-2013), por meio de técnicas de sequenciamento genético como 16sRNA e Shotgun foi possível avançar notavelmente no entendimento do complexo ecossistema que habita o corpo humano em seus sítios mais abundantes como cavidade oral, nasal, trato gastrointestinal (TGI) e urogenital, bem como seu impacto na condição de saúde e doença caracterizando as populações bacterianas responsáveis por desempenhar importantes funções no metabolismo dos nutrientes do hospedeiro, manutenção da integridade estrutural da barreira mucosa intestinal, imunomodulação e proteção contra patógenos.[1,2]

Em sua segunda fase do projeto, iniciada mais recentemente, traz uma visão integrativa usando múltiplas tecnologias ômicas que possibilitam maior aprofundamento e compreensão de complexas doenças de etiologias multifatoriais,[2,3] como no interactoma do IBD[4]. A abordagem integra informações do perfil do microbioma, genômica, epigenômica, transcriptmômica e metabolômica na doença de Crohn, através de poderosas ferramentas de bioinformática que geram zonas de convergência, permitindo uma avaliação das variações dessa condição sob a ótica da biologia molecular e contemplam novas perspectivas de personalização do tratamento.[4]

Composição da microbiota

A microbiota intestinal (MI) é composta por vários microrganismos, incluindo bactérias, leveduras e vírus. Taxonomicamente, as bactérias, reino predominante no microbioma, são classificadas de acordo com filos, classes, ordens, famílias, gêneros e espécies. Apenas alguns filos são representados por mais de 160 espécies. Os filos microbianos intestinais dominantes são Firmicutes, Bacteroidetes, Actinobacteria, Proteobacteria, Fusobacteria e Verrucomicrobia, sendo os Firmicutes e Bacteroidetes responsáveis por cerca de 90% da MI com mais de 200 gêneros diferentes.[1,5] O filo Firmicutes é bastante diversificado e contempla os Lactobacilos e Clostridium. Já o filo Bacteroidetes apresentam como gêneros predominantes os Bacteroides e a Prevotella. O filo Actinobacteria, predominante no recém-nascido, é representado principalmente pelo o gênero Bifidobactéria e no decorrer do período de formação da microbiota nativa vai se tornando proporcionalmente menos abundante.[5] Os filos Spirochaetes, Tenericutes, Verrucomicrobia, Cianobactérias são contribuintes menores para a microbiota em geral.[1]

Variações individuais do microbioma e enterotipos

A estratificação de populações é uma estratégia frequentemente utilizada para o entendimento de problemas biológicos complexos. Com esse intuito, Arumugam et al. propuseram em 2011 uma classificação da MI em três grupos distintos, denominados enterotipos: microbiotas com prevalência de Bacteroides (enterotipo 1), microbiotas com prevalência de Prevotella (enterotipo 2) e, microbiotas com prevalência de Ruminococcus (enterotipo 3).[5-7] Os estudos mais recentes, entretanto, tem demonstrado que a classificação de todos os indivíduos em apenas 3 grupos força um reducionismo muito grande da enorme diversidade microbiona. O conceito de enterotipos persiste, mas os critérios para agrupar as microbiotas em padrões gerais pré-definidos gera controvérsias. Por este motivo, a maioria dos estudos contemporâneos tem preferido buscar correlações clínicas a partir da identificação de biomarcadores, ou de assinaturas microbianas, do que a partir dos enterotipos.

Feita esta ressalva, sabe-se que a microbiota nativa é moldada no início da vida (4-36 meses) pela maturação intestinal desenvolvida a partir do enterotipo, idade gestacional do nascimento, tipo de parto, métodos de aleitamento materno, período de desmame, hábitos alimentares e culturais. Após a criança atingir 2 a 3 anos de idade, a microbiota se torna mais estável, mas continua a evoluir até o início da adolescência.

Normobiose e disbiose

A composição da MI é altamente variável, e este fato é considerado fisiológico em um contexto saudável de acordo com a idade, etnia, estilo de vida e hábitos alimentares. Contudo, estas variações fisiológicas da MI têm enormes implicações nas condições intestinais e extraintestinais. Essa constatação pode explicar as diferentes respostas interindividuais às intervenções probióticas e prebióticas. Curiosamente, apesar da enorme variação na composição taxonômica entre indivíduos saudáveis, suas funções metabólicas coletivas permaneceram notavelmente estáveis dentro de cada parte do organismo.[1,5,7]

A condição de equilíbrio pode ser caracterizada por abundância, estabilidade, diversidade e homeostase, estabelecendo assim uma condição de normobiose que possibilita a microbiota exercer suas funções metabólicas e estruturais.[5]

A disbiose é uma condição frequentemente definida como uma alteração na composição da MI que pode estar correlacionada à causa, consequência ou progressão de vários distúrbios em diferentes órgãos e sistemas. Disbiose é qualquer desordem na composição da microbiota residente comensal em relação à comunidade encontrada em indivíduos saudáveis[8] e geralmente se refere a um desequilíbrio de bactérias intestinais, comparado aos padrões de microbioma que já foram associados à doença, seja quanto ao seu desenvolvimento ou progressão.[8,9]

Tipos de disbiose

Vários fatores são considerados desencadeantes da condição de disbiose, a exemplo do nascimento por parto cesárea, dieta pobre em fibras, rica em açúcares e alimentos industrializados, uso de antibióticos, inibidores de bomba de prótons, excessiva presença de glifosato, edulcorantes, tabagismo, sedentarismo, estresse, entre outros fatores.[10] Tais condições podem ter seu risco identificado através de anamnese específica e direcionada para esta finalidade[11] e principalmente de forma mais objetiva através de exames diagnóstico de sequenciamento genético de microbioma realizada a partir da coleta de amostra fecal do paciente, a qual é submetido à técnica 16sRNA já disponível comercialmente no Brasil.[12]

Os achados dessa técnica de investigação por 16S trazem informações precisas que permitem identificar os tipos de disbiose para possível intervenção personalizada. A disbiose pode se apresentar de várias formas, sendo caracterizada pela expansão dos microrganismos patobiontes, redução de diversidade ou redução de bactérias benéficas protetoras (Figura 14.1). Essas condições podem ocorrer de forma exclusiva ou simultaneamente na mesma microbiota.[9,10]

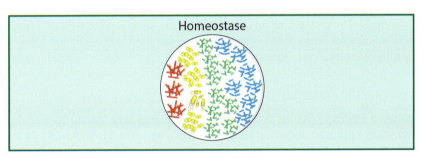
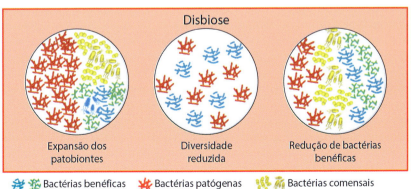

Figura 14.1. Ilustração esquemática da homeostase e tipos de disbiose.
Adaptada de Petersen C et al.[10]

Expansão dos patobiontes

A MI contém membros que têm a capacidade de causar danos ao hospedeiro. Patobiontes são normalmente mantidos em níveis baixos em um intestino saudável e não causam problemas em hospedeiros imunocompetentes. No entanto, existem várias situações nas quais a consequência da presença desbalanceada desses microrganismos pode contribuir para doença. Um exemplo habitualmente relatado da expansão de patobiontes é o aumento do filo das Proteobacterias, em particular da família Enterobacteriaceae, que contém membros como *Escherichia coli*, Shigella e Klebsiella. Esta expansão parece estar relacionada à redução de TLR5, um tipo de *Toll like receptor,* responsável pelo reconhecimento de proteínas, e está associada à condição de inflamação de baixo grau associado a doenças.[10]

Diversidade reduzida

Geralmente quanto mais diversificada a microbiota, melhor. Há evidências de que membros da microbiota têm contribuições diversas e não redundantes para a saúde do hospedeiro. Por exemplo, alguns organismos promovem o desenvolvimento de redes anti-inflamatórias, enquanto outros induzem respostas inflamatórias protetivas. As evidências científicas sugerem que uma maior diversidade de organismos, mesmo dentro da mesma família, pode induzir ao máximo o desenvolvimento celular do hospedeiro e com isso amplificar a atividade das células T regulatórias (Tregs) aumentando assim a capacidade imunológica e favorecendo a modulação da resposta inflamatória com aumento da expressão de citocinas IL-10. Algumas interações hospedeiro-micróbio podem ser iniciadas por múltiplas espécies e outras envolvem uma relação mais singular com membros específicos e exclusivos da comunidade. Assim, a riqueza e diversidade microrganismos da MI, mesmo quando da mesma família, parecem representar um importante marcador de saúde para várias doenças, a exemplo de alergias e asma, em que a diversidade da microbiota parece ser um fator protetor.[10]

Reduzida população de bactérias benéficas

A presença e equilíbrio das bactérias benéficas é essencial para que funções como erradicação de patógenos, produção de bacteriocinas, produção de muco e manutenção da permeabilidade intestinal ocorra de forma fisiológica. Muitas cepas de bactérias comensais tem capacidade de induzir a expressão de Tregs e conferir proteção contra a inflamação. Estas células, por sua vez, são marcadas pela expressão de fator de transcrição, denominados Foxp3. A ocorrência de mutações no gene Foxp3 pode resultar em uma perda de desenvolvimento de Treg. Espécies como *Lactobacillus acidophilus* e várias cepas de Bifidobacterium, incluindo *B. breve,* bem como a presença de ácidos graxos de cadeia curta, particularmente o butirato demonstram aumentar a expressão de Foxp3. Provavelmente isto ocorre através de mecanismos de desacetilação de histonas, regulando a expressão genética e tornando a indução de Tregs um mecanismo comum empregado por bactérias para induzir tolerância no intestino e promoção de homeostase. A perda dos benefícios proporcionados pelos micróbios benéficos parece influenciar diretamente a homeostase da microbiota, sendo sua abundância associada à condição de normobiose.[10]

Tipos de probióticos

Os probióticos são microrganismos que pertencem a diferentes gêneros e espécies, tanto de bactérias como leveduras, e têm sido associados a diversos efeitos benéficos. Segundo a

FAO/WHO, os probióticos são microrganismos vivos que, quando administrados em quantidades adequadas, conferem algum benefício para a saúde do hospedeiro. Por definição, a viabilidade é uma propriedade inerente a todos os tipos de probióticos e é considerada um pré requisito para proporcionar os benefícios à saúde demonstrados na grande maioria dos estudos. Recentemente, alguns estudos têm demonstrado também que mecanismos ligados à sinalização celular envolvendo MAMPs (*microbial-associated molecular patterns*), independem da condição de viabilidade para exercer algum papel benéfico na microbiota. Para estes casos, onde microrganismos inativados iniciam mecanismos de ação, foi criado o termo paraprobiótico. Entretanto, conforme revisão do ISAPP (International Scientific Association for Probiotics and Prebiotics) o conceito atual de probióticos permanece adequado, consistente, relevante e atende ao escopo do termo na pesquisa atual.[13,14]

Probióticos nos alimentos

Os probióticos podem ser encontrados em alimentos industrializados como produtos lácteos e leites fermentados e estão sujeitos à legislação específica de abrangência do Ministério da Agricultura e Anvisa como a Resolução nº 18, de 30 de abril de 1999, que aprova o regulamento técnico que estabelece as diretrizes básicas para análise e comprovação de propriedades funcionais e ou de saúde alegadas em rotulagem de alimentos.[15]

Probióticos industrializados

No Brasil, o uso de probióticos em alimentos requer prévia avaliação e aprovação da Anvisa, segundo requisitos da Resolução RDC Anvisa nº 241, de 27 de julho de 2018, que dispõe sobre os requisitos para comprovação da segurança e dos benefícios à saúde dos probióticos para uso em alimentos, e a RDC nº 243, de 26 de julho de 2018, que dispõe sobre os requisitos sanitários dos suplementos alimentares.[15]

Dentre as avaliações efetuadas são contemplados vários aspectos como comprovação inequívoca da identidade da linhagem do microrganismo (denominação e origem da linhagem, depósito em coleção de cultura), comprovação de segurança (identificação da classe de risco, histórico de uso, revisão de literatura, ensaios em humanos, vigilância pós mercado), comprovação do benefício (alegação do benefício à saúde informado através de conjunto de evidências e estudos publicados com as formulações com as cepas específicas e combinações propostas em revistas de reconhecida reputação científica. Tais estudos devem comprovar também perfil de resistência bacteriana, sensibilidade a antibióticos, ausência de fatores de virulência, produção de toxinas, não mutagenicidade, capacidade de sobrevivência ao ácido e a bile, entre outros, afim de garantir a segurança e de seu efeito benéfico.[16,17]

Atualmente, existe ampla oferta de produtos comercialmente disponíveis no Brasil, que podem variar em sua composição, seja de forma isolada ou em combinações de cepas de bactérias, na sua associação com prebióticos (simbióticos), ou misturados com vitaminas, minerais ou leveduras. Podem se diferenciar nas quantidades expressas em UFC (Unidades Formadoras de Colônia), forma farmacêutica (pó, cápsulas, gotas, comprimidos), em apresentações variadas como sachê, pote, flaconete, blister, entre outras, permitindo assim a prescrição de acordo com a necessidade e melhor forma de adesão ao tratamento pelo paciente.

Parte 3: Alterações em Saúde, Disbiose e Terapia com Prebióticos, Probióticos e Simbióticos

Probióticos em fórmulas magistrais

No Brasil, é possível obter cepas não disponíveis em compostos industrializados através de formulações magistrais. As farmácias de manipulação estão sujeitas à regulamentação própria, não específica para probióticos, que dispõe sobre o atendimento aos padrões de Boas Práticas de Manipulação em Farmácia (BPMF), definidas na RDC nº 67/2007. Como as formulações probióticas das farmácias magistrais não estão sujeitas aos mesmos requisitos de qualidade estabelecidos para indústria, é importante que o prescritor tome alguns cuidados adicionais, além da exigência de comprovação de regularidade legal da farmácia junto à COVISA. Esses cuidados devem incluir:

a. Obtenção de informação quanto ao fabricante dos probióticos utilizados na fórmula, priorizando aquelas supridas pelos fabricantes de melhor renome na indústria;

b. Solicitação da identificação das linhagens utilizadas, e não apenas das espécies;

c. Acesso ao farmacêutico responsável, para definição criteriosa da formulação, dosagem em UFC, posologia e forma de administração.

Classificação taxonômica

Ao identificar a necessidade de intervenção de probióticos e simbióticos de qualquer tipo é importante notar a classificação taxonômica do produto como ilustrado na Figura 14.2 desde o nível Reino (Ex. bactérias ou leveduras) até o nível de cepas (p. ex., *Lactobacillus acidophilus NCFM)* tendo em vista a diversidade existente de microrganismos e os respectivos mecanismos de ação para que estejam alinhados aos objetivos terapêuticos esperados.[6]

Mecanismos de ação dos probióticos

Mecanismos gerais

A MI desempenha várias funções atribuídas a gêneros, espécies e cepas com benefícios de impacto geral em quadros de disbiose caracterizada por baixa diversidade, elevada quantidade de patobiontes e/ou reduzida presença de bactérias benéficas como demonstrado anteriormente.[10] Dentre os mecanismos gerais destaca-se a função imunológica envolvendo o sistema o sistema GALT (*gut-associated lymphoid tissue*) situado na mucosa do intestino e responsável pela manutenção da homeostase no indivíduo. Esta interação é comumente denominada cross-talk (Figura 14.3).[20,21]

A interação dos microrganismos comensais e simbiontes com o sistema imune inclui mecanismos que auxiliam na manutenção da integridade da barreira mucosa, envolvendo a produção de mucina pelas células caliciformes, o fortalecimento das *tight junctions,* o aumento da expressão de claudinas e ocludinas e a manutenção de níveis adequados de zonulina. A microbiota também apresenta função nutricional, sintetizando vitaminas K e B, e ácidos graxos de cadeia curta como ácido acético, butírico e propiônico, a partir da fermentação de substratos prebióticos.[8]

A interação ocorre também através de mecanismos de competição com microrganismos patogênicos no lúmen impedindo sua entrada pelo epitélio e promovendo redução de bactérias potencialmente patógenas e aumento da população de comensais, por exemplo pela produção dos ácidos graxos de cadeia curta (AGCCs) e consequente acidificação do meio, pela liberação de bacteriocinas, pelo estímulo à produção de defensinas pelas células de Paneth e de IgA pelo enterócitos, entre outras ações voltadas à resposta inata dos indivíduos.[20,21]

184

CAPÍTULO 14

Probióticos e Simbióticos: Tipos, Mecanismos de Ação e Disponibilidade no Brasil

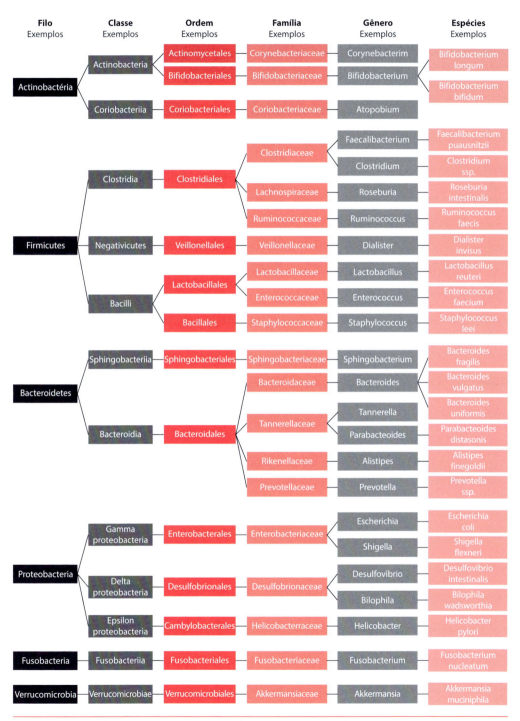

Figura 14.2. Exemplo de composição taxonômica da microbioma intestinal.
Adaptada de Rinninella E, Raoul P et al.[5]

Parte 3: Alterações em Saúde, Disbiose e Terapia com Prebióticos, Probióticos e Simbióticos

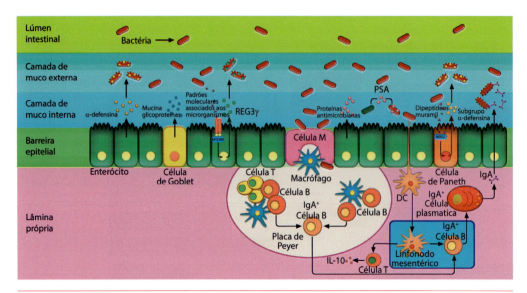

Figura 14.3. Interação da microbiota intestinal com o sistema imunológico.
Adaptada de Zhang M, Sun K et al.[21]

A resposta imune específica ou adquirida é determinada pela natureza e interação do antígeno e tem início na adesão ao epitélio intestinal e ativação dos receptores de reconhecimento padrão de células, denominados PRRs (*pattern recognition receptors*), tais como os receptores *Toll-like* (TLRs) e os *Nod-like* (NODs), que são capazes de identificar, reconhecer e diferenciar os antígenos e as bactérias comensais do ambiente intestinal, por meio da ligação com os MAMPs, lipopolissacarídeos e peptideoglicanos, presentes nas membranas celulares dos microrganismos.[1,5,20,21] Os microrganismos são direcionados pelas células apresentadoras de antígenos (APCs – *antigen-presenting cells*), tais como os macrófagos e as células dendríticas, à lâmina própria, onde encontram-se as Placas de Peyer, um dos componentes do Sistema GALT onde ocorre a resposta imunológica mediada pelos linfócitos podendo ser expressadas como pró-inflamatória, com diferenciação dos linfócitos Tnaive em Th1 ou Th17 e liberação de citocinas como IL-6, TNF-alpha (fator de necrose tumoral alfa), ou regulatória (Treg), com a presença de citocinas como IL-10, ou anti-inflamatória (Th2), com a liberação de citocinas como IL-4 e IL-5, auxiliando na modulação da resposta inflamatória desempenhada pela microbiota intestinal, bem como na memória imunológica e na tolerância às bactérias comensais da microbiota intestinal.[1,5,20,21]

As bactérias probióticas caracterizam-se predominantemente como Gram positivas, cuja parede celular é composta por peptideoglicanos, estruturas capazes de reestabelecer o equilíbrio da MI através da modulação da resposta inflamatória e diminuindo a endotoxemia resultante da presença de toxinas LPS (lipopolissacarídeos) proveniente da parede celular de bactérias Gram negativas patógenas, caracterizando uma estratégia importante no manejo da disbiose.[1,20]

Mecanismos específicos

Indiscutivelmente a ciência avança no sentido da elucidação de mecanismos vinculados às linhagens específicas relacionados à várias doenças visando possibilitar maior individualização no manejo de vários tipos de disbiose, seja ela ocasionada por alterações de abundância, diversidade ou predominância de gêneros e espécies patógenas que atuam de forma simultânea aos mecanismos gerais conforme exemplos a seguir:

• Probióticos na oncologia

É crescente o interesse científico na relação entre o microbioma e carcinogênese, bem como na possível interferência dos probióticos na otimização do tratamento medicamentoso. Por exemplo, a ciclofosfamida (CTX), quimioterápico amplamente utilizado no tratamento oncológico, prejudica a barreira epitelial do intestino levando à mucosite, translocação e disbiose. Certas bactérias gram-positivas como *Lactobacillus johnsonii, Enterococcus hirae* e *Barnesiella intestinihominis* aumentam a razão de Th1/ Th17 e Tregs, o que leva à regressão do tumor imunomediada, como demonstrado por Daillere, et al.[22] Em outra perspectiva envolvendo modernos tratamentos oncológicos com drogas imunoterápicas inibidoras de check points (PDL1 e CTLA-4), mecanismos específicos que dependem da maturação das células dendríticas conduzida por micróbios comensais definidos por espécies de *Bifidobacterium, Bacteroides fragilis* e *Burkholderia cepacia,* parecem influenciar positivamente à eficácia destes tratamentos que agem através da mobilização do sistema imunológico do paciente por meio do reconhecimento de células tumorais e destruição imunomediada. Além disso, *Bifidobacterium spp.* foram associadas à melhora da resposta antitumoral. [22,23]

• Probióticos nas doenças cardiovasculares

Já nas DCV as evidências experimentais e observações clínicas comprovam o vínculo funcional entre a MI e aterosclerose, associando o consumo de alimentos ricos em carnitina e colina ao perfil da microbiota, uma vez que ao serem metabolizados produzem metabólitos como trimetilamina (TMA), que ao serem oxidados no fígado pela enzima flavina monoxigenase (FMO) são convertidos em trimetilamina N-óxido (TMAO), composto que inibe o transporte reverso do colesterol. A composição da microbiota do indivíduo, cuja dieta contém alto teor de fibras, bem como a utilização de algumas cepas probióticas específicas podem interferir nesse mecanismo, reduzindo a conversão de TMA em TMAO reduzindo assim o risco cardiovascular.[24,25]

Em recente estudo de Wang et al, *Bifidobacterium animalis subsp. lactis LKM512* reduziu a concentração de TMA fecal e o *Enterobacter aerogenes ZDY01* atenuou os níveis de TMAO induzidos pela colina por meio da remodelação da MI em camundongos. Já o *L. casei Shirota,* em pacientes com síndrome metabólica, e o probiótico VSL#3, em homens não obesos durante o consumo de uma dieta hipercalórica e hiperlipídica, não atenuaram a produção de TMAO sugerindo que os mecanismos de ação são cepa-específica.[26]

Poderão ser encontrados na literatura resultados positivos com a utilização de outros probióticos isolados ou combinações de espécies ou cepas nas condições clínicas citadas acima ou em outras, com mecanismos semelhantes ou diversos. Contudo, efeitos específicos associados a uma determinada espécie, não podem ser extrapolados de forma generalizada para outras cepas e espécies visando benefício específico, ainda que possa haver benefícios gerais próprios dos probióticos. Além disso, a segurança de cada cepa é aspecto relevante, haja vista a necessidade de identificação e controle de risco de transferência de genes de resistência bacteriana.

Parte 3: Alterações em Saúde, Disbiose e Terapia com Prebióticos, Probióticos e Simbióticos

Simbióticos – uma combinação sinérgica

Os simbióticos são caracterizados pela combinação de prebióticos como FOS (fruto-oligossacarídeos), GOS (galacto-oligossacarídeos), inulina, entre outros, com probióticos isolados ou combinados, que proporcionam a proliferação seletiva de cepas bacterianas nativas específicas presentes no trato gastrointestinal. Em termos de sítio de ação, um probiótico é essencialmente ativo no intestino delgado e grosso, e o efeito de um prebiótico é observado principalmente no intestino grosso, e a combinação de ambos pode ter um efeito sinérgico.[27] A determinação de propriedades específicas inerentes à um determinado tipo de fibra prebiótica, bem como às cepas separadamente, parece ser uma abordagem apropriada afim de determinar combinações simbióticas adequadas para exercer um efeito positivo sobre a saúde do hospedeiro. Há indicações na literatura de que, devido ao uso de prebióticos, os microrganismos probióticos adquirem maior tolerância às condições ambientais, incluindo oxigenação, pH e temperatura no intestino de um organismo específico. A estimulação de probióticos com prebióticos resulta na modulação da atividade metabólica no intestino, com a manutenção da bioestrutura intestinal, desenvolvimento de microbiota benéfica e inibição de potenciais patógenos presentes no trato gastrointestinal. Os simbióticos resultam em concentrações reduzidas de metabólitos indesejáveis, bem como na inativação de nitrosaminas e substâncias cancerígenas. Seu uso leva a um aumento significativo dos níveis de ácidos graxos de cadeia curta, cetonas, dissulfeto de carbono e metil acetatos, o que potencialmente resulta em um efeito positivo na saúde do hospedeiro.[27]

Quanto à sua eficácia terapêutica, estudos demonstram resultados positivos em diversas indicações. Por exemplo, quando administrado mix de *Lactobacillus paracasei* Lpc-37, *Lactobacillus rhamnosus* HN001, *Lactobacillus acidophilus* NCFM e *Bifidobacterium lactis* HN019 e com fruto-oligossacarídeo por 30 dias em mulheres com constipação funcional, observou-se o aumento significativo na frequência de evacuação e melhora na consistência das fezes.[28]

A mesma combinação simbiótica, quando utilizada em pacientes pré cirúrgicos de câncer colorretal durante uma semana anterior ao procedimento, demonstrou uma melhora significativa dos parâmetros inflamatórios, dentre eles:

- Redução de 15% dos níveis de IL-6 e 28% nos níveis de PCR (proteína C-reativa) e;
- Redução de complicações pós operatórias no grupo simbiótico quando comparado ao grupo placebo.[29]

Outro estudo recente envolvendo 4.556 recém-nascidos em comunidade rural na Índia demonstrou benefícios do uso de *Lactobacillus plantarum ATCC-202195* combinado com fruto-oligossacarídeo no qual obteve-se resultado favorável no grupo simbióticos com redução significativa no desfecho primário de sepse e morte, sugerindo ser uma importante estratégia para prevenção desta grave condição em países em desenvolvimento.[30]

Aspectos relevantes na seleção do probiótico ideal

A popularidade dos probióticos resultou em exponencial crescimento dos produtos disponíveis no mercado, tornando-se complexa a tarefa de escolher o probiótico ideal para cada paciente. Assim, alguns aspectos devem ser observados no processo decisório conforme ilustrado no algoritmo (Figura 14.4).[31]

Inicialmente na etapa 1 (anamnese) – identifique a condição do paciente sob a ótica da da microbiota. Nesta etapa, sugere-se a realização de anamnese específica para disbiose, verificando aspectos relacionados à formação da microbiota nativa bem como os fatores de risco aos quais o paciente está ou esteve sujeito que possa impactar sua estabilidade e equilíbrio. Quando indicado, de forma complementar, proceda a realização de sequenciamento genético do microbioma para identificação da composição do microbioma do paciente para diagnóstico do respectivo tipo de disbiose. A seguir na etapa 2 (objetivo da intervenção) – determine o objetivo esperado da conduta, seja, prevenção (p. ex., uso associado a antibioticoterapia para prevenção de diarreia aguda) ou intervenção visando contribuir com o restabelecimento geral da MI prejudicada por condição reconhecidamente relacionadas à disbiose (p. ex., constipação, diarreia, etc.), ou ainda, visando objetivo específico (p. ex., tratamento da cólica infantil). Na etapa 3 (composição ideal) - identifique as cepas comprovadamente eficazes e seguras para a condição estabelecida. Em seguida na etapa 4 (produto de qualidade) – verifique os produtos comercialmente disponíveis no mercado, registrados na Anvisa para a finalidade desejada, ou busque suprimento magistral de qualidade, conforme mencionado no item 2.3 acima . O probiótico escolhido deve conter a composição e apresentação mais adequada para a condição em questão, para maior benefício e adesão do paciente ao tratamento. Por fim, na etapa 5 (prescrição) – defina o produto para prescrição, forma de preparo (se houver), modo de administração, posologia e tempo de uso do produto. Reavalie após o período recomendado para uso.

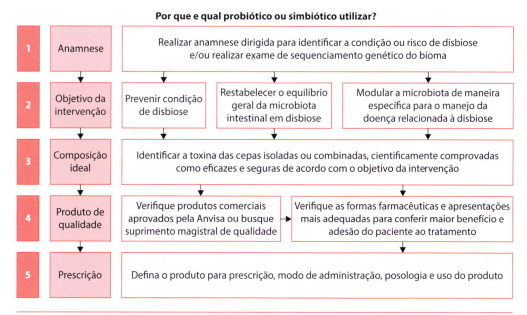

Figura 14.4. Algoritmo para seleção do probiótico ideal.

Adaptada de Sniffen J, Mc Farland LV et al.

Parte 3: Alterações em Saúde, Disbiose e Terapia com Prebióticos, Probióticos e Simbióticos

Produtos probióticos e simbióticos comercialmente disponíveis no Brasil (Tabelas 14.1 a 14.4)

Tabela 14.1. Probiótico (cepa única)

Produtos Cepa isolada	Fabricante	Composição (gênero, espécie e cepa)	Dose (UFC/mg/FCC)	Forma farmacêutica
Colidis	Aché	*Lactobacillus reuteri DSM 17938*	1×10^8	gotas
Culturelle Junior	Cellera Farma	*Lactobacillus rhamnosus GG/ ATCC 53103*	5×10^9	sachês e comprimidos mastigáveis
Culturelle Saúde Digestiva	Cellera Farma	*Lactobacillus rhamnosus GG/ ATCC 53103*	10×10^9	cápsulas
Enterogermina*	Sanofi	*Esporos de Bacillus clausii*	2×10^9	flaconete
Enterogermina Plus*	Sanofi	*Esporos de Bacillus clausii*	4×10^9	flaconete
Florastor*	União Química	*Lactobacillus acidophilus*	2×10^8	cápsulas e sachê
Lactosil Flora	Apsen	*Lactobacillus acidophilus NCFM + Lactase*	1×10^9 (probiótico) + 4.000 ou 10.000 FCC (lactase)	cápsulas
Leiba*	União Química	*Lactobacillus acidophilus*	1×10^8	sachê, cápsulas e comprimido
Prolive	Aché	*Lactobacillus acidophilus LA 14*	1×10^9	cápsulas
Provance	Aché	*Lactobacillus reuteri DSM 17938*	1×10^8	comprimido
Zincopro	Marjan	*Lactobacillus acidophilus NCFM + Zinco*	2×10^9 + 7 mg (Zn)	cápsulas

* cepas/linhagens não declaradas

Tabela 14.2. Probiótico (*mix* de cepas)

Produtos Mix de cepas	Fabricante	Composição (gênero, espécie e cepa)	Dose (UFC)	Forma farmacêutica
20 BI	Momenta	*Lactobacillus acidophilus NCFM Lactobacillus paracasei Lpc-37 Bifidobacterium lactis Bi-04 Bifidobacterium lactis Bi-07 Bifidobacterium bifidum Bb-02*	2×10^{10}	cápsulas
Atillus Caps	Myralis	*Lactobacilus acidophilus NCFM Bifidobacterium lactis HN019 0,3 g Fruto-oligossacarídeo*	2×10^9	cápsulas
Bidrilac	Daudt	*Lactobacillus acidophilus LA-5 Bifidobacterium lactis BB-12*	1×10^9	sachê
Bifilac	Mantecorp	*Lactobacillus acidophilus NCFM Bifidobacterium lactis HN019*	2×10^9	comprimidos
Eximia Probiac	FQM	*Lactobacillus acidophilus NCFM, Bifidobacterium lactis HN019 + Vitaminas e minerais*	2×10^9	comprimidos
Flora 5*	Cifarma	*Lactobacillus acidophilus Lactobacillus casei Lactococcus lactis Bifidobacterium bifidum Bifidobacterium lactis*	5×10^9	sachê

Continua

Continuação

Produtos Mix de cepas	Fabricante	Composição (gênero, espécie e cepa)	Dose	Forma farmacêutica
Probiatop	FQM	_Lactobacillus acidophilus NCFM_ _Lactobacillus rhamnosus HN001_ _Lactobacillus paracasei LPC37_ _Bifidobacterium lactis HN019_	4×10^9	sachê
Probians	Apsen	_Lactobacillus helveticus R0052_ _Bifidobacterium longum R0175_	3×10^9 + 3×10^8	cápsulas
Probid	Apsen	_Lactobacillus helveticus R0052_ _Bifidobacterium longum R0175_	3×10^9 + 3×10^8	cápsulas
Simbiofem	FQM	_Lactobacillus acidophilus NCFM_ _Bifidobacterium lactis HN019_	2×10^9	comprimidos
Simfort*	Vitafor	_Lactobacillus acidophilus_ _Lactobacillus casei_ _Lactococcus lactis_ _Bifidobacterium bifidum_ _Bifidobacterium lactis_	5×10^9	sachê
Tamarine Probium	Hypera	_Lactobacillus acidophilus NCFM_ _Bifidobacterium lactis HN019_	2×10^9	cápsulas

* _cepas/linhagens não declaradas_

Tabela 14.3. Simbiótico (prebiótico + probiótico)

Produtos Simbióticos	Fabricante	Composição (gênero, espécie e cepa)	Dose	Forma Farmacêutica
Atillus Multi	Myrallis	_Lactobacilus acidophilus NCFM_ _Bifidobacterium bifidum BB06_ _Lactobacilus rhamnosus LR32_ _5,5 g Fruto-oligossacarídeo_ _Vitamina D 5 mcg (2000UI) (100% IDR)_ _Vitamina E 6,5 mg (65% IDR)_ _Vitamina B12 2,4 mcg (100% IDR)_ _Vitamina K 3,2 mcg (5% IDR)_ _Zinco 7 mg (100% IDR)_ _Selênio 34 mcg (100% IDR)_ _Cálcio 200 mg (20% IDR)_ _Magnésio 39 mg (15% IDR)_ _Vitamina C 41 mg (90% IDR)_	3×10^9	sachê
Attilus Flora	Myrallis	_Bifidobacterium lactis HN019_ _5,9g Fruto-oligossacarídeo_ _Vitamina E 10 mg (100% IDR)_	2×10^9	sachê
Fiber Mais Flora	Nestlé	_Lactobacillus reuteri DSM17938_ _4 g fibras (60% Goma Guar Parcialmente Hidrolisada e 40% Inulina)_	1×10^8	sachê
Simbioflora	FQM	_Lactobacillus acidophilus NCFM_ _Lactobacillus rhamnosus HN001_ _Lactobacillus paracasei LPC37_ _Bifidobacterium lacti HN019_ _+ 6 g Fruto-oligossacarídeos_	4×10^9	sachê
Simbiotil	FQM	_Lactobacillus paracasei LPC37_ _Bifidobacterium lactis HN019_ _+ 0,9 g Fruto-oligossacarídeo_	2×10^9	sachê

Parte 3: Alterações em Saúde, Disbiose e Terapia com Prebióticos, Probióticos e Simbióticos

Tabela 14.4. Leveduras

Produtos Levedura	Fabricante	Composição (gênero, espécie e cepa)	Dose	Forma Farmacêutica
Floratil	Natulab	Saccharomyces boulardii-17	100 mg, 200 mg	cápsulas e sachê
Florent	Cifarma	Saccharomyces boulardii-17	100 mg, 200 mg	cápsulas e sachê
Florax (adulto e pediátrico)	Hebron	Sacharomyces cerevisae FR 1972	$2,5 \times 10^8$ e 5×10^8	flaconete 5 mL
Floratil AT	Natulab	Saccharomyces boulardii-17	250 mg	cápsulas e sachê
Repoflor	Legrand	Saccharomyces boulardii-17	100 mg e 200 mg	cápsulas e sachê

Conclusões

No futuro as abordagens terapêuticas possivelmente evoluirão dentro do moderno conceito da medicina de precisão que considera as múltiplas variáveis individuais como perfil genético do hospedeiro definindo estratégias terapêuticas personalizadas para cada paciente. Os avanços sobre microbioma possivelmente serão integrados a esta visão já que o conhecimento se avoluma em diferentes especialidades demonstrando a complexidade e interface com vários órgãos e sistemas sendo relacionados a diversas doenças associadas a causalidade, influência na progressão ou reversão de condições clínicas agudas ou crônicas.

O emprego de intervenções com prebióticos, probióticos e simbióticos atualmente tem se tornado prática cada vez mais frequente e indiscutivelmente útil na modulação do microbioma favorecendo o resgate da normobiose e consequente melhora na saúde geral do indivíduo, fato que tem trazido uma enorme expansão da indústria neste segmento bem como o aprimoramento da regulamentação junto aos órgãos de saúde permitindo várias possiblidades de tratamento. Os estudos indicam que além das fórmulas já existentes as fórmulas devem evoluir para novas formulações isoladas ou combinações que possibilitem condutas customizadas à medida que funções e mecanismos de ação específicos são elucidados vinculados às linhagens de cepas probióticas.

Neste contexto cabe destacar que a disbiose é uma condição multifatorial e seu manejo requer uma abordagem ampla que também deve envolver medidas que se iniciam no cuidado com a formação da microbiota nativa para que seja abundante, diversificada, protetora, bem como no manejo das variáveis que contribuem na manutenção e estabilidade do microbioma, afim de manter suas funções fisiológicas estruturais, imunológicas e nutricionais preservadas, sendo o uso dos prebióticos, probióticos e simbióticos uma conduta fundamental nestes casos associada a um estilo de vida saudável.

Referências bibliográficas

1. Suchodolski JS, Jergens AE. Recent Advances and Understanding of Using Probiotic-Based Interventions to Restore Homeostasis of the Microbiome for the Prevention/Therapy of Bacterial Diseases. Microbiology Spectrum. 2016;4(2):1-14.
2. Integrative HMP (iHMP) Research Network Consortium.The Integrative Human Microbiome Project: Dynamic Analysis of Microbiome-Host Omics Profiles during Periods of Human Health and Disease Cell Host Microbe. 2014 September 10; 16(3): 276-289.

3. Gilbert JA, Blaser MJ, Caporaso JG, Jansson JK, Lynch SV, Knight R. Current understanding of the human microbiome. Nat Med. 2018 Apr 10;24(4):392-400.
4. de Souza HSP, Fiocchi C, Iliopoulos D. The IBD interactome: an integrated view of aetiology, pathogenesis and therapy. Nat Rev Gastroenterol Hepatol. 2017 Dec;14(12):739-749.
5. Rinninella E, Raoul P, Cintoni M, Franceschi F, Miggiano GAD, Gasbarrini A, et al. What is the healthy gut microbiota composition? A changing ecosystem across age, environment, diet, and diseases. Microorganisms. 2019;7(1).
6. Lozupone CA, Stombaugh JI, Gordon JI, Jansson JK, Knight R. Diversity, stability and resilience of the human gut microbiota. Nature. 2012 Sep 13;489(7415):220-30.
7. Costea PI, Hildebrand F, Arumugam M, Bäckhed F, Blaser MJ, Bushman FD, et al. Enterotypes in the landscape of gut microbial community composition. Nat Microbiol. 2018 Jan;3(1):8-16.
8. Vitetta L, Vitetta G, Hall S. Immunological tolerance and function: Associations between intestinal bacteria, probiotics, prebiotics, and phages. Frontiers in Immunology. 2018;9(OCT):1-15.
9. Hooks KB, O'Malley MA. Dysbiosis and Its Discontents. mBio. 2017 Oct 10;8(5):e01492-17.
10. Petersen C, Round JL. Defining dysbiosis and its influence on host immunity and disease. Cellular Microbiology. 2014;16(7):1024–33. Dysbiosis Frequent Questions Management. Acesso em 10 ago 2019. Disponível em: http://www.dysfqm.com.br/
11. Exame de sequenciamento genético Bioma4me. Acesso em 10 ago 2019. Disponível em https://bioma4me.com.br/
12. Lahtinen SJ. Probiotic viability – does it matter? Microbial Ecology in Health & Disease. 2012;23(0):10-4.
13. Hill C, Guarner F, Reid G, Gibson GR, Merenstein DJ, Pot B, et al. Expert consensus document. The International Scientific Association for Probiotics and Prebiotics consensus statement on the scope and appropriate use of the term probiotic. Nat Rev Gastroenterol Hepatol. 2014 Aug;11(8):506-14.
14. Brasil. Ministério da Saúde. Agência Nacional de Vigilância Sanitária. RDC no. 241, de 26 de julho de 2018. Dispõe sobre os requisitos para comprovação da segurança e dos benefícios à saúde dos probióticos para uso em alimentos. Diário Oficial da União 27. Agência Nacional de Vigilância Sanitária. [Internet]. Disponível em: http://portal.anvisa.gov.br/
15. Agência Nacional de Vigilância Sanitária. [Internet]. Available from: http://portal.anvisa.gov.br/.
16. Agência Nacional de Vigilância Sanitária. Guia para Comprovação da Segurança de Alimentos e Ingredientes [Internet]. Disponível em: http://portal.anvisa.gov.br/documents/33916/395734/Guia+para+Comprovação+da+Segurança+de+Alimentos+e+Ingredientes/f3429948-03db-4c02-ae9c-ee60a593ad9c
17. Conselho Federal de Farmácia. Guia prático do farmacêutico magistral. [Internet]. Disponível em: http://www.cff.org.br/userfiles/file/guia prático do farmacêutico magistral_08dez2017_WEB.pdf
18. Hevia A, Delgado S, Sánchez B, Margolles A. Molecular players involved in the interaction between beneficial bacteria and the immune system. Frontiers in Microbiology. 2015;6(NOV):1-8.
19. Zhang M, Sun K, Wu Y, Yang Y, Tso P, Wu Z. Interactions between Intestinal microbiota and host immune response in inflammatory bowel disease. Frontiers in Immunology. 2017;8(AUG):1–13.
20. Daillère R, Vétizou M, Waldschmitt N, Yamazaki T, Isnard C, Poirier-Colame V, et al. Enterococcus hirae and Barnesiella intestinihominis Facilitate Cyclophosphamide-Induced Therapeutic Immunomodulatory Effects. Immunity. 2016 Oct 18;45(4):931-943.
21. Bashiardes S, Tuganbaev T, Federici S, Elinav E. The microbiome in anti-cancer therapy. Semin Immunol. 2017 Aug;32:74-81.
22. Koeth RA, Wang Z, Levison BS, Buffa JA, Org E, Sheehy BT, et al. Intestinal microbiota metabolism of L-carnitine, a nutrient in red meat, promotes atherosclerosis. Nat Med. 2013 May;19(5):576-85.
23. Jonsson AL, Bäckhed F. Role of gut microbiota in atherosclerosis. Nat Rev Cardiol. 2017 Feb;14(2):79-87.
24. Bu J, Wang Z. Cross-Talk between Gut Microbiota and Heart via the Routes of Metabolite and Immunity. Gastroenterol Res Pract. 2018 Jun 3;2018:6458094.
25. Markowiak P, Śliżewska K. Effects of Probiotics, Prebiotics, and Synbiotics on Human Health. Nutrients. 2017 Sep 15;9(9):1021

26. Waitzberg DL, Logullo LC, Bittencourt AF, Torrinhas RS, Shiroma GM, Paulino NP, et al. Effect of synbiotic in constipated adult women- A randomized, double-blind, placebo-controlled study of clinical response. Clinical Nutrition [Internet]. 2013;32(1):27–33.
27. Polakowski CB, Kato M, Preti VB, Schieferdecker MEM, Ligocki Campos AC. Impact of the preoperative use of synbiotics in colorectal cancer patients: A prospective, randomized, double-blind, placebo-controlled study. Nutrition. 2019 Feb;58:40-46.
28. Panigrahi P, Parida S, Nanda NC, Satpathy R, Pradhan L, Chandel DS, et al. Corrigendum: A randomized synbiotic trial to prevent sepsis among infants in rural India. Nature. 2018 Jan 11;553(7687):238.
29. Sniffen JC, McFarland LV, Evans CT, Goldstein EJC. Choosing an appropriate probiotic product for your patient: An evidence-based practical guide. PLoS One. 2018 Dec 26;13(12):e0209205.
30. Young VB. The role of the microbiome in human health and disease: an introduction for clinicians. BMJ. 2017 Mar 15;356:j831.
31. Arumugam M, Raes J, Pelletier E, Le Paslier D, Yamada T, Mende DR, et al. Enterotypes of the human gut microbiome. Nature. 2011 May 12;473(7346):174-80.

PreProSim: Benefícios, Efeitos Adversos e Perspectivas

Ilanna Marques Gomes da Rocha
Beatriz de Azevedo Muner Ferreira
Dan Linetzky Waitzberg

A microbiota intestinal (MI) é reconhecida por impactar a fisiologia humana, ao participar da digestão, resposta imune, absorção e síntese de compostos potencialmente bioativos, que podem desempenhar papel importante na manutenção de saúde e prevenção de doenças. A MI pode ser influenciada por vários fatores, que incluem genética, idade, condições de saúde e doença, estresse, estilo de vida e uso de medicamentos. A composição da MI é plástica e passível de modulação por intervenções dietéticas, que medeiam sua composição e função metabólica e sua interação com o organismo.[1]

O desejo de modular o mundo microbiano levou ao desenvolvimento de compostos direcionados a um grupo cada vez maior de microrganismos, que culmina na produção de prebióticos, probióticos e simbióticos, reconhecidos por seus efeitos metabólicos e fisiológicos e associado à melhora de condições de saúde, com efeitos intestinais e extra-intestinais.[2]

Prebióticos

O termo prebiótico foi definido pela primeira vez no ano de 1995, como "ingrediente alimentar não digerível que afeta beneficamente o hospedeiro ao estimular seletivamente o crescimento e/ou a atividade de um ou mais número limitado de bactérias já residentes no cólon". Neste período, a classe dos prebióticos, representada pelos frutanos (fruto-oligossacarídeos e inulina) e galactanos (galacto-oligossacarídeos ou GOS) foi reconhecida por sua capacidade de promover benefícios à microbiota intestinal ao estimular o enriquecimento dos gêneros Lactobacillus e Bifidobacterium.[3]

Com os avanços das técnicas de sequenciamento genético e pesquisas em microbiota, foi possível identificar compostos que promovessem o enriquecimento de outras classes de microrganismos e ampliar o conhecimento de espécies benéficas afetadas por prebióticos, com efeitos intestinais e extra-intestinais. Essa ampliação de conhecimentos culminou na necessidade de

Parte 3: Alterações em Saúde, Disbiose e Terapia com Prebióticos, Probióticos e Simbióticos

revisão do termo prebióticos e seus benefícios,[4] realizada por painel de especialistas da área e consensuada no ano de 2017.

Por Consenso, atualmente define-se prebióticos como "substrato que é utilizado seletivamente por microrganismos hospedeiros que conferem um benefício à saúde". Essa definição difere os prebióticos da maioria das fibras alimentares, como pectinas, celulose e xilanos que estimulam o crescimento de uma grande variedade de microrganismos intestinais. O Consenso também traz outros apontamentos sobre definição e utilização de prebióticos.[3]

Conceito

Considera-se prebiótico um composto que estimule a utilização seletiva por microrganismos. Substratos que modulem a microbiota intestinal, mas não envolvam a utilização seletiva, como antibióticos, minerais e vitaminas etc., não podem ser considerados prebióticos.

Sobre o tópico de utilização seletiva, o Consenso aponta ainda para a exclusão da linguagem restritiva aos gêneros *Bifidobacterium* e *Lactobacillus*.

À medida que os estudos na área avançam, a seletividade prebiótica se expande para outras espécies bacterianas, como espécies produtoras de butirato, como *Faecalibacterium prausnitzii*, e *Akkermansia muciniphila*, bactéria degradadora de mucina, associadas a efeitos benéficos à saúde, incluindo, respectivamente, redução dos níveis inflamatórios e melhora de função da barreira intestinal.[5]

Administração

Embora a via mais comum de administração seja oral, prebióticos também podem ser administrados em outros locais do corpo colonizados por bactérias, como a microbiota da pele e microbiota vaginal.[5]

Composição

Os prebióticos atualmente estabelecidos são baseados em carboidratos, mas outras substâncias, como polifenóis e ácidos graxos poli-insaturados convertidos nos respectivos ácidos graxos conjugados, também apresentam propriedades reconhecidas como prebióticos. Um prebiótico deve ser capaz de suportar condições de processamento de alimentos e permanecer inalterado, não degradado ou quimicamente inalterado e disponível para metabolismo bacteriano no intestino, sendo classificado de acordo com essas propriedades.[5]

Fibras prebióticas e dietéticas são termos usados erroneamente como sinônimos para componentes alimentares que não são digeridos no trato gastrointestinal. Uma diferença significativa entre esses dois termos é que os prebióticos são fermentados por grupos estritamente definidos de microrganismos, e a fibra alimentar é usada pela maioria dos microrganismos do cólon, sem seletividade específica. Portanto, considerando um dos critérios básicos de classificação, verifica-se que o uso alternativo desses termos é utilizado de modo incorreto. Um prebiótico pode ser uma fibra alimentar, mas a fibra alimentar nem sempre é um prebiótico.[6]

Benefícios e perspectivas dos prebióticos

O consumo de prebióticos é uma estratégia alimentar pela qual a microbiota gastrointestinal pode ser modificada para benefício da saúde. E esse benefício é garantido através dos critérios básicos que diferem os prebióticos de outros compostos alimentares, como as fibras. Dentre as características exclusivas aos prebióticos elenca-se: Prebióticos não são digeridos (ou apenas parcialmente digeridos) nos segmentos superiores do trato digestório, consequentemente atingem o cólon, onde são fermentados seletivamente por bactérias potencialmente benéficas (p. ex., gênero *Bifidobacterium*). Os prebióticos podem alterar a composição da microbiota intestinal e sua atividade metabólica, promover aumento na produção de ácidos graxos de cadeia curta (AGCCs), ocasionar redução moderada do pH do cólon, redução de produtos finais nitrosos e enzimas fecais e melhorar o sistema imunológico.[6]

Os ácidos graxos de cadeia curta (AGCCs), produzidos por determinadas bactérias, são importantes para a saúde intestinal. Sua atividade pode influenciar locais distais do intestino, que incluem o desempenho de funções variadas, como modulação de atividade metabólica, função do colonócito, homeostase intestinal, ganho de energia, sistema imunológico, regulação do apetite e fisiologia renal, conforme revisado em outros trabalhos.[3]

Os primeiros prebióticos com capacidade reconhecida de influenciar a saúde gastrointestinal do intestino humano foram os oligossacarídeos presentes no leite humano (HMOs), particularmente importantes para o desenvolvimento da microbiota intestinal do bebê e seu sistema imunológico. O consumo de HMOs agem enriquecendo a população de *Bifidobacteriaceae* e *Bacteroidaceae*, em especial da subespécie de *Bifidobacterium longum*, além de impedir a adesão de patógenos ao epitélio intestinal por meio de mecanismo competitivo que protege o neonato de infecções.[7] Em função da presença do HMOs, compreende-se a alteração na composição da microbiota intestinal entre lactentes em aleitamento materno e alimentados com fórmula infantil. Assim, lactentes em aleitamento materno, por consumirem HMOs, apresentam vantagem seletiva para a colonização por bactérias favoráveis e inibem o crescimento de espécies patogênicas.[8]

Os polifenóis vegetais também constituem uma classe de compostos que podem atender aos critérios dos prebióticos, embora sejam necessários mais estudos confirmatórios. Estima-se que 90 a 95% dos polifenóis da dieta não são absorvidos no intestino delgado e, portanto, atingem o cólon, onde passam por extensa biotransformação pela microbiota colônica. Evidências crescentes indicam que os benefícios à saúde associados ao consumo de polifenóis dependem da utilização microbiana e dos metabólitos produzidos.[9] Os benefícios descritos até o momento incluem o trato gastrointestinal e saúde óssea (p. ex., biodisponibilidade mineral), com perspectiva de ensaios clínicos e ampliação de estudos comprobatórios em outras áreas.[3]

Todavia, no que diz respeito à prebióticos e benefícios à saúde humana, os compostos mais estudados por seus efeitos moduladores na microbiota são os Frutanos como fruto-oligossacarídeos (FOS) e inulina, bem como galactanos, como galacto-oligossacarídeos (GOS). Estes são encontrados em alimentos à base de plantas, como em alguns vegetais (alho-poró, cebola, alho, alcachofra, chicória e aspargo), frutas (banana) e cereais (centeio, milho);[5] e metabolizados preferencialmente por Bifidobactérias, pelas enzimas β-frutanosidase e β-galactosidase.[3]

Os benefícios da suplementação de FOS, GOS e Inulina já são bem descritos em diversos estudos, com efeitos gastrointestinais e extra-gastrointestinais. Até o momento, vasta literatura de ensaios clínicos randomizados apontou benefícios à saúde com a suplementação dos prebióticos FOS, GOS e Inulina, em indivíduos saudáveis ou em situações de doenças (Tabela 15.1).

Parte 3: Alterações em Saúde, Disbiose e Terapia com Prebióticos, Probióticos e Simbióticos

Tabela 15.1. Resultados de ensaios clínicos que demonstraram eficácia com suplementação oral de prebióticos

Saúde metabólica: sobrepeso e obesidade, síndrome metabólica	Inulina, FOS e GOS
Saciedade	FOS
Melhor absorção de cálcio e outros minerais, saúde óssea	Inulina, FOS
Saúde da pele, redução de eritema	GOS
Alergias	FOS, GOS
Doenças inflamatórias intestinais	Inulina
Enterocolite necrosante em prematuros	FOS, GOS
Síndrome do intestino irritável	GOS

FOS: fruto-oligossacarídeos; GOS: galacto-oligossacarídeos.

Traduzida e adaptada de Gibson et al.[3]

Probióticos

Define-se como probióticos "linhagens vivas de microrganismos estritamente selecionados que, quando administrados em quantidades adequadas, conferem um benefício de saúde para o hospedeiro",[10] com diversas formas de atuação, que incluem modulação da função imune, produção de ácidos orgânicos e compostos antimicrobianos, interação com a microbiota residente, interface com o hospedeiro, melhora da integridade da barreira intestinal e formação de enzimas.[11]

Por se tratar de administração de organismos vivos, para evitar eventos adversos, a suplementação probiótica necessita atender uma série de critérios para seleção e requisitos de suas cepas, que perpassam desde a sua origem, com ausência de associação com culturas patogênicas e o perfil de resistência a antibióticos, até a sua viabilidade comercial.[6] Os critérios de seleção encontram-se descritos na Tabela 15.2.

Os microrganismos com estudos de eficácia comprovada e utilizados como probióticos humanos pertencem aos seguintes gêneros: *Lactobacillus*, *Bifidobacterium*, *Lactococus*, *Streptococcus*, *Enterococcus*, *Bacillus* e *Saccharomyces*, com administração em cepas isoladas de modo combinado.[6]

Benefícios e perspectivas dos probióticos

Os probióticos também podem apresentar efeitos benéficos na restauração da microbiota intestinal pós antibioticoterapia e pós intoxicação a partir de alimentos e meio ambiente contaminados, e inibir o desenvolvimento de espécies patogênicas como *S. enteriditis* e *E. coli*.[6] Em particular, as espécies de *Lactobacillus* têm fortes efeitos bactericidas nas bactérias patogênicas supracitadas, utilizando-se de um dos seguintes mecanismos de inibição de atividade bacteriana: antagonismo através da produção de substâncias antimicrobianas, competição com patógenos pela adesão ao epitélio e por nutrientes, imunomodulação do hospedeiro ou inibição da produção de toxinas bacterianas.[6,12]

Além do efeito bacteriostático, microrganismos probióticos como *L. plantarum*, *L. reuteri* e *B. adolescentes* foram associados à produção de vitaminas do complexo B, estímulo à produção de aminoácidos e enzimas, como esterases e lipases.[13,14]

198

CAPÍTULO 15

Tabela 15.2. Critérios para seleção das cepas probióticas

Critérios	Requisitos necessários
Segurança	• Origem humana ou animal • Isolado do trato gastrointestinal de indivíduos saudáveis • História de uso seguro • Identificação diagnóstica precisa • Ausência de dados sobre associação com doença infecciosa • Ausência da capacidade de clivar sais de ácidos biliares • Sem efeitos adversos • Ausência de genes responsáveis pela resistência a antibióticos
Funcionalidade	• Competitividade em relação a microbiota que habita o ecossistema intestinal • Capacidade de sobreviver e manter a atividade metabólica e de crescer no local de destino • Resistência a sais biliares, enzimas e baixo pH • Atividade antagônica contra patógenos • Resistência a bactericidas e ácidos produzidos pela microbiota intestinal endógena • Adesão e capacidade de colonizar alguns locais específicos dentro do organismo hospedeiro e uma taxa de sobrevivência apropriada no sistema gastrointestinal
Utilidade tecnológica	• Fácil produção de grandes quantidades de biomassa e alta produtividade de culturas • Viabilidade e estabilidade das propriedades desejadas das bactérias probióticas durante o processo de fixação (congelamento, liofilização), preparação e distribuição de produtos probióticos • Alta taxa de sobrevivência de armazenamento em produtos acabados (em condições aeróbias e microaerofílicas) • Garantia das propriedades sensoriais desejadas dos produtos acabados (no caso da indústria de alimentos) • Estabilidade genética • Resistência a bacteriófagos

Traduzida e adaptada de Hill et al.[10]

Os benefícios da suplementação probiótica em condições de doença foram comprovados em diversos ensaios clínicos para doenças gastrointestinais e extra gastrointestinais, com eficácia comprovada em doenças ósseas,[15] eczemas,[16] e doenças inflamatórias intestinais.[2] Os resultados de estudos clínicos também confirmam o efeito positivo dos probióticos nas doenças gastrointestinais (como Síndrome do Intestino Irritável e Doenças Inflamatórias Intestinais) e processos alérgicos, como Dermatite Atópica. Estudos clínicos comprovaram a eficácia dos probióticos no tratamento de doenças como obesidade, síndrome de resistência à insulina, diabetes tipo 2 e doença hepática gordurosa não alcoólica. Além disso, os efeitos positivos dos probióticos na saúde humana foram demonstrados pelo aumento da imunidade.[2]

Embora a suplementação probiótica seja uma opção de tratamento disponível, com eficácia comprovada para certas condições, é importante discutir o seu uso, em especial em pacientes com Doenças Inflamatórias Intestinais e entender seu papel com base nas evidências disponíveis. Uma vez que preparações probióticas variam significativamente em composição, dosagem e interação com o hospedeiro, essas devem ser consideradas antes de recomendar seu uso, de modo a evitar eventos adversos.[17] Além disso, muitos probióticos comercialmente disponíveis não foram avaliados clinicamente perante suas alegações de eficácia em diversas condições clínicas. Os probióticos, de modo geral, são bem tolerados e seguros, mas, existe uma preocupação teórica relacionada ao seu uso em pacientes imunossuprimidos com barreira mucosa intestinal alterada, o que sugere a necessidade de estudos adicionais nessa área.

Simbióticos

O termo "simbiótico" refere-se a produtos que contêm combinações apropriadas de prebióticos e probióticos. Estritamente falando, ele deve ser reservado para produtos nos quais o componente prebiótico favorece seletivamente o componente probiótico.[18-21]

Os simbióticos proporcionam a ação conjunta de prebióticos e probióticos, podendo ser classificados como componentes dietéticos funcionais que podem aumentar a sobrevivência dos probióticos durante a passagem pelo trato digestório superior, pelo fato de seu substrato específico estar disponível para fermentação.[19,22]

Estes produtos são formados pela associação de um ou mais probióticos com um ou mais prebióticos. Os prebióticos são complementares e sinérgicos aos probióticos, e apresentam assim fator multiplicador sobre suas ações isoladas.[18-20,23]

Benefícios e perspectivas dos simbióticos

Dentre as funções dos simbióticos, a resistência aumentada das cepas contra microrganismos patógenos é a mais bem caracterizada. O emprego de culturas probióticas exclui microrganismos potencialmente patogênicos que têm crescimento inibido pela produção de ácidos orgânicos (lactato, propionato, butirato e acetato) e bacteriocinas, e reforça os mecanismos naturais de defesa do organismo.[24]

Além disso, o uso de simbióticos, pode promover o aumento do número de bifidobactérias, controle glicêmico, redução da taxa de colesterol sanguíneo, balanceamento da microbiota intestinal, melhora da permeabilidade intestinal e estimulação do sistema imunológico.[25]

A otimização do sistema imunológico intestinal e o controle da microbiota intestinal, por meio da ação de probióticos, deve-se, em parte, ao aumento de linfócitos circulantes e de citocinas, que estimulam a fagocitose. Os prebióticos por sua vez, aumentam a liberação de altos níveis de ácido láctico e promovem consequente redução do pH do cólon.[26,27]

O uso de simbióticos também está associado ao aumento da absorção do cálcio e, provavelmente, esta otimização ocorre por modificação do pH intestinal e influência na absorção do fósforo e magnésio. O estímulo à absorção de cálcio ocorre quando substâncias prebióticas são fermentadas no cólon pela microbiota local, especialmente bifidobactérias, e produzem gases, ácidos orgânicos e ácidos graxos de cadeia curta. Esses ácidos graxos de cadeia curta são responsáveis pela diminuição do pH do lúmen intestinal, o que ocasiona aumento da concentração de minerais ionizados e como consequência aumento na solubilidade do cálcio e subsequente estímulo à sua difusão passiva e ativa.[28]

O aumento da biodisponibilidade de ferro parece ser explicado pela diminuição do pH intestinal dada a presença de produtos de fermentação (propionato, butirato e acetato) das bifidobactérias. Estes solubilizam os minerais e seus complexos previamente formados, e aumentam a absorção de ferro solubilizado que é melhor absorvido pela borda em escova do enterócito. Outras hipóteses para a melhora na absorção de ferro podem ser levantadas, como a presença do lactato de ferro, derivado do ácido lático produzido pelos probióticos, que é melhor absorvido pelas membranas celulares do que o ferro ionizado. Adiciona-se que, o aumento da biodisponibilidade do ferro pode ainda estar correlacionado com o aumento da absorção de cálcio, assim, diminui a formação de complexos insolúveis entre cálcio e ferro; e ainda, ao fato de probióticos aumentarem o tempo de trânsito intestinal.[29]

Estudos experimentais sugerem que certos prebióticos, probióticos e simbióticos podem reduzir o risco de câncer de cólon. Em estudo aleatório, controlado por placebo, com o uso de simbióticos (oligofrutose + inulina [SYN1] + *Lactobacillus rhamnosus GG* e *Bifidobacterium lactis Bb12*) em pacientes submetidos a ressecção de pólipos do cólon, observou-se melhora da composição da microbiota intestinal, e de vários biomarcadores (genética, celular, inflamatória e imunológica) com redução teórica de risco de câncer de cólon.[18,30]

Em pacientes cirróticos com encefalopatia mínima, o uso de probióticos, prebióticos e simbióticos tem sido estudado, e verificou-se melhora nos níveis de amônia, de alguns aspectos da qualidade de vida, bem como na composição da microbiota intestinal. De forma distinta, na encefalopatia hepática estabelecida, nenhum efeito foi observado com uso de probióticos.[31] Em pacientes submetidos a transplante de fígado, metanálise incluiu 4 estudos prospectivos com uso de simbióticos (geralmente *Lactobacillus plantarum 299* e 10 gramas de fibra da aveia) *versus* apenas fibra prebiótica. No grupo com simbiótico, em relação ao de fibra prebiótica, a incidência de infecções bacterianas pós-operatórias foi significativamente reduzida (7% *versus* 35%). Além disso, os dias de internação na UTI e a duração do tratamento com antibióticos diminuíram. Esses resultados promissores necessitam ser confirmados em outros trabalhos.[32]

Diferentes estudos randomizados foram realizados em pacientes submetidos a cirurgias abdominais de grande porte (que incluem: politrauma, câncer, operações no estômago, cólon etc.). Os estudos, em geral, comparam simbióticos adicionados à nutrição enteral (o mais utilizado, Symbiotic 2000 ou *Lactobacillus plantarum* + fibra da aveia) contra fibra prebiótica e um grupo controle com nutrição parenteral ou enteral (padrão com fibra, peptídica ou com glutamina). Em alguns estudos, mas não em todos, as preparações simbióticas reduziram a incidência de infecções bacterianas em relação à nutrição parenteral total ou em relação a outras formulações de nutrição e com resultados intermediários em relação à fibra prebiótica.[18]

A partir de 2005, foram publicados 2 trabalhos do grupo Oláh, realizados em pacientes com pancreatite aguda grave, com número moderado de pacientes (45 e 62). Nesses pacientes, foi avaliado o uso de simbióticos (*Lactobacillus plantarum* ou Symbiotic 2000) *vs* apenas prebióticos (fibra da aveia) ambos administrados por sonda nasojejunal. No primeiro trabalho, a incidência de necrose ou abscesso infectado foi claramente menor com os simbióticos (4,5 *versus* 30%). No segundo, observou-se menor incidência, não estatisticamente significativa, de falência de múltiplos órgãos, sepse e mortalidade; no entanto, a incidência de falência de múltiplos órgãos e síndrome da resposta inflamatória sistêmica diminuiu significativamente.[33]

Avaliou-se o efeito do consumo prolongado de leite fermentado com *Bifidobacterium sp.* com ou sem inulina (18 gramas por dia) na contagem de bifidobactérias fecais de homens saudáveis. Os resultados indicaram que o leite fermentado está associado a um aumento significativo da proporção de bifidobactérias na microbiota colônica. Mas, a administração concomitante de inulina não aumentou esse efeito. Contudo, após duas semanas de interrupção do consumo destes produtos, os voluntários que receberam inulina tiveram número significativamente maior de bifidobactérias comparados aos que não receberam.[34]

Para indivíduos portadores da Síndrome do Intestino Curto, a combinação de *Bifidobacterium brevis, Lactobacillus casei* e galacto-oligossacarídeos (terapia simbiótica), durante 2 anos de tratamento mostrou melhora satisfatória da motilidade e função absortiva intestinal.[35]

Por fim, o uso de probióticos, prebióticos e simbióticos emerge como terapia promissora e, em geral, segura em diferentes contextos clínicos. Especificamente, os simbióticos comportam-se de forma diferenciada e positiva nas mais variadas situações mórbidas como discutido nesta seção.

Conclusões

A eficácia da suplementação prebiótica, probiótica e simbiótica é dependente da microbiota do hospedeiro, e pode ser regulada por fatores que incluem variação na predisposição genética para doenças (em vários locais), bem como polimorfismos específicos. Adicionalmente, outros fatores, como a forma farmacêutica da suplementação, uso prévio ou concomitante de antibióticos, estado da doença e alimentação, podem influenciar o microbioma humano e possivelmente os efeitos da suplementação. Esses aspectos podem explicar as diferenças individuais na capacidade de resposta e nos resultados de ensaios clínicos.

Deste modo, investigações adicionais são necessárias para avaliar o uso direcionado e eficaz da ampla variedade de cepas probióticas em vários distúrbios metabólicos para melhorar o estado geral de saúde do hospedeiro.

Referências bibliográficas

1. Kolodziejczyk AA, Zheng D, Elinav E. Diet–microbiota interactions and personalized nutrition. Nat Rev Microbiol. 17, 742–753 (2019) doi:10.1038/s41579-019-0256-8.
2. Sanders ME, Merenstein DJ, Reid G, Gibson GR, Rastall RA. Probiotics and prebiotics in intestinal health and disease: from biology to the clinic. Nat Rev Gastroenterol Hepatol. 2019;16(10):605-616.
3. Gibson GR, Hutkins R, Sanders ME, Prescott SL, Reimer RA, Salminen SJ, et al. The International Scientific Association for Probiotics and Prebiotics (ISAPP) consensus statement on the definition and scope of prebiotics. Nature Reviews Gastroenterology and Hepatology. 2017;14(8):491-502.
4. Collins S, Reid G. Distant site effects of ingested prebiotics. Nutrients. 2016 26;8(9). pii: E523.
5. Holscher HD. Dietary fiber and prebiotics and the gastrointestinal microbiota. Gut Microbes. 2017; 8. 2: 172–184
6. Markowiak P, Slizewska K. Effects of Probiotics, Prebiotics, and Synbiotics on Human Health. Nutrients 2017, 9, 1021: 2-30.
7. Oozeer R, et al. Intestinal microbiology in early life:specific prebiotics can have similar functionalities as human-milk oligosaccharides. 2013. Am. J. Clin. Nutr. 98, 561S-571S.
8. Brosseau C, Selle A, Palmer DJ, Prescott SL, Barbarot L, Bodinier M. Prebiotics: Mechanisms and Preventive Effects in Allergy. Nutrients 2019, 11, 1841: 2-26.
9. Dueñas M, Muñoz-González I, Cueva C, Jiménez-Girón A, Sánchez-Patán F, Santos-Buelga C, et al. A survey of modulation of gut microbiota by dietary polyphenols. Biomed. Res. Int. 2015: 850902
10. Hill C, Guarner F, Reid G, Gibson GR, Merenstein DJ, et al. Expert consensus document: The International Scientific Association for Probiotics and Prebiotics consensus statement on the scope and appropriate use of the term probiotic. Nat. Rev. Gastroenterol. Hepatol. 2014, 11, 506-14.
11. Reid G, Gadir A, Dhir R. Probiotics: reiterating what they are and what they are not. Front. Microbiol. 2019; 10, 424.
12. Mishima Y, Sartor RB. Manipulating resident microbiota to enhance regulatory imune function to treat inflammatory bowel diseases. J Gastroenterol. 2020. 2020, 55, 1: 4-14.
13. Liu X, Zhao W, Yu D, Cheng JG, Luo Y, Wang Y. Effects of compound probiotics on the weight, immunity performance and fecal microbiota of forest musk deer. Sci Rep. 2019. 16;9(1):19146.
14. Basso PJ, Câmara NOS, Sales-Campos H. Microbial-based therapies in the treatment of inflammatory bowel disease – an overview of human studies. Front Pharmacol. 2018; 9:1571.
15. McCabe L, Britton RA, Parameswaran N. Prebiotic and probiotic regulation of bone health: role of the intestine and its microbiome. Curr. Osteoporos. Res. 2015; 13, 363–371.
16. Dang D, Zhou W, Lun ZJ, Mu X, Wang DX, Wu H. Meta-analysis of probiotics and/or prebiotics for the prevention of eczema. J Int Med Res. 2013;41(5):1426-36.
17. Abraham B, Quigley EMM. Antibiotics and probiotics in inflammatory bowel disease: when to use them? Frontline Gastroenterol. 2020; 11(1):62-69.

18. Olveira G, González-Molero I. Actualización de probióticos, prebióticos y simbióticos en nutrición clínica. Endocrinol Nutr. 2016;63(9):482-494.
19. Stefe CA, Alves MAR, Ribeiro RL. Probióticos, Prebióticos e Simbióticos. Saúde & Ambiente em revista. 2008; 3(1): 16-33.
20. Raizel R, Santini E, Kopper AM, Domingos A. Efeitos do consumo de probióticos, prebióticos e simbióticos para o organismo humano. Revista Ciência & Saúde. 2011; 4(2): 66-74.
21. World Gastroenterology Organistation. Diretrizes Mundiais da Organização Mundial de Gastroenterologia. Probióticos e Prebióticos. 2017; 1-35.
22. Santos EF, et al. Alimentos funcionais. Revista de Pesquisas Biológicas da UNIFEV. 2006; 1: 13-19.
23. Bengmark S, Urbina JJ. Simbióticos: uma nueva estratégia em el tratamiento de pacientes críticos. Nutrición Hospitalaria. 2005; 20(2): 147-156.
24. Flesch AGT, Poziomyck AK, Damin DC. O uso terapêutico dos simbióticos. Arq Bras Cir Dig. 2014;27(3):206-209.
25. Willian M, Mabel A, Alberto B. Probióticos, Prebióticos y Simbióticos en pacientes críticos. Revista Brasileira de Nutrição Clínica. 2006; 21:155-162.
26. Fooks LJ, Gibson GR. Probiotics as modulators of the gut flora. Br J Nutr. 2002; 88(1): 39-49.
27. Saavedra JM. Clinical applications of probiotic agents. Am J Clin Nutr. 2001; 73:1147S–51S.
28. Saad SMI. Probiótico e Prebiótico: o estado da arte. Rev. Brasileira de Ciências Farmacêuticas. 2006; 42:01-16.
29. Santos FL, et al. Utilização de Probióticos na Redução da Anemia Ferropriva. Diálogos & Ciências: Revista de Rede de Ensino da FTC. 2008; 7(2): 13-22.
30. Rafter J, Bennett M, Caderni G, Clune Y, Hughes R, Karlsson PC, et al. Dietary symbiotics reduce cancer risk factorsin polypectomized and colon cancer patients. Am J Clin Nutr. 2007;85 (2):488-96.
31. Sharma V, Garg S, Aggarwal S. Probiotics and liver disease. Perm J. 2013;17:62-67.
32. Sawas T, Al Halabi S, Hernaez R, Carey WD, Cho WK. Patients receiving prebiotics and probiotics before liver transplantation develop fewer infections than controls: A systematic review and meta-analysis. Clin Gastroenterol Hepatol. 2015;13:1567.e3-1574.e3.
33. Oláh A, Belágyi T, Pótó L, Romics L Jr, Bengmark S. Synbiotic control of inflammation and infection in severe acute pancreatitis: A prospective, randomized, double blind study. Hepatogastroenterology. 2007; 54(74):590-594.
34. Capriles VD, Silva KEA, Fisberg M. Prebióticos, probióticos e simbióticos: nova tendência no mercado de alimentos funcionais. Nutrição Brasil. 2005; 4(6): 327-335.
35. Kanamori Y, Hashizume K, Sugiyama M, Morotomi M, Yuki N. Combination therapy with Bifidobacterium breve, Lactobacillus casei and galactooligosaccharides dramatically improved the intestinal functional in a girl with Short Bowel Sindrome. Digestive Diseases and Sciences. 2001 Sep;46(9):2010-6.

Microbiota Intestinal em Doenças Alérgicas e Imunológicas

Bruno Acatauassu Paes Barreto
Danielle Cristina Fonseca

Introdução

Desde o final do século XIX e início do século XX tem se tornado mais evidente o incremento na prevalência das doenças alérgicas em todo o mundo, em uma velocidade de crescimento superior ao aritmético aumento populacional. Nesse sentido, muitos estudos apontam para a relação do homem com o seu ambiente intra ou extracorporal, como um dos principais fatores envolvidos nesta situação epidêmica. Mudanças ambientais e climáticas, estilo de vida e dieta, qualidade da água e consolidação da higiene, automatização do processo agrícola com migração populacional para zona urbana podem ser a base para os fatores transformadores da prevalência das doenças atópicas nos últimos 150 anos.[1]

Tais mudanças influenciariam diretamente na composição e diversidade da microbiota intestinal (MI) , a qual é a principal interface entre o meio ambiente externo e o sistema imunológico subjacente ao intestino. Por isso, nas últimas duas décadas avanços no sequenciamento tecnológico e de bioinformática nos trouxeram melhor entendimento sobre o microbioma humano, suas diversas funções e suas modificações ao longo do tempo.[2]

Embora a MI apresente importantes funções s relacionadas ao processo de fermentação e extração de energia a partir dos alimentos, sobretudo as fibras não digeríveis, vários estudos ao longo dos últimos anos correlacionam o microbioma e sua interface imunológica com o desenvolvimento de diversas doenças, sobretudo as chamadas doenças crônicas não transmissíveis.[2]

Microbiota intestinal e sistema imunológico

O trato gastrointestinal (TGI) é composto por órgãos quase exclusivamente envolvidos na digestão e absorção dos alimentos. Entretanto, há várias décadas imunologistas apontam que o intestino humano abriga o maior conjunto de células imunológicas em atividade contínua.[3,4]

Parte 3: Alterações em Saúde, Disbiose e Terapia com Prebióticos, Probióticos e Simbióticos

Nas últimas décadas, verificou-se que a MI e os componentes nutricionais dietéticos exercem funções, até então desconhecidas, sobre o sistema imunológico com impacto sobre saúde, doenças e sintomas.

A MI é habitada por centenas de espécies de microrganismos simbióticos, muitos dos quais têm impacto benéfico sobre a saúde do hospedeiro.[5,6] De fato, a MI mantem estreita interação com o sistema imunológico da mucosa intestinal. A mucosa intestinal pode ser considerada um nicho imunológico, pois hospeda um órgão imunefuncional complexo composto por subpopulações de células T e suas citocinas anti e pró-inflamatórias relacionadas, outros mediadores da inflamação, além das próprias bactérias que compõe a microbiota.[7] A manutenção desse equilíbrio envolve os braços inato e adaptativo do sistema imunológico, bem como estratégias de proteção não imunológicas, como as que envolvem a barreira do muco e os peptídeos antimicrobianos.[8]

Diversos componentes da dieta também podem influenciar células do sistema imune e modificar a reatividade imunológica. As proteínas da dieta, por exemplo, são estímulos fundamentais no início da vida para a maturação do sistema imune. Assim, a ingestão proteica insuficiente, ainda que sem causar desnutrição aparente, pode ter consequências deletérias para a imunidade do bebê. As vitaminas A, C e D têm ação direta sobre linfócitos e em outras células imunes presentes no intestino ao estimular atividade anti-inflamatória e antioxidante.[9-11]

Esta complexa interação entre componentes dietéticos e sistema imunológico pode influenciar diretamente a MI. Uma vez estabelecida esta conversa cruzada entre MI e sistema imune, poderá haver correlações entre MI, alergias e distúrbios imunológicos.[a,12,13]

Microbiota intestinal e alergias

A MI sofre expressivas mudanças desde o nascimento até as fases finais da vida, reconfigurando seu perfil metagenômico em resposta às mudanças dietéticas e as necessidades fisiológicas e imunológicas, que surgem no decorrer do processo vital. Esta plasticidade é estratégia fundamental para fazer frente as mudanças no estilo de vida e nos hábitos alimentares que aconteceram ao longo da nossa história, desde os caçadores da era paleolítica, passando pela era agrícola neolítica, até chegar à sociedade moderna ocidentalizada. Esta situação só foi possível por meio de processo de coevolução das comunidades bacterianas e do hospedeiro ao longo do tempo, onde ambas as partes se beneficiaram e ainda continuam se beneficiando uma da outra, determinando uma situação mútua de convivência (mutualismo).

Os microrganismos se beneficiam do ambiente intestinal estável e dos nutrientes que ali chegam, enquanto o hospedeiro se beneficia pela incorporação de produtos advindos da fermentação de fibras não digeríveis, como ácidos graxos de cadeia curta AGCC, a saber, acetato, propionato e butirato, que seriam responsáveis por aproximadamente 10% da energia necessária para o funcionamento do organismo, produção das vitaminas K e B12, defesa contra potenciais patógenos por meio de exclusão competitiva e, mais recentemente, pela ativação do sistema imunológico, expressão de proteínas de junção e pelos fenômenos de hipersensibilidade visceral.[14,15]

Antes do nascimento, no ambiente intrauterino, o feto encontra perfeitas condições para o seu desenvolvimento: dieta adequada, temperatura perfeita, ambiente livre de patógenos e um mecanismo de tolerância imunológica (Th2 dependente) que o impede de ser rejeitado pelo

---

[a] *Musso P et al, 2020.*

organismo materno. Ao nascimento, antes mesmo de realizar sua primeira respiração, essa criança já está sendo colonizada. Nas primeiras horas, ainda pela presença do oxigênio, o predomínio é de bactérias aeróbias, como o *Streptococcus* e a *Escherichia coli*. Mais tarde, à medida que o oxigênio vai sendo consumido, prevalecem as estritamente anaeróbias, como as Bifidobactérias, Bacteroides e Clostridium.[16]

Duas condições são fundamentais para a instalação da microbiota adequada nas primeiras horas de vida: o parto normal (por via vaginal) e o aleitamento materno exclusivo. Situações que, por mais naturais que possam parecer, atualmente não são fazem parte da nossa de todas as mães e bebês. O leite materno contém inúmeros fatores bioativos e imunoestimulantes, que em parceria com a MI, direcionam a maturação morfofisiológica do intestino. Como exemplo, oligossacarídeos livres, presentes em grandes concentrações no colostro, servem como sítios de ligação para microrganismos benéficos da MI, como *Bifidobacterium spp*, e reduzem a colonização por possíveis patógenos.[17]

Um distúrbio nessa sequência colonizadora, quer seja por fatores pré-, intra- ou pós-gestacionais, pode estar relacionado com um potencial risco a longo prazo com a saúde desse indivíduo, já que algumas destas doenças da civilização moderna têm sua gênese associada com falhas no desenvolvimento ou na função do sistema imunológico, as quais poderiam estar relacionadas a essas situações de *disbiose*, onde há um desequilíbrio do microbioma humano, seja pela diminuição das bactérias simbióticas ou pelo aumento das patogênicas (Figura 16.1).[18]

Mudanças no meio ambiente, estilo de vida, tipo de dieta com ou sem sobrepeso subsequente têm influenciado diretamente na composição e diversidade da MI e cutânea. Esses fatos agregaram valor às teorias alternativas sobre a "hipótese da higiene", que sugere que o incremento nas doenças alérgicas possa ocorrer pela perda da relação simbiótica entre bactérias e parasitas, que seriam fundamentais para a evolução imunologicamente equilibrada da espécie humana. Vários estudos têm demonstrado que crianças com risco para o desenvolvimento de alergias apresentam disbiose intestinal, com ausência de espécies específicas, como a *Lachnospira*, a

A Equilíbrio imunológico

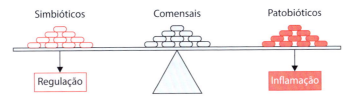

B Desequilíbrio imunológico

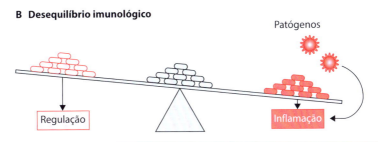

Figura 16.1. Desequilíbrio imunológico associado a disbiose da microbiota.
Adapatada de Round JL, Mazmanian SK. Nature Reviews Imunnology 2009, 9: 213-23.

Veillonella, o *Faecalibacterium* e a *Rothia,* enquanto outras estão superdimensionadas, como as da classe *Clostridia.*

Porque exatamente o estilo de vida ocidental influência na diversidade microbiana de recém-nascidos, continua sendo área de grande interesse científico. No entanto, evidências recaem sobre o tipo de parto, de aleitamento, de dieta (teor de fibra), sobre o número de irmãos e a presença de animais domésticos ou rurais durante a infância deste indivíduo (Figura 16.2). [19]

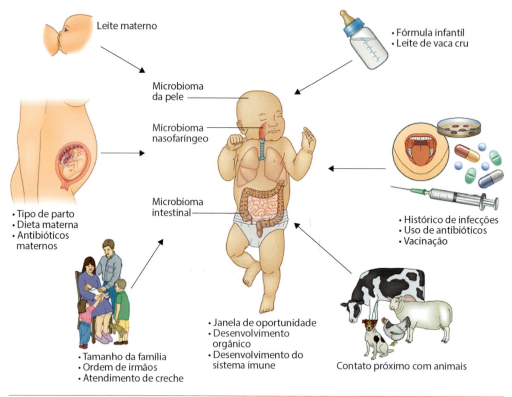

Figura 16.2. Fatores de risco e proteção para o desenvolvimento de alergia na infância.
Fonte: Lambrecht BN, Hammad H. The immunology of the allergy epidemic and the hygiene hypothesis. Nat Immunol. 2017; 18 (10): 1076-83.

Microbiota intestinal e alergia à proteína do leite de vaca (APLV)

A alergia alimentar tem maior prevalência nas últimas 2 a 3 décadas e pode afetar até 10% de algumas populações em todo o mundo. A alergia ao leite de vaca é a alergia alimentar mais comum em crianças pequenas, atingindo de 2 a 5% delas. Os indivíduos com alergia ao leite correm risco de apresentar reações alérgicas e enfrentam desafios para encontrar substitutos adequados para o conteúdo nutricional que os produtos à base de leite fornecem.[20,21]

Evidências crescentes apontam para um papel da MI na patogênese e no curso de alergias alimentares. Estudos de coorte em humanos mostraram que as diferenças na MI podem estar associadas à sensibilização a alérgenos alimentares. Crianças com alergia alimentar (alergia ao leite ou ao ovo) têm MI diferente em comparação com crianças saudáveis, por exemplo, em relação a abundância de *Lachnospiraceae* e *Ruminococcaceae*.[22,23]

A variação na MI também tem sido associada a diferenças na história natural da alergia alimentar. Entre os bebês com alergia ao leite, aqueles cuja alergia foi resolvida posteriormente aos 8 anos de idade apresentaram MI distinta no início da vida em comparação com aqueles cuja alergia à proteína do leite de vaca (APLV) persiste. Estudo experimental realizou a colonização de ratos livres de germes (GF) com bactérias fecais de crianças saudáveis e crianças com APLV.[21] Após o teste, verificou-se que os animais com bactérias fecais de crianças saudáveis foram protegidos contra os sinais de alergia ao leite de vaca em comparação com os animais GF que recebem fezes de lactentes com APLV, como mostra a Figura 16.3.

O estudo identificou 108 unidades taxonômicas operacionais (OTUs) diferencialmente abundantes nas amostras fecais dos doadores com alergia ao leite de vaca e doadores saudáveis. Destas, a espécie bacteriana, *Anaerostipes caccae*, levou a respostas atenuadas ao desafio da β-lactoglobulina nos camundongos, sugerindo efeitos salutares dessa espécie em casos de APLV.[24]

A MI poderia ser modificada e direcionada para modular e prevenir alergias alimentares. A utilização de prebióticos, probióticos, simbióticos e transplante de microbiota fecal são modalidades potenciais que exploram terapeuticamente a relação entre a microbiota e a alergia alimentar.[b,24]

Existem evidências de que disbiose intestinal pode estar associada à alergia alimentar, mas ainda não temos um panorama completo sobre se a disbiose causa alergia alimentar ou alergia alimentar causa disbiose. Embora o conhecimento adquirido com os modelos de camundongos tenha aumentado nossa compreensão das influências da MI sobre mecanismos imunológicos que contribuem para a sensibilização a alérgenos e alergia a alimentos, ainda existem lacunas sobre essas dinâmicas e mecanismos em seres humanos.[23,24]

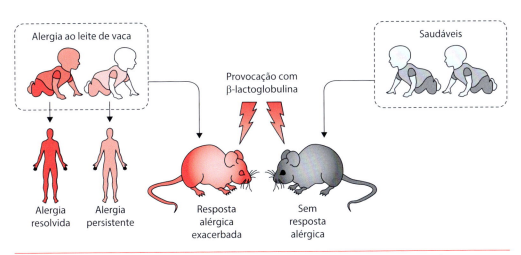

Figura 16.3. Ilustração do estudo sobre colonização de animais livres de germes com a MI de crianças com alergia ao leite de vaca.
Adaptada de Feehley T et al.[24]

---

[b] *Cukrowska B, et al. 2020.*

Prebióticos, probióticos e simbióticos na prevenção das alergias

O papel dos prebióticos

Prebióticos são nutrientes não hidrolisáveis, não digeríveis e não absorvidos na parte superior do trato digestório humano, que promovem efeitos positivos à saúde do hospedeiro por estimular uma ou várias bactérias benéficas do cólon. Pelo fato de serem substâncias não digeríveis, a ação dos prebióticos ocorre por meio da estimulação do crescimento ou atividade das bactérias intestinais. Fruto-oligossacarídeos (FOS), glico-oligossacarídeos, galacto-oligossacarídeos (GOS), inulina e isomalto-oligossacarídeos são exemplos de prebióticos que estimulam o crescimento de probióticos intestinais, como determinadas espécies de Lactobacilos e Bifidobactéria.[25]

O efeito positivo dos prebióticos sobre a MI é conhecido como *efeito prebiótico* ou *efeito bifidogênico*, que não é específico para uma espécie ou cepa bacteriana, mas sim como um efeito modulador geral para microrganismos probióticos. Assim sendo, fica claro que a utilização de prebióticos, indiretamente, tem efeito imunológico, já que os probióticos tem várias inserções no sistema imunológico. No entanto, nesse capítulo nos interessa identificar a participação direta dos prebióticos sobre o sistema imunológico e não via *efeito bifidogênico*.[26]

Em 2015, estudo mostrou que a utilização de uma mistura de oligossacarídeos reduzia a incidência de dermatite atópica em lactentes com risco para alergia, nos primeiros seis meses de vida. Além disto, em modelo animal, substâncias prebióticas, sobretudo AGCC, como acetato, propionato e butirato, ligados em receptores para carboidratos presentes na superfície de células imunológicas, poderiam ser responsáveis pela ativação destas células nas placas de Peyer. Tendo cada um papel específico, como o butirato na produção de IL-10 via ativação de células T reguladoras, o acetato promovendo expansão clonal destas mesmas células reguladoras e o propionato promovendo o desenvolvimento de monócitos com características de diferenciação em células dendríticas, que no interstício pulmonar teriam menor habilidade de ativar linfócitos T *naive,* em células de linhagem Th2.

A citotoxicidade das células *natural killers* (NK*)* e a maior concentração de IgA secretora no íleo e no ceco também são funções relacionadas aos AGCC. Juntos, esses achados sugerem que dietas ricas em fibras podem prevenir inflamação alérgica, em modelo experimental.[27] Nos mesmos moldes da análise feita para os probióticos pela Organização Mundial de Alergia (World Allergy Organization – WAO), um grupo de pesquisadores na área realizou revisão sistemática de estudos randômicos e controlados de prebióticos na prevenção de alergia. Embora não tenham sido identificados estudos de suplementação de prebióticos em gestantes ou nutrizes, o painel sugere a suplementação de prebióticos em lactentes não amamentados exclusivamente ao seio para a prevenção de doenças alérgicas, no intuito de reduzir o risco de asma/sibilância recorrente e alergia alimentar.[28]

Mais recentemente, em revisão sistemática, autores encontraram somente dois estudos e sugeriram, por meio de evidências indiretas, que os prebióticos poderiam reduzir a sibilância recorrente, mas com pouca segurança, pelo número baixo do efeito estimado.[29]

Nesse sentido, revisão sistemática da Cochrane mostrou não haver efeito significativo na prevenção de sibilância por prebióticos, mas nesse estudo houve inclusão de prematuros, o que poderia ser um viés amostral.[30]

O papel dos probióticos

Historicamente, o pesquisador russo e ganhador do Prêmio Nobel, Elie Metchnikoff, em 1907, já sugeria que a "autointoxicação intestinal" e o envelhecimento resultante poderiam ser suprimidos e postulou que "a presença de microrganismos nos alimentos torna possível adotarmos medidas para modificar a microbiota intestinal, trocando microrganismos patogênicos por aqueles não patogênicos e funcionais". Nesse sentido, desenvolveu uma dieta baseada em leite fermentado com uma bactéria, que denominou "bacilo búlgaro", hoje conhecida como *Lactobacillus bulgaricus.*

Assim, seria correto pressupor que a ausência da microbiota normal ou a sua menor diversidade está diretamente relacionada à situação de disbiose e todas as suas consequências. Por isso, a utilização de bactérias probióticas específicas poderia reequilibrar a MI , restabelecendo suas funções, como as atividades imunomoduladoras e antibacterianas (competição de nutrientes; competição por sítio de ligação; redução do pH intestinal; secreção de substâncias bactericidas), culminando com o reforço das defesas naturais do indivíduo. Probióticos podem ser adicionados a uma variedade de alimentos, sobretudo os lácteos, como fórmulas infantis e iogurtes, além de serem disponibilizados na forma de suplementos alimentares como cápsulas, sachês, flaconetes ou comprimidos. A Organização Mundial da Saúde (OMS) define probiótico como *"microrganismo vivo que, quando ingerido em quantidades adequadas, traz benefício à saúde do indivíduo"*.[31]Pensando no equilíbrio da microbiota nos primeiros momentos da vida, uma das principais estratégias preventivas seria a suplementação com probióticos na gestante ou no recém-nascido com risco para atopia, induzindo uma situação de eubiose e consequente imunomodulação.[32]

Com relação ao contexto pré-natal, desde 2008, a Organização Mundial de Gastroenterologia (World Gastroenterology Organisation – WGO) determinou recomendações para o uso de probióticos, correlacionando com o nível de evidência científica e, assim sendo, observou evidência A para o uso de probióticos como imunomoduladores (ativação de células T reguladoras) e, também, na prevenção e tratamento do eczema atópico associado a alergia à proteína do leite de vaca. Essa última situação parece ser a evidência mais forte que avaliza o uso de simbióticos e/ou probióticos na prevenção de dermatite atópica quando administrados a gestantes e recém--nascidos de até 6 meses de idade.[33]

Tais determinações vêm sendo sustentadas pelos clássicos estudos da coorte finlandesa, onde Isolauri e Kalliomaki acompanharam 132 gestantes, em que metade utilizou *Lactobacillus rhamnosus GG* e metade placebo, de 2 a 4 semanas antes do parto. Nesse estudo, após o parto, a lactante que fazia aleitamento materno exclusivo, recebia durante seis meses a mesma cepa probiótica. Caso o aleitamento materno não fosse exclusivo, passaria o lactente a receber o probiótico. Após dois anos de seguimento, a prevalência de eczema atópico foi 50% inferior no grupo que utilizou probióticos, quando comparado ao grupo controle. Após mais quatro anos de acompanhamento dessa coorte, o grupo probiótico ainda mantém menor expressão clínica de eczema atópico, quando comparado ao grupo controle.[34,35]

Recente metanálise, que inclui 17 estudos e 4.755 crianças (2.381 no grupo probiótico e 2.374 no controle), mostrou que o grupo probiótico teve um risco relativo significantemente inferior, para desenvolver alergias, quando comparado ao controle, sobretudo para aquelas gestantes que receberam mistura de cepas probióticas, em relação as que receberam uma cepa isoladamente. Não houve diferença estatística para a prevenção de asma, sibilância ou rinoconjuntivite. Mesmo para a população em geral, sem risco genético determinado para atopia, a utilização de cepas probióticas determinou menor incidência de eczema atópico nos primeiros dois anos de vida, quando comparado ao controle.[36]

Parte 3: Alterações em Saúde, Disbiose e Terapia com Prebióticos, Probióticos e Simbióticos

A WAO, em recente guia, sugere como primeira recomendação o uso de probióticos na grávida de risco para atopia, por considerar estratégia benéfica na prevenção do eczema atópico e, dessa maneira, diminuir a possibilidade de evolução da "marcha alérgica", já que o eczema associado ou não a alergia alimentar costuma ser o primeiro degrau deste processo.[37]

O papel dos simbióticos

Simbióticos, por definição seria a união dos prebióticos e probióticos em um mesmo produto. Assim como para os pré e probióticos, o papel preventivo dos simbióticos parece estar mais relacionado ao contexto do eczema atópico.

Revisão sistemática com dois estudos randomizados e controlados, envolvendo 1.320 crianças, mostrou diminuição do risco (RR 0,44) para o desenvolvimento do eczema atópico, porém sem significância estatística. Além do número pequeno de estudos comparados, as espécies probióticas e os tipos de prebióticos diferiam entre si. Daí a necessidade mais estudos que futuramente possam comparar produtos simbióticos com composição semelhante.[38]

Prebióticos, probióticos e simbióticos no tratamento das alergias

Tratamento da dermatite atópica (DA)

A melhora na resposta imunológica inata e adaptativa, da barreira cutânea, por meio de um equilíbrio da microbiota da pele, serve de base teórica para a utilização de pré, pró e simbióticos no tratamento da DA. No entanto, até o momento, os guias Brasileiro e Latino-americano para o manejo da dermatite atópica não ratificam essa utilização, por conta da escassez de resultados consistentes. Embora ainda faltem dados na literatura, sobretudo de estudos mais homogêneos (desenho metodológico e tipo de cepa semelhantes), a utilização de probióticos direcionados ao processo de disbiose cutânea parece estar associado aos melhores resultados, sendo estratégia promissora, que visa a diminuição dos escores de gravidade, sobretudo quando utilizados por um período não inferior a oito semanas.[39,40]

Para o tratamento, os simbióticos, assim como os pré- e probióticos, ainda precisam de melhores evidências científicas para ratificar o seu uso. No entanto, estudos de metanálise mostram redução no SCORAD dos pacientes, maiores de 1 ano de idade, que utilizaram simbióticos, tipo multicepa, quando comparados ao placebo, por um período não inferior a oito semanas. No entanto, nessa revisão sistemática, questiona-se a grande heterogeneidade das cepas estudadas.[41]

Tratamento da asma

Pacientes com asma não controlada e/ou corticorresistentes são predominantemente colonizados por microrganismos patogênicos como a *Moraxella catarrhalis* e membros do gênero *Haemophilus* ou *Streptococcus*. Além disso, o micobioma (população fúngica) pulmonar de pacientes asmáticos, diferentemente de controles saudáveis, apresenta tipos de fungos diferenciados, como: *Psathyrella candolleana, Termitomyces clypeatus, Grifola sordulenta* e *Malassezia pachydermatis*, sendo esse último associado ao desenvolvimento de dermatite atópica nesse perfil de pacientes.[42,43]

Embora os estudos apresentados demostrem uma relação do microbioma respiratório com a sibilância do lactente e/ou asma, isso não significa necessariamente, até o momento, situação de causalidade. Fato esse que mantém o questionamento central ainda sem resposta:

212

CAPÍTULO 16

seriam as alterações do microbioma respiratório, causas do processo inflamatório crônico característico da sibilância/asma? Ou seriam consequências, a partir de um processo inflamatório previamente instalado, que promoveria uma seleção de microrganismos mais adaptados a este substrato patológico?

Tratamento da rinite alérgica

Assim como na asma, os estudos disponíveis sobre a eficácia dos probióticos no tratamento da rinite alérgica sofrem com a grande heterogeneidade nas cepas estudadas, nos desenhos do estudo e, também, nos desfechos clínicos observados. No entanto, existe uma tendência de efeitos positivos para o uso de probióticos no tratamento da rinite alérgica, observada nos critérios de qualidade de vida e no escore de sintomas.[44]

Nesse sentido, o último consenso internacional para o manejo da rinite alérgica, publicado em 2018, considerando o mínimo risco para o uso de probióticos, sugere a utilização destes como terapia adjuvante para pacientes com rinite alérgica perene ou sazonal.[44]

Tratamento da alergia a proteína do leite de vaca (APLV) e alergias alimentares

O uso de probióticos tem sido relatado também no tratamento de alergias alimentares. Um ensaio clínico com *L. rhamnosus* GG, combinado com imunoterapia oral para tratamento de alergia a amendoim, mostrou taxas mais altas de dessensibilização no grupo com probiótico do que no grupo placebo. Os autores não conseguiram estabelecer se a melhora foi especificamente atribuída ao probiótico. E sugerem que, dada a etiologia complexa e curso das alergias alimentares, as abordagens multimodais para prevenir e/ou tratar essa enfermidade provavelmente serão mais eficazes do que táticas singulares, como o uso de probióticos isoladamente.[45]

A suplementação probiótica em mulheres durante a gestação e lactação também pode ser benéfica ao modular a composição microbiana do leite e moléculas moduladoras da imunidade, com benefícios à saúde que incluem controle de sintomas gastrointestinais e alergias.[46]

A administração de mistura probiótica em gestantes e lactantes resultou em aumento de Lactobacilos e Bifidobactérias no colostro e no leite maduro no "grupo probiótico" em relação ao "grupo placebo" e nas concentrações de IgA secretora, inclusive em recém-nascidos, e TGF-β e IL-10 no leite materno (citocinas anti-inflamatórias e imunomoduladoras). O TGF-β ingerido através do leite materno restringe a resposta inflamatória nas células epiteliais intestinais e células T e pode modular a tolerância imunológica a antígenos alimentares e microrganismos intestinais nativos por indução de células Treg.[21,47,48]

Embora os dados da utilização de probióticos sejam promissores e o uso de prebióticos e simbióticos ainda estejam em constante desenvolvimento, alguns ensaios clínicos sugerem benefícios de sua utilização na APLV e alergias alimentares, o que pode auxiliar nas terapias tradicionais.[22]

Tratamento do diabetes tipo 1

O diabetes tipo 1 (DM1) é uma doença autoimune caracterizada pela destruição imunomediada de células beta (β) pancreáticas. Interações genéticas e ambientais podem prejudicar o funcionamento do sistema imunológico e iniciar uma resposta imune adaptativa agressiva contra as células β.[49]

Perturbações anormais da MI (disbiose) são frequentemente descritas em indivíduos com DM1, particularmente naqueles diagnosticados como positivos para múltiplos autoanticorpos, como resultado de resposta imunológica agressiva e adversa.[49]

A patogênese do DM1 envolve a ativação de células T autorreativas e linfócitos T CD8+, que interagem com a MI . Probióticos e prebióticos específicos podem melhorar a disbiose intestinal associada ao declínio na resposta autoimune (com inflamação diminuída) e maior integridade intestinal (através do aumento da expressão de proteínas de junção estreita no epitélio intestinal).[50]

O potencial de probióticos e prebióticos no contexto de DM1 concentra-se em estudos experimentais e pré-clínicos. São necessários mais estudos para conhecer papel dos probióticos, prebióticos na fisiopatologia, prevenção e/ou melhora do manejo do DM1.[51,52]

Entre os benefícios relatados no consumo de cepas probióticas, observa-se melhora da regulação da integridade e permeabilidade da membrana intestinal, evitando vazamento intestinal, endotoxemia e inflamação. Algumas cepas probióticas regulam as vias de sinalização pró-inflamatória e suprimem a sinalização TLR, reduzem níveis de citocinas pró-inflamatórias, incluindo IL-6, IL-1β e TNF-α, enquanto aumentam o de citocinas anti-inflamatórias, como o fator de crescimento transformador-β (TGF- β) e IL-10.[53]

Nesse sentido, os probióticos podem contribuir para a regulação do sistema imunológico e patogênese de doenças autoimunes como DM1, além de possibilitar a ativação de FFAR2 e promover maior produção do peptídeo-1 do tipo glucagon (GLP-1) a partir de células L intestinais. O GLP-1 é um hormônio que estimula a secreção de insulina das células β pancreáticas e diminui os níveis de açúcar no sangue (conhecido como "efeito incretina"). Esses efeitos potenciais dos probióticos no gerenciamento de DM1 ocorrem por meio da manutenção/restauração da homeostase do eixo imune à MI .[54]

Tratamento da doença celíaca

A doença celíaca (DC) é caracterizada como uma doença entérica, ligada a uma resposta imunológica, desencadeada pela ingestão de glúten em indivíduos geneticamente suscetíveis, o que prejudica a absorção intestinal.[55,56]

Muitos pacientes com DC têm dificuldade em manter o tratamento dietético, por fatores sociais e emocionais; portanto, novas opções de tratamento, como a suplementação com probióticos, podem trazer novas perspectivas de tratamento.

Cabe ressaltar que a MI de pacientes com DC apresenta mais microrganismos patogênicos como *Salmonella, Shigella* e *Klebsiella* na MI quando comparada a indivíduos saudáveis, o que pode contribuir para uma condição inflamatória e progressão da DC.[57]

Nesse contexto, a importância do uso de probióticos é sustentada por uma diferença significativa no perfil da microbiota saudável e celíaca e a capacidade da suplementação probiótica em reduzir e/ou corrigir a disbiose e promover a recuperação intestinal.[57] Isso porque, em termos das diferenças entre microbiota saudável e celíaca, observou-se que a prevalência de bactérias gram-negativas na microbiota celíaca está ligada ao estado pró-inflamatório com maior produção de citocinas pró-inflamatórias e às células Caco-2, como a interleucina 12 (IL-12).[58]

Alguns probióticos foram associados a digestão ou alteração dos polipeptídeos de glúten. Pesquisadores analisaram o papel potencial da preparação probiótica específica VSL#3 (probiótico multiespécies de oito cepas: *Bifidobacterium breve, B. longum, B. infantis, Lactobacillus plantarum, L. acidophilus, L. casei, L. delbrueckii subsp. Bulgaricus e Streptococcus thermophilus*) na diminuição das propriedades prejudiciais da farinha de trigo durante a fermentação prolongada. Esse estudo indica que o probiótico VSL # 3 é eficaz na hidrólise de polipeptídios de gliadina em comparação com outros produtos probióticos comerciais.[59]

Curiosamente, em outro estudo os mesmos autores verificaram que a capacidade do VSL # 3 de degradar a gliadina foi perdida quando as cepas probióticas foram testadas individualmente. Os resultados sugerem que uma única cepa probiótica não é suficiente para degradar peptídeos de gliadina e, portanto, deve ser usada junto com outras cepas para exercer o efeito benéfico contra a CD.[60] A preparação probiótica VSL # 3 pode, portanto, proporcionar melhor eficácia no tratamento da DC, uma vez que seguir uma dieta sem glúten costuma ser um grande desafio para os pacientes, por exemplo, devido à contaminação cruzada.[61]

Embora promissores, os principais efeitos supracitados foram identificados em estudos experimentas e estudos sobre probióticos e DC em humanos são muito escassos. Por exemplo, em um estudo clínico aleatório, duplo-cego, controlado por placebo, Smecuol e colaboradores avaliaram o efeito de *Bifidobacterium infantis* na permeabilidade intestinal, ocorrência de sintomas e na presença de citocinas inflamatórias em pacientes adultos CD não tratados.

A administração de probióticos não foi capaz de modificar a função da barreira intestinal, provavelmente devido ao curto período de tratamento ou à baixa dose usada. No entanto, após as 3 semanas do início do tratamento com o *B. infantis*, verificou-se melhoria acentuada na digestão e redução na constipação. Os escores de dor abdominal e sintomas diarreicos também foram diminuídos, embora sem significância.[62]

Outro estudo avaliou o efeito de espécies de *B. longum*, por três meses, além de uma dieta sem glúten (DSG) em crianças pequenas diagnosticadas com DC. Os autores observaram diminuição nas células T CD3, melhora de sintomas e melhor desenvolvimento da altura nas crianças em uso de probiótico associado a DSG em comparação com as crianças tratadas somente com a dieta de isenção do glúten.[63]

Por fim, embora pesquisas sugiram possíveis benefícios dos probióticos no tratamento da DC, a relativa a má regulação e uso não monitorado desses suplementos torna esse tratamento difícil de monitorar e averiguar seus reais efeitos. Até o presente momento, o uso de probióticos em pacientes com DC necessita ainda mais estudos para apoiar seu uso em prática.

Conclusões

A MI humana compreende um "tesouro" de bactérias imunomoduladoras com grande capacidade de impactar o sistema imunológico do hospedeiro. Vários microrganismos, individualmente, têm efeitos impactantes no hospedeiro e é necessário um equilíbrio da microbiota para a homeostase.

O potencial uso dos prebióticos, probióticos e simbióticos nas doenças e distúrbios imunológicos está em constante avaliação por novos estudos científicos para determinar os mecanismos de interações hospedeiro/microbiano (interações de vias e moléculas-chave) e indicar bactérias específicas, que podem ser dosadas e reguladas como qualquer medicamento, para modificar ou regular respostas imunológicas do hospedeiro em casos de doenças.

Parte 3: Alterações em Saúde, Disbiose e Terapia com Prebióticos, Probióticos e Simbióticos

Referências bibliográficas

1. Platts-Mills TAE. The allergy epidemics: 1870-2010. J Allergy Clin Immunol. 2015;136: p. 3-13.
2. Dong TS, Gupta A. Influence the early life, diet, and the environment on the microbiome. Clin Gastr Hepatol. 2019; 17: 231-42.
3. Mowat AM, Agace WW. (2014) Regional specialization within the intestinal immune system. Nature Reviews in Immunology, 14(10):667-85.
4. Menezes JS, Mucida D, Cara DC, Alvarez-Leite JI, Russo M, Vaz NM, Faria AMC. Stimulation by food proteins plays a critical role in the maturation of the immune system. International Immunology. 2003; 15:447-55.
5. Kamada N, Seo SU, Chen GY, Núñez G. Role of the gut microbiota in immunity and inflammatory disease. Nat. Rev. Immunol. 2013; 13, 321-35.
6. Kau AL, Ahern PP, Griffin NW, Goodman AL, Gordon JI. Human nutrition, the gut microbiome and the immune system. Nature. 2011; 474, 327-36.
7. Hooper LV, Macpherson AJ. Immune adaptations that maintain homeostasis with the intestinal micro-biota. Nat. Rev. 2010; Immunol. 10, 159-69.
8. Hooper LV, Littman DR, Macpherson AJ. Interactions between the microbiota and the immune system. Science. 2012; 336, 1268-73.
9. Mucida D, Park Y, Kim G, Turovskaya O, Scott I, Kronenberg M, et al. Reciprocal TH17 and regulatory T cell differentiation mediated by retinoic acid. Science. 2007; 317(5835):256-60.
10. Sassi F, Tamone C, D'Amelio P. Vitamin D: Nutrient, Hormone, and Immunomodulator. Nutrients. 2018; 10(11). pii: E1656.
11. Carr AC, Maggini S. Vitamin C and Immune Function. Nutrients. 2017; 9(11). pii: E1211.
12. Geva-Zatorsky N, Sefik E, Kua L, Pasman L, Tan TG, Ortiz-Lopez A, et al. Mining the Human Gut Micro-biota for Immunomodulatory Organisms. Cell. 2017 23;168(5):928-943.e11.
13. Cianci R, Pagliari D, Piccirillo CA, Fritz JH, Gambassi G. The Microbiota and Immune System Crosstalk in Health and Disease. Mediators Inflamm. 2018 22;2018:2912539.
14. Wopereis H, Oozeer R, Knipping K, Belzer C, KnoL J. The first thousand days – intestinal microbiology of early life: establishing a symbiosis. Pediatr Allergy Immunol. 2014: 25: 428-38.
15. Shin A, Preidis GA, Shulman R, Kashyap PC. The gut microbiome in adults and pediatric functional gas-trointestinal disorders. Clin Gastr Hepatol. 2019; 17: 256-74.
16. Round JL, Mazmanian SK. The gut microbiota shapes intestinal immune responses during health and disease. Nat Rev Immunol. 2009; 9: 213-23.
17. Gordon JI, Dewey KG, Mills DA, Medzhitov RM. The Human Gut Microbiota and Undernutrition. Sci. Transl. Med. 2012; 4, 137: p. 12.
18. Lambrecht BN, Hammad H. The immunology of the allergy epidemic and the hygiene hypothesis. Nat Immunol. 2017; 18 (10): 1076-83.
19. Gibson GR, Roberfroid MB. Dietary modulation of the human colonic microbiota: introducing the concept of prebiotics. J Nutr. 1995; 125: 1401-12.
20. Bunyavanich S, Shen N, Grishin A, Wood R, Burks W, Dawson P, et al. (2016). Early-life gut microbiome composition and milk allergy resolution. Journal of Allergy and Clinical Immunology, 138(4), 1122-30.
21. Bunyavanich, S. Food allergy: could the gut microbiota hold the key? Nat Rev Gastroenterol Hepatol. 2019;16, 201-2.
22. Zhao W, Ho HE, Bunyavanich S. The gut microbiome in food allergy. Ann. Allergy Asthma Immunol. 2019;122, 276-82
23. Fazlollahi M, et al. Early-life gut microbiome and egg allergy. Allergy. 2018; 73, 1515-24
24. Feehley T, Plunkett CH, Bao R, Choi Hong SM, Culleen E, Belda-Ferre P, et al. Healthy infants harbor intestinal bacteria that protect against food allergy. Nat. Med. 2019;25(3):448-53.
25. Abuajah C, Ogbonna AC, Osuji CM. Functional components and medicinal properties of food: a review. J Food Sci Technol. 2015; 52(5):2522-9.
26. Julia V, Macia L, Dombrowicz D. The impact of diet on asthma and allergic diseases. Nature Rev Immu-nol. 2015; 15: 308-22.

27. Cuello-Garcia CA, Fiocchi A, Pawankar R, Yepes-Nuñez JJ, Morgano GP, Zhang Y, et al. World Allergy Organization-McMaster University Guidelines for Allergic Disease Prevention (GLAD-P): Prebiotics. WAO J. 2016; 9:10.

28. Cuello-Garcia CA, Fiocchi A, Pawankar R, Yepes-Nuñez JJ, Morgano GP, Zhang Y, et al. Prebiotics for the prevention of allergies: A systematic review and meta-analysis of randomized controlled trials. Clin Exp Allergy. 2017;47:1468-77.

29. Osborn DA, Sinn JK. Prebiotics in infants for prevention of allergy. Cochrane Database Syst Rev. 2013;3:CD006474.

30. Fiocchi A, Pawankar R, Cuello-Garcia C, Ahn K, Al-Hammadi S, Agarwal A, et al. World Allergy Organization-McMaster University Guidelines for Allergic Disease Prevention (GLAD-P): Probiotics. World Allergy Organization Journal. 2015; 27;8(1):4.

31. Canani RB, Di Costanzo M, Pezzella V, Cosenza L, Granata V, Terrin G, et al. The Potential Therapeutic Efficacy of Lactobacillus GG in Children with Food Allergies. Pharmaceuticals (Basel). 2012 Jun 19;5(6):655-64.

32. Floch MH, Walker WA, Guandalini S, Hibberd P, Gorbach S, Surawicz C, et al. Recommendations for probiotic use. J Clin Gastroenterol. 2008; 42(2):S104-S108.

33. Kalliomäki M, Salminen S, Arvilommi H, Kero P, Koskinen P, Isolauri E. Probiotics in primary prevention of atopic disease: a randomized placebo-controlled trial. Lancet 2001; 357 (9262): 1076-79.

34. KalliomAki M, Salminen S, Poussa T, Isolauri E. Probiotics during the first 7 years of life: a cumulative risk reduction of eczema in a randomized, placebo-controlled trial. J Allergy Clin Immunol. 2007;119(4):1019-21.

35. Zuccotti G, Meneghin F, Aceti A, Barone G, Callegari ML, Di Mauro A, et al. Probiotics for prevention of atopic diseases in infants: systematic review and meta-analysis. Allergy. 2015;70(11):1356-71.

36. Chang YS, Trivedi MK, Jha A, Lin YF, Dimaano L, García-Romero MT. Synbiotics for Prevention and Treatment of Atopic Dermatitis: A Meta-analysis of Randomized Clinical Trials. JAMA Pediatr. 2016; 170(3): 236-42.

37. Carvalho VO, Solé D, Antunes AA, Kiszewski-Bau AE, Kuschnir FC, Malloz MC, et al. Guia prático de atualização em dermatite atópica - Parte II: abordagem terapêutica. Posicionamento conjunto da Associação Brasileira de Alergia e Imunologia e da Sociedade Brasileira de Pediatria. Arq Asma Alerg Imunol. 2017; 1(2): 157-82.

38. Sánchez J, Paes Barreto BA, Macías A, Olmos C, De Falco A. Atopic Dermatitis Guideline. Position Paper from the Latin American Society of Allergy, Asthma and Immunology. Rev Alerg Mex. 2014 Jul-Sep;61(3):178-211.

39. Notay M, Foolad N, Vaughn AR, Sivamani RK. Probiotics, Prebiotics, and Synbiotics for the Treatment and Prevention of Adult Dermatological Diseases. Am J Clin Dermatol. 2017; 18(6): 721-32.

40. Chang YS, Trivedi MK, Jha A, Lin YF, Dimaano L, Garcia-Romero MT. Synbiotics for Prevention and Treatment of Atopic Dermatitis: A Meta-analysis of Randomized Clinical Trials. [published correction appears in JAMA Pediatr. 2016 Mar; 170 (3): 299]. JAMA Pediatr. 2016; 170 (3): 236-42.

41. Rivas MN, Crother TR, Arditi M. The Microbiome in Asthma. Curr Opin Pediatr. 2016; 28(6): 764-71.

42. Sullivan A, Hunt E, MacSharry J, Murphy DM. The Microbiome and the Pathophysiology of Asthma. Respiratory Research. 2016; 17 (1):163

43. Zajac AE, Adams AS, Turner JH. A systematic review and meta-analysis of probiotics for the treatment of allergic rhinitis. Int Forum Allergy Rhinol. 2015; 5 (6): 524-32.

44. Wise SK, Lin SY, Toskala E, et al. International Consensus Statement on Allergy and Rhinology: Allergic Rhinitis. Int Forum Allergy Rhinol. 2018; 8 (2): 108-352.

45. Tang ML, Ponsonby AL, Orsini F, Tey D, Robinson M, Su EL, et al. Administration of a probiotic with peanut oral immunotherapy: a randomized trial. J Allergy Clin Immunol. 2015.135(3):737-44.e8.

46. Baldassarre ME, Palladino V. Rationale of Probiotic Supplementation during Pregnancy and Neonatal Period. Nutrients. 2018;10:1693.

47. Mastromarino P, Capobianco D. Administration of a multistrain probiotic product (VSL#3) to women in the perinatal period differentially affects breast milk beneficial microbiota in relation to mode of delivery. Pharmacol. Res. 2015;95-6:63-70.

Parte 3: Alterações em Saúde, Disbiose e Terapia com Prebióticos, Probióticos e Simbióticos

48. Rautava S, Walker WA. Academy of Breastfeeding Medicine founder's lecture 2008: Breastfeeding--an extrauterine link between mother and child. Breastfeed. Med. 2009;4:3-10.
49. Sidharth M, Shaohua W, Ravinder N, Brandi M, Ria S, Subhash T, et al. Probiotics and Prebiotics for the Amelioration of Type 1 Diabetes: Present and Future Perspectives. Microorganisms 2019, 7(3), 67.
50. Han H, Li Y, Fang J, Liu G, Yin J, Li T, Yin Y. Gut Microbiota and Type 1 Diabetes. Int. J. Mol. Sci. 2018, 19, 995.
51. Zheng P, Li Z, Zhou Z. Gut microbiome in type 1 diabetes: A comprehensive review. Diabetes Metab. Res. Rev. 2018, 34, e3043.
52. Yoo JY, Kim SS. Probiotics and Prebiotics: Present Status and Future Perspectives on Metabolic Disorders. Nutrients. 2016, 8, 173.
53. De Oliveira, GLV, Leite AZ, Higuchi BS, Gonzaga MI, Mariano VS. Intestinal dysbiosis and probiotic applications in autoimmune diseases. Immunology 2017, 152, 1-12.
54. Mishra S, Wang S, Nagpal R, Miller B, Singh R, Taraphder S, et al. Probiotics and Prebiotics for the Amelioration of Type 1 Diabetes: Present and Future Perspectives. Microorganisms 2019;7:67.
55. D'arienzo R, Stefanile R, Maurano F, Mazzarella G, Ricca E, Troncone R, Auricchio S, Rossi M. Immunomodulatory effects of Lactobacillus casei administration in a mouse model of gliadin-sensitivy enteropathy. Scand J Immunol. 2011; 74(4):335-41.
56. Papista C, Gerakopoulos V, Kourelis A, Sounidaki M, Kontana A, Berthelot L, et al. Gluten induces coeliac-like disease in sensitized mice involving IgA and transglutaminase 2 interactions that are prevented by probiotics. Lab Invest. 2012;92(4):625-35.
57. Moraes LFS, Grzeskowiak LM, Teixeira TFS Peluzio MCG. Intestinal microbiota and probiotics in celiac disease. Clin Microbiol Rev. 2014;27(3):482-9.
58. De Palma G, Cinova J, Stepankova R, Tuckova L, Sanz Y. Pivotal Advance: Bifidobacteria and Gram--negative bacteria differentially influence immune responses in the proinflammatory milieu of celiac disease. J Leukoc Biol. 2010;87(5):765-78.
59. Fallani M, Young D, Scott J, Norin E, Amarri S, Adam R, et al. 2010. Intestinal microbiota of 6-week-old infants across Europe: geographic influence beyond delivery mode, breast-feeding, and antibiotics. J Pediatr Gastroenterol Nutr. 2010;51(1):77-84.
60. De Angelis M, Rizzelo CG, Fasano A, Clemente MG, De Simone C, Silano M, et al. VSL#3 probiotic preparation has the capacity to hydrolyze gliadin polypeptides responsible for celiac sprue. Biochim Biophys Acta. 2006 Jan;1762(1):80-93.
61. De Sousa Moraes LF, Grzeskowiak LM, de Sales Teixeira TF, Gouveia Peluzio Mdo C. Intestinal microbiota and probiotics in celiac disease. Clin Microbiol Rev. 2014 Jul;27(3):482-9.
62. Smecuol E, Hwang HJ, Sugai E, Corso L, Cherñavsky AC, Bellavite FP, et al. Exploratory, randomized, double-blind, placebo-controlled study on the effects of Bifidobacterium infantis Natren Life Start strain super strain in active celiac disease. J Clin Gastroenterol. 2013 Feb;47(2):139-47.
63. Olivares M, Castillejo G, Varea V, Sanz Y. Double-blind, randomised, placebo-controlled intervention trial to evaluate the effects of Bifidobacterium longum CECT 7347 in children with newly diagnosed coeliac disease. Br J Nutr 2014;112(1):30-40.

Para saber mais

a. Musso P, Chiappini E, Bernardini R. Human Microbiome and Allergic Diseases in Children: Pathogenetic Role and Therapeutic Options. Curr Pediatr Rev. 2020;16(2):89-94.
b. Cukrowska B, Bierła JB, Zakrzewska M, Klukowski M, Maciorkowska E. The Relationship between the Infant Gut Microbiota and Allergy. The Role of Bifidobacterium breve and Prebiotic Oligosaccharides in the Activation of Anti-Allergic Mechanisms in Early Life. Nutrients. 2020; 29;12(4):946.

Microbiota Gastroesofágica e *Helicobacter pylori*: Distúrbios e Tratamento

Amanda Mandarino Alves
Gisela Bandeira de Melo Lins de Albuquerque
Sabrina Rodrigues de Figueiredo
Thaís Cabral de Melo Viana
Tomas Navarro-Rodriguez

Cada vez mais, se somam evidências de que a microbiota tem importante papel na fisiologia humana. Os microrganismos são benéficos em diversos aspectos, auxiliando a digestão, intermediando a síntese de vitaminas, promovendo o desenvolvimento do sistema imune, regulando o metabolismo e prevenindo a invasão de patógenos. Em contraste, diversas doenças, principalmente as localizadas no trato gastrointestinal, estão associadas a alterações na composição e diversidade dessas comunidades microbianas, tendo a disbiose papel no mecanismo fisiopatológico de doenças como as inflamatórias e o câncer.

Microbioma nas doenças esofágicas

Ao contrário de outros sítios, a pesquisa do microbioma esofágico não é um processo simples e demanda custos por ser dependente de técnicas invasivas através de endoscopia e estudo anatomopatológico. Apesar da minoria das bactérias que compõem a microbiota humana serem cultiváveis, métodos diagnósticos por reação de polimerase em cadeia vêm permitindo o sequenciamento do metagenoma a partir da amplificação do gene 16S rRNA presente em grande parte das bactérias.

Em decorrência de o esôfago ser um órgão tubular de cavidade virtual colapsada com papel principal na transferência do alimento da boca ao estômago, inicialmente acreditava-se que não havia colonização desse sítio por microrganismos e que os agentes ali encontrados fossem provenientes da cavidade oral, carreados pelos alimentos ou do estômago, a partir do refluxo gástrico. Mais tarde, porém, com a melhoria dos métodos diagnósticos verificou-se a presença de bactérias na superfície da mucosa esofágica, demonstrando uma microbiota residente com mais 100 espécies isoladas.

Pode-se dizer que a composição da microbiota ao longo do trato esofágico normal é uniforme, sofrendo pequenas variações ao longo de sua extensão de acordo com a proximidade da boca e do estômago. Essa população foi denominada de microbiota tipo 1, a qual é composta por 6 principais famílias: *Firmicutes, Bacteroides, Actinobacteria, Proteobacteria, Fusobacteria* e TM7. Predominando bactérias gram-positivas, dessas aproximadamente 78% do gênero *Streptococcus*.

O sequenciamento genético demonstrou que a microbiota do esôfago distal de pacientes saudáveis diferenciava significativamente em relação a dos pacientes com doença esofágica como esofagite e esôfago de Barrett, sendo população denominada de microbiota tipo 2. Os indivíduos doentes possuem maior diversidade de microrganismos, menor porcentagem de Streptococcos e taxas acima de 50% de gram-negativos, apresentando taxas elevadas de *Prevotella* e *Fusobacterium* e alteração nos *Firmicutes* com aumento de *Veillonella* e *Proteobacterias*.

Ainda não se têm completamente claro os mecanismos fisiopatológicos envolvidos na ativação inflamatória, mas aventa-se que a presença de refluxo gástrico provoca alterações de pH no esôfago distal, levando a variações microambientais que modificam a composição da microbiota do tipo 1 para tipo 2. Os microrganismos gram-negativos, a partir da produção de lipopolissacarídeos, ativam a resposta imune inata, estimulando receptores *toll-like* do tipo 4 no epitélio e nas células inflamatórias, que promovem ativação do fator nuclear kappa-β (NF–κβ) e elevam as citocinas inflamatórias IL-6, IL-8, IL-1β e TNF-α. Assim, na esofagite e no esôfago de Barrett, a alteração da microbiota é gatilho para a cascata que culmina em adenocarcinoma, induzindo inflamação crônica, lesão do DNA, ativação de oncogênese e supressão da resposta imune antitumoral.

Efeito da infecção por *Helicobacter pylori* no esôfago

Se, por um lado, há associação das doenças esofágicas com as alterações na microbiota do esôfago distal, por outro, estudos tentam provar a capacidade protetora de alguns microrganismos a essas doenças, como é o caso do *Helicobacter pylori* (*H. pylori*).

O *H. pylori* é uma bactéria gram-negativa que, em geral, coloniza a mucosa gástrica e é sabidamente envolvida na patogênese do câncer gástrico e no linfoma tipo MALT (*Mucosa-Associated Lymphoid Tissue*) no estômago. Ela é capaz de induzir a inflamação através da ativação de citocinas pró-inflamatórias. Essas citocinas levam a perda progressiva de glândulas gástricas gerando atrofia, promovem redução dos níveis de somatostatina que, regulando negativamente a gastrina, resultam em hipergastrinemia. Essa elevação da gastrina funciona como fator de crescimento para *H. pylori*, realizando um *feedback* positivo e realimentando a cadeia.

A baixa produção ácida decorrente das alterações atróficas do estômago protege contra úlceras duodenais e, ainda que controverso, provavelmente contra as complicações esofágicas secundárias ao refluxo ácido gástrico, uma vez que a secreção ácida é fator importante no desenvolvimento da doença do refluxo gastroesofágico (DRGE).

Diversos estudos mostraram a relação inversa entre a ocorrência de DRGE e a infecção pelo *H. pylori*, particularmente, a maior gravidade da doença após erradicação. Estudo coreano, onde a prevalência de gastrite atrófica é elevada, demonstrou associação entre a soropositividade para *H. pylori* e o risco reduzido para esofagite erosiva. No entanto, outros estudos caso-controle, apesar de também sugerirem que *H. pylori* seja fator protetor na DRGE e esofagite, demonstraram que a erradicação não levou a novos casos de DRGE, nem houve piora dos sintomas. Essas divergências podem ser justificadas por se tratarem de doenças multifatoriais com variáveis como sexo, idade, obesidade, tabagismo entre outros. Assim, questiona-se a interpretação isolada dessas associações já que até o momento padecem estudos combinando todos esses fatores a fim de definirem melhor seus efeitos sobre as doenças esofágicas, principalmente a DRGE.

H. pylori e sua influência na microbiota gástrica

No passado, o estômago era tido como órgão estéril, sobretudo pela barreira ácida. A descoberta do *H. pylori* em 1983, bactéria gram-negativa que infecta mais de 50% da população mundial, quebrou esse paradigma. Hoje se sabe que esse não é o único microrganismo que ocupa o estômago e que a relação do *H. pylori* com a microbiota desse órgão é importante no desenvolvimento de doenças como o câncer gástrico, gastrite crônica atrófica, úlcera péptica e tumores linfoides associados à mucosa. Com o desenvolvimento da biologia molecular e avanços tecnológicos, foi possível a análise genética das populações microbianas sem a necessidade de cultivo.

Estudos prévios baseados em cultura, entretanto, já haviam caracterizado na mucosa gástrica alguns membros do filo *Firmicutes, Proteobacteria, Actinobacteria e Fusobacteria*. Após métodos recentes, mais de 128 filos foram descobertos, indicando que o estômago abriga ecossistema microbiano com diferenças significativas em relação ao da cavidade oral e esôfago, acrescentando o *Bacteroidetes* como parte dos cinco filos predominantes junto aos anteriormente citados.

Mudanças da microbiota gástrica foram observadas entre indivíduos *H. pylori* positivos e negativos. Ainda, diferentes doenças associadas ao *H. pylori* mostram diferentes composições da microbiota, evidenciando a importância da microbiota não-*H. pylori* nas desordens do estômago. Estudos feitos em modelos animais, por exemplo, detectaram após 12 semanas de infecção com *H. pylori,* marcantes alterações na microbiota, incluindo o aparecimento de *Enterococcus* e *Staphylococcus aureus* e a diminuição do número de Lactobacilos. Em contrapartida, outros estudos não evidenciaram diferenças dramáticas na microbiota gástrica entre aqueles infectados e não infectados pelo *H. pylori*. Erros metodológicos poderiam justificar as diferenças dos achados como: diferentes métodos usados na avaliação da microbiota, amostras limitadas e fatores ambientais como dieta, estilo de vida, etnia e variação geográfica. Somado a isso, os falsos positivos e falsos negativos nos métodos de detecção do *H. pylori*.

Impacto do H. pylori na composição da microbiota gástrica e associação a câncer

Em 1994, *H. pylori* foi categorizado como agente carcinogênico definitivo pela Organização Mundial da Saúde, sendo hoje considerado o agente etiológico mais crucial no desenvolvimento do adenocarcinoma gástrico.

O adenocarcinoma ligado ao *H. pylori* está associado à colonização proximal do estômago (pangastrite), o que leva a atrofia gástrica e evolução para metaplasia intestinal, seguida de displasia e então adenocarcinoma, processo esse que ocorre ao longo de décadas em cerca de 1-3% dos indivíduos infectados.

Diversos fatores estão bem estabelecidos como contribuintes para a carcinogênese do *H. pylori*, como a virulência de determinadas cepas, a duração da infecção, características genéticas do hospedeiro e aspectos ambientais como dieta. Com a descoberta mais atual da existência de uma microbiota gástrica, o seu desequilíbrio também está associado ao câncer gástrico nos indivíduos *H. pylori* positivo.

Parte 3: Alterações em Saúde, Disbiose e Terapia com Prebióticos, Probióticos e Simbióticos

Estudo feito por Eun et al. comparou a composição da mucosa gástrica de pacientes em diferentes estágios de doença e notou uma menor abundância da família *Helicobacteraceae* e maior prevalência de *Streptococcaceae* naqueles portadores de câncer gástrico em comparação com gastrite crônica e metaplasia intestinal. Em contrapartida, estudo feito em 720 chineses por Yu et al. favoreceu a ideia de que uma redução da diversidade da microbiota estaria relacionada com o câncer gástrico.

Além de controvérsias sobre a diversidade da microbiota no câncer gástrico, ainda não se estabeleceu qual conjunto de microrganismos estaria mais relacionado ao desenvolvimento do câncer gástrico. Quando tomados em conjunto, os estudos demonstram que existem diferenças significativas na microbiota gástrica nos diferentes estágios da cascata da carcinogênese: gastrite, metaplasia intestinal e câncer gástrico.

Os dados sugerem que o desenvolvimento do câncer está associado muito mais à mudança da microbiota comensal do que a um microrganismo específico, mudança essa que teria a infecção pelo *H. pylori* como gatilho. Esse fato pode ser corroborado, por exemplo, pelo estudo realizado por Lofgren e colegas, em modelos de rato, evidenciando que a severidade da lesão gástrica e o tempo para surgimento de neoplasia intraepitelial foi diferente de acordo com as diferenças de microbiota. Em metanálise realizada por Dias-Jácome et al., notou-se que no câncer gástrico há uma diminuição das bactérias pertencentes ao filo *Proteobacteria* (*Neisseria spp, Haemophilus spp, Bergeriella denitrificans, Epsilonproteobacteria* e *Helicobacteriaceae*) e *Bacteroidetes* (*Porphyromonas spp* e *Prevotella pallens*), enquanto bactérias pertencentes ao filo *Firmicutes* estão em maior número (*Streptococacceae, Lachnospiraceae* e *Lactobacillus coleohominis*) ou menor (*Streptococcus sinensis*). *Klebsiella pneumoniae* e *Acinetobacter baumannii* são duas exceções – pertencem ao filo *Proteobacteria*, mas tendem a aumentar com a carcinogênese gástrica.

O mecanismo pelo qual o *H. pylori* e sua associação com a microbiota induz o aparecimento do câncer gástrico é incerto. A conversão do *H. pylori* para a forma de coco, induzida pela microbiota gástrica, é um dos fatos que pode contribuir para a carcinogênese: a forma cocoide favorece a proliferação das células epiteliais gástricas e diminuição de apoptose. Além disso, a diminuição da secreção ácida causada pelo *H. pylori* poderia justificar a sobrevivência e colonização de outras espécies de bactérias provindas da cavidade oral, do trato respiratório superior e até mesmo do intestino. O supercrescimento dessa população levaria a maior conversão do nitrato da dieta em carcinógenos N-nitrosamina e óxido nítrico e liberação de outros potentes mutagênicos. Por outro lado, independente do pH, o *H. pylori* poderia levar ao crescimento de outras bactérias não residentes por meio da produção de amônia e bicarbonato através da ureia. Tudo isso levaria ao aumento da resposta inflamatória, acelerando atrofia, metaplasia e câncer.

Cofatores no desenvolvimento do adenocarcinoma gástrico associado a *H. pylori*

As variações genômicas das cepas do *H. pylori* são responsáveis por determinar diferentes padrões de virulência. De todos os fatores de virulência conhecidos, cagA (citotoxina associada ao gene A) e sua ilha de patogenicidade cag-PAI, bem como vacA (citotoxina A vacuolada) são os maiores fatores de patogenicidade. Estão associados a maior inflamação e graus de atrofia, bem como maior possibilidade de evolução para adenocarcinoma quando comparados com cepas cagA negativas.

Microbiota Gastroesofágica e *Helicobacter pylori*: Distúrbios e Tratamento

O gene cagA marca a presença da ilha de patogenicidade cag (cagPAI), componente do genoma do *H. pylori* que codifica mecanismos de injeção de moléculas efetoras da bactéria na célula hospedeira, permitindo que o *H. pylori* module vias do metabolismo celular, como expressão de proto-oncogenes, produção de espécies reativas de oxigênio e dano oxidativo do DNA.

CagA é uma proteína de 120-140 KDA que atua como antígeno altamente imunogênico, induz níveis mais altos de expressão de citocinas, tais como IL-1β e IL-8, e está fortemente associado ao risco de desenvolver câncer gástrico. Essa proteína transloca-se para o interior da célula do hospedeiro quando a bactéria se liga à membrana. Dentro da célula, cagA é fosforilada após interação com outras proteínas, levando a mudanças morfológicas na célula do hospedeiro.

Outro cofator da carcinogênese influenciado pela presença do *H. pylori* é a redução da E-caderina através da metilação de seu gene, induzida pelo *Helicobater*. E-caderina é uma molécula de adesão de tecidos epiteliais, responsável por manter a arquitetura celular. Sua porção intracelular se liga à beta-catenina. Aliado a isso, o CagA do *H. pylori*, translocado para o interior da célula do hospedeiro após a infecção, é capaz de se ligar à porção intracelular da E-caderina, levando ao acúmulo de β–catenina no citoplasma e no núcleo, estimulando a transcrição de genes dependentes da β-catenina envolvidos na carcinogênese.

No que tange aos fatores relacionados ao hospedeiro na predisposição ao adenocarcinoma gástrico associado ao *H. pylori*, o polimorfismo do gene da IL-1 por exemplo, se associa a intensa resposta inflamatória, resultando em hipocloridria, e com isso, a maior predisposição ao câncer. Polimorfismo genéticos do TNF-α e IL-10 também foram associados a maior predisposição ao adenocarcinoma gástrico diante de infecção pelo *H. pylori*. Em adição a inflamação, a gastrite induzida por *H. pylori* afeta a secreção de hormônios como leptina e grelina, que podem influenciar o microambiente gástrico pela modulação da secreção ácida gástrica e resposta imune.

Com relação a fatores ambientais, o elevado consumo de sal é um fator conhecido como potencializador do adenocarcinoma gástrico relacionado ao *H. pylori*. Apesar do mecanismo não ser inteiramente conhecido, o sal levaria ao dano da mucosa, causando inflamação e permitindo a entrada de carcinógenos no estômago. Em segundo lugar, aumentaria a produção de citocinas e enzimas pró-inflamatórias (como ciclo-oxigenase 2 – COX2) e, finalmente, modularia fatores de virulência no *H. pylori* como cagA.

Intervenções terapêuticas e o seu efeito sobre a fisiologia gástrica e o microbioma gástrico

A microbiota parece ter relação com algumas doenças do trato gastrointestinal. Sua composição pode ser modificada pela presença do *H. pylori*, que altera o pH fisiológico gástrico, inibe a colonização por algumas bactérias antes responsáveis pela homeostase gástrica e ativa vias inflamatórias que podem resultar em quadros patológicos. Sendo assim, foram realizados alguns estudos para investigar o efeito da erradicação do *H. pylori* na fisiologia gástrica.

O impacto do tratamento da erradicação do *H. pylori* foi alvo de questionamentos quanto ao provável desequilíbrio no microbioma gástrico e aventou-se a possibilidade de interação negativa sobre os microrganismos presentes da microbiota do indivíduo não tratado.

Em um estudo de 2016, Li et al. evidenciaram que, antes da erradicação do *H. pylori*, existia uma diferença significativa na colonização de *Prevotella* e *Clostridium leptum* entre corpo

Parte 3: Alterações em Saúde, Disbiose e Terapia com Prebióticos, Probióticos e Simbióticos

e antro. Após a erradicação, essas bactérias recolonizaram o antro, com aumento também de *Lactobacillus ssp., Clostridium leptum, Enterobacteria* e redução de *Clostridium coccoides*, sugerindo que o *H. pylori* pode impactar consideravelmente na distribuição desses microrganismos e que, após sua erradicação, a microbiota pode ser redistribuída, alterar sua composição e tornar-se mais equilibrada.

Em um estudo chinês publicado em 2019, um grupo de dez pacientes jovens assintomáticos que recebeu esquema quádruplo com bismuto por 14 dias apresentou importante modificação no padrão da microbiota gástrica e, em vez de apresentar disbiose, evoluiu ao término do tratamento com aumento na população alfa de bactérias, dentre elas os gêneros Lactobacilos e Bifidobactérias.

Outra alteração relacionada ao tratamento de erradicação do *H. pylori* foi demonstrada em estudo espanhol publicado em 2019 que correlacionou a mudança na microbiota gástrica com aumento dos níveis de GLP-1 (peptídeo semelhante ao glucagon 1). Dessa forma, a erradicação pode apresentar efeitos importantes sobre o metabolismo, em destaque ao dos carboidratos, sendo cenário para novos estudos.

Conclusão

Já é bem estabelecido que a microbiota tem papel importante na fisiologia humana. Atualmente, novas pesquisas buscam correlacionar e identificar o papel desses agentes na patogênese de doenças. Alterações ambientais são capazes de gerar modificações na microbiota local, como é o caso do esôfago distal e do estômago. Essas modificações podem provocar impactos negativos, uma vez que algumas populações funcionam de gatilho ativando fatores pró-inflamatórios e carcinogênicos; mas também podem funcionar como fatores de proteção, como é o caso do *H. pylori* na possível proteção para a DRGE.

A melhor caracterização da microbiota nos indivíduos infectados e não infectados pelo *H. pylori*, bem como a avaliação da evolução para o câncer, poderia fornecer maior substrato para profilaxia e tratamento das doenças do estômago. Alguns microrganismos que são considerados com atividade anti-*H. pylori*, como *Lactobacilos* ou *Saccharomyces boulardii*, já vem sendo estudados como probióticos na erradicação do *H. pylori*. Além disso, se a mudança da microbiota durante os estágios da carcinogênese for bem estabelecida, abre-se uma perspectiva futura para rastreio de lesões pré-malignas com base na microbiota.

Referências bibliográficas

1. Baba Y, Iwatsuki M, Yoshida N, Watanabe M, Baba Hideo. Review of the gut microbiome and esophageal cancer: Pathogenesis and potential clinical implications. Ann Gastroenterol Surg. 2017 Jun 7;1(2):99-104. doi:10.1002/ags3.12014.
2. Cornejo-Pareja I, Martín-Núñez GM, Roca-Rodríguez MM, Cardona F, Coin-Aragüez L, Sánchez-Alcoholado L, et al. H. pylori Eradication Treatment Alters Gut Microbiota and GLP-1 Secretion in Humans. J Clin Med. 2019 Apr 4;8(4). doi:10.3390/jcm8040451.
3. Corning B, Copland AP, Frye JW. The Esophageal Microbiome in Health and Disease. Curr Gastroenterol Rep. 2018 Aug 1;20(8):39. doi:10.1007/s11894-018-0642-9.
4. Dias-Jácome E, Libânio D, Borges-Canha M, Galaghar A, Pimentel-Nunes P. Gastric microbiota and carcinogenesis: the role of non-Helicobacter pylori bacteria - A systematic review. Rev Esp Enferm Dig. 2016 Sep;108(9):530-40. doi:10.17235/reed.2016.4261/2016.

5. Eun CS, Kim BK, Han DS, Kim SY, Kim KM, Choi BY, et al. Differences in gastric mucosal microbiota pro-filing in patients with chronic gastritis, intestinal metaplasia, and gastric cancer using pyrosequencing methods. Helicobacter. 2014 Dec;19(6):407-16. doi:10.1111/hel.12145.

6. Gorkiewicz G, Moschen A. Gut microbiome: a new player in gastrointestinal disease. Virchows Arch. 2018 Jan;472(1):159-172. doi:10.1007/s00428-017-2277-x.

7. He C, Peng C, Wang H, Ouyang Y, Zhu Z, Shu X, et al. The eradication of Helicobacter pylori restores rather than disturbs the gastrointestinal microbiota in asymptomatic young adults. Helicobacter. 2019 Aug;24(4):e12590. doi:10.1111/hel.12590.

8. He C, Yang Z, Lu N. Imbalance of Gstrointestinal Microbiota in the Pathogenesis of Helicobacter pylori--Associated Diseases. Helicobacter. 2016 Oct;21(5):337-48. doi:10.1111/hel.12297.

9. Hyo JA, Dong SL. Helicobacter pylori in gastric carcinogenesis. World J Gastrointest Oncol. 2015 Dec 15; 7(12): 455-65. Published online 2015 Dec 15. doi:10.4251/wjgo.v7.i12.455.

10. Ladeira MSP, Salvadori DMF, Rodrigues MAM. Biopatologia do Helicobacter pylori. J. Bras. Patol. Med. Lab. vol.39 no.4 Rio de Janeiro 2003.

11. Li L, Zhou X, Xiao S, Ye F, Zhang G. The Effect of Helicobacter pylori Eradication on the Gastroin-testinal Microbiota in Patients with Duodenal Ulcer. J Gastrointestin Liver Dis. 2016 Jun;25(2):139-46. doi:10.15403/jgld.2014.1121.252.hpe.

12. Li TH, Qin Y, Sham PC, Lau KS, Chu KM, Leung WK. Alterations in Gastric Microbiota After H. pylori Era-dication and in Different Histological Stages of Gastric Carcinogenesis. Sci Rep. 2017 Mar 21;7:44935. doi:10.1038/srep44935.

13. Lofgren JL, Whary MT, Ge Z, Muthupalani S, Taylor NS, Mobley M, et al. Lack of commensal flora in Helicobacter pylori-infected INS-GAS mice reduces gastritis and delays intraepithelial neoplasia. Gastroenterology. 2011 Jan;140(1):210-20. doi:10.1053/j.gastro.2010.09.048

14. Lv J, Guo L, Liu JJ, Zhao HP, Zhang J, Wang JH. Alteration of the esophageal microbiota in Barrett's esophagus and esophageal adenocarcinoma. World J Gastroenterol. 2019 May 14;25(18):2149-2161. doi:10.3748/wjg.v25.i18.2149.

15. Noto JM, Peek RM J. The gastric microbiome, its interaction with Helicobacter pylori, and its potential role in the progression to stomach cancer. PLoS Pathog. 2017 Oct 5;13(10):e1006573. doi:10.1371/journal.ppat.1006573.

16. Scida S, Russo M, Miraglia C, Leandro G, Franzoni L, Meschi T, et al. Relationship between Helicobacter pylori infection and GERD. Acta Biomed. 2018 Dec 17;89(8-S):40-43. doi:10.23750/abm.v89i8-S.7918.

17. Sjomina O, Heluwaert F, Moussata D, Leja M. Helicobacter pylori infection and nonmalignant diseases. Helicobacter. 2017 Sep;22 Suppl 1. doi:10.1111/hel.12408.

18. Suerbaum S. Microbiome analysis in the esophagus. Gastroenterology. 2009 Aug;137(2):419-21. doi:10.1007/s11938-018-0171-5.

19. Yang L, Chaudhary N, Baghdadi J, Pei Z. Microbiome in reflux disorders and esophageal adenocarcino-ma. Cancer J. 2014 May-Jun;20(3):207-10. doi:10.1097/PPO.0000000000000044.

20. Zhang XY, Zhang PY, Aboul-Soud MA. From inflammation to gastric cancer: Role of Helicobacter pylori. Oncol Lett. 2017 Feb; 13(2): 543-8. Published online 2016 Dec 15. doi:10.3892/ol.2016.5506.

Para saber mais

a. Guo Y, Zhang Y, Gerhard M, Gao JJ, Luque RM, Zhang L, et al. Effect of Helicobacter pylori on gastroin-testinal microbiota: a population-based study in Linqu, a high-risk area of gastric câncer. Gut. 2020 Sep;69(9):1598-1607. doi:10.1136/gutjnl-2019-319696.

b. Yan R, Guo Y, Gong Q, Chen M, Guo Y, Yang P, et al. Microbiological evidences for gastric cardiac microflo-ra dysbiosis inducing the progression of inflammation. J Gastroenterol Hepatol. 2020 Jun;35(6):1032-1041. doi:10.1111/jgh.14946.

c. Chen Z, Chen H, Yu Lu, Xin H, Kong J, Bai Y, et al. Bioinformatic identification of key pathways, hub ge-nes, and microbiota for therapeutic intervention in Helicobacter pylori infection. J Cell Physiol. 2021 Feb;236(2):1158-1183. doi:10.1002/jcp.29925.

Diarreias Infecciosas e Associadas a Antibióticos: Terapia com Probióticos

Daniel Machado Baptista
Ricardo C. Barbuti

Introdução

Diarreia é uma manifestação comum de várias doenças gastrointestinais. Definida como redução da consistência das fezes e/ou aumento da frequência evacuatória, ela ocorre pelo desbalanço entre a absorção e secreção intestinal de água e eletrólitos. É um dos principais problemas de saúde nos países em desenvolvimento e uma das principais causas de hospitalização em crianças. O tratamento consiste na reposição de fluidos por via oral de preferência, o que reduz a morbimortalidade, porém, não reduz a duração e intensidade da diarreia.[1] Frente ao reconhecimento da importância do microbioma humano em processos fisiológicos e patológicos, tem-se aumentado o interesse no uso de bactérias e leveduras não patogênicas, assim como nutrientes que favoreçam seu crescimento e colonização, como estratégia de tratamento ou prevenção das diarreias.[2]

Os probióticos são microrganismos vivos não patogênicos que, quando administrados em concentrações adequadas, são capazes de alterar a microbiota do hospedeiro promovendo efeitos benéficos. Já os prebióticos são alimentos não digeríveis, que sofrem fermentação no cólon e estimulam bactérias ditas promotoras de saúde, principalmente Bifidobactérias e Lactobacilos. A combinação de probióticos com prebióticos formam os simbióticos.[2] Os probióticos devem ter a capacidade de sobreviver à passagem pelo trato gastrointestinal e de aderir e colonizar o intestino, sendo viáveis em preparações orais e estáveis em ácido e bile.[2] Eles são geralmente compostos por bactérias comensais, por isso, usualmente são considerados seguros.[3] Podem estar na forma de alimentos, suplementos, drogas, alimentos medicinais, dispositivos médicos ou cosméticos.

Seu mecanismo de ação envolve a modulação da microbiota intestinal por meio de exclusão competitiva, manutenção da integridade da barreira mucosa, prevenção de adesão e translocação bacteriana e modulação de resposta imune local pelo tecido linfoide associado

Parte 3: Alterações em Saúde, Disbiose e Terapia com Prebióticos, Probióticos e Simbióticos

ao intestino (do inglês *gut-associated lymphoid tissue- GALT*).[4] Os efeitos são dependentes de cepas e doses específicas. Há estudos em diversas áreas, como intolerância à lactose, hipercolesterolemia, diarreia do viajante, diarreias infecciosas por *Rotavirus*, diarreia induzida por radioterapia, síndrome do intestino irritável, havendo evidências mais robustas nas diarreias associadas a antibióticos (DAA) e na colite pseudomembranosa (CP), que serão comentadas ao longo do capítulo.[5]

Diarreias associadas a antibióticos

Epidemiologia e definição

As diarreias associadas a antibióticos (DAA) são definidas como três ou mais evacuações com redução da consistência das fezes (líquidas ou pastosas) em 24 a 48 horas que ocorrem em pessoas durante ou após 6 a 8 semanas do uso de antibióticos. É necessário excluir outras etiologias, principalmente, causas infecciosas.[5] As DAA são uma complicação comum na infância nos pacientes tratados em ambulatório ou ambiente hospitalar. Os antibióticos estão entre as drogas mais prescritas nessa população, sendo que mais de 50% das pessoas receberão tais fármacos entre o nascimento e os 18 anos de idade. Quase todo antibiótico oral ou parenteral já foi associado a DAA, no entanto, o risco parece ser maior quando há cobertura de anaeróbios. Cerca de um terço das crianças que recebem antibióticos irão desenvolver esta complicação, sendo essa taxa aumentada para 80% quando se considera o uso intra-hospitalar.[6] Os principais antibióticos prescritos são a amoxicilina, azitromicina e a amoxicilina com clavulanato, sendo esse último um dos principais antibióticos associados a essa complicação.[5] Dominique Tuck et al. verificou, como fatores de risco principais, a idade abaixo de 2 anos, com aumento da incidência de 11% para 18%, e o uso de amoxicilina-clavulanato, com aumento da incidência de 11% para 23%.[7] Já nos adultos, a incidência varia entre 5 e 39% e nos Idosos acima de 65 anos entre 15 e 20%, sendo maior em hospitalizados, onde chega a 39% (Tabela 18.1).[8]

Tabela 18.1. Antibióticos e risco das DAA em crianças[7,9]

Antibiótico	Incidência de DAA (%)
Penicilina G e V	1,2-3
Penicilina A e M	11
Amoxicilina	1,2
Amoxicilina com clavulanato	19,8-23
Cefalosporinas	9
Macrolídeos	8
Sulfametoxazol com trimetoprima	6
Eritromicina	16

Fisiopatologia

Os mecanismos envolvidos parecem ser o efeito tóxico direto dos antibióticos no intestino associado à alteração da função digestiva, tanto de motilidade quanto de secreção, secundária à disbiose e ao supercrescimento bacteriano de microrganismos patogênicos.[10] A maioria dos casos são leves e autolimitados e melhoram após a suspensão do fármaco, porém, podem haver efeitos prolongados na microbiota intestinal, aumentando a susceptibilidade a infecções e outras doenças.[11,12] Além disso, a DDA pode resultar em hospitalização prolongada, aumento dos custos de saúde e outras complicações.[4,13]

Uso de probióticos

Estudos com probióticos em adultos demonstram um número necessário para tratar (NNT) de 6 a 7 pacientes para prevenir DAA. Metanálise com 30 ensaios clínicos randomizados e controlados de DAA em adultos demonstra redução de risco em adultos entre 18 e 64 anos, com risco relativo de 0,58, porém, não em idosos acima de 65 anos.[8] Metanálise holandesa com 32 ensaios clínicos randomizados e controlados mostra evidência com 07 cepas ou formulações de múltiplas cepas, sendo *Lactobacillus rhamnosus* GG (LGG) o mais efetivo, na dose mínima de 2×10^9 UFC/dia com risco relativo 0,3 e intervalo de confiança 95% 0,16-05.[4] Com relação à duração da intervenção com probióticos, os estudos variam entre 5 e 28 dias, mas cerca de um terço deles aponta que a duração de duas semanas pode ser apropriada.[8]

Já de acordo uma revisão da Cochrane, publicada em 2019 com 6.352 crianças de até 18 anos, o NNT para prevenção parece ser de 9.[14] Parece haver maior efeito em altas doses, acima de 5 bilhões de UFC/dia, com queda do NNT para 6. A qualidade de evidência foi moderada. Apenas duas cepas, LGG e *Saccharomyces boulardii* (Sb), foram recomendadas por essa revisão devido à baixa taxa de eventos adversos associados.[15] Isso é corroborado pelo consenso de 2016 da *European Society for Pediatric Gastroenterology, Hepatology, and Nutrition* (ESPGHAN) para prevenção de DAA em crianças (Tabela 18.2).[16] Com relação ao tratamento da DAA já instalada, existem dados positivos para redução do tempo médio do episódio em 18 a 24h, porém, sem efeito no número de evacuações por dia.[14,15,17]

Tabela 18.2. Probióticos com mais evidência na prevenção de DAA e de tratamento de gastroenterites agudas em crianças[15-18]

Probiótico	Dose de prevenção	Dose de tratamento (5-7 dias)
Lactobacillus rhamnosus GG	5×10^9 a 40×10^9 UFC/dia	$> 10^{10}$ UFC/dia
Saccharomyces boulardii	250-500mg/dia	250-750 mg/dia

UFC: unidades formadoras de colônias.

Alguns estudos consideraram as DAA oriundas da terapia antibiótica para erradicação do *Helicobacter pylori*, que giram em torno de 23% na terapia sequencial e 46% na terapia concomitante, prejudicando a adesão e levando a maiores taxas de falência ao tratamento.[15] McFarland et al. demonstrou em uma revisão sistemática que alguns probióticos aumentam a taxa de erradicação do *H. pylori* e previnem efeitos adversos, reduzindo as DDA em 4,5 ou 12%, a depender de terapia tríplice ou terapia sequencial quádrupla, respectivamente. As cepas que tiveram esse resultado positivo foram o *Lactobacillus acidophilus/Bifidobacterium animalis* e uma mistura com oito cepas.[19]

Segurança

Com relação a eventos adversos, há um histórico longo de segurança no uso de probióticos.[3] Revisão de Cochrane de 2019 com 4.415 pacientes não demonstrou eventos adversos graves, com baixa taxa de maneira geral, inclusive com maior número de eventos nos

Parte 3: Alterações em Saúde, Disbiose e Terapia com Prebióticos, Probióticos e Simbióticos

pacientes do grupo-controle. Não parece haver diferença entre as duas cepas propostas.[14] Apesar de parecerem seguros, existem pequenos estudos em unidades de terapia intensiva e unidades neonatais que mostram efeitos adversos graves em crianças ou idosos gravemente debilitados ou imunocomprometidos com fatores de risco, como prematuridade, doença cardíaca estrutural, pós-operatório e uso cateter venoso central, havendo risco de translocação bacteriana ou fúngica, com relatos de pneumonia, meningite e endocardite por Lactobacilos e abscessos hepáticos por LGG.[14,16,20,21] Questiona-se ainda se o uso de probióticos em vigência de uso de antibióticos ou infecções é capaz de disseminar genes de resistência antibiótica para espécies patogênicas, porém, ainda sem evidências conclusivas.[5,22,23]

Dados de cepas e combinações específicas (Quadro 18.1)

Quadro 18.1. Probióticos estudados em prevenção e/ou tratamento das DAA[16]

Lactobacillus rhamnosus GG
Saccharomyces boulardii
Lactobacillus reuteri DSM17938
Clostridium butyricum e *Bifidobacterium* (pó combinado)
Lactobacillus plantarum DSM 9843 (LP299V)
Lactobacillus acidophilus/Lactobacillus rhamnosus/Lactobacillus bulgaricus/Lactobacillus casei/Streptococcus thermophilus/Bifidobacterium infantis/Bifidobacterium breve
Bifidobacterium lactis e *Streptococcus thermophilus*
Lactobacillus rhamnosus E/N, oxy and pen
Iogurt/Kefir

• *Lactobacillus rhamnosus GG* (LGG)

Efeitos benéficos de prevenção e tratamento de queixas gastrintestinais já foram demonstrados com esta cepa. Ela é capaz de colonizar o intestino por conta de suas fímbrias e pela produção de proteínas solúveis que aumentam sua aderência na célula epitelial intestinal, levando à produção de biofilme que protege mecanicamente a mucosa. Há ainda produção de diferentes fatores solúveis, como as proteínas p75 e p40, que aumentam sobrevida das criptas intestinais, diminuindo a apoptose do epitélio e preservando a integridade do citoesqueleto. Há ainda a proteína tipo-lectina 1 e 2 que inibe a formação de biofilmes de outros patógenos, como a *Salmonella spp.* A consequência principal é o desvio para uma resposta imune tipo Th1 com aumento da produção das interleucinas (IL) 10 e 12, além do fator de necrose tumoral alfa (TNF-α).[5] Interroga-se sua capacidade de colonização intestinal na vigência de uso de antibióticos, já que esta cepa é sensível à penicilina, porém, estudos em adultos e crianças já demonstram isolamento em cerca de 50% das amostras fecais em indivíduos adultos expostos à penicilina.[5] Revisão de 2019 de Cochrane sugere essa cepa como a mais apropriada para prevenção das DAA, por conta de seu NNT e baixa taxa de eventos adversos.[14] Revisão sistemática com metanálise de 2015, com 445 crianças, mostra redução de risco de 23% para 9,6%, com NNT de 8.[24]

230

CAPÍTULO 18

• *Saccharomyces boulardii* (Sb)

Usada há mais de 50 anos, é representada por cepa de levedura unicelular da espécie *Saccharomyces cerevisae* com propriedades fisiológicas únicas, como resistência a variações de pH e temperatura, além de enzimas do trato digestivo, sais biliares e ácidos orgânicos. É capaz de inibir alguns patógenos por meio de proteínas que se ligam a eles e impedem sua capacidade de adesão, por meio da inativação de toxinas por lise enzimática, e por meio da modulação do sistema imune, induzindo liberação de imunoglobulina A e citocinas como TNF-α, IL-1β, IL-12, IL-6 e IL-10.[25] Isso leva ao maior *clearance* de bactérias enteropatogênicas, como *Escherichia coli*, *C. difficile*, *Vibrio cholerae* e *H. pylori*.[25] Como é uma levedura, é naturalmente resistente a todos os antibióticos, ao contrário do LGG.[5] Revisão de 2019 de Cochrane também sugere esta cepa como uma das mais apropriadas para prevenção das DAA por conta de seu NNT e baixa taxa de eventos adversos.[14] Revisão sistemática com metanálise de 2015, com 4.780 participantes (crianças e adultos), mostra redução de risco de 18,7% para 8,5%, além de demonstrar que o mesmo foi bem tolerado e com baixa taxa de eventos adversos.[26]

• *Lactobacillus reuteri* DSM17938

É uma bactéria gram-positiva fermentativa, comensal em mamíferos, que tem sido usada como probiótico desde a sua descrição na década de 1980. Produz a reuterina, um composto que induz estresse oxidativo e inibe diversas bactérias, fungos e protozoários. Possui ainda capacidade agregativa com adesão à mucosa e capacidade imunomoduladora. A cepa *L. reuteri* DSM 17938 demonstrou ser efetiva no tratamento de diarreia aguda na dose de $1\text{-}4 \times 10^8$ UFC/dia por 5-7 dias, reduzindo sua duração, porém, sem estudos com resultados positivos para DAA.[27]

• Pó combinado de *Clostridium butyricum* e *Bifidobacterium*

Usado há alguns anos na China para tratar disbiose por conta da capacidade do butirato e da *B. infantis* de reduzir a permeabilidade intestinal, reforçando os componentes de defesa da barreira mucosa do cólon. Ensaio clinico randomizado e controlado chinês com 371 crianças hospitalizadas por pneumonia demonstrou redução do risco de 53,6% das DAA com p = 0,008.[28]

• *Lactobacillus plantarum* DSM 9843 (LP299V)

Cepa que reduz a inflamação mucosa por reduzir colonização por bactérias gram-negativas, além de aumentar a síntese de IL-10. Um ensaio clínico randomizado e controlado em 438 crianças de 1 a 11 anos não demonstrou benefício na prevenção das DAA.[29]

• *Lactobacillus acidophilus, Lactobacillus rhamnosus, Lactobacillus bulgaricus, Lactobacillus casei, Streptococcus thermophilus, Bifidobacterium infanti, Bifidobacterium breve*

Um ensaio clínico randomizado e duplo cego em 66 crianças de 3 a 14 anos com infecção pelo *H. pylori* recebendo terapia tríplice padrão demonstrou redução de DAA com significância estatística.[30]

• *Bifidobacterium lactis* e *Streptococcus thermophilus*

Um ensaio clínico randomizado e controlado em 169 pacientes hospitalizados de 6 a 36 meses demonstrou eficácia em prevenir DAA em 47,7% com risco relativo de 0,52.[31]

• Iogurte

Forma de leite fermentado que contém *Streptococcus thermophilus* e *Lactobacillus delbrueckii* subsp *bulgaricus*. Metanálise de 2015 concluiu que não há dados suficientes para apoiar o uso de iogurte na prevenção das DAA (apenas dois estudos caso-controle).[32] Ensaio clínico randomizado e controlado de 2018 também mostrou resultados negativos em adultos.[33]

• Kefir

Bebida composta por produto lácteo fermentado único, encontrado habitualmente no Brasil, com potenciais ações probióticas devido à presença de *Lactobacillus kefiri, Lactobacillus kefiranofaciens, Lactobacillus acidophilus* e *Lactobacillus plantarum*, leveduras fermentadoras de lactose (*Kluyveromyces marxianus*) e não fermentadoras de lactose (*Saccharomyces unisporus, Saccharomyces cerevisiae* e *Saccharomyces exiguus*). Um ensaio clínico randomizado e controlado em 125 crianças entre 1 e 5 anos mostrou resultados negativos.[34]

• Diarreias infecciosas

O consenso de 2017 da *Infectious Diseases Society of America* (IDSA) para Diagnóstico e Manejo da Diarreia Aguda[a] afirma que probióticos podem ser oferecidos para reduzir gravidade de sintomas e duração da diarreia em adultos e crianças imunocompetentes com diarreia infecciosa, com recomendação fraca e moderado nível de evidência.[35] A maioria dos estudos reporta redução da duração da diarreia e frequência de evacuação, sem eventos adversos significativos em pessoas saudáveis e relatos de casos de bacteremia ou fungemia em pacientes críticos ou imunocomprometidos. Apesar das limitações das metanálises, nota-se na população pediátrica, evidência de redução da duração média da diarreia em 25 h em 455 pessoas em 35 estudos; redução do risco de diarreia acima de 4 dias em 2.850 pessoas em 29 estudos e redução da frequência evacuatória no segundo dia em 2.751 pessoas em 20 estudos.[35] De maneira geral, a eficácia dos probióticos foi melhor quando um agente viral foi identificado, havendo estudos avaliando o efeito de probióticos nas infecções por *Rotavirus*.[36-38]

Já o consenso de 2016 da *American College of Gastroenterology* (AGA) para Diagnóstico, Tratamento e Prevenção de Diarreia Infecciosa Aguda em adultos não recomenda o uso de probióticos ou prebióticos no tratamento da diarreia aguda, exceto em casos de DAA, com recomendação forte e moderado nível de evidência.[2] Com relação à prevenção, o mesmo consenso não recomenda o uso de probióticos, prebióticos ou simbióticos, com recomendação condicional e baixo nível de evidência[2]. Revisão sistemática de Cochrane de 2010 levantou cerca de 63 estudos controlados e randomizados comparando probióticos específicos com placebo ou ausência de tratamento, sendo apenas seis estudos avaliando adultos.[39] Esses estudos incluem dois probióticos diferentes: cinco estudos com *Enterococcus* LAB SF68 e um estudo com *Sacchromyces boulardii*. Os estudos foram conduzidos em países diferentes, em diferentes contextos clínicos, com critérios de inclusão, regimes de tratamento e objetivos primários diversos. Apenas quatro estudos avaliaram a redução da diarreia para menos de quatro dias, havendo eficácia de cerca de 79%, com redução de 62% para 12,5% no uso de *Enterococcus* LAB SF68 (risco relativo 0,21, intervalo de confiança 0,08-0,52). Contudo, a preocupação em relação à segurança limita o uso deste probiótico, já que ele pode carrear genes de resistência à vancomicina.[40] O único estudo com *S. boulardii* não teve resultados positivos.[2]

---

[a] *Freedman SB, et al.2020*

Já o consenso 2014 da *European Society for Pediatric Gastroenterology, Hepatology, and Nutrition* (ESPGHAN) para tratamento de gastroenterites agudas em crianças considera o uso de LGG e *S. boulardii,* com baixo nível de evidência e recomendação forte, havendo alguma evidência para *Lactobacillus reuteri* DSM 17938, porém, com recomendação fraca.[18]

• Diarreia do viajante

A prevenção de diarreia do viajante com uso de probióticos, prebióticos e simbióticos tem sido bastante estudada, já que esta entidade é responsável por cerca de 12 milhões de casos anualmente e medidas tradicionais, como lavagem de mãos, evitar alimentos e água de alto risco e ingestão de subsalicilato de bismuto, mostram apenas proteção moderada.[41] Os resultados obtidos são variáveis devido à heterogeneidade dos estudos, sendo a maioria deles de curto seguimento e sem análise pessoa-tempo, havendo diferenças nas doses, frequências e formulações de probióticos usadas.[2] Duas metanálises sugerem benefício marginal de probióticos na prevenção da diarreia do viajante, porém, com evidência insuficiente para recomendação de seu uso global.[42,43] Estudo com 3.000 viajantes austríacos com Sb *versus* placebo mostrou benefício modesto e dose-dependente, principalmente quando os destinos eram a região norte da África e a Turquia.[44] Em estudo com LGG em 756 finlandeses que viajaram para Turquia, houve diferença entre os dois destinos no mesmo país, com redução de 39,5% em apenas um dos locais.[45] Em outro estudo com LGG em 245 americanos que viajaram para diferentes destinos, notou-se taxa de proteção de 47%.[46] Estudos com *L. bulgaricus, L. fermentum* e *L. acidophilus* foram negativos.[47-49] Revisão sistemática sugere uso de *S. boulardii* na dose de 250 a 1.000 mg/dia, iniciados 5 dias antes da viagem e continuados por até 3 semanas na prevenção de diarreia do viajante.[41]

• Colite pseudomembranosa (CP)

Essa entidade é caracterizada pelo seu agente etiológico, o *Clostridioides difficile*, e pode se apresentar em formas leves ou fulminantes, sendo essa última principalmente em pacientes com condições crônicas.[5] Uma revisão sistemática e metanálise da Cochrane de 2017, com 31 ensaios clínicos controlados e randomizados com 8.672 pacientes, demonstrou evidência moderada da eficácia de probióticos na prevenção de CP, com NNT de 42 pacientes, principalmente quando o risco de base é maior que 5%, o que reduz o NNT para 12. O uso dos probióticos para esta indicação parece ser seguro em pacientes não imunocomprometidos ou gravemente debilitados, com maior número de eventos adversos no grupo-controle.[17] Revisão sistemática com metanálise de 2015, que analisou dois ensaios clínicos controlados e randomizados, demonstrou redução de risco de CP com RR 0,25 nos usuários de *S. boulardii.*[26] Isso é corroborado pelo consenso de 2016 da *European Society for Pediatric Gastroenterology, Hepatology, and Nutrition* (ESPGHAN) para prevenção de DAA em crianças, que considera o uso dessa última cepa na prevenção de CP.[16] Ensaio clínico randomizado e controlado de 2019[50] e revisão sistemática de 2016[27] não demonstraram redução de risco de CP nos usuários de *L. reuteri* DSM 17938. Não houve também redução de risco no ensaio clínico controlado e randomizado PLACIDE, que avaliou o uso de combinação de Lactobacilos e Bifidobactérias na prevenção de CP em pacientes idosos com mais de 65 anos.[51]

Conclusão

Devido ao reconhecimento da importância do papel da relação entre a microbiota intestinal e a resposta imunológica, o uso de probióticos parece promissor no tratamento e prevenção das diarreias infecciosas e daquelas associadas ao uso de antibióticos. É difícil fazer uma recomendação para uso de um probiótico específico com as evidências atuais, já que a interpretação dos estudos disponíveis é limitada pela heterogeneidade da análise estatística devido a múltiplas definições de diarreia, objetivos primários e secundários, cepas ou misturas probióticas, regimes de tratamento, populações e contextos clínicos. A maioria dos estudos envolve a população pediátrica, com poucos ensaios em adultos e especialmente raros em idosos.[8] Apesar disso, *Lactobacillus rhamnosus* GG e *Saccharomyces boulardii* parecem ser as duas cepas probióticas com maior volume e qualidade de evidência, principalmente nas diarreias associadas a antibióticos e, no caso de *S. boulardii*, com alguma evidência na prevenção de colite pseudomembranosa e de diarreia do viajante. Outro aspecto relevante é em relação ao patrocínio da maioria dos estudos pela indústria farmacêutica. A pressão em demonstrar que uma droga ou produto causa um impacto favorável poderia levar a um viés. Todavia, Saa et al. avaliou o efeito desse viés nos estudos de diarreia aguda através de revisão sistemática, não encontrando associação entre o financiamento e os resultados positivos.[52]

Referências bibliográficas

1. Sharif MR, Kashani HH, Ardakani AT, Kheirkhah D, Tabatabaei F, Sharif A. The effect of a yeast probiotic on acute diarrhea in children. Probiotics Antimicrob Proteins. 2016;8(4):211-214. doi:10.1007/s12602-016-9221-2.
2. Riddle MS, DuPont HL, Connor BA. ACG Clinical Guideline: diagnosis, treatment, and prevention of acute diarrheal infections in adults. Am J Gastroenterol. 2016;111(5):602-622. doi: 10.1038/ajg.2016.126
3. Hempel S, Newberry S, Ruelaz A, Wang Z, Miles JN, Suttorp MJ, et al. Safety of probiotics used to reduce risk and prevent or treat disease. Evid Rep Technol Assess (Full Rep). 2011(200):1-645 [PMID: 23126627 PMCID: PMC4780970].
4. Agamennone V, Krul CAM, Rijkers G, Kort R. A practical guide for probiotics applied to the case of antibiotic-associated diarrhea in The Netherlands. BMC Gastroenterol. 2018;18(1):103. doi:10.1186/s12876-018-0831-x.
5. Mantegazza C, Molinari P, D'Auria E, Sonnino M, Morelli L, Zuccotti GV. Probiotics and antibiotic-associated diarrhea in children: A review and new evidence on Lactobacillus rhamnosus GG during and after antibiotic treatment. Pharmacol Res. 2018;128:63-72. doi:10.1016/j.phrs.2017.08.001.
6. Barbut F, Meynard JL. Managing antibiotic associated diarrhoea. BMJ. 2002;324(7350):1345-1346. doi:10.1136/bmj.324.7350.1345.
7. Turck D, Bernet JP, Marx J, Kempf H, Giard P, Walbaum O, et al. Incidence and risk factors of oral antibiotic-associated diarrhea in an outpatient pediatric population. J Pediatr Gastroenterol Nutr. 2003;37(1):22-26. doi:10.1097/00005176-200307000-00004.
8. Jafarnejad S, Shab-Bidar S, Speakman JR, Parastui K, Daneshi-Maskooni M, Djafarian K. Probiotics reduce the risk of antibiotic-associated diarrhea in adults (18-64 years) but not the elderly (>65 years): a meta-analysis. Nutr Clin Pract. 2016;31(4):502-513 doi:10.1177/0884533616639399.
9. Kuehn J, Ismael Z, Long PF, Barker CI, Sharland M. Reported rates of diarrhea following oral penicillin therapy in pediatric clinical trials. J Pediatr Pharmacol Ther. 2015;20(2):90-104. doi:10.5863/1551-6776-20.2.90.
10. Beaugerie L, Petit JC. Microbial-gut interactions in health and disease. Antibiotic-associated diarrhoea. Best Pract Res Clin Gastroenterol. 2004;18(2):337-352. doi:10.1016/j.bpg.2003.10.002.
11. Croswell A, Amir E, Teggatz P, Barman M, Salzman NH. Prolonged impact of antibiotics on intestinal microbial ecology and susceptibility to enteric Salmonella infection. Infect Immun. 2009;77(7):2741-2753. doi:10.1128/IAI.00006-09.

Diarreias Infecciosas e Associadas a Antibióticos: Terapia com Probióticos

12. Jernberg C, Löfmark S, Edlund C, Jansson JK. Long-term ecological impacts of antibiotic administration on the human intestinal microbiota. ISME J. 2007;1(1):56-66. doi:10.1038/ismej.2007.3.

13. Kamdeu Fansi AA, Guertin JR, LeLorier J. Savings from the use of a probiotic formula in the prophylaxis of antibiotic-associated diarrhea. J Med Econ. 2012;15(1):53-60. doi:10.3111/13696998.2011.629015.

14. Guo Q, Goldenberg JZ, Humphrey C, El Dib R, Johnston BC. Probiotics for the prevention of pediatric antibiotic-associated diarrhea. Cochrane Database Syst Rev. 2019;4:CD004827. doi:10.1002/14651858. CD004827.pub5.

15. Johnston BC, Goldenberg JZ, Parkin PC. Probiotics and the prevention of antibiotic-associated diarrhea in infants and children. JAMA. 2016;316(14):1484-1485. doi:10.1001/jama.2016.11838.

16. Szajewska H, Canani RB, Guarino A, Hojsak I, Indrio F, Kolacek S, et al. Probiotics for the prevention of antibiotic-associated diarrhea in children. J Pediatr Gastroenterol Nutr. 2016;62(3):495-506. doi:10.1097/MPG.0000000000001081.

17. Goldenberg JZ, Yap C, Lytvyn L, Lo CK, Beardsley J, Mertz D, Johnston BC. Probiotics for the prevention of Clostridium difficile-associated diarrhea in adults and children. Cochrane Database Syst Rev. 2017;12:CD006095. doi:10.1002/14651858.CD006095.pub4.

18. Szajewska H, Guarino A, Hojsak I, Indrio F, Kolacek S, Shamir R, et al. Use of probiotics for management of acute gastroenteritis: a position paper by the ESPGHAN Working Group for Probiotics and Prebiotics. J Pediatr Gastroenterol Nutr. 2014;58(4):531-539. doi:10.1097/MPG.0000000000000320.

19. McFarland LV, Huang Y, Wang L, Malfertheiner P. Systematic review and meta-analysis: multi-strain probiotics as adjunct therapy for Helicobacter pylori eradication and prevention of adverse events. United European Gastroenterol J. 2016;4(4):546-561. doi:10.1177/2050640615617358.

20. Snydman DR. The safety of probiotics. Clin Infect Dis. 2008;46 Suppl 2: S104-111; discussion S144-151. doi:10.1086/523331.

21. Stadlbauer V. Immunosuppression and probiotics: are they effective and safe? Benef Microbes. 2015;6(6):823-828. doi:10.3920/BM2015.0065.

22. Zheng M, Zhang R, Tian X, Zhou X, Pan X, Wong A. Assessing the risk of probiotic dietary supplements in the context of antibiotic resistance. Front Microbiol. 2017;8:908. doi:10.3389/fmicb.2017.00908.

23. Wong A, Ngu DY, Dan LA, Ooi A, Lim RL. Detection of antibiotic resistance in probiotics of dietary supplements. Nutr J. 2015;14:95. doi:10.1186/s12937-015-0084-2.

24. Szajewska H, Kołodziej M. Systematic review with meta-analysis: Lactobacillus rhamnosus GG in the prevention of antibiotic-associated diarrhoea in children and adults. Aliment Pharmacol Ther. 2015;42(10):1149-1157. doi:10.1111/apt.13404.

25. Stier H, Bischoff SC. Influence of. Clin Exp Gastroenterol. 2016;9:269-279. doi:10.2147/CEG.S111003.

26. Szajewska H, Kołodziej M. Systematic review with meta-analysis: Saccharomyces boulardii in the prevention of antibiotic-associated diarrhoea. Aliment Pharmacol Ther. 2015;42(7):793-801. doi:10.1111/apt.13344.

27. Urbańska M, Gieruszczak-Białek D, Szajewska H. Systematic review with meta-analysis: Lactobacillus reuteri DSM 17938 for diarrhoeal diseases in children. Aliment Pharmacol Ther. 2016;43(10):1025-34. doi:10.1111/apt.13590.

28. Bifidobacterium IGfPoAiCwPbCBa. Multicenter, randomized, controlled clinical trial on preventing antibiotic-associated diarrhea in children with pneumonia using the live Clostridium butyricum and Bifidobacterium combined Powder. Zhonghua Er Ke Za Zhi. 2012;50(10):732-736. PMID: 23302558.

29. Olek A, Woynarowski M, Ahrén IL, Kierkuś J, Socha P, Larsson N, et al. Efficacy and safety of Lactobacillus plantarum DSM 9843 (LP299V) in the prevention of antibiotic-associated gastrointestinal symptoms in children-randomized, double-blind, placebo-controlled study. J Pediatr. 2017;186:82-86. doi:10.1016/j.jpeds.2017.03.047.

30. Ahmad K, Fatemeh F, Mehri N, Maryam S. Probiotics for the treatment of pediatric helicobacter pylori infection: a randomized double blind clinical trial. Iran J Pediatr. 2013;23(1):79-84. PMID: 23446685 PMCID: PMC3574996.

31. Corrêa NB, Péret Filho LA, Penna FJ, Lima FM, Nicoli JR. A randomized formula controlled trial of Bifidobacterium lactis and Streptococcus thermophilus for prevention of antibiotic-associated diarrhea in infants. J Clin Gastroenterol. 2005;39(5):385-389. doi:10.1097/01.mcg.0000159217.47419.5b.

Parte 3: Alterações em Saúde, Disbiose e Terapia com Prebióticos, Probióticos e Simbióticos

32. Patro-Golab B, Shamir R, Szajewska H. Yogurt for treating antibiotic-associated diarrhea: systematic review and meta-analysis. Nutrition. 2015;31(6):796-800. doi:10.1016/j.nut.2014.11.013.

33. Velasco M, Requena T, Delgado-Iribarren A, Peláez C, Guijarro C. Probiotic yogurt for the prevention of antibiotic-associated diarrhea in adults: a randomized double-blind placebo-controlled trial. J Clin Gastroenterol. 2019;53(10):717-723. doi:10.1097/MCG.0000000000001131.

34. Merenstein DJ, Foster J, D'Amico F. A randomized clinical trial measuring the influence of kefir on antibiotic-associated diarrhea: the measuring the influence of Kefir (MILK) Study. Arch Pediatr Adolesc Med. 2009;163(8):750-754. doi:10.1001/archpediatrics.2009.119.

35. Shane AL, Mody RK, Crump JA, Tarr PI, Steiner TS, Kotloff K, et al. 2017 Infectious diseases society of america clinical practice guidelines for the diagnosis and management of infectious diarrhea. Clin Infect Dis. 2017;65(12):1963-1973. doi:10.1093/cid/cix959.

36. Lee DK, Park JE, Kim MJ, Seo JG, Lee JH, Ha NJ. Probiotic bacteria, B. longum and L. acidophilus inhibit infection by rotavirus in vitro and decrease the duration of diarrhea in pediatric patients. Clin Res Hepatol Gastroenterol. 2015;39(2):237-244. doi:10.1016/j.clinre.2014.09.006.

37. Yang X, Twitchell E, Li G, Wen K, Weiss M, Kocher J, et al. High protective efficacy of rice bran against human rotavirus diarrhea via enhancing probiotic growth, gut barrier function, and innate immunity. Sci Rep. 2015;5:15004. doi:10.1038/srep15004.

38. Dalgic N, Sancar M, Bayraktar B, Pullu M, Hasim O. Probiotic, zinc and lactose-free formula in children with rotavirus diarrhea: are they effective? Pediatr Int. 2011;53(5):677-682. doi:10.1111/j.1442-200X.2011.03325.x.

39. Allen SJ, Martinez EG, Gregorio GV, Dans LF. Probiotics for treating acute infectious diarrhoea. Cochrane Database Syst Rev. 2010(11):CD003048. doi:10.1002/14651858.CD003048.pub3.

40. Lund B, Edlund C. Probiotic Enterococcus faecium strain is a possible recipient of the vanA gene cluster. Clin Infect Dis. 2001;32(9):1384-1385. doi:10.1086/319994.

41. McFarland LV. Systematic review and meta-analysis of Saccharomyces boulardii in adult patients. World J Gastroenterol. 2010;16(18):2202-2222. doi:10.3748/wjg.v16.i18.2202.

42. Sazawal S, Hiremath G, Dhingra U, Malik P, Deb S, Black RE. Efficacy of probiotics in prevention of acute diarrhoea: a meta-analysis of masked, randomised, placebo-controlled trials. Lancet Infect Dis. 2006;6(6):374-382. doi: 10.1016/S1473-3099(06)70495-9.

43. McFarland LV. Meta-analysis of probiotics for the prevention of traveler's diarrhea. Travel Med Infect Dis. 2007;5(2):97-105. doi:10.1016/j.tmaid.2005.10.003.

44. Kollaritsch H, Holst H, Grobara P, Wiedermann G. Prevention of traveler's diarrhea with Saccharomyces boulardii. Results of a placebo controlled double-blind study. Fortschr Med. 1993;111(9):152-156. PMID:8486328.

45. Oksanen PJ, Salminen S, Saxelin M, Hämäläinen P, Ihantola-Vormisto A, Muurasniemi-Isoviita L, et al. Prevention of travellers' diarrhoea by Lactobacillus GG. Ann Med. 1990;22(1):53-56. doi:10.3109/07853899009147242.

46. Hilton E, Kolakowski P, Singer C, Smith M. Efficacy of Lactobacillus GG as a diarrheal preventive in travelers. J Travel Med. 1997;4(1):41-43. doi:10.1111/j.1708-8305.1997.tb00772.x.

47. de Dios Pozo-Olano J, Warram JH, Gómez RG, Cavazos MG. Effect of a lactobacilli preparation on traveler's diarrhea. A randomized, double blind clinical trial. Gastroenterology. 1978;74(5 Pt 1):829-30. PMID:416989.

48. Katelaris PH, Salam I, Farthing MJ. Lactobacilli to prevent traveler's diarrhea? N Engl J Med. 1995;333(20):1360-1361. doi:10.1056/NEJM199511163332016.

49. Briand V, Buffet P, Genty S, Lacombe K, Godineau N, Salomon J, et al. Absence of efficacy of nonviable Lactobacillus acidophilus for the prevention of traveler's diarrhea: a randomized, double-blind, controlled study. Clin Infect Dis. 2006;43(9):1170-1175. doi:10.1086/508178.

50. Kołodziej M, Szajewska H. Lactobacillus reuteri DSM 17938 in the prevention of antibiotic-associated diarrhoea in children: a randomized clinical trial. Clin Microbiol Infect. 2019;25(6):699-704. doi:10.1016/j.cmi.2018.08.017.

51. Allen SJ, Wareham K, Wang D, Bradley C, Hutchings H, Harris W, et al. Lactobacilli and Bifidobacteria in the prevention of antibiotic-associated diarrhoea and Clostridium difficile diarrhoea in older inpatients (PLACIDE): a randomised, double-blind, placebo-controlled, multicentre trial. Lancet. 2013;382(9900):1249-1257. doi:10.1016/S0140-6736(13)61218-0.
52. Saa C, Bunout D, Hirsch S. Industry funding effect on positive results of probiotic use in the management of acute diarrhea: a systematized review. Eur J Gastroenterol Hepatol. 2019;31(3):289-302. doi:10.1097/MEG.0000000000001322.

Para saber mais

a. Freedman SB, Xie J, Nettel-Aguirre A, Pang XL, Chui L, Williamson-Urquhart S, et al. A randomized trial evaluating virus-specific effects of a combination probiotic in children with acute gastroenteritis. Nat Commun. 2020 May 21;11(1):2533. doi: 10.1038/s41467-020-16308-3.

Infecção por *Clostridium difficile*: Transplante de Microbiota Fecal

Flávio Antonio Quilici
Lisandra Carolina M. Quilici

Infecção por *Clostridium difficile*

A infecção causada pelo *Clostridium difficile* (CDI), tem prevalência e epidemiologia global. Nos Estados Unidos são estimados, anualmente, CDI em 453 mil pacientes levando a 29.300 óbitos.[1] Sua incidência varia consideravelmente, e está relacionada ao uso crescente e indiscriminado de antimicrobianos de amplo espectro. A presença de megacólon tóxico pode ocorrer em sua evolução aumentando sua morbimortalidade. Episódios de intensidade leve a moderada podem dificultar sua diferenciação de outras doenças inflamatórias intestinais (DII), porém, a história do uso prévio de antibióticos e a presença de toxinas nas fezes faz seu diagnóstico.[1-3]

Etiofisiopatologia da CDI

O *Clostrídium difficile* (CD) é responsável por mais de 90% dos casos da colite pseudomembranosa. É um bacilo gram-positivo e anaeróbico, produtor de esporos e de toxinas, descrito por Hall e O'Toole, em 1935, como um organismo comensal na microbiota fecal de recém-nascidos saudáveis. Sua denominação foi pelo lento e difícil crescimento nos meios de cultura. Após sua descoberta, o CD passou relativamente obscuro até a década de 70, quando a CDI associada ao uso de antibióticos começou a apresentar prevalência importante, com aumento expressivo de sua incidência.[2,3]

Calcula-se que o CD esteja presente no trato digestivo, em 3 a 8% dos adultos saudáveis. Nos pacientes hospitalizados, estima-se sua presença em até 20%, principalmente, entre aqueles que usam antimicrobianos.[1]

Os mecanismos básicos da patogênese da doença pelo CD (Quadro 19.1) se iniciam pela disbiose da microbiota intestinal (MI) normal, seja pelo uso de antimicrobianos ou antineoplásicos ou pela redução da motilidade intestinal (causada por cirurgias ou drogas antiperistálticas).[2]

Parte 3: Alterações em Saúde, Disbiose e Terapia com Prebióticos, Probióticos e Simbióticos

Quadro 19.1. Fatores de risco associados ao *Clostridium difficile*

- Uso de drogas que alteram a microbiota intestinal
- Idade avançada
- Doenças sistêmicas graves
- Alteração da motilidade intestinal normal: *enemas, estimulantes gastrointestinais*
- Cirurgias gastrointestinais
- Uremia
- Queimaduras graves
- Neoplasias hematológicas
- Infecção pelo HIV

Após a colonização do CD, ele produz as seguintes toxinas:[1-3]

- Toxina A ou enterotoxina que induz inflamação intestinal e alterações no transporte de água através da mucosa;

- Toxina B ou citotoxina que provoca efeito citopático na mucosa intestinal com morte celular;

- Outras duas toxinas que interferem na atividade mioelétrica e na peristalse intestinal.

A CDI acontece, provavelmente, pela interação destas toxinas com consequente lesão da mucosa intestinal, sem invasão direta pelo CD. Além dos antibióticos, outras drogas e situações clínicas já foram implicadas como gatilhos para a doença. As mais importantes estão descritas na Tabela 19.1.[1-3]

Tabela 19.1. Outros fatores relacionados à CDI

Drogas
• Quimioterápicos: *Metotrexato, Fluoroucil*
• Agentes antiperistáticos
• Corticoides

Outras situações
• *Diabetes mellitus* insulinodependente
• Insuficiência hepática
• Desnutrição
• Fibrose cística
• Cirurgia gastrointestinal
• Isquemia intestinal
• Preparo mecânico do cólon

Sua fisiopatologia envolve graus variados de destruição da mucosa, desde edema e infiltrado inflamatório, nos casos mais leves, à morte celular com formação de pseudomembranas, nos mais graves. O grau da lesão parietal depende não só da virulência do CD, muito variável entre suas diferentes cepas, bem como da imunidade geral do hospedeiro e imunidade específica por exposição prévia a agentes modificadores da MI.

Quadro clínico da CDI[2,3]

A localização da CDI, na maioria dos enfermos, é no reto e cólon esquerdo. Em cerca de 10% dos pacientes, ela restringe-se ao cólon direito.

Seu principal sintoma é a diarreia, presente em 90 a 95% dos afetados. Inicia-se, em geral, entre o quinto e o décimo dia de uso do antibiótico. A diarreia é aquosa, normalmente com muco.

Outros sintomas podem ocorrer, tais como: dor abdominal, presente em 20 a 33% dos pacientes; febre, em 30 a 50%, que não ultrapassa 40 °C, e leucocitose, entre 10.000 a 20.000/mm³, em 50 a 60% deles.

As manifestações clínicas variam desde portadores assintomáticos, quadros diarreicos moderados, a formas extremamente graves, com alta mortalidade. Nesses, ascite e hipoalbuminemia são frequentes. Os casos mais graves podem evoluir com complicações como: sepse, distúrbios hidroeletrolíticos decorrentes da diarreia profusa, isquemia intestinal, megacólon tóxico e perfuração intestinal.

Na maioria dos enfermos, a diarreia é de 10 a 20 evacuações aquosas em 24 horas.

É comum, em um terço dos pacientes, o intervalo de quatro a seis semanas até o aparecimento dos sintomas, após a parada do uso da droga desencadeante. Os pacientes que apresentam sintomas precoces, durante o uso do antibiótico e aqueles com os sintomas tardios (após a parada do antibiótico), têm apresentado evoluções distintas quanto à gravidade e o prognóstico da doença. Os primeiros costumam responder prontamente ao tratamento da CDI com antibióticos, enquanto os com sintomas tardios tendem a apresentar um curso de doença arrastada, com perdas eletrolíticas e proteicas importantes, podendo tornar-se refratários ao uso de antibióticos (Quadro 19.2).

Quadro 19.2. Classificação da CDI de acordo com o quadro clínico

- CDI leve
- CDI moderada
- CDI grave
- CDI fulminante
- CDI com megacólon tóxico

Diagnóstico da CDI

É clínico e feito pela presença de seu principal sintoma, a diarreia. Outros sintomas podem estar associados, porém, não são fundamentais para o diagnóstico.

Os pacientes que apresentam sintomas precoces, durante o uso do antibiótico, são os de diagnóstico mais fácil. Aqueles com os sintomas tardios (após a parada do antibiótico), apresentam maior dificuldade.[2-4]

Para a confirmação do diagnóstico, utiliza-se:

1. *Detecção de toxina do CD nas fezes*

   A toxina A pode ser detectada pelo teste ELISA, com sensibilidade de 85 a 95%, e especificidade de 99 a 100%. As vantagens deste teste, em relação ao exame da toxina B, são: menor custo, maior rapidez e o fato de não exigir pessoal especializado de laboratório.

   A toxina B pode ser identificada por meio da demonstração do seu efeito citopático em culturas de tecido. Sua sensibilidade é de 94 a 100% e a especificidade de 99%.

Os exames swabs retais não são adequados para a realização desses métodos, devendo ser sempre colhidas as fezes líquidas. Resultados falso-negativos estão relacionados à grande presença de muco no material colhido, estando indicada a repetição do exame com a finalidade de aumento de sua sensibilidade.

2. *Coprocultura do CD*

Por causa do tempo necessário para o resultado, seu maior custo e ao fato da presença do CD não significar, necessariamente, que haja produção de toxinas, além da cultura não ser capaz de diferenciar as cepas enteropatogênicas das não patogênicas, este método é mais utilizado em pesquisas epidemiológicas que na prática clínica.

3. *Endoscopia*

A visão direta da mucosa colorretal constitui bom método de diagnóstico para a CDI, sempre associado a realização de biópsias da sua mucosa. Nas fases precoces, pode-se observar na videocolonoscopia, pequenas lesões aftosas que podem ser confundidas com a Doença de Crohn.

Como na maior parte dos pacientes o reto e o cólon esquerdo estão afetados, a retossigmoidoscopia flexível pode ajudar no diagnóstico.

No entanto, a vídeocolonoscopia completa (até o íleo terminal) aumenta a sensibilidade do método, sobretudo, para os casos nos quais há lesões apenas no cólon direito. Os achados endoscópicos, em geral, são bem característicos, identificando-se elevações da mucosa, as pseudomembranas, arredondadas, amareladas, de 2 a 5 mm, com áreas subjacentes de mucosa intestinal normal. Com a progressão da doença, as placas aumentam de número e de tamanho, podendo confluir, distribuindo-se de forma homogênea por todo o cólon.

Como em alguns pacientes as pseudomembranas podem não estar presentes, recomenda-se a realização de biópsias em todos os casos suspeitos da doença.

A videocolonoscopia está contraindicada, somente, nos casos suspeitos de megacólon tóxico e de perfuração intestinal.

4. *Métodos de imagem*

A radiologia simples do abdome poderá ser normal ou evidenciar sinais inespecíficos da afecção, como dilatação do cólon e/ou intestino delgado. Seu achado mais específico é o espessamento nodular das haustrações colônicas.

A ultrassonografia e a tomografia computadorizada podem evidenciar espessamento da parede intestinal e, eventualmente, ascite. A presença de estrias de contraste que penetram entre as áreas de espessamento parietal do cólon, chamadas de "sinal do acordeom", é o achado tomográfico mais sugestivo da CDI. No entanto, só está presente nos casos mais graves.

Na Tabela 19.2, estão resumidos os principais métodos diagnósticos da doença.

O diagnóstico diferencial da CDI deve ser feito com outras enterocolites infecciosas, em especial as salmoneloses, doença inflamatória intestinal, colite isquêmica e abdome agudo inflamatório (sepse abdominal).

Infecção por *Clostridium difficile*: Transplante de Microbiota Fecal

Tabela 19.2. Métodos diagnósticos da CDI

Teste diagnóstico	Sensibilidade	Especificidade	Indicação
ELISA	63-69	75-100	É o mais usado Faz o diagnóstico associado ao quadro clínico
Retossigmoidoscopia e/ou colonoscopia	51	100	Importante nos casos duvidosos pela presença das placas amarelo-esbranquiçadas
Cultura para o *Clostridium difficile*	89-100	84-99	Indicado para a detecção de surtos
Cultura de células (teste de citotoxicidade)	67-100	85-100	Custo elevado
Detecção do gene produtor de toxina	?	?	Utilizado somente em pesquisas

Tratamento da CDI

O tratamentoda CDI varia, dependendo da apresentação clínica. Nos pacientes com quadro clínico de leve a moderado, as medidas gerais, como a suspensão ou pelo menos, substituição do agente causal (antibiótico desencadeante) e de suporte clínico como hidratação, podem ser eficazes sem a necessidade de tratamento específico.[2-4]

O uso de probióticos, capazes de restabelecer o equilíbrio (simbiose) da MI são aconselháveis. Vários microrganismos têm sido usados no tratamento ou mesmo na sua profilaxia, como *Lactobacilllus acidophilus*, *L. bulgaricus*, *Bifidobacterium longum*, *Enterococcus faecium* e *Saccharomyces boulardii*.

Na presença de quadro clínico de moderado a grave, a terapia específica é baseada em três fases que se complementam:[2,3]

- Uso de antibióticos específicos contra o *Costridium difficile*;
- Eliminação da sua toxina da luz intestinal com resinas de troca aniônica;
- Reestabelecimento da microbiota intestinal normal (eubiose).

O tratamento de escolha utiliza o metronidazol, na dose de 400 mg de 6/6 horas por 10 a 14 dias, para formas leves e moderadas. Esta medida visa, principalmente, evitar o uso da vancomicina para prevenir a resistência de Enterococos (VRE) e Estafilococos (GISA), associados ao seu uso indiscriminado.

Nos casos graves, a vancomicina é a droga de escolha, por apresentar resposta mais rápida e índice de cura mais favorável. A vancomicina também deve ser usada nos enfermos que não respondem ao metronidazol, ou são resistentes a ele, ou que não o toleram, ou mesmo, quando precisa ser evitado, como durante a gravidez.

Como a vancomicina administrada por via intravenosa não atinge excreção intestinal a nível terapêutico para a CDI, esta via não deve ser utilizada. Por não existir a apresentação oral da vancomicina no Brasil, habitualmente, utiliza-se a apresentação injetável por via oral, na dose de 500 mg a cada 12 horas. Nos pacientes em que a administração oral não é possível, como nos casos de íleo adinâmico ou obstrução intestinal, opta-se pela administração por enema retal de retenção associado ao metronidazol por via intravenosa.

CAPÍTULO 19

Parte 3: Alterações em Saúde, Disbiose e Terapia com Prebióticos, Probióticos e Simbióticos

Nos enfermos em que não se pode utilizar a via oral, outros esquemas alternativos devem ser empregados:

- Vancomicina ou metronidazol por sonda nasogástrica;
- Vancomicina por enema de retenção: vancomicina 500 mg em um litro de solução salina, 3 vezes ao dia;
- Metronidazol 500 mg por via endovenosa, 3 vezes ao dia.

Um novo antibiótico, a teicoplanina, tem se mostrado mais efetivo que a vancomicina para a cura bacteriológica e de seus sintomas, embora ainda não seja amplamente utilizado no Brasil.

Com o tratamento adequado, observa-se melhora do quadro entre 78 e 92 horas. A refratariedade aos antibióticos ocorre em cerca de 10 a 20% dos pacientes tratados e a recorrência dos sintomas, em uma a quatro semanas após o tratamento, em até 50% deles.

Nos pacientes com CDI que evoluem para quadro de megacólon tóxico, não responsivo ao tratamento clínico, ou na presença de perfuração intestinal, está indicada a cirurgia, sendo a colectomia total com ileostomia e fechamento do reto, ao nível da reflexão peritoneal, a técnica recomendada.

Transplante de microbiota fecal

Embora somente nos dias atuais o transplante de microbiota fecal (TMF) tenha se tornado uma opção de tratamento para várias enfermidades, sobretudo da CDI, seu emprego é muito antigo, remontando à China do século II. Foi o médico e oficial do exército chinês, Ge Hong (283-343 d.C.), quem primeiro descreveu a utilização de suspensão de fezes humanas, de indivíduos saudáveis, para o tratamento de soldados com diarreia aguda, durante as campanhas militares. As fezes, ditas "boas", eram diluídas em água quente e ingerida pelo enfermo, como um medicamento, denominado por ele de "sopa amarela". Também vem da China, tempos depois, a descrição de que Li Shizhen (1518-1593), médico do Imperador da dinastia Ming, fez quando o tratou de uma grave diarreia com essa sopa amarela.[5]

No entanto, foram Eisenman B et al.,[6] no artigo publicado na Surgery, em 1958, que realizaram o TMF de modo científico, para o tratamento de pacientes críticos com CDI refratária a antibióticos. Eles diluíram fezes de indivíduos saudáveis e as infundiram, por meio de enemas retais, nos pacientes refratários, obtendo alta percentagem de cura (82%). Esse artigo apresentou a indicação do TMF como alternativa para o tratamento da CDI e, depois dela, várias outras se seguiram, contribuindo para identificar seu real papel na abordagem da CDI.[5,7-14]

Racional da utilização do TMF na CDI

Um estudo multicêntrico, randomizado, de Van Nood e colaboradores[15], em pacientes com CDI refratária ou recorrente, foi muito importante para entender e comprovar sua utilização na CDI. Nele, compararam dois grupos de enfermos, um tratado somente com o antibiótico vancomicina, uso oral, 500 mg, duas vezes por dia, durante 15 dias, denominado Grupo V, com outro, tratado com a vancomicina, uso oral, 500 mg, duas vezes por dia, durante 4 dias, associado ao TMF, utilizando as fezes de indivíduos saudáveis, infundidas no duodeno dos pacientes, por sonda nasogástrica, o grupo V + TMF.

O grupo V + TMF, obteve 90% de cura, enquanto o grupo V, tratado exclusivamente com vancomicina, apresentou somente 34% de cura, que obrigou a interrupção do estudo, pelo comitê

Infecção por *Clostridium difficile*: Transplante de Microbiota Fecal

de ética em pesquisa da Holanda. Devido a essa superioridade, concluiu-se pela indicação do TMF como o tratamento de escolha para a CDI refratária aos antibióticos.

O racional para a utilização do TMF é que ele promove a modificação da microbiota intestinal alterada (ou seja, recuperação da disbiose) do paciente com CDI, pela infusão de fezes de um doador saudável, com a microbiota intestinal considerada normal, favorecendo a eubiose no receptor (enfermo).[11] Desde então, o TMF é amplamente utilizado para o tratamento da CDI refratária ou recorrente, em vários centros especializados do mundo.

Indicações para o TMF

Recente revisão sistemática sobre o TMF para o tratamento da CDI, mostrou um total de 536 pacientes tratados, dos quais, 467 (87%) curados. Essa metanálise, confirmou a sua indicação na CDI, pois além de ter comprovado a eficácia do TMF, também confirmou sua segurança, não tendo ocorrido nenhum evento adverso grave, inclusive em pacientes transplantados por outros órgãos.[10] São aceitas, hoje, as seguintes indicações do TMF para CDI:[7]

- **CDI recorrente:** três ou mais episódios de CDI com falha da vancomicina após 6 semanas de uso; ou dois ou mais episódios de CDI grave, com hospitalização, associado a comorbidades significativas.

- **CDI refratária:** CDI aguda que não responde ao tratamento com antibióticos (vancomicina) após uma semana de uso.

- **CDI fulminante:** há, também, o chamado "protocolo de Fischer" para TMF em pacientes com CDI grave, em que se realiza TMF sequencial por via retrógrada (colonoscopia). Fischer et al. estudaram 57 pacientes com CDI, 19 graves, 38 fulminantes e 7 com megacólon tóxico e em todos fizeram TMF retrógrada sequencial, associado à vancomicina e obtiveram a taxa de 91% de sucesso.[16]

Tixier et al. mostraram em um estudo recente, que nos pacientes com CDI grave ou fulminante o TMF associado a antibióticos reduz a mortalidade em 73%, comparado ao tratamento único com antibióticos (Tabela 19.3).[17]

Tabela 19.3. Resultados primários e secundários comparando o Transplante de Microbiota Fecal (TMF) com a Terapia Padrão (TP) de pacientes com Infecção por *Clostridium difficile* (CDI) grave ou fulminante[18]

Resultado	TMF (%)	TP (%)	OR	95%-CI	p-value
Mortalidade	4 (15,4%)	21 (40,4%)	0,27	0,08-0,89	0,03
Colectomia	3 (11,5%)	3 (5,8%)	0,47	0,09-2,51	0,38
Recorrência	5 (22,7%)	10 (32,3%)	0,47	0,18-2,16	0,45

Técnica para o TMF

A técnica para o TMF está padronizada e os principais aspectos são:

- Preparo das fezes
  1. Quantidade de fezes: de 50 a 100 mg são suficientes;
  2. Diluentes: solução salina ou água;
  3. Misturar e filtrar (não necessita liquidificar);

CAPÍTULO 19

4. Volume (dose): 50 a 500 mL;

5. Infusão: única (dose) ou múltiplas.

• Infusão das fezes[19]

1. Via anterógrada: o material deverá ser colocado no duodeno por sonda nasogástrica ou por endoscopia digestiva alta. Suas desvantagens são, em geral, ser menos aceitável pelo paciente; utilizar doses pequenas (50 a 100 mL) e pelo risco de aspiração do material, frequentemente fatal para o enfermo quando ocorre.

   Outra maneira para realizar o TMF por essa via é por cápsulas orais de fezes, existentes nos bancos de fezes. Elas têm eficácia semelhante à via colonoscópica (mais de 90%), porém, quando comparado a ela, é mais aceitável pelo enfermo, apresenta menor risco e menor custo.[19] São necessárias para uma dose, em geral, a tomada de 30 cápsulas de fezes. Porém, ainda elas não estão disponíveis no nosso meio.

2. Via retrógrada: por enemas de retenção retais ou pela videocolonoscopia. A via retrógrada tem sido mais utilizada (75%) pelos centros especializados. Os enemas de retenção têm uma capacidade de aceitação muito váriável e a dose única, por esta via, é pouco efetiva (44 a 67%). A via colonoscópica é realizada com a infusão do material pelo canal de biópsia do aparelho, tem boa aceitação do paciente, é de retenção mais fácil, sobretudo, quando o conteúdo é colocado no ceco, apresentando uma eficácia de até 96%. Também pode ser realizada pela retossigmoidoscopia flexível.

• Doador

Doadores para TMF devem ser adultos, saudáveis, com idade entre 18 e 75 anos, qualquer gênero. O indivíduo deve fazer uma série de exames laboratoriais que atestem ausência de enfermidades, como sorológico (HIV, vírus da hepatite A, B e C, sífilis), fezes, cultura bacteriológica de rotina, pesquisa de CD, Giárdia, *Cryptosporidium*, além dos de rotina laboratorial (calprotectina fecal, sangue oculto nas fezes, etc.). Em paciente com grave imunocomprometimento, sempre pesquisar CMV.

Não importa a dieta do doador, bem como a necessidade de parentesco com o receptor. São fatores de exclusão: uso de antibióticos ou presença de diarreia nos três meses anteriores à coleta das fezes e de doenças imunes ou transmissíveis prévias.

• Receptor

Em geral, não necessita de requisito algum. Avaliar presença ou ausência de imunocomprometimento.

• Armazenamento das fezes

Desde o estudo de Youngster de 2014, sabe-se que não há diferença na efetividade do TMF, com a utilização de fezes frescas ou congeladas dos bancos de fezes.[20]

Riscos do TMF

A CDI tem maior prevalência em idosos, grande morbimortalidade e pouca resposta positiva aos tratamentos convencionais. Um estudo de seguimento de longo prazo, multicêntrico, em pacientes idosos com CDI mostrou: inclusão de 146 pacientes com 65 ou mais anos de idade, 68,5% dos quais mulheres, com idade média de 78,6 anos (65 a 97), seguidos pós--TMF por 12,3 meses de período médio (1 a 48). O TMF foi realizado nos pacientes por CDI recorrente em 89 (61%), CDI grave em 45 (30,8%) e CDI complicada em 12 (8,2%). A taxa de cura primária (infusão única) foi de 82,9% e a secundária (infusão múltipla) 95,9%. Os eventos adversos (EA) incluíram diarreia com CDI negativa em 7 (4,8%) e obstipação em 4 (2,7%) dos enfermos estudados. EA graves ocorreram em 12 pacientes, dos quais, 6 por recorrência de CDI grave, com um óbito, outros dois tiveram colite microscópica, e quatro tiveram, individual-mente, Síndrome de *Sjogren*, linfoma folicular, dermatite de contato, proteinúria e carcinoma de laringe. Todos os EA graves, no entanto, foram associados a fatores predisponentes e não diretamente relacionados com o TMF. Os autores concluíram que o TMF é uma opção de tra-tamento seguro e eficaz para a CDI em pacientes idosos.[21]

Conclusão

O TMF é muito efetivo no tratamento da CDI refrataria ou recorrente, sendo recomendado por vários protocolos, com técnicas padronizadas e legalizado no Brasil pelo Conselho Federal de Medicina (CFM) e Agência Nacional de Vigilância Sanitária (Anvisa).

Pelos resultados de eficácia do TMF, por meio da sua capacidade de modificar a disbiose da MI e, consequentemente, nas doenças por ela causada, essa bioterapia está sendo estudada am-plamente em centros especializados, podendo significar numa nova abordagem para diferentes enfermidades.

As perspectivas para a bioterapia pelo TMF são:[11]

- Desenvolvimento de culturas de microbiota intestinal saudável por meio da biologia molecular;
- Estudos para utilização em várias doenças relacionadas com a disbiose do microbioma humano;
- Criação de microrganismos modificados geneticamente, para uso em vacinas que previ-nam diferentes disbioses;
- Produção de produtos com bactérias saudáveis específicas para recuperação da microbio-ta intestinal.

Referências bibliográficas

1. Lessa FC, Mu Y, Bamberg WM, Beldavs ZG, Dumyati GK, Dunn JR, et al. Burden of Clostridium difficile infection in the United States. New Engl J Med. 2015;372:825-834.
2. Quilici FA, Cordeiro F, D'Assunção MA, D'Assunção VD. Enterocolite pseudomembranosa. In: Coelho JCU. Aparelho Digestivo. 3. ed. Atheneu, 2011. p. 976-81.
3. Quilici FA, Quilici LCM. Colite pseudomembranosa. In: Alves JG. Temas de atualização em gastroente-rologia. Grafitto ed., 2015. p. 287-96.
4. Jackson M, Olefson S, Machan JT, Kelly CR. A high rate of alternative diagnoses in patients referred for presumed clostridium difficile infection. J Clin Gastroenterol 2016;50(6):1997.
5. Quilici FA, Quilici LCM. Transplante de microbiota. In: Alves JG. Temas de atualização em Gastroentero-logia. Grafitto ed. 115-9, 2014.
6. Eisenman B, Silen W, Bascom GS, Kauvar AJ. Fecal enema as an adjunct in the treatment of pseudomembranous enterocolitis. Surgery. 1958;44:854-9.

CAPÍTULO 19

7. Fischer M, Sipe B, Cheng YW, Phelps E, Rogers N, Sagi S, et al. Fecal microbiota transplant in severe and severe-complicated Clostridium difficile: A promising treatment approach. Gut Microbes. 2017;8(3):289-301.

8. Moayyedi P, Yuan Y, Baharith H, Ford AC. Faecal microbiota transplantation for Clostridium difficile associated diarrhea: a systematic review of randomized controlled trials. Med J Aust. 2017;207(4):166-72.

9. Brandt LJ, Aroniadis OC, Mellow M, Kanatzar A, Kelly C, Park T, et al. Long-term follow-up of colonoscopic fecal microbiota transplant for recurrent C. difficile infection. Am J Gastroenterol. 2012;107(7):1079-87.

10. Cammarota G, Inario G, Gasbarrini A. Fecal microbiota transplantation for the treatment of Clostridium difficile infection: a systematic review. J Clin Gastroenterol. 2014;48:693-702.

11. Borody TJ, Knoruts A. Fecal microbiota transplantation and emerging applications. Gastroenterol Hepatol. 2012;9:88-95.

12. Hamilton MJ, Weingarden AR, Sadowsky MJ, Khoruts A. Standardized frozen preparation for transplantation of fecal microbiota for recorrente C. difficile infection. Gastroenterology. 2012; 107(5):761-7.

13. Kelly CR, de Leon L, Jasutkar N. Fecal microbiota transplantation for relapsing C. difficile infection in 26 patients: methodology and results. J Clin Gastroenterol. 2012;46(2):145-9.

14. Mattila E, Uusitalo-Seppälä R, Wuorela M, et al. Fecal transplantation through colonoscopy, is effective therapy for recorrente C. difficile infection. Gastroenterology. 2012;142(3):490-6.

15. Van Nood E, Vrieze A, Nieuwdorp M, Fuentes S, Zoetendal EG, Vos WM, et al. Duodenal Infusion of Donor Feces for Recurrent C. difficile. N Engl N Med. 2013;368:407-15.

16. Fischer M, Sipe BW, Rogers NA, Cook GK, Robb BW, Vuppalanchi R, et al. Faecal microbiota transplantation plus selected use of vancomycin for severe-complicated Clostridium difficile infection: description of a protocol with high success rate. Aliment Pharmacol Ther. 2015;42(4):470-6.

17. Cheng YW, Phelps E, Nemes S, Rogers N, Sagi S, Bohm M, et al. Fecal microbiota transplant decreases mortality in patients with severe and fulminant Clostridium difficile infection. Clin Gastroenterol Hepatol. 2020.18(10):2234-2243.e1.

18. Kao D, Roach B, Silva M, Beck P, Rioux K, Kaplan GG, et al. Effect of oral capsule vs colonoscopy-delivered microbiota transplantation on recurrent Clostridium difficile infection: a randomized clinical trial. JAMA. 2017;318(20):1985-93.

19. Youngster I, Russell GH, Pindar C, Baran TZ, Sauk J, Hohmann EL. Oral, capsulized frozen fecal microbiota transplantation for relapsing Clostridium difficile infection. JAMA. 2014;312(17):1772-8.

20. Youngster I, Sauk J, Pindar C, Wilson RG, Kaplan JL, Smith MB, et al. Fecal microbiota transplant for relapsing Clostridium difficile infection using a frozen inoculum from unrelated donors: a randomized, open-label, controlled pilot study. Clin Infect Dis. 2014;58(11):1515-22.

21. Agrawal M, Aroniadis OC, Brandt LJ, Kelly C, Freeman S, Surawicz C, et al. The Long-term Efficacy and Safety of Fecal Microbiota Transplant for Recurrent, Severe and Complicated Clostridium difficile Infection in 146 Elderly Individuals. J Clin Gastroenterol. 2016;50(5):403-7.

Doença de Crohn: Disbiose e Manuseio com Probióticos

Maria Izabel Lamounier de Vasconcelos
Sender Jankiel Miszputen

Introdução

A doença de Crohn (DC) encontra-se incluída no grupo das doenças inflamatórias intestinais (DII) imunomediadas, com sua evolução heterogênea e imprevisível. Entre os diferentes fatores envolvidos e considerados etiopatogênicos, que interagem para o estabelecimento e manutenção do processo inflamatório – predisposição genética, imunológicos e ambientais, reconhece-se a importância da participação de componentes da microbiota intestinal (MI), representados por bactérias, fungos e vírus, na resposta imunoinflamatória aberrante do intestino a antígenos luminais, desses doentes.[1] Certas observações, na prática clínica e experimental, já permitiam essa hipótese:

1. A inflamação predomina no íleo e cólon, áreas de maior concentração da microbiota;
2. Boa resposta ao tratamento da atividade inflamatória com moduladores da microbiota, como antimicrobianos ou dieta enteral exclusiva, situações que modificam, durante sua utilização, a composição bacteriana intestinal;
3. Em modelos animais, a ausência de germes impede o desenvolvimento da colite;
4. Melhora da inflamação nos segmentos intestinais temporariamente excluídos do contato com microrganismos, para seu reaparecimento quando da restauração do trânsito fecal, o que acontece no fechamento de ostomias e nas bolsites, após as anastomoses ileoanais.

Isso fez crescer a opinião de que as bactérias comensais da microbiota do intestino pudessem ter um papel importante na etiopatogenia das DII, particularmente em condições que favorecessem sua virulência.

Evidências demonstram que o desbalanço estrutural e funcional da microbiota do intestino (disbiose), com decréscimo de organismos com poder anti-inflamatório e proliferação daqueles com características pró-inflamatórias, mais do que a ação de um patógeno específico, está

Parte 3: Alterações em Saúde, Disbiose e Terapia com Prebióticos, Probióticos e Simbióticos

associado com uma resposta imunológica desregulada, fato que ocorre nas DII. Essa alteração da composição bacteriana já é identificada nos doentes recém-diagnosticados, o que faz supor ser um evento precoce, logo após a instalação da inflamação.

Apesar desse reconhecimento, permanece em discussão se a disbiose é causa ou consequência do processo inflamatório.[2] De toda forma, intervenções buscando refazer algumas características de número e gênero dessa população, entraram no foco terapêutico das DII nos últimos anos, como utilização de probióticos e do transplante de microbiota fecal,[3,4] embora, especificamente, este último procedimento, continue representando um desafio para se concluir sobre seu benefício na DC.

Microbiota na doença de Crohn

As comunidades bacterianas intestinais dos seres humanos têm composição particularizada, ou seja, são próprias de cada indivíduo. Variações interpessoais são determinadas por diferenças na colonização durante o parto, genética do hospedeiro, tipo de aleitamento e da dieta, utilização de medicamentos, estresse, higiene pessoal e do meio ambiente. De baixa complexidade ao nascimento, a microbiota atinge uma rede altamente diversificada e complexa no final dos primeiros anos de vida, resistente às agressões ambientais, como terapia antibiótica de curta duração[5] e mudanças dietéticas.[6] No idoso, diminuição nessa diversidade reduz seu poder de defesa, afetando a função de barreira do intestino, o que permite a translocação, para a lâmina própria, de agentes causadores de infecção/inflamação.[7]

No intestino humano, mais de 90% dos microrganismos pertencem aos principais filos: Firmicutes, que está representado por maior número de gêneros e espécies, Bacteroidetes e, em menor escala Actinobacteria, e Proteobacteria sendo os demais, menos abundantes, presentes em variáveis quantidades, segundo características individuais.[8]

A população microbiana do trato gastrointestinal (TGI) inclui espécies nativas, que colonizam o intestino permanentemente e um grupo que transita temporariamente por seu lúmen,[9] havendo diferenças na sua composição e diversidade entre o lúmen e aquela aderida à sua mucosa.

Fisiologicamente, a MI residente (comensal) se encarrega de inibir a proliferação e colonização de bactérias patogênicas, agindo contra elas por competição, fortalecer a barreira epitelial, estimular a secreção de IgA, participar da detoxificação de xenobióticos, contribuindo também para o desenvolvimento, maturação e diferenciação de células intestinais de propriedade imunológica, além de atuarem como órgão metabólico, funcionalmente ativo, mantendo a homeostase. Indiretamente, a MI exerce seus efeitos protetores estimulando o epitélio intestinal a produção do muco e peptídeos antimicrobianos, o que mantém a esterilidade da camada mais interna do muco e a passagem ao meio interno de bactérias comensais ou patogênicas. Esse estado convivência, conhecido como simbiose, no qual ocorre uma interação benéfica bilateral entre microbiota e hospedeiro, em que as bactérias se nutrem de resíduos da nossa dieta, principalmente carboidratos e, por seu lado, evitam a entrada de elementos indesejáveis ou mesmo a translocação excessiva dos microrganismos residentes para o meio interno, pode vir a ser alterado com a mudança de comportamento desses microrganismos, até então considerados simbiontes, os quais adquirem caráter patobionte, promovendo contínuo estímulo antigênico, que termina rompendo o equilíbrio estrutural e funcional que mantinham com o hospedeiro em relação à sua homeostase imunológica, gerando as condições para o desenvolvimento e progressão de várias doenças gastrointestinais.

250

CAPÍTULO 20

Há considerável evidência clínica confirmando que a disbiose bacteriana intestinal se associa à DC e outras doenças inflamatórias imunomediadas. Tecnologias avançadas de biologia molecular, como o sequenciamento amplificado das regiões variáveis do gene 16S rRNA bacterianos e métodos de bioinformática permitiram caracterizar os microbiomas de diferentes localizações do corpo humano, incluindo o do intestino, ainda que haja alguma inconsistência nos estudos publicados quanto ao padrão da disbiose nas DII, seja pela metodologia empregada seja por utilização das fezes ou biópsias intestinais para sua análise[10]. De toda forma têm sido demonstradas diferenças da sua microbiota tanto em sua estrutura como nas suas funções, quando comparadas com indivíduos sadios. Também ocorrem alterações na expressão de receptores específicos do epitélio intestinal, relativos à imunidade inata e responsáveis pelo reconhecimento de micróbios que transitam pelo lúmen (*Toll-like receptors*).

As mudanças de composição características incluem diminuição da estabilidade, da diversidade (menor número de espécies) e da população bacteriana como um todo, ou seja, da abundância dos microrganismos, tanto nas fezes quanto no tecido obtido de biópsias, mais pronunciada nas fases de atividade inflamatória e menos na remissão, com expansão de grupos agressivos, como *Proteobacterias* e de espécies de *Fusobacterium* ao lado da redução de grupos protetores como *Bifidobacterium spp*. De forma geral há menor densidade de microrganismos dos filos *Bacteroidetes* e, especialmente, *Firmicutes*, particularmente subtipos do grupo dos *Clostridium* e concomitante aumento das *Proteobacterias*, representadas pelas *Enterobacterias*, especialmente *E. coli* e suas variantes patogênicas, aderentes e invasivas.

Parte significativa do decréscimo dos representantes dos Firmicutes se deve a depleção da abundância do *Faecalibacterium prausnitzii*, filogeneticamente classificado na ordem Clostridiales e, reconhecidamente, um dos organismos de proteção na DC, por sua função imunomoduladora – estímulo da IL-10, mediadora, junto com o butirato, das células T reguladoras.[1] A mesma condição se aplica à redução dos *Bacteroides fragilis*, do filo *Bacteroidetes*, que também intervém sobre aquele tipo de linfócitos.

Em análise de amostras fecais de 68 doentes com DC e 46 indivíduos saudáveis, submetidas ao estudo do sequenciamento genético, Takahashi et al. (2016)[12] encontraram abundância relativa significativamente menor do filo Bacteroidetes e mais abundante do filo Actinobacteria, nos doentes, quando comparados com os achados nos controles. Quanto aos gêneros, encontravam-se diminuídos *Bacteroides*, *Faecalibacterium*, *Eubacterium* e *Ruminococcus*, contrastando com aumento dos *Actinomyces* e, nesta investigação, de *Bifidobacterium*. Várias espécies dos gêneros encontrados são produtoras de butirato. A deficiência na síntese ou concentração desse ácido graxo de cadeia curta (AGCC), e de outros dessa classe, compromete a indução de células T reguladoras, sua diferenciação, expansão e função, com consequente prejuízo da homeostase imunológica da mucosa intestinal.[13]

Outra repercussão da diminuição do número de bactérias que produzem butirato encontra-se na função que este metabólito possui como inibidor do fator nuclear κB (NF-κB). É bem conhecido que a ativação desse fator é requerida para ativar uma grande variedade de genes que mediam a resposta imunoinflamatória. Assim, a disbiose que afeta o número de organismos produtores de butirato responde por uma menor capacidade anti-inflamatória das células intestinais.[14] Lembrar também que o butirato representa fonte energética para regeneração das células intestinais.

Outra decorrência da diminuição dos componentes do filo *Firmicutes* diz respeito ao grupo dos Lactobacilos, produtores de ácido láctico, que, embora com muitas espécies representativas desse gênero, está presente em pequena proporção na microbiota fecal humana, na

Parte 3: Alterações em Saúde, Disbiose e Terapia com Prebióticos, Probióticos e Simbióticos

dependência da idade do hospedeiro e da localização intestinal analisada. Tem a seu crédito o poder de inibição de patógenos e restauração da homeostase microbiana através da interação com outros agentes e toxinas, do aumento da função de barreira e da modulação da resposta imunológica, por imunoestimulação e sua regulação. Dada essa complexidade funcional, pode--se entender que as diversas espécies de Lactobacilos evocam diferentes respostas quando ofe-recidas ao hospedeiro. Isto significa que resultados descritos com uma das suas espécies podem não se reproduzir com outra, embora do mesmo gênero, fato que redobra a atenção no momen-to de sua utilização para qualquer finalidade.[15]

O ácido láctico que produzem pode ser convertido em ácido butírico, por bactérias produ-toras de butirato, participando assim como protetor ao epitélio intestinal e, de outro lado, evi-tando o acúmulo de ácido ao nível do cólon, causa de aceleração do seu trânsito. Cabe ao ácido láctico também o efeito antimicrobiano exercido pelos Lactobacilos, diretamente, ou através das bacteriocinas, peptídeos secretados por algumas espécies desse microrganismo, ativos contra determinados nichos bacterianos.

O reforço que esse grupo de bactérias oferece para a barreira epitelial baseia-se em alguns mecanismos: indução na secreção de mucina, maior aderência das junções firmes intercelulares, maior regulação de proteínas cito-protetoras e prevenção da apoptose das células do epitélio intestinal.

São conhecidas as diferenças de composição e abundância entre a microbiota luminal e aquela associada à mucosa. Essa caracterização varia também conforme a topografia do seg-mento intestinal biopsiado ou ressecado e com a presença de inflamação ativa ou não. Como a maioria dos estudos se refere à sua análise em amostras fecais, é possível que ela não reflita ade-quadamente as alterações microbianas, particularmente aquelas que ocorrem na superfície da mucosa dos locais inflamados.[16] Outro aspecto é considerar que as alterações da microbiota in-testinal são distintas entre indivíduos tabagistas com DC e, com a doença, porém não fumantes.[17]

Técnicas baseadas em culturas para isolar e identificar a grande variedade de microrganis-mos fecais conseguem reconhecer até 25% dessa população, mesmo porque a maioria deles tem caráter anaeróbio. Apesar do progresso para o cultivo desses organismos com métodos apropria-dos, só alguns gêneros são identificados, com dificuldades para reconhecer suas características além de tempo prolongado, necessário para sua confirmação. A investigação da MI elevou sua precisão, na última década, com a ampliação do sequenciamento genômico do gene 16SrRNA bacteriano, o que tornou possível identificar as diferenças e interações entre os microrganismos do agrupamento encontrado em amostras fecais, daquele observado em material de biópsias e nos vários sítios da inflamação ou de mucosa normal, bem como analisar sua composição nas fases de atividade ou remissão da doença inflamatória, a ponto de algumas escolas sugerirem sua investigação como marcador diagnóstico, possibilidade para diagnóstico diferencial das DII e prognóstico de recidivas da inflamação.[18]

Pesquisas anteriores já descreveram recidiva endoscópica no 6º mês de pós-operatório em todos doentes que apresentavam contagem muito baixa de *Faecalibacterium prausnitzii* no te-cido, quando da cirurgia da ressecção ileal e também na avaliação de controle. Resultado se-melhante foi publicado em estudo piloto australiano (POCER- Pos-operative Crohn's endoscopic recurrence).[19]

Os estudos publicados trazem fortes evidências de que os pacientes com doença de Crohn apresentam um comprometimento da sua MI, caracterizada por redução da abundância dos seus microrganismos com poder anti-inflamatório, particularmente aqueles pertencentes aos filos *Firmicutes* e *Bacteroidetes*, em especial, os produtores de butirato. Em oposição, ocorre

252

CAPÍTULO 20

aumento de bactérias potencializadoras da inflamação, representadas por alguns componentes do filo das Proteobacterias. Esse desbalanço, em indivíduos com predisposição genética, favorece uma resposta imunológica alterada, que resulta nos diferentes fenótipos da doença inflamatória, seu desenvolvimento e manutenção.

Por que usar probióticos em doença de Crohn

Os probióticos são definidos como microrganismos vivos que conferem um benefício à saúde do hospedeiro quando ingeridos em quantidades adequadas, atuando através de vários mecanismos, incluindo a alteração da composição da MI, aumento das respostas imunes locais e melhorando a barreira intestinal.

Probióticos podem interferir no equilíbrio microbiano intestinal, bloqueando os sítios de adesão, sua concorrência por nutrientes e por efeitos antimicrobianos. Atuam diretamente aumentando a produção de butirato e AGCC, que diminui o pH colônico, inibindo o crescimento de bactérias patogênicas. O butirato também fornece nutrientes para o epitélio e afeta positivamente a barreira intestinal, aumentando a secreção de mucina e aprimorando as *tight-junctions*. Adicionalmente atuam em vias imunoregulatórias, como a cascata de sinalização NF-κB e faz com que o butirato aja como um agente anti-inflamatório.

Adicionalmente, as bactérias probióticas, em geral, podem afetar o sistema imunológico através de vários mecanismos, incluindo alterações na produção de citocinas, indução de células T reguladoras e aumento da morte microbiana, impactar no *turn over* celular, no crescimento e na apoptose celular. Todas estas propriedades tendem a neutralizar a resposta imune anormal da mucosa, que conduz à inflamação crônica na DII.

Embora se desconheça se a MI alterada, observada na DII, seja uma causa ou consequência da inflamação, vários probióticos têm sido estudados, a fim de sua modulação. Os microrganismos administrados precisam ser geneticamente estáveis, de origem humana e capazes de sobreviver à passagem pelo trato gastrointestinal. As espécies únicas, tais como *Lactobacillus* e *Bifidobacterium* e produtos multiespécies, como VSL#3®, foram estudadas. Esses diferentes preparados podem alcançar efeitos terapêuticos através de distintos mecanismos específicos de ação.[20]

Indução da remissão clínica

Há uma escassez de publicações avaliando a utilidade de probióticos para a indução da remissão clínica na DC. Uma revisão Cochrane, publicada em 2008, analisando seu uso para esta finalidade, encontrou apenas 1 estudo com 11 indivíduos e concluiu que não existia qualquer evidência para apoiar o uso de probióticos para indução de remissão em DC.[21]

Lichtenstein et al. (2016),[22] em revisão do uso de probióticos na DC, encontram 4 trabalhos, relativamente pequenos, que avaliaram seu emprego como terapia coadjuvante ao tratamento convencional de pacientes com DC (Tabela 20.1).

No estudo observacional, não controlado e pioneiro de Plein e Hotz (1993),[23] à pacientes com DC, na fase de indução da remissão clínica, tratados convencionalmente, com diarreia (5,0 ± 1,4 evacuações/dia) e queixas moderadas, CDAI de 193 ± 32 (CDAI = Crohn's disease activity index), foi administrado *Saccharomyces boulardii* durante duas semanas. Houve redução modesta, mas estatisticamente significante, da frequência das evacuações (5,0 ± 1,4 *versus* 4,1 ± 2,3 evacuações/dia; p < 0,01) e, em relação ao CDAI (193 ± 32 *versus* 168 ± 59; p < 0,05).

Parte 3: Alterações em Saúde, Disbiose e Terapia com Prebióticos, Probióticos e Simbióticos

Tabela 20.1. Uso de probióticos para induzir remissão clínica em pacientes com Doença de Crohn

Estudo	Nº de pacientes	Duração (meses)	Cepa probiótica	Controle	Resultado
Plein & Hotz, 1993	17	½ mês	S. boulardii	Observacional; Sem grupo -controle	Modesta melhora de sintomas
Schultz et al., 2004	11	6	LGG + corticosteroides	Placebo + corticosteroides	Sem benefício
Steed et al., 2010	35 (perda de 16 do acompanhamento)	6	B. longum + "Synergy 1"	Placebo	Melhora de sintomas
Fujimori et al., 2007	10	13	B. longum, B. breve, L. casei + Plantago ovata	Observacional; Sem grupo controle	Melhora de sintomas

Em um pequeno estudo piloto, observacional, não controlado, conduzido por Gupta et al. (2000),[24] os 4 pacientes incluídos, crianças com DC ativa de leve a moderada, receberam *Lactobacillus rhamnosus GG,* por 6 meses, relatando-se melhora da atividade clínica, após esse período. Estes achados, entretanto, foram contrariados por outro trabalho, conduzido por Schultz et al. (2004),[25] analisando os resultados observados em 11 pacientes adultos com DC em fase ativa da inflamação, tratados com uma combinação de corticosteroides (60 mg/dia) e antibióticos, randomizados para adição de *LGG* ou placebo. Não se observou nenhuma diferença entre ambos os grupos, nas taxas de remissão clínica durante o período de 6 meses do tratamento.

Steed et al. (2010),[26] randomizaram 35 pacientes com DC ativa para receber um simbiótico com *Bifidobacterium longum*, oligofrutose e inulina, ou placebo, por 6 meses, com doses estáveis dos medicamentos convencionais. Aproximadamente metade dos pacientes, de ambos os grupos, saíram do acompanhamento. Tendo em conta esta limitação, houve significativa melhora clínica no grupo que recebeu o simbiótico, nos resultados histológicos, e redução nos níveis séricos do TNF-α (pró-inflamatório).

Além desses trabalhos, controlados e randomizados, Fujimori et al. (2007),[27] relataram o resultado de um pequeno estudo observacional, não controlado, envolvendo 10 pacientes com DC, ativa e refratária ao tratamento com esteroide, os quais receberam psyllium (plantago ovata) e uma preparação de probiótico, composta de *Bifidobacterium breve, Bifidobacterium longum* e *Lactobacillus casei*. Ao longo dos 13 meses de terapia, 7 dos 10 pacientes referiram melhora sintomática, porém, apenas 2 deles foram capazes de interromper o tratamento com corticosteroides. Também não foi observado melhora nos marcadores laboratoriais de inflamação.

Recentemente, através de metanálises e revisão sistemática,[28-30] para avaliar a eficácia dos probióticos de variadas espécies, na indução da remissão da atividade inflamatória em pacientes com DC em diferentes condições da doença, pesquisadores concluíram que esses alguns preparados probióticos não trouxeram efeitos significativos e não conseguiram mostrar um benefício clínico para indução da remissão clínica na DC.

Manutenção da remissão induzida

Nove publicações examinaram a capacidade dos diferentes probiótico para manter a remissão clínica induzida, de pacientes com DC (Tabela 20.2).[22]

254

CAPÍTULO 20

Doença de Crohn: Disbiose e Manuseio com Probióticos

Tabela 20.2. Uso de probióticos para manter remissão induzida em pacientes com doença de Crohn

Estudo	Nº de pacientes	Duração (meses)	Cepa probiótica	Controle	Resultado
Plein e Hotz, 1993	17	3		Placebo	Melhora
Guslandi et al., 2000	32	6	S. boulardii	Pentasa®	Preveniu recidiva
Bourreille et al., 2013	165	12		Placebo	Nenhum benefício geral
Malchow et al., 1997	28 colônico	12	E. coli Nissle	Placebo	Sem benefício
Willert et al., 2010	30 colônico	12	VSL#3®	Placebo	Deterioração (NS)
Schultz et al., 2004	11	6		Placebo	Sem benefício
Zocco et al., 2003	35	12	LGG	Mesalazina	Sem benefício
Bousvaros et al., 2005	75 crianças	42		Inulina	Deterioração (NS)
Rutgeerts et al., 2004	63	6	"Simbiótico 2000"	Placebo	Sem benefício

Três estudos exploraram o efeito do probiótico *Saccharomyces boulardii* na manutenção da remissão, induzida por medicamentos. Ao contrário de todos os outros estudos, os resultados não foram uniformes.

No estudo de Plein e Hotz[23] em 1993, 17 pacientes, ainda em atividade residual após a fase inicial de indução (CDAI 168 ± 59), foram randomizados para receber *S. boulardii* ou placebo, por um período de 10 semanas. Foram coletadas as informações a respeito da frequência das evacuações e os escores do CDAI, após 10 semanas. Enquanto o grupo do probióticos, passada a intervenção, continuou a apresentar uma redução gradual da frequência das evacuações, de 4,1 ± 2,3 para 3,3 ± 1,2 evacuações/dia e escores do CDAI, de 168 ± 59 para 107 ± 85, no grupo controle, ambos os parâmetros retornaram a sua taxa de pré-tratamento.

Guslandi et al. (2000)[31] acompanharam 32 pacientes em remissão, livre de esteroides, aleatoriamente divididos para receber, por 6 meses de tratamento de manutenção, aminosalicilato (Pentasa®) ou uma combinação com *S. boulardii*. A recidiva da doença foi relatada em 6,25% dos doentes tratados pela combinação probiótico-aminosalicilato, comparativamente a uma taxa de 37,5%, entre os mantidos com o aminosalicilato isoladamente (p = 0,04).

No estudo realizado por Bourreille et al. (2013),[32] 165 pacientes em remissão com esteroides, foram aleatoriamente distribuídos para receber o tratamento com *S. boulardii* ou placebo durante 52 semanas. A suplementação com o probiótico não resultou um efeito significativo: 47,5% dos pacientes tratados com *S. boulardii* recidivaram durante o estudo, comparados a uma taxa de recidiva de 53,2% no grupo placebo. No entanto, uma análise posterior, indicou que o *S. boulardii* pode exercer algum efeito favorável na prevenção em não fumantes.

Dois outros protocolos avaliaram o efeito dos probióticos em pacientes com DC, predominantemente na região colônica. Malchow et al.[33] relataram dados de 28 casos, todos tratados na fase ativa da doença com prednisona (60 mg/dia) para a indução da remissão, sendo posteriormente aleatorizados, para a manutenção, com *E. coli Nissle* 1917, ou placebo. O probiótico não mostrou ser superior ao placebo em manter a remissão nos 12 meses de duração do tratamento.

Willert et al. (2010),[34] analisaram 30 pacientes com DC predominantemente colônica em remissão com esteroides, randomizados para receber VSL#3® ou placebo, durante 12 meses, associado a terapia de manutenção padrão do paciente. O grupo que recebeu o probiótico não foi eficaz na manutenção da remissão, além de se associar com um maior percentual de recidivas (8 de 14 pacientes que receberam VSL#3®, *versus* 1 de 9 que receberam placebo; p = 0,04).

CAPÍTULO 20

255

Parte 3: Alterações em Saúde, Disbiose e Terapia com Prebióticos, Probióticos e Simbióticos

Três outros estudos exploraram a eficácia do *Lactobacillus rhamnosus GG* para manutenção da remissão induzida por medicamentos. No estudo de Schultz et al. (2004),[25] os doentes em remissão por corticosteroides foram randomizados para receber *LGG* ou placebo, como terapêutica de manutenção. Não foi observado diferença nas taxas de remissão clínica, após seis meses do tratamento.

Zocco et al. (2003)[35] relataram os achados em 35 pacientes com doença de Crohn, aleatorizados para receber *LGG*, mesalazina, ou uma combinação de ambos. Depois de 12 meses, os grupos não diferiram em relação aos sintomas (CDAI) ou características endoscópicas.

No estudo multicêntrico, realizado por Bousvaros et al. (2005),[36] 75 crianças com DC, foram aleatoriamente divididas para receber *LGG* mais inulina, ou inulina isoladamente. A adição de *LGG* não mostrou nenhum benefício preventivo e pode mesmo ter conduzido a alguma deterioração (uma taxa de recidiva de 31%, *versus* 17% naqueles que receberam inulina isoladamente p = 0,18). Como consequência, o estudo foi interrompido prematuramente após 42 meses.

Rutgeerts et al. (2004),[37] descreveram os desfechos em 63 pacientes com DC ativa, que foram tratados com infusões de Infliximab, 5 mg/kg. Foram randomizados para receber com um complexo de simbióticos – "Synbiotic 2000" (composto por *Pediacoccus pentoseceus, Lactobacillus raffinolactis, Lactobacillus paracasei subsp. paracasei 19, Lactobacillus plantarum*, beta-glucana, inulina, pectina e amido resistente) ou placebo. Os pacientes foram seguidos até a recidiva clínica. Após 6 meses da intervenção, os grupos não diferiram em termos de tempo para recidiva ou intervalo mediano exigido entre as infusões do Infliximab.

Em revisão sistemática Cochrane publicada em 2006,[38] a conclusão dos autores foi que os setepequenos estudos controlados disponíveis, não apresentaram nenhuma evidência sugestiva de que os probióticos sejam benéficos para a manutenção da remissão em DC. Achado que corrobora com estudo que avaliou a manutenção da remissão em pacientes com DC (N = 195) que não conseguiu mostrar benefícios estatisticamente significativos.[30]

Várias tentativas de combinar e reanalisar os resultados obtidos nos trabalhos supracitados também resultaram em conclusões negativas. Talvez a possível exceção seja para o *Saccharomyces boulardii* em determinadas populações (por exemplo, não fumantes). O tratamento no longo prazo com microrganismos probióticos parece não produzir qualquer benefício na manutenção da remissão em doentes com DC.

Uso de probióticos no pós-operatório para prevenir recidivas

Em estudo duplo-cego, randomizado, 37 pacientes com DC que haviam sido submetidos à ressecção ileocecal, foram divididos em dois grupos, um suplementado com *Lactobacillus GG* e outro com placebo, tratados por 1 ano. No grupo que recebeu o probiótico, a recorrência clínica foi diagnosticada em 17%, e a histológica em 60% dos pacientes, enquanto no grupo placebo, 11% apresentaram recorrência clínica e 35% a endoscópica, resultados que não atingiram diferença estatisticamente significativa.[39]

Marteau et al. (2006),[40] avaliaram 98 doentes com ressecção intestinal por DC, randomizados na 3ª semana de pós-operatório e tratados com *L. johnsonii LA1* ou placebo. Aos 6 meses, a recorrência histológica foi mais presente no grupo placebo (64%) do que o grupo do probiótico (49%). Mas, a diferença não foi significativa. Já a recorrência clínica ocorreu em 7% no grupo placebo e 9,3% do grupo *L. johnsonii LA1*.

O estudo de Van Gossum et al, 2007,[41] também não encontrou diferença na taxa de recidiva, após 12 semanas de suplementação, no pós-operatório, com *L. johnsonii* comparada com a do grupo placebo, em 70 doentes submetidos a ressecção ileocecal por DC.

Embora estes resultados sejam decepcionantes, as intervenções que podem ter um impacto na recorrência pós-operatória devem ser estudadas até pelo menos 1 ano. Um importante trabalho multicêntrico, bem elaborado, analisando a ação do VSL#3® na manutenção da remissão da inflamação na DC, foi negativo quanto a sua eficácia.[42]

O papel dos probióticos na prevenção de recaídas em pacientes de DC, após remissão induzida cirurgicamente (N = 333) permanece controverso e, até o momento, sem recomendações para seu emprego. Em resumo, há pouca evidência para o uso de probióticos no tratamento da DC.[30]

Por fim, a revisão de Colombel et al. (2019), aponta que a utilização de probióticos para o tratamento da DII, sem especificar as cepas, o sucesso foi muito variável. Sendo assim, a conclusão do grupo foi de que dados adicionais, que apoiam o uso de probióticos para auxiliar no tratamento dos sintomas funcionais da DII, são necessários.[43]

Conclusão

As publicações relacionadas com a suplementação de probióticos na doença de Crohn apresentam limitações significativas[a]. Tamanho pequeno da população, taxas de evasão alta e falta de análises de dose-resposta. Também se reconhece falta de coerência em relação ao uso concomitante de outros medicamentos, inclusive antidiarreicos, aminosalicilatos, imunomoduladores e corticosteroides, que podem ter afetado os resultados. Nenhum dos trabalhos forneceu evidências conclusivas sobre seu benefício na indução ou manutenção da remissão na DC. Estudos maiores, controlados e randomizados são necessários para mostrar seu real valor no tratamento desta Doença Inflamatória Intestinal.

Referências bibliográficas

1. Eck A, de Groot EFJ, de Meij TGJ, Welling M, Savelkoul PHM, Budding AE. Robust microbiota-based diagnostics for inflammatory bowel disease. J Clin Microbiol 2017; 55(6): 1720-32.
2. Fritsch J, Abreu MT. The microbiota and the immune response: what is the chicken and what is the egg? Gastrointest Endosc Clin N Am 2019; 29(3):381-3.
3. Sunkara T, Rawla P, Ofosu A, Gaduputi V. Fecal microbiota transplant- a new frontier in inflammatory bowel disease. J Inflamm Res 2018; 11:3218.
4. Basso PJ, Câmara NOS, Sales-Campos H. Microbial-based therapies in the treatment of inflammatory bowel disease- An overview of human studies. Front Pharmacol 2019; 9:1571.
5. Dethlefsen L, Relman DA. Incomplete recovery and individualized responses of the human distal gut microbiota to repeated antibiotic perturbation. Proc Natl Acad Sci U S A 2011; 108 Suppl 1:4554-61.
6. Wu GD, Chen J, Hoffmann C, Bittinger K, Chen YY, Keilbaugh SA, et al. Linking long-term dietary patterns with gut microbial enterotypes. Science 2011; 334(6052): 105-8.

---

[a] *Diretriz sobre o papel dos probióticos em Doenças Gastrointestinais, publicada pela Associação Americana de Gastroenterologia (AGA) recomenda o uso de probióticos apenas no contexto de um ensaio clínico para adultos e crianças com Doença de Crohn.*

Parte 3: Alterações em Saúde, Disbiose e Terapia com Prebióticos, Probióticos e Simbióticos

7. Li H, Qi Y, Jasper H. Preventing age-related decline of gut compartmentalization limits microbiota dysbiosis and extends lifespan. Cell Host Microbe 2016; 19(2): 240-53.
8. Qin J, Li R, Raes J, Arumugam M, Burgdorf KS, Manichanh C, et al. A human gut microbial gene catalogue established by metagenomic sequencing. Nature 2010; 464(7285): 59-65.
9. Herrera C, Guarner F. WGO handbook of gut microbes 2014; 4-17.
10. Forbes JD, Van Domselaar G, Bernstein CN. The gut microbiota in immune-mediated inflammatory diseases. Front Microbiol 2016 1; 7:1081.
11. Atarashi K, Tanoue T, Oshima K, Suda W, Nagano Y, Nishikawa H, et al. Treg induction by a rationally selected mixture of Clostridia strains from the human microbiota. Nature 2013; 500(7461): 232-6.
12. Takahashi K, Nishida A, Fujimoto T, Fujii M, Shioya M, Imaeda H, et al. Reduced abundance of butyrate-producing bacteria species in the fecal microbial community in Crohn's Disease. Digestion 2016; 93(1): 59-65.
13. Shreiner AB, Kao JY, Young VB. The gut microbiome in health and in disease. Curr Opin Gastroenterol 2015; 31(1): 69-75.
14. Gonçalves P, Araujo JR, Di Santo JP. A cross-talk between microbiota-derived short-chain fatty acids and the host mucosal immune system regulates intestinal homeostasis and inflammatory bowel disease. Inflamm Bowel Dis 2018; 24(3):558-72.
15. Lebeer S, Vanderleyden J, De Keersmaecker SC. Genes and molecules of lactobacilli supporting probiotic action. Microbiol Mol Biol Rev. 2008; 72(4): 728-64.
16. Miyoshi J, Chang EB. The gut microbiota and inflammatory bowel diseases. Transl Res 2017; 179:38-48.
17. Opstelten JL, Plassais J, van Mil SW, Achouri E, Pichaud M, Siersema PD, et al. Gut microbial diversity is reduced in smokers with Crohn's disease. Inflamm Bowel Dis 2016; 22(9):2070-7.
18. Pascal V, Pozuelo M, Borruel N, Casellas F, Campos D, Santiago A, et al. A microbial signature for Crohn's disease. Gut 2017; 66(5): 813-22.
19. De Cruz P, Kang S, Wagner J, Buckley M, Sim WH, Prideaux L, et al. Association between specific mucosa-associated microbiota in Crohn's disease at the time of resection and subsequent disease recurrence: a pilot study. J Gastroenterol Hepatol 2015; 30(2): 268-78.
20. Dorilor LMAD, Dieleman LA, Hoentjen F. Probiotics and prebiotics in ulcerative colitis. Clin Gastroenterol. (2016).
21. Butterworth AD, Thomas AG, Akobeng AK. Probiotics for induction of remission in Crohn's disease. Cochrane Database Syst Rev 2008;3:CD006634
22. Lichtenstein L, Avni-Biron I, Ben-Bassat O. Probiotics and prebiotics in Crohn's disease therapies. Best Pract Res Clin Gastroenterol. 2016;30(1):81-8.
23. Plein K, and J. Hotz. Therapeutic effects of Saccharomyces boulardii on mild residual symptoms in a stable phase of Crohn's disease with special respect to chronic diarrhea-a pilot study. Gastroenterol, 1993. 31(2): 29-34.
24. Gupta P, Andrew H, Kirschner BS, Guandalini S. Is lactobacillus GG helpful in children with Crohn's disease? Results of a preliminary, open-label study. J Pediatr Gastroenterol Nutr, 2000. 31(4): p. 453-7.
25. Schultz M, Timmer A, Herfarth HH, Sartor RB, Vanderhoof JA, Rath HC. Lactobacillus GG in inducing and maintaining remission of Crohn's disease. BMC Gastroenterol, 2004. 4: 5.
26. Steed H, Macfarlane GT, Blackett KL, Bahrami B, Reynolds N, Walsh SV, et al. Clinical trial: the microbiological and immunological effects of synbiotic consumption- a randomized double-blind placebo-controlled study in active Crohn's disease. Aliment Pharmacol Ther, 2010. 32(7): 872-83.
27. Fujimori S, Tatsuguchi A, Gudis K, Kishida T, Mitsui K, Ehara A, et al. High dose probiotic and prebiotic cotherapy for remission induction of active Crohn's disease. J Gastroenterol Hepatol, 2007. 22(8): 1199-204.
28. Ganji-Arjenaki M, Rafieian-Kopaei M. Probiotics are a good choice in remission of inflammatory bowel diseases: A meta analysis and systematic review. J Cell Physiol. 2018; 233:2091-103.
29. Derwa Y, Gracie DJ, Hamlin PJ, Ford AC. Systematic review with meta-analysis: The efficacy of probiotics in inflammatory bowel disease. Aliment Pharmacol Ther. 2017;46(4):389-400.

30. Torres J, Ellul P, Langhorst J, Mikocka-Walus A, Barreiro-de Acosta M, Basnayake C, et al. European Crohn's and Colitis Organisation Topical Review on Complementary Medicine and Psychotherapy in Inflammatory Bowel Disease. J Crohns Colitis. 2019 May 27;13(6):673-685e.
31. Guslandi M, Mezzi G, Sorghi M, Testoni PA.. Saccharomyces boulardii in maintenance treatment of Crohn's disease. Dig Dis Sci, 2000. 45(7): 1462-4.
32. Bourreille A, Cadiot G, Le Dreau G, Laharie D, Beaugerie L, Dupas JL, et al. Saccharomyces boulardii does not prevent relapse of Crohn's disease. Clin Gastroenterol Hepatol, 2013. 11(8): 982-7.
33. Malchow HA. Crohn's disease and Escherichia coli. A new approach in therapy to maintain remission of colonic Crohn's disease? J Clin Gastroenterol, 1997. 25(4): 653-8.
34. Willert RP, Peddi KK, Ombiga J, Bampton PA, Lawrance IC. Randomised, double-blinded, placebo-controlled study of VSL#3 versus placebo in the maintenance of remission in Crohns disease. Gastroenterology, 2010. 138(5 Supplement 1): p. S-517-S-518.
35. Zocco MA, dal Verme LZ, Armuzzi A, Nista EC, Papa A, Candelli M. Comparison of Lactobacillus GG and mesalazine in maintaining remission of ulcerative colitis and Crohn's disease. Gastroenterology 2003;124(4):A201.
36. Bousvaros A, Guandalini S, Baldassano RN, Botelho C, Evans J, Ferry GD, et al. A randomized, double--blind trial of Lactobacillus GG versus placebo in addition to standard maintenance therapy for children with Crohn's disease. Inflamm Bowel Dis, 2005. 11(9): 833-9.
37. Rutgeerts P, D'Haens G, Baert F, Assche G, Aerden I, Noman M, et al. Randomized placebo controlled trial of pro- and prebiotics (synbiotics cocktail) for maintenance of infliximab induced remission of luminal Crohn's disease (CD). Gastroenterology, 2004. 126(4): A467-A467.
38. Rolfe VE, Fortun PJ, Hawkey CJ, Bath-Hextall FJ: Probiotics for maintenance of remission in Crohn's disease. Cochrane Database Syst Rev 2006; 4:CD004826.
39. Prantera C, Scribano ML, Falasco G, Andreoli A, Luzi C. Ineffectiveness of probiotics in preventing recurrence after curative resection for Crohn's disease: a randomized controlled trial with Lactobacillus GG. Gut 2002; 51 (3): 405-9.
40. Marteau P, Lemann M, Seksik P, Laharie D, Colombel JF, Bouhnik Y, et al. Ineffectiveness of Lactobacillus johnsonii LA1 for prophylaxis of postoperative recurrence in Crohn's disease: a randomized, double blind, placebo controlled GETAID trial. Gut 2006; 55 (6): 842–7.
41. Van Gossum A, Dewit O, Louis E,de Hertogh G, Baert F, Fontaine F, et al. Multicenter randomized--controlled clinical trial of probiotics (Lactobacillus johnsonii, LA1) on early endoscopic recurrence of Crohn's disease after ileo-caecal resection. Inflamm Bowel Dis 2007; 13 (2): 135-42.
42. Madsen K, Backer J, Leddin D, Dieleman LA, Bitton A, Feagan B, et al. A randomized controlled trial of VSL#3 for the prevention of endoscopic recurrence following surgery for Crohn's disease. Gastroenterology 2008; 134(supp 1):A361.
43. Colombel JF, Shin A, Gibson PR. AGA Clinical Practice Update on Functional Gastrointestinal Symptoms in Patients With Inflammatory Bowel Disease: Expert Review. Clinical Gastroenterology and Hepatology 2019; 17:380-90.

Para saber mais

a. Su GL, Ko CW, Bercik P, Falck-Ytter Y, Sultan S, Weizman AV, et al. AGA Clinical Practice Guidelines on the Role of Probiotics in the Management of Gastrointestinal Disorders. Gastroenterology. 2020;159(2):697-705.

Colite Ulcerativa: Disbiose e Manuseio com Probióticos

Maria de Lourdes Teixeira da Silva

Introdução

Doença de Crohn e Retocolite Ulcerativa (RCU) são coletivamente conhecidas como doenças inflamatórias intestinais (DII) e se apresentam como desordens inflamatórias crônicas do trato gastrointestinal, com prevalência combinada de 450 casos para 100.000 da população ocidental.[1]

A RCU afeta o cólon e reto. Acredita-se que fatores genéticos, desordens do sistema imune do hospedeiro, disbiose da microbiota intestinal e fatores ambientais contribuam para a patogênese.[2] A DII alterna entre períodos de crise aguda e períodos de remissão. Dentre as estratégias de tratamento elencam-se drogas que reduzem inflamação aguda e drogas que mantem a remissão, como 5-aminosalicilatos, corticosteroides, imunomodulador e agentes biológicos.[3]

Tratamentos alternativos, com objetivos de tratar a doença aguda ou quiescente, via manipulação da microbiota intestinal (MI) com probióticos, simbióticos, antibióticos e transplante de microbiota fecal (TMF), podem ser interessantes e efetivos. Probióticos são microrganismos vivos, que, quando administrados em quantidades adequadas, conferem benefícios a saúde do hospedeiro. Alguns probióticos apresentam efeitos anti-inflamatórios e promovem manutenção da barreira intestinal, o que pode credenciá-los como opção de tratamento para DII.[4]

Estudos randomizados e controlados, revisões sistemáticas e metanálises têm avaliado o uso de probióticos na DII, mostrando melhora na indução ou manutenção da remissão.[5-9] Outros falharam em mostrar benefício, e pode ser devido à heterogeneidade de estudos, com diferentes espécies, cepas ou quantidades de probióticos utilizados, ou ainda, a diferenças metodológicas, heterogeneidade de grupo amostral com população adulta ou pediátrica.[10-15]

Neste capítulo, serão demonstrados os principais conceitos e tratamentos da RCU, bem como o racional para indicar probióticos e os resultados dos ensaios clínicos da área.

Parte 3: Alterações em Saúde, Disbiose e Terapia com Prebióticos, Probióticos e Simbióticos

Retocolite ulcerativa aguda

Retocolite ulcerativa (RCU) é uma doença inflamatória crônica, idiopática, que atinge o cólon e afeta mais comumente adultos jovens entre 30 e 40 anos. Além das incapacidades determinadas pelas manifestações intestinais (diarreia, sangramento e dor abdominal), a doença evolui também com manifestações extraintestinais.[16]

Na RCU, a inflamação da mucosa se inicia distalmente no reto, com contínua extensão proximal variável, mas com demarcação abrupta entre a mucosa inflamada e mucosa não inflamada.[17] Os pacientes apresentam períodos de fase ativa e remissão. A patogênese da RCU é complexa a acredita-se ser mediada por susceptibilidade genética, desregulação da microbiota intestinal e fatores ambientais.[18]

O objetivo do tratamento na RCU é induzir e manter a remissão clínica e endoscópica.[19]

Os aminossalicilatos ainda representam a principal escolha para tratar RCU leve e moderada. Corticoides tópicos e sistêmicos podem ser usados para tratar as crises. Imunossupressores e fármacos biológicos são usados na doença moderada a grave.[20]

A colectomia é necessária em 15% dos pacientes com RCU.[21] O manuseio efetivo da RCU requer o pronto reconhecimento e tratamento da crise aguda, tanto quanto a escolha apropriada de drogas para essa fase e manutenção da remissão.

Epidemiologia

Estudo recente mostra tendência crescente da incidência e prevalência de doença inflamatória intestinal (DII) no mundo e no Brasil.[22] A prevalência da DII excede a 0,3% (300/100.000) da população na América do Norte, Europa e Oceania.[23] A prevalência de Doença de Crohn (DC) no Brasil aumentou de 0,24/100.000 (1986-1990)[24] para 24,1/100.000 (2014)[25] e de RCU de 0,99/100.000[24] para 14,1/100.000 habitantes.[25]

Fatores de risco

História familiar positiva ocorre em 8 a 14% dos casos. Familiares de primeiro grau têm risco 4 vezes maior de desenvolver a doença,[26] mas pode ocorrer também em familiares de segundo e terceiro grau.

O tabagismo tem influência na RCU e seu uso exerce fator de risco gravidade da doença.[27] Ex-fumantes têm risco 70% maior de desenvolver a RCU, com doença mais agressiva e refratária ao tratamento, quando comparada com indivíduos que nunca fumaram.[28] O uso de anti-inflamatório não hormonal (AINS) pode exacerbar a doença.[29]

Fisiopatologia

Defeitos nas células epiteliais colônicas, na camada de muco e na barreira mucosa são fortemente implicados na patogênese da retocolite ulcerativa, permitindo que a microbiota intestinal dispare uma resposta inflamatória sustentada em indivíduos geneticamente susceptíveis (Figura 21.1).[30] Entre as células inflamatórias envolvidas, a Th9 perpetua a apoptose dos enterócitos e inibe a cicatrização da mucosa. A IL-13, produzida pela célula NKT, também contribui para a lesão tecidual, assim como células linfoides inatas favorecem a produção de citocinas, perpetuando a inflamação.[31]

Lesão da mucosa está associada a disbiose e pode contribuir para disparar a cascata inflamatória.[32] A expressão dos proliferadores de perissoma tipo gama (PPARδ), um regulador

Colite Ulcerativa: Disbiose e Manuseio com Probióticos

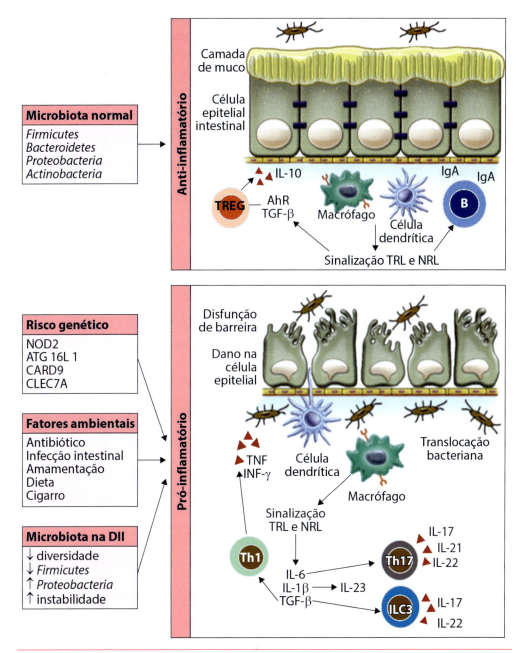

Figura 21.1. Patogênese da DII – interação de fatores genéticos, ambientais e microbioma alterando imunidade atuam como gatilho resultando em estado pró-inflamatório.[30]

negativo do NF-κβ, é reduzida nos colonócitos de pacientes com RCU, o que sugere uma associação causal.[33]

O melhor entendimento do sistema imune da mucosa permite expandir o alvo terapêutico, como visto com os antagonistas TNF-alfa e inibidores de integrinas.

CAPÍTULO 21 263

Parte 3: Alterações em Saúde, Disbiose e Terapia com Prebióticos, Probióticos e Simbióticos

Na doença inflamatória intestinal, a disbiose está intimamente associada com certos fenótipos da doença e pode ser fator causal ou sinérgico na perpetuação da inflamação crônica.[34] Assim, a manipulação da microbiota intestinal representa um potencial tratamento para a RCU.[35]

Diagnóstico e história natural

O diagnóstico de RCU é baseado na combinação de sintomas, achados endoscópicos e histológicos.[36] É importante também afastar outras alternativas diagnósticas como colite infecciosa por *Clostridium difficile*, colite isquêmica, diverticulite, colite actínica ou Doença de Crohn. No caso de diarreia sem sangramento é necessário afastar também diagnóstico de doença celíaca, intolerância alimentar e síndrome do intestino irritável.[31]

Por ocasião do diagnóstico, 30 a 60% dos casos dos pacientes com RCU tem proctite, 16-45% tem colite do lado esquerdo e 14-35% tem pancolite extensa.[36] A RCU pode progredir no sentido proximal em 10-19% dos pacientes em 5 anos e 28% em 10 anos.[21]

É importante determinar a atividade da doença para definir o tratamento. O escore Mayo[37] (Tabela 21.1) considera quatro variáveis: frequência das evacuações, sangramento retal, aspectos endoscópicos da mucosa e avaliação global e classifica a doença em leve (3-5), moderada (6-10) e grave (11-12). De acordo com o escore Mayo, a resposta clínica é definida com redução ≥ 3 pontos e redução de 30% do escore basal, com redução de pelo menos 1 ponto do sangramento retal ou sangramento retal de escore 0 ou1. A remissão clínica é definida com escore de Mayo ≤ 2 e nenhum subescore > 1. Cicatrização da mucosa é definida com subescore ≤ 1.

Cerca de 15 a 25% dos pacientes com RCU necessitam internação hospitalar em razão da gravidade e exacerbação aguda. O critério de Truelove e Witts modificado é recomendado para avaliação da gravidade (Tabela 21.2). A colite aguda grave é definida com pelo menos 6 evacuações por dia com sangue, associada com pelo menos um dos critérios: febre (> 37,8 °C), taquicardia (> 90 bpm), anemia (hemoglobina < 10,5 g/dL) ou elevada proteína C-reativa (PCR > 30 mg/dL).[17]

Tabela 21.1 Escore de Mayo para colite ulcerativa[37]

Escore de Mayo	0	1	2	3
Frequencia das evacuações	normal	1-2 vezes/dia mais que o normal	3-4 vezes/dia mais que o normal	5 vezes/dia mais que o normal
Sangramento retal	nenhum	Manchas de sangue com fezes < 50% das vezes	Sangramento com fezes, maioria das vezes	Só sangramento, sem fezes
Mucosa (endoscópico)	Normal ou doença inativa	Doença leve: eritema, redução padrão vascular, friabilidade leve	Doença moderada: eritema importante, falta de padrão vascular, friabilidade, erosões	Doença grave: sangramento espontâneo, ulcerações
Avaliação física global	normal	Doença leve	Doença moderada	Doença grave

Tratamento

O objetivo do tratamento medicamentoso é induzir e manter a remissão a curto e longo prazo, prevenir incapacidades, colectomia e câncer de cólon. O alvo para a remissão inclui resolução

Tabela 21.2. Escore de Truelove e Witts modificado para avaliar a gravidade da colite ulcerativa[20]

Escore de Truelove e Witts	Leve	Moderada	Grave
Evacuações/dia	≤ 4	4-6	≥ 6 e pelo menos um dos itens marcados com * nesta tabela
Sangue nas fezes	pequena quantidade	entre leve e grave	sangramento visível
*Febre (> 37,8 °C)	não	não	sim
*Frequencia cardiaca ≥ 90 bpm	não	não	sim
*Anemia	não	não	sim
*Proteína C-reativa	≤ 30	≤ 30	> 30

dos sintomas, com interrupção do sangramento anal, melhora do hábito intestinal e cicatrização endoscópica (Subescore de Mayo 0-1).[37]

A escolha dos medicamentos é guiada pela gravidade e extensão da doença. O uso precoce de agentes biológicos deve ser considerado em pacientes admitidos no hospital com RCU grave ou refratários aos corticoides.[38]

Algumas diretrizes estão disponíveis e propõem que algoritmos possam guiar a tomada de decisão quantos às drogas e doses (Figuras 21.2 e 21.3).[17,31]

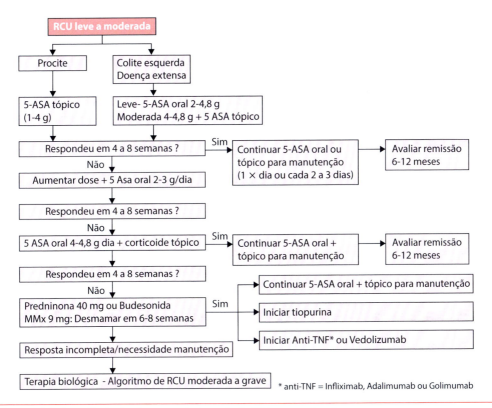

Figura 21.2. Sugestão de algoritmo para tratamento de CU leve a moderada.

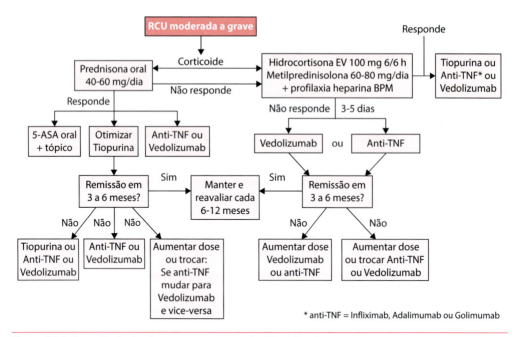

Figura 21.3. Sugestão de algoritmo para tratamento de CU moderada a grave.

Relação simbiótica entre a microbiota intestinal comensal e o hospedeiro

A microbiota intestinal compreende o conjunto de microrganismos encontrados num organismo, que estabelecem relações simbióticas e patogênicas.[39] Microbioma é a totalidade de microrganismos e seus elementos genéticos, estimando-se que tenha 100 vezes mais genes bacterianos do que os genes presentes no corpo humano.[40] Mais de 95% da MI é composta por espécies que fazem parte de quatro filos bacterianos: *Firmicutes*, *Bacteroidetes*, *Proteobacteria* e *Actinobacteria*.[41] Distalmente à válvula ileocecal, a concentração de bactérias aumenta, sendo o cólon a região do trato gastrointestinal mais densamente colonizada. Para melhor compreensão das alterações da MI na Doença Inflamatória Intestinal é importante conhecer as múltiplas associações interativas entre a microbiota intestinal com o hospedeiro, que inclui:

a. Metabolismo e regulação energética: A fermentação proveniente de carboidratos complexos produz metabólitos como ácidos graxos de cadeia curta (AGCC).[42] Sendo o microbioma intestinal possível fator associado a obesidade e *diabetes mellitus* tipo II.[43]

b. Regulação do sistema imune: A MI contribui para tolerância do sistema imune da mucosa e pode auxiliar na reação contra patógenos. Essa homeostase é obtida pela interação do microbioma com o hospedeiro.[44] A indução da tolerância via indução de células anti-inflamatórias e citocinas (em geral células T reguladoras, IL-10, TGF-β) é um importante papel da microbiota agindo diretamente com o sistema imune do hospedeiro.[45]

c. Controle da resposta inflamatória: os linfócitos T CD4+ ou T helper (TH) são responsáveis pela homeostase intestinal. Suas subclasses (TH1, TH2, TH17 e Tregs) compõem o equilíbrio pró e anti-inflamatório Os linfócitos TH1 são importantes na resposta imune celular (produzem IL-2, IFN-δ e TNF-α). Os linfócitos TH2 desempenham papel na imunidade humoral e alergia (produzem IL-5, TGF-β, IL-10). Os linfócitos TH17 participam da restauração da imunidade celular e controle da resposta inflamatória autoimune (produzem IL-17 e IL-22). Essas respostas são moduladas pela microbiota comensal, com implicações na defesa da mucosa, processos autoimunes e autoinflamatórios do trato gastrointestinal.[46]

d. Função de barreira intestinal: Dieta rica em fibra apresenta substrato para bactérias colônicas comensais produzirem AGCC, que apoiam a função de barreira intestinal por meio de mecanismos distintos. Os AGCC interferem no consumo de oxigênio,[47] modulam os inflamassomas[48] e induzem diferenciação de célula T helper naive em célula T reguladora.[45]

Desse modo, em condições normais, o hospedeiro e a microbiota comensal estabelecem uma relação simbiótica.[46]

Microbiota intestinal na RCU

Existe uma correlação entre a patogênese da RCU e a microbiota intestinal.[18] Sob circunstâncias habituais, a imunidade inata e adaptativa do hospedeiro previne a invasão de bactérias patogênicas, enquanto toleram as bactérias da microbiota comensal. Conforme o seu papel no hospedeiro, a microbiota intestinal pode ser dividida em três categorias:

1. **Bactérias simbióticas:** apresentam papel importante na nutrição e regulação imune – elas se fixam nas células epiteliais, e muitas são anaeróbias. Fazem parte da microbiota dominante do intestino. Ex.: *Bifidobacterium, Bacteroides* e *Peptococcus*.[49]

2. **Bactérias condicionalmente patogênicas:** são principalmente bactérias aeróbias facultativas. São bactérias inofensivas quando a microbiota está em equilíbrio, mas podem ser patogênicas sob certas condições. Fazem parte das bactérias não dominantes do intestino. Ex.: *Enterococcus* e *Enterobacter*.[50]

3. **Bactérias patogênicas:** Quando a microbiota está balanceada, a colonização de patógenos a longo prazo é baixa. Se ocorre o declínio da microbiota comensal, as bactérias condicionalmente patogênicas ou patogênicas enriquecem e podem ocasionar doenças. Ex.: *Klebsiella* e *Pseudomonas*.[50]

Na presença de disbiose intestinal, ocorre ruptura da função imunorregulatória e de defesa intestinal, o que reduz a imunidade do hospedeiro e aumenta a resposta inflamatória.[51] Essas mudanças podem levar a invasão da mucosa ou agravar a evolução da RCU. Ocorre aumento de bactérias patogênicas, liberação de enterotoxinas, aumento da permeabilidade da mucosa intestinal, dano na barreira mucosa e disfunção imune.[18] Bactérias produtoras de ácidos graxos de cadeia curta (AGCC), particularmente butirato têm importante papel na integridade da barreira epitelial. Redução de bactérias produtoras de butirato é encontrada em amostras fecais de pacientes com DII.[52]

A microbiota intestinal está alterada na DII (Tabela 21.3). Particularmente na RCU, ocorre alteração na composição da microbiota. Nesta população observa-se redução de *Akkermansia muciniphila, Roseburia, Butyricicoccus pullicaecorum* e *Clostridium colinum*.[53]

Muitas bactérias patogênicas estão relacionadas à inflamação e em pacientes com RCU podem estar elevadas espécies como *Mycobacterium avium paratuberculosis*,[54] *Escherichia coli* invasiva e aderente,[55] *Clostridium difficile*,[56] *Helicobacter* ssp.,[57] *Salmonella ssp*,[58] *Yersinia ssp*,[59]

Parte 3: Alterações em Saúde, Disbiose e Terapia com Prebióticos, Probióticos e Simbióticos

Tabela 21.3. Mudança da microbiota intestinal associada com DII[30]

Aumento	Diminuição
Bactérias	
• *Fusobacterium spp.*	• *Bacteroides spp.*
• *Pasturellaceae*	• *Bifidobacterium spp.*
• *Proteobacteria (E. coli* aderente e invasiva*)*	• *Clostridium XIVa, IV*
• *Ruminococcus gnavus*	• *Faecalibacterium prausnitzii*
• *Veillonellaceae*	• *Roseburia spp.*
	• *Suterella spp.*
Fungos	
• *Candida albicans*	
• *Candida tropicalis*	
• *Clavispora lusitaniae*	• *Saccharomyces cerevisiae*
• *Cyberlindnera*	
• *Kluyveromyces marxianus*	
Vírus	
• *Caudivirales*	

Fusobacterium ssp,[60,61] e *Listeria ssp*[62] Estudo recente avaliou mudanças qualitativas e quantitativas das bactérias colônicas em pacientes com RCU[63] e detectou menor diversidade bacteriana, redução de espécies benéficas e aumento de bactérias patogênicas quando comparado ao grupo controle. Em geral, a diversidade da microbiota intestinal está reduzida em cerca de 25% na RCU. *Firmicutes* e *Bacteroidetes* foram reduzidos e *Proteobacteria* e *Actimycetes* foram aumentadas na RCU.

Outro estudo recente[64] mostrou duas importantes bactérias Firmicutes anti-inflamatórias e produtoras de butirato, a *Roseburia hominis* e *Faecalibacterium prausnitzii,* reduzidas na RCU. Varela e colaboradores[65] mostraram que *F. prausnitzii* aumenta significativamente no período de remissão, o que pode ter implicações na patogênese e no tratamento da RCU. Já foi mostrado que a presença *F. prausnitzii foi associada à* remissão em pacientes com RCU.[66]

Por que usar probióticos em RCU

Os probióticos tem sido amplamente utilizados em pacientes com DII, frequentemente recomendados como tratamento adjuvante.[67] O papel da microbiota intestinal na DII tem sido exaustivamente revisado.[9,68]

Muitos probióticos são derivados da microbiota comensal do intestino de um indivíduo saudável,[18] e mantem os efeitos homeostáticos da microbiota em equilíbrio, que podem ser relevantes na DII.

Probióticos podem promover a secreção de fatores anti-inflamatórios e melhorar as funções de barreira intestinal e imune, e então inibir o crescimento de bactérias prejudiciais. Adicionalmente os probióticos podem prevenir ou reparar danos da mucosa intestinal realizados por patógenos em quantidades acima do aceitável.[69]

Os efeitos mais importantes dos probióticos na RCU são:

• **Efeito anti-inflamatório**:

O papel mais importante dos probióticos em DII, é o efeito anti-inflamatório, que reflete a tolerância imune que existe entre o hospedeiro e sua microbiota. Os probióticos alteram

268

CAPÍTULO 21

o sistema imune da mucosa por meio de um processo mediado pelo receptor *Toll-like* para promover diferenciação celular T-helper 1, com aumento da produção de anticorpos. Ocorre ainda aumento da atividade fagocítica e da célula natural Killer, inibição de NF-Kβ, indução de apoptose de células T, regulação de citocinas anti-inflamatórias (IL-10) e redução de citocinas proinflamatórias (TNF-α, interferon gama, IL-8).[70,71]

- **Efeito na barreira intestinal**:

  Os probióticos melhoram ou restauram a função de barreira[72] pela inibição do apoptose das células epiteliais intestinal,[73] além de promover síntese de proteínas, componentes críticos da *tight junctions*.[74] Dessa forma, probióticos atuam reduzindo a permeabilidade intestinal.[75]

- **Efeito na modulação da composição da microbiota**

  Os probióticos inibem o crescimento de bactérias potencialmente patogênicas pela produção de bacteriocinas. Além disso, promovem o crescimento de bactérias benéficas como Lactobacilos e Bifidobactérias.[76] Assim, os probióticos favorecem uma maior diversidade bacteriana, reduzem a diversidade dos fungos, podem aumentar a produção de AGCC com seu efeito anti-inflamatório e propriedades anticarcinogênicas.[77]

- **Efeito na sensação visceral**

  Os probióticos podem ainda atuar nos processos fisiológicos como melhorar a sensação visceral com melhora dos sintomas,[78] assim como atuar positivamente no sistema nervoso central e no eixo microbiota-intestino-cérebro.[79]

Evidências do uso de probióticos na RCU

O impacto dos probióticos na RCU tem sido avaliado por revisões sistemáticas e metanálises. Até o momento são poucas as evidências dos probióticos na Doença de Crohn, modesta evidência para RCU e boa evidência para pouchitis.[80] O probiótico mais testado na DII é o VSL#3, um mix de probióticos que inclui 4 cepas de *Lactobacillus* (*L. casei, L. plantarum, L. acidophilus e L. delbrueckii subsp. bulgaricus*), 3 cepas de Bifidobacterium (*B. longum, B. breve e B. infantis*) e a cepa de *Streptococcus salivarius subsp. thermophilus*.

VSL#3 tem alta concentração de probióticos que são hábeis em controlar a inflamação, reduzir infecção da mucosa e aumentar o período de remissão, ao reduzir o nível do fator de necrose tumoral alfa (TNF-α), interferon G, óxido nítrico sintase ibduzida (iNOS) e metaloproteínases matriz 2 e 9.[81]

A ruptura da barreira mucosa tem papel importante na exacerbação de DII. Probióticos que atuam na modulação da barreira mucosa, estão associados a redução do sistema endocanabinoide, aumento do nível de peptídeo semelhante ao glucagon-2 (GLP-2) no intestino e podem estimular a síntese de proteína formadora de *tight junctions*.[82] Alguns probióticos demonstraram ser seguros e eficazes para melhorar as taxas de resposta e remissão na RCU leve a moderadamente ativa em crianças e adultos.

Probióticos para indução da remissão

A primeira revisão Cochrane (4 estudos, 244 pacientes) avaliou o uso dos probióticos *S. boulardi* e VSL#3, em combinação com o tratamento convencional, para indução da remissão em RCU leve a moderada. Não houve aumento da remissão, mas modesto benefício na redução da atividade da doença.[83]

Dois estudos subsequentes mostraram efeito favorável do VSL#3 na indução da remissão em RCU leve a moderada, em conjunto com o tratamento convencional (aminosalicilatos ou tiopurinas).[7,84]

Sood et al.[5] mostraram que o VSL#3 aumentou a remissão em 12 semanas, com redução do escore de inflamação em 50% e cicatrização da mucosa. Tursi e colaboradores[84] não encontraram diferença no índice remissão com VSL#3 ou placebo, mas houve redução do sangramento oral e frequência de evacuações.

Outra revisão sistemática constou de 21 estudos com RCU, a maioria leve a moderada, e analisou o uso de probióticos, prebióticos e simbióticos. Nove estudos relacionados com indução da remissão e 9 relacionados com manutenção da remissão. Os probióticos foram associados ao tratamento convencional em grande parte deles, principalmente 5-ASA, e o grupo controle recebeu o tratamento convencional exclusivo. A maioria (16) mostrou benefício com probiótico, com resultado estatístico significante.[85] Mais recentemente, metanálise com 1.726 pacientes em 32 estudos clínicos, mostrou que probióticos aumentam significativamente o índice de remissão clínica de pacientes com CU ativa (p = 0,01, RR = 1,51). Probióticos e aminosalicilatos apresentaram efeito similar. Um subgrupo que recebeu VSL#3 apresentou melhora mais significativa na CU, seguida de bactéria ácido lática e E. coli.[86]

Em nível celular, um dos estudos mostrou que VSL#3 afetou a célula dendrítica no reconhecimento bacteriano e na resposta da célula T em pacientes com RCU ativa. Houve aumento da produção da anti-inflamatória IL-10 e redução da produção da pró-inflamatória IL-12p40 pela célula dendrítica com o uso de VSL#3. Esses dados sugerem uma associação entre benefícios na célula dendrítica, perfil de citocinas e eficácia clínica.[87]

Revisão sistemática e metanálise recentes avaliaram a eficácia de probióticos em pacientes com DII em fase aguda e remissão.[88] Foram 27 estudos, sendo 9 para doença de Crohn e 18 para RCU. Os probióticos testados foram *Lactobacillus spp.* (9), *VSL#3* (6), *Escherichia coli* (4), *Saccharomyces boulardii* e *Bifidobacterium spp.* A análise dos 18 estudos em pacientes com RCU em diferentes condições, mostraram resultados significativos com uso de probióticos (p = 0,007, RR = 0,88, I^2 = 88,78). O VSL#3 na RCU teve efeito mais positivo (p < 0,01, RR = 0,47, I^2 = 96,98).

As diretrizes de Nutrição Clínica na DII da Sociedade Europeia de Nutrição Parenteral e Enteral (ESPEN) recomendam com grau B de evidência o uso probióticos na RCU na indução da remissão (consenso forte), baseado em metanálises.[89] Os probióticos especialmente recomendados são VSL#3 e *E. coli Nissle* 1017. A administração retal de probióticos também tem sido avaliada. Dois estudos clínicos em pediatria mostraram efeito moderado de enema retal com *Lactobacillus reuteri* em RCU distal leve[90] e preparação oral de VSL#3 em RCU ativa.[91]

As Diretrizes Mundiais da Organização Mundial de Gastroenterologia (WGO)[92] recentemente definiram o uso de probióticos na RCU e apontam que probióticos demonstraram ser seguros e tão eficazes quanto a terapia convencional para melhorar as taxas de resposta e remissão na colite ulcerativa de leve a moderadamente ativa em crianças e adultos. Destacaram o uso de VSL#3 para indução de remissão[93] e *Escherichia coli Nissle 1917* para manutenção da remissão.[94]

Manutenção da remissão

Diversos estudos controlados sugerem benefícios do uso de probióticos diferentes na manutenção da remissão de RCU leve a moderada, como *E coli* Nissle 1917, *S boulardii*, *Bifidobacterium breve*, e *Bifidobacterium bifidum*, com a mesma eficácia e segurança dos aminosalicilatos.[95] Entretanto, estudo que usou a combinação de *L. acidophilus* La-5 e *Bifidobacterium animalis subesp. lactis* BB-12 apresentou resultado menos favorável.[13]

Três outros estudos usando *E. coli Nissle* 1017 na manutenção da remissão, mostraram resultados equivalente a baixa dose de mesalazina (1,2-1,5 g/dia), baseado em escores de qualidade de vida, endoscopia e histologia.[94,96,97]

A revisão Cochrane de Naidoo et al. avaliou a eficácia e segurança de probióticos para a manutenção de remissão em RCU.[98] Em metanálise com 4 estudos e 587 pacientes acompanhados por 3 a 12 meses com *E coli Nissle* 1017 e VSL#3, os probióticos mostraram a mesma eficácia que mesalazina na manutenção de remissão em três estudos (555 pacientes) em adultos e crianças com CU leve e moderada. Um pequeno estudo (32 pacientes) avaliou probióticos versus placebo e mostrou que, enquanto 92% dos pacientes do grupo placebo recidivaram após um ano de seguimento, 25% dos pacientes com probióticos recidivaram no mesmo período.[98] As diretrizes de Nutrição Clínica na DII da ESPEN, também recomendam com grau B de evidência o uso de probióticos na manutenção da remissão de pacientes com RCU (consenso forte).[89]

O efeito terapêutico dos probióticos na indução da remissão também foram avaliados numa revisão sistemática de 20 estudos randomizados de alta qualidade em DII.[99] Os resultados foram favoráveis para pacientes com CU e não para Doença de Crohn. Na RCU o tratamento com probióticos foi tão eficiente quanto Mesalazina na manutenção da remissão. Os probióticos utilizados foram *Escherichia coli Nissle* em dois estudos e *Escherichia coli, Lactobacillus GG* e *Probio-Tec AB-25* (*Lactobacillus acidophilus La-5* e *Bifidobacterium animalis subsp. lactis BB-1*) nos outros três estudos.

Pouchite, tratamento e uso de probióticos

Proctocolectomia total com anastomose íleo-anal e bolsa ileal (PTBI) é o procedimento cirúrgico padrão para RCU refratária ao tratamento, RCU com displasia ou polipose adenomatosa familiar. Nesse procedimento, uma bolsa ileal é realizada com o íleo distal feita em alça dupla e reconectada ao ânus para funcionar como reservatório no lugar do reto que foi removido.[100]

Pouchite ou bolsite é a inflamação não específica do reservatório ileal, complicação mais comum em pacientes com RCU submetidos a PTBI.[101] Após o tratamento cirúrgico, a frequência de evacuações é de 4 a 8 vezes por dia, com cerca de 700 mL de fezes semiformadas/líquidas.[102] Os sintomas relacionados a pouchitis incluem aumento da frequência e diminuição da consistência das evacuações, sangramento anal, desconforto pélvico ou cólica abdominal, tenesmo, incontinência, urgência evacuatória e febre.[101] O diagnóstico é baseado na presença de sintomas associado a aspectos endoscópicos e histológicos.[102]

O exame endoscópico revela edema de mucosa, eritema difuso, granulosidade, perda do padrão vascular, friabilidade, exsudato mucoso, erosão e ulceração no reservatório.[103] Os achados histológicos da pouchite são inespecíficos e incluem inflamação aguda com infiltrado de leucócitos polimorfonucleares, abscessos em cripta e ulceração, associado com infiltrado inflamatório crônico.[103]

A frequência da pouchite aguda está relacionada com o tempo da cirurgia, ocorrendo em 50% dos pacientes com RCU 10 anos após a PTBI, sendo 40% no primeiro ano.[17] Devem ser descartadas outras complicações cirúrgicas como fístula, sepse pélvica ou problemas anatômicos relacionados a confecção do reservatório ileal.[104]

A etiologia e patogênese da pouchite permanecem pouco esclarecidas na maioria dos pacientes, mas a inflamação está associada com muitos fatores, dentre eles mudanças da microbiota intestinal e aumento da concentração de ácido biliar secundário. Dentre os fatores de risco para pouchite destacam-se colite extensa, uso regular de anti-inflamatórios, manifestação

Parte 3: Alterações em Saúde, Disbiose e Terapia com Prebióticos, Probióticos e Simbióticos

extraintestinal, especialmente colangite esclerosante primária em não fumantes.[105] Os portadores de polimorfismos nos genes NOD2/CARD15,[106,107] TLR9, CD14[108] e presença de pANCA tem se associado a pouchitis mais graves e recorrentes. De outro lado, os transportadores dos genes TNF[109] e receptores antagonista de IL-1,[110] apresentam efeito protetor.

Fatores de risco, associação genética e marcadores sorológicos de pouchite sugerem que ocorre interação entre a resposta imune do hospedeiro e a microbiota da bolsa ileal.[105] A estase do conteúdo intestinal sozinha não parece suficiente para causar inflamação, mas ocorre em pacientes genética e imunologicamente susceptíveis. Outro fator influenciador da pouchite pode ser o prejuízo da capacidade das células intestinais de obter vantagens das bactérias comensais de produzir butirato.[111]

Já foi demonstrado que o hábito alimentar também pode favorecer inflamação e estresse oxidativo.[112] Nesse estudo, pacientes com pouchite consumiram metade das frutas do grupo sem pouchite, além de baixo consumo de antioxidantes lipossolúveis, como licopeno e criptoxantina, e menor consumo de vitamina A e C.[112]

A pouchite pode ser aguda ou crônica. A pouchite crônica ou crônica refratária ocorre quando o paciente permanece sintomático a despeito do tratamento com antibiótico por 4 semanas.[17] Cerca de 20 a 30% dos pacientes com pouchite crônica tem a forma secundária com etiopatogenia identificável ou fator desencadeador como isquemia, uso de anti-inflamatório não hormonal, citomegalovírus, *Clostridium difficile*, desordens autoimunes ou lesões por radioterapia ou quimioterapia.[113,114] A doença de Crohn pode também ser responsável em 3,6 a 13%.[115] Assim, pacientes com sintomas de pouchite devem realizar ressonância magnética da pelve, cultura de fezes e pesquisa de Clostridium difficile. O exame do reservatório ileal e da mucosa ileal pré-bolsa deve ser realizado.[103]

Probióticos na pouchite aguda

O tratamento padrão da pouchite aguda é baseado em antibioticoterapia, com resolução dos sintomas em até 96% dos casos. O tratamento de primeira linha é feito com 2 semanas de ciprofloxacina (melhor tolerado e pode ser mais eficaz) ou metronidazol.[116] Mais recentemente, numa atualização da revisão Cochrane [116] com 15 estudos e 547 participantes, o uso de ciprofloxacino foi mais eficaz que tratamento com metronidazol e *Lactobacillus rhamnosus* GG.[117]

A diretriz da ESPEN (European Society of Parenteral and Enteral Nutrition)[89] recomenda o uso de probiótico VSL#3 (grau B de recomendação), se o tratamento com antibiótico não for bem sucedido. As Diretrizes Mundiais da Organização Mundial de Gastroenterologia (WGO)[92] consideram que existe boa evidência a favor da utilidade dos probióticos na prevenção de um ataque inicial de pouchite e na prevenção de recidivas ulteriores após induzir sua remissão com antibióticos. É possível recomendar o uso de probióticos a pacientes com pouchite de atividade leve ou como terapia de manutenção para os pacientes em remissão.

Probióticos na pouchite crônica

Uma vez que a remissão da pouchite crônica foi obtida, o VSL#3 auxilia na manutenção da remissão. Dois estudos controlados com placebo, duplo-cego, mostram a alta eficácia do VSL#3 para manter a remissão.[118,119] Gionchetti et al.[118] mostraram que, após um ano de VSL#3, apenas 10% (2/20) dos tratados com probióticos desenvolveram pouchite, com melhora da qualidade de vida, enquanto 40% (8/20) do grupo placebo (p < 0,05) desenvolveu pouchite.

272

CAPÍTULO 21

O segundo estudo avaliou a efetividade da associação de VSL#3 na manutenção da remissão por um ano, induzida por antibiótico em pacientes com pouchite refratária ou recorrente.[119] A manutenção da remissão foi mantida por um ano em 85% dos pacientes que receberam VSL#3 (17/20) e 6% no grupo placebo (1/16), p = 0,0005.[119] Numa análise agrupada dos dois estudos, com 76 pacientes, o uso de VSL#3 se mostrou mais efetivo que placebo: 85% mantiveram remissão por 12 meses comparada com 3% do grupo placebo (RR 20,24, 95% CI 4,28 a 95,81).[89]

Singh et al. realizaram estudo randomizados com 144 pacientes tratados por 8 semanas com VSL#3 ou placebo. A remissão foi maior no grupo VSL#3 (47,7% × 32,4%).[116]

Revisão sistemática Cochrane relatou que na pouchite crônica, VSL#3 foi mais efetiva que placebo para manutenção da remissão.[116] Mais recentemente, atualização da revisão Cochrane,85% (34/40) dos participantes mantiveram a remissão por 9 a 12 meses, quando comparado com 3% (1/36) do grupo placebo.[117]

Probióticos na prevenção primária e secundária da pouchite

Um estudo mostrou a eficácia de probióticos na prevenção primária de pouchite.[120] Quarenta pacientes foram randomizados para receber VSL#3 ou placebo. Após um ano de VSL#3, apenas 10% (2/20) dos tratados com probióticos desenvolveram pouchite e com melhora da qualidade de vida enquanto 40% (8/20) do grupo placebo (p < 0,05) desenvolveu pouchite.

Revisão sistemática Cochrane relatou que VSL#3 para prevenção de pouchite, foi mais efetiva que placebo.[116]

As diretrizes da ECCO (European Crohn`s and Colitis Organisation)[121] sugerem que o VSL#3 seja usado para manutenção da remissão induzida por antibiótico e prevenção da pouchite em adultos[122] e crianças com colite ulcerativa.[123]

Perspectivas do transplante de microbiota fecal na RCU

O transplante de microbiota fecal (TMF) é um tratamento emergente para a RCU, com alvo na disbiose do microbioma intestinal.[124] O TMF pode reduzir gravidade da doença pela modificação do microbioma e colonização de espécies associadas à produção de ácidos graxos de cadeia curta (AGCC), especialmente butirato. Por esse mecanismo, o TMF pode restaurar a função imune e disbiose pela inibição da diferenciação de células Th1, atividade de células T, adesão de leucócitos e produção de fatores inflamatórios.[18] Nos últimos anos, o transplante de microbiota fecal para o tratamento de infecção pelo *Clostridium difficile* (ICD) é uma estratégia com sucesso.[125]

Para DII, o TMF ainda se apresenta desafiador.[126] Metanálise de 119 pacientes com DII que fizeram TMF, predominantemente para tratar ICD[127] relatou que 45% dos pacientes obtiveram remissão clínica durante o seguimento. Entretanto, o estudo apresenta como limitação a heterogeneidade de participantes, com modalidade de tratamento e doses diferentes. Recentemente, dois estudos randomizados e controlados para TMF foram realizados em pacientes com RCU.[128,129] No primeiro estudo, multicêntrico, randomizado, duplo-cego, controlado por placebo em 85 pacientes do RCU em atividade, o TMF induziu remissão clínica e melhora endoscópica em pacientes com RCU ativa (27%) comparado com grupo placebo (8%).[128]

No segundo e mais recente estudo, multicêntrico, randomizado, duplo cego, Costelo et al.[129] realizaram TMF em 73 pacientes com RCU ativa, leve a moderada. Houve diferença significativa após 8 semanas no grupo que recebeu TMF de um preparado doador (32%) quando comparado

Parte 3: Alterações em Saúde, Disbiose e Terapia com Prebióticos, Probióticos e Simbióticos

com o grupo que recebeu TMF autóloga (9%). Esse foi o primeiro estudo que metabólitos bacterianos, a mucosa intestinal e células imunes em RCU após TMF.

Na mais recente revisão sistemática e metanálise relacionada a TMF como tratamento para RCU ativa,[130] foram incluídos 4 estudos com 277 pacientes. A remissão clínica e endoscópica foi obtida em 42,1% dos pacientes que receberam TMF e 22,6% no grupo controle (p < 0,0001). Assim, o TMF mostrou-se benéfico, seguro e bem tolerado para o tratamento da RCU ativa, conforme mostrado nessa metanálise. Esses estudos têm avaliado remissão clínica e endoscópica após 6 a 12 semanas do TMF.[127-129] Entretanto, a relação custo-efetiva do TMF e a avaliação da eficácia do tratamento a longo prazo são necessárias.

Recentemente, um estudo avaliou a aceitação da indicação do TMF com tratamento adjuvante na RCU ativa (escore de Mayo ≥ 4).[124] De 129 pacientes, 101 concordaram com o procedimento (78,3%). Os doadores de TMF, em geral, são familiares, amigos ou voluntários saudáveis. As fezes são dissolvidas em água ou salina, homogeneizada filtrada. O TMF geralmente ocorre em 6 a 8h.[131]

Espera-se que haja reconstrução da MI e possível cura da doença, pela normalização resposta imune, da resposta inflamatória e do metabolismo energético. Assim a diversidade da microbiota transplantada permite reduzir patógenos, aumentar a produção de AGCC e reduzir a gravidade da doença.[18] Desse modo, o TMF parece ser um tratamento adjuvante promissor para RCU em atividade, mas muitas questões precisam ser melhor elucidadas com pesquisas de melhor qualidade e acompanhamento a longo prazo.

Conclusões

A RCU é doença inflamatória intestinal crônica que afeta o cólon e reto, e tem sua incidência mundial francamente aumentada nos últimos anos. A patogênese da RCU é multifatorial e envolve predisposição genética, defeitos da barreira intestinal, desregulação da resposta imune e fatores ambientais como microbiota intestinal em disbiose.

Probióticos, associados ou não a prebióticos, podem favorecer o melhor equilíbrio da microbiota, melhorar a barreira intestinal e reduzir infeções gastrointestinais.

Os mecanismos específicos, momento mais adequado, cepas ideais, concentração e combinação de bactérias e fenótipo dos pacientes ainda precisam ser melhor elucidados para aumentar a assertividade do tratamento. Até o presente momento, as principais diretrizes mundiais destacam o uso de VSL#3 para indução de remissão e *Escherichia coli Nissle 1917* para manutenção da remissão.

A pouchite é complicação comum experimentada por pacientes com RCU submetidos a colectomia total e bolsa ileal. Os *guidelines* sugerem que o VSL#3 seja usado para manutenção da remissão induzida por antibiótico e prevenção da pouchite.

O TMF parece promissor para pacientes com RCU ativa, com segurança e poucos efeitos adversos. No entanto, necessita ser melhor esclarecido critérios do protocolo como seleção do doador, identificação dos pacientes que maior potencial de resposta, dose e regime ideal, modo e via mais adequada de infusão, custo-efetividade e acompanhamento a longo prazo.

Assim, claramente são necessários mais estudos clínicos randomizados, de alta qualidade metodológica, com duração adequada e grande número de pacientes para avaliar melhor o papel de probióticos e TMF no tratamento de diferentes fazes e fenótipos de pacientes com RCU e pouchite.

Referências bibliográficas

1. Kappelman MD, Rifas-Shiman SL, Kleinman K, Ollendorf D, Bousvaros A, Grand RJ, et al. The prevalence and geographic distribution of Crohn's disease and ulcerative colitis in the United States. Clin Gastroenterol Hepatol. 2007;5:1424-1429.
2. Serban DE. Microbiota in inflammatory bowel disease pathogenesis and therapy: Is it all about diet? Nutrition in Clinical Practice: Official Publication of the American Society for Parenteral and Enteral Nutrition, 2015; 30(6), 760-779.
3. Kornbluth A, Sachar DB. Practice Parameters Committee of the American College of G. Ulcerative colitis practice guidelines in adults: American College Of Gastroenterology, Practice Parameters Committee. Am J Gastroenterol. 2010;105:501-523; quiz 524.
4. Gareau MG, Sherman PM, Walker WA. Probiotics and the gut microbiota in intestinal health and disease. Nat Rev Gastroenterol Hepatol. 2010;7:503-14.
5. Kato K, Mizuno S, Umesaki Y, Ishii Y, Sugitani M, Imaoka A, et al. Randomized placebo-controlled trial assessing the effect of Bifidobacteria-fermented milk on active ulcerative colitis. Aliment Pharmacol Ther. 2004;20:1133-1141.
6. Zocco MA, dal Verme LZ, Cremonini F, Piscaglia AC, Nista EC, Candelli M, et al. Efficacy of Lactobacillus GG in maintaining remission of ulcerative colitis. Aliment Pharmacol Ther 2006;23:1567-74.
7. Sood A, Midha V, Makharia GK, Ahuja V, Singal D, Goswami P, et al. The probiotic preparation, VSL#3 induces remission in patients with mild-to-moderately active ulcerative colitis. Clin Gastroenterol Hepatol. 2009;7:1202-1209, 1209 e1.
8. Yoshimatsu Y, Yamada A, Furukawa R, Sono K, Osamura A, Nakamura K, et al. Effectiveness of probiotic therapy for the prevention of relapse in patients with inactive ulcerative colitis. World J Gastroenterol. 2015;21:5985-5994.
9. Derwa Y, Gracie DJ, Hamlin PJ, Ford AC. Systematic review with meta-analysis: the efficacy of probiotics in inflammatory bowel disease. Aliment Pharmacol Ther. 2017 Aug;46(4):389-400
10. Prantera C, Scribano ML, Falasco G, Andreoli A, Luzi C. Ineffective- ness of probiotics in preventing recurrence after curative resection for Crohn's disease: a randomised controlled trial with Lactobacillus GG. Gut. 2002; 51:405-9.
11. Van Gossum A, Dewit O, Louis E, de Hertogh G, Baert F, Fontaine F, et al. Multicenter randomized-con- trolled clinical trial of probiotics (Lactobacillus johnsonii, LA1) on early endoscopic recurrence of Crohn's disease after Ileo-caecal resection. Inflamm Bowel Dis. 2007; 13:135-42.
12. Marteau P, Lemann M, Seksik P, Laharie D, Colombel JF, Bouhnik Y, et al. Ineffectiveness of Lactobacillus johnsonii LA1 for prophylaxis of postoperative recurrence in Crohn's disease: a randomised, double blind, placebo controlled GETAID trial. Gut. 2006; 55:842-47.
13. Wildt S, Nordgaard I, Hansen U, Brockmann E, Rumessen JJ. A ran domised double-blind placebo--controlled trial with Lactobacillus aci dophilus La-5 and Bifidobacterium animalis subsp. lactis BB-12 for maintenance of remission in ulcerative colitis. J Crohns Colitis. 2011;5:115-21.
14. Bourreille A, Cadiot G, Le Dreau G, Laharie D, Beaugerie L, Dupas JL, et al. Saccharomyces boulardii does not prevent relapse of Crohn's disease. Clin Gastroenterol Hepa- tol. 2013;11:982-987.
15. Petersen AM, Mirsepasi H, Halkjaer SI, Mortensen EM, Nordgaard- Lassen I, Krogfelt KA. Ciprofloxacin and probiotic Escherichia coli Nissle add-on treatment in active ulcerative colitis: a double-blind randomized placebo controlled clinical trial. J Crohns Colitis. 2014;8:1498-505.
16. Høivik ML, Moum B, Solberg IC, Henriksen M, Cvancarova M, Bernklev T, et al. Work disability in inflammatory bowel disease patients 10 years after disease onset: results from the IBSEN Study. Gut 2013; 62: 368-75.
17. Lamb CA, Kennedy NA, Raine T, Hendy PA, Smith PJ, Limdi JK, et al. British Society of Gastroenterology consensus guidelines on the management of inflammatory bowel disease in adults. Gut. 2019;68(Suppl 3):s1-s106.
18. Shen ZH, Zhu CX, Quan YS, Yang ZY, Wu S, Luo WW, et al.Relationship between intestinal microbiota and ulcerative colitis: Mechanisms and clinicalapplication of probiotics and fecal microbiota transplantation. World J Gastroenterol. 2018 Jan 7;24(1):5-14.

19. Peyrin-Biroulet L, Sandborn W, Sands BE, et al. Selecting Therapeutic Targets in Inflammatory Bowel Disease (STRIDE): determining therapeutic goals for treat-to-target. Am J Gastroenterol 2015; 110: 1324-38.
20. Tun GSZ, Harris A, Lobo AJ. Ulcerative colitis: management in adults, children and young people – concise guidance. Clinical Medicine 2017 Vol 17, No 5: 429-33
21. Magro F, Rodrigues A, Vieira AI, et al. Review of the disease course among adult ulcerative colitis population-based longitudinal cohorts. Inflamm Bowel Dis 2012; 18: 573-83.
22. Kotze PG, Underwood FE, Damião AOMC, Ferraz JGP, Saad-Hossne R, Toro M, et al. Progression of Inflammatory Bowel Diseases Throughout Latin America and the Caribbean: a Systematic Review. Clin Gastroenterol Hepatol. 2019 Jun 25.
23. Ng SC, Shi HY, Hamidi N, et al. The worldwide incidence and prevalence of inflammatory bowel disease in the 21st century: a systematic review of population-based studies. Lancet 2017; 390:2769-2778.
24. Victoria CR, Sassak LY, Nunes HR. Incidence and prevalence rates of inflammatory bowel diseases, in midwestern of Sao Paulo State, Brazil. Arq Gastroenterol 2009;46:20-25.
25. Lima Martins A, Volpato RA, Zago-Gomes MDP. The prevalence and phenotype in Brazilian patients with inflammatory bowel disease. BMC Gastroenterol. 2018 Jun 18;18(1):87.
26. Moller FT, Andersen V, Wohlfahrt J, Jess T. Familial risk of inflammatory bowel disease: a population-based cohort study 1977-2011. Am J Gastroenterol 2015; 110: 564-71.
27. Higuchi LM, Khalili H, Chan AT, Richter JM, Bousvaros A, Fuchs CS. A prospective study of cigarette smoking and the risk of inflammatory bowel disease in women. Am J Gastroenterol 2012;107: 1399-406.
28. Beaugerie L, Massot N, Carbonnel F, Cattan S, Gendre JP, Cosnes J. Impact of cessation of smoking on the course of ulcerative colitis. Am J Gastroenterol 2001;96:2113-6.
29. Frisch M, Pedersen BV, Andersson RE. Appendicitis, mesenteric lym- phadenitis, and subsequent risk of ulcerative colitis: cohort studies in Sweden and Denmark. BMJ 2009;338:b716.
30. Glassner KL, Abraham BP, Quigley EMM. The Microbiome and Inflammatory Bowel Disease. J Allergy Clin Immunol 2020; 145(1): 16-27.
31. Ungaro R, Mehandru S, Allen PB, Peyrin-Biroulet L, Colombel JF. Ulcerative colitis. Lancet. 2017 Apr 29;389(10080):1756-70.
32. Sartor RB, Wu GD. Roles for Intestinal Bacteria, Viruses, and Fungi in Pathogenesis of Inflammatory Bowel Diseases and Therapeutic Approaches. Gastroenterology. 2017 Feb;152(2):327-39.
33. Dubuquoy L, Jansson EA, Deeb S, et al. Impaired expression of peroxisome proliferator-activated receptor gamma in ulcerative colitis. Gastroenterology 2003; 124: 1265-76.
34. Weingarden AR, Vaughn BP. Intestinal microbiota, fecal microbiota transplantation, and inflammatory bowel disease. Gut Microbes. 2017 May 4;8(3):238-52.
35. Miyoshi J, Chang EB. The gut microbiota and inflammatory bowel diseases. Transl Res 2016 Jan; 179:38-48.
36. Dignass A, Eliakim R, Magro F, et al. Second European evidence-based consensus on the diagnosis and management of ulcerative colitis part 1: definitions and diagnosis. J Crohns Colitis 2012; 6: 965-90.
37. Lewis JD, Chuai S, Nessel L, et al. Use of the noninvasive components of the Mayo score to assess clinical response in ulcerative colitis. Inflamm Bowel Dis 2008;14:1660-6.
38. National Institute for Health and Care Excellence. Ulcerative colitis: management. NICE clinical guideline 166. London: NICE, 2013.
39. Blum HE. The human microbiome. Adv Med Sci. 2017 Sep;62(2):414-420.
40. Wischmeyer PE, McDonald D, Knight R. Role of the microbiome, probiotics, and 'dysbiosis therapy' in critical illness.Curr Opin Crit Care. 2016 Aug;22(4):347-53.
41. Qin J, Li R, Raes J, Arumugam M, Burgdorf KS, Manichanh C, et al. A human gut microbial gene catalogue established by metagenomic sequencing. Nature 2010; 464(7285):59-65.
42. Nieuwdorp M, Gilijamse PW, Pai N, Kaplan LM. (2014) Role of the microbiome in energy regulation and metabolism. Gastroenterology 146(6):1525-33.
43. Sonnenburg JL, Bäckhed F. Diet-microbiota interactions as moderators of human metabolism. Nature, 2016; 535(7610):56-64.

Colite Ulcerativa: Disbiose eManuseio com Probióticos

44. Maynard CL, Elson CO, Hatton RD, Weaver CT. Reciprocal interactions of the intestinal microbiota and immune system. Nature 2012; 489(7415):231-41.

45. Furusawa Y, Obata Y, Fukuda S, Endo TA, Nakato G, Takahashi D, et al. Commensal microbe-derived butyrate induces the differentiation of colonic regulatory T cells. Nature, 2013; 504(7480): 446-50.

46. Yang Y, Torchinsky MB, Gobert M, Xiong H, Xu M, Linehan JL, et al. Focused specificity of intestinal TH17 cells towards commensal bacterial antigens. Nature, 2014; 510(7503):152-6.

47. Kelly CJ, Zheng L, Campbell EL, Saeedi B, Scholz CC, Bayless AJ, et al. Crosstalk between microbiota--derived short-chain fatty acids and intestinal epithelial HIF augments tis- sue barrier function. Cell Host Microbe 2015; 17(5):662-71.

48. Macia L, Tan J, Vieira AT, Leach K, Stanley D, Luong S, et al. Metabolite-sensing receptors GPR43 and GPR109A facilitate di- etary fibre-induced gut homeostasis through regulation of the inflammasome. Nat Commun 2015; 6:6734.

49. Sommer F, Bäckhed F. The gut microbiota--masters of host development and physiology. Nat Rev Microbiol 2013; 11: 227-238

50. Swidsinski A, Loening-Baucke V, Lochs, H. & Hale LP. Spatial organization of bacterial flora in normal and inflamed intestine: a fluorescence in situ hybridization study in mice. World J. Gastroenterol.2005; 11, 1131-40.

51. Zhang YJ, Li S, Gan RY, Zhou T, Xu DP, Li HB. Impacts of gut bacteria on human health and diseases. Int J Mol Sci 2015; 16: 7493-751.

52. Li J, Butcher J, Mack D, & Stintzi A. Functional impacts of the intestinal microbiome in the pathogenesis of inflammatory bowel disease. Inflammatory Bowel Diseases, 2015; 21(1), 139-53.

53. Bajer L, Kverka M, Kostovcik M, Macinga P, Dvorak J, Stehlikova Z, et al. Distinct gut microbiota profiles in patients with primary sclerosing cholangitis and ulcerative colitis. World J Gastroenterol 2017; 23: 4548-58.

54. Autschbach F, Eisold S, Hinz U, Zinser S, Linnebacher M, Giese T, et al. High prevalence of Mycobacterium avium subspecies paratuberculosis IS900 DNA in gut tissues from individuals with Crohn's disease. Gut 2005; 54: 944-9.

55. Mei L, Targan SR, Landers CJ, Dutridge D, Ippoliti A, Vasiliauskas EA, et al. Familial expression of anti--Escherichia coli outer membrane porin C in relatives of patients with Crohn's disease. Gastroenterology 2006; 130: 1078-1085.

56. Deshpande A, Pasupuleti V, Pant C, Rolston DD, Sferra TJ. Diagnostic testing for Clostridium difficile infection in patients with inflammatory bowel disease. J Clin Gastroenterol 2013; 47: 737-8.

57. Thomson JM, Hansen R, Berry SH, Hope ME, Murray GI, Mukhopadhya I, et al. Enterohepatic helicobacter in ulcerative colitis: potential pathogenic entities? PLoS One 2011; 6: e17184.

58. Gradel KO, Nielsen HL, Schønheyder HC, Ejlertsen T, Kristensen B, Nielsen H. Increased short- and long-term risk of inflammatory bowel disease after salmonella or campylobacter gastroenteritis. Gastroenterology 2009; 137: 495-501.

59. Saebo A, Vik E, Lange OJ, Matuszkiewicz L. Inflammatory bowel disease associated with Yersinia enterocolitica O:3 infection. Eur J Intern Med 2005; 16: 176-182

60. Ohkusa T, Okayasu I, Ogihara T, Morita K, Ogawa M, Sato N. Induction of experimental ulcerative colitis by Fusobacterium varium isolated from colonic mucosa of patients with ulcerative colitis. Gut 2003; 52: 79-83.

61. Chamaillard M, Cesaro A, Lober PE, Hober D. Decoding norovirus infection in Crohn's disease. Inflamm Bowel Dis 2014; 20: 767-70.

62. Huijsdens XW, Linskens RK, Taspinar H, Meuwissen SG, Vandenbroucke-Grauls CM, Savelkoul PH. Listeria monocytogenes and inflammatory bowel disease: detection of Listeria species in intestinal mucosal biopsies by real-time PCR. Scand J Gastroenterol 2003; 38: 332-333.

63. Chassaing B, Darfeuille-Michaud A. The commensal microbiota and enteropathogens in the pathogenesis of inflammatory bowel diseases. Gastroenterology 2011; 140: 1720-1728

64. Machiels K, Joossens M, Sabino J, De Preter V, Arijs I, Eeckhaut V, et al. A decrease of the butyrate--producing species Roseburia hominis and Faecalibacterium prausnitzii defines dysbiosis in patients with ulcerative colitis. Gut 2014; 63: 1275-83.

CAPÍTULO 21

65. Varela E, Manichanh C, Gallart M, Torrejón A, Borruel N, Casellas F, et al. Colonisation by Faecalibacterium prausnitzii and maintenance of clinical remission in patients with ulcerative colitis. Aliment Pharmacol Ther 2013; 38: 151-161.

66. Siaw YH, Hart A. Commentary: is Faecalibacterium prausnitzii a potential treatment for maintaining remission in ulcerative colitis? Aliment Pharmacol Ther 2013; 38: 551

67. Cheifetz AS, Gianotti R, Luber R, et al. Complementary and alternative medicines used by patients with inflammatory bowel diseases. Gastroenterology 2017;152:415-29.

68. Laurell A, Sjoberg K. Prebiotics and synbiotics in ulcerative colitis. Scand J Gastroenterol 2017;52:477-85.

69. Fedorak RN, Feagan BG, Hotte N, Leddin D, Dieleman L.A, Petruni, DM, Madsen K. The probiotic VSL# 3 has anti- inflammatory effects and could reduce endoscopic recurrence after surgery for Crohn's disease. Clinical Gastroenterology and Hepatology, 2015; 13(5), 928-35, e2.

70. West CE, Jenmalm MC, Prescott SL. The gut microbiota and its role in the devel- opment of allergic disease: a wider perspective. Clin Exp Allergy 2015;45: 43-53.

71. Shanahan F, Quigley EM. Manipulation of the microbiota for treatment of IBS and IBD-challenges and controversies. Gastroenterology 2014;146:1554-63.

72. Vindigni SM, Zisman TL, Suskind DL, et al. The intestinal microbiome, barrier function, and immune system in inflammatory bowel disease: a tripartite patho- physiological circuit with implications for new therapeutic directions. Therap Adv Gastroenterol 2016;9:606-25.

73. Yan F, Polk DB. Probiotic bacterium prevents cytokine-induced apoptosis in intestinal epithelial cells. J Biol Chem 2002;277:50959-65.

74. Souza E´ L, Elian SD, Paula LM, et al. Escherichia coli strain Nissle 1917 amelio- rates experimental colitis by modulating intestinal permeability, the inflammatory response and clinical signs in a faecal transplantation model. J Med Microbiol 2016;65:201-10.

75. Mack DR, Ahrne S, Hyde L, et al. Extra-cellular MUC3 mucin secretion follows adherence of Lactobacillus strains to intestinal epithelial cells in vitro. Gut 2003;52:827-33.

76. Constante M, Fragoso G, Lupien-Meilleur J, et al. Iron supplements modulate colon microbiota composition and potentiate the protective effects of probiotics in dextran sodium sulfate-induced colitis. Inflamm Bowel Dis 2017;23:753-66.

77. Collado MC, Surono IS, Meriluoto J, et al. Potential probiotic characteristics of Lactobacillus and Enterococcus strains isolated from traditional dadih fer- mented milk against pathogen intestinal colonization. J Food Prot 2007;70: 700-5.

78. Johnson AC, Greenwood-Van Meerveld B, McRorie J. Effects of Bifidobacterium infantis 35624 on post--inflammatory visceral hypersensitivity in the rat. Dig Dis Sci 2011;56:3179-86.

79. Emge JR, Huynh K, Miller EN, et al. Modulation of the microbiota-gut-brain axis by probiotics in a mu-rine model of inflammatory bowel disease. Am J Physiol Gastrointest Liver Physiol 2016;310:G989-98.

80. Abraham BP, Quigley EMM. Probiotics in Inflammatory Bowel Disease. Gastroenterol Clin North Am. 2017 Dec;46(4):769-82.

81. Manuzak JA, Hensley-McBain T, Zevin AS, Miller C, Cubas, Agricola B, Klatt NR. Enhancement of microbiota in healthy macaques results in beneficial modulation of mucosal and systemic immune function. Journal of Immunology, 2016, 196(5), 2401-2409.

82. Sun J, Shen X, Li Y, Guo Z, Zhu W, Zuo L, Li J. Therapeutic potential to modify the mucus barrier in inflammatory bowel disease. Nutrients., 2016, 8(1).

83. Mallon P, McKay D, Kirk S, et al. Probiotics for induction of remission in ulcerative colitis. Cochrane Database Syst Rev 2007.

84. Tursi A, Brandimarte G, Papa A, et al. Treatment of relapsing mild-to-moderate ulcerative colitis with the probiotic VSL#3 as adjunctive to a standard pharmaceutical treatment: a double-blind, randomized, placebo controlled study. Am J Gastroenterol 2010;105:2218-27.

85. Ghouri YA, Richards DM, Rahimi EF, et al. Systematic review of randomized controlled trials of probiotics, prebiotics, and synbiotics in inflammatory bowel disease. Clin Exp Gastroenterol 2014;7:473-87.

86. Shen J, Zuo ZX, Mao AP. Effect of probiotics on inducing remission and maintaining therapy in ulcerative colitis, Crohn' s disease, and pouchitis: meta-analysis of randomized controlled trials. Inflamm Bowel Dis 2014; 20: 21-35

Colite Ulcerativa: Disbiose eManuseio com Probióticos

87. Ng SC, Plamondon S, Kamm MA, et al. Immunosuppressive effects via human intestinal dendritic cells of probiotic bacteria and ste- roids in the treatment of acute ulcerative colitis. Inflamm Bowel Dis. 2010;16(8):1286-98.

88. Ganji-Arjenaki M, Rafieian-Kopaei M. Probiotics are a good choice in remission of inflammatory bowel diseases: A meta analysisand systematic review. J Cell Physiol. 2018 Mar;233(3):2091-103.

89. Forbes A, Escher J, Hébuterne X, Kłęk S, Krznaric Z, Schneider S, et al. ESPEN guideline: Clinical nutrition in inflammatory bowel disease. Clin Nutr. 2017 Apr;36(2):321-347.

90. Oliva S, Di Nardo G, Ferrari F, et al. Randomised clinical trial: the effectiveness of Lactobacillus reuteri ATCC 55730 rectal enema in children with active distal ulcerative colitis. Aliment Pharmacol Ther 2012;35:327-34.

91. Miele E, Pascarella F, Giannetti E, Quaglietta L, Baldassano RN, Staiano A. Effect of a probiotic preparation (VSL#3) on induction and maintenance of remission in children with ulcerative colitis. Am J Gastroenterol 2009;104: 437e43.

92. Guarner F, Sanders ME, Eliakim R, Fedorak R, Gangl A, Garisch J, et al. Diretrizes Mundiais da Organização Mundial de Gastroenterologia. Probióticos e prebióticos Fevereiro de 2017. Disponível em: www.worldgastroenterology.org/guidelines. Acesso em: 12/4/2021.

93. Bibiloni R, Fedorak RN, Tannock GW, Madsen KL, Gionchetti P, Campieri M, et al. VSL#3 probiotic-mixture induces remission in patients with active ulcerative colitis. Am J Gastroenterol. 2005 Jul;100(7):1539-46.

94. Kruis W, Fric P, Pokrotnieks J, Lukás M, Fixa B, Kascák M, et al. Maintaining remission of ulcerative colitis with the probiotic Escherichia coli Nissle 1917 is as effective as with standard mesalazine. Gut. 2004 Nov;53(11):1617-23.

95. Shanahan F, Collins SM. Pharmabiotic manipulation of the microbiota in gastrointestinal disorders, from rationale to reality. Gastroenterol Clin North Am 2010; 39:721-6.

96. Kruis W, Schutz E, Fric P, et al. Double-blind comparison of an oral Escherichia coli preparation and mesalazine in maintaining remission of ulcerative colitis. Aliment Pharmacol Ther 1997;11:853-8.

97. Rembacken BJ, Snelling AM, Hawkey PM, et al. Non-pathogenic Escherichia coli versus mesalazine for the treatment of ulcerative colitis: a randomised trial. Lancet 1999;354:635-9.

98. Naidoo K, Gordon M, Fagbemi AO, Thomas AG, Akobeng AK. Probiotics for maintenance of remission in ulcerative colitis. Cochrane Database Syst Rev. 2011;(12).

99. Fujiya M, Ueno N, Kohgo Y. Probiotic treatments for induction and maintenance of remission in inflammatory bowel diseases: a meta-analysis of randomized controlled trials. Clin J Gastroenterol 2014;7:1e13.

100. Ferrante M, et al. Outcome after proctocolectomy with ileal pouch-anal anastomosis for ulcerative colitis. Inflamm Bowel Dis, 2008. 14(1): p. 20-8.

101. Lichtenstein L, Avni-Biron I, Ben-Bassat O. The current place of probiotics and prebiotics in the treatment of pouchitis. Best Pract Res Clin Gastroenterol. 2016 Feb;30(1):73-80.

102. Magro F, Gionchetti P, Eliakim R, Ardizzone S, Armuzzi A, Barreiro-de Acosta M, et al. European Crohn's and Colitis Organisation [ECCO]. Third European Evidence-based Consensus on Diagnosis and Management of Ulcerative Colitis. Part 1: Definitions, Diagnosis, Extra-intestinal Manifestations, Pregnancy, Cancer Surveillance, Surgery, and Ileo-anal Pouch Disorders.J Crohns Colitis. 2017 Jun 1;11(6):649-70.

103. Shen B, Achkar JP, Lashner BA, et al. Endoscopic and histologic evaluation together with symptom assessment are required to diagnose pouchitis. Gastroenterology 2001;121:261-7.

104. McLaughlin SD, Clark SK, Tekkis PP, et al. Review article: restorative proctocolectomy, indications, management of complications and follow-up-a guide for gastroenterologists. Aliment Pharmacol Ther 2008;27:895-909.

105. Landy J, Al-Hassi HO, McLaughlin SD, et al. Etiology of pouchitis. Inflamm Bowel Dis 2012;18:1146-55.

106. Sehgal R, et al. NOD2/CARD15 mutations correlate with severe pouchitis after ileal pouch-anal anastomosis. Dis Colon Rectum, 2010. 53(11): p. 1487-94.

107. Tyler AD, Milgrom R, Stempak JM, et al. The NOD2insC polymorphismis associated with worse outcome following ileal pouch-anal anastomosisfor ulcerative colitis. Gut 2013;62:1433-9.

CAPÍTULO 21

108. Lammers KM, et al. Combined carriership of TLR9-1237C and CD14-260T alleles enhances the risk of developing chronic relapsing pouchitis. World J Gastroenterol, 2005. 11(46): p. 7323-9.

109. Aisenberg J, et al. Are pANCA, ASCA, or cytokine gene polymorphisms associated with pouchitis? Long--term follow-up in 102 ulcerative colitis patients. Am J Gastroenterol, 2004. 99(3): p. 432.

110. Carter MJ, et al. The interleukin 1 receptor antagonist gene allele 2 as a predictor of pouchitis following colectomy and IPAA in ulcerative colitis. Gastroenterology, 2001. 121(4): p. 805-11.

111. De Preter V, et al. Pouchitis, similar to active ulcerative colitis, is associated with impaired butyrate oxidation by intestinal mucosa. Inflamm Bowel Dis, 2009. 15(3): p. 335-40.

112. Ianco O, Tulchinsky H, Lusthaus M, Ofer A, Santo E, Vaisman N, et al. Diet of patients after pouch surgery may affect pouch inflammation. World J Gastroenterol 2013;19:6458e64.

113. Navaneethan U, Shen B. Secondary pouchitis: those with idenfiable etiopathogenetic or triggering factors. Am J Gastroenterol 2010;105:51-64

114. Kistangari G, Lopez R, Shen B. Frequency and risk factors of Clostridium difficile infection in hospitalized patients with pouchitis: a population-based study. Inflamm Bowel Dis 2017;23:661-71.

115. Li Y, Wu B, Shen B. Diagnosis and differential diagnosis of Crohn's disease of the ileal pouch. Curr Gastroenterol Rep 2012;14:406-13.

116. Singh S, Stroud AM, Holubar SD, et al. Treatment and prevention of pouchitis after ileal pouch-anal anastomosis for chronic ulcerative colitis. Cochrane Database Syst Rev 2015;11.

117. Nguyen N, Zhang B, Holubar SD, Pardi DS, Singh S. Treatment and prevention of pouchitis after ileal pouch-anal anastomosis for chronic ulcerative colitis. Cochrane Database of Systematic Reviews 2019, Issue 5.

118. Gionchetti P, Rizzello F, Venturi A, Brigidi P, Matteuzzi D, Bazzocchi G, et al. Oral bacteriotherapy as maintenance treatment in patients with chronic pouchitis: a double-blind, placebo-controlled trial. Gastroenterology 2000;119:305e9.

119. Mimura T, Rizzello F, Helwig U, et al. Once daily high dose probiotic therapy (VSL#3) for maintaining remission in recurrent or refractory pouchitis. Gut 2004;53:108-14.

120. Gionchetti P, Rizzello F, Helwig U, et al. Prophylaxis of pouchitis onset with probiotic therapy: a double--blind, placebo-controlled trial. Gastroenterology 2003;124:1202-9.

121. Turner D, Levine A, Escher JC, Griffiths AM, Russell RK, Dignass A, et al. European Crohn's and Colitis Organization, European Society for Paediatric Gastroenterology, Hepatology, and Nutrition. Management of pediatric ulcerative colitis: joint ECCO and ESPGHAN evidence-based consensus guidelines. J Pediatr Gastroenterol Nutr 2012;55:340e61.

122. Holubar SD, Cima RR, Sandborn WJ, et al. Treatment and prevention of pouchitis after ileal-pouch anal anastomosis for ulcerative colitis. Cochrane Database Syst Rev 2010;6.

123. Biancone L, Michetti P, Travis S, Escher JC, Moser G, Forbes A, et al. European evidence-based Consensus in the management of ulcerative colitis: special situations. J Crohns Colitis 2008;2:63e92.

124. Sood A, Singh A, Mahajan R, Midha V, Mehta V, Gupta YK, Narang V, Kaur K. Acceptability, tolerability, and safety of fecal microbiota transplantation in patients with active ulcerative colitis (AT&S Study). J Gastroenterol Hepatol. 2020 Mar;35(3):418-424.

125. Kassam Z, Lee CH, Yuan Y, et al. Fecal microbiota transplantation for Clostridium difficile infection: systematic review and meta-analysis. Am J Gastroenterol. 2013;108:500-508.

126. Moayyedi P. Fecal transplantation: any real hope for inflammatory bowel disease? Curr Opin Gastroenterol. 2016;32:282-6.

127. Colman RJ, Rubin DT. Fecal microbiota transplantation as therapy for inflammatory bowel disease: a systematic review and meta-analysis. J Crohns Colitis. 2014;8:1569-81.

128. Paramsothy S, Kamm MA, Kaakoush NO, et al. Multidonor intensive faecal microbiota transplantation for active ulcerative colitis: a randomised placebo-controlled trial. Lancet. 2017;389:1218-28.

129. Costello SW, Bryant R, Katsikeros R, et al. Short duration, low intensity pooled faecal microbiota transplantation induces remission in patients with mild-moderately active ulcerative colitis: a randomised controlled trial. J Crohns Colitis. 2017;11(suppl 1):S23.

130. Narula N, Kassam Z, Yuan Y, Colombel J-F, Ponsioen C, Reinisch W, Moayyedi P. Systematic Review and Meta-analysis: Fecal Microbiota Transplantation for Treatment of Active Ulcerative Colitis. Inflamm Bowel Dis, 2017; 0, 1-8.
131. Smits LP, Bouter KE, de Vos WM, Borody TJ, Nieuwdorp M. Therapeutic potential of fecal microbiota transplantation. Gastroenterology 2013; 145: 946-53.

Doenças Funcionais do Intestino: Disbiose e Manuseio com Prebióticos, Probióticos e Simbióticos

Adérson Omar Mourão Cintra Damião

Introdução

As doenças funcionais intestinais, de acordo com o último consenso (consenso Roma IV), constituem um espectro de desordens crônicas do trato gastrointestinal que incluem:[1]

1. Síndrome do intestino irritável;
2. Constipação funcional;
3. Diarreia funcional;
4. Distensão e/ou sensação de estufamento abdominal funcional;
5. Desordens funcionais intestinais não especificadas.

Em comum, essas enfermidades intestinais, ditas funcionais, apresentam caracteristicamente o fato de não haver anormalidades anatômicas ou estruturais (orgânicas) identificadas pelos exames gastroenterológicos rotineiros (p. ex.: endoscopia digestiva alta, ileocolonoscopia, ultrassonografia, enterografia por tomografia computadorizada ou por ressonância nuclear magnética etc.), apesar de poder haver comprovadas alterações microscópicas e neurofisiológicas. Uma sexta situação que, ao contrário das outras cinco, tem uma etiologia bem definida, é constipação induzida por opioides, que pode ser indistinguível da constipação funcional.[1,2]

No passado, por falta de conhecimento mais holístico ou biopsicossocial, os portadores de doenças funcionais intestinais eram relegados a um segundo plano e, frequentemente, desprezados e marginalizados pela alta demanda que proporcionavam. Nos últimos anos, o maior conhecimento da neurofisiologia, incluindo o eixo microbioma-intestino-cérebro (MIC), o papel do sistema nervoso autônomo (SNA), a participação do eixo hipotálamo- pituitária-adrenal eixo HPA) e os aspectos psicossociais e emocionais envolvidos, colocam as doenças funcionais intestinais dentro de um contexto altamente complexo e multidisciplinar na área da gastroenterologia.[1,4]

Pacientes portadores de doenças funcionais intestinais podem apresentar sérios impactos na sua qualidade de vida e a abordagem multidisciplinar é fundamental para o êxito terapêutico.

A Síndrome do intestino irritável (SII) como paradigma das doenças funcionais intestinais

Sem dúvida, a SII é a doença funcional intestinal mais comum e tem sido a mais estudada. Sua frequência oscila entre 5 e 23%. Uma metanálise de 80 estudos, envolvendo cerca de 261 mil pacientes, revelou prevalência de 11,2% (95% Intervalo de Confiança [IC]: 9,8%-12,8%).[2] A doença acomete principalmente as mulheres e indivíduos mais jovens (< 50 anos). A SII é definida por meio de critérios (critérios Roma IV) essencialmente clínicos e que devem ocorrer nos últimos três meses, com sintomas iniciados pelo menos seis meses antes do diagnóstico (Figura 22.1): dor abdominal recorrente, em média, pelo menos 1 dia por semana nos últimos 3 meses, em associação com pelo menos duas das seguintes características:

a. A dor abdominal tem uma relação com o ato da defecação (p. ex.: pode melhorar);
b. A dor abdominal associa-se com alteração na frequência de evacuações (p. ex.: aumento da frequência no caso da modalidade predominantemente diarreica [SII-diarreia] ou redução da frequência com predomínio de constipação [SII-constipação]; há ainda a forma mista [SII-mista] ou a forma não classificada;
c. A dor abdominal associa-se com mudança na aparência das fezes (p. ex.: fezes em cíbalos, caprinas, empedradas ou pastosas, amolecidas, fragmentadas e até completamente líquidas).[2,5,6]

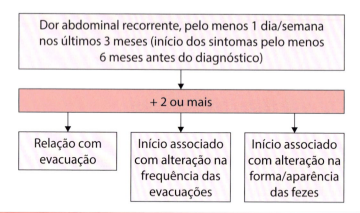

Figura 22.1. Critérios de Roma IV que definem a síndrome do intestino irritável.

Os critérios Roma IV, acima descritos, diferem dos anteriores (Roma III) em quatro aspectos, a saber:

- Primeiro, o termo desconforto abdominal foi excluído da definição atual da SII (ficou somente dor abdominal), uma vez que é um conceito vago e em algumas línguas nem é possível caracterizá-lo ou é passível de várias interpretações;
- Em segundo lugar, a frequência de queixa de dor abdominal necessária para preencher os critérios atuais para a SII aumentou de 3 dias/mês para 1 dia/semana;

- Em terceiro lugar, na definição atual, a frase "melhora com evacuação", referindo-se à dor abdominal, foi modificada para "relacionada com evacuação", o que faz mais sentido pois nem todos os pacientes com SII têm sua dor abdominal nitidamente aliviada com a evacuação, pelo contrário, alguns até pioram;
- Finalmente, a palavra "início" da dor abdominal coincidindo com alterações na frequência e/ou forma das fezes foi retirada. Em substituições, utilizou-se o conceito de associação com mudança na frequência de evacuações e alterações na forma ou aparência das fezes, o que parece mais apropriado, uma vez que nem todos os pacientes relatam o início da dor abdominal coincidindo diretamente com as alterações na frequência das evacuações e/ou forma das fezes.[2]

A SII, como já mencionado, é classificada em três subtipos:

1. SII com predomínio de diarreia (SII-D);
2. SII com predomínio de constipação (SII-C);
3. SII mista (SII-M), em que o paciente intercala constipação e diarreia.

Os poucos pacientes que não se enquadram nesses três subtipos são considerados portadores da chamada forma não classificada. Contribuem para o diagnóstico da SII e seus subtipos alguns sintomas e sinais inespecíficos, como:

- Mais que 3 evacuações/dia e tipos 6 e 7 na escala de pontuação sobre a forma das fezes de Bristol (Figura 22.2) no caso da SII-D;

Tipo 1
Pedaços separados, duros como amendoim

Tipo 2
Forma de salsicha, mas segmentada

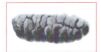

Tipo 3
Forma de salsicha, mas com fendas na superfície

Tipo 4
Forma de salsicha ou cobra, lisa e mole

Tipo 5
Pedaços moles, mas contornos nítidos

Tipo 6
Pedaços aerados, contornos esgarçados

Tipo 7
Aquosa, sem pedaços sólidos

Figura 22.2. Escala de Bristol sobre a forma das fezes.

- Menos que três evacuações/semana e tipos 1 e 2 na escala de Bristol apontam para a SII-C;
- São ainda comuns força excessiva para evacuar, urgência para evacuar, principalmente após refeições (reflexo gastrocólico exacerbado), sensação de evacuação incompleta, muco nas fezes, sensação de estufamento abdominal e distensão.

Pacientes com SII também podem apresentar manifestações extraintestinais como cefaleia/enxaqueca, dor torácica, fibromialgia, dor lombossacral, disúria, dispareunia, cistite intersticial, ansiedade ou depressão.[2,5,6]

De maneira geral, o diagnóstico da SII pode ser realizado com segurança com base nos dados clínicos (critérios de Roma IV), incluindo anamnese e exame físico bem feitos, com poucos exames complementares, sejam eles laboratoriais, de imagem ou endoscópicos. Hemograma, provas de atividade inflamatória (p. ex.: proteína C-reativa, calprotectina fecal), hormônios tireoideanos, sorologia para doença celíaca e parasitológico de fezes são habitualmente solicitados visando afastar doenças orgânicas, como doença inflamatória intestinal (DII) e doença celíaca.

Na suspeita de intolerância à lactose, o teste respiratório ou a pesquisa genética de hipolactasia podem ser solicitados. O mesmo se aplica ao teste respiratório para supercrescimento bacteriano de intestino delgado, situação que pode complicar a SII, especialmente a forma diarreica refratária. A presença de sintomas e sinais de alarme (Quadro 22.1) requer investigação mais aprofundada, incluindo a ileocolonoscopia com biopsias colônicas, que pode auxiliar no diagnóstico de DII, câncer colorretal e colite microscópica, entre outras doenças.

Aspectos emocionais também devem ser considerados.[2,5,6] Pacientes com SII podem apresentar associadamente distúrbios psiquiátricos, como ansiedade e depressão, distúrbios do sono, vulnerabilidade afetiva e dificuldade de adaptação.[2,5,6] Fatores que podem deflagrar ou exacerbar a SII incluem episódio de gastroenterocolite aguda (GECA) (SII pós-infecção), alimentos (especialmente os ricos em FODMAPs – "fermentable oligosaccharides, disaccharides, monosaccharides, and polyols"), estresse, cirurgia e outras infecções além da GECA, como diverticulite.[2]

Quadro 22.1. Sintomas e sinais de alarme a serem considerados na abordagem dos pacientes com suspeita de síndrome do intestino irritável

- Anemia;
- Sangramento retal;
- Emagrecimento;
- Febre;
- Idade acima de 50 anos;
- Sintomatologia noturna;
- História familiar de câncer colorretal, DII;
- Diarreia grave;
- Constipação grave;
- Mudança recente na intensidade dos sintomas.

Modelo biopsicossocial das desordens funcionais do trato gastrointestinal (TGI)

Os mecanismos fisiopatológicos envolvidos na SII são múltiplos, tais como alteração da motilidade intestinal, hipersensibilidade visceral, aumento da permeabilidade intestinal, ativação imune, disbiose (desequilíbrio da microbiota intestinal) e distúrbios da função do eixo cérebro-intestino.[1,6]

O conceito etiopatogênico atual procura reunir todos esses fatores dentro de um modelo holístico e altamente complexo denominado "modelo biopsicossocial" (Figura 22.3).[3,4] Nele, são incorporados todos os dados advindos da genética, epidemiologia, neurofisiologia, psicologia, psiquiatria, endocrinologia e microbiologia.[7,12] Aspectos genéticos podem interagir com fatores ambientais (p. ex.: experiências na infância, incluindo abusos, comportamento doentio dos pais, como supervalorização de queixas, fenômenos de recompensa etc.); esses aspectos, por sua vez, modulam interações do sistema nervoso entérico com o sistema nervoso central, com participação da microbiota/microbioma intestinal, do eixo HPA e do SNA (Figura 22.3).[3,4]

Uma das maiores descobertas da neurofisiologia, que permitiu maior compreensão da origem dos sintomas nos pacientes com SII, foi o fato de que há alterações no SNC dos pacientes, com reconhecimento anormal dos estímulos intestinais. As áreas cerebrais estimuladas após distensão retal em pacientes com SII são predominantemente aquelas associadas à emoção, como a área anterior do giro cíngulo (área "pregenual") e amígdala, além do mesencéfalo (tronco cerebral). Nos controles, o mesmo estímulo gera ativação do córtex pré-frontal (medial e lateral).[13,14] Assim, o modelo biopsicossocial é o que mais se aproxima e reúne o conhecimento atual sobre a SII.

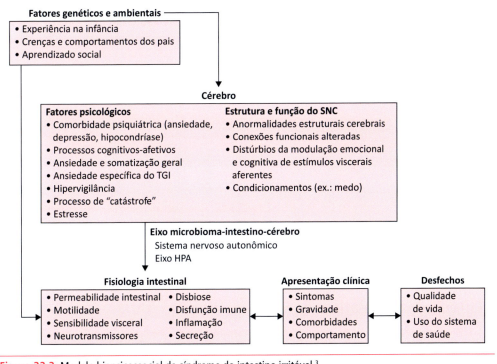

Figura 22.3. Modelo biopsicossocial da síndrome do intestino irritável.[3]

Qual é a lógica para o uso de prebióticos, probióticos e simbióticos na SII?

Antes de discorrer sobre eficácia de prebióticos, probióticos e simbióticos na SII, é fundamental considerar se existe lógica para o uso desses produtos na SII ou, em outras palavras, se

Parte 3: Alterações em Saúde, Disbiose e Terapia com Prebióticos, Probióticos e Simbióticos

há disbiose na SII. De fato, vários autores têm mostrado desequilíbrio na microbiota intestinal (MI) de pacientes com SII, incluindo redução na diversidade bacteriana e redução ou aumento de certas bactérias (Quadro 22.2).[15,29]

Carroll et al.[30] demonstraram, por técnica de 16S rRNA em amostras fecais, que pacientes com SII apresentam quantidade reduzida de *Faecalibacterium prausnitzii* em comparação com controles; esta bactéria tem importante função na geração de ácidos graxos de cadeia curta (AGCC), como acetato, butirato e propionato.[30] Tap et al. observaram que pacientes com forma mais grave de SII apresentavam maior taxa de *Bacteroides* e menor de *Prevotella*.[11] Na SII pós--infecção, foi identificado aumento de *Ruminococcus torques* e este aumento relacionou-se com elevação na concentração tecidual de mastócitos, IL-6 (interleucina-6) e TNF (fator de necrose tumoral). Por outro lado, houve redução de *Collinsela aerofaciens*, e essa diminuição relacionou--se com aumento sérico de citocinas pró-inflamatórias (p. ex., IL-1, IL-6, IL-8, TNF).[31] Finalmente, a disbiose observada nos pacientes com SII relacionou-se com redução das junções de oclu-são (*tight junctions*),[31] comprometendo o efeito barreira da mucosa intestinal.[12,28,31] No modelo biopsicossocial, pode-se concluir sobre as sérias implicações da disbiose na homeostase do eixo microbiota-intestino-cérebro (Figura 22.3).[3,7,9]

Quadro 22.2. Alterações na microbiota intestinal de pacientes com síndrome do intestino irritável (disbiose)

Redução da diversidade bacteriana

Cultura de fezes:
↓ *Lactobacillus spp.*, ↓ *Bifidobacterium spp.*, ↑*Streptococcus*, ↑ *Escherichia coli*, ↑ *Clostridium*

Biologia molecular:
SII-diarreia: ↓ *Lactobacillus spp.*, ↓ *Faecalibacterium prausnitzii*
SII-constipação: ↑ *Veillonella spp.*, ↑ *Ruminococcus*, ↑ *Streptococcus*
SII-mista: ↑ *Bacteroides*, ↑ *Allisonella*

Supercrescimento bacteriano: 40-80%

A eficácia dos probióticos na SII, foi verificada em metanálise recente, que revelou 53 tra-balhos controlados. Prebióticos, como frutoligossacárídeos (entre 2,5 e 20 g/dia) e transgalac-toligossacárídeos (3,5 a 7,0 g/dia) foram testados em três trabalhos controlados com resultados pouco conclusivos. Simbióticos (prebióticos associados a probióticos) foram testados em dois trabalhos controlados com resultados igualmente pouco convincentes.[22]

Eficácia dos probióticos na SII

Várias metanálises e revisões sistemáticas têm mostrado o valor dos probióticos na redu-ção dos sintomas em pacientes com SII,[20-26] o que é plausível se considerarmos as ações anti--inflamatórias, imunomoduladoras, neurais e metabólicas dos probióticos.[27,29] De acordo com Ford et al.[20] o número necessário de pacientes que precisam ser tratados para que se obtenha pelo menos um sucesso terapêutico (NNT), que foi igual a 7. Na maioria dos trabalhos, combi-nações de probióticos foram testadas, seguidas de estudos com *Lactobacillus*, *Saccharomyces*, *Bifidobacterium*, *Escherichia coli* nissle 1917 e *Streptococcus*.[20,22]

Quatro recentes revisões sistemáticas apontam que os probióticos em geral são úteis na redução dos sintomas, particularmente a dor abdominal, nos pacientes com SII.[21,22,24,26] Tal indi-cação é apoiada pela Sociedade Europeia de Gastroenterologia, que coloca os probióticos dentro da categoria "alto grau de evidência".[24] No entanto, nenhuma recomendação existe para uma cepa ou conjunto de cepas bacterianas. Na prática, deve-se considerar preferencialmente os probióticos (ou combinações de probióticos) que foram devidamente testados, evitando a extrapolação de resultados para produtos probióticos e combinações não testadas.

Metanálise publicada por Ortiz et al. elenca os probióticos com melhor performance diante de certos sintomas como dor, distensão abdominal e flatulência (Quadro 22.3).[25] Entretanto, ainda restam muitas questões e críticas no que concerne aos estudos com probióticos na SII. O Quadro 22.4 lista as principais.

Por fim, novas perspectivas como o transplante fecal de microbiota intestinal (TFM)[a,b] tem apresentado resultados promissores, especialmente via colonoscópica em pacientes com SII.[32] Neste sentido, mais estudos são necessários para alinhar a metodologia empregada no TFM, bem como confirmar os resultados verificados até o momento.

Quadro 22.3. Probióticos mais indicados para um determinado sintoma na síndrome do intestino irritável[25]

Dor	Distensão	Flatulência
• B. breve • B. longum • L. acidophilus • L. reuteri • L. farciminis • L. paracasei	• B. breve • B. infantis • L. casei • L. plantarum	• B. breve • B. Infantis • B. longum • L. casei • L. plantarum • L. acidophilus • L. bulgaricus • S. salivarius ssp. thermophilus

B: Bifidobacterium; L: Lactobacillus; S: Streptococcus.

Quadro 22.4. Probióticos na síndrome do intestino irritável: limitações e críticas

- Diferentes metodologias;
- Concentrações variáveis de probióticos – 10^5 a 10;[13]
- Cepas diferentes – mais de 20 cepas testadas;
- Variação na duração do tratamento;
- Pequeno número de pacientes em vários trabalhos;
- Pouca confirmação da colonização do probiótico no trato gastrointestinal;
- Falta de comparação entre probióticos multicepa *versus* cepa única;
- Análise da microbiota luminal *versus* mucosa;
- Medida isolada *versus* medida adjunta;
- Prebióticos *versus* Probióticos *versus* Simbióticos – qual o melhor?

Conclusões

A SII, antes considerada como uma doença exclusivamente psicossomática, hoje é compreendida dentro de um contexto mais amplo no denominado modelo biopsicossocial. Tal modelo revela a complexidade da enfermidade e demanda equipe multidisciplinar na sua pesquisa e abordagem preventiva e terapêutica.

Diante da disbiose, primária ou secundária, identificada na SII, probióticos têm sido testados com resultados favoráveis, reduzindo sintomas gerais, em especial a dor abdominal. Certas

[a] El-Salhy M, et al. Gut. 2020;69(5):859-867.
[b] Aroniadis OC, et al. The Lancet gastroenterology & Hepatology. 2019;4(9);675-685.

Parte 3: Alterações em Saúde, Disbiose e Terapia com Prebióticos, Probióticos e Simbióticos

cepas parecem ser mais eficazes para o alívio deste ou daquele sintoma, o que sugere que combinações possam ser mais eficazes, desde que as combinações se provem eficazes em estudos clínicos devidamente delineados. Finalmente, o transplante fecal de microbiota surge como uma possível perspectiva, particularmente em casos refratários.

Referências bibliográficas

1. Drossman DA. Functional gastrointestinal disorders: history, pathophysiology, clinical features, and Rome IV. Gastroenterology.2016; 150(6):1262-79.
2. Lacy BE, Mearin F, Chang L, Chet WD, Simren M, et al. Bowel disorders. Gastroenterology. 2016;150(6): 1393-407.
3. Van Oudenhove L, Levy RL, Crowell MD, Drossman DA, Halpert AD, Keefer L, et al. Biopsychosocial aspects of functional gastrointestinal disorders: how central and environmental processes contribute to the development and expression of functional gastrointestinal disorders. Gastroenterology. 2016;150(6):1355-67.
4. Tanaka Y, Kanazawa M, Fukudo S, Drossman DA. Biopsychosocial model of irritable bowel syndrome. J Neurogastroenterol Motil. 2011;17(2):131-9.
5. Ford AC, Lacy BE, Talley NJ. Irritable Bowel Syndrome. N Engl J Med. 2017;376(26):2566-78.
6. Chey WD, Kurlander J, Eswaran S. Irritable bowel syndrome: a clinical review. JAMA. 2015;313(9): 949-58.
7. Ringel Y, Mahardshak N. Intestinal microbiota and immune function in the pathogenesis of irritable bowel syndrome. Am J Physiol Gastrointest Liver Physiol. 2013;305(8):G529-G541.
8. Osadchiy V, Martin CR, Mayer EA. The Gut-Brain Axis and the microbiome: mechanisms and clinical implications. Clin Gastroenterol Hepatol. 2019;17(2):322-32.
9. Raskov H, Burcharth J, Pommergaard H-C, Rosenberg J. Irritable bowel syndrome, the microbiota and the gut-brain axis. Gut Microbes.2016;7(5):365-83.
10. Holtmann G, Shah A, Morrison M. Pathophysiologiy of functional gastrointestinal disorders: a holistic overview. Dig Dis. 2017;35(suppl 1):5-13.
11. Tap J, Derrien M, Törnblom H, Brazeilles R, Cools-Portier S, Doré J, et al. Identification of an intestinal microbiota signature associated with severity of irritable bowel syndrome. Gastroenterology. 2017;152(1):111-23.
12. Martinez C, González-Castro A, Vicario M, Santos J. Cellular and molecular basis of intestinal barrier dysfunction in the irritable bowel syndrome. Gut and Liver. 2012;6(3):305-15.
13. Tillisch K, Mayer EA, Labus JS. Quantitative meta-analysis identifies brain regions activated during rectal distention in irritable bowel syndrome. Gastroenterology. 2011;140(1):91-100.
14. Mertz H, Morgan V, Tanner G, Pickens D, Shyr Y, et al. Regional cerebral activation in irritable bowel syndrome and control subjects with painful and nonpainful rectal distention. Gastroenterology. 2000;118(5):842-8.
15. Pittayanon R, Lau JT, Yuan Y, Leontiadis GI, Tse F, Surette M, et al. Gut microbiota in patients with irritable bowel syndrome: a systematic review. Gastroenterology. 2019;157(1):97-108.
16. Rodiño-Janeiro BK, Vicario M, Alonso-Cotoner C, Pascua-García R, Santos J. A review of microbiota and irritable bowel syndrome: future in therapies. Adv Ther. 2018;35(3):289-310.
17. Ringel Y. The gut microbiome in irritable bowel syndrome and other functional bowel disorders. Gastroenterol Clin N Am. 2017;46(1):91-101.
18. Distrutti E, Monaldi L, Ricci P, Fiorucci S. Gut microbiota role in irritable bowel syndrome: new therapeutic strategies. World J Gastroenterol. 2016;22(7):2219-41.
19. König J, Brummer RJ. Alteration of the intestinal microbiota as a cause of and a potential therapeutic option in irritable bowel syndrome. Benef Microbes. 2014;5(3):247-61.
20. Ford AC, Quigley EM, Lacy BE, Lembo AJ, Saito YA, Schiller LR, et al. Efficacy of prebiotics, probiotics, and synbiotics in irritable bowel syndrome and chronic idiopathic constipation: systematic review and meta-analysis. Am J Gastroenterol. 2014;109(10):1547-61.

21. Ooi SL, Correa D, Pak SC. Probiotics, prebiotics, and low FODMAP diet for irritable bowel syndrome – What is the current evidence. Complement Ther Med. 2019;43:73-80.
22. Ford AC, Harris LA, Lacy BE, Quigley EMM, Moayyedi P. Systematic review with meta-analysis: the efficacy of prebiotics, probiotics, synbiotics and antibiotics in irritable bowel syndrome. Aliment Pharmacol Ther. 2018;48(10):1044-60.
23. Barbara G, Cremon C, Azpiroz F. Probiotics in irritable bowel syndrome: where are we? Neurogastroenterol Motil. 2018;30(12):e13513.
24. Hungin APS, Mitchell CR, Whorwell P, Mulligan C, Cole O, Agréus L, et al. Systematic review: probiotics in the management of lower gastrointestinal symptoms - an updated evidence-based international consensus. Aliment Pharmacol Ther. 2018;47(8):1054-70.
25. Ortiz-Lucas M, Tobías A, Saz P, Sebastián JJ. Effect of probiotic species on irritable bowel syndrome symptoms: A bring up to date meta-analysis. Rev Esp Enferm Dig. 2013;105(1):19-36.
26. Dale HF, Rasmussen SH, Asiller ÖÖ, Lied GA. Probiotics in Irritable Bowel Syndrome: An Up-to-Date Systematic Review. Nutrients. 2019;11(9)2048.
27. Halloran K, Underwood MA. Probiotic mechanisms of action. Early Human Development. 2019;135:58-65.
28. Bron PA, Kleerebezem M, Brummer R-J, Cani PD, Mercenier A, MacDonald TT, et al. Can probiotics modulate human disease by impacting intestinal barrier function? Brit J Nutr. 2017;117(1):93-107.
29. De Palma G, Lynch MD, Lu J, Dang VT, Deng Y, Jury J, et al. Transplantation of fecal microbiota from patients with irritable bowel syndrome alters gut function and behavior in recipient mice. Sci Transl Med. 2017;9(379):eaaf6397.
30. Carroll IM, Ringel-Kulka T, Siddle JP, Ringel Y. Alterations in composition and diversity of the intestinal microbiota in patients with diarrhea-predominant irritable bowel syndrome. Neurogastroenterol Motil. 2012;24(6):521-30.
31. Jalanka-Tuovinen J, Salojärvi J, Salonen A, Immonen O, Garsed K, Kelly FM, et al. Faecal microbiota composition and host-microbe cross-talk following gastroenteritis and in postinfectious irritable bowel syndrome. Gut. 2014;63(11):1737-45.
32. Ianiro G, Eusebi LH, Black CJ, Gasbarrini A, Cammarota G, Ford AC. Systematic review with meta-analysis: efficacy of faecal microbiota transplantation for the treatment of irritable bowel syndrome. Aliment Pharmacol Ther. 2019;50(3):240-8.

Para saber mais

a. El-Salhy M, Hatlebakk JG, Gilja OH, Kristoffersen AB, Hausken T. Efficacy of fecal microbiota transplantation for patients with irritable bowel syndrome in a randomized, double-blind, placebo-controlled study. Gut. 2020;69(5):859-867.
b. Aroniadis OC, Brandt LJ, Oneto C, Feverstadt P, Sherman A, Wolkoff AW, et al. Faecal microbiota transplantation for diarrhoea-predominant irritable bowel syndrome: a double-blind, randomized, placebo-controlled trial. The Lancet gastroenterology & Hepatology. 2019;4(9);675-85.

Doença Celíaca: Microbioma, Disbiose e Manuseio com Probióticos

Vera Lucia Sdepanian

Introdução

A doença celíaca (DC) é uma doença sistêmica imunomediada que ocorre em indivíduos geneticamente predispostos, que são expostos ao glúten e a outros fatores ambientais.[1]

O glúten é a principal proteína do trigo, centeio e cevada.[1]

A prevalência dessa doença é alta, acometendo cerca de 1% da população em muitas partes do mundo.[2,3] No Brasil, estudos populacionais avaliando doadores de sangue demonstraram que a DC também não deve ser considerada rara, com prevalência igual a 1:214, 1:273, 1:417 e 1:681 em quatro estudos com doadores de sangue, nas cidades de São Paulo, Ribeirão Preto, Curitiba e Brasília, respectivamente.[4-7]

A DC possui um amplo espectro de manifestações clínicas. Os sintomas gastrointestinais são comuns na infância. Apresentam-se como diarreia, vômitos, distensão abdominal, flatulência, dor abdominal e constipação.[8] Os sintomas extraintestinais são a anemia ferropriva refratária à ferroterapia oral, anemia por deficiência de folato ou de vitamina B12, baixa estatura, redução da densidade mineral óssea, retardo do desenvolvimento puberal, hipoplasia do esmalte dentário, aumento de enzimas hepáticas, estomatite, irritabilidade, fadiga, artralgia e artrites, abortos de repetição, infertilidade, irregularidade menstrual, manifestações psiquiátricas, ataxia, neuropatia e epilepsia.[8]

O diagnóstico da DC é baseado na combinação de achados clínicos, sorológicos- anticorpos antitransglutaminase da classe IgA, anticorpo antiendomísio da classe IgA, anticorpo antigliadina deaminada da classe IgA e IgG e histológicos.[1] A lesão histológica que deve ser considerada na prática clínica como característica da DC é aquela com presença de atrofia vilositária, portanto Marsh tipo III ou IV.[1]

O tratamento da doença celíaca deve ser instituído apenas quando o diagnóstico for precisamente estabelecido. Consiste na retirada do glúten da dieta de modo completo e permanente.[1] É fundamental que esta retirada seja iniciada somente após o diagnóstico de doença celíaca ser estabelecido. Nunca retirar o glúten da alimentação sem realizar os exames necessários para confirmar o diagnóstico de doença celíaca.

Microbiota e doença celíaca

A evidência científica é crescente de que, quando o microbioma humano é normal, há uma série de benefícios ao hospedeiro como, por exemplo, imunidade saudável e prevenção de doenças auto-imunes.[9]

A interação entre fatores ambientais, genéticos e a microbiota intestinal contribuem para a integridade do intestino e a homeostase do sistema imune intestinal. A modificação desses componentes poderia ser um gatilho para o desenvolvimento de doenças, como a doença celíaca (Figura 23.1).[10]

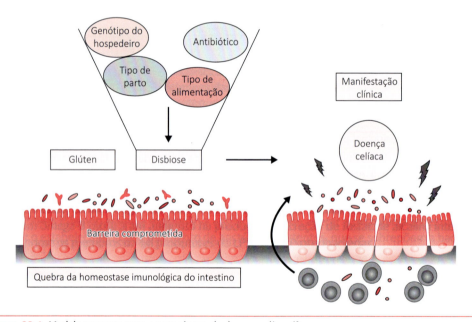

Figura 23.1. Modelo proposto para a patogênese da doença celíaca.[10]

A microbiota intestinal pode ter impacto na patogênese da doença celíaca, como descrito a seguir:[10]

1. Modular a digestão dos peptídeos do glúten agindo na aquisição de tolerância ao antígeno;
2. Influenciar na permeabilidade intestinal com a produção de zonulina e expressão do *tight junction*;
3. Promover maturação da mucosa epitelial;
4. Regular a atividade do sistema imune via expressão de citocinas pro e anti-inflamatórias.

Diversos estudos que avaliaram a microbiota fecal, salivar e duodenal de pacientes com doença celíaca utilizaram metodologias diferentes quanto à análise microbiológica, tamanho de amostra e característica dos pacientes, e obtiveram resultados variados.[11]

A maioria das pesquisas observacionais em crianças e adultos com doença celíaca mostrou alterações na composição da microbiota intestinal em comparação aos indivíduos controle e concluiu que os pacientes com doença celíaca apresentam desequilíbrio da microbiota intestinal.[10-11] Segundo os trabalhos publicados, a microbiota dos pacientes com doença celíaca parece caracterizar-se por aumento da quantidade de *Bacteroides spp.*, *E. coli*, *Proteobacteria* e *Estafilococo*, e redução do *Bifidobacterium spp.* e *Lactobacillus spp.*[12] A Figura 23.2 demonstra que há forte evidência científica de que o gênero *Bacteroides* está aumentado na microbiota dos pacientes com doença celíaca, e que esta evidência é decrescente para os demais microrganismos conforme descritos.[12]

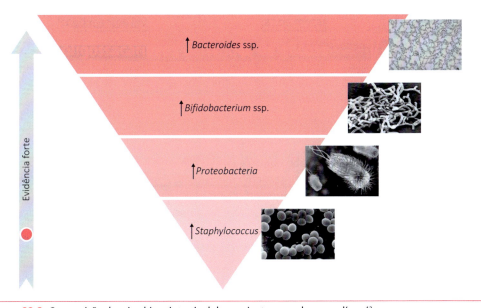

Figura 23.2. Composição da microbiota intestinal dos pacientes com doença celíaca.[12]

Entretanto, não se sabe se a disbiose da microbiota intestinal dos pacientes com doença celíaca precede o início da doença, ou se é uma consequência da doença, ou seja, não há evidência entre causa e efeito do desequilíbrio da microbiota intestinal e a ocorrência da doença celíaca.[9]

Dieta livre de glúten e microbioma

Há poucos estudos prospectivos que avaliaram os pacientes com doença celíaca antes e após a dieta sem glúten.[11]

A dieta livre de glúten restaura parcialmente a microbiota intestinal. Enquanto um grande número de *Enterobacteria* e *Estafilococos* são restaurados, as demais alterações como redução de *Bifidobacteria* e *Lactobacilos*, e aumento de *Bacteroides*, *Enterobacteriaceae* e *E. coli* persistem.[13]

Parte 3: Alterações em Saúde, Disbiose e Terapia com Prebióticos, Probióticos e Simbióticos

Especula-se que a dieta sem glúten também poderia ser responsável por desequilibrar a microbiota intestinal porque esta restrição alimentar acarretaria redução do consumo de frutanos (polissacárideos presente no trigo que tem ação prebiótica), que são fonte de energia para a microbiota intestinal.[9]

Genética da DC e microbioma

É difícil determinar a influência isolada do genótipo na identidade da microbiota intestinal sem a presença da interação ambiental.[14]

Os estudos em gêmeos monozigóticos e dizigóticos não demonstraram o papel do genótipo para determinação da composição intestinal. Portanto, esse assunto ainda é controverso.[14]

Um estudo em lactentes em aleitamento materno exclusivo com predisposição genética para doença celíaca (HLA DQ2 presente), apresentaram microbiota intestinal com aumento da quantidade da família *Firmicutes* (especialmente, gênero *Clostridium*) e *Proteobacteria* (principalmente, *Enterobacteriaceae* e *Raoultella*) e redução de *Actinobacteria* (especialmente, *Bifidobacterium* e *Corynebacterium*).[15]

Entretanto, ainda não se sabe o papel do genótipo na microbiota intestinal, que poderá ser elucidado em estudos de acompanhamento de uma população com risco genético para doença celíaca e outra população sem risco genético.[14]

Prebióticos e DC

Um estudo randomizado placebo controlado que avaliou o efeito de uma oligofrutose enriquecida por inulina, durante três meses, em crianças com doença celíaca em tratamento com dieta isenta de glúten, demonstrou aumento significante na quantidade de Bifidobactérias.[16] Esse foi o único estudo encontrado com prebióticos nos pacientes com doença celíaca em tratamento.

Probióticos e DC

Há poucos estudos que avaliaram o efeito de probióticos em pacientes com doença celíaca.

Um estudo randomizado controlado demonstrou que o *Bifidobacterium longum* CECT 7347, durante três meses, em crianças recém diagnosticadas com doença celíaca em dieta sem glúten, diminuiu a quantidade do *Bacteroides fragilis* e *Enterobacteriaceae*.[17]

Outro estudo randomizado controlado que estudou a eficácia da administração por três meses de *Bifidobacterium breve* das cepas B632 e BR03 observou aumento de *Actinobacteria* e restauração da relação *Firmicutes/Bacteroidetes*.[18]

Hakansson e colaboradores administraram *L. plantarum HEAL9* e *L. paracasei 8700:2* em crianças com doença celíaca ativa antes do diagnóstico e tratamento com dieta sem glúten com o objetivo de avaliar propriedades imunomoduladoras. O ensaio clínico randomizado, duplo cego e controlado por placebo teve duração de 6 meses. Como principal desfecho foi observado que a administração oral diária de probióticos pode modular a resposta imunológica periférica.[19]

Assim, embora trabalhos mostrem alguma vantagem no uso de probióticos no tratamento da doença celíaca, a monitorização quanto à presença de glúten nesses produtos demonstrou que 55% dos 22 probióticos rotulados como "sem glúten" continham glúten em uma quantidade

296

CAPÍTULO 23

superior a 20 ppm de glúten, que seria a dosagem limite aceitável para que um alimento seja considerado "sem glúten".[20]

Um estudo prospectivo randomizado controlado de pacientes com doença celíaca em dieta sem glúten obedientes à dieta sem glúten com sintomas de síndrome de intestino irritável que utilizaram uma mistura de probióticos – *Lactobacillus casei* LMG 101/37 P-17504, *Lactobacillus plantarum* CECT 4528, *Bifidobacterium animalis subsp. lactis* Bi1 LMG P-17502, *Bifidobacterium breve* Bbr8 LMG P-17501, *Bifidobacterium breve* Bl10 LMG P-17500, durante seis semanas, mostrou redução dos sintomas de síndrome do intestino irritável.[21]

Entretanto, até o momento, não se justifica, na prática clínica, a recomendação para uso de probióticos nos pacientes com doença celíaca.[9]

Conclusões

1. A microbiota intestinal muito possivelmente participa e medeia a inflamação ocasionada pelo glúten.
2. Embora algumas alterações da microbiota intestinal já sejam constatadas por biopsia ou em amostras de fezes, como aumento de *Bacteroides spp.* e redução de *Bifidobacterium spp.*, não há uma composição característica da microbiota intestinal dos pacientes com doença celíaca.
3. Algumas alterações da microbiota intestinal são revertidas com a dieta sem glúten, enquanto outras não se modificam.
4. Alguns probióticos de eficácia comprovada poderiam beneficiar os pacientes com doença celíaca, porém, até o momento não se justifica a recomendação de probióticos em pacientes com doença celíaca na prática clínica.

Novos estudos à respeito a microbiota intestinal dos pacientes com doença celíaca podem ser úteis para promover estratégias de prevenção e tratamento[a] desta doença.[22]

Referências bibliográficas

1. Hill ID, Fasano A, Guandalini S, Hoffenberg E, Levy J, Reilly N, et al. NASPGHAN Clinical Report on the Diagnosis and Treatment of Gluten related Disorders. J Pediatr Gastroenterol Nutr. 2016;63(1):156-65.
2. Rostom A, Murray JA, Kagnoff MF. American Gastroenterological Association (AGA) Institute technical review on the diagnosis and management of celiac disease. Gastroenterology. 2006;131(6):1981-2002.
3. Green PH, Cellier C. Celiac disease. N Engl J Med. 2007;357(17):1731-43.
4. Oliveira RP, Sdepanian VL, Barreto JA, Cortez AJ, Carvalho FO, Bordin JO, et al. High prevalence of celiac disease in Brazilian blood donor volunteers based on screening by IgA antitissue transglutaminase antibody. Eur J Gastroenterol Hepatol. 2007;19(1):43-9.
5. Melo SB, Fernandes MI, Peres LC, Troncon LE, Galvão LC. Prevalence and demographic characteristics of celiac disease among blood donors in Ribeirão Preto, State of São Paulo, Brazil. Dig Dis Sci. 2006;51(5):1020-5.
6. Pereira MA, Ortiz-Agostinho CL, Nishitokukado I, Sato MN, Damião AO, Alencar ML, et al. Prevalence of celiac disease in an urban area of Brazil with predominantly European ancestry. World J Gastroenterol. 2006;12(40):6546-50.
7. Gandolfi L, Pratesi R, Cordoba JC, Tauil PL, Gasparin M, Catassi C. Prevalence of celiac disease among blood donors in Brazil. Am J Gastroenterol. 2000;95(3):689-92.

---

[a] *Para saber mais: Seiler CL, et al. 2020.*

Parte 3: Alterações em Saúde, Disbiose e Terapia com Prebióticos, Probióticos e Simbióticos

8. Husby S, Koletzko S, Korponay-Szabó I, Kurppa K, Mearin ML, Ribes-Koninckx C, et al. European Society Paediatric Gastroenterology, Hepatology, and Nutrition Guidelines for the Diagnosing Coeliac disease 2020. J Pediatr Gastroenterol Nutr. 2020;70(1):141-57.

9. Krishnareddy S. The Microbiome in Celiac Disease. Gastroenterol Clin North Am. 2019;48(1):115-26.

10. Cenit MC, Olivares M, Codoñer-Franch P, Sanz Y. Intestinal Microbiota and Celiac Disease: Cause, Consequence or Co-Evolution? Nutrients. 2015;7(8):6900-23.

11. Cristofori F, Indrio F, Miniello VL, De Angelis M, Francavilla R. Probiotics in Celiac Disease. Nutrients. 2018;10(12):2-13.

12. Sanz Y. Microbiome and Gluten. Ann Nutr Metab. 2015;67(2):28-41.

13. De Palma G, Nadal I, Collado MC, Sanz Y. Effects of a gluten-free diet on gut microbiota and immune function in healthy adult human subjects. Br J Nutr. 2010;102(8):135-37.

14. Verdu EF, Galipeau HJ, Jabri B. Novel players in coeliac disease pathogenesis: role of the gut microbiota. Nat Rev Gastroenterol Hepatol. 2015;12(9):497-506.

15. Olivares M, Neef A, Castillejo G, Palma GD, Varea V, Capilla A, et al. The HLA-DQ2 genotype selects for early intestinal microbiota composition in infants at high risk of developing coeliac disease. Gut. 2015;64(3):406-17.

16. Drabińska N, Jarocka-Cyrta E, Markiewicz LH, Krupa-Kozak U. The Effect of Oligofructose-Enriched Inulin on Faecal Bacterial Counts and Microbiota-Associated Characteristics in Celiac Disease Children Following a Gluten-Free Diet: Results of a Randomized, Placebo-Controlled Trial. Nutrients. 2018;10(2):2-11.

17. Olivares M, Castillejo G, Varea V, Sanz Y. Double-blind, randomised, placebo-controlled intervention trial to evaluate the effects of Bifidobacterium longum CECT 7347 in children with newly diagnosed coeliac disease. Br J Nutr. 2014;112(1):30-40.

18. Quagliariello A, Aloisio I, Bozzi Cionci N, Luiselli D, D'Auria G, Martinez-Priego L, et al. Effect of Bifidobacterium breve on the Intestinal Microbiota of Coeliac Children on a Gluten Free Diet: A Pilot Study. Nutrients. 2016;8(10):2-16.

19. Hakansson A, Aronsson CA, Brundin C, Oscarsson E, Molin G, Agardh D. Effects of Lactobacillus plantarum and Lactobacillus paracasei on the Peripheral Immune Response in Children with Celiac Disease autoimmunity: A Ransomized, Double-Blind, Placebo-Controlled Clinical Trial. Nutrients. 2019;11(8):1-12.

20. Nazareth S, Lebwohl B, Voyksner JS, Green PH. Widespread contamination of probiotics with gluten, detected by liquid chromatography-mass spectrometry. Gastroenterology. 2015;148(4):S28.

21. Francavilla R, Piccolo M, Francavilla A, Polimeno L, Semeraro F, Cristofori F, et al. Clinical and Microbiological Effect of a Multispecies Probiotic Supplementation in Celiac Patients With Persistent IBS type Symptoms: A Randomized, Double-Blind, Placebo-controlled, Multicenter Trial. J Clin Gastroenterol. 2019;53(3):e117-e125.

22. Leonard MM, Camhi S, Huedo-Medina TB, Fasano A. Celiac Disease Genomic, Environmental, Microbiome, and Metabolomic (CDGEMM) Study Design: Approach to the Future of Personalized Prevention of Celiac Disease. Nutrients. 2015;7(11):9325-36.

Para saber mais

a. Seiler CL, Kiflen M, Stefanolo JP, Bai JC, Bercik P, Kelly CP, Verdu EF, Moayyedi P, Pinto-Sanchez MI. Probiotics for Celiac Disease: A Systematic Review and Meta-Analysis of Randomized Controlled Trials. Am J Gastroenterol. 2020;115(10):1584-95.

Eixo Intestino-Fígado: Disbiose em Doenças Hepáticas

Rosangela Passos de Jesus
Lucivalda Pereira Magalhães de Oliveira
Ramona Baqueiro Boulhosa
Louriane Cavalcante
Jozélio Freire de Carvalho
José Tadeu Stefano
Sebastião Mauro Bezerra Duarte
Claudia Pinto Marques Souza de Oliveira

Introdução

A interação bidirecional entre o intestino e o fígado possibilita que hormônios, fragmentos das membranas celulares da microbiota intestinal (MI), mediadores inflamatórios e os produtos da digestão e absorção possam influenciar diretamente na funcionalidade do parênquima hepático. O sangue venoso que perfunde o fígado é proveniente das veias mesentéricas, as quais confluem para a veia porta que conduz os nutrientes absorvidos, as moléculas parcialmente digeridas, fármacos, etanol e outros xenobióticos para a metabolização hepática. Além disso, moléculas derivadas da metabolização intestinal e produtos provenientes das membranas plasmáticas de bactérias como lipopolissacarídeos (LPS) e peptidioglicanos também são direcionados para o fígado.[1] Portanto, a condição funcional do parênquima hepático está diretamente relacionada com a manutenção da integridade da mucosa intestinal, principalmente por apresentar vias metabólicas e inflamatórias que podem ser moduladas de modo constitutivo ou patológico.

A doença hepática gordurosa não alcoólica (DHGNA) está fortemente associada com a obesidade e a síndrome metabólica. Um estudo clínico avaliou 328 voluntários e demonstrou que a prevalência de DHGNA foi de 46%, sendo que a esteato-hepatite não alcoólica (NASH: *nonalcoholic steatohepatitis*) foi identificada em aproximadamente 12% dos pacientes avaliados, enfermidade que pode progredir para fibrose e cirrose. Quando os pacientes diabéticos foram avaliados em conjunto, observou-se aumento significativo da prevalência da DHGNA e da NASH, as quais estavam presentes em 74% e 22% dos pacientes, respectivamente.[2,3]

O espectro da doença hepática alcoólica (DHA) compreende esteatose simples, esteato-hepatite alcoólica (EHA), hepatite alcoólica, fibrose progressiva, cirrose e o desenvolvimento de carcinoma hepatocelular (CHC). No entanto, apesar de 90% dos indivíduos alcoólicos cursarem com esteatose, apenas uma minoria pode evoluir com EHA e apenas 10 a 20% podem desenvolver cirrose. Evidências científicas demonstram que alterações no eixo intestino-fígado, intestino-cérebro e do eixo intestino-fígado-cérebro, podem estar associadas tanto ao dano hepatocelular induzido pelo álcool, como também, na dependência alcoólica.[4]

Dessa maneira, tanto a DHGNA como a DHA, apresentam-se como um grande problema de saúde pública no Brasil e em vários países ocidentais, trazendo redução da sobrevida dos indivíduos e considerável impacto financeiro para os serviços de saúde.[2]

A infecção pelo vírus da hepatite B (VHB) ainda é um importante problema de saúde pública, a despeito da vacinação disponível desde a década de 1980. A principal via de transmissão do VHB é o contato sexual desprotegido, com chances crescentes de infecção associadas, quanto maior for a variedade de parceiros. Globalmente em 2015 estimou-se que 257 milhões de pessoas viviam com infecção crônica por VHB e, anualmente, aproximadamente 500.000 mil óbitos estão relacionados com a cirrose hepática ou CHC na presença desse vírus.[5]

A hepatite crônica pelo vírus C (VHC) ainda é uma pandemia, e estima-se que aproximadamente 71 milhões de pessoas estejam infectadas pelo VHC em todo o mundo, induzindo a mortalidade com taxas superiores à infecção pelo vírus da imunodeficiência adquirida (HIV) nos Estados Unidos desde 2006.[5,6]

A hepatite viral ocasionou 1,34 milhão de mortes em 2015, um número comparável às mortes relacionadas com a tuberculose e superior às causadas pelo HIV. A maioria das mortes por hepatite viral em 2015 ocorreu devido a doença hepática crônica (720.000 mortes por cirrose) e câncer primário de fígado (470.000 mortes por carcinoma hepatocelular).[5]

Independente do agente etiológico, a disbiose e hiperpermeabilidade intestinal, bem como a ativação de vias inflamatórias e estresse oxidativo no eixo intestino fígado são considerados principais mecanismos que podem condicionar a descompensação da cirrose, aumentando significativamente o risco de complicações como a encefalopatia, peritonite bacteriana e CHC.

Disbiose intestinal e doenças hepáticas crônicas

A disbiose intestinal se refere ao desequilíbrio entre as bactérias residentes no intestino, e pode ser caracterizado pelo aumento das bactérias patogênicas em detrimento de bactérias potencialmente benéficas. Em consequência desse desequilíbrio, a mucosa intestinal pode apresentar inflamação subclínica e aumento da permeabilidade intestinal, favorecendo a absorção paracelular principalmente de açúcares intactos, partículas alimentares mal digeridas como proteínas complexas, a exemplo do glúten. Além disso, ocorre redução do controle seletivo na absorção paracelular de moléculas nocivas como carcinógenos, xenobióticos, antígenos alimentares e fragmentos provenientes das membranas plasmáticas de bactérias.[7]

A disbiose pode ser definida como uma baixa proporção de táxons benéficos como *Lachnospiraceae, Clostridiales XIV, Ruminococcaceae* e *Veillonellaceae* e maior proporção de outros táxons patogênicos como *Enterobacteriaceae* e *Bacteroidaceae*.[8]

A taxonomia é um ramo da biologia que estuda a ordenação e classificação dos seres vivos com o objetivo de organizá-los em diferentes sistemas de classificação. Após definição da árvore filogenética, microrganismos são descritos considerando a ordem de abrangência em filos que compreendem as classes, que abrangem ordens que, por sua vez, têm famílias, depois gêneros e espécies de bactérias.[9] Existem mais de 1.000 espécies bacterianas na MI humana, que geralmente se tornam estáveis na primeira infância e se correlaciona diretamente com o padrão alimentar dominante. O padrão alimentar ocidental por exemplo, contendo alto teor de gordura animal e açúcares simples, estão associadas a uma abundância de *Bacteroides*, maior concentração de produtos da fermentação de aminoácidos e menor diversidade do gênero *Prevotella*.

300

CAPÍTULO 24

A dieta oriental, caracterizada por conter alimentos de origem vegetal como padrão e ingestão significativamente de fibras fermentáveis, o que favorece a predominância de bactérias do gênero *Prevotella*. Portanto, o padrão de dieta oriental favorece a maior concentração de ácidos graxos de cadeia curta (AGCC), como butirato, acetato e lactato.[10]

Em indivíduos saudáveis observa-se que as espécies de *Bacteroides* quantitativamente estão entre os gêneros mais predominantes no intestino. Observa-se também que os gêneros das famílias *Enterobacteriaceae*, *Porphyromonadaceae* e *Alcaligeneacea* são na sua maioria patogênicos e, portanto, devem estar presentes em menor quantidade no microbioma intestinal saudável.[11]

Em pacientes com CHC primário pode-se estimar o grau de disbiose, por meio da comparação da razão de *Firmicutes* para *Bacteroidetes*, da proporção de abundância de táxons autóctones por táxons não autóctones, ou por meio da razão de diversidade do gênero Bifidobactérias e o gênero pertencente à família *Enterobacteriaceae*.[12] Recentemente, foi apresentado um índice mais integrado para quantificar a disbiose, calculado considerando a relativa diversidade de sete tipos de gêneros bacterianos inerentemente probióticos. A presença de disbiose em pacientes com cirrose hepática descompensada pode ser confirmada quando for observada a redução dos gêneros bifidogênicos (*Anaerostipes*, *Bifidobacterium*, *Coprococcus*, *Faecalibacterium*, *Lactobacillus*, *Oscillibacter* e *Phascolarctobacterium*) na microbiota fecal. Além disso, para confirmar essa condição clínica, é necessário que aproximadamente 13 gêneros potencialmente prejudiciais (*Akkermansia*, *Bacteroides*, *Clostridium*, *Dorea*, *Escherichia*, *Fusobacterium*, *Haemophilus*, *Helicobacter*, *Klebsiella*, *Prevotella*, *Ruminococcus*, *Streptococcus* e *Veillonella*), estejam aumentadas na microbiota fecal desses pacientes.[12]

Estudo clínico avaliou as características microbianas do intestino de pacientes com cirrose e CHC em estágio inicial e demonstrou que a diversidade microbiana fecal diminuiu nos pacientes com cirrose em relação aos controles saudáveis. No entanto, de maneira inesperada, observou-se um aumento dessa diversidade nos pacientes com CHC precoce associado com cirrose em relação aqueles pacientes apenas com cirrose. Esses resultados confirmam a relação entre alterações significativas na microbiota intestinal característica dos indivíduos saudáveis nos pacientes com cirrose, as quais podem ser consideradas como mecanismo importante durante o início e o desenvolvimento do CHC.[13]

Os LPS e peptidioglicanos são fragmentos das membranas de bactérias que são ligantes dos receptores do tipo *Toll* (TLR: *Toll-like receptors*), localizados na superfície dos enterócitos, monócitos e mastócitos. Esses receptores estão envolvidos ativamente na imunidade inata e adquirida, atuando como sensores primários da presença de microrganismos. Essa via quando ativada, promove o início da cascata pró-inflamatória, caracterizada pela diferenciação de células Th1 pró-inflamatórias e aumento da síntese de fator de necrose tumoral alfa (TNF-α), interleucina 6 (IL-6) e interleucina 1B (IL-1B). Portanto, tanto os LPS, como os peptidioglicanos derivados das membranas de bactérias Gram negativas e positivas, respectivamente, podem ativar os receptores TLR2, TLR4 e TLR9, os quais estão envolvidos com a patogênese de diversas doenças hepáticas.[2,11]

Além disso, os LPS variam quantitativamente entre as espécies, sendo uma das principais endotoxinas já identificadas. Essa variação estrutural induz a ativação da cascata pró inflamatória via TLR, promovendo diferentes níveis de inflamação no hospedeiro. Os LPS provenientes de bactérias pertencentes à família *Enterobacteriaceae*, por exemplo, apresentam de 4 a 50 vezes maior potência para ativação de inflamação e aumento do TNF-α, em relação aos fragmentos das bactérias do gênero *Bacteroides*.[11]

Os padrões moleculares associados aos patógenos (PAMPs) são padrões de moléculas reconhecidas pelos receptores TLR presentes nas células do sistema imune inato e sinalizam a invasão por determinados grupos de agentes patogênicos. A disbiose e o supercrescimento de bactérias no intestino delgado (SCBID) podem induzir a redução da integridade da barreira epitelial, com consequente aumento da permeabilidade e inflamação intestinal. Essas alterações, promovem a translocação bacteriana e captação de endotoxina induzindo inflamação hepática e sistêmica.[2]

Quando a permeabilidade intestinal está aumentada, os LPS podem ser translocados para a corrente sanguínea, sendo direcionados para o fígado. No parênquima hepático, os LPS atuam como ligantes dos receptores TLR4 presentes nas células de Kupffer e, dessa maneira, podem induzir a cascata inflamatória nesse tecido. Os receptores TL4 presentes na superfície das células de Ito também são sensibilizados pelos LPS, o que promove ativação do fator de transcrição NF-κB (*factor nuclear kappa B*) e aumento da síntese de citocinas pró-inflamatórias. A ativação continuada dessa via induz a cascata inflamatória que, por sua vez, estimula as células de Ito a produzirem colágeno, com consequente fibrose.[2,14,15]

Portanto, a disbiose intestinal pode induzir diversas alterações em vias metabólicas intestinais e hepáticas, que podem induzir a evolução mais rápida da cirrose e aumentar o risco para as complicações da cirrose (Figura 24.1).

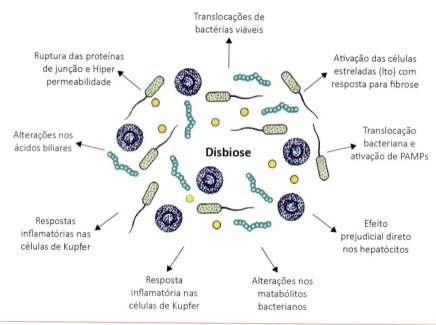

Figura 24.1. Modelo adaptado sobre a relação da disbiose com as alterações hepáticas.[10]
Adaptada de Sarin SK et al, 2019.[10]

Microbiota, metabolismo de ácidos biliares e doenças hepáticas

A dieta pode influenciar de maneira significativa a composição da MI e, portanto, também tem a capacidade de impactar o perfil de ácidos biliares (ABs) no hospedeiro. Um estudo clínico demonstrou que dieta habitual rica em proteína de origem animal como carne, queijo e ovos,

Eixo Intestino-Fígado:Disbiose em Doenças Hepáticas

aumentou significativamente a diversidade de microrganismos resistentes à bile como bactérias dos gêneros *Bilophila, Alistipes* e *Bacteroides*.[16] A dieta rica em alimentos de origem animal também induz aumento da expressão de enzimas bacterianas como a hidrolase do sal biliar no intestino, com consequente níveis mais detectáveis de ABs totais e ácido desoxicólico (DCA) nas fezes. Portanto, observa-se que as dietas baseadas em proteína e gordura de origem animal influenciam a composição da microbiota e consequentemente, o metabolismo dos ABs do hospedeiro. Estudos realizados com modelos animais demonstraram que tanto a ingestão de açúcar, como a ingestão de etanol também podem influenciar a síntese de ABs no hospedeiro.[17]

Portanto, torna-se fundamental entender os mecanismos pelos quais a microbiota residente ou autóctone pode influenciar beneficamente o metabolismo dos ABs, em relação a microbiota transitória ou alóctone, em condição de disbiose.

A secreção, composição e metabolismo dos ABs também tem sido relacionada com a disbiose em pacientes com cirrose. Constitutivamente os ABs podem ser classificados em dois grandes grupos:

1. Primários, que são o ácido cólico (CA) e queno ou chenodesoxicólico (CDCA);
2. Secundários e os principais são os ácidos desoxicólico, litocólico e ursodesoxicólico.

Os principais ABs que formam o *pool* desses componentes da bile são altamente hidrofóbicos e consistem em aproximadamente 40% de ácido cólico, 40% de quenodesoxicólico e apenas 20% de DCA.[18]

Os ABs primários são produzidos no fígado a partir do colesterol, por duas vias, a ácida e neutra. A produção de ABs primários inclui a participação de 14 enzimas hepáticas e inicia-se com a 7-alfa hidroxilase citocromo P450 (CYP7A1) que produz tanto o CDCA quanto CA. A via ácida produz mais CDCA, enquanto a via neutra produz mais CA. Nos indivíduos saudáveis, a via neutra é mais ativa e a proporção entre ABs secundários nas fezes é alta, em relação aos primários.[11]

Após a síntese, os ABs primários são conjugados com glicina ou taurina e direcionados para o intestino, via secreção biliar. A conjugação com a taurina e com a glicina origina os ABs conjugados taurocólico/glicocólico e tauroquenocólico/glicoquenocólico, os quais apresentam características bioquímicas que os mantem nas suas formas ionizadas em pH intestinal, condição em que são denominados como "sais biliares".[19]

Os ABs secundários são formados pela ação das bactérias intestinais anaeróbias que desconjugam e desidroxilam parcialmente esses ácidos. Assim, o CA dá origem ao DCA e o CDCA dá origem ao ácido litocólico (LA).[11] A Figura 24.2 apresenta de maneira esquemática, as principais etapas do metabolismo de ácidos biliares, que é fortemente influenciado com o tipo e a diversidade da microbiota intestinal.

O processo inflamatório em pacientes com cirrose inibe a via primária por supressão da CYP7A1, o que induz a uma redução total na produção de ABs. Adicionalmente, prioriza-se a produção primária de ABs pela via ácida, com maior produção de CDCA, com consequente maior produção do LA, o qual está relacionado com a formação de litíase biliar. Contudo, o DCA, derivado da desconjugação do CA apresenta maior potencial antimicrobiano, sendo que a menor concentração desse ácido biliar no intestino, favorece o SCBID.[11] Em síntese, os ABs podem apresentar ação protetora contra SCBID por seu efeito detergente e antiaderente, neutralizador endotoxinas, sendo que o DCA pode ser considerado um marcador para as alterações na composição do "pool" de ABs e do microbioma intestinal.[11] Na Figura 24.3, observa-se de maneira esquemática a biossíntese de ácidos biliares em condição fisiológica, bem como as principais alterações em consequência da cirrose e insuficiência hepática. Os ácidos biliares são sintetizados

CAPÍTULO 24

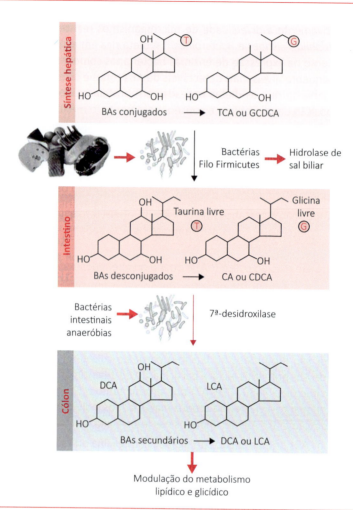

Figura 24.2. Esquema adaptado do metabolismo de ácidos biliares associado com o tipo e diversidade da microbiota intestinal.[17]

CA: ácido cólico; DCA: ácido desoxicólico; (CDCA): quenodesoxicólico; GCDCA: ácido glicocenodesoxicólico; LCA: ácido litocólico; TCA: ácido tricarboxílico.

Adaptada de Joyce SA et al, 2016.[17]

no fígado a partir do colesterol por meio de vias clássicas ou alternativas. Os ácidos biliares primários [ácido cólico (CA) e ácido quenodesoxicólico (CDCA)] são conjugados com glicina ou taurina antes da secreção na vesícula biliar. O esvaziamento pós-prandial da vesícula libera bile no duodeno e os ácidos biliares são metabolizados pelas bactérias produtoras de hidroxilase com consequente síntese de novos ácidos biliares secundários, os quais podem sofrer novas interações com a microbiota intestinal. Esse processo influencia as funções dos ácidos biliares não conjugados de interagir com o receptor FXR para desencadear a síntese do hormônio FGF19 e regular a biossíntese de novos ácidos biliares e modular a expressão gênica e tradução de enzimas que atuam no metabolismo de lipídios e glicídios. O FGF19 atua no fígado, por meio da ligação a um receptor específico para inibir a síntese do CYP7A1, fornecendo um mecanismo de *feedback* para a redução do pool de ácidos biliares.[18,19]

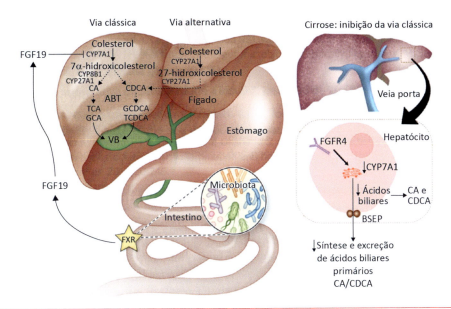

Figura 24.3. Modelo adaptado da biossíntese de ácidos biliares em condição fisiológica e principais alterações em consequência da cirrose.[17]

ACG: ácido glicocólico; CA: ácido cólico; CDCA: ácido quenodesoxicólico; GCDCA: ácido glicocenodesoxicólico; TCDCA: ácido taurocenodesoxicólico; ABT, ácido biliar–CoA: aminoácido N-aciltransferase; VB: vesícula biliar; FXR: receptor X farnesóide; ABT: ácido biliar-CoA: aminoácido N-aciltransferase; BSEP: proteína exportadora de sal biliar; CYP7A1: família 7 do citocromo P450.

Atualmente, observa-se valorização dos efeitos benéficos dos ABs na saúde humana, devido a descoberta sobre a ação dessas moléculas como sinalizadoras endócrinas que ativam receptores nucleares e de membrana controlando o metabolismo integrativo e o balanço energético. A ativação das vias de sinalização do receptor nuclear de ácidos biliares Farnesoide X (FXR) e do receptor 5 da proteína G da Takeda (TGR5) pelos ABs, promovem a regulação do metabolismo da glicose, dos lipídios e consequentemente do metabolismo energético.[20,21]

O FXR é o principal regulador da homeostase dos ABs, mas recentemente, tem-se demonstrado que o FXR, apresenta outras funções importantes relacionadas com o controle do metabolismo do colesterol, lipídios e glicose. Além disso, o FXR apresenta importante efeito na modulação da inflamação, regeneração hepática e carcinogênese via redução da resposta inflamatória por inibição do fator de transcrição NF-κB.[22] Estudo demonstrou que o aumento do ácido desoxicólico promove a senescência das células estreladas hepáticas, induzindo a hepatocarcinogênese via aumento da MI classificada na família bacteriana *Clostridium cluster XI*.[23]

O FXR atua de modo essencial na regulação da recirculação êntero-hepática e na modulação da homeostase do metabolismo de triglicerídeos (TGs) e da glicose. Os ABs que entram na circulação entero-hepática ativam a FXR nos hepatócitos e, assim, inibem a síntese de ABs por meio da repressão da Citocromo P450, isoforma 7A1 (CYP7A1). A ativação desse receptor também promove o controle da lipogênese hepática "de novo" por meio da repressão do fator de transcrição *Sterol regulatory element-binding transcription factor 1* (SREBP1c), com consequente redução da produção hepática de lipoproteínas de muito baixa densidade (VLDL). Além disso, a ativação do FXR também inibe diretamente as enzimas lipogênicas como a Acetil CoA carboxilase (ACC-1: *Acetyl-CoA carboxylase*) e Ácido graxo sintetase (FAS: *Fatty-acyl-CoA*

Synthase), com redução da síntese do malonil-CoA e ácidos graxos (AGs), respectivamente. A regulação do metabolismo da glicose via ativação do FXR está relacionada com a inibição da expressão do gene da piruvato quinase, induzindo a supressão da glicólise e posteriormente ao aumento no armazenamento de glicogênio.[20] Dessa maneira, entende-se que o eixo intestino-fígado utiliza os ABs como meio de comunicação e a ativação de vias inflamatórias ou anti-inflamatórias, ocorre de maneira dependente do tipo de MI que promove a desconjugação dos ABs.

O TGR5 é um receptor acoplado à proteína G para ABs, identificado na membrana plasmática apical de várias células e tecidos como macrófagos, enterócitos, hepatócitos, gordura marrom e fibras musculares. Isto indica que os ABs, atuando como ligantes mais potentes para esse receptor, apresentam funções regulatórias fisiológicas versáteis. Os principais efeitos mediados por TGR5 dos ABs estão associados à homeostase da glicose e gasto energético, estimulando a secreção do peptídeo semelhante a glucagon 1 (GLP-1), com consequente aumento da liberação de insulina e inibição da secreção de glucagon. Além disso, foi demonstrado que a ativação do TGR5 pelos ABs, melhora a função hepática, aumenta o gasto energético, reduz a esteatose e pode prevenir a fibrose, uma vez que atenua a resposta inflamatória no fígado mediada pelo fator nuclear NF-κB.[20]

A biossíntese secundária de ABs é se do sal biliar (BSH), portanto, catalisa a conversão de ácidos biliares conjugados com taurina ou glicina, em ácidos biliares não conjugados ou ABs livres.[2,25,26] Dessa maneira, os ABs livres ficam disponíveis para que outras bactérias que expressam 7a-desidroxilase possam convertê-los em aproximadamente 20 ABs secundários.[24]

As bactérias do filo *Firmicutes* também são os principais microrganismos comensais intestinais que apresentam uma maior diversidade de bactérias com capacidade já identificada de metabolização dos ABs, incluindo 7α-desidroxilação, bem como a oxidação e redução ésteres de álcool.[27] As Bifidobactérias e Lactobacilos, por exemplo, são as principais cepas que expressam a enzima hidrolase de ácido biliar e, portanto, são capazes de promover a desconjugação de ABs, liberando a taurina ou glicina e deixando os ABs disponíveis para novas reações.[25,27]

Os ABs secundários podem apresentar funções essenciais, como a modulação do metabolismo lipídico, glicídico e manutenção da homeostase imune.[24] Em síntese, a metabolização dos ABs pode ser modulada seguindo vias fisiológicas ou patológicas, a depender da qualidade do microbioma intestinal, e desse modo, favorecer a homeostase orgânica, a sinalização metabólica, controlar o ganho de peso, os níveis séricos de colesterol e a síntese de TGs no fígado.[25,26]

No entanto, as bactérias que expressam hidrolases de ABs, como Lactobacilos, *Enterococcus*, Bifidobactérias, *Clostridium, Bacteroides e Blautia producta,* estão reduzidas na cirrose, com consequente supressão da conversão de ABs primários em secundários.[2,27-29]

Estudo demonstrou que pacientes com cirrose apresentavam menor concentração de ABs secundários fecais em relação a indivíduos saudáveis. Os resultados demonstraram também que aqueles pacientes com cirrose descompensada (Child-Pugh B ou C) apresentaram maiores níveis séricos de ABs primários comparados aos pacientes com a doença compensada (Child-Pugh A) e controles saudáveis.[29] Adicionalmente, os pacientes com cirrose apresentaram menor quantitativo de bactérias das famílias *Lachonospiraceae, Ruminococcaceae e Blautia,* as quais apresentam potencial desidroxilante, em relação às *bactérias da família Enterobacteriaceae* que são potencialmente patogênicas.[2,29] Por fim, o nível de CDCA esteve correlacionado positivamente com a maior presença das bactérias da família *Enterobacteriaceae, enquanto* DCA foi correlacionado positivamente com a família *Ruminococcaceae.* Os resultados demonstraram também que quando os pacientes apresentavam maior razão entre ABs DCA/CA havia maior concentração das bactérias com potencial efeito desidroxilante de ABs *(Ruminococcacea),* e consequentemente, maior produção de ABs secundários.[29] No entanto, quando havia maior proporção de ácido litocólico em relação ao ácido quenodesoxicólico (*LCA/CDCA),* observou-se maior proliferação de bactérias do gênero *Blautia, pertencente ao* Filo Firmicutes, e que também metabolizam ABs.[29,30]

Microbiota e doenças hepáticas crônicas

Doença hepática gordurosa não alcoólica (DHGNA)

A DHGNA é uma das formas mais comuns de doença hepática, relacionada primordialmente ao aumento progressivo da obesidade no mundo. Atualmente, sabe-se que é uma doença complexa que envolve fatores ambientais e predisposição genética.[31] A DHGNA abrange um espectro de alterações hepáticas que variam desde esteatose simples, caracterizada por depósito de gordura no interior dos hepatócitos, sem inflamação ou fibrose, até casos de NASH, cirrose e CHC, em pacientes sem história de etilismo.[32]

A DHGNA está associada à componentes da síndrome metabólica (SM): *diabetes mellitus* tipo 2 (DM2), resistência à insulina (RI), hipertensão arterial sistêmica e, principalmente, a obesidade abdominal (visceral) e dislipidemia. Pode também estar associada à procedimentos cirúrgicos como *bypass* jejuno-ileal, desnutrição calórico-proteica, nutrição parenteral prolongada, uso de drogas, endocrinopatias, uso de medicamentos e exposição a toxinas.[33,34] O estilo de vida sedentário, a ingestão inadequada de alimentos com alto consumo de gordura e frutose, bem como, obesidade, distúrbios metabólicos, estado hormonal e antecedentes genéticos também foram descritos como responsáveis pelo desenvolvimento da DHGNA.[35]

A fisiopatologia da DHGNA ainda não está totalmente elucidada. Aproximadamente 10 a 25% dos pacientes com DHGNA desenvolvem NASH[36] e os fatores responsáveis pela progressão de esteatose para NASH ainda permanecem desconhecidos e são temas de extensa investigação. Atualmente, a maioria dos autores acredita na teoria dos múltiplos *hits*. O primeiro *hit* está intimamente associado a múltiplas anormalidades metabólicas, a qual destaca a RI como condição inicial para o acúmulo de AGs nos hepatócitos, uma vez que favorece a lipogênese e inibe a lipólise, o que provoca o aumento excessivo do aporte de AGs no fígado, seguido de uma sequência de eventos (múltiplos *hits*) como, o aumento do estresse oxidativo, estresse do retículo endoplasmático, disfunção mitocondrial e endotoxemia crônica.[37]

Fatores endógenos como a MI também podem contribuir para o desenvolvimento da DHGNA. O aumento da permeabilidade intestinal, o SCBID, que é uma condição na qual, níveis elevados do número de bactérias do intestino delgado levam à distensão abdominal e outros sintomas comuns relacionados com síndrome do intestino irritável (SII), é frequente em pacientes obesos e induzem a lesão hepática por aumentar a produção de LPS derivados das bactérias Gram-negativas do intestino que ativa o NF-κβ e a produção de TNF-α e sugerem que a MI aumenta a exposição do fígado a endotoxinas desempenhando um papel importante na progressão da esteatose para NASH.[38-40] Além disso, o aumento da permeabilidade intestinal induz à translocação bacteriana e as endotoxinas produzidas por estas bactérias penetram na veia porta e ativam células inflamatórias através de receptores do tipo *Toll-like* (TLRs) nos hepatócitos[41] e diminui a secreção do Fator Adiposo Induzido pelo Jejum (FIAF: *Fasting Induced*

Parte 3: Alterações em Saúde, Disbiose e Terapia com Prebióticos, Probióticos e Simbióticos

Adipose Factor) aumentando a atividade da lipase lipoprotéica (LPL), aumento do influxo de AGs e acúmulo de TGs no parênquima hepático.[42,43]

Várias células hepáticas expressam níveis significativos de TLRs sendo assim um determinante crítico na patogênese de doenças hepáticas crônicas. Especificamente, TLR2, TLR3 e TLR4 são altamente expressos nas células de *Kupffer* e respondem à estímulo das endotoxinas intestinais levando à produção rápida de TNF-α e IL-6. Além disso, a expressão de TLRs pode ser encontrada em células epiteliais biliares, células estreladas, hepatócitos e células endoteliais sinusoidais hepáticas[44] sendo fundamental para os processos fisiopatológicos que promovem doenças hepáticas múltiplas, como hepatite viral, CHC, DHGNA, cirrose e fibrose.[45]

Evidências científicas recentes demonstram que os AGCCs sintetizados pela MI são capazes de modular a inflamação e, portanto, podem alterar a progressão da esteatose para NASH. Os AGCCs são ligantes para os receptores acoplados à proteína G (Gpr41) e Gpr43, e que são expressos em vários tipos de células incluindo as do sistema imune, endócrinas, adipócitos e células epiteliais intestinais.[21] A ligação dos AGCC-Gpr41 ou 42, exerce efeitos essenciais para a modulação e resolução da resposta inflamatória. A ativação do receptor Gpr43 nos enterócitos ocorre pela ligação com os AGCCs, o que promove a secreção do hormônio anorexígeno GLP-1 e consequente melhora da sensibilidade à insulina. Além disso, essa mesma interação quando ocorre nos adipócitos pode induzir a supressão de insulina, prevenindo o acúmulo de gordura nessas células.[46] Portanto, atualmente os AGCC são considerados como importantes moléculas que atuam na regulação do metabolismo energético, na imunidade, no aumento do tecido adiposo e na modulação da carcinogênese.[21]

Evidências científicas demonstram também que a disbiose, a inflamação e hiperpermeabilidade intestinal estão associadas com a evolução da esteatose para NASH, cirrose descompensada e a encefalopatia hepática (EH).[1,47,48] Estudos recentes em modelos humanos e animais demonstraram que a MI é um fator importante para o armazenamento de energia e contribui para o aumento da adiposidade e desenvolvimento da DHGNA.[49,50] Proporções menores de *Bacteroides* e altas proporções de *Prevotella* e *Porphyromas* foram encontradas em pacientes com DHGNA favorecendo uma maior extração de energia dietética e acúmulo de gordura, em comparação com indivíduos sem DHGNA.[51,52] Estudo recente de Machado e colaboradores (2016) também demonstrou um aumento na quantidade de Lactobacilos, *Escherichia* e E*streptococos*, bem como, diminuição de *Ruminococcaceae* e de *Faecalibacterium prausnitzii* em pacientes com DHGNA.[53]

Outro estudo realizado por Boursier e colaboradores (2016) demonstrou que a quantidade reduzida de *Bacteroides* foi associada de modo independente à NASH e a prevalência de *Ruminococcus* foi associado com estágio de fibrose moderada, ou seja, superior ou igual a F2 pela escala METAVIR.[54] Já está bem documentado que os indivíduos obesos aumentaram significativamente os níveis de SCBID que aumentam a permeabilidade intestinal em comparação com indivíduos magros sem DHGNA[55] mas, o efeito do SCBID na progressão da DHGNA para NASH em pacientes magros com NASH, ainda tem que ser mais explorado. No entanto, a maioria dos estudos em humanos, incluindo pacientes com DHGNA, apresentam várias limitações, tais como indisponibilidade para a realização de biópsia hepática em todos os pacientes, populações heterogêneas compostas por indivíduos adultos *e* crianças, bem como a caracterização de MI realizada por diferentes métodos (reação em cadeia da polimerase quantitativa [PCR]) e pirosequenciamento.[56,57]

Por outro lado, um dos mecanismos pelo qual a MI contribui para o desenvolvimento de DHGNA pode ser pelo aumento do número de bactérias produtoras de etanol (por exemplo, *Escherichia coli*).[51] O etanol produzido por essas bactérias contribui para alterações fisiológicas e morfológicas na barreira intestinal associada com a SCBID diminuindo a permeabilidade intestinal e, portanto, aumentando a passagem de endotoxinas a partir do lúmen do intestino para o sangue portal o que leva a um aumento na produção de espécies reativas de oxigênio (EROs) que estimula a inflamação hepática.[58] O etanol é constantemente produzido pela MI mesmo na ausência de ingestão de álcool. Verificou-se que uma dieta rica em açúcar refinado pode levar a níveis aumentados de álcool no sangue e que o etanol endogenamente sintetizado é eliminado pela via da enzima álcool desidrogenase (ADH) no fígado. Essa enzima converte o álcool em acetaldeído que, mesmo em pequenas concentrações, é tóxico para o organismo.[59]

Zhu et al. (2016) examinaram a composição da MI e os níveis de etanol no sangue de pacientes obesos e eutróficos com NASH.[60] Apenas algumas diferenças foram evidentes na composição MI de pacientes com NASH em comparação com obesos sem doença hepática, e incluíram diferenças entre filos, famílias e gêneros em *Proteobacteria, Enterobacteriaceae* e *E. coli,* respectivamente. Algumas dessas mudanças na MI incluíram mais bactérias produtoras de álcool, associadas a um aumento significativo nos níveis de etanol nos pacientes com DHGNA em comparação com pacientes obesos sem DHGNA. Além disso, os níveis aumentados de etanol foram especificamente detectados em correlação com a NASH. Em suma, esses resultados sugerem que a produção de etanol pela MI pode contribuir para o desenvolvimento da DHGNA e sua progressão para NASH.[60]

Outro produto da metabolização de nutrientes pelas bactérias que pode ser tóxico para o fígado é o composto N-óxido de trimetilamina (TMAO). A microbiota pode promover a conversão de colina em trimetilamina (TMA) que, ao chegar no fígado pela circulação porta é convertida em TMAO.[53] O aumento na produção desse composto leva a uma diminuição da exportação de VLDL hepático, modulação da síntese dos ABs, com efeitos prejudiciais ao fígado, como aumento de deposição de gordura hepática, lesões inflamatórias e oxidativas e diminuição do metabolismo da glicose.[61] A relação entre a disbiose intestinal e a gravidade da DHGNA, bem como, o papel da microbiota na progressão da NASH ainda não está bem documentada.

Estudo recente do nosso grupo demonstrou que pacientes com NASH magros têm composição diferente da microbiota em comparação à pacientes com sobrepeso, obesos e aos indivíduos sem DHGNA. Escores de fibrose maior ou igual a 2 também foram associados à composição da microbiota, mas a ingestão de macronutrientes e calorias não foi associada a diferenças específicas na composição dos microrganismos intestinais fecais. No entanto, esses dados precisam ser confirmados por estudos maiores, incluindo aqueles com populações de pacientes estratificadas por sexo e hábitos alimentares.[62]

Portanto, a MI deve ser considerada como um novo alvo em potencial para o tratamento da esteatose e esteato-hepatite e sugere-se a utilização de estratégias para modular a MI como tratamento coadjuvante.[21]

Doença hepática alcóolica (DHA)

A Organização Mundial da Saúde (OMS) considera que indivíduos do sexo masculino ou feminino que ingiram até dois drinques por dia ou um drinque por dia, respectivamente, não apresentam maior risco de danos à saúde, em relação aos abstêmios. No entanto, o consumo diário acima desses limites pode induzir problemas psicológicos, sociais e de saúde. O uso abusivo e crônico de bebidas alcoólicas está associado com alterações da composição da MI, disbiose, aumento da permeabilidade intestinal e consequente translocação dos componentes bacterianos, bactérias e metabolitos para o fígado e circulação sistêmica. Esses fragmentos bacterianos são reconhecidos por células imunes sanguíneas e macrófagos residentes no fígado, ou células de Kupfer, induzindo à liberação de citocinas pró-inflamatórias, que atuam como mediadores da inflamação hepática.[4]

A esteatose caracteriza-se pelo acúmulo de TGs no citoplasma dos hepatócitos e ocorre em aproximadamente 80% dos indivíduos que apresentam ingestão excessiva de bebidas alcoólicas caracterizada pelo consumo diário de etanol igual ou superior a 40 a 60 g. A ingestão de aproximadamente 50 g de álcool por dia para homens e 30 g para mulheres, durante um período de pelo menos 5 anos, pode estar associada com elevado risco para o desenvolvimento da DHA.[2,63]

A hepatite alcoólica aguda ocorre quando o consumo excessivo de álcool persiste por 15 a 20 anos, podendo estar associada com a colestase importante, geralmente mais grave nas mulheres devido a maior susceptibilidade ao consumo excessivo de etanol. Além disso, estima-se que aproximadamente 10% a 15% daqueles indivíduos que ingerem bebidas alcoólicas em excesso, podem desenvolver cirrose.[63]

A cirrose alcoólica ocorre devido a inflamação persistente e necrose tecidual em consequência do efeito tóxico do acetaldeído, o que induz a ativação das células de Ito com resultante síntese de colágeno. Esses eventos promovem a deposição de colágeno em torno da veia centrolobular, do espaço porta e no espaço de Disse, isolando grupos de hepatócitos com formação de nódulos de regeneração com tecido fibroso e inativo.[2,4]

De modo interessante, observa-se que nem todos os pacientes etilistas importantes desenvolvem cirrose. Provavelmente os fatores genéticos do indivíduo e fatores ambientais como dieta e alteração do microbioma com maior predomínio de gêneros residentes com potencial patogênico, pode estar associado ao maior risco para DHA. Evidências científicas sugerem que as endotoxinas bacterianas podem contribuir significativamente para a lesão tecidual induzida por álcool e falência hepática, em uma parcela específica daqueles que ingerem bebidas alcoólicas em excesso.[2]

O uso abusivo de álcool promove alterações na composição da microbiota e aumento da permeabilidade intestinal, uma vez que pode reduzir a expressão das proteínas de junção (*tight junctions*) dos enterócitos, como a claudina, ocludina e zonulina. Estudos independentes já demonstraram alteração da função da barreira intestinal em indivíduos dependentes de álcool levando a aumento da permeabilidade das células do intestino delgado.[4,64-66] A hiperpermeabilidade intestinal induzida pelo consumo de álcool está associada com a elevação dos níveis plasmáticos de endotoxina em pacientes alcoolistas, o que aumenta ainda mais a inflamação hepática e sistêmica. O consumo de etanol também modula a glicosilação da mucina, o que modifica a camada protetora de muco e a proliferação de espécies bacterianas aderentes à mucosa.[66,67]

O consumo de etanol altera a composição microbiota via modulação da síntese de AGCCs, uma vez que o consumo de álcool reduz os níveis intestinais desses AGs, com exceção do aumento nos níveis de ácido acético, que é o metabólito do etanol.[68]

Em modelos experimentais, a ingestão de álcool foi associada a uma redução na diversidade de bactérias produtoras de ácido láctico, especialmente aquelas dos gêneros Lactobacilos, *Pediococcus, Leuconostoc* e *Lactococos*.

Os pacientes alcoólicos geralmente cursam com disbiose e elevada permeabilidade intestinal apresentam uma maior diversidade de bactérias potencialmente patogênicas da família *Ruminococcaceae (Ruminococcus, Faecalibacterium)*, bem como *Clostridia* e *Proteobacteria*, em relação aos pacientes com manutenção da integridade mucosa. Por outro lado, a maior diversidade de bactérias *Dorea (Lachnospiraceae)*, *Blautia* e *Megasphaera* foi maior nesses pacientes, demonstrando, portanto, que a disbiose está associada a lesões induzidas pelo álcool. Além disso, os níveis de indóis e fenóis produzidos por essas bactérias a partir de resíduos proteicos, foram aumentados em consumidores abusivos de bebidas alcoólicas.[66]

A ingestão alcoólica está associada com alterações importantes no perfil de ABs, tendo sido demonstrado em humanos, que a ingestão de bebida alcoólica induz aumento significativo nos níveis totais de ABs no conteúdo fecal, principalmente do ácido litocólico e DCA. Sabe-se que o DCA prejudica a função da barreira intestinal no jejuno e no cólon, enquanto o ácido ursodesoxicólico (UDCA) apresenta um efeito protetor no cólon contra essa disfunção da barreira induzida pelo DCA. Além disso, a ingestão de bebidas alcoólicas promoveu aumento na razão entre ABs secundários/primários, o que caracteriza a desregulação do ciclo entero-hepático relacionada com a disbiose induzidas por álcool.[29,66]

As alterações no padrão e diversidade da microbiota intestinal decorrente do consumo de bebidas alcoólicas e alterações no microbioma intestinais associadas à cirrose, estão demonstradas na Figura 24.4.

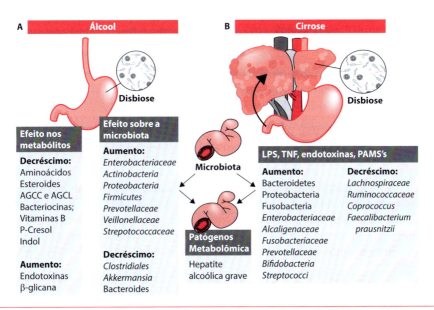

Figura 24.4. Modelo adaptado para alterações no padrão e diversidade da microbiota intestinal decorrente dos efeitos do álcool e da cirrose: (A) os efeitos do álcool na microbiota intestinal e nos metabólitos; (B) na doença hepática crônica como cirrose geralmente ocorre disbiose e inflamação intestinal de baixo grau induzida por endotoxinas como LPS, citocinas inflamatórias (TNF-α) e ativação de PAMPs nos enterócitos. Na hepatite alcoólica grave geralmente observa-se um perfil distinto de microbiota intestinal e respectivo metaboloma, com efeito tóxico que pode agravar ainda mais a doença.[10]

AGCC: ácidos graxos de cadeia curta; AGCL: ácidos graxos de cadeia longa; LPS: lipopolissacarídeo; PAMPs: padrões moleculares associados a patógenos; TNF-α: Fator de necrose tumoral alfa.

Hepatite viral

Apesar da relevância da MI para o início e o curso clínico de muitas doenças hepáticas crônicas como a cirrose já ter sido demonstrado, o efeito da microbiota na evolução da hepatite viral crônica, ainda permanece incerto.

Acredita-se que a infecção pelo VHB e VHC promova alterações na composição e metabolismo da microbiota residente intestinal. No entanto, observa-se que a maioria dos estudos desenvolvidos até o presente momento, é de base observacional. Assim, estudos adicionais explorando o mecanismo subjacente das alterações da microbiota induzida por VHB e VHC são necessários.[69]

Embora a prevalência de infecção crônica por VHB esteja diminuindo, essa infecção ainda é uma etiologia importante de doenças hepáticas crônicas, como cirrose hepática e CHC. Em portadores assintomáticos de VHB, incluindo indivíduos sem cirrose que não necessitam de hospitalização, as alterações na MI raramente foram examinadas.

Para caracterizar a composição e diversidade da MI, um estudo avaliou 1.463 amostras fecais de indivíduos que participaram de avaliação de saúde rotineira. Nessa amostra, foram identificados 112 indivíduos assintomáticos, mas infectados pelo VHB, incluindo 36 pacientes positivos ao antígeno de superfície da hepatite B (HBsAg), indicando infecção ativa e 76 pacientes com a infecção resolvida, os quais foram os controles. Entre os pacientes com infecção ativa, 78% apresentaram níveis normais de alanina aminotransferase (ALT). Análises multivariadas, ajustado para sexo, idade e IMC demonstrou diferenças significativas relacionada com a diversidade entre os gêneros de bactérias intestinais entre os indivíduos com a infecção pelo VHC ativa, inativa, alteração dos níveis de ALT e controles. Os resultados demonstraram presença significativamente de bactérias *dos* gêneros *Desulfovibrio* e *Megasphaera* nos pacientes com níveis elevados de ALT em relação àqueles que apresentavam essa transaminase dentro da normalidade. Vale ressaltar que as bactérias do gênero *Megasphaera* são produtoras de AGCCs como o propionato. Resultado também surpreendente foi identificado no grupo de indivíduos que apresentavam níveis normalizados de ALT, uma vez que o gênero *Anaerostipes* composto por bactérias produtoras de butirato, estavam em maior concentração, em relação aos indivíduos controles.[70]

Apesar das limitações, os resultados desse estudo apresentam um achado importante que demonstra a associação entre infecção por VHB e composição da MI. Ressalta-se que a composição microbiana intestinal apresentou alterações de acordo com os níveis séricos de ALT, induzidos pela replicação desse vírus, demonstrando uma ligação potencial entre o metabolismo intestinal e hepático. Os resultados também sugerem a possível influência da infecção crônica pelo VHB na saúde metabólica dos indivíduos infectados.[70]

Provavelmente, a replicação do vírus B nos hepatócitos pode induzir uma reação imune capaz de elevar os níveis de ALT, o que pode promover alterações no metabolismo de lipídios e ABs no fígado e no intestino. A alteração no metabolismo dos ABs pode favorecer a maior diversidade de bactérias do gênero *Megasphaera* no grupo de pacientes com níveis mais elevados de ALT, uma vez que essas bactérias são resistentes à bile e, portanto, sua adaptação é especificamente mais facilitada nessa condição.[71]

Estudo utilizando análise com cromatografia gasosa também observou alterações na MI em pacientes com cirrose por hepatite crônica pelo vírus B em estágio inicial e sugere possíveis contribuições da MI para a progressão da cirrose.[72] A composição do gênero Bifidobactéria intestinal foi caracterizada em pacientes com doença hepática crônica induzida pelo VHB e VHC para identificação de diferenças entre o padrão de proliferação de bactérias desse gênero. Os resultados demonstraram que espécies bacterianas com natureza oportunisticamente patogênica foram significativamente elevadas, enquanto espécies com potenciais efeitos benéficos estavam reduzidas nas amostras fecais de pacientes infectados pelo VHB.[73]

Estudo que avaliou as diferenças na composição da comunidade microbiana intestinal de pacientes egípcios com VHC observou que o filo *Bacteroidetes* era mais abundante em pacientes com VHC, enquanto os indivíduos saudáveis apresentaram maior abundância dos filos *Firmicutes, Proteobacteria* e *Actinobacteria*. A análise em nível de gênero demonstrou maior presença de *Prevotella* (filo *Bacteroidetes*) e *Faecalibacterium* (filo *Firmicutes*) entre os pacientes com VHC, e predomínio de *Ruminococcus* e *Clostridium* (filo *Firmicutes*) no grupo saudável. Essa análise indica que a maior diversidade de *Bacteroidetes* em pacientes com VHC é provavelmente devido ao enterotipo com prevalência de *Prevotella*, enquanto o gênero probiótico Bifidobactéria (filo *Actinobacteria*) foi observado apenas na microbiota de indivíduos saudáveis.[74]

Posteriormente, com o objetivo de demonstrar o efeito da infecção pelo VHC sobre a composição da MI (enterotipo), a relação entre a alteração da MI e a progressão para a hepatite C crônica, amostras fecais de 166 pacientes foram avaliadas e comparadas com material fecal obtido de 23 indivíduos saudáveis. A amostra foi composta por 18 indivíduos com hepatite C crônica e ALT sérica persistentemente normal sem evidência de cirrose hepática, 84 pacientes com hepatite C crônica e aumento de ALT, 40 pacientes com cirrose e 24 com CHC e cirrose. A diversidade bacteriana foi menor nos pacientes com infecção pelo VHC, com redução na ordem *Clostridiales* e um aumento de *Streptococcus* e *Lactobacillus*, quando comparados com indivíduos saudáveis. A disbiose intestinal foi identificada desde o estágio inicial, mesmo com os níveis normais de ALT, com o aumento transitório de *Bacteroides* e *Enterobacteriaceae*. Após a realização de testes de metagenômica da microbiota demonstrou-se aumento de espécies produtoras de urease, principalmente de *Estreptococcus viridanos*, o que poderia ser responsável pela hiperamonemia nos pacientes com cirrose. Além disso, observou-se que nos pacientes com hepatite crônica e cirrose, a presença dessas bactérias foram associadas com pH fecal significativamente maior do que em indivíduos saudáveis ou no estágio inicial com ALT normal. Esse perfil de bactérias está consistentemente associado com maior risco com a progressão da cirrose para CHC.[75]

Estudos têm demonstrado que a disbiose intestinal pode estar relacionada com maior risco para evolução da cirrose hepática de origem viral e NASH para o CHC.[12,23,76] A disbiose intestinal está diretamente associada ao CHC primário e, com a análise do perfil genômico da microbiota, é possível obter-se o diagnóstico precoce de CHC primário. Nesse sentido, estudo avaliou se o grau de disbiose, o nível das concentrações circulatórias de endotoxina e outras substâncias bacterianas nocivas, podem definir o prognóstico do CHC primário e a progressão do câncer. Foram avaliados 68 pacientes com evidência histológica, radiológica ou diagnóstico clínico de CHC primário, os quais foram pareados por idade com 18 indivíduos saudáveis, caracterizados pela ausência clínica de CHC e que não haviam sido tratados com antibióticos ou probióticos nos últimos dois meses. Os resultados demonstraram que os pacientes com CHC primário apresentaram aumento significativo de bactérias pró inflamatórias em sua microbiota fecal, em comparação com indivíduos saudáveis. O índice do grau de disbiose aumentou significativamente nos pacientes com CHC primário em comparação com os controles saudáveis.[12]

Recentemente, estudo clínico avaliou a existência de diferenças entre a MI de pacientes com diagnóstico de CHC relacionado com hepatite crônica pelo VHB (CHC-B) e outras etiologias não relacionadas com hepatites virais (CHC-NB).

Observou-se diferenças significativa na composição bacteriana dos três grupos avaliados: 1.749 indivíduos saudáveis, 1.285 pacientes com CHC relacionado com o VHC e 1.696 pacientes com CHC de etiologia não viral. Os resultados demonstraram que os pacientes com CHC-B apresentaram alteração da diversidade de bactérias envolvidas em várias funções ou vias biológicas, em relação àqueles pacientes com o câncer relacionado com outras etiologias. Os pacientes com CHC relacionado com a hepatite pelo vírus B apresentaram maior variedade de espécies da microbiota fecal em relação aos demais grupos. Enquanto os pacientes do grupo CHC não viral apresentaram maior diversidade relativa de bactérias patogênicas do filo *Proteobacteria,* principalmente dos gêneros *Salmonella, Proteus, Shigella* e *Yersinia*, quando comparados aos indivíduos com CHC-B e controles saudáveis. Esses resultados provavelmente estavam relacionados com diferenças na composição da dieta e o consumo excessivo de bebida alcoólica, uma vez que 73% dos pacientes do grupo CHC-NB apresentavam esse hábito. Os autores também sugeriram após a análise dos resultados secundários, que o estilo de vida, como o padrão da dieta e ingestão excessiva de bebidas alcoólicas, provavelmente está relacionado com o desenvolvimento de CHC não relacionados com hepatites virais.[77]

Colangite esclerosante primária

A colangite esclerosante primária (CEP) é uma doença hepática colestática crônica, caracterizada por estenoses inflamatórias do trato biliar. A patogênese ainda não está totalmente elucidada, mas já foi identificado que os pacientes apresentam alterações na MI.[78]

Geralmente os pacientes com CEP apresentam disbiose intestinal caracterizada por um aumento da diversidade de gêneros, como *Klebsiella pneumoniae, Proteus mirabilis* e *Enterococcus gallinarum*. Essas bactérias podem comprometer as membranas das células epiteliais, com consequente aumento da permeabilidade intestinal e indução de inflamação hepática caracterizada por uma proporção aumentada de células T auxiliares 17 (TH17). Esse estudo também demonstrou a associação e um possível nexo causal entre MI e CEP.[79]

Aproximadamente 80 a 90% dos pacientes com CEP também apresentam colite ulcerativa de forma associada.[80] Até o presente momento os mecanismos fisiopatológicos comuns em ambas as doenças, ainda não estão totalmente esclarecidos. No entanto, uma publicação recente demonstrou que esse mecanismo pode envolver a ativação de células T de origem clonal comum que se infiltram no intestino e no fígado.[79,81]

Estudo multicêntrico realizado com objetivo de estimar o risco de progressão da doença com base em diferentes fenótipos clínicos e desfechos secundários como transplante hepático, câncer hepatopancreatobiliar ou óbito. Foram acompanhados 7.121 pacientes, sendo que 2.616 atingiram sobrevida média para 14,5 anos e 721 indivíduos desenvolveram malignidade hepatopancreatobiliar com maior prevalência de colangiocarcinoma. Observou-se também que 89,8% dos pacientes apresentavam CEP clássica ou de ducto grande e 70,0% desenvolveram doença inflamatória intestinal (DII) em algum momento. Os pacientes com colite ulcerativa apresentaram 1,5 vez mais risco de progressão da doença hepática em comparação com pacientes com doença de Crohn.[80]

A DII pode induzir a disbiose e comprometer a permeabilidade intestinal com consequente aumento da translocação bacteriana. A dinâmica da inflamação intestinal nos pacientes com CEP com DII concomitante e seu impacto na microbiota, requer avaliação de marcadores inflamatórios como proteína C-reativa e calprotectina fecal durante o acompanhamento clínico.[79]

A associações entre os dados do microbioma e manifestações específicas de 106 pacientes com CEP e/ou DII foi avaliada. Após a avaliação de material fecal para identificar a diversidade quantitativa de 9 táxons, foi possível classificar os tipos de comunidade bacteriana dos pacientes, de acordo com o diagnóstico isolado ou combinado de DII e CEP. Dessa maneira, foram denominados de enterótipos B1 e B2, amostras com maior predominância da família *Ruminococcaceae,* gêneros *Prevotella* e *Bacteroides*. Quando era identificado menor diversidade relativa de bactérias do gênero *Faecalibacterium* em relação ao tipo B1, era denominado de enterotipo 2. Os pacientes agrupados, com exceção daqueles com colite ulcerativa, apresentaram distribuições de prevalência de enterotipos divergentes em comparação com os indivíduos saudáveis, com maior presença de bactérias dos gêneros patogênicos. Observou-se que a prevalência desse enterotipo potencialmente disbótico (tipo comunitário B2), foi de aproximadamente 38% nos pacientes com colite, enquanto, nos indivíduos saudáveis foi de apenas 11%. Nos pacientes com Doença de Crohn, com diagnóstico de CEP isolado, ou combinado com as doenças inflamatórias, a disbiose estava presente em até 78% dos pacientes avaliados. Além disso, as análises quantitativas permitiram diferenciar os táxons associados à inflamação e o gênero *Enterococcus* foi especificamente relacionado com maior gravidade da obstrução biliar. O perfil quantitativo do microbioma demonstrou maior predomínio dos gêneros *Veillonella* e *Fusobacterium* em pacientes com maior carga inflamatória.[82]

Um relato de caso bem documentado apresentou o efeito do seguimento de uma dieta com carboidratos específicos sobre a evolução clínica de uma paciente que recebeu o diagnóstico de CEP e colite ulcerativa na adolescência. A paciente era uma mulher de 20 anos que seguiu uma dieta específica de carboidratos caracterizada pela restrição de determinados alimentos fontes desse nutriente, por duas semanas. A dieta específica de carboidratos originalmente descrita como um tratamento para a doença celíaca, é uma dieta muito restritiva. Essa estratégia limita a ingestão da maioria dos dissacarídeos e amidos, com o objetivo de reduzir as espécies bacterianas que degradam os carboidratos mal absorvidos e sintetizam ácidos e subprodutos inflamatórios. A maioria das frutas não processadas, vegetais e produtos à base de carne são aceitáveis, enquanto todos os grãos, alimentos ricos em amido, como batatas, e produtos lácteos ultra processos como iogurte e leite longa vida são contraindicados. A quantificação da diversidade de espécies bacterianas foi obtida por meio do sequenciamento gênico do material extraído das amostras fecais da paciente. A MI da paciente antes da intervenção foi significativamente diferente dos indivíduos saudáveis e demonstrou menor quantitativo e uniformidade da diversidade de espécies bacterianas. A composição bacteriana da paciente foi caracterizada pelo aumento nas *Enterobacteriaceae*, incluindo as espécies patogênicas como *Escherichia* e *Enterobacter*. Após o tratamento dietético ocorreu importante redução de duas a três vezes na prevalência das espécies bacterianas fecais, previamente mais dominantes, como a *Fusobacterium ulcerans*. Além disso, observou-se que a diversidade e uniformidade geral das espécies aumentaram para níveis próximos dos controles.[83]

Cirrose

Sabe-se que a passagem de fragmentos de bactérias do lúmen intestinal para o fígado, pode impactar negativamente na história natural e evolução cirrose. A integridade da barreira intestinal é mantida por uma combinação de fatores, incluindo a produção de muco de células caliciformes, produção da imunoglobulina A secretora (IgA), ABs e proteínas de adesão como actina, claudina e ocludina. Esses mecanismos são essenciais para impedir o movimento excessivo e desregulado de endotoxinas como LPS, peptidioglicanos do intestino para o parênquima hepático por meio da veia porta. Quando o indivíduo apresenta cirrose, a disbiose e o supercrescimento bacteriano comprometem esses mecanismos de proteção, promovendo aumento da translocação bacteriana por meio da absorção trans e paracelulares.[2]

A relação entre alterações no microbioma intestinal, fibrose e cirrose tem sido amplamente estudada. Atualmente diversas evidências científicas tem demonstrado a existência de relação direta entre disbiose intestinal e pior evolução clínica da cirrose. A disfunção intestinal nesses pacientes caracterizada por alterações na motilidade e permeabilidade intestinal, supercrescimento bacteriano e translocação bacteriana podem induzir complicações da cirrose como peritonite bacteriana e EH.[84,85]

A motilidade intestinal, avaliada pelo tempo de trânsito oral-cecal, está reduzida na cirrose, em comparação a indivíduos saudáveis, sendo mais acentuada com a progressão da doença hepática.[86] Portanto, pacientes com cirrose descompensada (classificação Child-Pugh C), bem como indivíduos com EH, apresentam redução do trânsito intestinal, hipertensão portal e histórico acentuado de peritonite bacteriana espontânea (PBE).[87-89] O esvaziamento gástrico também se encontra comprometido nesse grupo de pacientes em comparação aos indivíduos saudáveis. Estudo clínico avaliou pacientes com cirrose e demonstrou que 24% apresentavam atraso no tempo de esvaziamento gástrico e aproximadamente 38% dos indivíduos avaliados apresentavam o trânsito intestinal lento, quando comparados à indivíduos saudáveis. De modo interessante, esses eventos estavam relacionados com o aumento da glicemia e a redução da grelina pós-prandial. Por fim, a lentidão do esvaziamento gástrico relaciona-se ainda com a sensação de plenitude pós-prandial, saciedade precoce, náuseas e a motilidade intestinal lenta associou-se com sintomas de diarreia e dor abdominal.[90]

Estudo clínico demonstrou que 59% dos pacientes com cirrose que foram avaliados, apresentaram SCBID, caracterizado pela translocação de bactérias do intestino grosso para o intestino delgado. A presença de SCBID foi relacionada com as alterações nas microvilosidades intestinais, sendo associada com a presença de endotoxemia identificada nesses pacientes e maior gravidade da cirrose.[14,91] Pacientes com cirrose apresentam hipocloridria independente do uso de medicações inibidoras da secreção ácida, favorecendo a SCBID. Essa condição pode ser agravada pelo o uso de inibidores de bomba de prótons e recente estudo demonstrou que o uso dessa classe de medicamentos aumenta a gravidade da EH em pacientes com cirrose.[92]

A composição da MI de pacientes com doença hepática crônica avançada é diferente dos indivíduos saudáveis, especialmente em relação aqueles que apresentam EH. Já foram descritas alterações como a mudança quantitativa da razão *Bacteroidetes/Firmicutes*, com predomínio de bactérias de famílias potencialmente patogênicas, como *Enterobacteriaceae e*

Alcaligenaceae, bem como a redução de bactérias comensais (*Lachnospiraceae*).[93] Nos pacientes com cirrose a elevação das bactérias patogênicas da família *Enterobacteriaceae*, promove aumento da produção de LPS, com consequente aumento da inflamação.[2]

Os pacientes com cirrose apresentam alterações nas *tight junctions*, como claudina e ocludina, em relação aos indivíduos saudáveis. Observou-se que pacientes com cirrose apresentavam redução das proteínas Ocludina e Claudina-1 identificadas por meio de imuno-histoquímica realizada em fragmentos das biopsias do duodeno, em relação a indivíduos saudáveis. De maneira interessante, essa alteração na identificação das *tight junctions* estava correlacionada com o grau de disfunção hepática pela classificação de Child-Pugh, bem como a presença de varizes esofágicas e nível de endotoxemia.[94] O consumo crônico de bebidas alcoólicas reduz a concentração de lecitinas antimicrobianas naturais da mucosa jejunal, como α-defensinas e proteína Reg3, facilitando o supercrescimento e a translocação bacteriana.[95] A secreção IgA secretória também se encontra reduzida no jejuno de indivíduos com cirrose alcoólica, o que pode favorecer a translocação bacteriana.[96]

Nos pacientes com cirrose, também são observados o aumento da apoptose, da proliferação fibromuscular, da infiltração intraepitelial de linfócitos e da atrofia das vilosidades da mucosa com redução das criptas no intestino delgado.[97] Essas alterações estruturais comprometem significativamente as enzimas da borda em escova intestinal e intracelulares, as quais encontram-se reduzidas em relação aos indivíduos saudáveis.[98] Adicionalmente, a razão da excreção lactulose/ramnose encontra-se aumentada em pacientes com cirrose, principalmente naqueles com varizes retais e ectasia vascular do colón. Esse aumento da permeabilidade intestinal a lactulose reflete o efeito da hipertensão portal sobre a permeabilidade intestinal se estende até as porções mais distais do intestino.[99]

Com o objetivo de demonstrar o impacto das alterações no microbioma sobre a estabilidade, gravidade e episódios de descompensação, pacientes com cirrose foram pareados por idade com 25 controles sem diagnóstico de doença hepática crônica. Foram avaliados 244 indivíduos, sendo 219 pacientes com cirrose em diferentes fases da doença: 121 pacientes ambulatoriais compensados, 54 pacientes descompensados e 44 pacientes internados para tratamento hospitalar. Os resultados confirmaram a hipótese de que a disbiose está presente em todos os pacientes com cirrose, sendo que a sua gravidade se relaciona positivamente e em ordem decrescente com a hospitalização, episódios de descompensação e presença de cirrose compensada. Observou-se alterações no microbioma nos pacientes com cirrose, com maior presença de gêneros de bactérias patogênicas e maior grau de disbiose, após a ocorrência de um episódio de EH. Além disso, a coorte longitudinal demonstrou que nos pacientes que apresentavam alguma infecção no início da hospitalização, a presença de disbiose foi associada com maior risco de falência de órgãos e óbitos em 30 dias, em relação aos pacientes internados sem infecção. Os autores concluíram que os pacientes com cirrose apresentam alterações progressivas no microbioma intestinal, as quais se tornam mais importantes quando a doença está descompensada por infecção ou encefalopatia. Portanto, a identificação da disbiose nesses pacientes, pode ser um indicador útil para riscos de complicações que acompanham a progressão da doença.[100]

Na Figura 24.5, encontram-se esquematizados os principais mecanismos fisiopatológicos da encefalopatia hepática que estão relacionados com o eixo intestino-fígado-cérebro.

Parte 3: Alterações em Saúde, Disbiose e Terapia com Prebióticos, Probióticos e Simbióticos

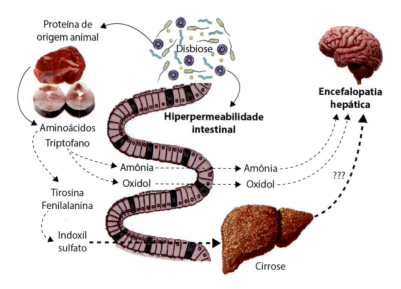

Figura 24.5. Esquema adaptado do eixo intestino-fígado-cérebro e mecanismos para a encefalopatia.[144] Em condição de disbiose e hiperpermeabilidade, as bactérias intestinais patogênicas metabolizam as proteínas provenientes de alimentos, em aminoácidos e metabólitos específicos, incluindo indóis e amônia, os quais podem atravessar a barreira hematoencefálica e induzir a encefalopatia. Além disso, os pacientes com cirrose apresentam redução da detoxificação da amônia e também apresentam função alterada da barreira intestinal. Estas alterações intestinais favorecem a passagem de amônia e outros compostos ou derivados específicos, como o oxindol e subprodutos dos indóis sintetizados no intestino, para a circulação sistêmica e consequentemente para o sistema nervoso central. Assim, entre os diferentes mecanismos fisiopatológicos da EH, atualmente destacam-se as associações entre os metabolitos da microbiota, aumento dos níveis de amônia e indóis/oxindol com a indução desta complicação.
Adaptada de Tilg H et al, 2016.[101]

Conclusões

O papel da microbiota no eixo Intestino-Fígado é de fundamental importância, uma vez que existe um fluxo bilateral de moléculas e consequentemente de informações, tanto do intestino em direção ao fígado quanto no sentido contrário. Essa inter-relação entre intestino e o fígado é facilitada por meio do fluxo ativo de hormônios, intermediários do metabolismo, fragmentos bacterianos, o que pode influenciar diretamente a funcionalidade do parênquima hepático.

Alterações da MI estão relacionadas a patogênese das doenças hepáticas crônicas não virais, desde a esteatose hepática, NASH, cirrose e, por fim, pode levar ao CHC. A disbiose também já foi associada com a evolução mais expressiva da DHA, favorecendo inclusive a instalação da cirrose, a partir da hepatite alcoólica. Por outro lado, o efeito da microbiota na evolução da hepatite viral crônica, ainda permanece incerto. Na CEP, apesar de que sua patogênese ainda não esteja claramente definida, já foi demonstrado que existem alterações na MI em portadores dessa doença autoimune.

Referências bibliográficas

1. Minemura M, Shimizu Y. Gut microbiota and liver diseases. World J Gastroenterol. 2015;21(6):1691-702.
2. Woodhouse CA, Patel VC, Singanayagam A, Shawcross DL. Review article: the gut microbiome as a therapeutic target in the pathogenesis and treatment of chronic liver disease. Aliment Pharmacol Ther. 2018;47(2):192-202.
3. Williams CD, Stengel J, Asike MI, Torres DM, Shaw J, Contreras M, et al. Prevalence of nonalcoholic fatty liver disease and nonalcoholic steatohepatitis among a largely middle-aged population utilizing ultrasound and liver biopsy: a prospective study. Gastroenterology. 2011;140(1):124-31.
4. Stärkel P, Leclercq S, de Timary P, Schnabl B. Intestinal dysbiosis and permeability: the yin and yang in alcohol dependence and alcoholic liver disease. Clin Sci (Lond). 2018;132(2):199-212.
5. Chan MCW, Cheng FWT, Sze KH, Wong AH, Leung AWK, Chan PKS, et al. Hepatitis B infection acquired after haematopioetic stem cell transplant through horizontal mode. J Med Virol. 2017;89(10):1882-4.
6. Westbrook RH, Dusheiko G. Natural history of hepatitis C. J Hepatol. 2014;61(1 Suppl):S58-68.
7. EMQ A, AM S, TTRA S, RP J. Nutrição e hepatologia: abordagem terapêutica – clínica e cirúrgica. Rio de Janeiro: Rubio. 2014. Cap 3, p.39-54: Disbiose Intestinal e Doenças Crônicas do Fígado.
8. Chalasani N, Younossi Z, Lavine JE, Charlton M, Cusi K, Rinella M, et al. The diagnosis and management of nonalcoholic fatty liver disease: Practice guidance from the American Association for the Study of Liver Diseases. Hepatology. 2018;67(1):328-57.
9. Lapage SP, Sneath PHA, Lessel EF, Skerman VBD, Seeliger HPR, Clark WA. International Code of Nomenclature of Bacteria: Bacteriological Code, 1990Revision. 1992.
10. Sarin SK, Pande A, Schnabl B. Microbiome as a therapeutic target in alcohol-related liver disease. J Hepatol. 2019;70(2):260-72.
11. Ridlon JM, Alves JM, Hylemon PB, Bajaj JS. Cirrhosis, bile acids and gut microbiota: unraveling a complex relationship. Gut Microbes. 2013;4(5):382-7.
12. Ni J, Huang R, Zhou H, Xu X, Li Y, Cao P, et al. Analysis of the Relationship Between the Degree of Dysbiosis in Gut Microbiota and Prognosis at Different Stages of Primary Hepatocellular Carcinoma. Front Microbiol. 2019;10:1458.
13. Ren Z, Li A, Jiang J, Zhou L, Yu Z, Lu H, et al. Gut microbiome analysis as a tool towards targeted non--invasive biomarkers for early hepatocellular carcinoma. Gut microbiota. 2019;68(6):1014-23.
14. Shah A, Shanahan E, Macdonald GA, Fletcher L, Ghasemi P, Morrison M, et al. Systematic Review and Meta-Analysis: Prevalence of Small Intestinal Bacterial Overgrowth in Chronic Liver Disease. Semin Liver Dis. 2017;37(4):388-400.
15. Saltzman ET, Palacios T, Thomsen M, Vitetta L. Intestinal Microbiome Shifts, Dysbiosis, Inflammation, and Non-alcoholic Fatty Liver Disease. Front Microbiol. 2018;9(61):1-11.
16. David LA, Maurice CF, Carmody RN, Gootenberg DB, Button JE, Wolfe BE, et al. Diet rapidly and reproducibly alters the human gut microbiome. Nature. 2014;505(7484):559-63.
17. Joyce SA, Gahan CG. Bile Acid Modifications at the Microbe-Host Interface: Potential for Nutraceutical and Pharmaceutical Interventions in Host Health. Annu Rev Food Sci Technol. 2016;7(1):313-33.
18. Li T, Apte U. Bile Acid Metabolism and Signaling in Cholestasis, Inflammation, and Cancer. Adv Pharmacol. 2015;74:263-302.
19. Lieberman M, Peet A. American Pharmacists Association. Marks' basic medical biochemistry: a clinical approach e-book. 5nd ed Philadelphia: Wolters Kluwer; 2018.
20. Lazarević S, Đanić M, Goločorbin-Kon S, Al-Salami H, Mikov M. Semisynthetic bile acids: a new therapeutic option for metabolic syndrome. Pharmacol Res. 2019;146:104333.
21. Koopman N, Molinaro A, Nieuwdorp M, Holleboom AG. Review article: can bugs be drugs? The potential of probiotics and prebiotics as treatment for non-alcoholic fatty liver disease. Aliment Pharmacol Ther. 2019;50(6):628-39.

Parte 3: Alterações em Saúde, Disbiose e Terapia com Prebióticos, Probióticos e Simbióticos

22. Gadaleta RM, van Mil SW, Oldenburg B, Siersema PD, Klomp LW, van Erpecum KJ. Bile acids and their nuclear receptor FXR: Relevance for hepatobiliary and gastrointestinal disease. Biochim Biophys Acta. 2010;1801(7):683-92.
23. Yoshimoto S, Loo TM, Atarashi K, Kanda H, Sato S, Oyadomari S, et al. Obesity-induced gut microbial metabolite promotes liver cancer through senescence secretome. Nature. 2013;499(7456):97-101.
24. Parasar B, Zhou H, Xiao X, Shi Q, Brito IL, Chang PV. Chemoproteomic Profiling of Gut Microbiota--Associated Bile Salt Hydrolase Activity. ACS Cent Sci. 2019;5(5):867-73.
25. O'Flaherty S, Briner Crawley A, Theriot CM, Barrangou R. The Lactobacillus Bile Salt Hydrolase Repertoire Reveals NicheSpecific Adaptation. mSphere. 2018;3(3):1-13.
26. Kumar M, Nagpal R, Kumar R, Hemalatha R, Verma V, Kumar A, et al. Cholesterol-lowering probiotics as potential biotherapeutics for metabolic diseases. Exp Diabetes Res. 2012;2012:1-14.
27. Devlin AS, Fischbach MA. A biosynthetic pathway for a prominent class of microbiota-derived bile acids. Nat Chem Biol. 2015;11(9):685-90.
28. Yang CQ, Shu L, Wang S, Wang JJ, Zhou Y, Xuan YJ, et al. Dietary Patterns Modulate the Risk of Non--Alcoholic Fatty Liver Disease in Chinese Adults. Nutrients. 2015;7(6):4778-91.
29. Kakiyama G, Pandak WM, Gillevet PM, Hylemon PB, Heuman DM, Daita K, et al. Modulation of the fecal bile acid profile by gut microbiota in cirrhosis. J Hepatol. 2013;58(5):949-55.
30. Golubeva AV, Joyce SA, Moloney G, Burokas A, Sherwin E, Arboleya S, et al. Microbiota-related Changes in Bile Acid & Tryptophan Metabolism are Associated with Gastrointestinal Dysfunction in a Mouse Model of Autism. EBioMedicine. 2017;24:166-78.
31. Day CP, Saksena S. Non-alcoholic steatohepatitis: definitions and pathogenesis. J Gastroenterol Hepatol. 2002;17 Suppl 3:S377-84.
32. Farrell GC, Larter CZ. Nonalcoholic fatty liver disease: from steatosis to cirrhosis. Hepatology. 2006;43(2 Suppl 1):S99-S112.
33. Angelico F, Del Ben M, Conti R, Francioso S, Feole K, Fiorello S, et al. Insulin resistance, the metabolic syndrome, and nonalcoholic fatty liver disease. J Clin Endocrinol Metab. 2005;90(3):1578-82.
34. Youssef WI, McCullough AJ. Steatohepatitis in obese individuals. Best Pract Res Clin Gastroenterol. 2002;16(5):733-47.
35. Murphy EF, Cotter PD, Hogan A, O'Sullivan O, Joyce A, Fouhy F, et al. Divergent metabolic outcomes arising from targeted manipulation of the gut microbiota in diet-induced obesity. Gut. 2013;62(2):220-6.
36. Harrison SA, Torgerson S, Hayashi PH. The natural history of nonalcoholic fatty liver disease: a clinical histopathological study. Am J Gastroenterol. 2003;98(9):2042-7.
37. Lewis JR, Mohanty SR. Nonalcoholic fatty liver disease: a review and update. Dig Dis Sci. 2010;55(3):560-78.
38. Loguercio C, De Simone T, Federico A, Terracciano F, Tuccillo C, Di Chicco M, et al. Gut-liver axis: a new point of attack to treat chronic liver damage? Am J Gastroenterol. 2002;97(8):2144-6.
39. Lakhani SV, Shah HN, Alexander K, Finelli FC, Kirkpatrick JR, Koch TR. Small intestinal bacterial overgrowth and thiamine deficiency after Roux-en-Y gastric bypass surgery in obese patients. Nutr Res. 2008;28(5):293-8.
40. Madrid AM, Poniachik J, Quera R, Defilippi C. Small intestinal clustered contractions and bacterial overgrowth: a frequent finding in obese patients. Dig Dis Sci. 2011;56(1):155-60.
41. Soares JB, Pimentel-Nunes P, Roncon-Albuquerque R, Leite-Moreira A. The role of lipopolysaccharide/toll-like receptor 4 signaling in chronic liver diseases. Hepatol Int. 2010;4(4):659-72.
42. Bäckhed F, Ding H, Wang T, Hooper LV, Koh GY, Nagy A, et al. The gut microbiota as an environmental factor that regulates fat storage. Proc Natl Acad Sci U S A. 2004;101(44):15718-23.
43. Bäckhed F, Manchester JK, Semenkovich CF, Gordon JI. Mechanisms underlying the resistance to diet--induced obesity in germ-free mice. Proc Natl Acad Sci U S A. 2007;104(3):979-84.
44. Miyake Y, Yamamoto K. Role of gut microbiota in liver diseases. Hepatol Res. 2013;43(2):139-46.
45. Gao B, Seki E, Brenner DA, Friedman S, Cohen JI, Nagy L, et al. Innate immunity in alcoholic liver disease. Am J Physiol Gastrointest Liver Physiol. 2011;300(4):G516-25.
46. Frota KMG, Soares NRM, Muniz VRC, Carvalho CMRG. Effect of prebiotics and probiotics on the gut microbiota and metabolic changes in obese individuals. Nutrire Rev. Soc. Bras. Aliment. Nutr . 2015;40(2):173-87.

Eixo Intestino-Fígado:Disbiose em Doenças Hepáticas

47. Kirpich IA, Marsano LS, McClain CJ. Gut-liver axis, nutrition, and non-alcoholic fatty liver disease. Clin Biochem. 2015;48(0):923-30.

48. Arslan N. Obesity, fatty liver disease and intestinal microbiota. World J Gastroenterol. 2014;20(44):16452-63.

49. Mokhtari Z, Gibson DL, Hekmatdoost A. Nonalcoholic Fatty Liver Disease, the Gut Microbiome, and Diet. Adv Nutr. 2017;8(2):240-52.

50. Schnabl B, Brenner DA. Interactions between the intestinal microbiome and liver diseases. Gastroenterology. 2014;146(6):1513-24.

51. Zhu L, Baker SS, Gill C, Liu W, Alkhouri R, Baker RD, et al. Characterization of gut microbiomes in nonalcoholic steatohepatitis (NASH) patients: a connection between endogenous alcohol and NASH. Hepatology. 2013;57(2):601-9.

52. Betrapally NS, Gillevet PM, Bajaj JS. Changes in the Intestinal Microbiome and Alcoholic and Nonalcoholic Liver Diseases: Causes or Effects? Gastroenterology. 2016;150(8):1745-55.

53. Machado MV, Cortez-Pinto H. Diet, Microbiota, Obesity, and NAFLD: A Dangerous Quartet. Int J Mol Sci. 2016;17(4):1-20.

54. Boursier J, Mueller O, Barret M, Machado M, Fizanne L, Araujo-Perez F, et al. The severity of nonalcoholic fatty liver disease is associated with gut dysbiosis and shift in the metabolic function of the gut microbiota. Hepatology. 2016;63(3):764-75.

55. Henao-Mejia J, Elinav E, Thaiss CA, Licona-Limon P, Flavell RA. Role of the intestinal microbiome in liver disease. J Autoimmun. 2013;46:66-73.

56. Sreenivasa Baba C, Alexander G, Kalyani B, Pandey R, Rastogi S, Pandey A, et al. Effect of exercise and dietary modification on serum aminotransferase levels in patients with nonalcoholic steatohepatitis. J Gastroenterol Hepatol. 2006;21(1):191-8.

57. Margariti E, Deutsch M, Manolakopoulos S, Papatheodoridis GV. Non-alcoholic fatty liver disease may develop in individuals with normal body mass index. Ann Gastroenterol. 2012;25(1):45-51.

58. Volynets V, Küper MA, Strahl S, Maier IB, Spruss A, Wagnerberger S, et al. Nutrition, intestinal permeability, and blood ethanol levels are altered in patients with nonalcoholic fatty liver disease (NAFLD). Dig Dis Sci. 2012;57(7):1932-41.

59. Engstler AJ, Aumiller T, Degen C, Dürr M, Weiss E, Maier IB, et al. Insulin resistance alters hepatic ethanol metabolism: studies in mice and children with non-alcoholic fatty liver disease. Gut. 2016;65(9):1564-71.

60. Zhu L, Baker RD, Zhu R, Baker SS. Gut microbiota produce alcohol and contribute to NAFLD. Gut. 2016;65(7):1232-1232.

61. Dumas ME, Barton RH, Toye A, Cloarec O, Blancher C, Rothwell A, et al. Metabolic profiling reveals a contribution of gut microbiota to fatty liver phenotype in insulin-resistant mice. Proc Natl Acad Sci U S A. 2006;103(33):12511-6.

62. Duarte SMB, Stefano JT, Miele L, Ponziani FR, Souza-Basqueira M, Okada LSRR, et al. Gut microbiome composition in lean patients with NASH is associated with liver damage independent of caloric intake: A prospective pilot study. Nutr Metab Cardiovasc Dis. 2018;28(4):369-84.

63. Singal AK, Anand BS. Recent trends in the epidemiology of alcoholic liver disease. Clin Liver Dis. 2013;2(2):53-6.

64. Leclercq S, Matamoros S, Cani PD, Neyrinck AM, Jamar F, Stärkel P, et al. Intestinal permeability, gut--bacterial dysbiosis, and behavioral markers of alcohol-dependence severity. Proc Natl Acad Sci U S A. 2014;111(42):E4485-93.

65. Mutlu EA, Gillevet PM, Rangwala H, Sikaroodi M, Naqvi A, Engen PA, et al. Colonic microbiome is altered in alcoholism. Am J Physiol Gastrointest Liver Physiol. 2012;302(9):G966-78.

66. Cassard AM, Ciocan D. Microbiota, a key player in alcoholic liver disease. Clin Mol Hepatol. 2018;24(2):100-7.

67. Sung H, Kim SW, Hong M, Suk KT. Microbiota-based treatments in alcoholic liver disease. World J Gastroenterol. 2016;22(29):6673-82.

68. Milosevic I, Vujovic A, Barac A, Djelic M, Korac M, Radovanovic Spurnic A, et al. Gut-Liver Axis, Gut Microbiota, and Its Modulation in the Management of Liver Diseases: A Review of the Literature. Int J Mol Sci. 2019;20(2):2-16.

CAPÍTULO 24

69. Li N, Ma WT, Pang M, Fan QL, Hua JL. The Commensal Microbiota and Viral Infection: A Comprehensive Review. Front Immunol. 2019;10:1551.
70. Yun Y, Chang Y, Kim HN, Ryu S, Kwon MJ, Cho YK, et al. Alterations of the Gut Microbiome in Chronic Hepatitis B Virus Infection Associated with Alanine Aminotransferase Level. J Clin Med. 2019;8(2):1-11.
71. Shetty SA, Marathe NP, Lanjekar V, Ranade D, Shouche YS. Comparative genome analysis of Megasphaera sp. reveals niche specialization and its potential role in the human gut. PLoS One. 2013; 8(11):1-13.
72. Wang J, Wang Y, Zhang X, Liu J, Zhang Q, Zhao Y, et al. Gut Microbial Dysbiosis Is Associated with Altered Hepatic Functions and Serum Metabolites in Chronic Hepatitis B Patients. Front Microbiol. 2017; 8:1-12.
73. Xu M, Wang B, Fu Y, Chen Y, Yang F, Lu H, et al. Changes of fecal Bifidobacterium species in adult patients with hepatitis B virus-induced chronic liver disease. Microb Ecol. 2012;63(2):304-13.
74. Aly AM, Adel A, El-Gendy AO, Essam TM, Aziz RK. Gut microbiome alterations in patients with stage 4 hepatitis C. Gut Pathog. 2016;8(1):1-12.
75. Inoue T, Nakayama J, Moriya K, Kawaratani H, Momoda R, Ito K, et al. Gut Dysbiosis Associated With Hepatitis C Virus Infection. Clin Infect Dis. 2018;67(6):869-77.
76. Grohmann M, Wiede F, Dodd GT, Gurzov EN, Ooi GJ, Butt T, et al. Obesity Drives STAT-1-Dependent NASH and STAT-3-Dependent HCC. Cell. 2018;175(5):1289-306.
77. Liu Q, Li F, Zhuang Y, Xu J, Wang J, Mao X, et al. Alteration in gut microbiota associated with hepatitis B and non-hepatitis virus related hepatocellular carcinoma. Gut Pathog. 2019;11(1):1-13.
78. Lemoinne S, Sabino J, Sokol H. Commentary to "Gut pathobionts underlie intestinal barrier dysfunction and liver T helper 17 cell immune response in primary sclerosing cholangitis" by Nakamoto et al., Clin Res Hepatol Gastroenterol. 2019.44(2):123-125.
79. Nakamoto N, Sasaki N, Aoki R, Miyamoto K, Suda W, Teratani T, et al. Gut pathobionts underlie intestinal barrier dysfunction and liver T helper 17 cell immune response in primary sclerosing cholangitis. Nat Microbiol. 2019;4(3):492-503.
80. Weismüller TJ, Trivedi PJ, Bergquist A, Imam M, Lenzen H, Ponsioen CY, et al. Patient Age, Sex, and Inflammatory Bowel Disease Phenotype Associate With Course of Primary Sclerosing Cholangitis. Gastroenterology. 2017;152(8):1975-84.
81. Henriksen EK, Jørgensen KK, Kaveh F, Holm K, Hamm D, Olweus J, et al. Gut and liver T-cells of common clonal origin in primary sclerosing cholangitis-inflammatory bowel disease. J Hepatol. 2017;66(1): 116-22.
82. Vieira-Silva S, Sabino J, Valles-Colomer M, Falony G, Kathagen G, Caenepeel C, et al. Quantitative microbiome profiling disentangles inflammation- and bile duct obstruction-associated microbiota alterations across PSC/IBD diagnoses. Nat Microbiol. 2019;4:1826-1831.
83. Dubrovsky A, Kitts CL. Effect of the Specific Carbohydrate Diet on the Microbiome of a Primary Sclerosing Cholangitis and Ulcerative Colitis Patient. Cureus. 2018;10(2):1-7.
84. Giannelli V, Di Gregorio V, Iebba V, Giusto M, Schippa S, Merli M, et al. Microbiota and the gut-liver axis: bacterial translocation, inflammation and infection in cirrhosis. World J Gastroenterol. 2014;20(45):16795-810.
85. Fukui H, Wiest R. Changes of Intestinal Functions in Liver Cirrhosis. Inflamm Intest Dis. 2016;1(1):24-40.
86. Nagasako CK, Figueiredo MJO, Almeida JRS, Lorena SL, Akasaka HM, Pavan CR, et al. Investigation of autonomic function and orocecal transit time in patients with nonalcoholic cirrhosis and the potential influence of these factors on disease outcome. J Clin Gastroenterol. 2009;43(9):884-9.
87. Van Thiel DH, Fagiuoli S, Wright HI, Chien MC, Gavaler JS. Gastrointestinal transit in cirrhotic patients: effect of hepatic encephalopathy and its treatment. Hepatology. 1994;19(1):67-71.
88. Gunnarsdottir SA, Sadik R, Shev S, Simrén M, Sjövall H, Stotzer PO, et al. Small intestinal motility disturbances and bacterial overgrowth in patients with liver cirrhosis and portal hypertension. Am J Gastroenterol. 2003;98(6):1362-70.
89. Chang CS, Chen GH, Lien HC, Yeh HZ. Small intestine dysmotility and bacterial overgrowth in cirrhotic patients with spontaneous bacterial peritonitis. Hepatology. 1998;28(5):1187-90.

90. Kalaitzakis E, Sadik R, Holst JJ, Ohman L, Björnsson E. Gut transit is associated with gastrointestinal symptoms and gut hormone profile in patients with cirrhosis. Clin Gastroenterol Hepatol. 2009;7(3):346-52.
91. Campion D, Giovo I, Ponzo P, Saracco GM, Balzola F, Alessandria C. Dietary approach and gut microbiota modulation for chronic hepatic encephalopathy in cirrhosis. World J Hepatol. 2019;11(6):489-512.
92. Fasullo M, Rau P, Liu DQ, Holzwanger E, Mathew JP, Guilarte-Walker Y, et al. Proton pump inhibitors increase the severity of hepatic encephalopathy in cirrhotic patients. World J Hepatol. 2019;11(6):522-30.
93. Gómez-Hurtado I, Such J, Sanz Y, Francés R. Gut microbiota-related complications in cirrhosis. World J Gastroenterol. 2014;20(42):15624-31.
94. Assimakopoulos SF, Tsamandas AC, Tsiaoussis GI, Karatza E, Triantos C, Vagianos CE, et al. Altered intestinal tight junctions' expression in patients with liver cirrhosis: a pathogenetic mechanism of intestinal hyperpermeability. Eur J Clin Invest. 2012;42(4):439-46.
95. Yan AW, Fouts DE, Brandl J, Stärkel P, Torralba M, Schott E, et al. Enteric dysbiosis associated with a mouse model of alcoholic liver disease. Hepatology. 2011;53(1):96-105.
96. Pelletier G, Briantais MJ, Buffet C, Pillot J, Etienne JP. Serum and intestinal secretory IgA in alcoholic cirrhosis of the liver. Gut. 1982;23(6):475-80.
97. Barakat M, Mostafa M, Mahran Z, Soliman AG. Portal hypertensive duodenopathy: clinical, endoscopic, and histopathologic profiles. Am J Gastroenterol. 2007;102(12):2793-802.
98. Bhonchal S, Nain CK, Prasad KK, Nada R, Sharma AK, Sinha SK, et al. Functional and morphological alterations in small intestine mucosa of chronic alcoholics. J Gastroenterol Hepatol. 2008;23(7 Pt 2):e43-8.
99. Fujii T, Seki T, Maruoka M, Tanaka J, Kawashima Y, Watanabe T, et al. Lactulose-L-rhamnose intestinal permeability test in patients with liver cirrhosis. Hepatol Res. 2001;19(2):158-69.
100. Bajaj JS, Heuman DM, Hylemon PB, Sanyal AJ, White MB, Monteith P, et al. Altered profile of human gut microbiome is associated with cirrhosis and its complications. J Hepatol. 2014;60(5):940-7.
101. Tilg H, Cani PD, Mayer EA. Gut microbiome and liver diseases. Gut. 2016;65(12):2035-44.

Eixo Intestino-Fígado: Terapia com Prebióticos, Probióticos e Simbióticos

Rosangela Passos de Jesus
Lucivalda Pereira Magalhães de Oliveira
Ramona Baqueiro Boulhosa
Louriane Cavalcante
Jozélio Freire de Carvalho
José Tadeu Stefano
Sebastião Mauro Bezerra Duarte
Claudia Pinto Marques Souza de Oliveira

Terapia com probióticos nas doenças hepáticas

Doença hepática não alcoólica

Probióticos são microorganismos vivos que quando ingeridos em determinadas quantidades exercem efeitos benéficos para a saúde do hospedeiro como, promover o equilíbrio da microbiota intestinal (MI), diminuir a frequência e duração da diarreia associada a antibióticos, diminuir infecções por rotavírus e por *Helicobacter pylori,* aumentar a imunidade humoral e celular, reduzir sintomas alérgicos, aliviar constipação e sintomas da SII e reduzir as concentrações de colesterol e TGs.[1] Para que um microrganismo seja considerado probiótico, o mesmo deve ter como base alguns critérios: o gênero ao qual pertence a bactéria ser de origem humana, não patogênico, deve ter estabilidade ao contato com ácido e bile, capacidade de aderir à mucosa intestinal e de colonizar, ao menos temporariamente, o trato gastrointestinal humano evitando a aderência de outros microrganismos patogênicos, ser benéfico para o sistema imunológico e ter a capacidade de produzir compostos antimicrobianos e ser metabolicamente ativo no intestino.[2]

Os probióticos comercializados incluem bactérias que produzem ácido lático e bactérias formadoras de esporos. Essas bactérias são resistentes a mudanças de pH, estresse mecânico, temperaturas extremas, atividades enzimáticas e força osmótica para sobreviver até chegarem ao local de colonização intestinal.[3]

Evidências recentes demonstram que o uso de probióticos modula a MI de maneira benéfica em diversas doenças, incluindo a *doença hepática gordurosa não alcóolica (*DHGNA*)*. Nesses estudos a modulação da MI após suplementação de probióticos está associada a redução de inflamação hepática, diminuição das concentrações de lipopolissacarídeos (LPS) e melhora níveis de aminotransferases.[4-6] Estudo de revisão recente demonstra que a suplementação de probióticos

Parte 3: Alterações em Saúde, Disbiose e Terapia com Prebióticos, Probióticos e Simbióticos

em humanos e em modelos animais também melhora o estado inflamatório hepático e manifestações clínicas da DHGNA.[7]

Modular a MI com probióticos pode melhorar a disbiose proveniente de uma dieta hiperlipídica. Baseando-se nisto, o consumo de uma dieta hiperlipídica aumenta a expressão de genes envolvidos na biossíntese de lipídios hepáticos e a suplementação com *Lactobacillus curvatus* HY7601 e *Lactobacillus plantarum* KY1032 aumenta a expressão de genes envolvidos na oxidação hepática de ácidos graxos (AGs).[8] Cano e colaboradores demonstraram que o consumo de *Bifidobacterium pseudocatenulatum* melhorou a tolerância à glicose, o estado inflamatório e a esteatose hepática em ratos alimentados com dieta hiperlipídica.[9]

Estudo em animais avaliou o efeito da suplementação de probióticos e mostrou que esses microrganismos podem melhorar fatores inflamatórios, tais como ativação do Fator de transcrição kappa B (NF-κB) e suprimir a produção de TNF-α, IL1 e interferon gama (INF-γ) e, também melhora nos parâmetros metabólicos da DHGNA como, gordura visceral, colesterol total e resistência à insulina (RI).[10-12] Além disso, o consumo de probióticos tem sido associado à diminuição de lipoproteínas de baixa densidade (LDL) em animais e em humanos com hipercolesterolemia, no entanto, esses ensaios clínicos randomizados não relataram os efeitos positivos dos probióticos na redução do colesterol em pacientes DHGNA.[13,14] Uma metanálise recente demonstrou redução do colesterol total, das enzimas hepáticas, melhora na RI e TNF-α em pacientes com DHGNA suplementados com probióticos.[15] Os potenciais efeitos de probióticos na DHGNA podem trazer resultados metabólicos positivos como: reduzir a disponibilidade de calorias de carboidratos indigeríveis, melhorar a SII, modular o metabolismo de sais biliares intraluminal, baixar o colesterol, produzir ácido linoleico conjugado, reduzir oxidação hepática de AGs, produzir efeitos anti-inflamatórios, modificar vias inflamatórias induzidas por bactérias envolvidas no SCBID, melhorar a função da barreira intestinal, melhorar a integridade do epitélio intestinal, inibir diretamente a produção pró-inflamatória e estimular liberação de imunoglobulina A.[16,17]

Alguns autores recomendam a modulação da MI como novo tratamento para DHGNA e considerando que os probióticos são de baixo custo, apresentam boa tolerabilidade e são seguros, e devem ser considerados como uma abordagem terapêutica complementar para o tratamento da DHGNA.[15,16]

O termo prebiótico foi definido por Gibson e Roberfroid (1995) como um ingrediente alimentar não digerível que estimula o crescimento e/ou atividade de uma ou de um número limitado de bactérias no cólon.[17] Os prebióticos são derivados de carboidratos presentes naturalmente em alguns vegetais. Essas substâncias não são hidrolisadas pelas enzimas digestivas e atingem intactas o intestino grosso, onde são digeridas pela MI.[18] São de natureza oligossacarídico, podendo ser derivados da galactose, maltose, xilose ou frutose. A oligofrutose ou fruto-oligossacarídeos (FOS) e a inulina que são derivados da frutose, são os prebióticos que apresentam melhores resultados, pois quando ingeridos fazem com que a MI seja constituída principalmente por Bifidobactérias.[19,20]

Os prebióticos são naturalmente encontrados em alimentos como cebola, aspargo, alho, raiz de alcachofra e alho-poró e em alimentos fontes de amido resistente, como legumes, batatas, banana verde e cereais. Os prebióticos podem modular a MI, pois aumentam bactérias benéficas no intestino, em particular as Bifidobactérias e Lactobacilos, e inibem as atividades bacterianas prejudiciais à saúde do hospedeiro.[21] Além disso, no intestino grosso, os frutanos do tipo inulina e amido resistente são completamente catabolizados pela microbiota e transformados em

326

CAPÍTULO 25

AGCCs, biomassa bacteriana e ácidos orgânicos, como ácido láctico e gases (dióxido de carbono, hidrogênio e metano).[4]

Ingredientes dietéticos prebióticos, como amido resistente, podem induzir o aumento de bactérias do tipo *Eubacterium rectale, Roseburia,* e *Ruminococcus bromii* são importantes produtoras de butirato no cólon.[22,23] O aumento da produção de butirato por bactérias está intimamente ligado à prevenção da esteatose e melhora dos índices de estresse oxidativo e inflamação hepática e melhora da integridade intestinal.[24] Isso indica que existe uma relação mutualista entre a MI e o hospedeiro.

No eixo intestino-fígado e sua relação com DHGNA foi observado que a suplementação prebiótica pode modular os efeitos causados por uma dieta hiperlipídica. O consumo de prebióticos leva ao aumento de Bifidobactérias e de bactérias do filo *Bacteroidetes* como a *Prevotella spp.* e diminui bactérias do filo *Firmicutes*[25]. Em outro estudo um aumento significativo na quantidade de *Bifidobacterium spp.* e *Lactobacillus spp.* foi documentado pela suplementação prebiótica de inulina do tipo FOS.[26]

O termo simbiótico é usado quando um produto contém probióticos e prebióticos. Esses promovem a sobrevivência e implantação dos probióticos no intestino grosso. Exemplos de simbióticos são as misturas de FOS com Bifidobactérias e de lactisol com Lactobacilos.[1] Estes, têm sido muito utilizados para a prevenção e tratamento de lesões hepáticas crônicas, pois impedem a translocação bacteriana, a invasão epitelial e inibem a adesão bacteriana da mucosa e a produção de peptídeos antimicrobianos, reduzindo a inflamação e estimulando a imunidade do hospedeiro.[27,28]

Estudo recente, randomizado, placebo, duplo-cego, mostrou evidências de que a suplementação com simbióticos melhoram significantemente a esteatose hepática, os níveis de aspartato amino transferase (AST), o perfil lipídico e o índice "*Homeostatic Model Assessment*" (HOMA-IR) de pacientes obesos tratados em relação aos controles. Houve diminuição na fibrose, mas sem significância estatística.[29] Outro estudo em pacientes com NASH também demonstrou que a ingestão de simbióticos (*Bifidobacterium longum* e FOS), associado à modificação no estilo de vida, melhorou AST, LDL, TNF-α e endotoxinas, RI e esteatose. Adicionalmente, estudo conduzido por Eslamparast e colaboradores avaliou 52 pacientes com DHGNA submetidos à ingestão diária de simbióticos e prática de exercícios físicos e concluíram que o grupo simbiótico apresentou melhora nas enzimas hepáticas AST, ALT, gama glutamiltransferase (γGT), TNF-α, NF-κB quando comparado com o grupo placebo.[30] Outro estudo demonstrou que a combinação simbiótica de oligofrutose com *Bifidobacterium animalis* e *lactis* BB-12 diminuiu a proporção de *Firmicutes*, aumentou a de *Bacteroidetes* e melhorou a glicemia. Nesse estudo, os simbióticos não tiveram efeito sobre o aumento do LPS e fatores inflamatórios induzidos por dietas ricas em gordura e açúcar.[31]

Apesar da suplementação de probióticos e prebióticos mostrar diversos benefícios para a saúde humana, é importante ressaltar que essa melhora está relacionada com os produtos bacterianos específicos, e não somente ao produto suplementado. Portanto, na Tabela 25.1, encontra-se sistematizados os resultados dos principais estudos de intervenção realizados com pacientes diagnosticados com DHGNA e NASH.

No entanto, é fundamental não generalizarmos as conclusões dos estudos que utilizaram probióticos, prebióticos e simbióticos, uma vez que, se uma intervenção é considerada eficaz ou não, devemos reconhecer que os desfechos estão vinculados a formulações específicas, doses, desfechos clínicos e populações alvo.[32]

CAPÍTULO 25

Parte 3: Alterações em Saúde, Disbiose e Terapia com Prebióticos, Probióticos e Simbióticos

Tabela 25.1. Resultados dos principais estudos de intervenção realizados com pacientes diagnosticados com doença hepática gordurosa não alcoólica

Referência	Tratamento	Pacientes	Principais achados	Limitações
Universitá di Napoli Federico II- Itália (2011)	• Probiótico: *L. rhamnosus GG* Duração: 8 semanas	• Crianças obesas com DHGNA (n = 20)	• Redução significativa da ALT • Redução dos anticorpos e anti-peptidoglican-polissacarídio • Nenhum efeito na adiposidade visceral	• Não realizou biópsia hepática • Não avaliou o efeito sobre a permeabilidade intestinal e níveis de LPS
Faculty of Medicine, Zagazig University- Egito (2017)	Probiótico: • *L. Acidophilus* Duração: 1 mês	• Pacientes com NASH (n=30)	• Decréscimo significante nos níveis de ALT a AST	–
Chinese University of Hong Kong- China (2013)	Probiótico: • *L. plantarum* • *L. delbrueckii spp.* • *Bulgaricus* • *L. acidophilus* • *L. rhamnosus* • *B. bifidum* Duração: 6 meses	• Pacientes com NASH (n = 20)	• Decréscimo significante nos níveis de AST • Redução do teor de gordura hepática	–
Hospital Rio Hortega, University of Valladolid- Espanha	• Probiótico: • *L. bulgaricus* • *S. thermophilus* Duração: 3 meses	• Pacientes com DHGNA (n = 30)	• Redução significativa de ALT, AST e γ-GT	–
Isfahan University of Medical Sciences - Iran (2017)	Probiótico: • *L. acidophilus* • *B. lactis* • *B. bifidum* • *L. rhamnosus* Duração: 12 semanas.	• Crianças obesas com DHGNA (n = 64)	• Redução significativa de ALT, AST	• Não realizou biópsia hepática
Faculty of Nutrition, Tabriz University of Medical Sciences- Irã (2014)	Iogurte contendo cepas probióticas: • *L. acidophilus* • *B. lactis* Duração: 8 semanas	• Pacientes com NASH (n = 72)	• Redução significativa de ALT, AST	• Não realizou biópsia hepática • Ausência de grupo controle sem ingestão de iogurte
Liver Research Center, Trieste- Italy (2014)	Probiótico: • VSL#3 Duração: 4 meses	• Crianças obesas com DHGNA (n = 48)	• Melhora da função hepática • Aumento dos níveis de GLP 1 / GLP- 1 ativo • Sem efeito nos níveis de triglicerídeo • Sem efeito nos níveis de ALT • Não reduziu HOMA-IR	–

Continua

328

CAPÍTULO 25

Eixo Intestino-Fígado: Terapia com Prebióticos, Probióticos e Simbióticos

Continuação

Referência	Tratamento	Pacientes	Principais achados	Limitações
Research Institute Shahid Beheshti University of Medical Science-Iran (2014)	Simbiótico: • *L. casei* • *L. rhamnosus* • *S. hermophilus* • *B. breve* • *L. acidophilus* • *B. longum* • *L. bulgaricus* • Oligofrutose Duração: 28 semanas	• Pacientes com DHGNA (n = 52)	• Redução dos níveis de ALT • Inibição da ativação de NF-κB • Redução dos níveis de TNF-α	• Não foram realizadas biópsias hepáticas • Sem avaliação do efeito sobre a composição da microbiota intestinal
Medical Chemistry and Molecular Biology, University of Catania- Itália (2012)	Simbiótico: • *B. longum* • Oligofrutose Duração: 24 semanas	• Pacientes com NASH (n = 66)	• Redução dos níveis de TNF-α • Redução de PCR • Redução da endotoxemia • Redução dos níveis de AST • Melhora da resistência à insulina • Melhora do índice de atividade da NASH	—
Faculty of Nutrition and Food Technology,Shahid Beheshti University of Medical Science-Irã (2017)	Simbiótico: • *L. casei* • *L. rhamnosus* • *S. thermophilus* • *B. breve* • *L. acidophilus* • *B. longum* • *L. bulgaricus* • Oligofrutose Duração: 28 semanas	• Pacientes magros com DHGNA (n = 50)	• Melhora nos níveis de glicemia de jejum • Melhora nos níveis de triglicerídios • Melhora nos níveis de citocinas inflamatórias	• Não foram realizadas biópsias hepáticas
School of Nutrition and Food Science, Isfahan University of Medical Sciences - Iran (2016)	Simbiótico: • *L. casei* • *L. rhamnosus* • *S. thermophilus* • *B. breve* • *L. acidophilus* • *B. longum* • *L. bulgaricus* • Oligofrutose Duração: 8 semanas	• Pacientes com DHGNA (n = 80)	• Redução da esteatose hepática medida por ultrassom	• Não foram realizadas biópsias hepáticas • Sem alteração nos níveis de ALT e AST Duração limitada do tratamento
National Medical University and Diagnostic Center of Podil Community-Ucránia (2017)	Simbiótico: • *L. casei* • *L. rhaminosus* • *L. bulgaris* • *B. longum* • *S. thermophilus* • Oligofrutose Duração: 12 semanas	• Pacientes com NASH (n = 75)	• Redução significativa da ALT • Redução da rigidez hepática	• Não foram realizadas biópsias hepáticas • Estudo não foi duplo-cego

DHGNA: *doença hepática gordurosa não alcoólica; NASH: nonalcoholic steatohepatitis/esteato-hepatite não alcoólica; ALT: alanina aminotransferase; AST: aspartato aminotransferase; γ-GT: gamaglutamil transferase; LPS: lipopolissacarídeo; Glp 1: glucagon-like peptide-1/peptídeo semelhante a glucagon 1; HOMA-IR: homeostatic model assessment/modelo de avaliação da homeostase; NF-κB: factor nuclear kappa B; TNF-α: fator de necrose tumoral alfa; PCR: proteína C-reativa.*
Adaptada de Koopman N, Molinaro A, Nieuwdorp M, Holleboom AG.[21]

CAPÍTULO 25

Parte 3: Alterações em Saúde, Disbiose e Terapia com Prebióticos, Probióticos e Simbióticos

Intervenção na doença hepática alcoólica (DHA)

A administração de *Lactobacillus casei Shirota* três vezes ao dia por 4 semanas em pacientes com cirrose alcoólica restabeleceu o equilíbrio da microbiota e restaurou a capacidade fagocítica de neutrófilos. Um estudo clínico foi desenvolvido com pacientes com DHA acompanhados a longo prazo que receberam o probiótico VSL#3 durante três meses. Os resultados demonstraram que além de ocorrer melhora da função hepática, observou-se também redução significativa do estresse oxidativo e da produção de citocinas.[33]

Estudo bem planejado alocaram aleatoriamente 117 pacientes com hepatite alcoólica de 4 centros para tratamento, abstenção alcoólica e administração de um probiótico contendo *Bacillus subtilis* e *Enterococcus faecium*, anteriormente conhecido como *Streptococcus faecium* ou placebo durante 7 dias. Os resultados demonstraram que a administração de probióticos foi capaz de reduzir a abundância de *Escherichia coli* nas fezes dos pacientes. Os níveis de endotoxemia, transaminases e γGT também foram melhorados pelo probiótico, mas os níveis de citocinas inflamatórias permaneceram inalterados. Além disso, no grupo placebo, o nível de LPS aumentou significativamente e na comparação intergrupos, foram observadas diferenças significativas nos níveis de TNF-α antes e após o tratamento.[34]

Estudos demonstraram a eficácia dos probióticos em suprimir citocinas pró-inflamatórias e melhorar a função hepática de pacientes com DHA.[35] No entanto, ainda não estão disponíveis estudos bem conduzidos para verificar a eficácia da administração de prebióticos e antibióticos para a atenuação do dano hepatocelular induzido pelo álcool. Dessa maneira, ainda são necessários estudos randomizados em larga escala para elucidar o impacto do tratamento com prebióticos, probióticos e simbióticos para demonstrar melhora da microbiota, controle da resposta imune, além de identificar quais as cepas e concentração ideal. Na Tabela 25.2, estão sistematizados os principais estudos de intervenção realizados com pacientes diagnosticados com Doença Hepática de origem alcoólica.

Tabela 25.2. Resultados dos principais estudos de intervenção realizados com pacientes diagnosticados com doença hepática alcoólica

Instituição	Tratamento	Desenho do estudo e participantes	Principais achados
Universidade Estadual de Medicina do Norte - Rússia	• *Bifidobacterium bifidum* (0,9 × 10⁸ UFC) e *Lactobacillus plantarum* 8PA3 (0,9 × 10⁹ UFC) por 5 dias *versus* terapia padrão • Isolada: abstinência alcoólica e suplementação com vitaminas B1 e B6	• Estudo randomizado aberto • Pacientes do sexo masculino hospitalizados com psicose alcoólica (n = 66), sendo que 39% apresentavam hepatite alcoólica	Redução dos níveis séricos de AST e ALT e aumento da diversidade relativa de *Lactobacillus* spp. e Bifidobactérias em pacientes recebendo probióticos
Instituto de Hepatologia, Divisão de Medicina - University College London	• *Lactobacillus casei Shirota* (6,5 × 10⁹ UFC) • 3 vezes por dia Durante 4 semanas	• Estudo aberto • Pacientes com cirrose alcoólica compensada (n = 10) • Controles saudáveis (n = 13) • Pacientes com cirrose que não receberam probióticos (n = 8)	Melhora da capacidade fagocítica dos neutrófilos em comparação com o início do estudo

Continua

330   CAPÍTULO 25

Continuação

Instituição	Tratamento	Desenho do estudo e participantes	Principais achados
Faculdade de Medicina da Universidade Hallym - Coréia	• 1.500 mg de *Bacillus subtilis* • *Enterococcus faecium** por dia • Terapia padrão • Isolada: abstinência alcoólica e suplementação com vitamina B$_1$ Duração: 7 dias	• Estudo controlado por placebo • Pacientes hospitalizados com hepatite alcoólica (n = 117) • Grupo Probióticos (n = 60) • Grupo Placebo (n = 57)	• Melhorada função hepática e inflamação sistêmica • Redução da endotoxemia, com menor UFC de *Escherichia coli* no grupo de pacientes recebendo probiótico

*Anteriormente conhecido como Streptococcus faecium.
DHA: doença hepática alcoólica; ALT: alanina aminotransferase; AST: aspartato aminotransferase; UFC: unidades formadoras de colônias.[33]

Tratamento da cirrose e encefalopatia hepática (EH)

Considerando a influência da dieta na composição da microbiota e manutenção da integridade da mucosa intestinal, e importância da conexão entre intestino, fígado e o cérebro, a utilização de estratégias nutricionais visando controlar a disbiose, é importante para evitar e tratar a EH clínica e subclínica.[36]

A suplementação com probióticos, prebióticos, lactulona pode ser uma estratégia terapêutica indicada para o tratamento da EH. Os pré, probióticos e simbióticos podem ser utilizados no tratamento adjuvante da cirrose, reduzindo o risco das principais complicações, como peritonite bacteriana e EH, por meio da melhora da integridade intestinal e do eixo intestino fígado.[37]

A prescrição de probióticos para pacientes com doenças hepáticas crônicas é recomendada pelos seguintes mecanismos:

• Prevenção de infecções principalmente após procedimentos cirúrgicos devido ao aumento da integridade da barreira intestinal;

• Prevenção e tratamento da EH devido ao controle da disbiose com a redução do crescimento de bactérias patogênicas, além da redução dos níveis plasmáticos de amônia e bilirrubina;

• A melhoria da inflamação e função hepática com redução das transaminases, principalmente na cirrose alcoólica e de origem viral;

• Atenuação das vias inflamatórias mediadas pela ligação dos LPS aos receptores TLR e, dessa maneira, apresenta potencial terapêutico para a esteatose e NASH.[38]

Apesar de um quantitativo significativo da amônia (NH_3) sistêmica derivar do metabolismo renal e muscular, atualmente já foi identificado que o trato gastrointestinal é o sítio primário da síntese de NH_3 e a microbiota patogênica participa diretamente desse mecanismo. A metabolização de resíduos alimentares, principalmente contendo proteína, pelas bactérias produtoras de uréase é fundamental para aumentar a concentração de NH_3 na veia porta. O volume sanguíneo proveniente da veia porta contém aproximadamente três vezes mais amônia em relação ao quantitativo dessa substância identificada na circulação sistêmica.[39]

A maior liberação de NH_3 no intestino pode ser justificada por três mecanismos, em ordem quantitativa:

• Hidrólise da ureia pelas bactérias produtoras de uréase;

Parte 3: Alterações em Saúde, Disbiose e Terapia com Prebióticos, Probióticos e Simbióticos

- Desaminação bacteriana de proteínas;
- Metabolismo da glutamina na mucosa intestinal.

Apesar do cólon ser considerado o principal local de síntese da amônia, atualmente o metabolismo do *Helicobacter pylori* no estômago e a disbiose no intestino delgado apresentam grande relevância. Em indivíduos saudáveis, a maior parte da amônia sintetizada no intestino é removida pelo metabolismo hepático, antes de atingir a circulação sistêmica.[39] No entanto, nos pacientes com cirrose e insuficiência hepática, observa-se redução das reações do ciclo da ureia, resultando no aumento significativo dos níveis plasmáticos de amônia, a qual atravessa a barreira hemato-encefálica induzindo à EH.[39-40]

As principais espécies de probióticos que são considerados benéficas para seres humanos e indicados para prescrição nas doenças hepáticas crônicas são aqueles contendo cepas redutoras de açúcares, produtores de CO_2 e de ácido lático como as Bifidobactérias e Lactobacilos.[41]

Estudo clínico acompanhou 50 pacientes com cirrose que foram randomizados para receberem cápsulas de probióticos contendo *Bifidobacterium spp., Lactobacillus acidophilus* e *Enterococcus*, ou probiótico contendo *Bacillus subtilis* e *Enterococcus faecium* durante 14 dias. Os pacientes com cirrose apresentaram graus variados de disbiose intestinal, caracterizada pelo decréscimo significativo do quantitativo de Bifidobactérias, quando comparados aos controles saudáveis. Os pacientes com maior gravidade da disfunção hepática, apresentavam maior desequilíbrio da MI. Além disso, observou-se que os dois tipos de probióticos, foram capazes de aumentar significativamente o teor de Bifidobactérias no lúmen intestinal, reduzir o pH, a endotoxemia e os níveis de amônia intestinal e plasmática.[42]

Os probióticos contendo especificamente cepas como *Lactobacillus acidophilus, L. casei Shirota, L. bulgaricus, L. plantarum 299, Bifidobacterium lactis, Streptococcus thermophilus, Bifidobacterium breve, Bacillus subtilis* e *Enterococcus faecium* já foram relacionadas com resultados benéficos para os pacientes com doenças hepáticas crônica. Portanto, os principais efeitos benéficos dessas cepas estão associados com a melhora da integridade intestinal, redução da disbiose, dos LPS circulantes e consequentemente da endotoxemia. Além disso, os *B. subtilis* e *E. faecium* promoveram a redução do número de hospitalização, da bilirrubina plasmática, das complicações infecciosas e também da EH.[41]

A utilidade dos probióticos como profilaxia primária para a EH em pacientes com cirrose já foi demonstrado por meio de um estudo realizado com um ciclo de probióticos de três meses. Os resultados demonstraram que o uso do probiótico melhorou os testes psicométricos, reduziu os níveis de amônia arterial e o risco de desenvolver EH em comparação ao placebo. Com relação à definição da profilaxia secundária para essa complicação, um ensaio clínico demonstrou que os probióticos foram tão eficazes quanto a lactulose na prevenção de novos episódios de encefalopatia.[36]

Uma metanálise foi realizada para avaliar a eficácia dos probióticos no tratamento da EHM (encefalopatia hepática mínima) quando comparados com o tratamento clássico com lactulose e placebo. Os autores avaliaram 14 estudos, totalizando 1.152 pacientes que foram incluídos e observou-se melhoria da EHM, redução da mortalidade, da progressão para a encefalopatia evidente e do número de hospitalização. O uso de probióticos se associou com a melhoria significativa da EHM, com a redução da taxa de hospitalização e menor progressão para a EH evidente, em relação ao tratamento com placebo. Por fim, o uso de probióticos foi tão eficaz quanto a administração de lactulose para promover a redução das taxas de hospitalização, melhora da EHM e prevenção da evolução para a EH evidente. No entanto, o uso de probióticos não

332

CAPÍTULO 25

Eixo Intestino-Fígado: Terapia com Prebióticos, Probióticos e Simbióticos

apresentou nenhum impacto na taxa de mortalidade, quando comparado com uso da lactulose ou tratamento placebo.[43]

Uma metanálise recente avaliou de 21 estudos totalizando 1.420 participantes para identificar os efeitos dos probióticos em relação a placebo, lactulose ou nenhuma intervenção sobre a EHM subclínica ou clinicamente evidente. Quatorze ensaios compararam probiótico com placebo ou nenhum tratamento e 07 ensaios realizaram a comparação entre probiótico e lactulose. Nos estudos avaliados, o tipo de probiótico mais comumente usado foi o VSL #3, contendo oito cepas probióticas e a duração da administração variou entre 10 a 180 dias. Os resultados demonstraram que os probióticos foram capazes de promover a recuperação da EHM e podem prevenir o desenvolvimento da EH clinicamente evidente, quando comparados com placebo ou nenhuma intervenção. Além disso, os probióticos promoveram a melhora da qualidade de vida e reduziram as concentrações plasmáticas de amônia, mas sem nenhuma diferença na taxa de mortalidade. No entanto, quando comparados à lactulose, os probióticos não apresentaram efeitos benéficos sobre a recuperação ou desenvolvimento da EH, na qualidade de vida, concentração plasmática de amônia ou mortalidade.[44]

Atualmente, lactulose, lactitol, fruto-oligossacarídeos e galacto-oligossacarídeos são os prebióticos mais comumente usados para evitar e tratar as complicações das doenças hepáticas crônicas. A Lactulose é um dissacarídeo sintético formado pela ligação entre uma molécula de galactose e outra de frutose, também denominada quimicamente 4-O-β-D-galactopiramosil-D-frutose. Esse dissacarídeo é um composto que não pode ser hidrolisado e passa pelo intestino sem ser absorvido, mas são parcialmente metabolizados pelas bactérias intestinais. Após a ação da microbiota ocorre a produção de ácido lático e acético, o que promove acidificação do conteúdo intestinal. A redução do pH intestinal promove a redução da síntese de amônia pelas bactérias produtoras de uréase e converte amônia (NH_3) em íons de amônio (NH_4) que não são absorvíveis, sendo eliminados do lúmen intestinal por meio das fezes.[36-44] Os dissacarídeos não absorvíveis como a lactulose e lactitol que atuam como prebióticos, também podem inibir a atividade da glutaminase, reduzindo assim a produção intestinal de amônia e favorecendo a proliferação de bactérias sacarolíticas benéficas, como Bifidobactérias e Lactobacilos e inibir o crescimento de bactérias patogênicas produtoras de amônia.[36]

O probiótico contendo *Clostridium butyricum* combinado com *Bifidobacterium infantis* foi administrado em 67 pacientes com cirrose induzida pelo VHB com EH subclínica, ou mínima. Todos os pacientes foram submetidos aos testes de conexão numérica e símbolo de dígitos para afastar a presença de EH clinicamente evidente e após, foram randomizados para receber ou não o probiótico testado por 3 meses. Os resultados demonstraram que após o tratamento, a assinatura do microbioma foi alterado beneficamente, havendo aumento significativo dos gêneros *Clostridium cluster I* e *Bifidobacterium*, enquanto os gêneros *Enterococcus* e da família *Enterobacteriaceae* reduziram significativamente, em relação ao grupo sem probióticos. Observou-se que o probiótico testado foi associado com uma importante redução da amônia venosa e a cognição dos pacientes também melhorou significativamente após o tratamento com probiótico. Esses resultados benéficos podem ser justificados devido ao fortalecimento da integridade da barreira mucosa, confirmada pela melhora dos parâmetros utilizados, como a dosagem de D-lactato, endotoxina (LPS) e diamina oxidase. Portanto, o tratamento com probiótico em cápsulas contendo aproximadamente $1,0 \times 10^7$ UFC/g de *C. butyricum* e 1×10^6 UFC/g de *B. infantis* viáveis, representa uma nova terapia adjuvante para o tratamento da EHM em pacientes com cirrose induzida por VHB.[44,45]

CAPÍTULO 25

Parte 3: Alterações em Saúde, Disbiose e Terapia com Prebióticos, Probióticos e Simbióticos

Na Tabela 25.3, encontra-se sistematizados os resultados dos principais estudos de intervenção realizados com pacientes diagnosticados com encefalopatia hepática.

Em síntese, a avaliação e identificação de alterações do eixo intestino fígado, com a utilização de probióticos, prebióticos e simbióticos associada com alimentação saudável para controle da disbiose intestinal, é considerada uma estratégia eficiente para o tratamento das doenças hepáticas crônicas como hepatites virais, de origem alcoólica ou não alcoólica, cirrose e EH.

Tabela 25.3. Resultados dos principais estudos de intervenção realizados com pacientes diagnosticados com encefalopatia hepática

Instituição	Tratamento	Desenho do estudo e participantes	Principais achados
Divisão de Gastroenterologia e Hepatologia - Faculdade de Medicina de Wisconsin (2008)	Grupo de tratamento: iogurte probiótico contendo 4 cepas: • *Streptococcus thermophilus* (log 9 UFC/g) • *Lactobacillus bulgaricus* (log 8,7 UFC/g) • *Lactobacillus acidophilus* e *Lactobacillus casei* (log 5,9 UFC/g) • Bifidobactérias (log 5,2 UFC/g) • Grupo controle: apenas tratamento padrão	• Randomizado prospectivo com alocação aberta • Duração da intervenção: 60 dias • Pacientes com cirrose não alcoólica e HEM • Probiótico (n = 17) • Grupo controle (n = 08)	• Os pacientes do grupo tratamento melhoraram significativamente nos testes para avaliar a cognição em comparação ao grupo controle • Os pacientes com iogurte não desenvolveram EH evidente durante o estudo • No grupo controle houve 25% de evolução para a encefalopatia
Divisão de Gastroenterologia, Hepatologia e Nutrição- Commonwealth University: Virginia (2014)	• *Lactobacillus* GG AT 53103 durante 8 semanas • Sem restrição de proteína • Dieta fornecendo 1,2 g/kg de proteína e 35 Kcal/kg (ou 1,2 vezes o REE)	• Randomizado prospectivo com placebo • Pacientes com cirrose e MHE (n = 30) • Grupo teste (n = 14): LGG + terapia padrão • Grupo controle (n = 16): apenas terapia padrão com dieta e regime multivitamínico	• Redução da endotoxemia e níveis de TNF-α • Alterações benéficas no Microbioma e controle da disbiose • Efeito benéfico no metabolismo de ABs secundários, enquanto no grupo controle os pacientes apresentaram maior concentração de ácido desoxicólico • Sem efeito na melhora da cognição
Instituto de Pós-Graduação em Educação Médica e Pesquisa Chandigarh- Índia. (2014)	• Probiótico 01 sachê de VSL#3 por dia (9 × 10^{11} UFC) por 16 semanas; • Sem restrição de proteína • Todos os pacientes receberam 1,0-1,5 g/kg de proteína, predominantemente vegetariana e à base de caseína	Estudo duplo-cego, randomizado, controlado por placebo, pacientes com cirrose e MHE (n = 80): • Grupo teste (n = 40): VSL #3 + terapia padrão • Grupo controle (n=40): placebo • Terapia com lactulose e rifaximina foi interrompida 1 semana antes da randomização • Substituição de lactulose por picosulfato de sódio em ambos os grupos	• Tendência de redução no desenvolvimento de novos episódios de EH entre os pacientes que receberam o probiótico (34,8%) no grupo probiótico *versus* ao grupo placebo (51,6%) • Menor percentual de hospitalização por EH evidente no grupo probiótico (19,7% vs 42,2%) • Melhora significativa dos índices prognósticos Chil-Pugh e MELD, 6 meses após o uso de probiótico, mas não no grupo placebo • Redução de marcadores inflamatórios e melhora da função hepática, das medidas bioquímicas da hemodinâmica sistêmica

Continua

334   CAPÍTULO 25

Eixo Intestino-Fígado: Terapia com Prebióticos, Probióticos e Simbióticos

Continuação

Instituição	Tratamento	Desenho do estudo e participantes	Principais achados
Instituto de Pós-Graduação em Educação Médica e Pesquisa Chandigarh- Índia. (2014)	• Probiótico 01 sachê de VSL#3 por dia (9 × 10¹¹ UFC) por 16 semanas; • Sem restrição de proteína • Todos os pacientes receberam 1,0-1,5 g/kg de proteína, predominantemente vegetariana e à base de caseína.	Estudo duplo-cego, randomizado, controlado por placebo, pacientes com cirrose e MHE (n = 80): • Grupo teste (n = 40): VSL #3 + terapia padrão • Grupo controle (n = 40): placebo • Terapia com lactulose e rifaximina foi interrompida 1 semana antes da randomização • Substituição de lactulose por picosulfato de sódio em ambos os grupos	• Tendência de redução no desenvolvimento de novos episódios de EH entre os pacientes que receberam o probiótico (34,8%) no grupo probiótico *versus* ao grupo placebo (51,6%) • Menor percentual de hospitalização por EH evidente no grupo probiótico (19,7% *vs* 42,2%) • Melhora significativa dos índices prognósticos Chil-Pugh e MELD, 6 meses após o uso de probiótico, mas não no grupo placebo • Redução de marcadores inflamatórios e melhora da função hepática, das medidas bioquímicas da hemodinâmica sistêmica
Departamento de Gastroenterologia e Nutrição Humana – Institute of Medical Sciences, Nova Delhi, Índia (2015)	• Probiótico 4 cápsulas de VSL#3 foi administrado 2 duas vezes ao dia diariamente • Totalizando 450 bilhões de UFC/dia Tratamento por 2 meses	• Estudo controlado randomizado • Pacientes com HEM (n = 120) • Grupo teste: Probiótico (n = 60) • Grupo controle: 30-60 mL/dia lactulose (n = 60)	• Grupo probiótico: melhora da HEM em 69,7% dos pacientes; • Grupo lactulose: melhora da MHE em 62,5% dos pacientes; • Probiótico VSL#3 apresentou efeitos similares à terapia padrão com lactulose para HEM; • Melhora da HEM correlacionada com a redução dos níveis de amônia.
Departamento de Hepatologia, Instituto de Fígado e Ciências Biliares - Nova Delhi, Índia (2014)	• 2 sachês de 3 g cada três vezes ao dia de LOLA • 01 tablete rifaximina 400 mg três vezes por dia • 01 Cápsula Probiótico Velgut ao dia: 5 bilhões de UFC de *Bifidobacterium breve, B. longum, B. infantil, Lactobacillus acidophilus, L. plantarum, L. casei, L. rhamnosus, Streptococcardus thermococcusii* • Placebo duas vezes ao dia Tratamento por 2 meses	• Estudo paralelo randomizado • Pacientes com cirrose e Encefalopatia Hepática mínima (n = 206) • 4 grupos; • Grupo 1: LOLA (n = 31) • Grupo 2 Rifaximina (n = 31) • Grupo 3- Teste: Probiótico (n = 32) • Grupo 4- Placebo (n=30)	Melhora da Encefalopatia após os tratamentos: • LOLA = 67,7% • Rifaximina = 70,9% • Probióticos = 50% • Placebo = 30% Melhora dos testes psicométricos após o tratamento, por ordem de importância: • LOLA • Rifaximin • Probióticos • Placebo • Rifaximina, LOLA e probióticos melhoram a MHE em relação ao placebo

MHE: encefalopatia mínima; LOLA: L-ornitina L-aspartato.
O probiótico VSL #3 contêm 112,5 bilhões de bactérias liofilizadas viáveis de 4 cepas de Lactobacillus (L acidophilus DSM 24735, L plantarum DSM 24730, L paracasei DSM 24733, L delbrueckii subsp. bulgaricus DSM 24734), 3 cepas de Bifidobacterium (B longum DSM 24736,DSM 24732, B infantis DSM 24737) e 1 cepa de Streptococcus (S thermophilus DSM 24731).[46-48]

Conclusões

O papel da microbiota no eixo intestino-fígado é de fundamental e uma das maneiras de tratar a disbiose é por meio do uso de alimentação saudável associada a prebióticos, probióticos

Parte 3: Alterações em Saúde, Disbiose e Terapia com Prebióticos, Probióticos e Simbióticos

e simbióticos. Evidências demonstram que o uso de probióticos é capaz de modular a MI de maneira benéfica em diversas doenças, incluindo complicações da cirrose como a EH. Outras possibilidades terapêuticas é o uso de prebióticos, representados principalmente por lactulose, lactitol, fruto-oligossacarídeos e galacto-oligossacarídeos. Tais agentes são eficazes em aumentar o número de bactérias benéficas no intestino, em particular as Bifidobactérias e Lactobacilos e inibem as atividades bacterianas prejudiciais à saúde do hospedeiro. Evidências científicas recentes já comprovaram que o uso de simbióticos foi capaz de melhorar diversos parâmetros da esteatose, NASH, DHA e cirrose. Entretanto, ainda são necessários estudos randomizados bem controlados para identificar as cepas, as concentrações e qual a duração do tratamento com prebióticos, probióticos e simbióticos, associados a alimentação saudável, para promover efeito benéfico direcionado para as principais doenças hepáticas crônicas.

Referências bibliográficas

1. Schrezenmeir J, de Vrese M. Probiotics, prebiotics, and synbiotics--approaching a definition. Am J Clin Nutr. 2001;73(2 Suppl):361S-4S.
2. Vanderhoof JA, Whitney DB, Antonson DL, Hanner TL, Lupo JV, Young RJ. Lactobacillus GG in the prevention of antibiotic-associated diarrhea in children. J Pediatr. 1999;135(5):564-8.
3. Govender M, Choonara YE, Kumar P, du Toit LC, van Vuuren S, Pillay V. A review of the advancements in probiotic delivery: Conventional vs. non-conventional formulations for intestinal flora supplementation. AAPS PharmSciTech. 2014;15(1):29-43.
4. Mokhtari Z, Gibson DL, Hekmatdoost A. Nonalcoholic Fatty Liver Disease, the Gut Microbiome, and Diet. Adv Nutr. 2017;8(2):240-52.
5. Wong VW, Won GL, Chim AM, Chu WC, Yeung DK, Li KC, et al. Treatment of nonalcoholic steatohepatitis with probiotics. A proof-of-concept study. Ann Hepatol. 2013;12(2):256-62.
6. Everard A, Matamoros S, Geurts L, Delzenne NM, Cani PD. Saccharomyces boulardii administration changes gut microbiota and reduces hepatic steatosis, low-grade inflammation, and fat mass in obese and type 2 diabetic db/db mice. MBio. 2014;5(3):e01011-14.
7. Sharma V, Garg S, Aggarwal S. Probiotics and liver disease. Perm J. 2013;17(4):62-7.
8. Park DY, Ahn YT, Park SH, Huh CS, Yoo SR, Yu R, et al. Supplementation of Lactobacillus curvatus HY7601 and Lactobacillus plantarum KY1032 in diet-induced obese mice is associated with gut microbial changes and reduction in obesity. PLoS One. 2013;8(3):107-136.
9. Cano PG, Santacruz A, Trejo FM, Sanz Y. Bifidobacterium CECT 7765 improves metabolic and immunological alterations associated with obesity in high-fat diet-fed mice. Obesity. 2013;21(11):2310-21.
10. Ma X, Hua J, Li Z. Probiotics improve high fat diet-induced hepatic steatosis and insulin resistance by increasing hepatic NKT cells. J Hepatol. 2009;49(5):821-30.
11. Donato KA, Gareau MG, Wang YJ, Sherman PM. Lactobacillus rhamnosus GG attenuates interferon-{gamma} and tumour necrosis factor-alpha-induced barrier dysfunction and pro-inflammatory signalling. Microbiology. 2010;156(Pt 11):3288-97.
12. Shin HS, Park SY, Lee dK, Kim SA, An HM, Kim JR, et al. Hypocholesterolemic effect of sonication-killed Bifidobacterium longum isolated from healthy adult Koreans in high cholesterol fed rats. Arch Pharm Res. 2010;33(9):1425-31.
13. Pereira DI, Gibson GR. Effects of consumption of probiotics and prebiotics on serum lipid levels in humans. Crit Rev Biochem Mol Biol. 2002;37(4):259-81.
14. Usman RM, Hosono A. Effect of administration of Lactobacillus gasseri on serum lipids and fecal steroids in hypercholesterolemic rats. J Dairy Sci. 2000;83(8):1705-11.
15. Ma YY, Li L, Yu CH, Shen Z, Chen LH, Li YM. Effects of probiotics on nonalcoholic fatty liver disease: a meta-analysis. World J Gastroenterol. 2013;19(40):6911-8.
16. Abu-Shanab A, Quigley EM. The role of the gut microbiota in nonalcoholic fatty liver disease. Nat Rev Gastroenterol Hepatol. 2010;7(12):691-701.

336

CAPÍTULO 25

17. Xue L, He J, Gao N, Lu X, Li M, Wu X, et al. Probiotics may delay the progression of nonalcoholic fatty liver disease by restoring the gut microbiota structure and improving intestinal endotoxemia. Sci Rep. 2017;7:45176.

18. Ferolla SM, Armiliato GN, Couto CA, Ferrari TC. Probiotics as a complementary therapeutic approach in nonalcoholic fatty liver disease. World J Hepatol. 2015;7(3):559-65.

19. Gibson GR, Roberfroid MB. Dietary modulation of the human colonic microbiota: introducing the concept of prebiotics. J Nutr. 1995;125(6):1401-12.

20. Rachid TL, Flavio A. Microbiologia. 5 ed. São Paulo: Atheneu; 2008.

21. Gibson GR, Beatty ER, Wang X, Cummings JH. Selective stimulation of bifidobacteria in the human colon by oligofructose and inulin. Gastroenterology. 1995;108(4):975-82.

22. Blaut M. Relationship of prebiotics and food to intestinal microflora. Eur J Nutr. 2002;41 Suppl 1:I11-6.

23. Louis P, Young P, Holtrop G, Flint HJ. Diversity of human colonic butyrate-producing bacteria revealed by analysis of the butyryl-CoA:acetate CoA-transferase gene. Environ Microbiol. 2010;12(2):304-14.

24. Endo H, Niioka M, Kobayashi N, Tanaka M, Watanabe T. Butyrate-producing probiotics reduce nonalcoholic fatty liver disease progression in rats: new insight into the probiotics for the gut-liver axis. PLoS One. 2013;8(5):e63388.

25. Jin CJ, Sellmann C, Engstler AJ, Ziegenhardt D, Bergheim I. Supplementation of sodium butyrate protects mice from the development of non-alcoholic steatohepatitis (NASH). Br J Nutr. 2015;114(11):1745-55.

26. Saha DC, Reimer RA. Long-term intake of a high prebiotic fiber diet but not high protein reduces metabolic risk after a high fat challenge and uniquely alters gut microbiota and hepatic gene expression. Nutr Res. 2014;34(9):789-96.

27. Macfarlane S, Macfarlane GT, Cummings JH. Review article: prebiotics in the gastrointestinal tract. Aliment Pharmacol Ther. 2006;24(5):701-14.

28. Cesaro C, Tiso A, Del Prete A, Cariello R, Tuccillo C, Cotticelli G, et al. Gut microbiota and probiotics in chronic liver diseases. Dig Liver Dis. 2011;43(6):431-8.

29. Frazier TH, DiBaise JK, McClain CJ. Gut microbiota, intestinal permeability, obesity-induced inflammation, and liver injury. JPEN J Parenter Enteral Nutr. 2011;35(5 Suppl):14S-20S.

30. Mofidi F, Poustchi H, Yari Z, Nourinayyer B, Merat S, Sharafkhah M, et al. Synbiotic supplementation in lean patients with non-alcoholic fatty liver disease: a pilot, randomised, double-blind, placebo-controlled, clinical trial. Br J Nutr. 2017;117(5):662-668.

31. Eslamparast T, Poustchi H, Zamani F, Sharafkhah M, Malekzadeh R, Hekmatdoost A. Synbiotic supplementation in nonalcoholic fatty liver disease: a randomized, double-blind, placebo-controlled pilot study. Am J Clin Nutr. 2014;99(3):535-42.

32. Bomhof MR, Saha DC, Reid DT, Paul HA, Reimer RA. Combined effects of oligofructose and Bifidobacterium animalis on gut microbiota and glycemia in obese rats. Obesity (Silver Spring). 2014;22(3):763-71.

33. Sanders ME, Merenstein DJ, Reid G, Gibson GR, Rastall RA. Probiotics and prebiotics in intestinal health and disease: from biology to the clinic. Nat Rev Gastroenterol Hepatol. 2019;16(10):605-616.

34. Bajaj JS. Alcohol, liver disease and the gut microbiota. Nat Rev Gastroenterol Hepatol. 2019;16(4):235-46.

35. Sung H, Kim SW, Hong M, Suk KT. Microbiota-based treatments in alcoholic liver disease. World J Gastroenterol. 2016;22(29):6673-82.

36. Campion D, Giovo I, Ponzo P, Saracco GM, Balzola F, Alessandria C. Dietary approach and gut microbiota modulation for chronic hepatic encephalopathy in cirrhosis. World J Hepatol. 2019;11(6):489-512.

37. Han SH, Suk KT, Kim DJ, Kim MY, Baik SK, Kim YD, et al. Effects of probiotics (cultured Lactobacillus subtilis/Streptococcus faecium) in the treatment of alcoholic hepatitis: randomized-controlled multicenter study. Eur J Gastroenterol Hepatol. 2015;27(11):1300-6.

38. Kirpich IA, Marsano LS, McClain CJ. Gut-liver axis, nutrition, and non-alcoholic fatty liver disease. Clin Biochem. 2015;48(0):923-30.

39. Henderson PK, Herrera JL. Should We Treat Minimal/Covert Hepatic Encephalopathy, and with What? Clin Liver Dis. 2015;19(3):487-95.

Parte 3: Alterações em Saúde, Disbiose e Terapia com Prebióticos, Probióticos e Simbióticos

40. Levitt DG, Levitt MD. A model of blood-ammonia homeostasis based on a quantitative analysis of nitrogen metabolism in the multiple organs involved in the production, catabolism, and excretion of ammonia in humans. Clin Exp Gastroenterol. 2018;11:193-215.

41. Vilstrup H, Amodio P, Bajaj J, Cordoba J, Ferenci P, Mullen KD, et al. Hepatic encephalopathy in chronic liver disease: 2014 Practice Guideline by the American Association for the Study of Liver Diseases and the European Association for the Study of the Liver. Hepatology. 2014;60(2):715-35.

42. Usami M, Miyoshi M, Yamashita H. Gut microbiota and host metabolism in liver cirrhosis. World J Gastroenterol. 2015;21(41):11597-608.

43. Zhao HY, Wang HJ, Lu Z, Xu SZ. Intestinal microflora in patients with liver cirrhosis. Chin J Dig Dis. 2004;5(2):64-7.

44. Elwir S, Rahimi RS. Hepatic Encephalopathy: An Update on the Pathophysiology and Therapeutic Options. J Clin Transl Hepatol. 2017;5(2):142-51.

45. Saab S, Suraweera D, Au J, Saab EG, Alper TS, Tong MJ. Probiotics are helpful in hepatic encephalopathy: a meta-analysis of randomized trials. Liver Int. 2016;36(7):986-93.

46. Dalal R, McGee RG, Riordan SM, Webster AC. Probiotics for people with hepatic encephalopathy. Cochrane Database Syst Rev. 2017;2(2):CD008716.

47. Xia X, Chen J, Xia J, Wang B, Liu H, Yang L, et al. Role of probiotics in the treatment of minimal hepatic encephalopathy in patients with HBV-induced liver cirrhosis. J Int Med Res. 2018;46(9):3596-604.

48. Tilg H, Cani PD, Mayer EA. Gut microbiome and liver diseases. Gut. 2016;65(12):2035-44.

Disbiose e Câncer: Prevenção e Tratamento com Probióticos

Alessandro Laviano
Shalom Kalnicki
Dan L. Waitzberg
Adriana Carrieri

Disbiose no câncer

Existem trilhões de microrganismos interagindo constantemente com o hospedeiro na pele e mucosas. Além de tolerar bactérias comensais e antígenos dos alimentos, permitem que o sistema imunológico reconheça e ataque bactérias oportunistas, prevenindo invasão e infecção. Sabe-se também que a microbiota não influencia apenas respostas imunológicas locais, mas apresenta efeitos mais amplos, impactando a imunidade inata e adaptativa em múltiplos níveis.[1,2]

Assim, as comunidades microbianas que habitam o organismo humano atuam de forma sistêmica sobre o metabolismo energético e a imunidade, podendo influenciar o desenvolvimento e a progressão de diversas doenças – inclusive do câncer – especialmente em cenários de desequilíbrio da microbiota, situação conhecida como disbiose.[3-7]

O comprometimento da microbiota intestinal (MI) e, consequentemente, da imunidade, também interfere negativamente na resposta terapêutica ao câncer e pode contribuir para a progressão da doença. Em contrapartida, a preservação da imunidade sistêmica favorece a imunoterapia e, por isso, o sistema imunológico tem sido amplamente reconhecido como um fator importante no controle desta doença.[8-10]

A situação de disbiose compromete a resposta imunológica local e sistêmica ao danificar a barreira da mucosa, translocando bactérias intestinais para os linfonodos mesentéricos e circulação periférica, o que altera o perfil de citocinas e estabelece um fenótipo inflamatório.[11] Ao considerar o papel da MI na modulação da imunidade do hospedeiro, torna-se evidente a influência da mesma na resposta de várias formas de terapia oncológica. Estudos em seres humanos já se demonstrou que a MI representa importante impacto mediando resposta e também a toxicidade da terapia ao câncer.[3-7] Tendo em vista os inúmeros estudos que relatam fortes associações entre MI e a imunidade humana, alterando a resposta ao bloqueio do ponto de controle imunológico,

Parte 3: Alterações em Saúde, Disbiose e Terapia com Prebióticos, Probióticos e Simbióticos

é possível afirmar que a disbiose pode desempenhar função relevante no desenvolvimento, progressão e tratamento do câncer.[12-14]

Racional para o uso de probióticos em pacientes oncológicos

A modulação da MI constitui uma nova modalidade adjunta na terapia oncológica. Apesar das interações moleculares que acompanham os efeitos da microbiota no desenvolvimento do câncer ainda estarem sob investigação, diversos testes clínicos apontam o potencial terapêutico da manipulação da microbiota em pacientes com câncer (Tabela 26.1).[15]

Tabela 26.1. Métodos de modulação do microbioma intestinal

Tipo	Vantagens	Desvantagens	Considerações
Transplante de microbiota fecal	Transplante direto de um ecossistema completo	Difícil de ser realizado, oneroso, envolve riscos no procedimento, pode haver transferência de doenças	Seleção de doadores criteriosa, método de transferência, necessidade de regime preparatório, sustentabilidade, banco de amostras para transplantes autólogos futuros
Probióticos	Fácil, acessível, econômico	Variação na composição de comensais competidores, potencial para diminuir a diversidade geral do microbioma, biodisponibilidade variável, regulamentações insuficientes do controle de qualidade	Definir uso de esporos ou bactérias vivas, quais bactérias incluir, personalização, necessidade de regime de condicionamento
Prebióticos	Fácil, acessível, econômico	Alimentos integrais podem ser mais importantes do que o suplemento de nutrientes isolados (regulamentados como alimentos em vez de drogas)	Uso de mistura de fibras ou fibras isoladas, previsibilidade de resposta considerando a comunidade bacteriana
Dieta	Mudança holística que promove outros benefícios à saúde	Baixa conformidade, difícil de sustentar, efeitos variados	Quando focar em nutrientes específicos ou em padrões gerais, necessita de doses específicas para modulação alvo, duração necessária, previsibilidade da modulação considerando a variação individual do Microbioma e metabolismo

No que se refere a mecanismos e estratégias de modulação para favorecer a resposta à imunoterapia do câncer, é importante também considerar outros fatores que podem interferir na composição da microbiota, como probióticos, antibióticos e outras classes de medicamentos, assim como saúde mental e fatores ambientais. Contudo, a maneira de mensurar todos estes fatores e os mecanismos pelos quais eles interferem na terapia do câncer ainda são alvo de

340

CAPÍTULO 26

discussões. Não está claro qual composição de microbiota pode facilitar a resposta imune antitumoral e mais ensaios clínicos se fazem necessários para comprovação da segurança e eficiência dentro do contexto clínico.[15]

A realização de intervenções prévias a modulação da microbiota, como o uso de antibióticos e outros métodos, podem ser utilizados para sustentar as mudanças induzidas pela suplementação dietética. Apenas com o conhecimento destas interações será possível realizar a modulação adequada para melhorar a imunidade a ponto de favorecer a terapia oncológica.

No entanto, a cada fase do tratamento a aplicabilidade dos probióticos deve ser reavaliada, tendo em vista os diferentes objetivos da modulação da microbiota em cada etapa do acompanhamento do paciente oncológico, bem como as diferentes respostas obtidas através da administração de diferentes cepas de microrganismos.

Fisiopatologia da mucosite e aplicabilidade clínica dos probióticos

A mucosite é uma complicação comum decorrente do tratamento oncológico – seja ele radioterápico, quimioterápico ou uma combinação de ambos, sendo caracterizada por eritema, úlceras e dor na mucosa do trato gastrointestinal, podendo evoluir para quadros de septicemia em pacientes neutropênicos.[16] Essa condição desencadeia uma série de desfechos indesejáveis durante o tratamento oncológico, como necessidade de pausa ou redução da dose do tratamento, infecções, aumento do número de internações, redução da ingestão alimentar e perda de peso com consequente comprometimento do estado nutricional e piora da qualidade de vida.[16]

A patogênese da mucosite compreende basicamente cinco passos (Figura 26.1):

1. Fase de iniciação: compreende a injúria inicial causada às células da mucosa em decorrência da aplicação da quimio e/ou radioterapia, que pode ocorrer de forma direta – através de danos no DNA celular – ou, mais frequentemente, indireta – através do aumento da circulação de espécies reativas de oxigênio.
2. Fase de ativação: o dano celular inicia a ativação de uma série de enzimas e fatores de transcrição que codificam citocinas pró-inflamatórias como TNF-α, IL-1β e IL-6.

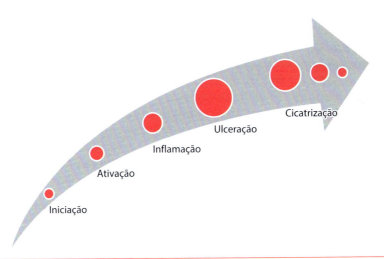

Figura 26.1. Representação visual das fases da mucosite e gravidade do quadro em cada uma delas.

Parte 3: Alterações em Saúde, Disbiose e Terapia com Prebióticos, Probióticos e Simbióticos

3. Inflamação: a medida que as citocinas pró-inflamatórias atingem a camada submucosa e o epitélio basal, inicia-se o processo inflamatório, que culminará com o dano tecidual.

4. Ulceração: o dano tecidual evolui para a descamação epitelial e ulceração do tecido em última instância, com consequente colonização bacteriana, que alimenta o ciclo vicioso amplificando a produção de citocinas pró-inflamatórias e o dano tecidual.

5. Cicatrização: a fase final do processo compreende a cicatrização tecidual que envolve sinalização da matriz extracelular, resultando em proliferação epitelial e restabelecimento da barreira mucosa.

Atualmente, o protocolo para o manejo da mucosite oral em pacientes oncológicos inclui em geral:[17]

- Visita ao cirurgião dentista anterior ao início do tratamento para que seja feito rastreio e tratamento de possíveis infecções vigentes, bem como orientação quanto a higiene bucal para prevenção de agravos relacionados à mucosite.

- Intervenções para proteção e tratamento da mucosa, como aplicação de enxaguantes bucais contendo agentes analgésicos, antissépticos, protetores da mucosa, entre outros.

- Intervenções menos frequentes, mas disponíveis em alguns serviços, como o uso da crioterapia em alguns casos e serviços específicos para reduzir a toxicidade da quimioterapia na mucosa oral.

Outra terapia para a mucosite oral que vem sendo estudada em diversos protocolos é a aplicação do laser de baixa intensidade sobre a mucosa oral. A aplicação do laser aumenta o metabolismo mitocondrial, que resulta em maior produção de ATP e consequente aumento das espécies reativas de oxigênio intracelulares. Essa alteração intracelular leva à proliferação de fibroblastos e à síntese de colágeno, bem como promove ajustes da resposta inflamatória e reparação tecidual.[18]

O uso de probióticos como coadjuvante no tratamento e prevenção da mucosite associada ao tratamento oncológico ainda não faz parte dos protocolos padrão de cuidado, uma vez que os estudos ainda são incipientes, porém alguns resultados são promissores.

Um estudo recente demonstrou que pacientes com carcinoma de nasofaringe podem ser beneficiados no que diz respeito a severidade da mucosite por meio da administração de cepas probióticas. O estudo foi randomizado, controlado e desenvolvido com 99 pacientes em tratamento de carcinoma nasofaríngeo que receberam uma mistura de cepas de *Bifidobacterium longum*, *Lactobacillus lactis* e *Enterococcus faecium* durante 7 semanas. Os resultados demonstraram diminuição da severidade da mucosite oral.[19]

Outro estudo que acompanhou mais de 200 pacientes realizando radioterapia para o tratamento de cânceres na região pélvica avaliou o papel da combinação de *Lactobacillus acidophilus LAC-361* e *Bifidobacterium longum BB-536* na redução da mucosite gastrointestinal induzida pelo tratamento e observou que essa combinação de probióticos reduziu a ocorrência de diarreia grau 2, 3 e 4 induzida pela radioterapia.[20]

Os estudos disponíveis no momento suportam a possibilidade do uso de algumas cepas probióticas como uma terapia segura e profilática para minimizar a mucosite induzida pela quimio e radioterapia. Tendo em vista que muitos estudos ainda são modelos pré-clínicos, é necessário que estudos futuros sejam realizados com o objetivo de testar a segurança e aplicabilidade de diferentes cepas para diferentes tipos de tratamentos oncológicos.[21,22]

342

CAPÍTULO 26

Probióticos e citoproteção intestinal em humanos

A barreira intestinal desempenha papel importante na saúde humana. Quando ocorre o comprometimento desta função – seja por mecanismos exógenos como terapias oncológicas, ou endógenos como na doença inflamatória intestinal – a permeabilidade do intestino é alterada e uma série de eventos indesejados podem ocorrer como consequência.[23]

Microrganismos, sejam eles benéficos ou patogênicos, têm sido relacionados direta e indiretamente na modulação da barreira intestinal por diversos mecanismos. Diferentes cepas apresentam efeitos específicos na barreira intestinal. Os *Lactobacillus* (L.) estão incluídos entre os microrganismos mais estudados em ensaios clínicos e atuam na citoproteção do enterócito através do bloqueio do estresse oxidativo, bem como na prevenção da ruptura das junções de oclusão e da barreira de células Caco-2.[24,25]

Os *Bifidobacterium (B.)* têm se mostrado eficazes em reduzir a permeabilidade colônica em modelos animais por meio da atenuação de mediadores pró-inflamatórios como TNF-α e IFN-γ, além de participarem da redistribuição de oclusinas e claudina-1 nas junções de oclusão.[25] Já as cepas de *Saccharomyces* demonstram maior papel no controle da diarreia induzida por antibioticoterapia por meio da promoção da formação de junções de oclusão.[24]

Além de mecanismos celulares específicos, a presença de probióticos é benéfica pelo simples processo de competição com bactérias patogênicas, reduzindo a capacidade de adesão das mesmas aos enterócitos.[24]

Probióticos e a prevenção da toxicidade gastrointestinal da radioterapia

A radioterapia tem importância crucial no tratamento de vários tipos de câncer, porém é inegável que a radiação afeta não só o tecido alvo, mas também tecidos adjacentes. Desta forma, é comum consequentes efeitos indesejados, como a ocorrência de mucosite oral em casos de radioterapia na região da cabeça e pescoço e diarreia severa em casos de radioterapia na região pélvica[26] (Figura 26.2).

Tanto a mucosite oral quanto a diarreia pós radiação ocorre em geral como consequência da inflamação do epitélio causada por dano direto ao DNA celular ou, indiretamente, pelo aumento das espécies reativas de oxigênio circulantes.[25] Tentativas de tratamento atuais, como o uso de antibióticos, glutamina e drogas anti-inflamatórias têm falhado em uma proporção considerável dos casos, enquanto alguns achados tem demonstrado papel relevante dos probióticos como coadjuvantes na prevenção e tratamento desta condição.[27]

Os achados apresentam grande complexidade na forma como os microrganismos que habitam a microbiota podem suprimir ou adicionar fatores que mediam a sensibilidade do tecido à radiação.[28] Cabe ressaltar que não só a condição da microbiota durante o tratamento, mas também a composição dela no período pré-tratamento pode ser determinante na ocorrência de diarreia pós radiação.[29]

Dois mecanismos parecem estar relacionados ao efeito protetor dos probióticos na prevenção e manejo da diarreia pós radiação:

1. Melhora da imunidade local do hospedeiro;
2. Aumento da secreção de compostos antioxidantes extracelulares pelas bactérias probióticas.

Parte 3: Alterações em Saúde, Disbiose e Terapia com Prebióticos, Probióticos e Simbióticos

Um estudo duplo cego, controlado, avaliou os efeitos de um *blend* probiótico contendo diferentes cepas (*L. casei, L. plantarum, L. acidophilus, L. delbruekii* subsp. *bulgaricus, B. longum, B. breve, B. infantis, Streptococcus salivarius* subsp. *thermophilus*) em quase 500 pacientes durante radioterapia adjuvante, após cirurgia abdominal por câncer pélvico. Os resultados demonstraram que pacientes submetidos ao uso das cepas de probióticos apresentaram menor ocorrência de diarreia induzida pela radiação se comparados ao grupo placebo e, dos indivíduos que apresentaram diarreia, o grupo intervenção apresentou menos episódios de diarreia severa se comparado ao grupo placebo. Assim, bactérias produtoras de ácido láctico se mostraram seguras e relevantes como coadjuvantes na proteção contra a diarreia induzida pela radiação em pacientes oncológicos.[27]

De forma congruente, uma revisão bibliográfica demonstrou que estudos experimentais e clínicos sugerem benefícios potenciais do uso de probióticos antes e durante o tratamento de radioterapia na região da cabeça e pescoço ou pélvica, uma vez que as opções terapêuticas atuais são escassas.[30]

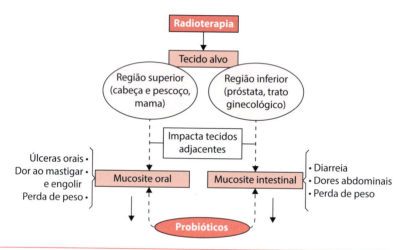

Figura 26.2. Representação da interação entre radioterapia e o uso de probióticos na prevenção e tratamento da mucosite[a] induzida pelo tratamento.

Quimioterapia, drogas imunossupressoras e a microbiota intestinal

A quimioterapia em si pode afetar profundamente a diversidade e a composição da microbiota intestinal.[31,32] A resposta imunológica é um componente chave na atividade anticâncer de determinadas drogas utilizadas em quimioterapia e esse é um mecanismo pelo qual o microbioma pode afetar a resposta terapêutica.[13,14] A ciclofosfamida (uma droga sintética citotóxica utilizada no tratamento de leucemia e linfoma como um agente imunossupressor), induz a translocação bacteriana de bactérias gram-positivas como *Enterococcus hirae* e *Lactobacillus johnsonii* para órgãos linfoides secundários, que estimulam a resposta imunológica de células

---

[a] Sabe-se que a candidíase oral é uma doença muito comum em pacientes submetidos à radioterapia de cabeça e pescoço, neste contexto, em 2020 foi publicado um ensaio clínico randomizado que avaliou o efeito do uso de probióticos na contagem oral de Candida spp nesses pacientes.

T. helper.[15] O *F. nucleatum,* que desempenha papel na patogênese do câncer colorretal, também pode mediar a resistência a terapia desta doença. Esta bactéria tem como alvo a sinalização imunológica inata de receptores *toll-like* 4 e MYD88, bem como de alguns microRNAs, ativando a via de autofagia e alterando a resposta a quimioterapia.[33]

Modelos pré-clínicos demonstraram que o microbioma contribui para a atividade anticâncer da oxaliplatina pela indução da formação de espécies reativas de oxigênio e liberação de citocinas pró-inflamatórias.[34] Um estudo de coorte pareado analisou amostras de fezes antes e após a quimioterapia mieloablativa (que não recebe antibióticos) e mostrou desequilíbrios importantes na composição e na funcionalidade da microbiota, com diminuição de *Firmicutes* e *Actinobacterias* e aumento de *Proteobaterias*, associados a alterações no metabolismo.[32] Um outro estudo piloto, que utilizou probióticos em pacientes pediátricos submetidos a quimioterapia, relatou taxas reduzidas de infecção sistêmica, embora ainda se façam necessárias mais validações.[35]

A microbiota intestinal também pode contribuir para a toxicidade da quimioterapia. A diarreia é um sintoma comum e depende da dose de drogas, como o irinotecano, que inibe a enzima topoisomerase I. Isso é mediado por bactérias comensais β-glucoronidases, que metabolizam o fármaco em seu metabólito ativo no intestino (SN38). Desta maneira, a inibição seletiva de enzimas pode preservar a microbiota e ao mesmo tempo proteger contra a toxicidade do irinotecano.[36]

Influência dos probióticos nas imunoterapias oncológicas

Apesar do sistema imunológico ter evoluído para combater a invasão de patógenos, existe um delicado balanço no eixo imunológico-intestinal, mais precisamente entre a tolerância da microbiota intestinal comensal crítica, antígenos alimentares e a defesa contra a microbiota patogênica no lúmen do intestino. Evidências crescentes apontam inúmeros mecanismos pelos quais a microbiota intestinal pode influenciar a imunidade tanto local quanto sistêmica.

As implicações da disbiose na função imunológica sistêmica incluem o aumento da susceptibilidade a certas infecções e respostas alteradas a vacinas.[37] Estudos sugerem que a disbiose pode afetar a imunidade antitumoral local e sistêmica e a exposição recorrente a antibióticos pode, por exemplo, estar associada ao aumento do risco de câncer.[38]

Bloqueio do ponto de controle imunológico

A fim de preservar a saúde, o sistema imunológico atua na proteção contra agentes nocivos. A defesa inicia-se com moléculas de ponto de controle imunológico, que são ativadas ou desativadas. Células cancerígenas podem utilizar estes pontos de controle para impedir o seu ataque pelo sistema imunológico e, por isso, medicamentos imunoterápicos modernos atuam sobre estes alvos, auxiliando o combate a células cancerígenas.[39]

O PD-1 é uma proteína de ponto de controle nas células T do sistema imunológico e, ao se ligar a uma proteína de células cancerígenas (PD-L1), impede que células T ataquem outras células. Algumas células cancerígenas possuem quantidades elevadas de PD-L1, o que as protege do ataque imunológico. O tratamento de diversos tipos de câncer inclui o uso de medicamentos desenvolvidos a base de anticorpos monoclonais, que bloqueiam a ligação PD-1 e PD-L1, estimulando a resposta imune contra células cancerígenas.[39]

Recentemente, a microbiota intestinal tem se destacado como preditora da resposta imune aos inibidores do ponto de controle imunológico que vem sendo utilizados no tratamento oncológico. Contudo, mais estudos são necessários para que os mecanismos exatos pelos quais essa interação ocorre sejam completamente esclarecidos.

Modelos animais – estudos pré-clínicos

Estudos de grupos independentes mostraram que a microbiota intestinal comensal influenciou a resposta a inibição de pontos de controle imunológico em modelos animais e forneceu evidências de que a resposta terapêutica poderia ser melhorada pela modulação da microbiota.[12,40]

Uma recente revisão da literatura avaliou diversos ensaios pré-clínicos, dentre os quais um estudo pioneiro desenvolvido com ratos inoculados com células de melanoma e carcinoma de cólon, previamente tratados com um *cocktail* antibiótico, demonstrou clara relação entre a microbiota intestinal dos animais e a resposta a imunoterapia.[41]

Outros estudos, na mesma linha, demonstraram que animais *germ-free* ou animais tratados com antibiótico apresentaram menor sobrevida e menor redução do volume tumoral em vigência da imunoterapia utilizando CpG-oligonucleotídeos e anticorpos anti-interleucina (IL)-10, quando comparados com os controles. Desta forma, o estudo evidenciou o papel crucial da microbiota intestinal no preparo das células infiltrativas do tumor através da ativação dos receptores *Toll-like* 4 e produção de citocinas, como fator de necrose tumoral (TNF-α), componente fundamental para eficácia antitumoral.[42]

No caso do câncer de pulmão, Routy *et al.* observaram maior abundância de *Akermansia muciniphila* em camundongos responsivos ao tratamento com bloqueio de PD-1 se comparados aos não responsivos à terapia. Portanto, este estudo demonstrou o papel funcional da microbiota no tratamento oncológico com imunoterapias, além de abrir portas para predizer prognósticos com relação a essa terapia e propor novos caminhos e associações terapêuticas no tratamento do cancer.[7]

Além disso, novas terapias coadjuvantes, como o transplante fecal, vêm sendo estudadas e consideradas, visto que estudos desenvolvidos em camundongos com tumores e sem microbiota (*germ-free*) demonstraram que a resposta ao anti-PD-1 foi melhorada após o transplante fecal proveniente de animais que responderam bem a essa mesma terapia[5] (Figura 26.3).

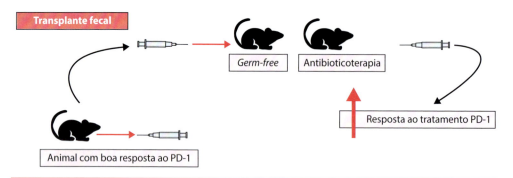

Figura 26.3 Representação do impacto do transplante fecal de animal responsivo à terapia anti-PD-1 em animais *germ-free* ou sob efeito de antibioticoterapia na resposta ao tratamento.

Modelos humanos – estudos clínicos

Inúmeros estudos clínicos também vêm sendo conduzidos com o objetivo de investigar o papel da microbiota intestinal em pacientes tratados com inibidores do ponto de controle imunológico, visando corroborar com os achados de estudos pré-clínicos nesse sentido.[42]

Um estudo examinou a microbiota intestinal de pacientes com melanoma, sendo tratados com imunoterapia anti-PD-1 e observou diferenças quanto à diversidade e composição da microbiota intestinal entre os pacientes que responderam e não responderam ao tratamento (Figura 26.4). As análises de amostras fecais demonstraram maior abundância de bactérias da família *Ruminococcaceae* em pacientes com boa resposta a imunoterapia aplicada.[6]

Gopalakrishnan et al. também analisaram diferenças na diversidade da microbiota intestinal entre indivíduos responsivos ou não responsivos à imunoterapia. Por meio de análise metagenômica, foi possível identificar que a diversidade α era significativamente maior entre os pacientes que respondiam à terapia, se comparados aos não responsivos, além da abundância da família *Faecalibacterium prausnitzii* entre os indivíduos com melhor resposta ao tratamento.[43]

De modo semelhante, Routy et al. compararam desfechos clínicos de pacientes submetidos a terapia anti-PD-1 em vigência ou não de antibioticoterapia e demonstraram que os indivíduos em uso do antibiótico apresentaram menor sobrevida que aqueles que não fizeram uso. Além disso, os pesquisadores identificaram a presença da cepa *Akkermansia muciniphila* como o fator mais significativo para potencializar a resposta da terapia e promover melhores desfechos no tratamento.[7]

A relevância translacional desses achados para humanos foi demonstrada em outras publicações,[3,5,6] embora a taxa de bactérias específicas associada à resposta tenha variado entre os estudos.

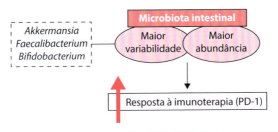

Figura 26.4. Representação da interação entre microbiota intestinal e resposta a imunoterapias (bloqueio do ponto de controle imunológico).

Conclusão

O entendimento da relação do microbioma com o sistema imunológico e o câncer estimulou o desenvolvimento de diversos estudos nos últimos anos. Grandes avanços foram alcançados, demonstrando que o microbioma intestinal pode interferir tanto na carcinogênese quanto na eficiência de resposta de terapias oncológicas. Nesse sentido, a manipulação da microbiota intestinal por meio da dieta e do uso de probióticos representa uma possibilidade de abordagem para favorecer o tratamento de alguns tipos de câncer.

Entretanto, a real compreensão da interação entre o hospedeiro, microbiota e sua interferência no sistema imunológico, depende de estudos analisando conjuntamente com a fisiologia e a fisiopatologia, alinhadas com a descrição acurada da microbiota em análises funcionais, focadas em testes enzimáticos nas fezes, transplantes fecais e abordagens metabolômicas descritivas. Dessa maneira, será possível decifrar como o ecossistema consegue compensar ou não as funções de vias envolvidas na interação simbiótica entre o hospedeiro e a microbiota intestinal.[44]

Além disso, cabe ressaltar a importância da individualização na recomendação do uso de probióticos na modulação da microbiota intestinal de pacientes oncológicos, dependendo do tipo de neoplasia, da terapia proposta e dos efeitos colaterais vivenciados pelo indivíduo, uma vez que diferentes cepas probióticas e diferentes doses exercem efeitos distintos no hospedeiro.[45]

Referências bibliográficas

1. Johansson ME, Jakobsson HE, Holmén-Larsson J, Schütte A, Ermund A, Rodríguez-Piñeiro AM, et al. Normalization of Host Intestinal Mucus Layers Requires Long-Term Microbial Colonization. Cell Host Microbe. 2015;18(5):582-92.
2. Spiljar M, Merkler D, Trajkovski M. The Immune System Bridges the Gut Microbiota with Systemic Energy Homeostasis: Focus on TLRs, Mucosal Barrier, and SCFAs. Front Immunol. 2017;8:1353.
3. Chaput N, Lepage P, Coutzac C, Soularue E, Le Roux K, Monot C, et al. Baseline gut microbiota predicts clinical response and colitis in metastatic melanoma patients treated with ipilimumab. Ann Oncol. 2017;28(6):1368-1379.
4. Frankel AE, Coughlin LA, Kim J, Froehlich TW, Xie Y, Frenkel EP, Koh AY. Metagenomic Shotgun Sequencing and Unbiased Metabolomic Profiling Identify Specific Human Gut Microbiota and Metabolites Associated with Immune Checkpoint Therapy Efficacy in Melanoma Patients. Neoplasia. 2017;19(10):848-855.
5. Gopalakrishnan V, Helmink BA, Spencer CN, Reuben A, Wargo JA. The Influence of the Gut Microbiome on Cancer, Immunity, and Cancer Immunotherapy. Cancer Cell. 2018;33(4):570-580.
6. Matson V, Fessler J, Bao R, Chongsuwat T, Zha Y, Alegre ML, et al. The commensal microbiome is associated with anti-PD-1 efficacy in metastatic melanoma patients. Science. 2018;359(6371):104-108.
7. Routy B, Le Chatelier E, Derosa L, Duong CPM, Alou MT, Daillère R, et al. Gut microbiome influences efficacy of PD-1-based immunotherapy against epithelial tumors. Science. 2018;359(6371):91-97.
8. Chen DS, Mellman I. Oncology meets immunology: the cancer-immunity cycle. Immunity. 2013;39(1):1-10.
9. Spitzer MH, Carmi Y, Reticker-Flynn NE, Kwek SS, Madhireddy D, Martins MM, et al. Systemic Immunity Is Required for Effective Cancer Immunotherapy. Cell. 2017;168(3):487-502.e15.
10. Kroemer G, Zitvogel L. Cancer immunotherapy in 2017: The breakthrough of the microbiota. Nat Rev Immunol. 2018;18(2):87-88.
11. Levy M, Kolodziejczyk AA, Thaiss CA, Elinav E. Dysbiosis and the immune system. Nat Rev Immunol. 2017;17(4):219-232.
12. Vétizou M, Pitt JM, Daillère R, Lepage P, Waldschmitt N, Flament C, et al. Anticancer immunotherapy by CTLA-4 blockade relies on the gut microbiota. Science. 2015;350(6264):1079-84.
13. Viaud S, Saccheri F, Mignot G, Yamazaki T, Daillère R, Hannani D, et al. The intestinal microbiota modulates the anticancer immune effects of cyclophosphamide. Science. 2013;342(6161):971-6.
14. Iida N, Dzutsev A, Stewart CA, Smith L, Bouladoux N, Weingarten RA, et al. Commensal bacteria control cancer response to therapy by modulating the tumor microenvironment. Science. 2013;342(6161):967-70.
15. McQuade JL, Daniel CR, Helmink BA, Wargo JA. Modulating the microbiome to improve therapeutic response in cancer. Lancet Oncol. 2019;20(2):e77-e91.
16. Georgiou M, Patapatiou G, Domoxoudis S, Pistevou-Gompaki K, Papanikolaou A. Oral Mucositis: understanding the pathology and management. Hippokratia. 2012;16(3):215-6.
17. Wilkes JD. Prevention and treatment of oral mucositis following cancer chemotherapy. Semin Oncol. 1998t;25(5):538-51.

Disbiose e Câncer: Prevenção e Tratamento com Probióticos

18. Moshkovska T, Mayberry J. It is time to test low level laser therapy in Great Britain. Postgrad Med J. 2005;81(957):436-41.

19. Das M. Probiotics for chemoradiotherapy-induced oral mucositis. Lancet Oncol. 2019;20(1):e14.

20. Demers M, Dagnault A, Desjardins J. A randomized double-blind controlled trial: impact of probiotics on diarrhea in patients treated with pelvic radiation. Clin Nutr. 2014;33(5):761-7.

21. Ciorba MA, Hallemeier CL, Stenson WF, Parikh PJ. Probiotics to prevent gastrointestinal toxicity from cancer therapy: an interpretive review and call to action. Curr Opin Support Palliat Care. 2015;9(2):157-62.

22. Ciorba MA, Riehl TE, Rao MS, Moon C, Ee X, Nava GM, et al. Lactobacillus probiotic protects intestinal epithelium from radiation injury in a TLR-2/cyclo-oxygenase-2-dependent manner. Gut. 2012;61(6):829-38.

23. Martín R, Chamignon C, Mhedbi-Hajri N, Chain F, Derrien M, Escribano-Vázquez U, et al. The potential probiotic Lactobacillus rhamnosus CNCM I-3690 strain protects the intestinal barrier by stimulating both mucus production and cytoprotective response. Sci Rep. 2019;9(1):5398.

24. Rao RK, Samak G. Protection and Restitution of Gut Barrier by Probiotics: Nutritional and Clinical Implications. Curr Nutr Food Sci. 2013;9(2):99-107.

25. Seth A, Yan F, Polk DB, Rao RK. Probiotics ameliorate the hydrogen peroxide-induced epithelial barrier disruption by a PKC- and MAP kinase-dependent mechanism. Am J Physiol Gastrointest Liver Physiol. 2008;294(4):G1060-9.

26. Timko J. Effect of probiotics on the fecal microflora after radiotherapy: a pilot study. Indian J Pathol Microbiol. 2013;56(1):31-5.

27. Delia P, Sansotta G, Donato V, Frosina P, Messina G, De Renzis C, et al. Use of probiotics for prevention of radiation-induced diarrhea. World J Gastroenterol. 2007;13(6):912-5.

28. Crawford PA, Gordon JI. Microbial regulation of intestinal radiosensitivity. Proc Natl Acad Sci U S A. 2005;102(37):13254-9.

29. Manichanh C, Varela E, Martinez C, Antolin M, Llopis M, Doré J, et al. The gut microbiota predispose to the pathophysiology of acute postradiotherapy diarrhea. Am J Gastroenterol. 2008;103(7):1754-61.

30. Ciorba MA, Stenson WF. Probiotic therapy in radiation-induced intestinal injury and repair. Ann N Y Acad Sci. 2009;1165:190-4.

31. Alexander JL, Wilson ID, Teare J, Marchesi JR, Nicholson JK, Kinross JM. Gut microbiota modulation of chemotherapy efficacy and toxicity. Nat Rev Gastroenterol Hepatol. 2017;14(6):356-365.

32. Montassier E, Gastinne T, Vangay P, Al-Ghalith GA, Bruley des Varannes S, Massart S, et al. Chemotherapy-driven dysbiosis in the intestinal microbiome. Aliment Pharmacol Ther. 2015;42(5):515-28.

33. Yu T, Guo F, Yu Y, Sun T, Ma D, Han J, et al. Fusobacterium nucleatum Promotes Chemoresistance to Colorectal Cancer by Modulating Autophagy. Cell. 2017;170(3):548-563.e16.

34. Shen S, Lim G, You Z, Ding W, Huang P, Ran C, et al. Gut microbiota is critical for the induction of chemotherapy-induced pain. Nat Neurosci. 2017;20(9):1213-6.

35. Wada M, Nagata S, Saito M, Shimizu T, Yamashiro Y, Matsuki T, et al. Effects of the enteral administration of Bifidobacterium breve on patients undergoing chemotherapy for pediatric malignancies. Support Care Cancer. 2010;18(6):751-9.

36. Wallace BD, Wang H, Lane KT, Scott JE, Orans J, Koo JS, et al. Alleviating cancer drug toxicity by inhibiting a bacterial enzyme. Science. 2010;330(6005):831-5.

37. Oh JZ, Ravindran R, Chassaing B, Carvalho FA, Maddur MS, Bower M, et al. TLR5-mediated sensing of gut microbiota is necessary for antibody responses to seasonal influenza vaccination. Immunity. 2014;41(3):478-92.

38. Zitvogel L, Daillère R, Roberti MP, Routy B, Kroemer G. Anticancer effects of the microbiome and its products. Nat Rev Microbiol. 2017;15(8):465-78.

39. American Cancer Society. Immune checkpoint inhibitors to treat cancer [internet]. United States of America; 2017. 14-16p. Available from: https://www.cancer.org/content/dam/CRC/PDF/Public/6678.00.pdf

40. Sivan A, Corrales L, Hubert N, Williams JB, Aquino-Michaels K, Earley ZM, et al. Commensal Bifidobacterium promotes antitumor immunity and facilitates anti-PD-L1 efficacy. Science. 2015;350(6264):1084-9.

CAPÍTULO 26

349

Parte 3: Alterações em Saúde, Disbiose e Terapia com Prebióticos, Probióticos e Simbióticos

41. Gong J, Chehrazi-Raffle A, Placencio-Hickok V, Guan M, Hendifar A, Salgia R. The gut microbiome and response to immune checkpoint inhibitors: preclinical and clinical strategies. Clin Transl Med. 2019;8(1):9.

42. Gharaibeh RZ, Jobin C. Microbiota and cancer immunotherapy: in search of microbial signals. Gut. 2019;68(3):385-8.

43. Gopalakrishnan V, Spencer CN, Nezi L, Reuben A, Andrews MC, Karpinets TV,. Gut microbiome modulates response to anti-PD-1 immunotherapy in melanoma patients. Science. 2018;359(6371):97-103.

44. Duboc H, Nguyen CC, Cavin JB, Ribeiro-Parenti L, Jarry AC, Rainteau D, et al. Roux-en-Y Gastric-Bypass and sleeve gastrectomy induces specific shifts of the gut microbiota without altering the metabolism of bile acids in the intestinal lumen. Int J Obes (Lond). 2019;43(2):428-31.

45. Bubnov RV, Spivak MY, Lazarenko LM, Bomba A, Boyko NV. Probiotics and immunity: provisional role for personalized diets and disease prevention. EPMA J. 2015;6(1):14.

Para saber mais

a. Doppalapudi R, Vundavalli S, Prabhat MP. Effect of probiotic bacteria on oral Candida in head and neck radiotherapy patients: A randomized clinical trial. J Cancer Res Ther. 2020;16(3):470-7.

Eixo Intestino-Microbioma-Cérebro na Saúde e nas Doenças Neurodegenerativas

Paulo Camiz
Daniel Ciampi de Andrade
Lin Tchia Yeng
Manoel Jacobsen Teixeira
Marcus Vinicius Zanetti

Introdução

Os progressos na interação bidirecional entre sistema nervoso central (SNC), trato gastrointestinal e a microbiota intestinal vem ganhando cada vez mais atenção na última década, seja por meio de estudos pré-clínicos ou em seres humanos. Em modelos animais, as modulações de comportamentos afetivos, sociais e de ingesta já estão bem estabelecidas.

Ainda há, entretanto, dificuldade em estabelecer a causalidade e a possibilidade de estender tais descobertas aos seres humanos. Alvos específicos e abordagens com probióticos, prebióticos ou pós-bióticos ainda precisam ser estabelecidos.

O foco deste capítulo é resgatar brevemente os achados que revelam essa sinalização bidirecional e discutir de que maneira isso irá se manifestar nas principais doenças neurodegenerativas.

Sinalização da microbiota ao cérebro

Conforme já explicitado no *Capítulo 8 - Microbiota Intestinal e Sistema Nervoso*, os principais mecanismos de interação estão representados a seguir. As Tabelas 27.1 e 27.2 exemplificam, respectivamente, as principais vias de sinalização do eixo microbiota intestinal-cérebro e metabólitos com potencial neuroativos, produzidos pelas bactérias intestinais.

Tais intermediários podem agir tanto diretamente nas células enteroendócrinas, enterocromafins e sistema imune para propagar seus sinais, mas outros intermediários são capazes de cruzar diretamente a barreira intestinal e a barreira hematoencefálica (BHE).

Parte 3: Alterações em Saúde, Disbiose e Terapia com Prebióticos, Probióticos e Simbióticos

Tabela 27.1. Efeitos sobre o sistema nervoso de metabólitos intestinais

Produto da microbiota	Efeito
Ácidos biliares secundários	• Regula metabolismo de glicose via FGF-19 • Suprime o eixo hipotálamo-hipófise-adrenal pela produção de FGF-19 • Liberação de GLP-1 e peptídeo YY (receptor TGR-5) • Síntese e liberação de 5-HT pelas células enterocromafins
Ácidos graxos de cadeia curta	• Modulação através de vias imunológicas, endocrinológicas, gala e humorais
Indol	• Síntese de Quinurenina através de ativação do AhR • Secreção de GLP-1 (interação com canais de potássio e NADH desidrogenase mitocondrial)
Ligantes TLR: LPS, Flagelina	• Síntese de CCK pelas células enterocromafins • Expressão in vitro de peptídio YY • Liberação in vitro de 5-HT pelas células enterocromafins

Fonte: Elaborada pelos autores, com base nas referências bibliográficas 1 a 11 indicadas ao final deste capítulo.

Tabela 27.2. Exemplos de metabólitos com potencial neuroativo produzidos por diferentes gêneros de bactérias intestinais

Microbiota	Metabólito	Efeito no SNC
Lactobacillus, Bifidobacterium	GABA	Distúrbios metabólicos causando ansiedade e depressão
Streptococcus, Escherichia, Enterococci, Enterococcus, Lactococcus, Lactobacillus	Serotonina	Regula emoções
Bacillus	Noradrenalina	Relacionado ao controle motor, cognitivo, memória, emoções e controle endocrinológico
Lactobacillus, Bacillus	Acetilcolina	Relacionado a memória e aprendizado
Lactobacillus, Lactococcus, Streptococcus, Enterococcus	Histamina	Regulação do sono e cognição
Clostridium, C. sporogenes	ÁcidoIndol 3-propiônico	Antioxidante, proteção neuronal
Bacteroides, Bifidobacterium, Propionibacterium, Eubacterium, Lactobacillus, Clostridium, Roseburia, Prevotella	Ácidos graxos de cadeia curta	Provêm energia para as células intestinais e afetam a função endotelial, bem como síntese e secreção de neurotransmissores
Cianobacterias (Filo)	Beta N Metilamino alanina	Neurotoxicidade
Bactérias gram-negativas	Endotoxina	Inflamação
Escherichia, Bacillus, Lactococus, Lactobacillus, Streptococcus	Dopamina	Parkinsonismo, humor
Micróbios formadores de esporos, Candida, Streptococcus, Enterococcus spp.	Promove a biossíntese de 5-HT	Aumenta motilidade intestinal

Fonte: Elaborada pelos autores, com base nas referências bibliográficas 12 a 21 indicadas ao final deste capítulo.

Barreiras à sinalização

Essencialmente, duas barreiras de funcionamento extremamente dinâmico influenciam o eixo intestino cerebral. A barreira intestinal e a BHE.

352

CAPÍTULO 27

A barreira intestinal consiste numa base epitelial de camada única conectadas por *tight junctions* e uma camada dinâmica de muco que contém IgA e peptídios antimicrobianos.[22] Em resposta a produtos microbianos específicos, receptores de reconhecimento de padrão do intestino podem aumentar as defesas, causar inflamação ou mesmo tolerância imunológica.[23,24] A camada de muco exterior é habitada por microrganismos comensais, que é bastante dinâmica e mantém o biofilme rico em glicoproteínas. Esse biofilme pode ser degradado por micróbios se houver períodos de baixa ingestão de fibras e a permeabilidade pode também sofrer influência de mediadores inflamatórios e da atividade do sistema nervoso simpático.[25-27]

A BHE consiste em células endoteliais interconectadas por *tight junctions*.[28] A microbiota intestinal pode influenciar essa permeabilidade modulando a expressão das *tight junctions*. Isso pode ocorrer pela sinalização via ácidos graxos de cadeia curta (AGCC) e modificações epigenéticas.[29]

Sinalização do cérebro para o intestino

O Sistema nervoso também influencia diretamente a microbiota, através da secreção luminal de mediadores endócrinos que interagem com receptores microbianos e indiretamente através da modulação do ambiente intestinal. A sinalização direta frequentemente envolve catecolaminas, cujas concentrações podem ser influenciadas por fatores físicos e psicológicos.

A sinalização indireta envolve o sistema nervoso autônomo.[30,31] De maneira bastante simplificada, é fácil entender que as mudanças na velocidade do trânsito intestinal irão afetar as quantidades de nutrientes e de água disponíveis para as bactérias bem como a eliminação/filtro (*clearance)* das bactérias. O sistema nervoso autônomo também atua diretamente nas células caliciformes, afetando a produção de muco e a permeabilidade intestinal.[32]

Aspectos relevantes a considerar na comunicação bidirecional intestino-cérebro

• Programação precoce das interações microbiota intestinal-cérebro

Os primeiros três anos de vida representam um período particularmente importante para o desenvolvimento do SNC, com muita sinaptogênese e mielinização.[33] Em paralelo, trata-se também de um período de importante desenvolvimento da nossa microbiota, tendo sido sugerido inclusive que as calorias armazenadas pelos micróbios tenham papel importante no desenvolvimento cerebral. Dessa forma, exposição a micróbios, dietas, estressores, antibióticos e outros fatores tenderão a moldar a microbiota (Figura 27.1) não só neste momento, mas também nos anos que estão por vir.

A via do parto também exerce grande influência na microbiota, porque representará praticamente a colonização inicial do intestino, seja através do contato inicial com a microbiota vaginal (rica nos gêneros Lactobacilos e *Prevotella*), e pela proximidade com micróbios fecais[35] ou, alternativamente, pelo contato com a microbiota da parede abdominal num parto pela via cesárea. Nesse último, o intestino seria colonizado por micróbios mais relacionados aos gêneros *Staphylococcus* e *Corynebacterium*.[36] Importante ressaltar que a microbiota vaginal sofre muitas alterações em resposta ao estresse (infecções ou psicossocial) materno e que isso também irá influenciar a microbiota do recém-nascido.[37]

A influência na microbiota também ocorre conforme a alimentação é realizada por aleitamento materno ou por fórmulas infantis, mostrando melhor neurodesenvolvimento e complexidade de uma microbiota de Bifidobactérias no grupo do aleitamento materno.[38-40] Destaque, nesse caso, para o grupo de carboidratos complexos denominados: os oligossacarídeos do leite humano.[41,42] Essas moléculas são grandes demais para serem absorvidas pelo intestino delgado e servem exclusivamente para a microbiota em desenvolvimento.

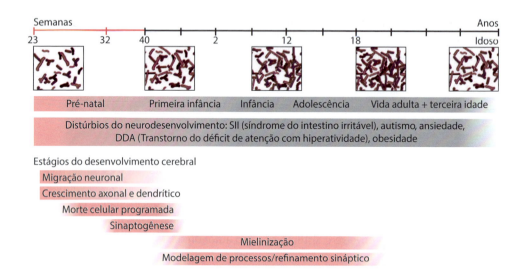

Figura 27.1. Correlação/Evolução da microbiota conforme faixa etária e doenças neurológicas.[34]
Fonte: Osadchiy V et al. Clinical Gastroenterology and Hepatology 2019. v. 17, nr. 2, p. 322-32.

Modulação da interação com o microbioma no adulto

Com o tempo, a microbiota tende a se tornar mais estável e resistente a perturbações de longo prazo. De maneira semelhante, as redes neurais também estabilizam. Apesar dessa estabilidade, as sinalizações para o sistema nervoso podem ser alteradas significativamente pelo uso de antibióticos e outros medicamentos, dieta, suplementos (ômega-3, por exemplo), pré- e probióticos e estresse crônico.

O uso de longo prazo de antibióticos por roedores mostrou-se associado a alterações químicas e comportamentais. Houve declínio nos níveis séricos de triptofano, quinurenina e metabólitos cerebrais de serotonina, bem como nas concentrações de vasopressina e ocitocina no hipotálamo.[43] Além disso, estudos caso controle mostraram risco aumentado de depressão e ansiedade em populações com uso recorrente de antibióticos.[44]

A dieta pode induzir mudanças na microbiota e expressão gênica em adultos, mas aparentemente de maneira não duradoura, o que revela grande resiliência da microbiota hospedeira.[45] Nem sempre um aumento no consumo de fibras irá reverter a abundância e diversidade de bactérias em situações de baixo consumo prévio de fibras por um longo período. Similarmente, crianças que ingeriram poucas fibras parecem ter melhora apenas parcial quando estas foram introduzidas na vida adulta.[46,47] O famoso caso da tribo Hadza, no leste africano, que recebe grande quantidade de turistas do mundo ocidental visando e conseguindo, ao menos enquanto adotam o estilo de vida local, controle de doenças, foi estudado nesse quesito. Constatou-se que as variações sazonais na alimentação acarretam alterações de diversidade, estrutura e função da microbiota.[48] Interessante notar que tal mudança no microbioma implica também em mudanças na arquitetura da substância branca,[49] havendo maior ou menor representatividade de determinadas estruturas a depender da composição da microbiota intestinal. Isso será novamente abordado no quesito da síndrome do intestino irritável.[50,51]

Prebióticos e probióticos podem modular a função cerebral e o comportamento, o que inclusive levou ao termo *psicobióticos*.[52]

Interações com o sistema imune ao longo do desenvolvimento cerebral

Embora não seja o escopo principal deste capítulo, é fundamental relembrar a importância da interação da microbiota intestinal e as células da glia. Os ácidos graxos de cadeia curta produzidos pelas bactérias intestinais (a partir da fermentação de fibras alimentares) atuam na promoção do amadurecimento e funcionamento adequado das células da micróglia (os macrófagos cerebrais).[53] Com relação aos astrócitos, cujas funções são relacionadas à homeostase, clareamento de neurotransmissores, armazenamento de glicogênio e manutenção da BHE, o que se destaca é a sinalização através dos indóis. Os indóis atuam como agonistas do receptor aril hidrocarboneto (AhR), que atuam na sinalização do Interferon tipo 1 astrocitário apresentando, assim, uma importante função neuromoduladora. De maneira geral, o triptofano não digerido é convertido em indóis pela enzima triptofanase, presente exclusivamente nas bactérias.[54]

Implicações clínicas e doenças

Síndrome do intestino irritável

Há grande quantidade de estudos revelando alterações na composição fecal de pacientes com síndrome do intestino irritável (SII). Inclusive, faz-se importante notar a separação nos seus subgrupos (com predomínio diarreico, obstipação ou misto), faixa etária (pediatria e adultos) e compartimento (mucosa e fecal).[50] Um desses estudos identificou, inclusive, pacientes com SII que apresentavam um padrão de microbiota semelhante ao de controles saudáveis[51] (Figura 27.2), o que poderia dar origem a novos critérios diagnósticos para essa síndrome e, mais ainda, explicar o motivo de diferentes padrões de resposta ao tratamento com probióticos, probióticos e antibióticos.

Do ponto de vista neurológico, o que se faz fundamental ressaltar é que apenas o grupo que recebeu diagnóstico de SII e possuía alteração de microbiota intestinal apresentou diferença nas volumetrias de determinadas regiões cerebrais em relação aos controles saudáveis.[51] De maneira geral, as alterações constatadas foram a de redução relativa dos gêneros Bifidobactérias e Lactobacilos e, ao nível dos filos, aumento da razão *Firmicutes/Bacteroidetes*.

Doença de Parkinson e parkinsonismos atípicos

Em anos recentes, a hipótese de que a doença de Parkinson tem origem no intestino e de lá se propaga para o cérebro vem ganhando maior projeção. As vias de difusão da alfa-sinucleína, o aumento da permeabilidade a toxinas ambientais ou a inflamação sistêmica com resposta imune intestinal são caminhos fisiopatológicos que vem sendo debatidos.[55-59]

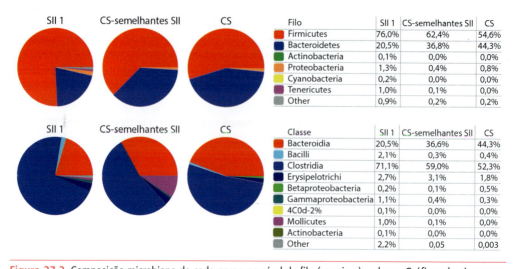

Figura 27.2. Composição microbiana de cada grupo no nível de filo (em cima) e classe. Gráficos de pizza mostram a proporção de leituras em cada filo e cada classe (em baixo) para SII1, CS-semelhantes SII e CS.
Fonte: Labus JS et al. Differences in gut microbial composition correlate with regional brain volumes in irritable bowel syndrome. Microbiome 2017;5:49.

O papel dos AGCC, ainda que controverso, é uma das principais teorias discutidas acerca da fisiopatologia dessa síndrome. Já foi demonstrado que o perfil de bactérias nos portadores da doença é de muito menor abundância nas bactérias produtoras de AGCC, quando comparados a controles saudáveis. Mais do que isso, a administração do AGCC butirato em modelos animais de Parkinson levaram a melhora do déficit motor e também da deficiência de dopamina.[60-62] Entretanto, num modelo animal onde havia maior expressão de alfa-sinucleína (como num modelo com predisposição genética), a administração de AGCC por via oral levou a piora da neuroinflamação e dos déficits motores.[63]

Baseado na importante conexão direta entre o intestino e o cérebro através do nervo vago, o transporte retrógrado de substâncias do intestino para o cérebro não dependeria do filtro da BHE. Isso foi demonstrado num modelo animal em que a alfa-sinucleína, componente dos corpúsculos de Lewy e marca registrada da doença de Parkinson, era transportada via nervo vago até o núcleo dorsal motor do tronco cerebral. Tal mecanismo seria dependente dos microtúbulos celulares.[64]

A referência mais completa vem de um estudo italiano conduzido entre 2014 e 2017 com a análise de 350 indivíduos com todo o espectro das formas parkinsonianas (típicas e atípicas).[65]

Quando se compararam doentes com Parkinson e controles saudáveis, tanto o filo *Verrucomicrobia* como o gênero *Akkermansia* foram, duas vezes mais abundantes no grupo dos parkinsonianos. Neste grupo, observou-se incremento em *Proteobacteria*, *Enterobacteriaceae*, *Christensenellaceae*, *Lactobacillaceae* (também maior nos que ingeriam fibras), *Coriobacteriaceae*, *Bifidobacteriaceae* e *Parabacteroides* (e gêneros relacionados). Ainda no grupo com Parkinson, constatou-se redução em *Lachnospiraceae*, particularmente no gênero *Roseburia* (também mais baixa nos que ingeriam fórmulas a base de leite). A análise multivariada isolou duas classes de drogas como potenciais fatores de confusão, os inibidores da catecol-O-metiltransferase (COMT) e os inibidores de bomba de prótons.

Destaque destes achados é a constatação de que o gênero *Roseburia*, uma linhagem importante produtora de AGCC, encontrava-se em baixas quantidades em portadores de doença de Parkinson desde o início do tratamento (em todas as fases da doença).

Com o passar do tempo e a progressão da doença, constatou-se aumento na abundância de *Lactobacillaceae* e *Akkermansiae* e diminuição ainda maior de *Lachnospiraceae* (*Roseburia*) (Tabela 27.3).

Os inibidores de COMT influenciaram as concentrações de Firmicutes no nível dos filos, *Lachnospiraceae*, no nível da família (*Roseburia*, no nível do gênero), e *Ruminococcaceae* também no nível da família, que abrange em destaque a espécie *Faecalibacterium prausnitzii*. Curiosamente, todas são produtoras de butirato. Tudo isso também pode levar ao questionamento de que tais alterações se dariam por se tratar de doença mais avançada, quando o uso dessa classe de medicamentos faz-se necessário, ou por inibição por contra regulação de bactérias produtoras de AGCC.

Tabela 27.3. Associação entre sintomas motores e não motores e a abundância relativa de famílias e gêneros bacterianos[65]

Variável	Taxonomia		Efeito[a]		
	Filo família	Gênero	Adj. Diff. (SE)	OR (95% IC)	P valor
Escore total NMQuest, média (DP)	Christensene liacese	Unclass. Christensenellaceae	0,80 (0,37)	-	.032
			0,75 (0,36)	-	.042
Deficiência intelectual, n (%)	Lactobacillaceae	Lactobacillus	-	1.66[1.04-2.64]	.033
			-	1.63[1.04-2.56]	.032
Escore total UPDRS parte III, média (DP)	Lactobacillaceae	Lactobacillus	1.87 (0.88)	-	.036
			2.18 (0.87)	-	.013
Escore não dopaminérgico UPDRS parte III, média (DP)	Lactobacillaceae	Unclass. Lachnospiraceae	-0.47 (0.22)	-	.033
			0.47 (0.23)	-	.042
		Lactobacillus	0.52 (0.23)	-	.028
Perturbação da marcha, n (%)	Lactobacillaceae	Unclass. Lachnospiraceae	-	0.54 [0.35-0.82]	.004
			-	0.68 [0.45-1.00]	.048
Instabilidade postural, n (%)	Lactobacillaceae	Unclass. Lachnospiraceae	-	0.40 [0.22-0.73]	.003
			-	1.65 [1.03-2.93]	0.39
		Lactobacillus	-	1.62 [1.02-2.81]	.046

DP: Desvio Padrão; NMSQues: Nonmotor Symptoms Questionnaire; OR: odds ratio; 95% IC: 95% intervalo de confiança; Unclass.: unclassified.

[a] O efeito foi computado para o aumento dos quartis referentes a abundância taxonômica relativa utilizando modelos de regressão e as seguintes variáveis de ajuste: idade, sexo, fumante ativo, aleitamento materno, constipação, ingestão proteica (g/kg/dia), razão proteína animal/vegetal, ingestão de álcool (g/dia), ingestão de fibras (g/dia), razão fibra insolúvel/solúvel, ingestão hídrica (mL/dia), uso de inibidores de catecol-O-metiltransferases, ingestão de café, uso de inibidores de bomba de prótons, LEDD total e status genético (recessivo). Nos casos das variáveis clínicas utilizadas em escalas contínuas, foi empregado modelo de regressão linear com transformação logarítmica (se necessário), enquanto para valores dicotômicos, foram reportados os valores de OR a partir de modelos de regressão com transformação logarítmica. Em todos os modelos, foi utilizada a taxa de abundância relativa do primeiro quartil da distribuição como o grupo referência.

Fonte: traduzida de Barichella M et al. Unraveling gut microbiota in Parkinson's disease and atypical parkinsonism. Mov Disord. 2019 Mar;34(3):396-405.

Conforme detalhado na Tabela 27.3, os sintomas não motores mais severos estiveram associados à maior abundância da família *Christensenellaceae*. Também foram constatados elevação de *Lactobacillaceae* e redução de *Lachnospiraceae*, com piora no desempenho intelectual, bem como piores sintomas motores e características não dopaminérgicas, como distúrbios axiais e de marcha, bem como instabilidade postural.

Em se tratando das formas atípicas de Parkinson – atrofia de múltiplos sistemas (MAS) e paralisia supranuclear progressiva (PSP) – os achados foram semelhantes aos dos pacientes portadores das formas típicas de Parkinson, com algumas exceções. Na MAS, o gênero *Roseburia* não se mostrou menos abundante, mas as bactérias da família *Ruminococcacea* mostraram-se bastante reduzidas. Em PSP, observou-se menores níveis de *Streptococcaceae*.

Considerando o grupo de portadores de doença de Parkinson, faz-se necessário mencionar, no que tange às vias metabólicas, a importância de um aumento real do processamento no sistema de ubiquitinas, que está relacionado à formação de agregados de alfa-sinucleína na parede intestinal e também ao aumento da regulação de vias de degradação de xenobióticos, ambos achados compatíveis com estudos prévios.[66] Esses estudos, ainda que complexos considerando-se as grandes quantidades das vias metabólicas das bactérias, investigaram apenas casos novos de doença de Parkinson e explicam, entre outras coisas, o risco aumentado de pacientes terem tido exposição prévia a pesticidas e solventes.

Alzheimer e outras síndromes demenciais

As vitaminas do complexo B, em especial a vitamina B12, encontram-se diretamente relacionadas a quadros demenciais. Constatou-se que determinadas cepas de bactérias podem ser produtoras diretas dessas vitaminas e inclusive da B12, que teria como fonte dietética essencialmente as proteínas de origem animal. Uma população que não ingere em absoluto esses alimentos poderia assim absorvê-las por uma produção direta de determinadas bactérias na luz intestinal.[67]

Com relação especificamente ao Alzheimer, pode-se pensar nos mecanismos de alteração de microbiota intestinal como relacionados a principalmente:

1. Modulação do depósito de proteína amiloide;
2. As alterações de permeabilidade da BHE;
3. Na regulação da neurogênese hipocampal.

De maneira geral, todos os mecanismos propostos para relacionar o tema da microbiota a esta patologia irão referir-se a esses mecanismos, que frequentemente estarão correlacionados entre si (ver Figura 27.3).

Conforme citado na situação da doença de Parkinson, o nervo vago faz uma ligação direta que independe da BHE entre o intestino e o cérebro. Ainda que o mecanismo de dispersão de amiloide produzido por bactérias através do vago não seja tão claro como na doença de Parkinson, é fato que a quebra de conexão entre as vias neuronais retarda a dispersão do amiloide dentro do cérebro.[69] Também se mostrou que algumas bactérias específicas podem produzir amiloide e este se difundir diretamente via nervo vago por um mecanismo semelhante ao priônico.[70] Outro mecanismo de modulação do depósito de amiloide foi demonstrado através do metabólito bacteriano intestinal, TMAO (trimetilamina). Esse metabólito (TMAO) encontra-se elevado em pacientes idosos com DA e, quando depletado, diminuiu os níveis hipocampais de amiloide.[71]

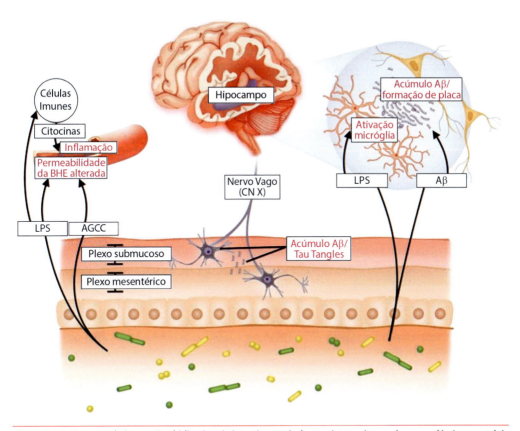

Figura 27.3. Resumo de interações bidirecionais intestino – cérebro – sistema imune (neuroendócrina, metabólica e imune).[68]

Fonte: Sun M, Ma K, Wen J, Wang G, Zhang C, Li Q, Bao X, Wang H. A Review of the Brain-Gut-Microbiome Axis and the Potential Role of Microbiota in Alzheimer's Disease. J Alzheimers Dis. 2020;73(3):849-65.

Ainda que a própria proteína amiloide afete a permeabilidade da BHE, a inflamação proporcionada por estímulos diretos a micróglia por endotoxinas (LPS) pode ser atenuada através da fermentação de AGCC.[72]

O dogma de que a neurogênese cessa depois da vida adulta já foi amplamente refutado e ainda que isso ocorra em menor escala no hipocampo após o período da adolescência,[73] há progressivo suporte científico de que ele possa ocorrer. Como modulador da neurogênese hipocampal, destaca-se o BDNF (*Brain Derived Neurotrophic Factor* ou fator neurotrófico de origem cerebral). Esse fator de crescimento produzido no cérebro age como o principal mediador da neurogênese. A relação com a microbiota foi demonstrada à comparação com ratos livres de bactérias e controles, revelando não apenas menores índices de BDNF em ratos desprovidos da microbiota intestinal, que se reverteu após a colonização por germes inclusive com melhora do comportamento cognitivo.[74]

Relacionado a todos os mecanismos acima propostos, impossível abordar a questão da doença de Alzheimer sem relacionar a alguns fatores que têm ligação direta com a microbiota intestinal. A referência se faz à obesidade e ao termo que vem se cunhando cada vez mais para Alzheimer como sendo a Diabetes tipo-3.[75] Não será aprofundada especificamente a questão da obesidade nesse momento, visto que há um capítulo específico para isso, mas sim as possíveis conexões com a Doença de Alzheimer. Modelos recentes propõem que a doença de Alzheimer possa se desenvolver em decorrência de um aumento na resistência à insulina, o que impediria a captação adequada de lípides pelo cérebro, estimulando então a produção local neste órgão. Isso levaria à inflamação e aumento do estresse local, com consequente degeneração neuronal e o aparecimento das síndromes demenciais.[76,77] Em estudos nos quais a via da insulina foi bloqueada no cérebro de cobaias, observou-se degeneração neuronal e aparecimento de marcadores de Alzheimer. Mais do que isso, provou-se que o DM tipo 2 e a Doença de Alzheimer, quando associadas, tendem a agravar uma a outra. Esse problema metabólico está relacionado ao maior e mais acelerado depósito de amiloide e à inflamação crônica e consequente aumento da permeabilidade da BHE.

Abordando a questão das vias metabólicas envolvidas no desenvolvimento da DA, faz-se importante destacar a alteração na via da glicoproteína P. Um estudo conduzido pelo grupo da Universidade de Massachusetts[71] comparou a microbiota de idosos institucionalizados com Alzheimer, demências não Alzheimer e não portadores de demência. Os resultados principais e com significância estatística estão representados na Figura 27.4.

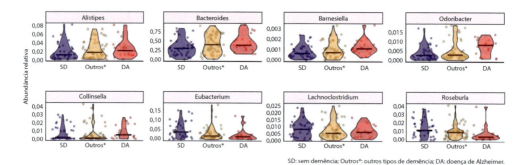

Figura 27.4. Abundância relativa de gêneros à comparação de demências de Alzheimer, demências não Alzheimer e pacientes sem demência.[71] Composição do microbioma difere em nível de gênero entre idosos com Doença de Alzheimer, sem demência e outros tipos de demência, após ajuste de covariáveis clínicas. Foi empregado modelo de regressão de efeito misto generalizado para predizer as proporções de gêneros bacterianos em função da idade, má nutrição, fragilidade, medicamentos e estado de demência (SD/DA/outros). A identificação do paciente foi utilizada como efeito aleatório para considerar a natureza repetida das amostras. Gêneros bacterianos com média da abundância relativa maior que 0,1% foram significativamente associados à doença de Alzheimer (DA) e outros tipos de demência (outros) quando comparados aos indivíduos sem demência (SD). Apenas os gêneros com p valor < 0,05 foram apresentados, com a abundância relativa no eixo y.
Fonte: Haran JP, Bhattarai SK, Foley SE, Dutta P, Ward DV, Bucci V, McCormick BA. 2019. Alzheimer's disease microbiome is associated with dysregulation of the anti-inflammatory P-glycoprotein pathway. mBio 10:e00632-19.

Foi demonstrado um padrão simbiótico entre os portadores de Alzheimer, com a presença de bactérias que produzem baixa quantidade de butirato, o principal nutriente das células intestinais e com importante papel imunomodulador sistêmico e cerebral. Nesse estudo também foi realizada uma cultura de tecidos epiteliais na presença do sobrenadante fecal de indivíduos com e sem demência. Com isso foi possível demonstrar que as amostras fecais dos portadores de DA induzem menor expressão da glicoproteína P. Essa proteína de membrana está relacionada a resistência a toxinas externas e tem expressão não apenas nas células intestinais, mas também no endotélio da BHE, onde contribui para o *clearance* de proteína amiloide do SNC.

Um estudo realizado em modelos animais de Alzheimer em na fase inicial da doença,[78] comparou a evolução da doença entre o grupo intervenção, que recebeu um probiótico, o SLAB51, composto por 9 cepas bacterianas: (*Streptococcus thermophilu*s, Bifidobactérias (*B. longum, B. breve, B. infantis*), Lactobacilos (*L. acidophilus, L plantarum, L. paracasei, L. delbrueckii subsp. bulgaricus, L. brevis*) dissolvido em água, e o grupo controle, que recebia placebo (apenas água). Foram analisados parâmetros clínicos (cognição/comportamento), hormonais (grelina, GLP-1, leptina e GIP), anatômicos (grau de atrofia de hipocampo), patológicos (depósito de proteína amiloide no cérebro) e relacionados a microbiota em si, entre outros ao longo de 4 meses (Tabela 27.4).

Tabela 27.4. Diferença na quantidade de ácidos graxos de cadeia curta (acetato, propionato e butirato) entre os pacientes com Alzheimer que receberam ou não o probiótico SLAB51[78]

	Ácido acético	Ácido propiônico	Ácido butírico	Total AGCC
	(mmol/kg)			
Controle DA	$26,64^a \pm 5,66$	$8,53^a \pm 2,91$	$4,15^a \pm 4,15$	$39,31^a \pm 11,61$
DA + SLAB51	$42,62^b \pm 2,23$	$13,65^b \pm 3,30$	$15,52^b \pm 7,81$	$71,79^b \pm 12,03$

Concentração fecal de ácidos graxos de cadeia curta (AGCC) (mmol/kg) ± desvio padrão em camundongos 3×TgDA com 24 semanas de idade. Letras diferentes na mesma coluna indicam diferenças significativas (p < 0,05, one-way ANOVA e teste de Tukey pareado).
Fonte: traduzida de: Bonfili L et al. Microbiota modulation counteracts Alzheimer's disease progression influencing neuronal proteolysis and gut hormones plasma levels. Sci Rep. 2017 May 25;7(1):2426.

Ainda que tenha sido realizado em animais, abre-se margem importante para abordar o tópico em estudos futuros com seres humanos, visto que houve retardo na progressão da doença no grupo intervenção e, conforme mostra a Tabela 27.4, a produção de ácidos graxos de cadeia curta pode ter sido o grande diferencial com a administração do probiótico.

Dada a alta e crescente prevalência da doença de Alzheimer com o envelhecimento, outra abordagem para estudo possível seria focar nas próprias alterações da microbiota relacionadas ao envelhecimento. Além de perda de diversidade, há também redução relativa de bactérias comensais como *Bacteroides*, Bifidobactérias e Lactobacilos e aumento relativo de bactérias oportunistas e potencialmente patogênicas, como *Enterobacteria, C. perfringens* e *C. difficile.*

Esclerose lateral amiotrófica

O principal estudo[79] que comparou a composição de microbiota de indivíduos portadores de ELA com controles normais não revelou nenhum padrão de alteração quando comparado a controles saudáveis. Dessa forma, as evidências ainda são limitadas para esta condição e ainda não foi possível estabelecer uma identidade de microbiota como marcador em potencial desta doença.

Conclusões e perspectivas futuras

Os dados dos estudos atuais proporcionam vasta possibilidade de discussão e diversas propostas de abordagens direcionadas ao intestino visando da melhora de diversas doenças neurológicas. Ainda que estudos em animais sugiram a possibilidade de abordagem através de pré e/ou probióticos (psicobióticos), ainda há grande carência de ensaios clínicos controlados em seres humanos. Já se começa, entretanto, conforme explicitado ao longo deste capítulo, a identificar

Parte 3: Alterações em Saúde, Disbiose e Terapia com Prebióticos, Probióticos e Simbióticos

progressivamente uma identidade de microbiota para cada doença neurológica. E essa pode ser, também, uma abordagem profilática em estudos futuros. Intervenções no início da vida podem ter efeitos de longo prazo e a abordagem dessas resilientes bactériass da microbiota intestinal certamente serão o desafio dos anos e estudos vindouros. A pergunta que ainda permanece é: podemos focar no microbioma para o tratamento das doenças neurológicas?

Referências bibliográficas

1. Marcelin G, Jo YH, Li X, Schwartz GJ, Zhang Y, Dun NJ, et al. Central action of FGF19 reduces hypothalamic AGRP/NPY neuron activity and improves glucose metabolism. Mol Metab. 2013;3(1):19-28.
2. Ryan KK, Kohli R, Gutierrez-Aguilar R, Gaitonde SG, Woods SC, Seeley RJ. Fibroblast growth factor-19 action in the brain reduces food intake and body weight and improves glucose tolerance in male rats. Endocrinology. 2013;154(1):9-15.
3. Perry RJ, Lee S, Ma L, Zhang D, Schlessinger J, Shulman GI. FGF1 and FGF19 reverse diabetes by suppression of the hypothalamic-pituitary-adrenal axis. Nat Commun. 2015;6:6980.
4. Bala V, Rajagopal S, Kumar DP, Nalli AD, Mahavadi S, Sanyal AJ, et al. Release of GLP-1 and PYY in response to the activation of G protein-coupled bile acid receptor TGR5 is mediated by Epac/PLC-ε pathway and modulated by endogenous H2S. Front Physiol. 2014;5:420.
5. Cani PD, Lecourt E, Dewulf EM, Sohet FM, Pachikian BD, Naslain D, et al. Gut microbiota fermentation of prebiotics increases satietogenic and incretin gut peptide production with consequences for appetite sensation and glucose response after a meal. Am J Clin Nutr. 2009;90(5):1236-43.
6. Xiong Y, Miyamoto N, Shibata K, Valasek MA, Motoike T, Kedzierski RM, et al. Short-chain fatty acids stimulate leptin production in adipocytes through the G protein-coupled receptor GPR41. Proc Natl Acad Sci U S A. 2004;101(4):1045-50.
7. Chimerel C, Emery E, Summers DK, Keyser U, Gribble FM, Reimann F. Bacterial metabolite indole modulates incretin secretion from intestinal enteroendocrine L cells. Cell Rep. 2014;9(4):1202-8.
8. Vogel CF, Goth SR, Dong B, Pessah IN, Matsumura F. Aryl hydrocarbon receptor signaling mediates expression of indoleamine 2,3-dioxygenase. Biochem Biophys Res Commun. 2008;375(3):331-5.
9. Palazzo M, Balsari A, Rossini A, Selleri S, Calcaterra C, Gariboldi S, et al. Activation of enteroendo-crine cells via TLRs induces hormone, chemokine, and defensin secretion. J Immunol. 2007;178(7): 4296-303.
10. Larraufie P, Doré J, Lapaque N, Blottière HM. TLR ligands and butyrate increase Pyy expression through two distinct but inter-regulated pathways. Cell Microbiol. 2017;19(2).
11. Kidd M, Gustafsson BI, Drozdov I, Modlin IM. IL1beta- and LPS-induced serotonin secretion is increased in EC cells derived from Crohn's disease. Neurogastroenterol Motil. 2009;21(4):439-50.
12. Barrett E, Ross RP, O'Toole PW, Fitzgerald GF, Stanton C. γ-Aminobutyric acid production by culturable bacteria from the human intestine. J Appl Microbiol. 2012;113(2):411-7.
13. Shishov VA, Kirovskaia TA, Kudrin VS, Oleskin AV. [Amine neuromediators, their precursors, and oxidation products in the culture of Escherichia coli K-12]. Prikl Biokhim Mikrobiol. 2009;45(5):550-4.
14. Özogul F. Effects of specific lactic acid bacteria species on biogenic amine production by foodborne pathogen. Int J Food Sci Technol. 2011; 46:478-84.
15. Kawashima K, Misawa H, Moriwaki Y, Fujii YX, Fujii T, Horiuchi Y, et al. Ubiquitous expression of acetylcholine and its biological functions in life forms without nervous systems. Life Sci. 2007;80(24-25):2206-9.
16. Thomas CM, Hong T, van Pijkeren JP, Hemarajata P, Trinh DV, Hu W, et al. Histamine derived from probiotic Lactobacillus reuteri suppresses TNF via modulation of PKA and ERK signaling. PLoS One. 2012;7(2):e31951.
17. Bendheim PE, Poeggeler B, Neria E, Ziv V, Pappolla MA, Chain DG. Development of indole-3-propionic acid (OXIGON) for Alzheimer's disease. J Mol Neurosci. 2002;19(1-2):213-7.
18. Russell WR, Hoyles L, Flint HJ, Dumas ME. Colonic bacterial metabolites and human health. Curr Opin Microbiol. 2013;16(3):246-54.
19. Bradley WG, Mash DC. Beyond Guam: the cyanobacteria/BMAA hypothesis of the cause of ALS and other neurodegenerative diseases. Amyotroph Lateral Scler. 2009;10 Suppl 2:7-20.

20. Wang X, Quinn PJ. Endotoxins: lipopolysaccharides of gram-negative bacteria. Subcell Biochem. 2010;53:3-25.
21. Yano JM, Yu K, Donaldson GP, Shastri GG, Ann P, Ma L, et al. Indigenous bacteria from the gut microbiota regulate host serotonin biosynthesis. Cell. 2015;161(2):264-76.
22. Kelly JR, Kennedy PJ, Cryan JF, Dinan TG, Clarke G, Hyland NP. Breaking down the barriers: the gut microbiome, intestinal permeability and stress-related psychiatric disorders. Front Cell Neurosci. 2015;9:392.
23. Ivanov II, Atarashi K, Manel N, Brodie EL, Shima T, Karaoz U, et al. Induction of intestinal Th17 cells by segmented filamentous bacteria. Cell. 2009;139(3):485-98.
24. Round JL, Lee SM, Li J, Tran G, Jabri B, Chatila TA, et al. The Toll-like receptor 2 pathway establishes colonization by a commensal of the human microbiota. Science. 2011;332(6032):974-7.
25. Desai MS, Seekatz AM, Koropatkin NM, Kamada N, Hickey CA, Wolter M, et al. A Dietary Fiber-Deprived Gut Microbiota Degrades the Colonic Mucus Barrier and Enhances Pathogen Susceptibility. Cell. 2016;167(5):1339-1353.e21.
26. Al-Sadi RM, Ma TY. IL-1beta causes an increase in intestinal epithelial tight junction permeability. J Immunol. 2007;178(7):4641-9.
27. Santos J, Saunders PR, Hanssen NP, Yang PC, Yates D, Groot JA, et tal. Corticotropin-releasing hormone mimics stress-induced colonic epithelial pathophysiology in the rat. Am J Physiol. 1999;277(2):G391-9.
28. Braniste V, Al-Asmakh M, Kowal C, Anuar F, Abbaspour A, Tóth M, et al. The gut microbiota influences blood-brain barrier permeability in mice. Sci Transl Med 2014;6:263ra158.
29. Brown AJ, Goldsworthy SM, Barnes AA, Eilert MM, Tcheang L, Daniels D, et al. The Orphan G protein--coupled receptors GPR41 and GPR43 are activated by propionate and other short chain carboxylic acids. J Biol Chem. 2003;278(13):11312-9.
30. Mayer EA. Gut feelings: the emerging biology of gut-brain communication. Nat Rev Neurosci. 2011;12:453-6.
31. Aguilera M, Vergara P, Martinez V. Stress and antibiotics alter luminal and wall-adhered microbiota and enhance the local expression of visceral sensory-related systems in mice. Neuro gastro enterol Motil. 2013;25:e515-29.
32. Houlden A, Goldrick M, Brough D, Vizi ES, Lénárt N, Martinecz B, et al Brain injury induces specific changes in the caecal microbiota of mice via altered autonomic activity and mucoprotein production. Brain Behav Immun. 2016;57:10-20.
33. Lloyd-Price J, Abu-Ali G, Huttenhower C. The healthy human microbiome. Genome Med 2016;8:51.
34. Osadchiy V, Martin CR, Mayer EA. The Gut-Brain Axis and the Microbiome: Mechanisms and Clinical Implications. Clin Gastroenterol Hepatol. 2019;17(2):322-332.
35. Dominguez-Bello MG, Costello EK, Contreras M, Magris M, Hidalgo G, Fierer N, Knight R. Delivery mode shapes the acquisition and structure of the initial microbiota across multiple body habitats in newborns. Proc Natl Acad Sci U S A. 2010;107(26):11971-5.
36. Dominguez-Bello MG, De Jesus-Laboy KM, Shen N, Cox LM, Amir A, Gonzalez A, Bokulich NA, et al. Partial restoration of the microbiota of cesarean-born infants via vaginal microbial transfer. Nat Med. 2016;22(3):250-3.
37. Jašarević E, Howerton CL, Howard CD, Bale TL. Alterations in the Vaginal Microbiome by Maternal Stress Are Associated With Metabolic Reprogramming of the Offspring Gut and Brain. Endocrinology. 2015;156(9):3265-76.
38. Thum C, Cookson AL, Otter DE, McNabb WC, Hodgkinson AJ, Dyer J, et al. Can nutritional modulation of maternal intestinal microbiota influence the development of the infant gastrointestinal tract? J Nutr. 2012;142(11):1921-8.
39. Fan W, Huo G, Li X, Yang L, Duan C. Impact of diet in shaping gut microbiota revealed by a comparative study in infants during the six months of life. J Microbiol Biotechnol. 2014;24(2):133-43.
40. Roger LC, Costabile A, Holland DT, Hoyles L, McCartney AL. Examination of faecal Bifidobacterium populations in breast- and formula-fed infants during the first 18 months of life. Microbiology. 2010;156:3329-3341.
41. Marcobal A, Sonnenburg JL. Human milk oligosaccharide consumption by intestinal microbiota. Clin Microbiol Infect 2012; 18(Suppl 4):12-15.

Parte 3: Alterações em Saúde, Disbiose e Terapia com Prebióticos, Probióticos e Simbióticos

42. Bauer J, Gerss J. Longitudinal analysis of macronutrients and minerals in human milk produced by mothers of preterm infants. Clin Nutr 2011;30:215-20.

43. Desbonnet L, Clarke G, Traplin A, O'Sullivan O, Crispie F, Moloney RD, et al. Gut microbiota depletion from early adolescence in mice: implications for brain and behaviour. Brain Behav Immun 2015;48:165-73.

44. Lurie I, Yang YX, Haynes K, Mamtani R, Boursi B. Antibiotic exposure and the risk for depression, anxiety, or psychosis: a nested case-control study. J Clin Psychiatry 2015;76:1522-8.

45. David LA, Maurice CF, Carmody RN, Gootenberg DB, Button JE, Wolfe BE, et al. Diet rapidly and reproducibly alters the human gut microbiome. Nature 2014; 505:559-63.

46. Sonnenburg ED, Smits SA, Tikhonov M, Higginbottom SK, Wingreen NS, Sonnenburg JL. Diet-induced extinctions in the gut microbiota compound over generations. Nature 2016;529:212-5.

47. Wu GD, Chen J, Hoffmann C, Bittinger K, Chen YY, Keilbaugh SA, et al. Linking long-term dietary patterns with gut microbial enterotypes. Science 2011; 334:105-8.

48. Smits SA, Leach J, Sonnenburg ED, Gonzalez CG, Lichtman JS, Reid G, et al. Seasonal cycling in the gut microbiome of the Hadza hunter-gatherers of Tanzania. Science 2017;357:802-6.

49. Ong IM, Gonzalez JG, McIlwain SJ, Sawin EA, Schoen AJ, Adluru N, et al. Gut microbiome populations are associated with structure-specific changes in white matter architecture. Transl Psychiatry 2018;8:6.

50. Simrén M, Barbara G, Flint HJ, Spiegel BM, Spiller RC, Vanner S, et al. Intestinal microbiota in functional bowel disorders: a Rome foundation report. Gut 2013; 62:159-76.

51. Labus JS, Hollister EB, Jacobs J, Kirbach K, Oezguen N, Gupta A, et al. Differences in gut microbial composition correlate with regional brain volumes in irritable bowel syndrome. Microbiome 2017;5:49.

52. Dinan TG, Stanton C, Cryan JF. Psychobiotics: a novel class of psychotropic. Biol Psychiatry. 2013;74(10):720-6.

53. Erny D, Hrabě de Angelis AL, Jaitin D, Wieghofer P, Staszewski O, David E, et al. Host microbiota constantly control maturation and function of microglia in the CNS. Nat Neurosci 2015;18:965-77.

54. Kennedy PJ, Cryan JF, Dinan TG, Clarke G. Kynurenine pathway metabolism and the microbiota-gut--brain axis. Neuropharmacology 2017;112:399-412.

55. Hopfner F, Künstner A, Müller SH, Künzel S, Zeuner KE, Margraf NG, et al. Gut microbiota in Parkinson disease in a northern German cohort. Brain Res. 2017;1667:41-45.

56. Li W, Wu X, Hu X, Wang T, Liang S, Duan Y, et al. Structural changes of gut microbiota in Parkinson's disease and its correlation with clinical features. Sci China Life Sci. 2017;60(11):1223-1233.

57. Bedarf JR, Hildebrand F, Coelho LP, Sunagawa S, Bahram M, Goeser F, et al. Functional implications of microbial and viral gut metagenome changes in early stage L-DOPA-naïve Parkinson's disease patients. Genome Med. 2017;9(1):39.

58. Keshavarzian A, Green SJ, Engen PA, Voigt RM, Naqib A, Forsyth CB, et al. Colonic bacterial composition in Parkinson's disease. Mov Disord. 2015;30(10):1351-60.

59. Unger MM, Spiegel J, Dillmann KU, Grundmann D, Philippeit H, Bürmann J, et al. Short chain fatty acids and gut microbiota differ between patients with Parkinson's disease and age-matched controls. Parkinsonism Relat Disord. 2016;32:66-72.

60. Paiva I, Pinho R, Pavlou MA, Hennion M, Wales P, Schütz AL, et al. Sodium butyrate rescues dopaminergic cells from alpha-synuclein-induced transcriptional deregulation and DNA damage. Hum Mol Genet. 2017;26(12):2231-2246.

61. St Laurent R, O'Brien LM, Ahmad ST. Sodium butyrate improves locomotor impairment and early mortality in a rotenone-induced Drosophila model of Parkinson's disease. Neuroscience. 2013;246:382-90.

62. Sharma S, Taliyan R, Singh S. Beneficial effects of sodium butyrate in 6-OHDA induced neurotoxicity and behavioral abnormalities: Modulation of histone deacetylase activity. Behav Brain Res. 2015;291: 306-314.

63. Sampson TR, Debelius JW, Thron T, Janssen S, Shastri GG, Ilhan ZE, et al. Gut Microbiota Regulate Motor Deficits and Neuroinflammation in a Model of Parkinson's Disease. Cell. 2016;167(6):1469-1480.e12.

64. Holmqvist S, Chutna O, Bousset L, Aldrin-Kirk P, Li W, Björklund T, et al. Direct evidence of Parkinson pathology spread from the gastrointestinal tract to the brain in rats. Acta Neuropathol. 2014;128(6):805-20.

65. Barichella M, Severgnini M, Cilia R, Cassani E, Bolliri C, Caronni S, et al. Unraveling gut microbiota in Parkinson's disease and atypical parkinsonism. Mov Disord. 2019;34(3):396-405.

66. Hill-Burns EM, Debelius JW, Morton JT, Wissemann WT, Lewis MR, Wallen ZD, et al. Parkinson's disease and Parkinson's disease medications have distinct signatures of the gut microbiome. Mov Disord. 2017;32(5):739-749.

67. LeBlanc JG, Milani C, de Giori GS, Sesma F, van Sinderen D, Ventura M. Bacteria as vitamin suppliers to their host: a gut microbiota perspective. Curr Opin Biotechnol. 2013;24(2):160-8.

68. Sun M, Ma K, Wen J, Wang G, Zhang C, Li Q, et al. A Review of the Brain-Gut-Microbiome Axis and the Potential Role of Microbiota in Alzheimer's Disease. J Alzheimers Dis. 2020;73(3):849-865.

69. Sheng JG, Price DL, Koliatsos VE. Disruption of corticocortical connections ameliorates amyloid burden in terminal fields in a transgenic model of Abeta amyloidosis. J Neurosci. 2002;22(22):9794-9.

70. Sowade RF, Jahn TR. Seed-induced acceleration of amyloid-β mediated neurotoxicity in vivo. Nat Commun. 2017;8(1):512.

71. Haran JP, Bhattarai SK, Foley SE, Dutta P, Ward DV, Bucci V, et al. Alzheimer's Disease Microbiome Is Associated with Dysregulation of the Anti-Inflammatory P-Glycoprotein Pathway. mBio. 2019;10(3):e00632-19.

72. Erny D, Hrabě de Angelis AL, Jaitin D, Wieghofer P, Staszewski O, David E, et al. Host microbiota constantly control maturation and function of microglia in the CNS. Nat Neurosci. 2015;18(7):965-77.

73. Sorrells SF, Paredes MF, Cebrian-Silla A, Sandoval K, Qi D, Kelley KW, et al. Human hippocampal neurogenesis drops sharply in children to undetectable levels in adults. Nature. 2018;555(7696):377-381.

74. Bercik P, Denou E, Collins J, Jackson W, Lu J, Jury J, et al. The intestinal microbiota affect central levels of brain-derived neurotropic factor and behavior in mice. Gastroenterology. 2011;141(2):599-609, 609. e1-3.

75. Martins IJ, Hone E, Foster JK, Sünram-Lea SI, Gnjec A, Fuller SJ, et al. Apolipoprotein E, cholesterol metabolism, diabetes, and the convergence of risk factors for Alzheimer's disease and cardiovascular disease. Mol Psychiatry. 2006;11(8):721-36.

76. de la Monte SM. Type 3 diabetes is sporadic Alzheimer's disease: mini-review. Eur Neuropsychopharmacol. 2014;24(12):1954-60.

77. Rani V, Deshmukh R, Jaswal P, Kumar P, Bariwal J. Alzheimer's disease: Is this a brain specific diabetic condition? Physiol Behav. 2016;164(Pt A):259-67.

78. Bonfili L, Cecarini V, Berardi S, Scarpona S, Suchodolski JS, Nasuti C, et al. Microbiota modulation counteracts Alzheimer's disease progression influencing neuronal proteolysis and gut hormones plasma levels. Sci Rep. 2017;7(1):2426.

79. Brenner D, Hiergeist A, Adis C, Mayer B, Gessner A, Ludolph AC, et al. The fecal microbiome of als patients. Neurobiol. Aging 2018; 61: 132-7.

Eixo Intestino-Microbiota-Cérebro em Doenças Psiquiátricas

Marcus Vinicius Zanetti
Daniel Ciampi de Andrade
Lin Tchia Yeng
Manoel Jacobsen Teixeira
Paulo Camiz

Introdução

Conforme discutido no *Capítulo 8 – Microbiota Intestinal e Sistema Nervoso*, a microbiota intestinal e o sistema nervoso central (SNC) se comunicam entre si de forma intensa e complexa, através de diferentes órgãos e vias de sinalização, hoje conhecidos conjuntamente como o eixo microbiota-intestino-cérebro (EMIC). O EMIC tem grande importância na regulação do tônus imune sistêmico e mesmo da atividade inflamatória cerebral, além de influenciar a neurotransmissão de diferentes formas.

Os mecanismos mais bem estabelecidos por meio dos quais a microbiota intestinal influencia a fisiologia cerebral envolvem a produção de ácidos graxos de cadeia curta (AGCC), principalmente o butirato, a partir da fermentação de fibras alimentares[1], bem como de metabólitos da degradação do triptofano pelas bactérias intestinais.[2] Essas moléculas têm o potencial de atuar remotamente na micróglia, diminuindo a atividade inflamatória no SNC, além de aumentar a expressão de *tight junctions* nas células endoteliais da barreira hematoencefálica (BHE), modulando sua permeabilidade. A atividade inflamatória cerebral atua, também, como um potente modulador da transmissão glutamatérgica e da síntese de monoaminas (serotonina, dopamina e noradrenalina) no SNC através de sua influência na via da quinurenina e no ciclo da tetra-hidrobiopterina (BH4).[3] Além disso, a microbiota intestinal é capaz regular a disponibilidade de 5-hidroxitriptofano (5-HTP) para produção de serotonina e melatonina no SNC,[4] bem como estudos recentes sugerem que ela também possa modular a relação GABA/glutamato no SNC.[5,6]

Dessa forma, o EMIC influencia diferentes aspectos da fisiologia cerebral nos quais alterações foram associadas ao desenvolvimento de transtornos mentais. Alterações em sistemas neurotransmissores envolvendo glutamato, ácido gama-aminobutírico (GABA) e monoaminas irão, em última instância, impactar a capacidade de plasticidade neuronal, sendo amplamente

Parte 3: Alterações em Saúde, Disbiose e Terapia com Prebióticos, Probióticos e Simbióticos

reconhecidos como parte da fisiopatologia de diferentes transtornos psiquiátricos. Mais recentemente, também, a evolução nas técnicas de neuroimagem molecular permitiu que se documentasse de forma inequívoca a ocorrência de atividade inflamatória cerebral aumentada associada a ativação de micróglia em transtornos mentais graves, como depressão, comportamento suicida e esquizofrenia.[7,8] Por todas essas razões, existe hoje um grande interesse no estudo do EMIC em diferentes condições neuropsiquiátricas e um grande volume de trabalhos tem sido publicado nessa área, incluindo com o uso de prebióticos e probióticos como intervenções terapêuticas em potencial para essas condições. Veremos, neste capítulo, que a ocorrência de alterações na composição da microbiota intestinal foi investigada na depressão, transtornos alimentares, autismo, esquizofrenia e transtorno bipolar. Infelizmente, muitos dos resultados publicados são de estudos clínicos caso-controle empregando tamanhos de amostra modestos, o que invariavelmente leva a variabilidade de achados, por vezes conflitantes. De todos os transtornos mentais, o mais extensivamente estudado em relação às alterações do EMIC em populações de pacientes é a depressão, ao qual daremos maior atenção.

Evidência de alterações no EMIC nos transtornos mentais

O impacto do estresse crônico na microbiota intestinal

É importante notar que hoje se reconhece haver um *continuum* fisiopatológico entre o estresse crônico e a depressão, no qual a elevação de marcadores de inflamação e estresse oxidativo sistêmico, a diminuição da produção de neurotrofinas e o prejuízo da plasticidade neuronal são fenômenos centrais.[9] Nesse sentido, estudos pré-clínicos sugerem que o estresse crônico – através do impacto da atividade cerebral sobre o sistema nervoso entérico (SNE) – produz mudanças profundas na homeostase intestinal, levando a redução de abundância de bactérias benéficas e aumento de estimulação imune em razão do aumento na permeabilidade intestinal.

Em resumo, na resposta ao estresse, o SNC atua sobre o SNE tanto diretamente, através do sistema nervoso autônomo, como indiretamente, através do eixo hipotálamo-hipófise-adrenal (HPA) e sistema endocanabinóide.[10-13] No estresse crônico, observa-se uma redução persistente de tônus parassimpático ao mesmo tempo em que ocorre uma superestimulação tanto de atividade simpática como do sistema endocanabinóide,[13-15] resultando em alterações significativas na homeostase local intestinal: redução de motilidade e de secreção de muco, fluidos e secreções digestivas, levando eventualmente a aumento no pH do lúmen intestinal, ao mesmo tempo em que há potencial aumento na permeabilidade intestinal. Nesse sentido, é interessante que vários estudos de modelos animais de estresse crônico observaram alteração na composição da microbiota intestinal, com redução na abundância de bactérias benéficas como os Lactobacilos e membros da família *Ruminicoccaceae*.[16,17]

Tanto o aumento na permeabilidade intestinal como a diminuição na abundância de bactérias benéficas podem produzir aumento no tônus do sistema imune, levando a um estado pró-inflamatório no nível sistêmico.[18,19] No SNC, a redução do efeito modulador exercido pelo butirato e por metabólitos da degradação do triptofano produzidos pela microbiota intestinal sobre a micróglia pode levar estimulação de astrócitos e aumento na produção de citocinas inflamatórias.[2] Esse aumento na atividade inflamatória cerebral impacta a atividade da via da quinurenina e do ciclo da BH4 no cérebro, levando a aumento de produção de quinolinato (agonista de receptores NMDA de glutamato) e diminuindo a produção de monoaminas.[3,20] Tanto a superativação NMDA como o déficit na produção de monoaminas podem levar a

368

CAPÍTULO 28

Eixo Intestino-Microbiota-Cérebro em Doenças Psiquiátricas

inibição de liberação de neurotrofinas, prejuízo de plasticidade sináptica e sintomas depressivos.[9] Uma descrição em maiores detalhes dos mecanismos acima descritos pode ser encontrada no *Capítulo 8 – Microbiota Intestinal e Sistema Nervoso*.

Alterações da microbiota intestinal na depressão em populações clínicas

A depressão é uma doença comum mundialmente, afetando em torno de 264 milhões de pessoas, sendo a maior causa isolada de incapacitação no mundo[21]. Quase 40% das pessoas com depressão manifestam seu 1º episódio antes dos 20 anos e, a despeito de seu grande impacto na população, apenas uma minoria dos pacientes alcança melhora sustentada no longo prazo.[22]

Quatro estudos caso-controles empregando amostras modestas de pacientes (n = 37-58) *versus* controles saudáveis (n = 18-63) encontraram resultados conflitantes em relação ao padrão de composição da microbiota intestinal (avaliada através de sequenciamento do gene 16S rRNA bacteriano) na depressão.[23-26] Enquanto os estudos de Naseribafrouei et al. (2014)[23] e Jiang et al. (2015)[24] sugerem que a depressão esteja associada a redução na abundância de bactérias produtoras de butirato – como do gênero *Faecalibacterium* e da família *Lachnospiraceae* – e aumento nos níveis de *Bacteroidetes*, o estudo de Zheng et al. (2016)[26] encontrou um resultado no sentido oposto. Esses três estudos foram concordantes em mostrar que a depressão não parece estar associada a alterações da diversidade da microbiota intestinal.[23,24,26] No entanto, o principal achado do estudo de Kelly et al. (2016)[25] foi justamente uma redução na diversidade da microbiota intestinal nos pacientes com depressão. Dois destes estudos mostraram que o transplante de fezes de pacientes com depressão para ratos promove a ocorrência de comportamentos característicos de depressão e ansiedade nos animais.[25,26] O tamanho modesto das amostras estudadas e o fato de que grande parte dos pacientes estava em uso de medicamentos antidepressivos – uma importante variável de confusão nos estudos de microbiota intestinal – provavelmente contribuiu para esta discrepância de resultados.

Nesse sentido, a investigação mais importante conduzida até o momento na avaliação de alterações da microbiota intestinal na depressão é a de Valles-Colomer et al. (2019),[27] discutida em detalhes no *Capítulo 8* com relação à importância de seus achados para a compreensão da fisiologia do EMIC. Utilizando um desenho populacional e com validação de achados em duas amostras diferentes, este estudo avaliou a relação entre a composição da microbiota intestinal e medidas de qualidade de vida e sintomas depressivos em duas coortes populacionais, uma belga (n = 1.054) e outra holandesa (n = 1.063). Dos 1.054 participantes da corte belga, 80 receberam diagnóstico de depressão de seus médicos generalistas. Outro aspecto inovador deste estudo foi o desenvolvimento de 56 "módulos intestino-cérebro" (*Gut-Brain Modules*, GBMs) baseados na metagenômica dos microrganismos para avaliar o potencial de produção ou degradação de moléculas com potencial neuroativo pelas bactérias da microbiota intestinal. Não se observou associação entre o diagnóstico de depressão e alterações de diversidade de microbiota intestinal, e os indivíduos com diagnóstico de depressão da coorte belga (n = 80) demonstraram menor abundância dos gêneros *Coprococcus* e *Diaslister*. Importante, esses resultados se mantiveram significativos após controle para uso de antidepressivos e, também, foram validados em uma subamostra de indivíduos com diagnóstico autorreferido de depressão da coorte holandesa. Além disso, tanto o diagnóstico de depressão como menores índices de qualidade de vida se associaram a maior prevalência de *Bacteroides* do enterotipo 2, cuja presença está relacionada a doenças inflamatórias intestinais como a Doença de Crohn.[27]

CAPÍTULO 28

369

Por fim, com relação ao potencial de produção e degradação de moléculas neuroativas pela microbiota intestinal, Valles-Colomer[27] encontrou que a microbiota de indivíduos com depressão apresentava capacidade diminuída de degradação de glutamato (o principal neurotransmissor excitatório) e capacidade aumentada para síntese de GABA (o principal neurotransmissor inibitório). Além disso, observou-se uma correlação positiva entre o GBM relacionado à capacidade de síntese de DOPAC (Ácido 3,4-Di-hidroxiphenilacético) – um metabólito da dopamina – e medidas de funcionamento social em ambas as coortes populacionais avaliadas.[27]

O conjunto dos estudos caso-controle em depressão e particularmente os resultados do estudo de Valles-Colomer et al. (2019)[27] sugerem que a depressão está associada a menor abundância de bactérias produtoras de butirado (*Coprococcus*, por exemplo) e aumento na abundância de bactérias com potencial pró-inflamatório (*Bacteroides*). No entanto, alterações mais complexas e ainda não totalmente compreendidas no padrão de produção e degradação de moléculas neuroativas pela microbiota intestinal também foram observados. Dessa forma, estudos adicionais, preferencialmente empregando amostras mais representativas, ainda são necessários tanto para que este padrão de alterações seja confirmado como para um melhor entendimento das implicações fisiológicas destes achados.

Alterações da microbiota intestinal no autismo

Os transtornos do espectro do autismo (TEA) são transtornos complexos do comportamento que tipicamente se iniciam antes dos 3 anos de idade e se caracterizam por prejuízos afetando linguagem, integração de diferentes domínios cognitivos, psicomotricidade e comportamento social, podendo ou não haver retardo mental. O interesse público sobre o TEA cresceu sobremaneira nos últimos anos, em parte graças ao aumento na identificação e prevalência desses casos, cuja prevalência hoje é estimada em 1,5% da população.[28] O TEA tem tido consistentemente associado a ocorrência de anormalidades na fisiologia gastrointestinal, como permeabilidade intestinal aumentada, distúrbio no processamento de nutrientes, frequência aumentada de alergias alimentares, além dos paciente com este transtorno comumente apresentarem comportamento alimentar seletivo.[29,30] Por estas razões, desde 2005 estudos procuram avaliar a microbiota fecal de pacientes com TEA.[31]

Recentemente, uma metanálise incluindo nove destes estudos (totalizando 254 pacientes com TEA) foi publicada.[31] Esta metanálise encontrou que que crianças com TEA apresentavam proporções reduzidas de *Akkermansia*, *Bacteroides*, *Bifidobacterium* e *Parabacteroides* e proporção aumentada de *Faecalibacterium* na microbiota fecal, ao mesmo em que apresentavam menor abundância de *Enterococcus*, *Escherichia coli*, *Bacteroides* e Bifidobactérias, e maior abundância de Lactobacilos em comparação com controles.[31] No entanto, esta metanálise incluiu estudos empregando diferentes metodologias para a quantificação da microbiota fecal, incluindo algumas consideradas hoje pouco sensíveis e/ou precisas como cultura, o que limita a validade de seus resultados.[31]

Uma investigação mais recente e não incluída na metanálise anterior avaliou a composição da microbiota intestinal fecal de pacientes com TEA utilizando sequenciamento do gene 16S rRNA bacteriano, além de ter mensurado a concentração de AGCC nas fezes. Liu et al. (2019)[32] estudou 30 pacientes (2,5 a 18 anos de idade) e 20 voluntários saudáveis, pareados por idade e gênero, observando concentrações reduzidas de butirato e acetato e concentração elevada de valerato nas fezes dos pacientes com TEA. Consistentemente com o achado anterior, os pacientes com TEA apresentaram abundância reduzida de bactérias produtoras de butirado (*Ruminococcaceae*, *Eubacterium*, *Lachnospiraceae* e *Erysipelotrichaceae*) e aumento de abundância de bactérias

Eixo Intestino-Microbiota-Cérebro em Doenças Psiquiátricas

produtoras de valerato (*Acidobacteria*). A presença de obstipação nos pacientes associou-se, também, a aumento na abundância de *Fusobacterium, Barnesiella, Coprobacter* e *Actinomycetaceae* (produtora de valerato), e menores taxas de bactérias produtoras de butirato. Não se encontrou diferença em medidas de diversidade de microbiota entre os grupos.[32]

Evidências de alteração da microbiota intestinal em outros transtornos mentais

O interesse pelo EMIC e suas implicações nos transtornos neuropsiquiátricos tem motivado a realização de estudos em diferentes condições, e recentemente alguns trabalhos têm observado resultados interessantes na esquizofrenia, transtorno bipolar e anorexia nervosa. No entanto, os estudos disponíveis até o momento são ou relativamente poucos (caso da esquizofrenia) ou apresentam limitações metodológicas (tamanho de amostra, presença de variáveis de confusão) produzindo a alta variabilidade de achados entre estudos (caso do transtorno bipolar e da anorexia nervosa). Por isso, traremos descrição mais sucinta dos resultados encontrados em cada um desses transtornos, considerados ainda preliminares ao nosso ver.

Na esquizofrenia, Zheng et al.[26] empregaram sequenciamento do gene 16S rRNA bacteriano para avaliar a composição da microbiota intestinal fecal em 63 pacientes (apenas 5 sem uso de medicamento antipsicótico) e 65 controles saudáveis. Além disso, os autores realizaram o transplante fecal de 5 pacientes aleatoriamente selecionados para ratos livres de microbiota (*germ-free*). Em comparação com controles, os pacientes com esquizofrenia demonstraram: menor diversidade de microbiota; maior abundância das famílias taxonômicas *Veillonellaceae, Prevotellaceae, Bacteroidaceae* e *Coriobacteriaceae*; e menor abundância das famílias taxonômicas *Lachnospiraceae, Ruminococcaceae, Norank* e *Enterobacteriaceae*, sendo que algumas destas últimas são importantes produtoras de butirato. Um achado relevante foi o fato das abundâncias das famílias *Veillonellaceae, Bacteroidaceae, Streptococcaceae, Lachnospiraceae* e *Ruminococcaceae* terem se correlacionado (positiva ou negativamente) de forma significativa com a intensidade de sintomas dos pacientes, o que sugere a existência de uma associação causal entre a microbiota intestinal e a produção de sintomas na esquizofrenia. Por fim, menores concentrações de glutamato e maiores concentrações de glutamina e GABA foram encontrados no hipocampo de ratos *germ-free* recebendo transplante fecal dos pacientes, e estes ratos passaram a manifestar, também, comportamentos consistentes com modelos animais de esquizofrenia.[26] Esse último achado é muito relevante, pois reforça os achados recentes sugerindo que a microbiota intestinal seja capaz de modular a relação GABA/glutamato no SNC,[6] conforme discutido de forma mais aprofundada no *Capítulo 8*.

Nos últimos três anos, uma quantidade relativamente grande de estudos caso-controle buscou avaliar a microbiota intestinal de pacientes com transtorno bipolar.[33-40] Com amostras variando de 23-115 pacientes e 10-77 controles saudáveis, estas investigações produziram resultados altamente variáveis – por vezes conflitantes – em relação à ocorrência de alterações tanto de diversidade de microbiota como na composição da microbiota fecal no transtorno bipolar, o que muitos autores atribuíram a variáveis confundidoras como tabagismo e uso de psicotrópicos. Quando consideramos apenas os três estudos com amostras mais representativas (72-115 pacientes e 45-77 controles), dois estudos encontraram padrão de redução na abundância de bactérias produtoras de butirato (principalmente *Faecalibacterium*) e aumento na abundância de *Bacteroidetes* nos pacientes com transtorno bipolar,[33,36] enquanto a outra investigação observou um resultado essencialmente negativo.[38]

Considerando o papel cada vez mais importante que a microbiota intestinal tem demonstrado na regulação metabólica, processamento de nutrientes, homeostase gastrointestinal e

CAPÍTULO 28

comportamento alimentar,[41] há um grande interesse em se estudar a composição e o papel da microbiota intestinal nos transtornos alimentares.[42] Sete estudos caso-controle avaliando amostras de 9 a 55 pacientes com anorexia nervosa foram publicados até o momento, com grande inconsistência de resultados,[42-44] semelhantemente ao observado nas investigações sobre transtorno bipolar. Os achados mais consistentemente descritos foram a diminuição nas taxas de bactérias produtoras de butirato, como o gênero *Roseburia*, e o aumento nas taxas de bactérias degradadoras de mucina como a *Akkermansia muciniphila* e o *Methanobrevibacter smithii*.[42] É interessante notar que as diretrizes atuais de tratamento para a anorexia nervosa recomentam o uso de dietas hipercalóricas como parte da reabilitação nutricional, que comumente implicam no aumento do aporte de gorduras da dieta. No entanto, existe uma evidência cada vez mais robusta demonstrando que uma dieta rica em fibras é importante para a manutenção e eventual recuperação da microbiota intestinal saudável. Assim, é incerto o quanto das diferenças observadas nos estudos caso-controle de anorexia nervosa se devem ao transtorno em si ao ao efeito potencialmente iatrogênico da reabilitação nutricional.[42]

Conclusões

A despeito do grande interesse em torno do papel do EMIC na fisiopatologia de diferentes transtornos mentais, para muitas dessas condições os estudos disponíveis ainda são relativamente pequenos ou padecem de limitações metodológicas, contribuindo para uma alta variabilidade e baixa reprodutibilidade de achados na literatura. É importante ressaltar que a microbiota intestinal sofre influência de uma miríade de fatores, incluindo a genética e padrão dietético do hospedeiro, tabagismo e uso de diversos medicamentos de consumo popular, não apenas antibióticos e incluindo os psicotrópicos.

Os achados mais consistentes nesse sentido dizem respeito aos efeitos do estresse crônico na homeostase intestinal e sua microbiota descritos em modelos pré-clínicos, mas que são convergentes com os resultados observados nas investigações em indivíduos com depressão (hoje reconhecida como um continuum a partir do estresse crônico), particularmente no estudo populacional de Valles-Colomer et al.[27] Nesse sentido, e considerando o conjunto dos achados discutidos acima (sobre diferentes transtornos psiquiátricos), reduções nas taxas de bactérias produtoras de butirado e aumento nas taxas de bactérias com potencial pró-inflamatório parecem ser uma característica frequente e inespecífica da microbiota intestinal (avaliada a partir de amostras de fezes) não só na depressão, mas em todos os transtornos mentais graves estudados (autismo, esquizofrenia e transtorno bipolar). E isso é consistente com as amplas evidências de que todos os transtornos mentais graves em maior ou menor grau parecem estar associados a ocorrência de inflamação e estresse oxidativo aumentados, hiperatividade da via da quinurenina, diminuição na produção de neurotrofinas (com consequente prejuízo de neuroplasticidade) e mesmo marcadores de envelhecimento físico e cerebral acelerados.[8-10] Nesse sentido, intervenções alimentares (dieta mediterrânea, por exemplo) e utilizando pré e probióticos com o objetivo de aumentar a produção de AGCC e diminuir inflamação intestinal podem ajudar a prevenir complicações cognitivas e metabólicas – incluindo maior morbimortalidade cardiovascular – melhorando o prognóstico de longo prazo desses transtornos, mesmo que não atuem (ainda) em fenômenos específicos da fisiopatologia de cada uma dessas condições.

É plausível que existam outros padrões de alteração da microbiota intestinal mais específicos de cada transtorno, como sugerido pelos resultados de estudos de transplante fecal de pacientes para ratos *germ-free*. De fato, Valles-Colomer et al.[27] encontraram, através do estudo de GBMs, que a microbiota de indivíduos com depressão estava associada a um padrão de síntese de moléculas neuroativas aparentemente específico, enquanto Zheng et al.[26] demonstraram que o transplante de fezes de pacientes com esquizofrenia para ratos *germ-free* produziu uma alteração nos níveis de glutamato e GABA hipocampais. Mais estudos, preferencialmente empregando um desenho populacional ou amostras mais representativas de casos e controles, ainda são necessários para que uma "assinatura" do padrão de microbiota intestinal de cada transtorno possa ser construído, o que propiciaria o desenvolvimento de intervenções nutricionais, nutracêuticas e microbiológicas (probióticos) específicas. Para tanto, é interessante notar que Valles-Colomer et al.,[27] baseando-se em seus resultados, estimou o tamanho amostral necessário para se detectar diferenças de potencial neuroativo associado a abundância de organismos em estudos caso-controle, chegando a um número mínimo de 262 indivíduos por grupo.

Referências bibliográficas

1. Dalile B, Van Oudenhove L, Vervliet B, Verbeke K. The role of short-chain fatty acids in microbiota-gut-brain communication. Nat Rev Gastroenterol Hepatol. 2019 Aug;16(8):461-478. doi: 10.1038/s41575-019-0157-3.
2. Rothhammer V, Quintana FJ. The aryl hydrocarbon receptor: an environmental sensor integrating immune responses in health and disease. Nat Rev Immunol 2019; 19(3): 184-197. doi:10.1038/s41577-019-0125-8.
3. Vancassel S, Capuron L, Castanon N. Brain Kynurenine and BH4 Pathways: Relevance to the Pathophysiology and Treatment of Inflammation-Driven Depressive Symptoms. Front Neurosci 2018; 12: 499. doi:10.3389/fnins.2018.00499.
4. Yano JM, Yu K, Donaldson GP, Shastri GG, Ann P, Ma L, et al. Indigenous bacteria from the gut microbiota regulate host serotonin biosynthesis. Cell 2015; 161(2): 264-76. doi:10.1016/j.cell.2015.02.047
5. Olson CA, Vuong HE, Yano JM, Liang QY, Nusbaum DJ, Hsiao EY. The Gut Microbiota Mediates the Anti-Seizure Effects of the Ketogenic Diet. Cell 2018; 173(7): 1728-1741.e13. doi:10.1016/j.cell.2018.04.027.
6. Zheng P, Zeng B, Liu M, Chen J, Pan J, Han Y, et al. The gut microbiome from patients with schizophrenia modulates the glutamate-glutamine-GABA cycle and schizophrenia-relevant behaviors in mice. Sci Adv 2019; 5(2): eaau8317. doi:10.1126/sciadv.aau8317.
7. Holmes SE, Hinz R, Conen S, Gregory CJ, Matthews JC, Anton-Rodriguez JM, et al. Elevated Translocator Protein in Anterior Cingulate in Major Depression and a Role for Inflammation in Suicidal Thinking: A Positron Emission Tomography Study. Biol Psychiatry 2018; 83(1): 61-69. doi:10.1016/j.biopsych.2017.08.005.
8. Marques TR, Ashok AH, Pillinger T, Veronese M, Turkheimer FE, Dazzan P, et al. Neuroinflammation in schizophrenia: meta-analysis of in vivo microglial imaging studies. Psychol Med 2019; 49(13): 2186-2196. doi:10.1017/S0033291718003057.
9. Gerhard DM, Ross DA. Reshaping the Depressed Brain: A Focus on Synaptic Health. Biol Psychiatry 2018; 84(11): e73-e75. doi:10.1016/j.biopsych.2018.09.028.
10. Wehrwein EA, Orer HS, Barman SM. Overview of the Anatomy, Physiology, and Pharmacology of the Autonomic Nervous System. Compr Physiol. 2016; 6(3): 1239-78. doi: 10.1002/cphy.c150037.
11. Furness JB. Integrated Neural and Endocrine Control of Gastrointestinal Function. Adv Exp Med Biol 2016; 891: 159-73. doi:10.1007/978-3-319-27592-5_16.
12. Houlden A, Goldrick M, Brough D, Vizi ES, Lénárt N, Martinecz B, et al. Brain injury induces specific changes in the caecal microbiota of mice via altered autonomic activity and mucoprotein production. Brain Behav Immun 2016; 57: 10-20. doi:10.1016/j.bbi.2016.04.003
13. Sharkey KA, Wiley JW. The Role of the Endocannabinoid System in the Brain-Gut Axis. Gastroenterology 2016; 151(2): 252-66. doi:10.1053/j.gastro.2016.04.015.
14. Morena M, Patel S, Bains JS, Hill MN. Neurobiological Interactions Between Stress and the Endocannabinoid System. Neuropsychopharmacology 2016; 41(1): 80-102. doi:10.1038/npp.2015.166.
15. Deussing JM, Chen A. The Corticotropin-Releasing Factor Family: Physiology of the Stress Response. Physiol Rev 2018; 98(4): 2225-2286. doi:10.1152/physrev.00042.2017.

16. Marin IA, Goertz JE, Ren T, Rich SS, Onengut-Gumuscu S, Farber E, et al. Microbiota alteration is associated with the development of stress-induced despair behavior. Sci Rep. 2017; 7: 43859. doi:10.1038/srep43859.
17. van de Wouw M, Boehme M, Lyte JM, Wiley N, Strain C, O'Sullivan O, et al. Short-chain fatty acids: microbial metabolites that alleviate stress-induced brain-gut axis alterations. J Physiol 2018; 596(20): 4923-4944. doi:10.1113/JP276431.
18. Sun M, Ma K, Wen J, Wang G, Zhang C, Li Q, et al. A Review of the Brain-Gut-Microbiome Axis and the Potential Role of Microbiota in Alzheimer's Disease. J Alzheimers Dis; no prelo, 2019. doi:10.3233/JAD-190872.
19. Fung TC. The microbiota-immune axis as a central mediator of gut-brain communication. Neurobiol Dis 2019; 136: 104714. doi:10.1016/j.nbd.2019.104714.
20. Kennedy PJ, Cryan JF, Dinan TG, Clarke G. Kynurenine pathway metabolism and the microbiota-gut--brain axis. Neuropharmacology 2017; 112(Pt B): 399-412. doi:10.1016/j.neuropharm.2016.07.002.
21. GBD 2017 Disease and Injury Incidence and Prevalence Collaborators. Global, regional, and national incidence, prevalence, and years lived with disability for 354 diseases and injuries for 195 countries and territories, 1990-2017: a systematic analysis for the Global Burden of Disease Study 2017. Lancet. 2018 Nov 10;392(10159):1789-1858. doi: 10.1016/S0140-6736(18)32279-7.
22. Park LT, Zarate CA Jr. Depression in the Primary Care Setting. N Engl J Med 2019; 380(6): 559-568. doi:10.1056/NEJMcp1712493.
23. Naseribafrouei A, Hestad K, Avershina E, Sekelja M, Linløkken A, Wilson R, et al. Correlation between the human fecal microbiota and depression. Neurogastroenterol Motil 2014; 26(8): 1155-62. doi:10.1111/nmo.12378.
24. Jiang H, Ling Z, Zhang Y, Mao H, Ma Z, Yin Y, et al. Altered fecal microbiota composition in patients with major depressive disorder. Brain Behav Immun. 2015; 48: 186-94. doi:10.1016/j.bbi.2015.03.016.
25. Kelly JR, Borre Y, O' Brien C, Patterson E, El Aidy S, Deane J, et al. Transferring the blues: Depression--associated gut microbiota induces neurobehavioural changes in the rat. J Psychiatr Res 2016; 82: 109-18. doi:10.1016/j.jpsychires.2016.07.019.
26. Zheng P, Zeng B, Zhou C, Liu M, Fang Z, Xu X, et al. Gut microbiome remodeling induces depressive-like behaviors through a pathway mediated by the host's metabolism. Mol Psychiatry 2016; 21(6): 786-96. doi:10.1038/mp.2016.44.
27. Valles-Colomer M, Falony G, Darzi Y, Tigchelaar EF, Wang J, Tito RY, et al. The neuroactive potential of the human gut microbiota in quality of life and depression. Nat Microbiol 2019; 4(4): 623-632. doi:10.1038/s41564-018-0337-x.
28. Lyall K, Croen L, Daniels J, Fallin MD, Ladd-Acosta C, Lee BK, et al. The Changing Epidemiology of Autism Spectrum Disorders. Annu Rev Public Health 2017; 38: 81-102. doi:10.1146/annurev-publhealth-031816-044318
29. Xu G, Snetselaar LG, Jing J, Liu B, Strathearn L, Bao W. Association of Food Allergy and Other Allergic Conditions With Autism Spectrum Disorder in Children. JAMA Netw Open 2018; 1(2): e180279. doi:10.1001/jamanetworkopen.2018.0279
30. Ristori MV, Quagliariello A, Reddel S, Ianiro G, Vicari S, Gasbarrini A, et al. Autism, Gastrointestinal Symptoms and Modulation of Gut Microbiota by Nutritional Interventions. Nutrients 2019; 11(11). pii: E2812. doi:10.3390/nu11112812.
31. Xu M, Xu X, Li J, Li F. Association Between Gut Microbiota and Autism Spectrum Disorder: A Systematic Review and Meta-Analysis. Front Psychiatry 2019; 10: 473. doi:10.3389/fpsyt.2019.00473.
32. Liu S, Li E, Sun Z, Fu D, Duan G, Jiang M, et al. Altered gut microbiota and short chain fatty acids in Chinese children with autism spectrum disorder. Sci Rep 2019; 9(1): 287. doi:10.1038/s41598-018-36430-z.
33. Evans SJ, Bassis CM, Hein R, Assari S, Flowers SA, Kelly MB, et al. The gut microbiome composition associates with bipolar disorder and illness severity. J Psychiatr Rs 2017; 87: 23-29. doi: 10.1016/j.jpsychires.2016.12.007.

34. Aizawa E, Tsuji H, Asahara T, Takahashi T, Teraishi T, Yoshida S. Bifidobacterium and Lactobacillus Counts in the Gut Microbiota of Patients With Bipolar Disorder and Healthy Controls. Front Psychiatry 2019; 9: 730. doi:10.3389/fpsyt.2018.00730.

35. Rong H, Xie XH, Zhao J, Lai WT, Wang MB, Xu D, et al. Similarly in depression, nuances of gut microbiota: Evidences from a shotgun metagenomics sequencing study on major depressive disorder versus bipolar disorder with current major depressive episode patients. J Psychiatr Res 2019; 113: 90-99. doi:10.1016/j.jpsychires.2019.03.017.

36. Hu S, Li A, Huang T, Lai J, Li J, Sublette ME, et al. Gut Microbiota Changes in Patients with Bipolar Depression. Adv Sci (Weinh). 2019; 6(14): 1900752. doi:10.1002/advs.201900752.

37. Painold A, Mörkl S, Kashofer K, Halwachs B, Dalkner N, Bengesser S, et al. A step ahead: Exploring the gut microbiota in inpatients with bipolar disorder during a depressive episode. Bipolar Disord 2019; 21(1): 40-49. doi:10.1111/bdi.12682.

38. Coello K, Hansen TH, Sørensen N, Munkholm K, Kessing LV, Pedersen O, et al. Gut microbiota composition in patients with newly diagnosed bipolar disorder and their unaffected first-degree relatives. Brain Behav Immun 2019; 75: 112-118. doi:10.1016/j.bbi.2018.09.026.

39. McIntyre RS, Subramaniapillai M, Shekotikhina M, Carmona NE, Lee Y, Mansur RB, et al. Characterizing the gut microbiota in adults with bipolar disorder: a pilot study. Nutr Neurosci 2019: 1-8. doi:10.1080/1028415X.2019.1612555.

40. Lu Q, Lai J, Lu H, Ng C, Huang T, Zhang H, et al. Gut Microbiota in Bipolar Depression and Its Relationship to Brain Function: An Advanced Exploration. Front Psychiatry 2019; 10: 784. doi:10.3389/fpsyt.2019.00784.

41. Niccolai E, Boem F, Russo E, Amedei A. The Gut-Brain Axis in the Neuropsychological Disease Model of Obesity: A Classical Movie Revised by the Emerging Director "Microbiome". Nutrients. 2019; 11(1): E156. doi:10.3390/nu11010156.

42. Ruusunen A, Rocks T, Jacka F, Loughman A. The gut microbiome in anorexia nervosa: relevance for nutritional rehabilitation. Psychopharmacology (Berl) 2019; 236(5): 1545-1558. doi:10.1007/s00213-018-5159-2.

43. Borgo F, Riva A, Benetti A, Casiraghi MC, Bertelli S, Garbossa S, et al. Microbiota in anorexia nervosa: The triangle between bacterial species, metabolites and psychological tests. PLoS One 2017; 12(6): e0179739. doi:10.1371/journal.pone.0179739.

44. Mörkl S, Lackner S, Müller W, Gorkiewicz G, Kashofer K, Oberascher A, et al. Gut microbiota and body composition in anorexia nervosa inpatients in comparison to athletes, overweight, obese, and normal weight controls. Int J Eat Disord 2017; 50(12): 1421-1431. doi:10.1002/eat.22801.

Infecção de Vias Aéreas Superiores: Disbiose Intestinal e Terapia com Probióticos

Mariela Weingarten Berezovsky
Amira Pierucci-Lagha
Stephanie Jeansen

Introdução

As infecções respiratórias agudas (IRA) representam uma grande preocupação de saúde pública em todo o mundo. As IRA são endêmicas na população em geral, causando consideráveis desconfortos e perdas econômicas devido aos dias perdidos no trabalho e assistência médica, gerando um elevado número de consultas ambulatoriais, internações hospitalares e prescrições de antibióticos. IRA podem ser divididas de acordo com a sua localização no trato respiratório, em infecções das vias aéreas superiores (IVAS) e infecções das vias aéreas inferiores (IVAI).

A infecção respiratória aguda é uma infecção que atinge o trato e os órgãos do sistema respiratório e interfere na respiração normal. Alguns indivíduos correm risco maior de contrair IRA, como crianças cujo sistema imunológico ainda está em desenvolvimento, idosos com um sistema imunológico enfraquecido, conhecido como imunossenescência e indivíduos imunocomprometidos (pessoas com distúrbios do sistema imunológico).

Os sintomas podem diferir muito, conforme o tipo de infecção. As infecções das vias aéreas superiores (IVAS) afetam a parte superior do trato respiratório, incluindo a cavidade nasal (o espaço acima e atrás do nariz), as passagens nasais (narinas), a faringe (a cavidade atrás do nariz e a boca) e a laringe (cavidade que inclui as pregas vocais). Essa porção superior é suscetível a muitas infecções bacterianas e virais que podem causar uma variedade de sintomas, com graus de gravidade variados. As IVAS incluem resfriado comum, e infecções agudas como: sinusite, faringite, laringotraqueobronquite (garupa) e epiglotite (ou supraglotite.

As infecções das vias aéreas inferiores (IVAI) diferem das IVAS pois envolvem as vias aéreas abaixo da laringe, incluindo brônquios e pulmões. As IVAI incluem pneumonia, bronquite, bronquiolite e tuberculose, e são consideradas uma das principais causas de mortalidade e morbidade em todo o mundo. O IVAI pode ser causado por vírus, como o vírus da gripe ou do vírus

Parte 3: Alterações em Saúde, Disbiose e Terapia com Prebióticos, Probióticos e Simbióticos

sincicial respiratório (VSR), bactérias como *Streptococcus* e *Staphylococcus aureus* ou infecções por fungos.

Fatores ambientais, como fumo, poluição do ar, produtos químicos e vapores, também podem causar inflamação nas vias aéreas ou pulmões, o que pode levar a infecção. O tratamento das IRA dependerá da gravidade da infecção. No caso de infecções leves são necessários apenas medicamentos sintomáticos e descanso, enquanto as formas mais graves, especialmente em crianças e idosos, podem requerer antibióticos e hospitalizações.

Infecção respiratória aguda: prevalência

No Brasil, dados oficiais do DATASUS (2011) registram 2.435 mortes por Infecções Respiratórias Agudas (IRA) em crianças menores de 5 anos, sendo o maior número de notificações no estado de São Paulo, com 454 mortes.[1]

De acordo com dados da OMS, considerando os países em desenvolvimento, globalmente mais de 1,5 milhões de mortes registradas anualmente por infecções respiratórias, são atribuíveis ao meio ambiente, incluindo pelo menos 42% das infecções respiratórias inferiores e 24% das infecções respiratórias superiores.[2] As infecções agudas do trato respiratório inferior estão entre as três principais causas de morte e incapacidade entre crianças e adultos.[2]

Mais recentemente, o Estudo sobre a Carga Global de Doenças,[3] publicado em 2018 no *Lancet Infectious Diseases*, relatou que, em 2016, considerando dados globais, as infecções respiratórias inferiores causaram 652.572 mortes em crianças menores de 5 anos, 1.080.958 mortes em adultos com mais de 70 anos e 2.377.697 mortes em pessoas de todas as idades. *Streptococcus pneumoniae* foi a principal causa de morbimortalidade por infecção respiratória inferior em todo o mundo, contribuindo para mais mortes do que todas as outras etiologias combinadas em 2016 (1.189.937 mortes). Esse estudo destaca que houve progresso substancial na redução do ônus da infecção respiratória inferior, mas esse progresso não foi equivalente em todos os locais e entre a população idosa. Com base nesses aspectos, financiadores, elaboradores de políticas públicas e gestores de programas podem reduzir, com mais eficácia, as infecções respiratórias inferiores entre as populações mais suscetíveis.

Crianças estão, especialmente, em risco por causa de seu contato constante com outras crianças que podem ser portadoras de vírus. Nesse contexto, as IRA mais frequentes ocorrem nas vias aéreas superiores, podendo evoluir para faringotonsilite, otite média, sinusite e faringite.[4] No que diz respeito às vias aéreas inferiores, destaca-se a pneumonia, que geralmente ocorre após infecções das vias aéreas superiores por doenças virais, tornando o sistema imunológico deficiente, evoluindo para a infecção das vias aéreas inferiores com a proliferação de bactérias.

Além das crianças, as IRA ocorrem frequentemente na população mais velha, à medida que o sistema imunológico enfraquece com a idade.[4] Os idosos contraem infecções respiratórias e gastrointestinais mais frequentemente e de forma mais grave devido ao aumento de sua suscetibilidade associada a alterações do sistema imunológico com piora das respostas imunes inatas e adaptativas.[5]

Alterações associadas ao envelhecimento, como involução do timo, declínio do número de células T *naive*, redução da diversidade de repertórios de células T e acúmulo de células T de memória específicas, resultam na interrupção do equilíbrio da população de células T e na proteção contra novos patógenos. O envelhecimento também está associado à redução da atividade de diferentes subconjuntos de células do sistema imunológico inato, como monócitos, neutrófilos polimorfonucleares e células *natural killer*.[5]

378

CAPÍTULO 29

Infecção respiratória aguda: consequências econômicas e sociais

As infecções do trato respiratório (ITR), causadas pela gripe, matam de 250.000 a 500.000 pessoas e custam entre 71 a 167 bilhões de dólares americanos anualmente. As IRA são consideradas um dos motivos mais comum para pessoas procurarem atendimento médico. Normalmente, são infecções virais leves, com sintomas desaparecendo após alguns dias. No entanto, dados indicam que ocorre prescrição e consumo exagerados de antibióticos tanto em países desenvolvidos quanto em países em desenvolvimento.[6] O uso excessivo de antibióticos, além de gerar risco de resistência antimicrobiana, tem consequências que levam a um risco aumentado de efeitos adversos, incluindo diarreia, prurido e resistência a patógenos, reduzindo a eficácia do tratamento. Os probióticos têm sido utilizados como adjuvante para reduzir esses riscos e prevenir infecções, incluindo ITR.[7]

No Brasil, a Associação Brasileira de Otorrinolaringologia lançou uma campanha em torno do uso de antibióticos para tratar infecções das vias aéreas superiores- "Como evitar o uso inadequado de antibióticos nas infecções de vias aéreas superiores? Posição de um painel de especialistas." Apesar da carência de dados sobre consumo e prescrição de antibióticos em nosso país, o documento mostra a crescente preocupação dos diferentes setores de saúde no uso abusivo e indiscriminado dessas substâncias.[6]

De acordo com o Centro de Controle e Prevenção de Doença dos Estados Unidos (CDC), 22 milhões de dias letivos e 20 milhões de dias úteis são perdidos anualmente devido ao resfriado comum nos EUA. O impacto econômico dos resfriados foi estimado em US$ 40 bilhões anualmente nos EUA.[8]

Infecções respiratórias agudas: tratamento e prevenção

• Tratamento

A maioria das infecções bacterianas é tratável com antibióticos e a maioria das infecções virais é autolimitada. Mesmo assim, milhões de pessoas ainda morrem de pneumonia. O fracasso em prevenir essas mortes geralmente resulta da falta de acesso aos cuidados de saúde e intervenções preventivas eficazes, incluindo imunização. Comorbidades, como infecção pelo HIV e desnutrição, falta de conscientização e educação podem levar ao agravamento do caso antes que as pessoas afetadas procurem atendimento médico. A apresentação tardia leva a uma maior falha do tratamento.

Vacinas contra bactérias, como *S. pneumoniae*, *H. influenzae* tipo B e coqueluche, são altamente eficazes na prevenção de infecções do trato respiratório inferior. A vacina contra o vírus da gripe é eficaz na prevenção dessa doença. As vacinas contra outros vírus, como o sarampo, são tão eficazes que praticamente eliminam as doenças. Infelizmente, programas de vacinação para adolescentes e adultos, que também são eficazes, têm sido, frequentemente, negligenciados.

Os antibióticos tornaram a maioria das pneumonias bacterianas curável, embora as bactérias resistentes a antibióticos possam complicar os cuidados. Assim, como acontece com outras doenças nas quais as causas são conhecidas e as curas estão disponíveis, esforços importantes devem ser feitos para melhorar a disponibilidade e a prestação de cuidados de saúde de qualidade e o fornecimento de medicamentos eficazes.

Parte 3: Alterações em Saúde, Disbiose e Terapia com Prebióticos, Probióticos e Simbióticos

• Prevenção

O primeiro passo para a saúde respiratória é prevenir a doença antes que ela ocorra. A identificação dos fatores que causam ou promovem doenças respiratórias pode evitá-las. Como as doenças respiratórias geralmente estão ligadas ao ambiente, as condições respiratórias são mais evitáveis do que a maioria das outras doenças. O custo da prevenção é apenas uma fração do custo do tratamento. Prevenir e combater doenças respiratórias tem um melhor custo-benefício, representando a "melhor compra", conforme a OMS.[9]

O sucesso da prevenção ou tratamento de muitas infecções respiratórias depende da qualidade do sistema de saúde. A adoção de uma abordagem de prevenção é bem mais efetiva economicamente. As doenças respiratórias na infância, por exemplo, podem ser prevenidas ou melhoradas por várias medidas:

- Melhorando a nutrição infantil e promovendo a amamentação (ambas com impacto positivo no estado imunológico);
- Garantir imunização abrangente;
- Melhorar as condições de vida, evitando aglomerações;
- Evitar a exposição à fumaça do tabaco desde o momento da concepção até a infância;
- Reduzir a poluição do ar em ambientes fechados;
- Tratar ou prevenir a infecção pelo HIV;
- Administrar antibióticos profiláticos em crianças imunossuprimidas;
- Prevenir a transmissão do HIV de mãe para filho.

Várias dessas medidas também são apropriadas para a prevenção de doenças respiratórias em adultos. A vacinação é uma das maiores conquistas da saúde pública moderna, mas muitas crianças não são imunizadas contra infecções evitáveis, principalmente em países de baixa e média renda. Os países com as menores taxas de imunização respondem por mais de dois terços da carga de doenças evitáveis pela vacina e têm a maior mortalidade infantil.

Como observado em outras seções deste texto, o consumo de probióticos foi associado a uma redução na incidência, duração ou gravidade das infecções do trato respiratório.

Disbiose e o papel dos probióticos

Dados recentes sugerem que múltiplas patologias estão associadas a uma microbiota intestinal (MI) desequilibrada (disbiose). Embora a relação causa-efeito entre a patologia e a MI ainda não esteja bem estabelecida, o consumo de probióticos específicos pode representar uma ferramenta poderosa para restabelecer a homeostase intestinal e promover a saúde intestinal.[10]

Durante a evolução, a coexistência desenvolvida entre o ser humano e a microbiota (simbiose) dotou os seres humanos de características extrafuncionais, desempenhando um papel crítico em processos biológicos, como utilização de nutrientes, resistência a infecções, maturação do sistema imunológico e o metabolismo do hospedeiro.[10]

Dessa maneira, é necessário investir mais em pesquisas para descrever os mecanismos pelos quais o consumo de probióticos pode influenciar a saúde humana. Esse conceito se torna ainda mais relevante, considerando o crescente corpo de evidências que associa a disbiose do trato gastrointestinal (TGI) a condições patológicas não diretamente relacionadas ao TGI, como artrite reumatoide, espondilite anquilosante, distúrbios alérgicos, doenças autoimunes, esclerose múltipla e, mais recentemente, distúrbios psiquiátricos e memória.[10]

Infecção de Vias Aéreas Superiores: Disbiose Intestinal e Terapia com Probióticos

Uma vez estabelecidas, as interações hospedeiro-microbiota são relativamente estáveis durante a idade adulta, enquanto diminuem nos idosos quando perturbações crônicas e agudas se tornam mais frequentes e responsáveis por conduzir à disbiose da MI. A disbiose é geralmente associada a condições patológicas e indica um estado em que a microbiota produz efeitos nocivos ao hospedeiro por meio de:

- Mudanças qualitativas e quantitativas na microbiota;
- Mudanças nas atividades metabólicas da microbiota;
- Mudanças na distribuição da microbiota.[10]

Probióticos são definidos como microrganismos vivos que, quando administrados em quantidades adequadas, conferem um benefício à saúde do hospedeiro.[11] Eles são comumente consumidos em alimentos fermentados, como leites fermentados, iogurtes, ou como suplementos alimentares. Um conjunto de evidências sugere que o consumo de probióticos pode diminuir a incidência ou a gravidade de infecções comuns, incluindo infecções respiratórias agudas.[7,8,12-17] Também foi demonstrado que os probióticos exercem efeitos benéficos em várias patologias, como doenças diarreicas, infecções, doenças inflamatórias intestinais, doenças atópicas, câncer, desregulação do colesterol e má absorção de lactose.[11]

Uso profilático de probióticos na prevenção de infecções respiratórias agudas

A importância dos alimentos funcionais é cada vez mais reconhecida, não apenas pelos departamentos de saúde pública, mas também pelos investidores e formuladores de políticas públicas.[18] Estudos epidemiológicos estabeleceram os benefícios clínicos da nutrição e alimentos funcionais para a saúde, incluindo o uso de probióticos na prevenção de doenças.[19] Várias revisões sistemáticas e metanálises investigaram o efeito preventivo de tomar probióticos *versus* placebo.[7,8,14-16]

Vouloumanou et al. (2009)[12] demonstraram um efeito benéfico dos probióticos na gravidade e na duração dos sintomas de infecções do trato respiratório, porém não parecem reduzir a incidência de IRA.[12] De maneira similar, o *York Health Economics Consortium (YHEC)* evidenciou que a suplementação com probióticos reduziu a duração dos sintomas em crianças e adultos saudáveis, com problemas respiratórios agudos comuns.[8] Enquanto Kang et al. (2013)[13] mostraram um efeito marginal dos probióticos na prevenção do resfriado comum, implicando que os probióticos tiveram um efeito modesto na redução dessa IVAS.[13] Os autores enfatizam a necessidade de equilibrar os benefícios e os riscos ao considerar probióticos para a prevenção do resfriado comum.

A *Cochrane Collaboration* avaliou a eficácia de probióticos comparado com placebo na prevenção de IVAS em indivíduos saudáveis de todas as idades, concluindo que a suplementação com probióticos reduz a incidência das infecções e o número de prescrições de antibióticos.[14] Além da redução na incidência de IRA, probióticos foram mais eficazes que o placebo na redução da duração média de um episódio de IVAS aguda, uso de antibióticos e ausência escolar relacionada ao frio.[14] No mesmo ano, foi publicada outra revisão sistemática sobre o efeito dos probióticos na IVAS em crianças.[15] Os resultados mostraram que os probióticos têm um efeito modesto tanto na prevenção de IVAS quanto na diminuição da gravidade dos sintomas, em crianças saudáveis. Entretanto, eles argumentam que, pelo menos um efeito benéfico do uso profilático de probióticos na incidência de IRA e prescrição de antibióticos e/ou na gravidade de um único episódio foi observado na maioria (10/14 de ensaios clínicos randomizados) desses estudos de alta qualidade. Portanto, o uso profilático de certas cepas probióticas específicas podem ser recomendadas para prevenir IVAS, principalmente em crianças imunocompetentes com queixa de IVAS frequentes e uso de antibióticos. Finalmente, a administração a longo prazo de probióticos pareceu ter um bom perfil de segurança na infância e nenhum dos estudos relatou eventos adversos graves relacionados ao uso de probióticos.[15]

Em 2016, Wang et al.[16] publicaram uma revisão sistemática e metanálise com um total de 23 estudos envolvendo 6269 crianças.[16] Nenhum dos ensaios mostrou alto risco de viés. Os resultados da metanálise mostraram que o consumo de probióticos diminuiu significativamente o número de indivíduos com pelo menos 1 episódio de IRA (17 ECR, 4513 crianças, risco relativo 0,89, IC 95% 0,82-0,96, P = 0,004). As crianças suplementadas com probióticos tiveram menor número de dias de IVAS, em comparação ao placebo (6 ensaios clínicos randomizados, 2067 crianças, MD-0,16, IC 95%-0,29 a 0,02, P = 0,03) e também houve redução do número de dias ausentes da creche/escola (8 ECR, 1.499 crianças, MD-0,94, IC 95%-1,72 a -0,15, P = 0,02). Esses achados sugerem que o consumo de probióticos pode diminuir a incidência e a duração do episódio de IRA.

Resultados conflitantes foram relatados por Amaral et al. (2017).[7] Essa revisão sistemática mostrou uma falta de evidências para apoiar o efeito do probiótico na taxa de incidência de infecções respiratórias em crianças e adolescentes. Metanálise pareada sugeriu que *Lactobacillus casei rhamnosus* (LCA) era o único probiótico eficaz para infecções do trato respiratório (IRA) em comparação com o placebo.

No entanto, uma metanálise mais recente (King et al. 2018)[17] teve como objetivo avaliar o impacto da suplementação de probióticos (qualquer cepa, dose ou duração), em comparação com o placebo, na utilização de antibióticos para infecções agudas comuns em pessoas saudáveis de todas as idades.[17] Os resultados revelaram um número significativamente menor de dias de doença por pessoa, episódios mais curtos de doença em quase um dia e menor número de dias ausentes da creche/escola/trabalho nos participantes que receberam uma intervenção probiótica do que naqueles que haviam tomado um placebo. Essa revisão sistemática fornece evidências de vários ensaios clínicos randomizados (ECR) de boa qualidade que demonstram a ação dos probióticos em reduzir a duração da doença em crianças e adultos saudáveis.[17]

Potencial mecanismo de ação dos probióticos

Potenciais mecanismos de ação subjacentes dos probióticos em IRA ainda não estão bem definidos. Estudos experimentais em modelos animais apoiam a hipótese de um efeito potencialmente benéfico dos probióticos em humanos mediado pela estimulação das funções imunológicas celulares e humorais.[12] Há evidências clínicas crescentes de que alguns probióticos, mas não todos, ajudam a defesa do hospedeiro, como demonstrado por uma duração mais curta de infecções ou por uma diminuição na suscetibilidade do hospedeiro a patógenos. Diferentes componentes da barreira intestinal podem estar envolvidos no fortalecimento das defesas do corpo: a MI, a barreira epitelial intestinal e o sistema imunológico.[20]

Os probióticos não são uma substância única e, como entidades biológicas, têm potencial para agir de diversas maneiras. Os mecanismos de ação que pesquisadores descobriram em diferentes linhagens/cepas probióticas incluem modulação do sistema imunológico, interações com a MI, produção de ácidos orgânicos, exclusão competitiva, melhoria da função da barreira intestinal, produção de pequenas moléculas com efeitos sistêmicos e produção de enzimas.[21] Os probióticos têm propriedades imunomoduladoras que geralmente agem diretamente (A e B) ou indiretamente (C, D e E):

Infecção de Vias Aéreas Superiores: Disbiose Intestinal e Terapia com Probióticos

a. Aumentando a atividade de macrófagos ou células *natural killers*;

b. Modulando a secreção de imunoglobulinas ou citocinas;

c. Aumentando a barreira epitelial intestinal;

d. Alterando a secreção de muco;

e. Exclusão competitiva de bactérias potencialmente patogênicas.

La Fata et al. (2017)[10] descreveram os mecanismos pelos quais probióticos específicos aumentam a barreira epitelial do intestino e modulam a produção de muco. Além disso, eles descreveram as propriedades antimicrobianas de cepas de bactérias específicas.[10] Os probióticos têm sido utilizados, também, para controlar o crescimento de bactérias potencialmente patogênicas, compensando essa colonização indesejada, aumentando as bactérias benéficas e restaurando a atividade metabólica perdida.[7]

Como destacado por Wang et al. (2018),[16] além dos efeitos locais da colonização competitiva do intestino para exterminar possíveis patógenos, modulando a função da barreira intestinal e permeabilidade, os probióticos demonstraram ter vários efeitos imunomoduladores no hospedeiro.[16] Mais especificamente, foi demonstrado que probióticos podem influenciar as respostas imunes inatas e adaptativas, produzindo exopolissacarídeos.[22] O grupo Guillemard (2010b) mostrou que os probióticos poderiam aumentar a contagem e a atividade de leucócitos, neutrófilos e células *natural killer*.[23] Segundo Guillemard et al. (2010a), embora o mecanismo pelo qual um produto fermentado tomado por via oral possa ter um efeito contra a infecção ainda seja discutível, algumas evidências são apoiadas por um estudo clínico que mostra que o consumo de uma mistura de probióticos diminui a ocorrência de bactérias potencialmente patogênicas na cavidade nasal, reconhecidas por serem responsáveis por doenças infecciosas respiratórias.[23] O efeito dos probióticos no sistema imunológico inato e adaptativo foi demonstrado com o produto lácteo contendo *L. casei* DN-114 001 na modulação do sistema imunológico, melhorando a resposta de anticorpos à vacinação e aumentando a taxa de soroproteção e soroconversão.[24]

Contudo, ainda existem muitas lacunas no conhecimento dos mecanismos de ação relacionados aos benefícios para a saúde.[21] Nem todos os mecanismos foram demonstrados em seres humanos e, mais importante, em muitos casos, faltam evidências conclusivas de que um determinado mecanismo de ação esteja relacionado a um resultado específico na saúde de humanos. Além disso, como entidades biológicas, os probióticos provavelmente expressam mais de um mecanismo, podendo contribuir para um determinado resultado clínico, complicando os esforços de pesquisa para identificar mecanismos da função probiótica em humanos.[21]

Potencial impacto dos probióticos na saúde pública e no orçamento associado à redução de infecções respiratórias agudas

Duas grandes metanálises investigaram o efeito preventivo de tomar probióticos versus placebo.[8,14] O *York Health Economics Consortium* (YHEC) realizou uma revisão sistemática e uma metanálise sobre a duração da doença em crianças e adultos saudáveis que desenvolveram condições infecciosas respiratórias agudas;[8] os resultados mostraram que os probióticos reduziram significativamente a duração do episódio de IRA. A *Cochrane Collaboration* avaliou a eficácia dos probióticos em comparação com o placebo na prevenção de IVAS em pessoas saudáveis de todas as idades e concluiu que os probióticos reduziram a incidência das infecções e a taxa de prescrição de antibióticos.[14]

CAPÍTULO 29

Parte 3: Alterações em Saúde, Disbiose e Terapia com Prebióticos, Probióticos e Simbióticos

Embora a maioria dos episódios de infecção respiratória aguda, principalmente a IVAS, se resolvam por si próprios, as IRA resultam em um elevado número de consultas médicas e representam um fardo pesado para a sociedade e o sistema de saúde. O interesse no potencial impacto dos probióticos nos resultados de saúde tem aumentado nos últimos anos. Esse impacto foi investigado em várias áreas terapêuticas, incluindo IRA. De acordo com uma pesquisa recente entre profissionais de saúde que prescrevem medicamentos rotineiramente, 61% recomendaram alimentos ou suplementos probióticos para seus pacientes.[25] Juntamente com os benefícios clínicos, os probióticos têm o potencial de impactar nos custos de assistência médica. Portanto, ao adotar uma abordagem profilática, os probióticos podem aliviar a carga social, aumentar a produtividade limitando o número de faltas no trabalho e economizando bilhões devido à diminuição de custos associada a menos visitas médicas.[26-28]

Foi realizada, na França, uma análise econômico-sanitária com objetivo de estimar o impacto de um consumo generalizado de probióticos na saúde pública e no orçamento, consequência de uma redução da duração (cenário YHEC) ou da incidência (cenário Cochrane) de infecções do trato respiratório. Os fatores de risco para infecções do trato respiratório, incorporados a esse modelo foram idade, tabagismo ativo/passivo e vida em ambiente comunitário. Esse estudo propõe que a redução da duração ou da incidência de infecções do trato respiratório durante o inverno influenciará a utilização dos cuidados de saúde e as despesas associadas nos países da Europa Ocidental. Os resultados descobriram que o uso generalizado de probióticos economizaria 2,4 milhões de dias de IRA, 291.000 ciclos de antibióticos e 581.000 dias de licença médica, com base nos dados do York Health Economics Consortium (YHEC). Aplicando os dados da Cochrane, as reduções foram de 6,6 milhões de dias de IRA, 473.000 ciclos de antibióticos e 1,5 milhões de dias de doença. Do ponto de vista dos sistemas nacionais de saúde, o impacto econômico dos probióticos foi de cerca de 14,6 milhões de euros economizados de acordo com o YHEC e 37,7 milhões de euros de acordo com a Cochrane. Maiores economias foram observadas em crianças, fumantes ativos e pessoas com contatos humanos mais frequentes. O impacto dos probióticos na saúde pública e no orçamento é substancial, independentemente de reduzir a frequência ou a duração dos episódios de IRA.[26]

No Canadá, o mesmo grupo avaliou o impacto clínico do uso de probióticos projetado no número de episódios de ITR e em dias de ITR evitados, no número de prescrições de antibióticos relacionados à ITR e na perda de dias de trabalho evitados. Além disso, eles procuraram estimar o impacto econômico relacionado, na perspectiva do prestador de serviços de saúde e da produtividade. A microssimulação estima os potenciais benefícios clínicos e econômicos do consumo de probióticos em ITR no Canadá, em dois cenários distintos derivados de duas principais metanálises descritas acima.[8,14]

A projeção dos benefícios clínicos para a população canadense demonstrou que o consumo de probióticos tem o potencial de salvar 180.000 episódios de ITR e 500.000 a 2,3 milhões de dias de ITR, com uma redução associada de 50.000 a 85.000 ciclos de antibióticos e 300.000 a 500.000 dias perdidos de trabalho. Esses eventos evitados de ITR, quando convertidos em custos evitados para o Sistema Público de Saúde, representariam de US$ 1,3 a 8,9 milhões e até US$ 61,2 a 99,7 milhões ao incluir os custos evitados de perdas de produtividade. Suas descobertas são consistentes com as realizadas na população francesa. Como no modelo francês, o modelo canadense mostra um benefício incremental mais alto do consumo de probióticos entre crianças menores de 10 anos e indivíduos que vivem em ambiente comunitário.[27]

Mais recentemente, nos Estados Unidos, o mesmo grupo desenvolveu um modelo de microssimulação de transição de estado para quantificar o efeito dos probióticos na saúde relacionada

384

CAPÍTULO 29

a ITR e nos resultados de custos no cenário da atenção primária dos EUA. A análise também explorou o efeito da ingestão de probióticos na perda de produtividade. As descobertas publicadas na *Frontiers in Pharmacology* constataram que o modelo demonstrou um impacto positivo do consumo de probióticos nos resultados de saúde.[28] Os resultados da melhoria dos desfechos dos pacientes são traduzidos em consideráveis economias de custos para o pagador e para a sociedade. Esses resultados sugerem que recomendar o consumo diário de probióticos pode ser justificado para populações de risco específicas, como crianças ou indivíduos com um ambiente interno compartilhado, para os quais esse estudo mostra um benefício incremental mais alto.[28]

Com base nas análises apresentadas, pode-se concluir que o consumo de probióticos pode impactar positivamente na prevenção e redução da duração de episódios de infecção do trato respiratório, principalmente nas IVAS. Esse impacto pode representar um ganho considerável em termos de saúde pública e consequentemente nos gastos com a assistência médica, seja ela pública ou privada.

Referências bibliográficas

1. DATASUS. Proporção de óbitos por infecção respiratória aguda em menores de 5 anos de idade, 2011. 2011 [Available from: http://tabnet.datasus.gov.br/cgi/tabcgi.exe?idb2012/c07.def].
2. Foro de las Sociedades Respiratorias Internacionales. El impacto gobal de la Enfermedad Respiratoria. edición Segunda, editor. México: Asociación Latinoamericana de Tórax; 2017.
3. GBD 2016 Lower Respiratory Infections Collaborators. Estimates of the global, regional, and national morbidity, mortality, and aetiologies of lower respiratory infections in 195 countries, 1990-2016: a systematic analysis for the Global Burden of Disease Study 2016. The Lancet Infectious Diseases. 2018;18(11):1191-210.
4. Hao Q, Lu Z, Dong BR, Huang CQ, Wu T. Probiotics for preventing acute upper respiratory tract infections. Cochrane Database Syst Rev. 2011(9):CD006895.
5. Guillemard E, Tondu F, Lacoin F, Schrezenmeir J. Consumption of a fermented dairy product containing the probiotic Lactobacillus casei DN-114001 reduces the duration of respiratory infections in the elderly in a randomised controlled trial. The British journal of nutrition. 2010a;103(1):58-68.
6. ABORL-CCF. Campanha sobre uso de antibióticos em infecções de vias aéreas superiores. 2017.
7. Amaral MA, Guedes GHBF, Epifanio M, Wagner MB, Jones MH, Mattiello R. Network meta-analysis of probiotics to prevent respiratory infections in children and adolescents. Pediatr Pulmonol. 2017;52(6):833-43.
8. King S, Glanville J, Sanders ME, Fitzgerald A, Varley D. Effectiveness of probiotics on the duration of illness in healthy children and adults who develop common acute respiratory infectious conditions: a systematic review and meta-analysis. Br J Nutr. 2014;112(1):41-54.
9. World Health Organization. From Burden to "Best Buys": Reducing the Economic Impact of Non-Communicable Diseases in Low- and Middle-Income Countries. 2011.
10. La Fata G, Weber P, Mohajeri MH. Probiotics and the Gut Immune System: Indirect Regulation. Probiotics Antimicrob Proteins. 2018;10(1):11-21.
11. Gill HS, Guarner F. Probiotics and human health: a clinical perspective. Postgrad Med J. 2004;80(947): 516-26.
12. Vouloumanou EK, Makris GC, Karageorgopoulos DE, Falagas ME. Probiotics for the prevention of respiratory tract infections: a systematic review. Int J Antimicrob Ag. 2009;34(3):197.
13. Kang EJ, Kim SY, Hwang IH, Ji YJ. The effect of probiotics on prevention of common cold: a meta-analysis of randomized controlled trial studies. Korean journal of family medicine. 2013;34(1):2-10.
14. Hao Q, Dong BR, Wu T. Probiotics for preventing acute upper respiratory tract infections. Cochrane Database Syst Rev. 2015;2(2):CD006895.
15. Ozen M, Sandal GK, Dinleyici EC. Probiotics for the prevention of pediatric upper respiratory tract infections: a systematic review. Expert Opin Biol Th. 2015;15(1):9-20.

16. Wang Y, Li X, Ge T, Xiao Y, Liao Y, Cui Y, et al. Probiotics for Prevention and Treatment of Respiratory Tract Infections in Children: A Systematic Review and Meta-Analysis of Randomized Controlled Trials. Medicine (Baltimore). 2016;95(31):e4509.
17. King S, Tancredi D, Lenoir-Wijnkoop I, Gould K, Vann H, Connors G, et al. Does probiotic consumption reduce antibiotic utilization for common acute infections? A systematic review and meta-analysis. European Journal of Public Health. 2018:1-6.
18. Lenoir-Wijnkoop I, Dapoigny M, Dubois D, van Ganse E, Gutierrez-Ibarluzea I, Hutton J, et al. Nutrition economics- characterising the economic and health impact of nutrition. Br J Nutr. 2011;105(1):157-66.
19. Freijer K, Lenoir-Wijnkoop I, Russell CA, Koopmanschap MA, Kruizenga HM, Lhachimi SK, et al. The view of European experts regarding health economics for medical nutrition in disease-related malnutrition. Eur J Clin Nutr. 2015;69(5):539-45.
20. Antoine JM. Probiotics: beneficial factors of the defence system. Proc Nutr Soc. 2010;69(3):429-33.
21. Sanders ME, Merenstein D, Merrifield CA, Hutkins R. Probiotics for human use. Nutr Bull. 2018;43(3): 212-25.
22. Hidalgo-Cantabrana C, Sanchez B, Milani C, Ventura M, Margolles A, Ruas-Madiedo P. Genomic overview and biological functions of exopolysaccharide biosynthesis in Bifidobacterium spp. Appl Environ Microbiol. 2014;80(1):9-18.
23. Guillemard E, Tanguy J, Flavigny A, de la Motte S, Schrezenmeir J. Effects of Consumption of a Fermented Dairy Product Containing the Probiotic Lactobacillus casei DN-114 001 on Common Respiratory and Gastrointestinal Infections in Shift Workers in a Randomized Controlled Trial. Journal of the American College of Nutrition. 2010b;29(5):455-68.
24. Boge T, Rémigy M, Vaudaine S, Tanguy J, Bourdet-Sicard R, van der Wert S. A probiotic fermented dairy drink improves antibody response to influenza vaccination in the elderly in two randomised controlled trials. Vaccine. 2009;27(41):5677-84.
25. Draper K, Ley C, Parsonnet J. A survey of probiotic use practices among patients at a tertiary medical centre. Benef Microbes. 2017;8(3):345-51.
26. Lenoir-Wijnkoop I, Gerlier L, Bresson JL, Le Pen C, Berdeaux G. Public health and budget impact of probiotics on common respiratory tract infections: a modelling study. PLoS One. 2015;10(4):e0122765.
27. Lenoir-Wijnkoop I, Gerlier L, Roy D, Reid G. The Clinical and Economic Impact of Probiotics Consumption on Respiratory Tract Infections: Projections for Canada. PLoS One. 2016;11(11):e0166232-e.
28. Lenoir-Wijnkoop I, Merenstein D, Korchagina D, Broholm C, Sanders ME, Tancredi D. Probiotics Reduce Health Care Cost and Societal Impact of Flu-Like Respiratory Tract Infections in the USA: An Economic Modeling Study. Front Pharmacol. 2019;10:980.

Doenças Reumatológicas e Microbiota Intestinal

Carla Gonçalves Schahin Saad
Eduardo Ferreira Borba Neto

Introdução

Doenças autoimunes sistêmicas são caracterizadas por processos inflamatórios em vários órgãos e sistemas. A inflamação é mediada por células inatas, linfócitos autorreativos e autoanticorpos patogênicos. Nesse contexto, a interação hospedeiro-microbiota nesses pode ser mais complexa, uma vez que essas patologias tornam esses pacientes mais susceptíveis e determinam alterações mais significativas na sua resposta imune. De fato, a resposta imune adaptativa de bactérias intestinais comensais pode desempenhar um papel fundamental na manutenção da homeostase do hospedeiro.[1]

De fato, a microbiota e seus antígenos e/ou toxinas podem promover a autoimunidade por dois importantes mecanismos moleculares: modificação translacional e reatividade cruzada. Mecanismos celulares como a translocação de bactérias para órgãos-alvo e desvio da função de linfócitos Th também podem contribuir sobremaneira para essa disfunção. A apoptose de células hospedeiras infectadas também podem levar a autorreatividade como exemplificado por alguns patógenos. Além disso, a possibilidade de translocação de bactérias intestinais para articulações e outros tecidos aparece como importante mecanismo neste processo e reforçam seu papel na resposta autoimune do hospedeiro-microbiota.[1]

Conclui-se que a avaliação de antígenos microbianos, toxinas, fatores solúveis ou interações com os tecidos do hospedeiro após a translocação das mucosas, são mecanismos que carecem de maiores estudos para a melhor compreensão dos distúrbios da autoimunidade. Estudos em doenças autoimunes trazem dados interessantes sobre a patogênese e suas interferências na resposta imune.

Parte 3: Alterações em Saúde, Disbiose e Terapia com Prebióticos, Probióticos e Simbióticos

Disbiose e doenças reumatológicas

Disbiose na artrite reumatoide

A artrite reumatoide (AR) é uma doença autoimune crônica complexa, caracterizada por edema e dor das articulações sinoviais e danos tendíneos, derivada da interação entre fatores genéticos e ambientais. Fatores de risco já bem conhecidos para AR incluem doença periodontal, tabagismo, dieta[6] e flutuação hormonal (a doença é mais prevalente em mulheres). Há evidências recentes da influência epigenética e análises críticas do possível papel da infecção como desencadeante da atividade imunológica, e isso levou a teoria de que um fator ambiental pode desencadear a progressão da doença. O microbioma e, particularmente, a microbiota do trato gastrointestinal, apresenta-se como um dos principais fatores relacionados e a esse mecanismo.[2]

Estudos sugerem que o microbioma e particularmente a microbiota intestinal é diferente em pessoas com AR e pode estar implicado na patogênese da AR. No entanto, as muitas observações transversais são difíceis de colocar no contexto do temporal evolução da doença autoimune ao longo de décadas e é geralmente tratado assim que os sintomas se manifestam e o diagnóstico é confirmado. Na AR, há uma transição gradual para um fenótipo pró-inflamatório, facilitando o desenvolvimento de doenças em organismos geneticamente suscetíveis. Pode haver uma relação entre patogênese da AR e a microbiota, no qual a microbiota pode contribuir para o fenótipo pró-inflamatório durante a propagação estágio de autoimunidade. Vários estudos epidemiológicos mostraram alterações na microbiota tanto em pacientes que nunca tinham recebido tratamento, excluindo a influência do tratamento na microbiota, como em pacientes com AR estabelecida, com mecanismos demonstrados em modelos celulares e de camundongos. Embora os fatores genéticos do hospedeiro predisponham claramente à AR, eles também podem mediar em parte a interação entre a microbiota e a patogênese da AR.[3]

A própria microbiota intestinal contém elementos que são até 30% hereditários.[2] O risco genético identificado na AR estão associadas à função imunológica e é possível que o risco genótipo para AR atue em parte através da microbiota. Dessa maneira, a microbiota pode explicar parte da ausência de hereditariedade na RA; os microrganismos produzem uma gama de enzimas, produtos químicos, hormônios e vitaminas que podem interagir com o metabolismo do hospedeiro, contribuindo para até um terço dos metabólitos identificáveis no sangue humano.[4]

Microbiota intestinal na artrite reumatoide

Estudos mostraram que a microbiota intestinal, oral e, em menor escala, microbiomas pulmonares são alterados na AR ao comparar pacientes com AR com controles saudáveis. Entretanto, ainda não está estabelecido se essa associação é causal. A microbiota intestinal constitui mais de 80% da biomassa microbiana total e tem sido o foco da associação da microbiota da AR, com relação direta com o sistema imune. Vários estudos relataram mudanças na diversidade e taxa presente na microbiota de pacientes com AR em comparação com controles saudáveis pareados por idade, gênero e peso. Embora a diversidade da microbiota intestinal inferior seja conhecida como uma característica generalizada da doença, as associações de genes bacterianos com AR são de maior interesse etiológico.[2] Sugere-se um *link* com o genótipo do hospedeiro, mediado pelo tipo HLA (*Human Leukocyte Antigens*), além de uma predisposição genética pró-inflamatória mais geral em AR.

Prevotella copri (*P. copri*) é a espécie de bactéria mais frequentemente relatada, mostrando variação importante entre pacientes com AR e controles. No entanto, a *P. copri* também está

388

CAPÍTULO 30

associada a outras doenças, incluindo síndrome metabólica, resistência à insulina, diabetes tipo II e aterosclerose, e pode ter um maior crescimento com relação a outras bactérias dentro de um ambiente inflamatório. Portanto, indivíduos com risco genótipos para AR, levando ao fenótipo imune pró-inflamatório, podem potencialmente constituir um nicho ecológico. Isto pode ser além de um possível papel na causa da doença, mas precisa ser lembrado quando avaliação de estudos de associação.[5]

Scher et al. encontraram evidências de que, na microbiota intestinal, *P. copri* era mais abundante em pacientes com AR de início recente em comparação com aqueles com AR tratada crônica, artrite psoriásica ou controles saudáveis. Maior abundância de *P. copri* na microbiota intestinal é uma característica da AR de início recente, em que a inflamação é relativamente inabalável por medicação. A abundância aumentada de *P. copri* em novos pacientes com AR correlacionou-se com diminuição de *Bacteroides fragilis* (*B. fragilis*), um importante regulador da função reguladora das células T (*Treg*). Tregs funcionam no estabelecimento e manutenção da tolerância imunológica. Isso, portanto, sugeriu que *P. copri* pode influenciar a patogênese da AR através da supressão indireta de Tregs através da menor abundância relativa de *B. fragilis* nesses pacientes, mas pode igualmente ser explicado pela hipótese do meio inflamatório. Discute-se que o genoma do hospedeiro afeta a microbiota, e se mudanças na microbiota também são mediadas pelo genótipo, poderíamos especular que a alteração microbioma aparece antes que a doença clínica se manifeste e talvez esteja no caminho causal para a AR.[6]

Zhang e colaboradores também mostraram que o tratamento com da AR com fármacos antirreumáticos modificadores da doença (DMCDs), nos quais a resposta inflamatória[a] é modificada, foi associada a uma "normalização" microbioma; isso contrasta com a observação geral que a ingestão de medicamentos se associa a uma redução da diversidade. Esse efeito foi observado no metotrexato, como o medicamento DMCD mais prescrito.[7]

Estudos avaliando associação do índice de massa corporal (IMC) e sexo com a microbiota intestinal não evidenciou que esses fatores tem associação com o perfil da microbiota. Contudo, a dieta pode influenciar a microbiota na AR e necessita de mais estudos para esclarecer essa relação.[b,2]

Microbiota oral na AR

Um dos primeiros vínculos entre microbiota e a patogênese da AR foi demonstrado no microbioma oral. Indivíduos com AR apresentavam maior incidência de doença periodontal- ligada a disbiose do microbioma oral e que o tratamento da doença periodontal melhorou os sintomas da AR.[8,9] Isso é altamente plausível devido ao conhecimento interação entre o microbioma oral, ocorrendo simultaneamente com a doença periodontal e a progressão para AR clínica, secundária ao epítopo compartilhado HLA-DRB1. As mucosas oral e pulmonar foram propostas ser os sítios primários de citrulinação de proteínas na AR, via oral alterações do microbioma e tabagismo, respectivamente. O hospedeiro A resposta imune às proteínas citrulinadas é mediada pelo compartilhamento epitopo, que codifica o motivo de ligação do MHC II. Variação no MHCII resulta em resposta imune alterada a antígenos extracelulares, e portadores do epitopo compartilhado têm resposta melhorada a citrulina proteínas, e subsequente aumento da ACPA. Pacientes com AR têm sido demonstrou ter um risco aumentado de doença periodontal, incluindo outros preditores de doença periodontal, como idade, educação, tabagismo, consumo de álcool nível e

---

[a] *TajiK N et al, 2020.*
[b] *Wells P et al, 2020.*

Parte 3: Alterações em Saúde, Disbiose e Terapia com Prebióticos, Probióticos e Simbióticos

IMC, apenas idade e AR permaneceram como preditores significativos. O microbioma oral pode, portanto, ser o mediador primário da proteína citrulinização, tendo maior influência mesmo que o tabagismo. Os taxa bacterianos associados à AR podem fornecer o elo mecanístico para essa associação. *Porphyromonas gingivalis* é um comensal oral encontrado em abundância em pacientes com AR, e é ativo na citrulinação de proteínas hospedeiras, fornecendo um passo precursor para a produção de anticorpos específicos e mediando a inflamação sinovial. Além disso, *P. gingivalis* evoluiu para alterar seu microambiente dentro do microbioma bucal, modulando a via do hospedeiro TLR2 para separar a depuração bacteriana da inflamação e, portanto, exacerbar o nicho ecológico microbiano.

Modulação terapêutica da microbiota na AR

Com a compreensão atual do microbioma na AR não é viável permitir o desenvolvimento de terapêuticas nessa fase. Existe potencial no futuro para o microbioma ser útil como alvo em AR, seja como alvo de modulação, seja como biomarcador de potencial para progressão da doença. A modulação pode ser possível via probióticos composto por bactérias com funções benéficas, ou precisão edição, por exemplo, através do uso de bacteriófagos. Dado que AR parece associar--se mais à abundância de bactérias patogênicas, oposta a um déficit de bactérias benéficas, edição precisa do microbioma pode ser uma opção mais provável, por exemplo, através do uso de bacteriófagos.

A compreensão atual do microbioma da AR está em um estágio inicial, e como seria de esperar os ensaios de profilaxia de uso geral, não AR probióticos específicos têm sido inconclusivos. Uso do microbioma como biomarcador, para detectar aqueles com maior risco de progressão da artralgia para AR, também é viável – se houver alterações no microbioma antes do início da doença, e permitiria uma intervenção mais precoce esses pacientes para melhorar o resultado clínico.[2]

Disbiose nas espondiloartrites

Evidências crescentes sugerem que a microbiota intestinal pode desempenhar um papel no início e na manutenção da inflamação intestinal em pacientes com doença inflamatória intestinal (DII). De fato, vários estudos demonstraram a presença de alterações significativas na microbiota intestinal de pacientes com doença de Crohn, caracterizado principalmente por ocorrência de patógenos oportunistas, presença de disbiose, presença de alterações funcionais em bactérias comensais e a incapacidade do hospedeiro em conter microrganismos comensais provavelmente devido a fatores genéticos. A presença de disbiose pode resultar em um estímulo antigênico contínuo que, por sua vez, pode ser responsável pela ativação de células efetoras patogênicas responsáveis pela inflamação intestinal crônica.[10]

O HLA-B27 é um importante fator de risco para espondilite anquilosante (EA), e seu papel na formação da microbiota intestinal foi demonstrado em ratos Lewis transgênicos para HLA-B27 e β2-microglobulina humana, que mostram diferenças significativas na microbiota do ceco comparada com ratos Lewis do tipo selvagem.[11] O papel da microbiota intestinal na patogênese da EA também é sugerido por muitos estudos que demonstram um aumento da permeabilidade intestinal em pacientes e parentes de primeiro grau.[34] A aquisição da microbiota intestinal começa após o nascimento, quando, devido à amamentação, bactérias benéficas da mãe colonizam o intestino do bebê, treinando assim o sistema imunológico do recém-nascido para reconhecer aliados e inimigos bacterianos.[10]

Costello et al., realizando o perfil da comunidade microbiana independente da cultura de amostras de biópsia do íleo terminal de pacientes com EA, demonstrou que as biópsias tinham comunidades microbianas diferentes daquelas obtidas dos controles saudáveis. Em particular, uma maior abundância de *Lachnospiraceae*, *Veillonellaceae*, *Prevotellaceae*, *Porphyromonadaceae* e *Bacteroidaceae* foi observada em pacientes com EA.[12] Em um estudo recente, Tito et al. demonstraram que o *status* de inflamação intestinal (histologicamente normal versus inflamação aguda ou crônica) está fortemente associado ao perfil da microbiota da mucosa de pacientes com espondiloartrites (SpA).[13] Em particular, a composição da comunidade bacteriana detectada no tecido da biópsia inflamada agrupou-se separadamente daquela na biópsia não inflamada e a abundância de tecidos do gênero *Dialister* mostrou-se positivamente correlacionada com o escore de atividade da doença da espondilite anquilosante.[13] Foi demonstrado que a disbiose estava presente em pacientes com SpA e AR, mas não nos controles saudáveis, e era específica da doença. Em particular, foi encontrada uma abundância de *Ruminococcus gnavus* aumentada em duas a três vezes em pacientes com SpA, em comparação com aqueles em pacientes com AR e controles, e foi positivamente correlacionada com a atividade da doença em pacientes com história de DII. Entre os HCs, também foram detectadas diferenças significativas na composição da microbiota entre irmãos positivos para HLA-B27 e negativos para HLA-B27, sugerindo que o background genético pode influenciar a composição da microbiota intestinal.

Para investigar a relação entre a microbiota intestinal e a espondilite anquilosante, recentemente foi realizado um estudo quantitativo de metagenômica baseado no *shotgun* – sequenciamento genético total da microbiota, usando DNA microbiano intestinal de 211 indivíduos chineses. Um total de 23.709 genes e 12 espécies metagenômicas demonstraram ser diferencialmente abundantes entre pacientes com EA e controles. Pacientes com EA demonstraram aumento na abundância de *Prevotella melaninogenica*, *Prevotella copri* e *Prevotella sp*. C561 e uma diminuição na abundância de *Bacteroides spp*. A microbiota alterada, caracterizada pela família *Faecalibacterium prausnitzii* e *Lachnospiraceae* reduzida e um aumento na Bifidobactérias, foi recentemente demonstrada em pacientes com artrite relacionada à entesite.[10]

Além disso, os pacientes com artrite psoriásica (PsA) tinham uma abundância relativamente menor de múltiplas bactérias intestinais, apresentando um perfil de microbiota semelhante ao descrito anteriormente em pacientes com DII e associado a alterações nas proteínas inflamatórias específicas.[14]

Em um estudo recente, confirmaram que bactérias Gram-negativas, essencialmente *Escherichia coli* e *Prevotella* spp., e bactérias gram-positivas estão presentes em amostras ileais de EA, exibindo comportamentos aderentes e invasivos. Nesse estudo, a presença de bactérias invasivas foi associada a alterações histológicas específicas, caracterizadas pelo descolamento da membrana basal da lâmina própria, levando à formação de vacúolos no interior das vilosidades e ao extravasamento hemorrágico. Esses achados histológicos parecem ser diretamente atribuíveis à presença de bactérias, porque alterações histológicas semelhantes foram previamente relatadas em camundongos infectados com *E. coli* enteropatogênica. Não está claro se essas alterações são a causa ou consequência da disbiose intestinal. No entanto, foi demonstrado que as alterações de junções estreitas, também presentes em ratos HLA-B27 TG, são restauradas após tratamentos com antibióticos e que a antibioticoterapia reduziu as bactérias aderentes ao epitélio, sugerindo que a disbiose intestinal pode ser responsável pelo comprometimento da barreira epitelial.[10]

Os estudos sustentam que a ocorrência de disbiose em pacientes com SpA, destacando o papel do HLA-B27 na formação da microbiota intestinal. No entanto, são necessários mais estudos

Parte 3: Alterações em Saúde, Disbiose e Terapia com Prebióticos, Probióticos e Simbióticos

para abordar especificamente o efeito da disbiose intestinal na modulação das respostas imunes inatas intestinais e na indução de inflamação dos tecidos.[10]

Disbiose no lúpus eritematoso sistêmico

Embora existisse a possibilidade de que certos microrganismos do trato gastrointestinal pudessem interferir no sistema imune do Lúpus Eritematoso Sistêmico (LES), que é o protótipo de doença por imunocomplexos, maiores estudos sobre esse tema surgiram mais recentemente.

Essa doença autoimune leva a um processo inflamatório crônico que se caracteriza por ativação da via do complemento, produção de citocinas inflamatórias, e alteração de sinalização intracelular. Por isso, no LES identificamos alterações tanto no sistema imune inato quanto adaptativo, sendo que esses defeitos determinam a perda da autotolerância e quebra da homeostasia celular, uma produção anormal de autoanticorpos, redução do *clearance* dos imunocomplexos circulantes e do material apoptótico pelos macrófagos.

Os mecanismos pelos quais a microbiota intestinal pode afetar o LES e/ou vice-versa ainda não são totalmente esclarecidos, e mais estudos ainda são necessários para determinar se as alterações identificadas são causa ou consequência da doença, ou mesmo agravante dessa. Vários fatores genéticos e ambientais podem estar igualmente relacionados com a patogênese da doença e com a disbiose bacteriana, e muito provavelmente também na sua interação.[15] O uso de antibióticos, presença de infecções (particularmente as virais), mudanças na dieta, o estresse psicológico e físico são fatores que certamente podem influenciar a microbiota intestinal na doença.[15]

Os primeiros estudos com modelos animais e em pacientes com LES demonstraram a existência de uma disbiose que seria caracterizada por uma maior frequência fecal de *Bacteroidetes*.[16] Quando comparados a controles, pacientes com LES apresentaram uma relação *Firmicutes/Bacteroidetes* aproximadamente 2,5 vezes menor, o que reforça o papel da disbiose na doença.[16] Cabe salientar que os *Firmicutes* possuem importante papel na absorção de ácidos graxos e nutrientes da dieta, enquanto os *Bacteroidetes* são responsáveis pela quebra de alimentos e absorção de polissacarídeos.[16] Existem também achados de alterações no microbioma em modelos animais (Camundongos MRL/*lpr*) do sexo feminino em relação ao masculino.[16] Interessante notar que a *Lachnospiraceae* é muito mais prevalente na microbiota intestinal feminina,[16] onde a doença na população geral é muito mais frequente. Por outro lado, no LES existe uma redução da presença de *Lactobacillaceae* que possui uma associação negativa com seus aspectos inflamatórios. De fato, a *Lactobacillaceae* possui funções anti-inflamatórias através das células T reguladoras (*Treg*) que regulam a função e proliferação de células T efetoras.[16]

Importante ressaltar que a disbiose promove um estado inflamatório aumentando a permeabilidade intestinal por afetar as *tight junctions*. Dessa maneira, favorece a translocação bacteriana e aumenta a expressão de antígenos na lâmina própria. Consequentemente, as células B e T podem ser ativadas, levando à produção de uma grande variedade de citocinas pró-inflamatórias e anticorpos. Além disso, níveis mais altos de IL-6 determinam uma redução da produção de anticorpos protetores da classe IgM e um aumento de anticorpos anti-dsDNA. Desse modo, as células T *naive* se diferenciam para Th17. Esse ambiente inflamatório intestinal pode induzir a quebra da autotolerância, a reações imunológicas excessivas, e progressão da autoimunidade com lesão de tecidos/órgãos de pacientes com LES,[15] incluindo glomerulonefrite.[16]

392

CAPÍTULO 30

A melhor evidência da associação da disbiose com o LES, sua inflamação e a presença de manifestações renais foi descrita recentemente.[17] Uma alta proliferação de *Ruminococcus gnavus* (RG) foi identificada na doença, onde a sua frequência é aproximadamente cinco vezes maior do que àquela observada nos controles.[17] Interessantemente, o *Ruminococcus gnavus* é um gram-positivo anaeróbio que foi previamente associado a disbiose relacionada à espondilite anquilosante (EA) e às doenças inflamatórias intestinais. A maior prevalência do RG na doença está diretamente relacionada com a sua maior inflamação e também com a presença de nefrite.[17] Essa maior prevalência de RG na doença poderia levar à ruptura da barreira e perda de tolerância sistêmica com subsequente desenvolvimento de anticorpos anti-RG, que são direcionados principalmente contra o fragmento RG2 (anticorpos anti-RG2). De fato, anticorpos IgG anti-RG foram descritos e estavam associados tanto a presença dos anticorpos anti-dsDNA e com maiores escores do índice de inflamação da doença (SLEDAI), reforçando sobremaneira a relação do microbioma intestinal com a nefrite e o próprio LES.[17]

Conclusões

Existem associações convincentes entre o microbioma e doenças reumáticas, embora a evidência atual esteja longe de ser conclusiva de que o microbioma é a causa dessas doenças. Estudos recentes identificaram ligações mecânicas entre a microbiota da mucosa (intestinal, oral e gengival) ou cutânea e vias autoimunes na AR, SpA e no LES, respectivamente.[1,2,10]

Estudos futuros estratégicos replicando descobertas anteriores e abordar as lacunas no conhecimento atual são necessários. Em particular, será importante determinar a influência da doença e da medicação na microbiota. A genética do hospedeiro pode fornecer a ligação entre o microbioma e essas doenças e é um particular desafio de abordar, embora as descobertas atuais sugiram uma influência importante que pode ser mediada pelo hospedeiro imune sistema que poderia ser melhorado. Uma melhor compreensão se associações descritas até agora são confundidas pela genética do hospedeiro lançam mais luz sobre o papel do microbioma nas doenças inflamatórias e autoimunes.[1,2,10]

A microbiota é, no entanto, um paradigma para a medicina personalizada; portanto, mesmo que todos os vieses técnicos e relacionados ao estudo sejam evitados, as diferenças biológicas nos microbiomas dos pacientes provavelmente persistirão. Abordagens personalizadas, como estudos longitudinais em pacientes individuais, bem como intervenções direcionadas à microbiota em subconjuntos de pacientes pré-selecionados, podem ser soluções para esse obstáculo.[1,2,10]

Referências bibliográficas

1. Dehner C, Fine R, Kriegel MA. The microbiome in systemic autoimmune disease: mechanistic insights from recent studies. Curr Opin Rheumatol. 2019;31(2):201-7. doi:10.1097/BOR.0000000000000574.
2. Wells PM, Williams FMK, Matey-Hernandez ML, Menni C, Steves CJ. RA and the microbiome: do host genetic factors provide the link?. J Autoimmun. 2019;99:104-115. doi:10.1016/j.jaut.2019.02.004.
3. Zhang X, Zhang D, Jia H, Feng Q, Wang D, Liang D, et al. The oral and gut microbiomes are perturbed in rheumatoid arthritis and partly normalized after treatment. Nat Med. 2015;21(8):895-905. doi:10.1038/nm.3914.
4. Menni C, Zierer J, Valdes AM, Spector TD. Mixing omics: combining genetics and metabolomics to study rheumatic diseases. Nat Rev Rheumatol. 2017;13(3):174-181. doi:10.1038/nrrheum.2017.5.
5. Pianta A, Arvikar S, Strle K, Drouin EE, Wang Q, Costello CE, et al. Evidence of the immune relevance of Prevotella copri, a gut microbe, in patients with rheumatoid arthritis. Arthritis Rheumatol. 2017;69(5):964-975. doi:10.1002/art.40003.

Parte 3: Alterações em Saúde, Disbiose e Terapia com Prebióticos, Probióticos e Simbióticos

6. Scher JU, Sczesnak A, Longman RS, Segata N, Ubeda C, Bielski C, et al. Expansion of intestinal Prevotella copri correlates with enhanced susceptibility to arthritis. Elife. 2013;2:e01202. doi:10.7554/eLife.01202.

7. Jackson MA, Verdi S, Maxan ME, Shin CM, Zierer J, Bowyer RCE, et al. Gut microbiota associations with common diseases and prescription medications in a population-based cohort. Nat Commun. 2018;9(1):2655. doi:10.1038/s41467-018-05184-7.

8. Pischon N, Pischon T, Kröger J, Gülmez E, Kleber BM, Bernimoulin JP, et al. Association among rheumatoid arthritis, oral hygiene, and periodontitis. J Periodontol. 2008;79(6):979-86. doi:10.1902/jop.2008.070501.

9. Scher JU, Ubeda C, Equinda M, Khanin R, Buischi Y, Viale A, et al. Periodontal disease and the oral microbiota in new-onset rheumatoid arthritis. Arthritis Rheum. 2012;64(10):3083-94. doi:10.1002/art.34539.

10. Rizzo A, Ferrante A, Guggino G, Ciccia F. Gut inflammation in spondyloarthritis. Best Pract Res Clin Rheumatol. 2017;31(6):863-876. doi:10.1016/j.berh.2018.08.012.

11. Lin P, Bach M, Asquith M, Lee AY, Akileswaran L, Stauffer P, et al. HLA-B27 and human β2-microglobulin affect the gut microbiota of transgenic rats. PLoS One. 2014 Aug 20;9(8):e105684. doi:10.1016/j.berh.2018.08.012.

12. Costello ME, Ciccia F, Willner D, Warrington N, Robinson PC, Gardiner B, et al. Brief Report: intestinal dysbiosis in ankylosing spondylitis. Arthritis Rheumatol. 2015 Mar;67(3):686-691. doi:10.1002/art.38967.

13. Tito RY, Cypers H, Joossens M, Varkas G, Van Praet L, Glorieus E, et al. Brief Report: dialister as a microbial marker of disease activity in spondyloarthritis. Arthritis Rheumatol. 2017 Jan;69(1):114-21. doi:10.1002/art.39802.

14. Scher JU, Ubeda C, Artacho A, Attur M, Isaac S, Reddy SM, et al. Decreased bacterial diversity characterizes the altered gut microbiota in patients with psoriatic arthritis, resembling dysbiosis in inflammatory bowel disease. Arthritis Rheumatol. 2015 Jan;67(1):128-39. doi:10.1002/art.38892.

15. Saadat YR, Hejazian M, Bastami M, Khatibi SMH, Ardalan M, Vahed SZ. The role of microbiota in the pathogenesis of lupus: Dose it impact lupus nephritis? Pharmacol Res. 2019;139:191-8. doi:10.1016/j.phrs.2018.11.023.

16. Yacoub R, Jacob A, Wlaschin J, McGregor M, Quigg RJ, Alexander JJ. Lupus: The microbiome angle. Immunobiology. 2018;223(6-7):460-5. doi:10.1016/j.imbio.2017.11.004.

17. Azzouz D, Omarbekova A, Heguy A, Schwudke D, Gisch N, Rovin BH, et al. Lupus nephritis is linked to disease-activity associated expansions and immunity to a gut commensal. Ann Rheum Dis. 2019;78(7):947-956. doi:10.1136/annrheumdis-2018-214856.

Para saber mais

a. TajiK N, Frech M, Schulz O, Schälter F, Lucas S, Azizov V, et al. Targeting zonulin and intestinal epithelial barrier function to prevent onset of arthritis. Nat Commun. 2020;11:1995. doi:10.1038/s41467-020-15831-7.

b. Wells P, Adebayo AS, Bowyer RC, Freidin MB, Finckh A, Strowing T, et al. Associations between gut microbiota and genetic risk for rheumatoid arthritis in the absence of disease: a cross-sectional study. Lancet Rhematol. 2020 Jun;2(7):e418-e427. doi:10.1016/S2665-9913(20)30064-3.

Insuficiência Renal Crônica, Diálise Peritoneal, Hemodiálise e Microbiota Intestinal

Celso Amodeo

Introdução

Insuficiência renal crônica (IRC) é definida pela presença de dano renal caracterizado por diminuição na Taxa de Filtração Glomerular (TFG) estimada pelo *clearance* da creatinina (Ccr) e/ou pela presença mantida de proteína na urina por 3 ou mais meses.[1]

A prevalência de IRC vem aumentando progressivamente e estima-se que, no Brasil, 5 milhões de pessoas apresentem IRC, sendo que a maioria não apresenta sintomas. Aproximadamente 100 mil pacientes com IRC estão em estágios avançados da doença e em programa de diálise.[2]

Tal aumento em prevalência está associado à maior expectativa de vida da população e a falta de controle adequado dos principais fatores de risco para IRC como a hipertensão arterial, diabetes melito e hábitos alimentares inadequados tais como dietas hipercalóricas, ricas em sal e gorduras.[3]

Microbiota e insuficiência renal

O impacto da IRC sobre a microbiota intestinal (MI) e sua participação na progressão da doença renal através da produção de toxinas urêmicas e da destruição da barreira intestinal são alvo de muitos estudos. A microbiota intestinal abriga um complexo de mais de um trilhão de células microbianas e exerce múltiplas funções metabolicamente importantes. Cada espécie de bactéria coloniza uma parte específica do intestino, o que pode se manifestar como diferentes composições bacterianas que exercem funções diferentes ao longo do trato digestivo. Dentre essas funções destacam-se quebra de polissacarídeos[4] não absorvidos, síntese de vitaminas,[5] degradação de oxalato de origem dietética,[6] além de funções de modulação do sistema imunológico exercidas principalmente no trato gastrointestinal inferior.[7]

Embora diversos filos microbianos possam existir no indivíduo, dominam dois filos bacterianos, *Firmicutes* (*Clostridium*, *Enterococcus*, *Lactobacilos* e *Ruminococcus*) e bactérias gram-negativas do filo *Bacteroidetes* (*Bacteroides* e *Prevotella*) que, no intestino saudável, contribuem com mais de 90% da microbiota bacteriana.[8] Alguns fatores, como idade, dieta, antibioticoterapia e doenças inflamatórias, podem alterar a composição da MI.

Em geral, a concentração de células microbianas aumenta à medida que se progride no trato gastrointestinal.[9]

Dada uma dieta constante, a composição da MI é estável ao longo do tempo. Entretanto, cinco dias, após modificação na dieta, são suficientes para alterar significativamente a microbiota.[9]

Uma MI normal e estável auxilia na restauração das junções das células epiteliais intestinais.[9]

Na IRC há aumento dos microrganismos já existentes no intestino delgado ao passo que no cólon ocorre diminuição de espécies pertencentes às famílias *Lactobacillaceae* e *Bifidobacteriaceae* e aumento dos filos *Firmicutes, Actinobacteria* e *Proteobacteria*.[9]

Na IRC a microbiota se modifica de modo que o número de bactérias aeróbicas (espécies de *Enterobacteria* e *Enterococcus*) e de *Clostridium perfringens* aumentam enquanto *Bifidobacterium spp.* diminuem em pacientes em hemodiálise.[8]

Bactérias das dos gêneros *Brachybacterium, Catenibacterium, Enterobacteriaceae, Halomonadaceae, Moraxellaceae, Nesterenkonia, Polyangiaceae, Pseudomonadaceae* e *Thiothrix* se encontram em maior número no intestino dos pacientes com IRC terminal enquanto é descrito menor número de bactérias da família: *Lactobacillaceae, Prevotellaceae* e *Bifidobacteriaceae*.[10]

A insuficiência renal progressiva resulta em concentrações mais elevadas de ureia sanguínea que modificam a microbiota intestinal (disbiose) através da uremia e da quebra da barreira intestinal.[11]

A presença da IRC em seus diferentes estágios e, principalmente, na sua fase terminal, onde o paciente entra em programa de hemodiálise ou diálise peritoneal está associada com alterações da microbiota intestinal (disbiose da microbiota).[4]

Os distúrbios metabólicos da uremia associados às modificações nutricionais com restrições de alguns alimentos para o paciente renal crônico (dietas restritas em potássio e baixo teor de proteínas e sal) podem favorecer a disbiose facilitando alterações na barreira intestinal. Além da uremia, os medicamentos utilizados para tratamento da IRC e suas complicações (distúrbios do metabolismo do cálcio e fósforo, alterações do potássio no sangue para mais ou para menos, controle da acidose metabólica), como também medicamentos utilizados nas comorbidades que podem acompanhar o quadro de IRC (hipertensão arterial, diabetes, insuficiência cardíaca e infecções) influenciam muito a variação e constituição da MI.[9,10]

Em pacientes com IRC, o ritmo do trânsito intestinal diminui devido ao menor consumo de alimentos ricos em fibras e uso de medicamentos obstipantes como quelantes de alumínio e uso de carbonato de cálcio. A obstipação intestinal em pacientes em hemodiálise chega a 63% e a 29% nos que utilizam diálise peritoneal.[9-12]

A concentração de ureia aumentada no intestino provoca maior proliferação de famílias bacterianas normalmente não existentes no intestino. A expansão de famílias bacterianas produtoras da enzima urato oxidase ou uricase e outras enzimas normalmente não existentes no intestino surge em pacientes com doença renal em estágio terminal[a] (DRT).[12] Na insuficiência

---

[a] *Laffin MR et al, 2019.*

renal grave, o cólon torna-se a principal via de secreção de ácido úrico, bem como de oxalato. Isso facilita o aumento das bactérias que produzem uricase.[12]

Bactérias fecais podem sintetizar fenol e *p*-cresol[b], que são absorvidos pelo intestino e normalmente excretados pela urina. Em IRC os fenóis se acumulam no sangue e são importantes no desenvolvimento da anemia, agregação plaquetária e coma urêmico.[13-15] Esses metabólitos excretados no intestino estão também relacionados com o desenvolvimento de câncer intestinal.[16]

Probióticos na insuficiência renal

Os probióticos podem ser utilizados como possibilidade de estratégia terapêutica adjuvante para melhorar a disbiose urêmica na IRC.[7,17,18] Os probióticos são definidos como microrganismos vivos que, quando administrados em quantidades adequadas, conferem benefícios à saúde no hospedeiro.[19]

Importante salientar que, cerca de 70% dos pacientes com IRC mantidos em hemodiálise e de 18 a 56% dos pacientes em diálise peritoneal ambulatorial contínua (CAPD) apresentam desnutrição.[20,21] A desnutrição é causada pela ingestão alimentar inadequada e secundária a várias causas como uso de medicamentos, distúrbios hormonais, gastrointestinais, presença de insuficiência cardíaca e infecções.[22]

Tratamento de pacientes com IRC terminal e uremia com probióticos que contenham bactérias ácido láticas também pode ser efetivo para redução dos níveis de toxinas urêmicas, especialmente no sangue, através da inibição da produção bacteriana pela correção da microbiota bacteriana intestinal.[8] Mecanismos de ação dos probióticos incluem a produção de bacteriocinas, competição com bactérias patogênicas para nutrientes, bloqueio de sítios de adesão para bactérias patogênicas, mantendo a integridade da barreira intestinal, e modulação da resposta imune.[23]

Probióticos e IRC em hemodiálise

O uso de probióticos como terapia renal adjuvante em hemodiálise (HD) vem sendo sugerido por alguns pesquisadores, no entanto, a literatura ainda é controversa em relação a essa intervenção.[17,24]

Administração de probióticos a curto prazo promove redução significativa nos níveis médios de pH fecal de pacientes renais crônicos em HD. Essa redução no pH deve-se possivelmente à geração de produtos ácidos, como os ácidos graxos de cadeia curta (AGCC) e ácido lático, pelas bactérias após a suplementação com probióticos.

Estudo comparando indivíduos saudáveis e pacientes com IRC em diálise peritoneal observou que os gêneros Bifidobactérias e Lactobacilos estavam presentes em menor proporção nas amostras de pacientes submetidos a diálise peritoneal.[25]

Vaziri et al. identificaram espécies bacterianas potencialmente patogênicas e constataram, pela técnica de DNA *microarray*, diferença em 190 unidades taxonômicas bacterianas entre indivíduos saudáveis e pacientes com IRC em hemodiálise.[10]

O efeito da suplementação de probióticos em pacientes com IRC durante 6 meses produziu redução no nível da toxina urêmica indoxil glicuronídeo e da proteína C-reativa, um marcador inflamatório.[25]

---

[b] *Li L et al, 2020.*

Segundo a ANVISA, a dose mínima viável de probióticos deve ser entre 10^8 a 10^9 UFC diária, embora valores inferiores podem ser usados, desde que comprovada sua eficácia. Sendo assim, não há recomendação específica de dose/tempo para o tratamento com probióticos. Vale lembrar que o uso de probióticos em pacientes com IRC em hemodiálise ainda não está muito bem definido na literatura.[26]

Probióticos e IRC em diálise peritoneal

Marcadores inflamatórios como interleucina-6 (IL-6) e fator de necrose tumoral alfa (TNF-α) estão elevados nos pacientes em diálise e podem prever eventos cardiovasculares e mortalidade por todas as causas. A endotoxina é um outro marcador importante de inflamação em pacientes com doença renal crônica. Wang e cols.[27] avaliaram o efeito do tratamento de 6 semanas com probióticos orais em pacientes em programa de diálise peritoneal. Os parâmetros analisados foram níveis séricos de endotoxemia e citocinas. Avaliações da função renal residual, eventos cardiovasculares e episódios de peritonite também foram avaliados. Foi um estudo duplo cego randomizado que teve como controle pacientes em diálise peritoneal que receberam durante o mesmo período cápsulas de placebo (maltodextrina). O grupo experimental recebeu uma cápsula de probióticos contendo 10^9 UFC de *Bifobacterium bifidum* A218, 10^9 UFC de *Bifidobacterium catenulatum* A302, 10^9 UFC de *Bifidobacterium longum* A101 e 10^9 UFC de *Lactobacillus plantarum* A87 diariamente por seis meses. Níveis de TNF-α sérico, interferon gama, IL-5, IL-6, IL-10, IL-17 e endotoxina foram medidos antes e seis meses após intervenção. No grupo que recebeu probióticos (21 pacientes) os níveis séricos de TNF-α, IL-5, IL-6 e endotoxina diminuíram significativamente após seis meses de tratamento, enquanto os níveis séricos de IL-10 aumentaram significativamente. Por outro lado, não houve mudanças significativas nos níveis de citocinas séricas e endotoxina no grupo placebo (18 pacientes) após seis meses. Além disso, a função renal residual foi preservada no grupo que recebeu os probióticos. Portanto, esse estudo comprovou que, em pacientes sob diálise peritoneal, os probióticos podem preservar a função renal residual e reduzir significativamente os níveis séricos de endotoxina, citocinas pró-inflamatórias (TNF-α e IL-6), IL-5, e aumentar os níveis séricos de IL-10 que tem ação anti-inflamatória. Devido ao fato desse estudo ter grupos pequenos de pacientes incluídos tornam-se necessários maiores estudos para confirmação desses promissores resultados expostos.[25]

Pacientes em diálise peritoneal apresentam reduzidas populações e diversidade de *Lactobacillos* e *Bifidobacterias* e, tal fato, foi associado com vários efeitos adversos. Na diálise peritoneal infantil observa-se um menor número de bactérias intestinais dos filos *Firmicutes* e *Actinobacteria*, enquanto as Proteobacterias estão aumentadas de maneira significativa.[27] Tal aumento de *Proteobacteria* (bactérias oxidantes de ferro) está associada a uma suplementação oral de ferro.

Outro aspecto na diálise peritoneal é o aumento na absorção intestinal de glicose que aumenta o número de bactérias *Enterobacteriaceae*[28] fermentáveis. Presume-se que a translocação dessas bactérias fermentáveis possam ser as responsáveis pelo desenvolvimento de peritonite em pacientes em diálise peritoneal.[29]

Conclusões

Alterações no microbioma estão cada vez mais ligadas ao desenvolvimento de várias doenças como obesidade, câncer, diabetes, doença inflamatória intestinal, doenças cardiovasculares e doença renal. A disbiose do microbioma tem sido observada em doenças renais crônicas na condição de doença crônica em tratamento conservador e naqueles doentes em programa de hemodiálise e de diálise peritoneal. Disbiose, frequentemente, é observada em estados de retenção de toxinas urêmicas que, na sua maioria, derivam de fermentação desequilibrada de metabólitos de nitrogênio. Essas toxinas urêmicas contribuem para progressão e complicações da insuficiência renal crônica em seus diferentes níveis de estágios.

Fica claro a relação bidirecional existente entre o hospedeiro e o microbioma do intestino nos pacientes com várias doenças renais. Mais estudos são necessários para melhor caracterização da relação do microbioma intestinal com doenças renais. Inflamação intestinal e epitelial provocam a ruptura da barreira das células intestinais e aceleram a translocação de toxinas urêmicas derivadas de bactérias que podem provocar os mais variados tipos de agressões aos diferentes órgãos, principalmente rins e coração.

Referências bibliográficas

1. Stevens PE, Levin A. Kidney Disease: Improving Global Outcomes Chronic Kidney Disease Guideline Development Work Group Members. Evaluation and management of chronic kidney disease: synopsis of the kidney disease: improving global outcomes 2012 clinical practice guideline. Ann Intern Med. 2013 Jun 4;158(11):825-30.
2. Marinho AW, Penha AP, Silva MT, Galvão TF. Prevalência de doença renal crônica em adultos no Brasil: revisão sistemática da literatura. Cad Saúde Colet. 2017;25(3):379-88.
3. Lindner A, Charra B, Sherrard D, Scribner BH. Accelerated atherosclerosis in prolonged maintenance hemodialysis. N Engl J Med. 1974;290(13):697-701.
4. Tang WHW, Kitai T, Hazen SL, Clinic C. Gut Microbiota in Cardiovascular Health and Disease. Circ Res. 2017 Mar 31;120(7):1183-1196.
5. Esgalhado M, Kemp JA, Azevedo R, et al. Could resistant starch supplementation improve inflammatory and oxidative stress biomarkers and uremic toxins levels in hemodialysis patients? A pilot randomized controlled trial. Food Funct. 2018; 13;9(12):6508-16.
6. Alvarenga LA, De Oliveira Leal V, Borges, et al. Curcumin – A promising nutritional strategy for chronic kidney disease patients. J. Funct. Foods 2018, 40 (5):715-21.
7. Koppe L, Mafra D, Fouque D. Probiotics and chronic kidney disease. Kidney Int. 2015;88(5):958-66.
8. Hida M, Aiba Y, Sawamura S, Suzuki N, et al. Inhibition of the accumulation of uremic toxins in the blood and their precursors in the feces after oral administration of Lebenin, a lactic acid bacteria preparation, to uremic patients undergoing hemodialysis. Nephron. 1996; 74(2):349-55.
9. Eckburg PB, Bik EM, Bernstein CN, Purdom E. et al. Diversity of the human intestinal microbial flora. Science. 2005 10;308(5728):1635-8.
10. Vaziri ND, Wong J, Pahl M, et al. Chronic kidney disease alters intestinal microbial flora. Kidney international. 2013; 83(2):308-15.
11. Ramezani A, Raj DS. The gut microbiome, kidney disease, and targeted interventions. J Am Soc Nephrol. 2014;25(4):657-70.
12. David LA, Maurice CF, Carmody RN, et al. Diet rapidly and reproducibly alters the human gut microbiome. Nature. 2014 23;505(7484):559-63.
13. Wong J, Piceno YM, DeSantis TZ, Pahl M, Andersen GL and Vaziri ND. Expansion of urease- and uricase--containing, indole- and p-cresol-forming and contraction of short-chain fatty acid-producing intestinal microbiota in ESRD. Am J Nephrol. 2014;39(3):230-7.

Parte 3: Alterações em Saúde, Disbiose e Terapia com Prebióticos, Probióticos e Simbióticos

14. Wardler EM. A study of the possible toxic metabolites of uremia on red cell metabolismo. Acta Haematol. 1970;43(3):129-43.
15. Rabiner SF, Molinas F: The role of phenol and phenolic acids on the thrombocytopathy and defective platelet aggregation of patients with renal failure. Am J Med. 1970; 49(3):346-51.
16. Bone E, Tamma A, Hill M. The production of urinary phenols by gut bacteria and their possible role in the causation of large bowel cancer. Am J Clin Nutr. 1976; 29(12):1448-54.
17. Ranganathan N, Ranganathan P, Friedman EA, Joseph A, Delano B, Goldfarb DS, et al. Pilot study of probiotic dietary supplementation for promoting healthy kidney function in patients with chronic kidney disease. Adv. Ther. 2010 ;27(9):634-47.
18. Borges NA, Carmo FL, Stockler-Pinto MB, de Brito JS, Dolenga CJ, Ferreira DC, et al. Probiotic Supplementation in Chronic Kidney Disease: A Double-blind, Randomized, Placebo-controlled Trial. J. Ren. Nutr. 2018;28(1):28-36.
19. Hill C, Guarner F, Reid G, Gibson GR, Merenstein DJ, Pot B, et al. Expert consensus document: The international scientific association for probiotics and prebiotics consensus statement on the scope and appropriate use of the term probiotic. Nat. Rev. Gastroenterol. Hepatol. 2014; 11(8):506-14.
20. Rossi M, Johnson DW, Campbell KL. The Kidney-Gut Axis: Implications for Nutrition Care. J Ren Nutr 2015;25(5):399-403.
21. Marreiro DN. Estudo nutricional de pacientes renais crônicos em hemodiálise. Revista Brasileira de Nutr. 2007; Clínica, 22(3).
22. Riella M, Martins C. Nutrição e o rim. Editora Guanabara, 2001.
23. Siciliano RA, Mazzeo MF. Molecular mechanisms of probiotic action: A proteomic perspective. Curr. Opin. Microbiol. 2012;15(3):390-6.
24. Natarajan R, Pechenyak B, Vyas U, Ranganathan P, Weinberg A, Liang P, et al. Randomized controlled trial of strain-specifc probiotic formulation (Renadyl) in dialysis patients. Biomed Res Int. 2014;2014:568571.
25. Wang IK, Wu YY, Yang YF, Ting IW, Lin CC, Yen TH, et al. The effect of probiotics on serum levels of cytokine and endotoxin in peritoneal dialysis patients: a randomised, double-blind, placebo-controlled trial. Benef Microbes. 2015;6(4):423-30.
26. Agência Nacional De Vigilância Sanitária (Brasil). Alimentos com Alegações de Propriedades Funcionais e/ou de Saúde, Novos Alimentos/Ingredientes, Substâncias Bioativas e Probióticos. Atualizado em julho de 2008. IX-Lista das Alegações Aprovadas.
27. Crespo-Salgado J, Vehaskari VM, Stewart T, Ferris M, Zhang Q, Wang G, et al. Intestinal microbiota in pediatric patients with end stage renal disease: a Midwest Pediatric Nephrology Consortium study. Microbiome. 2016 17;4(1):50.
28. Szeto CC, Chow VC, Chow KM, Lai RW, Chung KY, Leung CB, et al. Enterobacteriaceae peritonitis complicating peritoneal dialysis: a review of 210 consecutive cases. Kidney Int. 2006;69 (7):1245-52.
29. Wang IK, Lai H-C, Yu C-J, Liang CC, Chang CT, Kuo HL, et al. Real-Time PCR Analysis of the Intestinal Microbiotas in Peritoneal Dialysis Patients. Appl Environ Microbiol 2012;78(4):1107-12.

Para saber mais

a. Laffin MR, Tayebi Khosroshahi H, Park H, Laffin LJ, Madsen K, Kafil HS, Abedi B, Shiralizadeh S, Vaziri ND. Amylose resistant starch (HAM-RS2) supplementation increases the proportion of Faecalibacterium bacteria in end-stage renal disease patients: Microbial analysis from a randomized placebo-controlled trial. Hemodial Int. 2019 Jul;23(3):343-347.
b. Li L, Xiong Q, Zhao J, Lin X, He S, Wu N, Yao Y, Liang W, Zuo X, Ying C. Inulin-type fructan intervention restricts the increase in gut microbiome-generated indole in patients with peritoneal dialysis: a randomized crossover study. Am J Clin Nutr. 2020 May 1;111(5):1087-99.

Saúde Cardiovascular e Microbiota Intestinal

Fernando Augusto Alves da Costa
Renata Cristina Campos Gonçalves

Introdução

A saúde cardiovascular, em seu contexto literal, é bastante frágil. O ser humano trava uma constante batalha contra a o desenvolvimento da aterosclerose, que se inicia ao nascer dependendo dos maus hábitos de vida da mãe e condutas alimentares, uso de drogas ilícitas durante a gestação, além de doenças congênitas metabólicas hereditárias. A saúde cardiovascular na criança e adolescente é tema atual e grandes programas para uma vida saudável desde os primeiros anos de vida parece ser uma grande alternativa para a redução da crescente epidemia da aterosclerose.[1]

Outro dado fundamental para a suspeita de desenvolvimento precoce de aterosclerose futura é o peso ao nascer: bebês com peso menor que 2.500 g têm maior propensão para desenvolver a doença, além da hipertensão arterial sistêmica, intolerância à glicose e diabetes tipo II (DM2).[2]

As estrias gordurosas começam a progredir para placas fibrosas a partir dos 15 anos de idade, fato observado em crianças e adolescentes que tiveram morte inesperada e a maioria apresentavam hábitos não saudáveis de vida.[3] Importante salientar que o marco de 15 anos de idade é determinante para uma progressão constante ou regressão da aterosclerose.

Na vida adulta, enfrenta-se inúmeros fatores de risco modificáveis para o desenvolvimento da aterosclerose, como hipertensão, diabetes, obesidade, hipercolesterolemia, tabagismo, circunferência abdominal aumentada, sedentarismo, poluição e os fatores de risco não modificáveis, como a hereditariedade e o gênero. Assim, alguns indivíduos desenvolverão aterosclerose de forma mais precoce e grave do que outros, neste cenário os hábitos de vida como a alimentação saudável, redução da ingestão de sal, redução do peso, evitar ou cessar o tabagismo, controlar o estresse, reduzir a gordura abdominal e praticar atividade física regular, podem ser determinantes contra a doença.

Parte 3: Alterações em Saúde, Disbiose e Terapia com Prebióticos, Probióticos e Simbióticos

O Estudo Longitudinal de Saúde do Adulto (ELSA) Brasil identificou, de forma muito precisa e elegante, a presença desses fatores de risco, sinalizando para onde as políticas de saúde deverão focar para redução da progressão da aterosclerose no Brasil.[4]

Dados atuais mostram que a doença cardiovascular (DCV) e seus desfechos, infarto agudo do miocárdio (IAM) e acidente vascular encefálico (AVE), continuam sendo as principais causas de morte em nosso país. DCVs representam cerca de trinta por cento de todas as mortes no Brasil e projeta-se a manutenção destes números por muitos anos, pelo fato de que programas de prevenção não atingem os objetivos desejados. A hipertensão arterial continua sendo o fator de risco mais frequente, com cerca de 67%.[5]

Por outro lado, o número de sobreviventes de infarto e acidente encefálico cresce todo ano e, hoje, já representam uma parcela considerável de pacientes que necessitam cuidados especiais para manutenção das atividades diárias e da qualidade de vida.

O desenvolvimento da doença aterosclerótica é silencioso, como mostra o trabalho de Peter Libby, no qual fica claro que a progressão da doença em relação ao tempo de vida separado em décadas não desperta no indivíduo sinais de alerta através de sintomas, para que esse procure orientação médica.[6] Gerando grande preocupação em intensificar o tratamento e prevenção secundaria, após a ocorrência de um evento de IAM ou AVE.[7]

O hábito de fazer exames preventivos regulares ainda não é uma prática na população mais jovem, então jovens e adultos jovens, portadores de fatores de risco como dislipidemias (colesterol e triglicerídeos elevados) e hipertensão arterial, evoluem sem controle e orientação por muitos anos, dando condições para o desenvolvimento da aterosclerose. Fatores externos como o tabagismo, sobrepeso, obesidade e sedentarismo agravam ainda mais esta situação.

Classicamente, a medicina promove o diagnóstico, mudanças no estilo de vida, orientações alimentares e medicamentosas. Entre as mudanças de estilo de vida indica-se a pratica de atividade física, redução do peso corporal e da circunferência abdominal, controle do DM2, relaxamento, redução do consumo de sal e álcool, bem como realização de consultas periódicas para indivíduos portadores de fatores de risco para o desenvolvimento da DCV, ou seja, aqueles em prevenção primária. Os mesmos cuidados se aplicam para aqueles que, infelizmente, já sofreram eventos como IAM ou AVE, ou seja, pacientes agora em prevenção secundária. A grande pergunta que se faz é: se pudéssemos voltar no tempo e alertar todas essas pessoas do perigo da DCV e elas aderissem ao tratamento, haveria redução significativa de mortes? O sofrimento e a tristeza em muitas famílias, que hoje convivem com essa realidade, poderiam ser evitados.

Portanto, o controle dos fatores de risco modificáveis deve ser intensificado e metas para adesão precisam ser estabelecidas, com políticas públicas eficientes e de impacto. Um exemplo real e bem sucedido em nosso país foi a queda do tabagismo associado as leis antifumo, que após quase duas décadas de trabalho intenso e eficaz, reduziu pela metade o número de fumantes. Em contrapartida, observamos a população mundial engordar e se tornar sedentária. Metade da população adulta está acima do peso e o Brasil é o país com o maior número de sedentários no mundo. O consumo de sal em nosso país é excessivo. O brasileiro faz uso de mais que o dobro da recomendação diária de 5 g de sal de cozinha ou 2.400 mg de sódio.[8]

Portanto, o desenvolvimento da aterosclerose encontra terreno fértil para sua progressão devido aos maus hábitos da população e falta da percepção da gravidade para a saúde humana.

O monitoramento desses dados vem preocupando os estudiosos e as medidas para o combate dessa epidemia apresenta tendências desanimadoras.[9] No entanto, felizmente, o ser humano nasce com uma enorme capacidade defensiva, em verdadeiro "exército" para nossa proteção que é a microbiota intestinal (MI), uma gama de microrganismos que povoam o intestino de forma comensal. A população desses microrganismos no trato intestinal (TGI) humano ultrapassa a quantidade de células totais humanas do organismo.[10]

Microrganismos como bactérias, fungos, arqueas e outros compõem a MI, e propiciam defesa e produção de substâncias benéficas para o hospedeiro, promovendo ação anti-inflamatória, redução do colesterol, da glicemia e da obesidade. A MI é formada desde o nascimento e a ingestão de alimentos saudáveis durante a vida, faz com que ela se mantenha e cresça saudável.

Hábitos alimentares não saudáveis e uso indiscriminado de medicamentos, em especial antibióticos, interferem no equilíbrio da MI fazendo com que microrganismos potencialmente patogênicos se proliferem, favorecendo o desenvolvimento de doenças e reduzindo os efeitos benéficos da MI em simbiose.

Recentes descobertas, que ligam a microbiota intestinal e a DCV, têm ampliado a compreensão de como os nutrientes podem afetar a saúde e a doença. Neste capítulo, serão descritas algumas formas de promoção da saúde cardiovascular através da modulação e manutenção da microbiota intestinal saudável.

Microbiota nas alterações da saúde cardiovascular

Alterações na composição da microbiota foram descritas na presença da doença aterosclerótica em vários estudos.

As relações intestinais microbioma-hospedeiro têm sido implicadas em DCVs e condições metabólicas associadas; portanto, a MI pode ser mediadora ou moduladora no início e progressão da doença.[11] Na Figura 32.1, é possível observar as contribuições da microbiota intestinal e suas respostas metabólicas para a saúde e doença cardiovascular.[11]

Há uma crescente explicação de que mudanças na composição da MI podem promover maior suscetibilidade para o desenvolvimento de doenças cardiovasculares a longo prazo, pois os metabolitos derivados da fermentação dos microrganismos presentes na microbiota são biologicamente ativos, em especial a trimetilamina N-óxido (TMAO), que é reconhecido como um agente aterogênico.[11]

Wang et al. realizaram uma abordagem metabolômica para gerar perfis metabólicos imparciais de moléculas pequenas no plasma que predizem risco de DCV. Três metabólitos da fosfatidilcolina lipídica da dieta, nomeadamente colina, TMAO e betaína, foram identificados e, em seguida, demonstraram prever o risco de DCV em uma coorte clínica grande e independente. A suplementação dietética de camundongos com colina, TMAO ou betaína promoveu a regulação positiva de múltiplos receptores sequestradores de macrófagos ligados à aterosclerose e a suplementação com colina ou TMAO promoveu a aterosclerose.[13]

TMAO é um metabólito plasmático intestinal dependente da microbiota intestinal que foi associado a um risco e eventos aumentados de DCV em vários estudos em humanos e animais.[11-13] Das muitas funções do metabólito, o TMAO modula o metabolismo do colesterol no fígado, intestinos e paredes arteriais. Quando o TMAO está presente na circulação sistêmica, há aumento do acúmulo e diminuição da remoção do colesterol das células endoteliais periféricas que revestem as paredes arteriais. Os níveis de TMAO desencadeiam aumentos na expressão de citocinas pró-inflamatórias, recrutamento de leucócitos e moléculas de adesão, induzindo inflamação vascular.[11-14] Veja como é a formação da TMAO, demonstrada na Figura 32.2.

Parte 3: Alterações em Saúde, Disbiose e Terapia com Prebióticos, Probióticos e Simbióticos

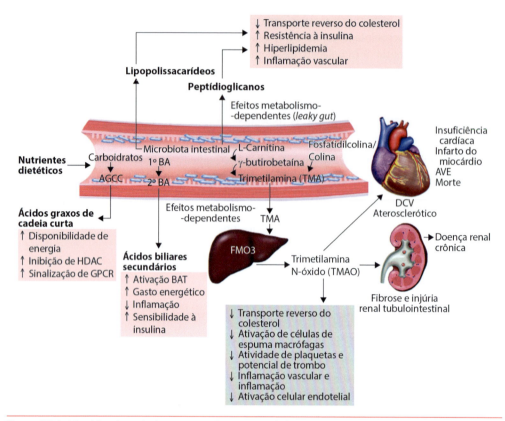

Figura 32.1. Microbiota intestinal e suas contribuições metabólicas para a saúde e doença cardiovascular.[12]
DCV: doença cardiovascular; AVE: acidente vascular encefálico; AGCC: ácido graxo de cadeia.
Adaptada de Tang WHW et al, 2019.

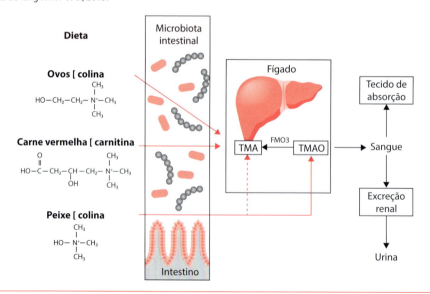

Figura 32.2. Diagrama simplificado da formação e metabolismo da trimetilamina N-óxido.[14]
FMO3: flavina mono-oxigenase3; TMA: Trimetilamina; TMAO: Trimetilamina-N-óxido.

Metabólitos intestinais dependentes de bactéria, incluindo ácidos graxos de cadeia curta (AGCC) e TMAO, podem modificar os determinantes de DCV através de receptores acoplados à proteína G (GPCR) que modulam a pressão arterial ou inibem o transporte reverso de colesterol coordenado por lipoproteína de alta densidade (HDL) respectivamente.[11]

Pacientes com insuficiência cardíaca apresentam níveis aumentados de TMAO em comparação com controles pareados por idade e sexo, e o TMAO elevado também está associado a menor sobrevida na insuficiência cardíaca.[11]

Em uma metanálise de 19 estudos prospectivos, Heyanza et al. concluíram que concentrações elevadas de TMAO e seus precursores foram associadas a riscos aumentados de eventos cardiovasculares adversos maiores e todas as causas de mortalidade, independentemente dos fatores de risco tradicionais.[15]

Fatores de risco para DCV como dislipidemia, hiperglicemia, hipertensão e obesidade podem induzir ou ser modificados por alterações no microbioma intestinal, conforme demonstrado na Figura 32.3.

Dietas ricas em fibras e proteínas vegetais, bem como baixo teor de gordura saturada podem levar ao aumento da riqueza microbiana e à produção mais abundante de ácidos graxos de cadeia curta (AGCC). Os AGCC são subprodutos da fermentação de carboidratos e proteínas que ajudam a manter a integridade da borda da escova intestinal, mas também podem reduzir o risco de DCV por meio de reduções na pressão arterial sistólica e no colesterol sérico, melhoram a sensibilidade à insulina, além de ser considerado anti-inflamatório e anticancerígeno. Assim como os AGCC, o metabólito intestinal dependente da microbiota, TMAO, é intricadamente associado à ingestão alimentar, pois deriva de alimentos ricos em colina, fosfatidilcolina e carnitina. Os três últimos componentes da dieta são encontrados, predominantemente, em alimentos de origem animal, incluindo ovos, carne vermelha e laticínios, e estudos em vegetarianos e veganos confirmaram que indivíduos aderentes a dietas à base de plantas produzem menos TMAO comparado aos onívoro.[11] Especificamente, dietas ricas em carne vermelha estão associadas com maiores níveis circulantes de TMAO e excreção renal fracional significativamente reduzida de TMAO em comparação com dietas com carne branca ou sem carne.[16]

É importante reconhecer que a maioria dos aconselhamentos dietéticos recomenda abordagens nas quais se esperaria baixar TMAO, incluindo a redução do consumo de gorduras e calorias e uso da dieta mediterrânea.[16]

Um estudo publicado na revista Gut[17] demonstrou que o alto consumo de alimentos característicos da dieta mediterrânea estão associados com perfis metabolômicos benéficos, relacionados com a MI.[a] O estudo recrutou 153 indivíduos adeptos de dietas onívora, vegetariana ou vegana (vegetariana restrita). Os participantes foram orientados a registrar e pesar a ingestão de alimentos durante sete dias e colher amostras de fezes e urina. Os resultados demonstraram associações significativas entre o consumo de dietas à base de vegetais e aumento dos níveis de AGCC nas fezes. Além disso, o filo Bacteroidetes foi mais abundante em vegetarianos e veganos em comparação com onívoros (p < 0,05) e a maioria dos onívoros apresentou uma razão maior entre Firmicutes e Bacteroidetes (F/B). Os níveis fecais dos AGCC butirato, ácido acético e ácido propanóico foram significativamente correlacionados com consumo de frutas, vegetais e leguminosas (p < 0,05), bem como o consumo de fibras totais (p < 0,001). Os indivíduos com padrões alimentares mais consistentes com a dieta mediterrânea, também apresentaram altos níveis de butirato, ácido acético e ácido propanoico.

---

[a] *Ghosh et al, 2020.*

CAPÍTULO 32

Parte 3: Alterações em Saúde, Disbiose e Terapia com Prebióticos, Probióticos e Simbióticos

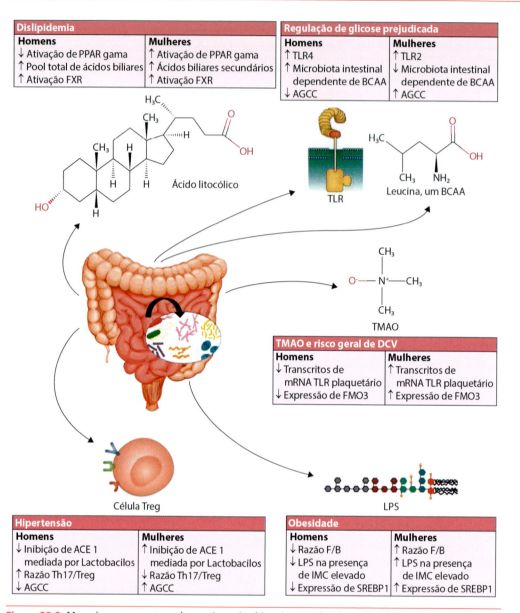

Figura 32.3. Mecanismos propostos pelos quais a microbiota intestinal pode mediar diferenças sexuais no risco de DCVs.[11]

ACE1: enzima conversora de angiotensina 1; BCAA: aminoácido de cadeia ramificada; F/B: razão Firmicutes/ Bacteroidetes; FMO3: flavina mono-oxigenase3; FXR: receptor farnesóide X; LPS: lipopolissacarídeo; PPAR-gama: receptor ativado por proliferadores de peroxissoma gama; AGCC (em inglês SCFA): ácidos graxos de cadeia curta; SREBP1: proteína 1 de ligação ao elemento regulador de esterol; Th: células T auxiliadoras; TLR: receptores do tipo *Toll*; TMAO: Trimetilamina-N-óxido; Treg: célula T reguladora.

Alguns autores afirmam que as bactérias do filo Firmicutes são capazes de extrair mais calorias dos alimentos, aumentando assim a absorção calórica e o risco de obesidade. Por outro lado, as do filo Bacteroidetes são capazes de transformar amidos vegetais e fibras em AGCC. O consumo de alimentos ricos em fibras é capaz de melhorar a proporção F/B. Os resultados do estudo demonstraram também que, em comparação com onívoros, os vegetarianos e veganos e aqueles com dieta semelhante à mediterrânea, tinham níveis significativamente menores de TMAO (p < 0,0001).[17]

Em outro estudo, randomizado controlado, conduzido por Wan et al.[18] investigou-se como dietas com conteúdo diferentes de gordura poderiam alterar a MI e o perfil metabolômico fecal além de determinar a relação dessas alterações com fatores de risco cardiometabólicos em adultos saudáveis.

Foram selecionados 217 participantes com IMC < 28 kg/m² (critério de obesidade para população chinesa), que foram divididos em três grupos diferentes. No grupo que recebeu dieta baixa em gorduras (DBG), a distribuição calórica foi de 20% de lipídeos e 66% de carboidratos; já no grupo moderado em gorduras (DMG), as porcentagens calóricas foram 30% de lipídeos e 56% de carboidratos e, no grupo com dieta rica em gordura (DRG), os participantes receberam 40% de lipídeos e 46% de carboidratos. Foi calculado 14% de proteínas e 14 g de fibras nas dietas de todos os grupos. Todos os alimentos foram fornecidos durante os 6 meses de intervenção e os pacientes completaram diários alimentares com tudo que consumiram. Foi analisada a MI, o perfil metabolômico fecal, marcadores inflamatórios e outros marcadores sanguíneos nos diferentes grupos, através de amostras fecais e de sangue fornecidas no início e no final do estudo.

Após seis meses de intervenção, todos os grupos perderam peso e essa perda foi maior no grupo com dieta baixa em gorduras, assim como a redução de circunferência da cintura, colesterol total, HDL e LDL. A diversidade de comunidade aumentou significativamente no grupo DBG em relação ao grupo DRG (p = 0,03). No grupo DRG, os Bacteroidetes aumentaram e os *Firmicutes* diminuíram após intervenção (p < 0,001). A razão *Firmicutes/Bacteroidetes* reduziu significativamente após intervenção nos grupos DMG e DRG (p = 0,004 e p < 0,001, respectivamente). Em comparação com a DBG, a DRG promoveu aumento na abundância de *Bacteroidetes* e redução de *Firmicutes* (p < 0,01). A DBG foi associada ao aumento das concentrações de Blautia (p = 0,007) e *Faecalibacterium* (p = 0,04), enquanto a DRG foi associou-se ao aumentou das concentrações de *Alistipes* e *Bacteroides* (p < 0,01) e diminuição de *Faecalibacterium*. Maior concentração de *Blautia* se associou negativamente com as mudanças no colesterol, LDL e HDL (p < 0,001), enquanto maiores concentrações de *Bacteroidetes* se associou positivamente (p < 0,001) a essas alterações.

Do ponto de vista metabolômico, a análise fecal mostrou redução de p-cresol e indol (associados à distúrbios metabólicos) e aumento de ácido 3-indol propiônico e ácido butírico no grupo DBG, diminuição de ácidos graxos de cadeia curta e aumento de ácido araquidônico no grupo DRG. As concentrações de PCR estavam significantemente aumentadas na DRG em relação a DMG (p < 0,001) e a DBG (p < 0,001). As concentrações de tromboxanos estavam aumentadas na DRG em relação a DBG (p = 0,02), enquanto leucotrienos e prostaglandinas estavam significativamente reduzidos na DBG em relação a DMG (pp = 0,003) e DRG (p < 0,001). Os autores concluíram que, em comparação à dieta com baixo teor de gordura, o consumo de dieta rica em gordura parece causar alterações desfavoráveis na microbiota intestinal, nas concentrações de metabólicos fecais e fatores pró-inflamatórios em adultos jovens saudáveis, o que pode conferir consequências para de saúde a longo prazo.[18]

CAPÍTULO 32

Parte 3: Alterações em Saúde, Disbiose e Terapia com Prebióticos, Probióticos e Simbióticos

Prebióticos e probióticos em doenças cardiovasculares

Entre os diferentes fatores ambientais que afetam o microbioma humano, a dieta é um dos mais importantes. Alimentos e suplementos prebióticos e probióticos podem fazer parte de uma alimentação saudável e têm sido associados a positiva modulação intestinal.

Os prebióticos são ingredientes alimentares constituintes da dieta, não digeríveis, que afetam beneficamente a saúde do hospedeiro ao estimular seletivamente o crescimento e/ou a atividade de um ou de um número limitado de bactérias. De fato, os prebióticos podem estimular efeitos ateroprotetores e reduzir o risco de DCVs, favorecendo o crescimento de uma MI benéfica.

Vulevic et al., em estudo duplo-cego, avaliaram o efeito de uma mistura de galacto-oligos-sacarídeo (B-GOS) em marcadores de síndrome metabólica (SM), microbiota intestinal e função imunológica em 45 adultos com excesso de peso e fatores de risco associados à SM. Após 4 semanas de intervenção, os adultos com sobrepeso tiveram uma diminuição do número de bactérias gram-negativas e um aumento no número de Bifidobactérias benéficas, além de efeitos significativos em alguns marcadores da SM, a saber, insulina, Colesterol total e triglicerídeos.[19]

Outro estudo contou com indivíduos portadores de fator de risco para DCV. Neste, Tenore et al.[19] randomizaram 90 participantes para três braços de intervençãotestando os efeitos de um purê de maçã Annurca lactofermentada com inoculação das cepas hamnosus LRH11 e Lactobacillus plantarum SGL07 (lfAAP), purê de maçã não fermentado (AAP) ou suplementação probiótica isolada (*Lactobacillus*- L.) no perfil lipídico plasmático e níveis de TMAO. A conclusão indicou que o lfAAP foi mais eficaz para o controle dos níveis plasmáticos de HDL-C e TMAO, com relevância clínica na prevenção primária de doenças cardiovasculares.[20]

Os probióticos (microrganismos vivos que, quando administrados em quantidades adequadas, conferem benefícios à saúde do hospedeiro) também vêm se apresentando como uma nova terapia para o tratamento e prevenção de DCV, interferindo na formação e progressão de placas ateroscleróticas. Em um estudo realizado com mulheres obesas pós-menopausa com alto risco cardiovascular, foram avaliados os efeitos de duas doses de uma mistura probiótica contendo *Bifidobacterium bifidum* W23, *Bifidobacterium lactis* W51, *Bifidobacterium lactis* W52, *Lactobacillus acidophilus* W37, *Lactobacillus brevis* W63, *Lactobacillus casei* W56, *Lactobacillus salivarius* W24, *Lactococcus lactis* W19, *Lactococcus lactis* W58 (baixa dose: $2,5 \times 10^9$ UFC versus alta dose: 1×10^{10} UFC) sobre parâmetros bioquímicos e funcionais. Após 12 semanas, a suplementação de probióticos com alta dose diminuiu a pressão arterial sistólica, o fator de crescimento endotelial vascular, a velocidade da onda de pulso, interleucina-6, fator de necrose tumoral alfa e trombomodulina. Benefícios mais modestos também foram observados com baixas doses de suplementação probiótica, a saber, redução da pressão arterial sistólica e níveis de interleucina-6.[21]

Uma metanálise com 485 indivíduos mostrou que a administração de probióticos reduziu em 4,9 mg/dL o LDL-c, em 6,4 mg/dL o colesterol total (CT) e em 3,95 mg/dL os triglicerídeos (TG), sem efeitos sobre o HDL-c.[22]

Outra metanálise conduzida por Cho et al., observou redução de LDL-c em indivíduos tratados com probióticos, quando comparados com o grupo-controle. Entre as cepas utilizadas que mostraram reduções significativas estão os *L. acidophilus*, uma mistura de *L. acidophilus* e *Bifidobacterium (B.) lactis*, e *L. plantarum*. Não houve diferenças significativas para HDL-c e TG.[23]

Em uma revisão de vinte e seis estudos clínicos e duas metanálises foi observado que reduções significativas de LDL-c foram observadas para quatro cepas probióticas: *L. reuteri* NCIMB

408

CAPÍTULO 32

30242, *Enterococcus (E.) faecium* e a combinação de *L. acidophilus* La5 e *B. lactis* Bb12. Dois simbióticos, *L. acidophilus* CHO-220 mais inulina e *L. acidophilus* mais fruto-oligossacarídeos (FOS), também diminuíram o LDL-c.[24]

É importante ressaltar que cada cepa possui um efeito clínico diferente, sendo a dose usual a partir de 10^9 UFC. A duração do tratamento também pode afetar os resultados. Uma forte associação foi observada quando o estudo teve duração maior que 8 semanas.[25]

Apesar do crescente interesse em investigar o uso de probióticos na hipercolesterolemia, os estudos mostram redução muito modesta de concentração plasmática de LDL-c.[25]

Conclusões

A MI desempenha um papel importante na intersecção da dieta e da DCV, metabolizando componentes da dieta que levam à liberação de AGCCs que promovem efeitos cardiovasculares benéficos importantes. Entretanto, a maioria dos estudos foca em caracterizar a composição microbiana em vez de alterações funcionais e suas consequências.

Reconhecemos que o metabolismo dependente do microbioma também pode levar à produção de metabólitos com efeitos cardiovasculares adversos possíveis, como TMAO, que pode promover maior risco de aterosclerose e trombose. Portanto, devemos testar e mesmo desenvolver novas estratégias terapêuticas que visam modular a microbiota intestinal para a prevenção e tratamento da DCV. Essas estratégias podem incluir intervenções dietéticas personalizadas, uso de probióticos e/ou prebióticos como discutido neste capítulo.

Referências bibliográficas

1. Giuliano ICB, Caramelli B, Pellanda LC, Duncan BB, Mattos S, Fonseca FAH. I Diretriz de Prevenção da Aterosclerose na Infância e na Adolescência. Arquivos Brasileiros de Cardiologia – Volume 85, Suplemento VI, dezembro 2005.
2. De Onis M, Blossner M, Villar J. Levels and patterns of intrauterine growth retardation in developing countries. Eur J Clin Nutr 1998; 52 Suppl 1:5-15.
3. Tracy RE, Newman WP3, Wattigney WA, Berenson GS. Risk factors and atherosclerosis in youth autopsy findings of the Bogalusa Heart Study. Am J Med Sci 1995; 310 Suppl 1:37-41.
4. Silva RC, Sander Diniz MF, Alvim S, Vidigal PG, Fedeli LM, Barreto SM Atividade Física e Perfil Lipídico no Estudo Longitudinal de Saúde do Adulto (ELSA-Brasil). Em: Arquivos Brasileiros de Cardiologia, 2016.
5. Achuti A, Machado CA, DATASUS. 2005. http://www2.datasus.gov.br/DATASUS/index.php?area=0201 Acesso em: 26/08/19.
6. Libby P. Circulation. Current Concepts of the Pathogenesis of the Acute Coronary Syndromes. 2001;104:365-72.
7. Ross R. Atherosclerosis--an inflammatory disease.N Engl J Med. 1999;340:115-26.
8. Malachias MVB, Souza WKSB, Plavnik FL, Rodrigues CIS, Brandão AA, Neves MFT, et al. 7ª Diretriz Brasileira de Hipertensão Arterial. Arq Bras Cardiol 2016; 107(3Supl.3):1-83.
9. Alwan A, Maclean DR, Riley LM, d'Espaignet ET, Mathers CD, Stevens GA, et al. Monitoring and surveillance of chronic noncommunicable diseases: progress and capacity in high-burden countries. Lancet. 2010; 376(9755):1861-8.
10. Qin J, Li R, Raes J, Arumugam M, Burgdorf KS, Manichanh C, et al. A human gut microbial gene catalogue established by metagenomic sequencing. Nature. 2010;464(7285):59-65.
11. Razavi AC et al. Sex, gut microbiome, and cardiovascular disease risk. Biology of Sex Differences (2019) 10:29.
12. Tang WHW, Bäckhed F, Landmesser U, Hazen SL. Intestinal Microbiota in Cardiovascular Health and Disease: JACC State-of-the-Art Review. J Am Coll Cardiol. 2019 Apr 30;73(16):2089-105.

Parte 3: Alterações em Saúde, Disbiose e Terapia com Prebióticos, Probióticos e Simbióticos

13. Wang Z, Klipfell E, Bennett BJ, Koeth R, Levison BS, Dugar B, et al. Gut flora metabolism of phosphatidylcholine promotes cardiovascular disease. Nature 2011;472(7341):57-63.

14. Cho CE, Caudill MA. Trimethylamine-N-Oxide: Friend, Foe, or Simply Caught in the Cross-Fire? Trends Endocrinol Metab 2017, 28, pp.121-30.

15. Heianza Y, Ma W, Manson JE, Rexrode KM, Qi L. Gut Microbiota Metabolites and Risk of Major Adverse Cardiovascular Disease Events and Death: A Systematic Review and Meta-Analysis of Prospective Studies. J Am Heart Assoc. 2017;29;6(7):e004947.

16. Tang et al. Microbiota intestinal na saúde e doença cardiovascular. JAAC. Vol. 73, 16, 2019.

17. De Filippis F, Pellegrini N, Vannini L, Jeffery IB, La Storia A, Laghi L, et al. High-level adherence to a Mediterranean diet beneficially impacts the gut microbiota and associated metabolome. 2016 Nov;65(11):1812-21.

18. Wan Y, Wang F, Yuan J, Li J, Jiang D, Zhang J, et al. Effects of dietary fat on gut microbiota and faecal metabolites, and their relationship with cardiometabolic risk factors: a 6-month randomised controlled-feeding trial. Gut. 2019 Aug;68(8):1417-1429..

19. Vulevic J, Juric A, Tzortzis G, Gibson GR. A Mixture of trans-Galactooligosaccharides Reduces Markers of Metabolic Syndrome and Modulates the Fecal Microbiota and Immune Function of Overweight Adults. J. Nutr. 143: 324-331, 2013.

20. Tenore GC, Caruso D, Buonomo G, D'Avino M, Ciampaglia R, Maisto M, et al. Lactofermented Annurca Apple Puree as a Functional Food Indicated for the Control of Plasma Lipid and Oxidative Amine Levels: Results from a Randomised Clinical Trial Nutrients 2019; 9;11(1):122.

21. Szulińska M, Łoniewski I, Skrypnik K, Sobieska M, Korybalska K, Suliburska J,et al. Multispecies Probiotic Supplementation Favorably Affects Vascular Function and Reduces Arterial Stiffness in Obese Postmenopausal Women—A 12-Week Placebo-Controlled and Randomized Clinical Study. Nutrients 2018, 10 (11): 1672.

22. Guo Z, Liu XM, Zhang QX, Shen Z, Tian FW, Zhang H, et al. Influence of consumption of probiotics on the plasma lipid profile: a metaanalysis of randomised controlled trials. Nutr Metab Cardiovasc Dis.2011;21(11):844-50.

23. Cho YA, Kim J. Effect of probiotics on blood lipid concentrations: a meta-analysis of randomized controlled trials. Medicine (Baltimore). 2015;94(43):e1714.

24. Di Rienzo DB. Effect of probiotics on biomarkers of cardiovascular disease: implications for heart-healthy diets. Nutr Rev. 2014;72(1):18-29.

25. Faludi AA, Izar MCO, Saraiva JFK, Chacra APM, Bianco HT, Afiune Neto A et al. Atualização da Diretriz Brasileira de Dislipidemias e Prevenção da Aterosclerose – 2017. Arq Bras Cardiol 2017; 109(2Supl.1): 1-76.

Para saber mais

a. Ghosh TS, Rampelli S, Jeffery IB, Santoro A, Neto M, Capri M, et al. Mediterranean diet intervention alters the gut microbiome in older people reducing frailty and improving health status: the NU-AGE 1-year dietary intervention across five European countries. Gut. 2020 Jul;69(7):1218-28.

Eixo Intestino-Pele: Disbiose Intestinal e Alterações Cutâneas

Rafael Malagoli Rocha
Ilanna Marques Gomes da Rocha
Alan Hiltner Almeida

Introdução

Sabe-se que a microbiota intestinal influencia o sistema imunológico, fornecendo proteção contra patógenos e iniciando respostas imunoprotetoras. Situações de disbiose intestinal podem contribuir para o desenvolvimento de doenças autoimunes e inflamatórias, mesmo em órgãos distantes do intestino, como a pele.[1]

A pele humana cobre uma área de aproximadamente 2 m² em adultos, sendo por isso considerada o maior órgão do corpo. Ela fornece a primeira linha de defesa contra agentes externos, funcionando como uma barreira física e imunológica, e desempenhando uma ampla gama de funções imunes inatas e adaptativas. Os microrganismos residentes na pele estabilizam a barreira do hospedeiro combatendo patógenos, interagindo com as células imunológicas da pele e modificando a sua imunidade. Portanto, a microbiota da pele é uma parte essencial da saúde humana e acredita-se que a disbiose cutânea cause ou agrave doenças de pele. Avanços da biologia molecular, como o sequenciamento de genes do RNA ribossômico 16S (16S rRNA), proporcionaram uma importante percepção do microbioma cutâneo humano.[2]

Um crescente corpo de evidências apoia que a disbiose intestinal pode quase sempre ser observada em doenças inflamatórias comuns da pele, como dermatite atópica, psoríase, rosácea e acne vulgar. Este entendimento deu origem ao reconhecimento do eixo intestino-pele, termo inicialmente descrito em 1930 por dois dermatologistas, John H. Stokes e Donald M. Pillsbury, ao propor sua teoria inovadora sobre uma inter-relação entre estados emocionais, a microbiota intestinal e inflamação sistêmica e cutânea.[1]

Caracterização da microbiota cutânea e sua evolução

A investigação da diversidade do microbioma da pele humana com o uso da filotipagem do gene 16S rRNA proveniente de amostras de 20 diferentes sítios de pele em humanos saudáveis revelou um total de 19 filos bacterianos. A maioria das sequências foi atribuída a quatro principais filos: *Actinobacterias* (51,8%), *Firmicutes* (24,4%), *Proteobacterias* (16,5%) e *Bacteroidetes* (6,3%). Dos 205 gêneros identificados representados por pelo menos cinco sequências, três foram associados a mais de 62% das sequências: *Corynebacteria* (22,8%; *Actinobacteria*), *Propionibacteria* (23,0%; *Actinobacteria*) e *Staphylococcus* (16,8%; *Firmicutes*) (NIH). A composição bacteriana da pele difere interindivíduos e varia de acordo com o local do corpo. Fatores ambientais, como o uso de sabonetes, cosméticos, antibióticos, temperatura, umidade e exposição aos raios ultravioletas também influenciam a colonização microbiana.

Do ponto de vista de tipos bacterianos colonizadores, os locais do corpo são divididos em três categorias principais: úmido, sebáceo e seco (Figura 33.1). As bactérias encontradas preferencialmente em áreas úmidas (axilas, área inguinal, e fossa poplítea) são as espécies *Staphylococcus* e *Corynebacterium*. Locais sebáceos, como testa, área retro auricular, costas e sulco alar, mostram a menor diversidade bacteriana, indicando que apenas um pequeno subconjunto de organismos pode se adaptar a essas condições. As espécies de *Propionibacterium* (incluindo *Cutibacterium*) são as principais colonizadoras de áreas sebáceas, porque podem sobreviver em uma condição anaeróbica e rica em lipídios. Em contrapartida, as áreas secas da pele (como o antebraço, por exemplo) têm a comunidade microbiana mais diversa.[2]

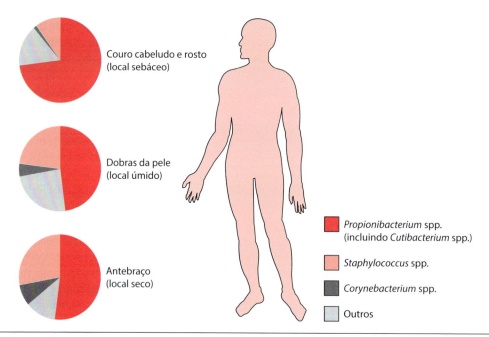

Figura 33.1. Microbiota da pele humana em diferentes locais do corpo.

Nos adultos, existem diferenças na composição, diversidade e uniformidade da população bacteriana entre locais relativamente mais sebáceos, úmidos ou secos. De modo diferente, em crianças foi observado um estrato córneo relativamente mais hidratado; esperando-se, portanto, que o microbioma da pele infantil se assemelhe mais ao dos locais de pele relativamente mais úmidos no adulto. De fato, o enriquecimento relativamente maior de *Staphylococcus* no bebê, em comparação com a pele adulta, corrobora com os dados relatados para os locais úmidos da pele adulta.[3]

Imediatamente após o nascimento, as comunidades bacterianas na pele do bebê são indiferenciadas nos locais do corpo. A evolução específica do local dessas comunidades parece iniciar-se nos primeiros 3 meses de vida. Em contraste com o que foi encontrado na pele de adultos - onde o microbioma é estabelecido e mantido ao longo do tempo- as diferenças de microbiota entre os locais do corpo nos bebês, juntamente com o aumento medido na uniformidade da população com a idade, indicam que o microbioma da pele do bebê é instável. Essa instabilidade pode apresentar a oportunidade de desenvolvimento aberrante da pele se o estabelecimento normal da microbiota comensal não for adequado.

Apesar da produção limitada de sebo em bebês, as Propionibactérias foram detectadas nos cinco principais gêneros mais predominantes nas amostras infantis de antebraço e testa. É interessante notar que o aumento observado de Propionibactéria nas amostras da testa entre 4 e 6 meses se correlaciona com o período em que a acne infantil começa a aparecer. A colonização precoce de *Clostridium* na pele das nádegas, particularmente nos bebês mais jovens e associada a um aumento significativo de bacteroides com a idade, é provavelmente motivada pela proximidade do trato gastrointestinal e também pela cobertura frequente de fraldas nesta área específica, que pode alterar o pH e capacidade de retenção de água da pele.[3]

O microbioma cutâneo de recém-nascidos se correlaciona fortemente com o tipo de parto, sendo o microbioma de bebês nascidos por via vaginal próximo ao da vagina da mãe e o de bebês nascidos por cesariana similar ao da pele da mãe. Sabe-se que a pele infantil é sensível e propensa a condições inflamatórias, como eczema, dermatite das fraldas e infecções como candidíase. De particular importância é o aumento recente na incidência de dermatite atópica infantil.

As comunidades bacterianas, além de seu papel na infecção patogênica, contribuem para a homeostase cutânea, afetando diretamente as respostas inflamatórias. Por exemplo, espécies Estafilocócicas modulam as respostas inflamatórias através de mediadores específicos do ácido lipoteicóico e estão envolvidas no controle homeostático da inflamação da pele. Curiosamente, o *Staphylococcus* pode ter um papel na promoção da resposta imune precoce e seu declínio subsequente pode ser uma resposta orquestrada que a pele e/ou as bactérias conduzem para facilitar o desenvolvimento do microbioma e da imunidade. A imunidade adaptativa infantil continua a se desenvolver durante o início da vida, e a evolução de nosso microbioma cutâneo pode induzir a maturação do sistema imunológico, fornecendo epítopos para treinar o sistema imunológico adaptativo ou mesmo uma forma direta de defesa.

Embora a colonização microbiana da pele humana comece imediatamente após o nascimento, ela não está totalmente estabelecida nos primeiros meses de vida, evoluindo ao longo do primeiro ano. O estabelecimento oportuno e adequado de um microbioma cutâneo saudável (gêneros comensais) tem um papel central na negação do acesso a micróbios transitórios potencialmente infecciosos. Assim, esse período inicial pode afetar a estabilidade do microbioma a longo prazo. Espera-se que a colonização microbiana da pele infantil afete criticamente o desenvolvimento da função imunológica da pele e talvez a maturação de outras funções da barreira da pele, bem como o desenvolvimento do sistema imunológico sistêmico.[3]

Ainda não se sabe quando ocorre o estabelecimento real da microbiota cutânea em adultos. Embora se saiba que a microbiota cutânea sofra profundas alterações com a explosão hormonal na puberdade, o momento de sua composição definitiva na fase adulta pode variar de indivíduo

Parte 3: Alterações em Saúde, Disbiose e Terapia com Prebióticos, Probióticos e Simbióticos

a indivíduo e também ser acompanhada por certo dinamismo ao longo da vida, regido pelo envelhecimento e hábitos de vida.[3]

Doenças cutâneas e eixo intestino-pele

Doenças cutâneas apresentam forte correlação com a microbiota da pele e do intestino. A seguir, serão apresentadas essas correlações para algumas doenças dermatológicas mais frequentes.

A hipótese de que alterações na microbiota intestinal podem levar a manifestações cutâneas, assim como o termo "eixo cérebro-intestino-pele", foi proposta inicialmente por Stokes e Pillsbury em 1930. Estes autores formularam também a hipótese de que estados emocionais negativos, como depressão e ansiedade, alterariam a função gastrointestinal e levariam a alterações na microbiota intestinal normal, aumento da permeabilidade intestinal e inflamação sistêmica.[7]

Atualmente compreende-se a microbiota intestinal (MI) e microbiota da pele como intrincadas comunidades ecológicas, compostas de trilhões de microrganismos, derivados de cepas diferentes, que com seus subprodutos metabólicos e interações com o hospedeiro, influenciam diretamente a fisiologia normal e os processos da doença, comprovando a teoria inicial de 1930, ao relacionar alterações na MI com aumento da permeabilidade epitelial no intestino, consequente ativação de células T, inibição de citocinas imunossupressoras e células reguladoras T responsáveis por estabelecer tolerância e subsequente inflamação sistêmica que pode afetar a homeostase cutânea.[8]

Pesquisas sobre o eixo intestino-pele já apontam associações entre a microbiota da pele e do intestino e condições dermatológicas[a], como dermatite atópica, rosácea, psoríase e acne, a serem descritas a seguir.

Dermatite atópica

A dermatite atópica (DA) é uma doença alérgica crônica caracterizada por uma erupção cutânea eritematosa, seca e intensamente pruriginosa, de causa multifatorial, regulada por fatores genéticos e epigenéticos. Em 95% dos casos, a manifestação inicial ocorre nos primeiros 5 anos de vida, persistindo em um quarto dessas crianças durante a idade adulta.

O diagnóstico de DA é feito quase exclusivamente por critérios clínicos. Fatores genéticos e epigenéticos modulam a dermatite. Fatores ambientais, como exposição (perinatal) a alérgenos e poluentes internos e externos, nutrição e microbioma são considerados influentes na manifestação e gravidade da dermatite atópica.

Nesse contexto, devemos mencionar a chamada 'hipótese de higiene', segundo a qual existe uma relação inversa entre a dermatite atópica e uma exposição precoce a agentes microbianos. A exposição aos micróbios começa no nascimento, sendo o parto por cesariana associado a um risco aumentado de distúrbios imunológicos. Embora não exista uma correlação clara entre cesariana e dermatite atópica, é muito provável que os Lactobacilos de origem vaginal desempenhem um papel protetor no bebê, estimulando o sistema imunológico imaturo contra patógenos como *Staphylococcus aureus*, que podem ter relevância nos distúrbios da pele. Neste sentido, vários estudos apontam para a importância de um estabelecimento adequado e precoce de uma comunidade microbiana intestinal diversa na prevenção da dermatite.

---

[a] *Polkowska-Pruszyńska et al, 2020.*

414

CAPÍTULO 33

Ensaios clínicos apoiam que a suplementação probiótica pós-natal pode reduzir o risco de desenvolver dermatite atópica em crianças. Presume-se que os Lactobacilos tenham papel fundamental na proteção contra a dermatite atópica, pois em circunstâncias naturais os Lactobacilos são as principais bactérias transmitidas da mãe para bebê durante o parto pelo canal vaginal. No que diz respeito à microbiota da pele, o microrganismo *Staphylococcus aureus* é consistentemente implicado na DA, com maior densidade de colonização desta espécie correlacionado à maior inflamação e gravidade da doença.[9] Todavia, estudos também apontam para o papel da microbiota intestinal na patogênese da doença, associando diminuição da diversidade e irregularidades na microbiota intestinal com manifestações da Dermatite.[10] Assim como na microbiota da pele, foi observado contagens mais altas de *S. aureus* em amostras fecais de indivíduos com Dermatite atópica.[11] Além disso, estudos observaram maior colonização de *Enterobacteriaceae*,[12] colonização com *Clostridium difficile* e *Escherichia coli*, maiores percentuais de *Faecalibacterium prausnitzii*[13] e menores percentuais de Bifidobactérias em populações adultas e infantis com Dermatite atópica.[13-14]

Embora ainda exista muito a ser explorado na identificação e análise da microbiota intestinal na Dermatite atópica, nas suas mais diferentes faixas etárias afetadas, em comparação com populações saudáveis, a literatura já aponta diferenças distintas entre esses grupos que provavelmente estão contribuindo para a achados quanto à patogênese e gravidade da doença.

Rosácea

A rosácea é uma condição inflamatória crônica que acomete a pele facial, caracterizada por rubor ou eritema persistente, telangiectasia e/ou pápulas e pústulas inflamatórias, de patogênese ainda não completamente elucidadas, com manifestações clínicas associadas a produção e liberação desreguladas de moléculas inflamatórias e crescimento excessivo de organismos que habitam naturalmente a pele.[7]

A doença apresenta o ácaro *Demodex folliculorum*, microrganismo que vive nas glândulas sebáceas da pele saudável, como patógeno comumente implicado no desenvolvimento da Rosácea. Todavia, estudos comparando o tratamento convencional da rosácea- com creme anti--demodex tópico (permetrina 5%) – *versus* uso de antibióticos tópicos (metronidazol 0,75%), com resultados significativamente melhores no tratamento com antibióticos, sugeriram que patógenos bacterianos poderiam estar envolvidos na doença.[15]

A literatura atual confirma essa interação ao afirmar que os ácaros Demodex são portadores de *Bacillus oleronius*, bactérias Gram-negativas pró-inflamatórias. Adicionalmente, a microbiota da pele de portadoras de Rosácea é enriquecida em *Staphylococcus epidermidis*, espécie beta--hemolítica com elevado potencial de virulência.[16]

Alterações na microbiota intestinal também foram implicadas na patogênese da Rosácea. A bactéria intestinal mais estudada em relação a essa condição clínica é *Helicobacter pylori*, um organismo gram-negativo que reside no estômago de aproximadamente 50% da população. Em estudos que controlaram o uso prévio de antibióticos, a soropositividade para *H. pylori* IgG estava fortemente correlacionada com Rosácea, com severidade da doença diminuída com a erradicação do *H. pylori*.[17]

Embora a relação entre *H. pylori* e rosácea não tenha sido totalmente esclarecida, estudos sugerem que esta espécie bacteriana possa exercer efeitos através de seus peptídeos de virulência pró-inflamatória, particularmente naqueles com sintomas gastrointestinais concomitantes. Ainda é discutido se a disbiose ocorre em resposta à Rosácea ou se é uma causa da doença. Nesse

Parte 3: Alterações em Saúde, Disbiose e Terapia com Prebióticos, Probióticos e Simbióticos

sentido, são necessários mais estudos explorando o microbioma e a essa doença dermatológica, para esclarecer melhor a sua relação entre essa condição clínica e a microbiota intestinal.[17]

Psoríase

A psoríase é uma doença inflamatória crônica da pele, caracterizada por lesões eritematosas elevadas, escamosas, demarcadas e em superfícies extensoras, estimada em 2 a 3% da população, com aparecimento dos primeiros sintomas geralmente na faixa etária entre 15 e 25 anos de idade.[18]

Os achados quanto à microbiota da pele e psoríase, demonstraram aumento significativo do filo Firmicutes nas lesões psoriáticas em comparação com a pele saudável, enquanto o fio Actinobacteria é significativamente reduzido.[19]

O estudo da microbiota intestinal na psoríase, como muitas outras doenças inflamatórias sistêmicas, decorreu da busca por entendimento sobre a interação dos microrganismos com as vias imunológicas e elevações das citocinas pró-inflamatórias. Acredita-se que a microbiota intestinal esteja envolvida no desenvolvimento de células Th17 pró-inflamatórias, porém, assim como na microbiota da pele, a composição da microbiota intestinal e sua relação com a doença psoriática não é bem elucidada.[20]

Em estudo com paciente portadores de psoríase *versus* controles, verificou-se que aqueles com psoríase apresentavam reduzidos percentuais de *Akkermansia muciniphila*, espécie potencialmente benéfica associada à integridade do epitélio intestinal e protetora contra doenças inflamatórias sistêmicas.[20] Em pacientes com psoríase em placas e artrite psoriática também foi observado diminuição na diversidade bacteriana alfa e beta, diminuição no filo Actinobactérias em comparação com controles saudáveis e valor elevado da razão *Firmicutes/Bacteroidetes*, alterações correlacionadas com um aumento da inflamação nesta população.[21]

Acne

O microbioma da acne tem sido estudado por várias décadas, com o primeiro trabalho da área baseado em cultura de células – na década de 1960, até os dias atuais com pesquisas de sequenciamento genético. Com o aparecimento da doença associado à espécie *Cutibacterium acnes*, recentemente renomeada *Propionibacterium acnes*, a acne ainda apresenta interações microbianas e causas de progressão desconhecidas.[7]

Embora se saiba que alterações na homeostase da microbiota intestinal estejam associadas à patogênese da acne via eixo intestino-cutâneo, ainda existe uma escassez de estudos examinando o microbioma antes e após tratamento da acne.[22] Dado que os mecanismos dos medicamentos para acne mais prescritos, incluindo antibióticos, são amplamente desconhecidos, essa poderia ser uma abordagem de grande relevância para entender a relação entre microbioma da pele e intestino e a etiologia da acne.[7]

Câncer de pele

Além das doenças autoimunes, as alterações neoplásicas da pele são outro grande grupo de acometimentos cutâneos importantes em saúde pública. A cada ano, mais casos de câncer de pele são diagnosticados O câncer de pele não melanoma (NMSC), câncer de pele de células basais (CBC), câncer de pele de células escamosas (CEC) e vários cânceres de pele menos comuns. Os principais fatores de risco para carcinomas basocelulares e escamosos são a exposição à luz

416

CAPÍTULO 33

UV, com pele de cor clara, idade e *status* imunossupressor. O câncer que se forma a partir dos melanócitos, o melanoma, é a forma mais perigosa de câncer de pele, por ser o mais agressivo e resistente ao tratamento.

Estudos verificaram que a exposição microbiana desempenha um papel crítico na imuno-biologia do câncer, impedindo o estabelecimento de inflamação crônica em seus estágios iniciais. Recentemente, um terceiro subconjunto de células T-helper (Th), células Th17 e citocina inflamatória, interleucina-23 (IL-23), foram elucidados para desempenhar um papel central na inflamação associada a tumores. Por outro lado, verificou-se que as células T reguladoras (T-regs) suprimem a inflamação induzida pelo eixo Th17/IL-23. A exposição microbiana contínua fortalece essa rede reguladora, que, por sua vez, suprime a inflamação que promove o câncer.

Em doenças inflamatórias da pele, como psoríase e dermatite atópica, é observada inflamação induzida por células Th17 e tolerância imune induzida por células T. Essa inflamação não regulada, além da disbiose do microbioma, pode aumentar o risco de carcinogênese.

Numerosos estudos sugeriram um possível papel da microbiota na carcinogênese da pele. Em 1976, Sacksteder demonstrou uma taxa reduzida de câncer de pele em ratos sem germes. Estudos mais recentes demonstraram uma tendência semelhante em camundongos sem receptores ou moléculas adaptadoras para padrões moleculares associados a microrganismos pró-inflamatórios (MAMPs). Embora não existam estudos publicados sobre como os micróbios influenciam diretamente o início ou a progressão do câncer de pele, há pesquisas mostrando como certos componentes microbianos aumentam a vigilância imunológica, fornecendo atividade antitumoral na bexiga e no cólon.

Futuros estudos sobre microbiota deverão indicar potenciais estratégias de prevenção do câncer com transplantes de microrganismos, utilização de prebióticos, probióticos e simbióticos para reduzir a ativação da genotoxicidade induzida por bactérias e a ativação de vias inflamatórias, proliferativas e antiapoptóticas.

Investigações contínuas com tecnologia avançada de sequenciamento serão úteis para entender melhor o complexo microbioma humano e sua relação com o hospedeiro. Nessa área, a utilização do microbioma para estudar os riscos ambientais do câncer de pele pode fornecer excelentes maneiras de diagnosticar o câncer de pele precocemente e criar novos planos de prevenção e tratamento da doença. Existem muitas perguntas sem resposta sobre a complexa relação entre o microbioma humano e o câncer de pele, e a tentativa de responder a essas perguntas mostra uma grande promessa em possíveis terapias para o câncer de pele.[6]

Outras doenças

Outras doenças autoimunes de manifestação parcialmente cutânea, como lúpus eritematoso sistêmico, e sua interação com a microbiota da pele também têm sido alvo de estudos, principalmente no que diz respeito à sua relação com patogênese e progressão da doença.

Em pesquisa recente, estudiosos da área examinaram os espectros bacterianos cutâneos de 69 pacientes com lúpus, 49 controles saudáveis e 20 pacientes com dermatomiosite e identificaram alterações específicas da composição e abundância microbiana cutânea nos pacientes com lúpus. A diversidade bacteriana foi menor e houve maior heterogeneidade nos resultados dos pacientes com lúpus em comparação aos controles saudáveis ou com dermatomiosite. Várias taxonomias bacterianas como *Staphylococcus*, especialmente *Staphylococcus aureus* e *Staphylococcus epidermidis*, foram identificados como potenciais marcadores para lesões de pele características de lúpus. Além disso, a via de infecção por *Staphylococcus aureus*

Parte 3: Alterações em Saúde, Disbiose e Terapia com Prebióticos, Probióticos e Simbióticos

foi significativamente enriquecida e exibia uma forte correlação com o gênero *Staphylococcus* em pacientes com lúpus.

Concluindo, as alterações na composição e abundância da microbiota cutânea em pacientes com lúpus sugerem que a disbiose microbiana está associada à patogênese desta doença, que pode ser um biomarcador potencialmente confiável ou até mesmo um alvo terapêutico para o tratamento do lúpus.[5]

Modulação intestinal nas doenças cutâneas

A microbiota cutânea tem grande importância na regulação da inflamação local e a microbiota intestinal influencia fortemente a regulação da inflamação sistêmica. Quando se constata que estes mecanismos sinalizadores influenciam toda a atividade metabólica do corpo humano, pode-se inferir que as microbiotas de diferentes sítios se autorregulam, emergindo daí os conceitos dos eixos intestino-pele, eixo intestino-cérebro e outros. Em virtude disto, a modulação da MI e microbiota cutânea para fins terapêuticos está se tornando cada vez mais presente na prática clínica.

Adicionalmente, a microbiota cutânea parece ter valor diagnóstico, pois auxilia na identificação diferencial de doenças da pele, e sua modulação pode ter valor prognóstico e preditivo de resposta a diversas terapias, inclusive o câncer. A utilização de transplantes de microbiota, inter e intraindivíduo, a administração de probióticos, prebióticos e simbióticos, parecem ser importantes na modulação de uma microbiota na direção de um perfil saudável.

A microbiota intestinal tem capacidade de influenciar, através do eixo intestino-pele, processos de inflamação e estresse oxidativo, com mecanismos pelos quais induz-se ou impede-se, que doenças cutâneas apareçam e progridam. A presença de disbiose é amplamente descrita em pacientes com doenças inflamatórias da pele, cuja restauração da microbiota resultou em melhora dos parâmetros clínicos das doenças.[23]

Ao conhecer a influência direta do intestino nas doenças cutâneas é de interesse descobrir meios de modulação intestinal, de modo que a manter uma microbiota saudável.

Os estudos com modulação intestinal em doenças de pele ainda apresentam maior enfoque no tratamento e na prevenção de dermatite atópica (DA) em crianças.[7] Em metanálise incluindo 1070 crianças com dermatite, foi verificada a eficácia do uso de probióticos orais no tratamento desta condição clínica, com reduções significativas nos valores de escala de gravidade para pacientes que receberam probióticos orais com *Lactobacillus salivarius* e uma mistura de diferentes cepas.[24] Corroborando os resultados favoráveis, em recente ensaio clínico randomizado, o uso da suplementação com mistura de cepas de *Bifidobacterium* e *Lactobacillus* casei por 12 semanas, promoveu redução no índice SCORAD, ferramenta de referência para o acompanhamento e avaliação da evolução da DA, em comparação com pacientes controles.[25]

Os dados também são promissores quanto ao uso dos probióticos orais no tratamento da Acne. Estudo com pacientes com Acne moderada demonstrou que o consumo de *Lactobacillus acidophilus*, *Lactobacillus delbrueckii bulgaricus* e *Bifidobacterium bifidum* foi tão eficaz quanto uso do medicamento minociclina no tratamento da doença, com redução de 67% da lesão após 12 semanas de tratamento probiótico.[26] Em outro ensaio clínico, o uso do probiótico *Lactobacillus rhamnosus* por 12 semanas foi associado à melhora significativa da acne nas costas, em comparação com o uso de placebo.[27]

Em pacientes com psoríase e artrite psoriática, a modulação da microbiota parece exercer efeitos imunorreguladores benéficos ao reduzir a inflamação sistêmica.[23] Em um grande

418

CAPÍTULO 33

Eixo Intestino-Pele: Disbiose Intestinale Alterações Cutâneas

ensaio clínico com pacientes diagnosticados com doenças inflamatórias, a administração oral de *Bifidobacterium infantis* por 8 semanas promoveu melhora significativa nos parâmetros clínicos e laboratoriais do subgrupo da Psoríase, composto por 26 participantes, com diminuição significativa nos níveis de proteína C-reativa e fator de necrose tumoral alfa.[28]

Além da atuação em condições clínicas específicas, como Dermatite Atópica e Psoríase, a modulação intestinal também pode promover o processo de cicatrização, com estudos na área demonstrando os benefícios da suplementação probiótica no tratamento de úlceras crônicas em humanos.[23]

O uso probióticos tópicos e orais com *Lactobacillus plantarum* promoveu redução da carga bacteriana e foi significativamente associado a maior cicatrização de úlceras diabéticas através da regulação da IL-8 e do recrutamento de células fagocíticas e fibroblastos em pacientes diabéticos com úlceras de perna.[29]

Em resumo, os estudos supracitados demonstram o papel relevante que a suplementação probiótica pode desempenhar na dermatologia, atuando como um alvo potencial para o tratamento.

Métodos mais avançados de transplante de fezes também têm sido alvo de inúmeros estudos em humanos e animais, mostrando bom potencial terapêutico. Entretanto, quando se trata da microbiota da pele, ainda pouco se sabe. As investigações atuais no transplante de microbiota cutânea mostram-se promissoras na aplicação de cepas únicas de bactérias à pele lesionada. Myles, et. al. mostraram que certas espécies Gram-negativas, particularmente a *Roseomonas mucosa* coletada da pele de voluntários saudáveis, têm atividade antimicrobiana contra *Staphylococcus aureus* e, em um ensaio clínico de fase 2, aplicação de *R. mucosa* à dermatite atópica ativa foi associado à diminuição da gravidade da doença, redução da necessidade tópica de esteroides e da carga de *S. aureus*. Da mesma forma, outros autores identificaram cepas de *Staphylococcus epidermidis* com atividade antimicrobiana contra *S. aureus*. Em modelos animais de dermatite atópica, a aplicação de *S. epidermidis* de Nakatsuji eliminou a colonização por *S. aureus*.

Embora promissor, ainda existem muitas questões a serem elucidadas no transplante de microbiota da pele, incluindo:

1. Se uma comunidade de micróbios proveniente de um sítio de pele específico, oferece vantagem em sua colonização no local receptor;
2. Se há um ou alguns microrganismos específicos essenciais para restaurar a normobiose e, portanto, a saúde da pele;
3. Como a imunidade do hospedeiro facilita ou inibe a colonização de uma comunidade transplantada.[4]

Conclusões

Os dados da literatura atual permitem afirmar a existência de uma ligação entre microbiota intestinal e doenças dermatológicas, no entanto os mecanismos exatos dessa interação, que perpassam por hipóteses relacionadas à combinação de respostas neurológicas e imunológicas às mudanças ambientais, resultando em inflamação sistêmica crônica que pode afetar a pele, ainda são pouco conhecidos.

No campo da modulação intestinal, os resultados são promissores, com relato do uso do probióticos como meio seguro e eficaz de tratamento. Todavia, são necessárias pesquisas mais amplas e estudos longitudinais para auxiliar no manejo dessas doenças.

Parte 3: Alterações em Saúde, Disbiose e Terapia com Prebióticos, Probióticos e Simbióticos

Nessa perspectiva, estudos futuros, com delineamento longitudinais e inclusão de características funcionais, como transcriptômica e medidas secundárias de metabólitos, irão permitir um melhor entendimento da comunicação entre o intestino e a pele, a fim de projetar terapias de modulação intestinal que impacte diretamente no tratamento das doenças dermatológicas.

Referências bibliográficas

1. Szántó M, Dózsa A, Antal D, Szabó K, Kemény L, Bai P. Targeting the gut-skin axis-Probiotics as new tools for skin disorder management? Exp Dermatol. 2019; 28(11):1210-18.
2. Lee BE, Byun EJ, Kim HS. Potential Role of the Microbiome in Acne: A Comprehensive Review. Journal of Clinical Medicine. 2019, 8, 987: 3-25.
3. Capone KA, Dowd SE, Stamatas GN, Kolovskz J. Diversity of the Human Skin Microbiome Early in Life Journal of Investigative Dermatology. 2011;131: 2026-32.
4. Perin B, Addetia A, Qin X. Transfer of skin microbiota between two dissimilar autologous microenvironments: A pilot study. PLoS ONE. 2019. 14(12): e0226857.
5. Huang C, Yi X, Long H, Zhang G, Wu H, Zhao M, Lu Q. Disordered cutaneous microbiota in systemic lupus erythematosus. J Autoimmun. 2019 Dec 26:102391.
6. Sherwani MA, Tufail S, Muzaffar AF, Yusuf N. The skin microbiome and immune system: Potential target for chemoprevention? Photodermatol Photoimmunol Photomed. 2018; 34(1):25-34.
7. Ellis SR, Nguyen M, Vaughn AR, Notay M, Burney WA, Sandhu S. The Skin and Gut Microbiome and Its Role in Common Dermatologic Conditions. Microorganisms. 2019 11;7(11). pii: E550.
8. Rea K, Dinan TG, Cryan JF. The microbiome: A key regulator of stress and neuroinflammation. Neurobiol. Stress 2016, 4, 23-33.
9. Kennedy EA, Connolly J, Hourihane JOB, Fallon PG, McLean WHI, Murray D, et al. Skin microbiome before development of atopic dermatitis: Early colonization with commensal staphylococci at 2 months is associated with a lower risk of atopic dermatitis at 1 year. J. Allergy Clin. Immunol. 2017, 139, 166-72.
10. Byrd AL, Deming C, Cassidy SKB, Harrison OJ, Ng WI, Conlan S, et al. Staphylococcus aureus and Staphylococcus epidermidis strain diversity underlying pediatric atopic dermatitis. Sci. Transl. Med. 2017, 9.
11. Nowrouzian FL, Lina G, Hodille E, Lindberg E, Hesselmar B, Saalman, R, et al. Superantigens and adhesins of infant gut commensal Staphylococcus aureus strains and association with subsequent development of atopic eczema. Br. J. Dermatol. 2017, 176, 439-45.
12. Yap GC, Loo EX, Aw M, Lu Q, Shek LP, Lee BW. Molecular analysis of infant fecal microbiota in an Asian at-risk cohort-correlates with infant and childhood eczema. BMC Res. Notes 2014, 7, 166.
13. Song H, Yoo Y, Hwang J, Na YC, Kim HS. Faecalibacterium prausnitzii subspecies-level dysbiosis in the human gut microbiome underlying atopic dermatitis. J. Allergy Clin. Immunol. 2016, 137, 852-60.
14. Zheng H, Liang H, Wang Y, Miao M, Shi T, Yang F, et al. Altered Gut Microbiota Composition Associated with Eczema in Infants. PLoS ONE 2016, 11, e0166026.
15. Kocak M, Yagli S, Vahapoglu G, Eksioglu M. Permethrin 5% cream versus metronidazole 0,75% gel for the treatment of papulopustular rosacea. A randomized double-blind placebo-controlled study. Dermatology (Basel Switzerland) 2002, 205, 265-70.
16. Holmes AD. Potential role of microorganisms in the pathogenesis of rosacea. J. Am. Acad. Dermatol. 2013, 69, 1025-32.
17. Jorgensen AR, Egeberg A, Gideonsson R, Weinstock LB, Thyssen EP, Thyssen JP. Rosacea is associated with Helicobacter pylori: A systematic review and meta-analysis. J. Eur. Acad. Dermatol. Venereol. 2017, 31, 2010-15.
18. Xu X, Zhang HY. The Immunogenetics of Psoriasis and Implications for Drug Repositioning. Int. J. Mol. Sci. 2017, 18, 2650.
19. Assarsson M, Duvetorp A, Dienus O, Soderman J, Seifert O. Significant Changes in the Skin Microbiome in Patients with Chronic Plaque Psoriasis after Treatment with Narrowband Ultraviolet B. Acta Dermatol. Venereol. 2018, 98, 428-36.

420

CAPÍTULO 33

20. Tan L, Zhao S, Zhu W, Wu L, Li J, Shen M, et al. The Akkermansia muciniphila is a gut microbiota signature in psoriasis. Exp. Dermatol. 2018, 27, 144-9.
21. Scher JU, Ubeda C, Artacho A, Attur M, Isaac S, Reddy SM, et al. Decreased bacterial diversity characterizes the altered gut microbiota in patients with psoriatic arthritis, resembling dysbiosis in inflammatory bowel disease. Arthritis Rheumatol. 2015, 67, 128-39.
22. Bowe W, Patel NB, Logan AC. Acne vulgaris, probiotics and the gut–brain–skin axis: from anecdote to translational medicine. Benef Microbes 2014; 5:185-99.
23. Yu Y, Dunaway S, Champer J, Kim J, Alikhan A. Changing our microbiome: probiotics in dermatology. Br J Dermatol. 2020 Jan;182(1):39-46.
24. Huang R, Ning H, Shen M, Li J, Zhang J, Chen X. Probiotics for the Treatment of Atopic Dermatitis in Children: A Systematic Review and Meta-Analysis of Randomized Controlled Trials. Front. Cell Infect. Microbiol. 2017, 7, 392.
25. Navarro-Lopez V, Ramirez-Bosca A, Ramon-Vidal D, Ruzafa-Costas B, Genovés-Martínez S, Chenoll-Cuadros E et al. Effect of oral administration of a mixture of probiotic strains on SCORAD index and use of topical steroids in young patients with moderate atopic dermatitis: a randomized clinical trial. JAMA Dermatol 2018; 154:37-43.
26. Jung GW, Tse JE, Guiha I, Rao J. Prospective, randomized, openlabel trial comparing the safety, efficacy, and tolerability of an acne treatment regimen with and without a probiotic supplement and minocycline in subjects with mild to moderate acne. J Cutan Med Surg 2013; 17:114-22.
27. Fabbrocini G, Bertona M, Picazo Ó, Pareja-Galeano H, Monfrecola G, Emanuele E. et al. Supplementation with Lactobacillus rhamnosus SP1 normalises skin expression of genes implicated in insulin signalling and improves adult acne. Benef Microbes 2016; 7:625-30.
28. Groeger D, O'Mahony L, Murphy EF, Bourke JF, Dinan TG, Kiely B, et al. Bifidobacterium infantis 35624 modulates host inflammatory processes beyond the gut. Gut Microbes. 2013; 4:325-39.
29. Mohseni S, Bayani M, Bahmani F, Tajabadi-Ebrahimi M, Bayani MA, et al. The beneficial effects of probiotic administration on wound healing and metabolic status in patients with diabetic foot ulcer: a randomized, double-blind, placebo-controlled trial. Diabetes Metab Res Rev. 2018 Mar;34(3).

Para saber mais

a. Polkowska-Pruszyńska B, Gerkowicz A, Krasowska D. The gut microbiome alterations in allergic and inflammatory skin diseases – an update. J Eur Acad Dermatol Venereol. 2020 Mar;34(3):455-64.

Eixo Intestino-Osso, Disbiose Intestinal e Alterações Ósseas

Tales Fernando da Silva
Viviane Lima Batista
Nina Dias Coelho Rocha
Mariana Martins Drumond
Pamela Mancha-Agresti
Vasco Ariston de Carvalho Azevedo

Introdução

O trato gastrointestinal (TGI) é um sistema complexo, formado por órgãos e estruturas, geralmente tubulares, que se inicia na boca e se estende pelo intestino até o ânus, desempenhando uma série de funções como: recepção e armazenamento de alimentos, digestão, absorção, propriedades de barreira, evacuação, estimulação do sistema imunológico para a prevenção contra a invasão de patógenos e, além disso, ainda abriga uma microbiota, a qual é de grande relevância para a saúde do hospedeiro.[1]

A alteração da microbiota intestinal (MI) está intimamente relacionada com diversas doenças inflamatórias, o que em associação com o sistema imunológico, pode ser responsável pelo desencadeamento de doenças em diversas partes do corpo, bem como influenciar na saúde óssea (Figura 34.1).[2]

A influência da microbiota intestinal no tecido ósseo tem sido estudada em uma variedade de modelos experimentais como, por exemplo, animais desprovidos de microbiota (*Germ-free – GF*), nos quais foram administrados antibióticos ou probióticos para alterar a microbiota além de humanos. Embora os resultados na experimentação animal sejam conflitantes, atualmente a MI é considerada fator importante na regulação da densidade mineral óssea, especialmente devido a sua importante participação no sistema imune.[3]

A interação entre a microbiota intestinal e o sistema imunológico desempenha papel de fundamental importância na maturação do mesmo, especificamente durante os períodos iniciais pós-natal além de ter papel essencial na resposta a antígenos próprios bem como na modulação do sistema imunológico durante toda vida do hospedeiro. Outro importante fato a ser destacado é que a desregulação da microbiota pode levar ao desenvolvimento de diferentes doenças imunológicas, como:

- Alergias;
- Autoimunidade;
- Doenças inflamatórias.

Pesquisas recentes têm revelado que a ausência total da microbiota intestinal influencia negativamente a formação e o funcionamento de órgãos linfoides como baço e linfonodos mesentéricos, levando a uma menor produção de células TCD4⁺ e de imunoglobulina A (IgA).[4]

Dessa forma, sugere-se que tanto a composição da MI quanto a sua manipulação pode alterar a saúde óssea por meio da alteração/distúrbio na absorção de cálcio, por exemplo, ou também na produção de serotonina pelo intestino (Figura 34.1).

O presente capítulo visa explanar a relação existente entre a microbiota intestinal e a disbiose nas alterações ósseas, além de apresentar estudos relacionando o uso de probióticos, prebióticos e simbióticos como tratamento coadjuvante.

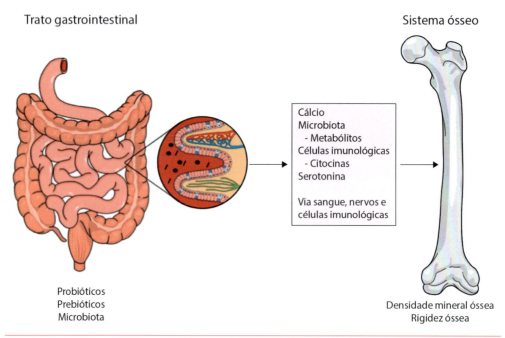

Figura 34.1. Sinalização eixo gastrointestinal-osso. O intestino é um órgão essencial para a absorção de cálcio, além disso, vários outros fatores, como a microbiota intestinal e seus metabólitos, como a serotonina e ácidos graxos de cadeia curta, contribuem para a regulação da densidade mineral óssea e da rigidez. Prebióticos e probióticos podem influenciar na sinalização do eixo intestino-osso.[19]
Adaptada de McCabe LR et al, 2017.

Microbiota intestinal e saúde ossea

O sistema ósseo consiste em elementos altamente ativos, como ossos e cartilagens, que sofrem remodelações contínuas durante todos os estágios da vida. Essas modificações são estruturadas basicamente por dois tipos celulares: os osteoclastos, células que realizam a absorção óssea e os osteoblastos, que participam da formação de um novo tecido ósseo.[5,6]

Os osteoblastos são derivados de células mesenquimais multipotentes que desempenham um papel central na formação óssea devido à sua capacidade de sintetizar múltiplas proteínas que compõem a matriz óssea. Durante sua diferenciação, aproximadamente metade da sua população se diferencia em osteoblastos, sendo mobilizada para a remodelação óssea, enquanto a outra metade sofre apoptose. Já os osteoclastos são células multinucleadas originadas na medula óssea por precursores de monócitos/macrófagos e são responsáveis pela reabsorção óssea, sendo que, em diversas patologias, fatores sistêmicos e locais, como citocinas, hormônios e carga mecânica (impactos mecânicos tais como carregar o próprio peso, atividade física etc.), podem acelerar a perda óssea devido à desregulação desses dois processos, afetando desta forma, o equilíbrio do metabolismo ósseo.[5,7]

A microbiota intestinal possui influência na homeostase do metabolismo ósseo de diversas maneiras, sendo as principais:

- Absorção de nutrientes: quantidades elevadas de espécies probióticas no intestino, como *Bifidobacterium longum,* possibilitam maior absorção de minerais (cálcio, magnésio e fosfato), contribuindo para o aumento da densidade mineral óssea;
- Manutenção do pH intestinal: a ingestão de fibras influencia na absorção de cálcio de modo que, após serem fermentadas pelas bactérias da microbiota intestinal, o pH é reduzido, aumentando, a absorção do cálcio e impedindo que o mesmo seja convertido em fosfato de cálcio e consequentemente eliminado;
- Quebra de macromoléculas: moléculas menores são mais facilmente absorvidas e os microrganismos têm sido relatados como essenciais nesse processo;
- Síntese de vitaminas: alguns microrganismos auxiliam na síntese de vitaminas K e B, as quais desempenham um papel crítico na saúde óssea, sendo também essenciais para o metabolismo de sais biliares atuantes no controle da absorção do cálcio, mantendo assim um balanço positivo deste mineral, o que é importante no desenvolvimento e manutenção da densidade óssea e, consequentemente, na proteção contra a osteoporose em idades avançadas.[4,8]

Osteoporose é uma condição inflamatória que afeta mais de 200 milhões de pessoas no mundo, caracterizada por uma redução na massa óssea, resultando em deterioração da microarquitetura óssea, promovendo fragilidade e a ocorrência mais frequente de fraturas.[9] De acordo com a Organização Mundial da Saúde (OMS) aproximadamente 35% das mulheres caucásicas e asiáticas sofrem de osteoporose durante a sexta década de vida. Já no sexo masculino esta patologia acontece em 8% dos indivíduos com mais de 70 anos de idade devido a uma combinação de causas: diminuição da absorção de cálcio pelo intestino, reduzida ativação da vitamina D, declínio no tempo de vida dos osteoblastos e diminuição dos hormônios sexuais.[31]

A causa mais frequente de osteoporose é a pós-menopausa, a qual é caracterizada pela redução da densidade mineral óssea, deterioração da microarquitetura do osso e encontra-se, em mulheres, associada a redução das concentrações de estrôgenio.[2] Níveis baixos deste hormônio estimulam a uma maior reabsorção óssea, o que desencadeia rápida perda óssea. A microbiota intestinal é capaz de influenciar o estrogênio derivado do intestino através da produção de metabólitos com grande afinidade aos receptores de estrogênios, se ligando a eles e induzindo a transcrição dos mesmos e assim, contrastando ao efeito da redução hormonal.[10]

A interação entre o sistema imune e o tecido ósseo é denominada "osteoimunologia" e tem sido foco de várias pesquisas, principalmente relacionadas às doenças inflamatórias, bem como a osteoporose, sendo que a microbiota intestinal se mostrou capaz de regular a perda óssea através da modulação do sistema imunológico.[2] A remodelação óssea tem início por meio da interação entre os osteoblastos e osteoclastos em um equilíbrio dinâmico com produção de citocinas indutoras da atividade dos osteoclastos, como as Interleucinas 6 (IL-6), IL-17, ligante do receptor ativador do fator nuclear kappa B (RANKL), Fator de Necrose Tumoral α (TNF-α) e Interferon γ (IFN-γ), e de citocinas inibidoras dos mesmos, tais como IL-4 e IL-10.[9]

Na deficiência de estrogênio, as células T aumentam a produção de citocinas indutoras de osteoclastos (TNF-α e RANKL), levando a um estado inflamatório crônico que, com o passar do tempo, leva a uma perda óssea exacerbada. A interrupção dessa cadeia inflamatória tem sido teorizada como efetiva em impedir a perda óssea em condições osteoinflamatórias.[4,9]

Alterações na microbiota (disbiose) e suas consequências para o sistema ósseo

O hospedeiro e a microbiota intestinal possuem uma relação mutualística, na qual a microbiota se beneficia do ambiente intestinal, rico em nutrientes e, em troca, auxilia na homeostase do hospedeiro. Essa relação simbiótica pode ser influenciada por um conjunto de fatores ambientais seja através do uso de antibióticos, do tipo de dieta, estilo de vida e higiene pessoal bem como por fatores genéticos, aparentemente por meio da predisposição genética de determinados *loci* envolvidos em funções imunológicas e metabólicas que podem atuar como moduladores da diversidade microbiana. Assim, a genética do hospedeiro é um fator chave na interação microrganismo-hospedeiro e determina um perfil específico da microbiota comensal no intestino do indivíduo. Tais fatores podem, de diversas maneiras, ocasionar uma perturbação do ecossistema microbiano, promovendo um desequilíbrio funcional e estrutural nas comunidades de microrganismos, o que contribui para o desenvolvimento de diversas doenças inflamatórias, sendo este desequilíbrio denominado disbiose.[11]

A disbiose pode desencadear efeitos sistêmicos no organismo devido a um aumento da permeabilidade da mucosa intestinal, o que pode resultar na entrada de lipopolissacarídeos (LPS) provenientes de bactérias Gram-negativas na circulação sanguínea e linfática que, por sua vez, pode ocasionar a inflamação tecidual local e sistêmica, inclusive do tecido ósseo promovendo, através da ativação das células T auxiliares (Th17), a diferenciação da atividade reabsortiva dos osteoclastos, levando assim à perda óssea.[3,12]

A relação da microbiota intestinal e do metabolismo ósseo tornou-se foco de estudos após evidências do potencial da microbiota na regulação da massa óssea em modelo animal. Para compreender melhor essa relação, camundongos GF, criados em condições estéreis e que, portanto, não possuem microbiota indígena e consequentemente apresentam um sistema imune de mucosas imaturo, têm sido amplamente utilizados.[8]

Experimento conduzido por Sjogren et al.[13] evidenciou que camundongos GF, fêmeas, com 7 semanas de idade apresentavam aumento da massa óssea associada a um baixo número de osteoclastos no osso trabecular quando comparadas com animais convencionais (com microbiota indígena presente). Além disso, ao colonizarem as fêmeas GF com uma microbiota intestinal de animais sadios, observou-se a normalização na massa óssea, nos osteoclastos e no estado imunológico da medula óssea. Esses achados apontam para a importância fisiológica da microbiota intestinal relacionada à manutenção da massa óssea, sendo que o desequilíbrio da mesma pode ser um fator de risco para a osteoporose.[13]

A serotonina (5-hidroxitriptamina, ou 5-HT) é um neurotransmissor sintetizado, em sua maior parte, no intestino. Esse hormônio vem sendo foco de estudos devido sua participação na dinâmica da remodelação óssea e, apesar de seu mecanismo de ação ainda não ser totalmente compreendido, sabe-se que o referido neurotransmissor pode exercer efeitos sobre a densidade óssea. Os mesmos autores do estudo elencado acima demonstraram que fêmeas GF apresentavam níveis séricos de serotonina menores em conjunto com a diminuição da enzima Triptofano hidroxilase (TPh), essencial na produção do hormônio. Essas baixas concentrações exercem efeitos negativos na massa óssea ao se comparar com camundongos convencionais. No entanto, ao colonizar o TGI dos camundongos GF, observou-se a normalização da massa óssea sem alterações significativas nas concentrações de serotonina, indicando que o aumento da massa óssea nestes camundongos foi ocasionado pelo conjunto de fatores conduzidos pela ausência da microbiota, e não exclusivamente pela alteração dos níveis de serotonina.[13]

É de conhecimento atual que a microbiota residente no trato gastrointestinal desempenha fundamental papel na saúde óssea por meio da absorção do cálcio e fosfato através da metabolização da vitamina D. Recentemente, com avanços no conhecimento acerca dos componentes da microbiota comensal e seus diversos impactos no organismo, tem sido investigado o papel desses microrganismos na manutenção da integridade óssea. Alguns estudos envolvendo a utilização de prebióticos, probióticos e simbióticos que serão apresentados nesse capítulo, corroboraram para a elucidação parcial dessa íntima relação entre microbiota e osso que vem aos poucos sendo desvendada.

Prebióticos na manutenção da saúde óssea

De acordo com a OMS, os prebióticos são definidos como componentes alimentares não digeríveis que atuam beneficamente sobre o hospedeiro devido à capacidade de estimular seletivamente a proliferação e/ou atividade de populações de bactérias desejáveis presentes no cólon.[14] Além do estímulo seletivo ao crescimento de bactérias benéficas, os prebióticos devem ser capazes de resistir ao pH do TGI, especialmente do estômago, como também às condições adversas do intestino delgado, especificamente duodeno, para serem fermentados pela microbiota intestinal no intestino grosso e cólon. Devem também ser estáveis ao processamento para a produção de alimentos humanos. Alguns componentes prebióticos, como fibras e celulose, são comumente encontrados em diversos alimentos como alho, cebola, raiz de chicória, alho-poró, alcachofra de Jerusalém, aspargos, trigo, soja, aveia e banana. Estes compostos podem também ser de origem sintética, como os galacto-oligossacarídeos, fruto--oligossacarídeos, malto-oligossacarídeos, ciclodextrinas, lactosacarose e lactulose. São capazes de modular a MI e assim, promover a manutenção da homeostase intestinal, a qual está diretamente relacionada com a saúde do indivíduo como um todo. Entretanto, esse efeito pode ser diferente em relação ao tipo de prebiótico utilizado, uma vez que prebióticos distintos aparentam atuar sobre diferentes bactérias intestinais, o que cria possibilidade para diversas combinações entre os mesmos que ainda estão sendo testadas para uma maior predição dessa relação.[15]

Estudos mostraram que a utilização de prebióticos está relacionada com a estimulação do sistema imunológico, redução do número de bactérias potencialmente patogênicas, aumento de Bifidobactérias e Lactobacilos no intestino, redução do risco de câncer de cólon, melhora da constipação intestinal e aumento da absorção mineral, principalmente do cálcio, o que leva a uma consequente redução do risco de osteoporose beneficiando à manutenção da arquitetura óssea saudável.[16]

Achados da literatura relatam a melhora e/ou manutenção da saúde óssea quando há suplementação de prebióticos, no entanto, apesar de todas estas correlações, ainda há um impasse em estabelecer através de quais mecanismos específicos os efeitos benéficos referentes à administração de prebióticos acontecem. Algumas evidências sugerem que a fermentação dos prebióticos pela microbiota intestinal, leva a produção de ácidos graxos de cadeia curta (AGCC), que por sua vez contribuem para a redução do pH intestinal e solubilização de minerais cálcio e magnésio, facilitando, a difusão passiva dos mesmos.[16] Também pode se destacar como ação destes compostos a promoção do estímulo à expressão de proteínas de ligação ao cálcio, produção de fatores de modulação óssea e detrimento da taxa de absorção em relação à formação óssea, sendo plausível a atuação por meio de mais de um mecanismo de ação.[17]

Os principais prebióticos relacionados à manutenção da saúde óssea atualmente são classificados como oligossacarídeos não digeridos (NDOs), que incluem os fruto-oligossacarídeos (FOS), galacto-oligossacarídeos (GOS), inulina e a lactulose.[18]

O modelo animal mais utilizado e recomendado para estudos envolvendo estrutura óssea é o rato devido ao seu maior tamanho em comparação ao camundongo, o que facilita a dinâmica da experimentação e às semelhanças nas respostas fisiopatológicas em relação ao osso humano. De acordo com Whisner e Castillo, a administração de prebióticos nestes modelos experimentais demonstrou, em sua maioria, um aumento na absorção dos minerais magnésio e cálcio, assim como a melhora da massa e da arquitetura do osso, com aumento do conteúdo de cálcio na fíbula.[18]

Tem sido observado que a associação de prebióticos com diferentes níveis de polimerização (isso é, uma variação em tamanho e número de monômeros de açúcar) permite sua fermentação mais prolongada e maximizada pelas bactérias presentes na microbiota ao longo do intestino, uma vez que compostos curtos aparentemente são metabolizados na região proximal e os longos na região distal do intestino. Estudos envolvendo a associação de diferentes prebióticos demonstrou a capacidade de melhorar a arquitetura óssea. Desta forma, a associação de FOS e GOS, experimentalmente, parece aumentar a mineralização e densidade ósseas, assim como a superfície ocupada pelos osteoblastos em ratos em fase de crescimento, com alta demanda por cálcio. A associação de inulina e FOS também foi testada em ratas ovário-histerectomizadas para simulação da menopausa. O resultado da suplementação conjunta de inulina e FOS, foi o aumento na absorção de cálcio, predominantemente no fêmur levando a melhora na densidade mineral óssea, bem como a redução significativa na taxa de reabsorção óssea quando comparada com o grupo controle.[19]

Os resultados dos estudos com prebióticos podem sofrer influência de condições experimentais, duração do experimento, dosagem administrada, idade dos animais e do modelo animal utilizado, uma vez que a absorção mineral tende a decair com o avanço da idade. Igualmente, quando direcionados à humanos, a amplitude dos dados obtidos também tende a ser considerável, visto que a quantidade de variáveis de confusão externas é maior. De fato, o aumento na absorção de cálcio e de outros minerais mediada por estes compostos revelam resultados controversos em humanos.[17]

Eixo Intestino-Osso, Disbiose Intestinale Alterações Ósseas

No geral, muitos resultados positivos à manutenção da saúde óssea com a administração de diferentes prebióticos têm levado à uma série de pesquisas que visam elucidar os mecanismos envolvidos em tal manutenção e qual a influência de cada prebiótico específico na composição da microbiota e na taxa de absorção de diferentes minerais. Futuramente, para uma maior aplicabilidade dos estudos, é necessário também compreender os efeitos à longo prazo dos prebióticos, como também padronizar a concentração adequada de dose para cada um deles. O avanço nos estudos de epigenética e metabolômica podem ajudar na compreensão dos mecanismos pelos quais os prebióticos atuam no organismo, além de fornecer dados significativos para o tratamento e a prevenção de doenças ósseas em um futuro próximo.

Probióticos

A disbiose está ligada às doenças ósseo-inflamatórias e à perda da densidade mineral óssea e o tratamento com probióticos pode modular beneficamente a MI, incluindo a do osso (Tabela 34.1).[20]

Tabela 34.1. Estudos do uso de prebióticos, probióticos e simbióticos no tratamento de afecções ósseas

	Tratamento	Modelo de estudo	Principais resultados	Referência
Prebióticos	Oligofrutose	Ratas Fisher 344 ovário-histerectomizadas	• Prevenção da perda óssea • Preservação da área trabecular • Maior resistência a fraturas	17
	Lactulose	Mulheres após a menopausa	• Aumento na absorção de cálcio	17
	Fruto-oligossacarídeo	Ratos Fisher 344 machos com 38 semanas	• Aumento na absorção de cálcio	16
Probióticos	*L. casei* ATCC 334 2×10^8 UFC, 3 ×/semana, 10 semanas	Camundongo C57BL/6J (8 semanas de idade) com fratura cirúrgica na calota craniana e indução de osteólise com CoPs	• Redução da osteólise • Redução na formação de osteoclastos • Aumento de macrófagos anti-inflamatórios (M2)	20
	L. reuteri ATCC PTA 6475 300 μl de 1×10^9 UFC/mL, 3 ×/semana, 4 semanas.	Camundongo C57BL/6 (14 semanas de idade)	• Redução de citocinas inflamatórias • Aumento de densidade óssea • Efeito apenas em machos	24
	L. reuteri ATCC PTA 6475 $3,3 \times 10^8$ UFC/mL 3 ×/semana, 4 semanas	Camundongo BALB/c fêmea (11 semanas de idade) com incisão cirúrgica dorsal	• Aumento de densidade óssea	25
	B. clausii 200 μl (10^9 UFC/mL/dia) na água por 6 semanas pós cirurgia	Camundongos BALB/c fêmeas ovariectomizadas (8-10 semanas de idade)	• Aumento de densidade óssea • Melhoramento da arquitetura óssea • Redução de citocinas pró-inflamatórias	9

Continua

Parte 3: Alterações em Saúde, Disbiose e Terapia com Prebióticos, Probióticos e Simbióticos

Continuação

	Tratamento	Modelo de estudo	Principais resultados	Referência
Probióticos	Tabletes contendo grãos de soja fermentados com *B. subtilis C-31023*, 4×10^9 UFC diário por 24 semanas	Mulheres saudáveis pós-menopausa (50-69 anos) (Japão)	• Aumento na densidade óssea • Inibição da reabsorção óssea	26
	L. casei Shirota 6×10^9 UFC em leite, $2 \times$ ao dia, por 6 meses	Pacientes com idade igual ou superior a 60 anos, com fratura do rádio distal não deslocada e adequados para tratamento conservador (China)	• Redução da dor relacionada à fratura • Aumento da força no pulso • Consolidação óssea acelerada	23
Simbióticos	*L. acidophilus NCC90* ($1-5 \times 10^8$ UFC- o $1-5 \times 10^6$ UFC) + oligofrutose + goma de acácia	Ratas Fisher-344 fêmeas submetidas à ovário-histerectomia com 21 semanas de vida	• Prevenção da perda óssea • Alteração da microbiota, principalmente com aumento de Bifidobactéria, Lactobacilos e *Bacteroides* • Redução da remodelação óssea	29
	Bifidobacterium longum 10^9 UFC/mL + farinha de batata yacon	Ratos Wistar machos	• Aumento de Ca, P e Mg na tíbia • Aumento da resistência à fratura.zho	30

Probióticos podem ser definidos como "microrganismos vivos que conferem benefícios para a saúde do hospedeiro quando administrados em quantidades adequadas".[21] Atualmente existem diversos tipos de probióticos que são capazes de melhorar a saúde óssea, como, bactérias produtoras de ácido láctico (encontradas em leite fermentado), leveduras (*Saccharomyces* spp.), *Bifidobacterium sp.*, *Bacillus* e *Lactobacillus* isolados do intestino humano como *Lactobacillus acidophilus*, *L. salivarius*, *L. casei*, *L. plantarum*, *L. fermentum*, *L. reuteri*, *L. rhamnosus*, *L. gasseri* e *L. brevis* entre outras.[21,22]

Bactérias acidolácticas (BAL) apresentam grandes benefícios para a saúde que, em parte, se devem à produção de ácido láctico, seu principal produto da fermentação. BAL obtidas de produtos lácteos fermentados têm sido usadas há séculos na preservação dos alimentos. O leite fermentado tradicional é uma fonte útil de probióticos porque contém uma composição complexa de espécies bacterianas capazes de produzir o ácido láctico.[22]

L. casei tem sido utilizado por muitos anos como suplementação alimentar devido a sua comprovada atividade anti-inflamatória. Doenças ósseas, como a osteoporose e fraturas apresentam um perfil inflamatório causado por macrófagos do tipo M1 que levam à produção de diversas citocinas pro-inflamatórias como IL-6 e TNF-α.[20] Um estudo para avaliar os efeitos de *L. casei* em um modelo de fratura, utilizando partículas de desgaste, foi realizado em camundongos C57BL/6 submetidos à procedimento cirúrgico com incisão na calota craniana seguida de adição de partículas CoCrMo (CoPs), partículas de desgaste que promovem rápida osteólise (reabsorção óssea que leva a perda de massa óssea) no tecido ósseo. Os animais foram submetidos à 8 semanas de tratamento profilático seguidos da cirurgia e mais duas semanas de tratamento. Redução de 40% na porosidade óssea foi evidenciada quando comparada aos

430

CAPÍTULO 34

Eixo Intestino-Osso, Disbiose Intestinal e Alterações Ósseas

camundongos que não foram tratados com o probiótico. Análises moleculares e bioquímicas comprovaram redução na formação de osteoclastos, ativação de macrófagos M1 e aumento na formação de macrófagos M2 (com perfil anti-inflamatório), demonstrando assim, que o probiótico foi capaz de alterar o perfil imunológico local, atenuando a perda óssea.[20]

Em um estudo realizado na China com pacientes idosos que haviam sofrido fratura na região distal do rádio, uma *cepa específica de L. casei* (*L. casei* Shirota) foi avaliada. Os pacientes foram submetidos a suplementação diária com o *L. casei* Shirota 6×10^9 UFC (unidade formadora de colônia) 2 vezes ao dia no período de seis meses e avaliados mensalmente quanto ao nível de dor e recuperação da função do membro. Resultados mostraram uma considerável redução no nível de dor relatado pelos pacientes nos primeiros quatro meses de tratamento e maior flexibilidade e força no pulso quando comparados com o grupo placebo mostrando, assim, uma aceleração no processo de consolidação da fratura.[23]

A espécie *L. reuteri* é outra bactéria probiótica com a capacidade de modular o sistema imunológico e reduzir os níveis de citocinas pro-inflamatórias como o TNF-α. Baseado nessa premissa McCabe et al., avaliaram os efeitos desse probiótico na saúde óssea em camundongos C57BL/6 saudáveis (machos e fêmeas) administrando o mesmo três vezes por semana por um período de um mês. Foi observada uma redução significativa de TNF-α no intestino além de aumento no volume ósseo, na densidade e conteúdo mineral ósseo e aumento da densidade trabecular. No entanto, esses achados apenas se deram nos camundongos machos não havendo diferença entre as fêmeas e o grupo-controle.[24] Com o intuito de elucidar se haveria efeito caso fosse induzido um processo inflamatório nas fêmeas submeteram fêmeas da linhagem BALB/c a uma incisão cirúrgica no dorso e os animais foram submetidos a tratamento semelhante ao do experimento anterior (três vezes por semana durante quatro semanas). Foi possível identificar aumento no volume ósseo, aumento na densidade trabecular e redução de citocinas pro--inflamatórias, evidenciando que o probiótico requer um estado de inflamação moderado para ter efeito benéfico em fêmeas.[25]

Outro gênero de probióticos bastante estudado quanto aos seus efeitos no sistema ósseo é o *Bacillus*. Bactérias desse gênero, como *Bacillus clausii*, têm a capacidade de formar esporos resistindo, assim, a condições ambientais mais extremas que outros organismos, além de sua comprovada atividade imunomodulatória. Os efeitos do *B. clausii* foram testados em fêmeas da linhagem BALB/c ovariectomizadas (retirada dos ovários) submetidas a suplementação de 200 μL (10^9 UFC/mL/dia) por seis semanas pós cirurgia. Animais tratados mostraram menor taxa de reabsorção óssea, aumento de volume ósseo e densidade trabecular, densidade mineral óssea aumentada e redução de citocinas pró-inflamatórias. Assim, o probiótico se mostrou como um bom candidato para prevenção e controle da osteoporose.[9]

Bacillus subtilis C-3102 teve seu potencial pró saúde óssea testado em mulheres saudáveis no Japão. Mulheres em pós-menopausa foram submetidas a suplementação diária com $3,4 \times 10^9$ UFC por um período de 24 semanas, com avaliação nas semanas 12 e 24. Na 12ª semana de tratamento, foi observada redução nos níveis de reabsorção óssea quando comparada com o grupo placebo, no entanto, não foi observado resultados superiores após 24 semanas de tratamento. Somado a esses achados, observou-se que *B. subtilis* C-3102 foi capaz de modular a microbiota intestinal dos indivíduos favorecendo a prevalência de bactérias com capacidades probióticas como as Bifidobactérias, podendo então configurar como candidato para a prevenção de perda óssea em mulheres pós-menopausa.[26]

CAPÍTULO 34

Parte 3: Alterações em Saúde, Disbiose e Terapia com Prebióticos, Probióticos e Simbióticos

Simbióticos

Os simbióticos são produtos alimentares que combinam probióticos e prebióticos., que juntos promovem benefícios à saúde do hospedeiro mais expressivos do que administrados separadamente. A maior vantagem em associar estes dois componentes é fornecer, através dos prebióticos, substratos e microambientes adequados para uma ação otimizada aos probióticos.[27]

O uso de simbióticos está relacionado à diversos processos benéficos à saúde, tais como a promoção de efeito imunomodulatório, manutenção da microbiota intestinal, ação antimicrobiana e antialérgica, regularização do trânsito intestinal, amenização de diarreias, redução da glicemia, melhora da absorção mineral e prevenção da osteoporose.[28] Os simbióticos mais utilizados atualmente são compostos pela combinação de bactérias dos gêneros Bifidobactérias e Lactobacilos em conjunto com FOS e inulina.[15]

Um modelo de estudo de perda óssea amplamente abordado no contexto dos simbióticos consiste na ovário-histerectomia (retirada dos ovários e do útero), em ratas, para simulação do processo da menopausa, cujas consequências principais observadas são: elevação do pH intestinal, aumento do peso corporal e diminuição da massa óssea, com redução da área trabecular, do conteúdo de cálcio, fosfato e outros minerais. Ratas ováriohisterectomizadas submetidas ao tratamento com probióticos (*L. acidophilus* NCC90), prebióticos (oligofrutose + goma de acácia) e simbióticos (*L. acidophilus* NCC90 + oligofrutose + goma de acácia). O prebiótico demonstrou melhor desempenho em relação à melhoria óssea quando comparado ao probiótico, entretanto, apenas a conjugação dos dois foi capaz de evitar de forma mais significativa a perda mineral óssea, prevenindo a perda de cálcio nas vértebras lombares e aumentando expressivamente o balanço de cálcio no organismo. Além do mais, promoveu um aumento do número de Bifidobactérias e *Bacteroides* a curto e longo prazo respectivamente, auxiliando na manutenção da microbiota intestinal.[29]

Em outro estudo, envolvendo a associação entre a *Bifidobacterium longum* e a farinha de batata yacon (*Smallanthus sonchifolius*), que apresenta níveis elevados de FOS, observou-se que a administração do simbiótico foi benéfica à saúde óssea, aumentando o teor de cálcio, magnésio e fósforo do osso, assim como a resistência óssea às fraturas.[30]

Dessa forma, fica bem estabelecido que, em determinados casos, probióticos e prebióticos separadamente podem exercer ação positiva na manutenção da saúde óssea, mas estes resultados podem ser otimizados através da associação de ambos. Achados referentes à suplementação de prebióticos, probióticos e simbióticos foram compilados na Tabela 34.1.

Conclusões

Tendo em vista o aumento na expectativa de vida mundial e consequentemente, os problemas decorrentes do envelhecimento, se tornam cada vez mais relevantes para a saúde pública o manejo das doenças ósseas. Os crescentes estudos relacionados à administração de prebióticos, probióticos e simbióticos que visam modular a microbiota intestinal de forma a promover benefícios à saúde óssea, vêm ocupando lugar de destaque, uma vez que recorrem a métodos que podem ser aplicados tanto na prevenção quanto no tratamento de patologias ósseas.

Existem inúmeros estudos que demonstram o papel benéfico da microbiota intestinal na regulação da densidade e saúde óssea. É comprovado que a modulação da microbiota pode afetar

432

CAPÍTULO 34

o metabolismo do cálcio, a estrutura óssea e a absorção de diversos minerais. Entretanto, o conhecimento acerca dos mecanismos e das vias de sinalização envolvidas nessa complexa interação intestino-osso ainda são escassos, sendo necessária a utilização de novas ferramentas, como a metabolômica e a proteômica para gerar pistas importantes na elucidação destas lacunas.

Referências bibliográficas

1. Helander HF, Fändriks L. Surface area of the digestive tract - revisited. Scand J Gastroenterol. 2014;49(6):681-9.
2. Sommer F, Bäckhed F. The gut microbiota--masters of host development and physiology. Nat Rev Microbiol. 201311(4):227-38.
3. Ibáñez L, Rouleau M, Wakkach A, Blin-Wakkach C. Gut microbiome and bone. Jt Bone Spine. 2019;86(1):43-7.
4. D'Amelio P, Sassi F. Gut Microbiota, Immune System, and Bone. Calcif Tissue. 2018;102(4):415-25.
5. Quach D, Britton RA. Gut Microbiota and Bone Health. Adv Exp Med Biol. 2017;1033:47-58.
6. Chen X, Wang Z, Duan N, Zhu G, Schwarz EM, Xie C. Osteoblast-osteoclast interactions. Connect Tissue Res. 2018;59(2):99-107.
7. D'Amelio P, Sassi F. Osteoimmunology: from mice to humans. Bonekey Rep [Internet]. 2016;5:802.
8. Chen YC, Greenbaum J, Shen H, Deng HW. Association between gut microbiota and bone health: Potential mechanisms and prospective. Journal of Clinical Endocrinology and Metabolism. 2017;102(10):3635-46.
9. Dar HY, Pal S, Shukla P, Mishra PK, Tomar GB, Chattopadhyay N, et al. Bacillus clausii inhibits bone loss by skewing Treg-Th17 cell equilibrium in postmenopausal osteoporotic mice model. Nutrition. 2018;54:118-28.
10. Tousen Y, Matsumoto Y, Matsumoto C, Nishide Y, Nagahata Y, Kobayashi I, et al. The combined effects of soya isoflavones and resistant starch on equol production and trabecular bone loss in ovariectomised mice. Br J Nutr. 2016;(2):247-57.
11. Levy M, Kolodziejczyk AA, Thaiss CA, Elinav E. Dysbiosis and the immune system. Nat Rev Immunol. 2017;17(4):219-32.
12. Tremellen K, Pearce K. Dysbiosis of Gut Microbiota (DOGMA) – A novel theory for the development of Polycystic Ovarian Syndrome. Med Hypotheses. 2012;79(1):104-12.
13. Sjögren K, Engdahl C, Henning P, Lerner UH, Tremaroli V, Lagerquist MK, et al. The gut microbiota regulates bone mass in mice. J Bone Miner Res. 2012;27(6):1357-67.
14. Pineiro C, Asp NG, Reid G, Macfarlane S, Morelli L, Brunser O, et al. FAO Technical Meeting on Prebiotics.J Clin Gastroenterol. 2008;42:S156-S159.
15. Markowiak P, Slizewska K. Effects of Probiotics, Prebiotics, and Synbiotics on Human Health. Nutrients. 2017;9(9):1021.
16. Roberfroid M, Gibson GR, Hoyles L, McCartney AL, Rastall R, Rowland I, et al. Prebiotic effects: metabolic and health benefits. Br J Nutr. 2010;104(S2):S1-63.
17. Scholz-Ahrens KE, Ade P, Marten B, Weber P, Timm W, Açil Y, et al. Prebiotics, Probiotics, and Synbiotics Affect Mineral Absorption, Bone Mineral Content, and Bone Structure. J Nutr. 2007;1137(3):838S-846S.
18. Whisner CM, Castillo LF. Prebiotics, Bone and Mineral Metabolism. Calcif Tissue Int. 2018;102(4):443-79.
19. McCabe L, Britton RA, Parameswaran N. Prebiotic and Probiotic Regulation of Bone Health: Role of the Intestine and its Microbiome. Curr Osteoporos Rep. 2015;13(6):363-71.
20. Wang Z, Xue K, Bai M, Deng Z, Gan J, Zhou G, et al. Probiotics protect mice from CoCrMo particles-induced osteolysis. Int J Nanomedicine. 2017;12:5387-97.
21. Hill C, Guarner F, Reid G, Gibson GR, Merenstein DJ, Pot B, et al. The International Scientific Association for Probiotics and Prebiotics consensus statement on the scope and appropriate use of the term probiotic. Nat Rev Gastroenterol Hepatol. 2014;17:687-701.
22. Azizpour K, Bahrambeygi S, Mahnoodpour S, Azizpour A, Mahmoodpour S, Bahrambeygi S, et al. History and Basic of Probiotics. Reasrch J Bilogical Sci. 2009;4(4):409-23.

CAPÍTULO 34

23. Lei M, Hua LM, Wang DW. The effect of probiotic treatment on elderly patients with distal radius fracture: A prospective double-blind, placebo-controlled randomised clinical trial. Benef Microbes. 2016;7(5):631-37.
24. McCabe LR, Irwin R, Schaefer L, Britton RA. Probiotic use decreases intestinal inflammation and increases bone density in healthy male but not female mice. J Cell Physiol. 2013;228(8):1793-8.
25. Collins FL, Irwin R, Bierhalter H, Schepper J, Britton RA, Parameswaran N, et al. Lactobacillus reuteri 6475 Increases Bone Density in Intact Females Only under an Inflammatory Setting. PLoS One. 2016;11(4):e0153180.
26. Takimoto T, Hatanaka M, Hoshino T, Takara T, Tanaka K, Shimizu A, et al. Effect of Bacillus subtilis C-3102 on bone mineral density in healthy postmenopausal Japanese women: a randomized, placebo-controlled, double-blind clinical trial. Biosci Microbiota Food Heal. 2018;37(4):87-96.
27. Markowiak P, Slizewska K. Effects of Probiotics, Prebiotics, and Synbiotics on human Health. Nutrients. 2017;9(9):1021.
28. Zubillaga M, Weill R, Postaire E, Goldman C, Caro R, Boccio J. Effect of probiotics and functional foods and their use in different diseases. Nutr Res. 2001;21(3):569-79.
29. Scholz-Ahrens KE, Adolphi B, Rochat F, Barclay DV, de Vrese M, Açil Y, et al. Effects of probiotics, prebiotics, and synbiotics on mineral metabolism in ovariectomized rats – impact of bacterial mass, intestinal absorptive area and reduction of bone turn-over. NFS J. 2016;3:41-50.
30. Rodrigues FC, Castro ASB, Rodrigues VC, Fernandes SA, Fontes EAF, de Oliveira TT, et al. Yacon Flour and Bifidobacterium longum Modulate Bone Health in Rats. J Med Food. 2012;15(7):664-70.
31. Oliveira LG, Guimarães MLR. Osteoporose no homem. Revista Brasileira de Ortopedia. 2010;45(5):392-396.

Vaginose Bacteriana: Terapia com Prebióticos e Probióticos

Ricardo dos Santos Simões
Maria Cândida P. Baracat
Gustavo Rubinho de Azevedo Focchi
José Maria Soares Júnior
Edmund C. Baracat

Introdução

A vaginose bacteriana (VB) é considerada uma das causas mais frequentes de infecção vaginal em mulheres durante o menacme, caracterizada pela modificação da microbiota na vagina. Em situações normais, a microbiota vaginal é constituída por microrganismos aeróbios e anaeróbios seletivos que convivem em mutualismo com o hospedeiro.[1]

A secreção vaginal fisiológica é composta por transudatos, exsudatos das paredes vaginais, células epiteliais, além de microbiota onde se verifica o predomínio dos *Lactobacillus (L.)* spp.[2] Estas bactérias gram-positivas, por sua vez, são responsáveis pela inibição da proliferação de bactérias nocivas. A etiopatogenia da VB encontra-se relacionada justamente com alterações no ecossistema vaginal normal de etiologia polimicrobiana.[2-4] Desta maneira, condições que levem a diminuição/substituição dos Lactobacilos, normalmente predominantes, e/ou alteração na produção de peróxido de hidrogênio propicia a instalação de microbiota complexa e abundante, composta por bactérias anaeróbias. Estas bactérias são pouco frequentes na microbiota vaginal normal e são facultativas, promovendo o quadro de vaginose bacteriana ou outras infecções.[5]

Vaginose bacteriana

Desde o final do século XIX, inúmeros autores elaboraram diferentes denominações sobre a vaginose bacteriana (VB). Até a década de 50, as mulheres que apresentavam descarga vaginal aumentada onde não se detectava presença de fungos ou tricomonas eram diagnosticadas como portadoras de vaginite inespecífica. No entanto, foi no ano de 1955 que Gardner e Dukes,[6] em ensaio clínico, isolaram o *Haemophilus vaginalis*, posteriormente renomeado de *Gardnerella vaginalis* por Greenwood e Pickett, em homenagem ao seu descobridor.[6]

Parte 3: Alterações em Saúde, Disbiose e Terapia com Prebióticos, Probióticos e Simbióticos

O termo vaginose indica uma afecção vaginal na ausência de reação inflamatória, denotando escassa presença de leucócitos. É denominada bacteriana pela ausência de fungos ou outros agentes como fatores causais e presença de multiplicidade microbiológica associada.[5,6]

Na VB, há predomínio de microrganismos anaeróbios como *G. vaginalis*, *Mobiluncus* sp., *Bacteroides* sp., *Peptostreptococcus* e bacilos Gram-negativos. Apesar da falta de especificidade, a *G. vaginalis* ainda é a bactéria chave na etiologia da VB, uma vez que é a principal bactéria a produzir a matriz do biofilme, que é um polímero constituído por polissacarídeos, glicolipídeos, proteínas e ácidos nucleicos.[5,6]

Pode-se definir o biofilme bacteriano como sendo uma comunidade estruturada de bactérias, envoltas pela matriz, que é aderente a uma superfície inerte ou a um tecido biológico. A matriz do biofilme envolve e faz a ligação dos microrganismos à superfície das células epiteliais, pois é capaz de se aderir às células epiteliais vaginais, mesmo na presença de bactérias produtoras de ácido lático, como os Lactobacilos. Pelo fato de as bactérias nocivas presentes na vagina estarem envoltas pela matriz, esta inibiria sua eliminação pelo sistema imunológico, além de impedir a cura microbiológica após uso de antibióticos.[5,6] Este pode ser um mecanismo de resistência da VB. Os principais fatores de risco para o desenvolvimento da VB incluem atividade sexual com maior prevalência verificada entre mulheres sexualmente ativas. A etnia afrodescendente é mais frequentemente verificada. As infecções sexualmente transmissíveis (IST's) e o tabagismo podem predispor a VB.[7] A importância do estudo da VB deve-se à esta afecção estar associada com complicações como endometrites, salpingites, abscessos tubo-ovarianos e infecções pós-cirúrgicas.[1] A associação desta condição com IST's como HIV, sífilis, gonorreia, herpes e HPV predispõe doenças, incluindo o câncer do colo do útero.[8-11] Há complicações obstétricas e puerperais relacionadas com VB, incrementando ao risco de abortamentos, a rotura prematura pré-termo das membranas ovulares (RPPTMO), ao trabalho de parto prematuro, corioamnionites e infecções de parede pós-cesárea.[12]

Diagnóstico

O diagnóstico da VB pode ser feito pelos critérios descritos por Amsel et al.,[13] que incluem características do corrimento genital, (corrimento branco, branco acinzentado, homogêneo, com bolhas e em quantidade variável), pH alcalino superior a 4,5, positividade para o teste das aminas (*whiff test*), realizado com KOH a 10% e presença de células guia (*clue cell*) no exame de bacterioscopia em pelo menos 20% das células epiteliais identificadas em exame a fresco ou corado pelo método Gram, ou Papanicolaou modificado (Figura 35.1). É considerado positivo quando três dos quatro critérios são observados.[13]

O aumento do pH verificado na VB facilita a aderência da *G. vaginalis*, que então produz citotoxinas e o biofilme, que é esfoliado, levando ao surgimento de células guia. A coloração de Gram é o padrão ouro para o diagnóstico da VB, sendo empregada em laboratórios desde 1965[14]. Os resultados de coloração consistentes com VB incluem morfotipos de Gardnerela, e redução de morfotipos de Lactobacilos. Este método mostra-se mais específico para o diagnóstico de VB apresentando elevada reprodutibilidade tanto inter quanto intraobservador quando em comparação aos critérios estabelecidos por Amsel et al.[13]

Os três morfotipos bacterianos que apresentam maior grau de reprodutibilidade são Lactobacilos (bastonetes gram-positivos grandes), *Gardnerela*, *Bacteroides* (bastonetes gram-positivos ou gram-variáveis pequenos) e *Mobiluncus* (bastonetes gram-negativos ou gram-negativos curvos). Estes podem ser avaliados pelo sistema de escore de Nugent, que é considerado

436

CAPÍTULO 35

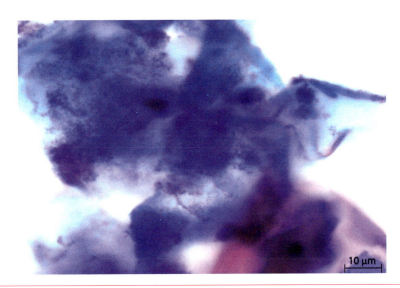

Figura 35.1. Microbiota vaginal sugestiva de vaginose bacteriana. Notar *clue cells* e grande concentração de cocobacilos aderidos as células do epitélio vaginal.

o padrão ouro na caracterização da microbiota vaginal, mas é altamente subjetivo e influenciado pela habilidade do profissional.

Este escore classifica a microbiota vaginal em: tipo I – predomínio de *Lactobacillus* spp.; tipo II – equilíbrio entre *Lactobacillus* spp. e microbiota cocoide; ou tipo III – ausência quase completa de *Lactobacillus* spp. com presença de Cocobacilos Gram variáveis. Com base neste sistema, são atribuídos diferentes escores, sendo que a somatória final classifica a microbiota vaginal em normal, intermediária ou indicativa de VB (Tabela 35.1).[15] Embora muitas mulheres apresentem microbiota vaginal aberrante indicativa de VB, é importante salientar que mais da metade são assintomáticas.

Tabela 35.1. Sistema de escore proposto por Nugent et al.[15] para avaliar a microbiota vaginal

Morfotipo bacteriano	Escore					
	Nada	1	2	3	4
	nº de cruzes (número de microrganismos/campo 1.000X)				
Bacilos Gram (+)	+4 (> 30)	+3 (5-30)	+2 (1-4)	+1 (< 4)	0 (0)
Cocobacilos Gram (-) ou Gram variáveis	0 (0)	+1 (1-4)	+2 (1-4)	+3 (> 5)	+4 (> 5)
Bacilos curvos Gram (-)	0 (0)	+1 (< 1)	+2 (1-4)	+3 (5-30)	+4 (> 30)

A pontuação final é obtida pela somatória dos escores para cada população de morfotipo bacteriano por avaliação sob microscopia com magnificação de 1.000X. Normalidade (escore 0-3); Intermediária (escore 4-6); Desestruturação (escore 7-10).

Deve-se ainda citar que inúmeras espécies bacterianas identificadas em mulheres com diagnóstico de vaginose bacteriana produzem subprodutos metabólicos que podem ser detectados na investigação da secreção vaginal, sobretudo com a utilização de testes conhecidos como *point of care* (POC). As bactérias anaeróbicas produzem enzimas proteolíticas que metabolizam peptídeos em aminas voláteis como putrescina, cadaverina e trimetilamina. Estas aminas, como a trimetilamina, levam ao clássico odor de peixe característico da VB, que é um dos indicadores

Parte 3: Alterações em Saúde, Disbiose e Terapia com Prebióticos, Probióticos e Simbióticos

clínicos para o diagnóstico. Ácidos orgânicos como o succinato, acetato e outros ácidos de cadeia curta podem ser detectados em mulheres com VB. Por fim, enzimas como a prolina aminopeptidase e a sialidase, produzidas por inúmeras bactérias em mulheres com VB podem ser utilizadas em alguns testes e auxiliam no diagnóstico da VB.

Em virtude das limitações relacionadas ao emprego da microscopia e outros POC testes para o diagnóstico da VB, novos marcadores moleculares foram desenvolvidos. As vantagens desta tecnologia são de eliminar a subjetividade do avaliador, sendo mais objetivas e se baseiam na detecção de ácidos nucleicos bacterianos específicos. Os principais tipos de ensaios moleculares comercialmente disponíveis para o diagnóstico de VB são ensaios diretos de sonda de DNA e amplificação de ácido nucleico (*Nucleic acid amplification tests* – NAATs).

Muitos estudos vêm analisando a acurácia do emprego da verificação por *microarray* e do sequenciamento de nova geração (NGS). O uso desses métodos permite o sequenciamento de organismos conhecidos e desconhecidos implicados na vaginose bacteriana, os quais fornecem informações relevantes para o desenvolvimento da base de diagnósticos moleculares comerciais. No entanto, estes ensaios não se encontram ainda comercialmente disponíveis.

Uso de probióticos e prebióticos na vaginose bacteriana

O tratamento da VB é realizado habitualmente por antibióticos ministrados tanto por via oral quanto intravaginal, sendo o metronidazol e a clindamicina os mais empregados.[14-16]

O mecanismo de ação do tratamento com antimicrobianos é dirigido para modificação da microbiota vaginal anormal, objetivando a eliminação da *Gardnerella vaginalis* e de alguns anaeróbios. Essa mudança é acompanhada pelo desaparecimento de sinais e sintomas, que são característicos da VB. Em decorrência dos efeitos adversos desses medicamentos, representados por náuseas, vômitos, diarreia e queimação vaginal, bem como das modificações verificadas na microbiota vaginal normal, têm-se buscado medidas alternativas, como o emprego de *Lactobacillus* sp., tanto por via oral como intravaginal, a fim de restaurar a microbiota vaginal e interferir com a colonização do patógeno.[16]

Outro ponto de grande importância a ser considerado refere-se às taxas de recidiva da VB após instituição do tratamento medicamentoso convencional, em algumas séries demonstrando valores superiores a 60%, sendo que a maioria dos casos decorre da resistência aos antibióticos devido a presença de genes de resistência antimicrobiana, resistência dos antibióticos contra o biofilme e determinantes não genéticos de resistência.[17] Desta forma, em virtude da elevada frequência de casos de VB e de recidivas após o uso da terapia convencional antimicrobiana, além do fato de que os Lactobacilos podem ser utilizados por longo período sem efeitos secundários prejudiciais consideráveis, acredita-se que a utilização dos probióticos e/ou prebióticos pode conferir benefício no tratamento das disbioses vaginais, sobretudo da VB.[17]

Probióticos, de acordo com a FAO/WHO são definidos como microrganismos vivos, que quando ministrados em quantidades adequadas, conferem efeito benéfico ao hospedeiro. Os principais microrganismos empregados como probióticos incluem representantes do gênero *Lactobacillus* sp. e *Bifidobacterium* sp.[17-19] Na VB, estes agentes são usados com o objetivo de promover acidificação do meio vaginal pela maior produção de ácidos orgânicos como o lático, produção de imunomoduladores, bacteriocinas, biosurfactante, moléculas de coagregação bacteriana, além da capacidade de adesão às células epiteliais vaginais com formação de verdadeira "barreira" protetora por meio da competição com outras bactérias inibindo a adesão e a multiplicação de microrganismos patogênicos.[18,19] Os probióticos atuam ainda na depleção de nutrientes

438

CAPÍTULO 35

que poderiam ser utilizados por bactérias patogênicas, na modulação da resposta imune do hospedeiro, na promoção da homeostase do epitélio e efeito neuromodulador (Figura 35.2).

Já o termo prebiótico foi empregado por Gibson e Roberfroid, em 1995, para designar compostos alimentares não digeríveis, que afetam beneficamente o hospedeiro. São formados principalmente por polissacarídeos não amido e oligossacarídeos, sendo os mais conhecidos frutoligossacarídeos (FOS), galacto-oligossacarídeos (GOS) e lactulose.[20] Essas substâncias que proporcionam efeito benéfico ao hospedeiro na medida em que estimulam seletivamente o crescimento e/ou o metabolismo de um determinado grupo de bactérias. Os principais efeitos incluem melhora no sistema imunológico, propriedades antioxidantes, desintoxicantes e anti-inflamatórias.

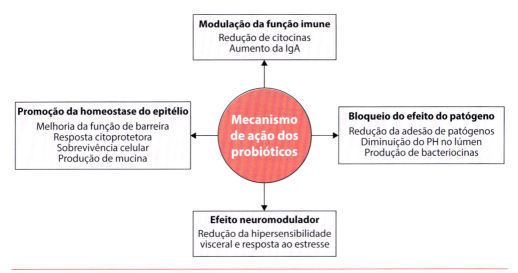

Figura 35.2. Mecanismo de ação dos probióticos
Adaptada de Lerayer A. In gut we trust. São Paulo: Sarvier, 2013.

As espécies de Lactobacilos comumente utilizadas, como probióticos, para este fim incluem *L. reuteri RC-14, L. fermentum, L. gasseri, L. rhamnosus GR-1, L. brevis, L. acidophilus, L. crispatus* e *L. plantarum*. Estas bactérias podem ser ministradas de diferentes maneiras, seja por via oral ou intravaginal, na forma de gel, cápsulas ou tampões preenchidos com Lactobacilos liofilizados. Cepas simples e combinação de cepas podem ser empregadas.

Dentre os pré-requisitos necessários para que representantes das espécies do gênero Lactobacilos sejam utilizados como probióticos em infecções vaginais encontram-se: capacidade de adesão às células epiteliais da vagina, inibição da adesão e da multiplicação de microrganismos patogênicos, alteração do microambiente e modulação da resposta imune do hospedeiro. Nesse sentido, estudos analisando o efeito da suplementação dos lactobacilos associados ou não ao tratamento convencional com antibióticos nos casos de VB vêm sendo conduzidos.

Uso isolado dos probióticos

Rossi et al.[21] analisaram 40 mulheres tratadas com comprimidos vaginais contendo $\geq 10^6$ UFC de *L. rhamnosus* durante período de 24 meses (inicialmente um comprimido ministrado

Parte 3: Alterações em Saúde, Disbiose e Terapia com Prebióticos, Probióticos e Simbióticos

1 vez/dia durante 6 dias consecutivos; em seguida, 1 comprimido 2 vezes/semana, durante 2 meses; posteriormente, um comprimido 1 vez/semana). Nesse estudo verificaram que o pH vaginal retornou ao valor de 4,5 em 60% (24/40) e em 80% (32/40) das mulheres após 12 e 24 meses de tratamento, respectivamente. O retorno gradual ao pH fisiológico vaginal esteve associado a redução da intensidade dos sintomas.[21] Outro ensaio clínico, conduzido por Vujic et al.,[22] avaliou 544 mulheres submetidas ao tratamento com cápsulas orais de *L. rhamnosus GR-1* e *L. reuteri RC-14* (> 10^9 UFC) ou placebo. Após período de seguimento de seis semanas, o equilíbrio da microbiota vaginal foi relatado em 27% das pacientes mantidas em tratamento com placebo em detrimento a 61% daquelas randomizadas para tratamento com o probiótico. Após seis semanas do fim do tratamento, a microbiota vaginal normal ainda se encontrava presente em 51% das mulheres tratadas com probióticos, mas em apenas 20% das mulheres que receberam o placebo,[22] ou seja, o efeito parece ser mais prolongado.

Uso associado dos probióticos e/ou prebióticos à terapia convencional

Os estudos que avaliam o uso de probióticos e/ou prebióticos associados à terapia convencional parecem ser promissores, porém são escassos. Marcone et al.[23] randomizaram 46 mulheres para tratamento com metronidazol (500 mg duas vezes/dia, durante sete dias) ou para o mesmo tratamento citado anteriormente, mas associado a uma aplicação vaginal de *L. rhamnosus* (uma vez/semana) durante seis meses. Durante os primeiros seis meses de acompanhamento, 91%, 83% e 74% dos pacientes randomizados para o tratamento apenas com antibiótico apresentaram ecossistema vaginal equilibrado em 30, 90 e 180 dias, respectivamente. Já para aquelas que fizeram uso da associação, o percentual foi constante e superior a 90% das pacientes sendo que apresentaram equilíbrio do ecossistema vaginal ao longo do mesmo período. Nos seis meses seguintes, após a interrupção do probiótico, verificou-se redução no percentual de mulheres com ecossistema vaginal equilibrado.[23] Estudo observacional que analisou mais de 200 mulheres submetidas ao tratamento com metronidazol isolado (500 mg via oral duas vezes/dia por sete dias) ou metronidazol associado a comprimidos vaginais contendo *L. rhamnosus BMX54* (> 10^4 UFC), verificou, após período de dois meses, substituição da microbiota vaginal entre indivíduos tratados com metronidazol associado ao probiótico. As pacientes submetidas à terapia profilática com o probiótico apresentaram baixa taxa de recorrências e pH mais baixos quando comparadas com aquelas tratadas somente com antibióticos.[24] Anukam et al.[25] randomizaram 106 mulheres tratadas inicialmente com metronidazol (500 mg via oral duas vezes/dia por sete dias) para tratamento com cápsulas orais contendo *L. rhamnosus GR-1* e *L. reuteri RC-14* duas vezes/dia por 30 dias ou placebo iniciando no primeiro dia do tratamento com o antibiótico. Nos dias seis, 15 e 30 verificou-se cura da VB em 16, 17 e 18 de 20 mulheres tratadas com probióticos, respectivamente. Houve diferença significativa entre as tratadas com metronidazol associado ao *Lactobacillus spp.*[25] Ensaio clínico prospectivo avaliou a evolução de pacientes com vaginose bacteriana submetidas ao tratamento convencional com antibioticoterapia (metronidazol 500 mg duas vezes ao dia por sete dias e creme tópico de metronidazol por cinco dias) e um produto contendo probiótico (*L. acidophilus, L. rhamnosus B, S. thermophilus* e *L. bulgaricus*).[26] Verificou-se que de um total de 173 pacientes, aquelas que utilizaram cápsulas orais de probióticos em concomitância ao uso do antibiótico apresentaram menores taxas de recorrência da VB. Mais da metade das mulheres que não utilizaram probiótico apresentaram três ou mais episódios de recorrência no período de 12 meses.[26] Na literatura científica, poucos estudos avaliando o desempenho do

440

CAPÍTULO 35

emprego de prebióticos no tratamento da VB são identificados. Ensaio clínico desenhado por Hakimi et al.[27] randomizou 100 pacientes para tratamento com gel vaginal contendo prebiótico (2% de extrato de trifolium, 10% inulina e 10% frutoligossacarídeos) associado ao metronidazol (750 mg/dia) durante sete dias ou placebo associado ao tratamento com o antibiótico. Nos 10º e 90º dias de seguimento foi verificada melhora significante entre as pacientes que receberam o tratamento com prebióticos (76% *versus* 30% e 84% *versus* 62%, respectivamente).[27]

Por outro lado, outro ensaio clínico também randomizado foi conduzido com 70 mulheres sexualmente ativas com diagnóstico de vaginose bacteriana pelos critérios de Amsel et al.[13] As pacientes foram tratadas com gel vaginal de sacarose ou com gel vaginal contendo metronidazol. Ao final do período de tratamento de 14 dias não se verificou diferença entre os grupos sendo observada melhora de 85,7% com gel de sacarose e 88,5% de com o gel de metronidazol (p = 0,389).[28]

Conclusões

Evidências apontam que os probióticos, quando ministrados por via oral ou por via vaginal, empregados de maneira isolada ou em combinação com a terapia convencional antimicrobiana, são bem tolerados e favorecem a restauração da microbiota vaginal normal, no tratamento e redução dos casos de recorrência da vaginose bacteriana.

No entanto, tais resultados devem ser interpretados com cautela uma vez que não existe padronização da terapêutica com probióticos utilizados nos estudos apresentados (espécies distintas, dosagem, via de ministração, tempo e duração de uso). Além disso, os efeitos sinérgicos de outras substâncias sobre os resultados clínicos de pacientes com VB precisam ser excluídos.[29] Há necessidade de estudos com maior número de pacientes e acompanhamento em longo prazo para inclusão dos probióticos e/ou prebióticos na rotina clínica.

Referências bibliográficas

1. van de Wijgert JHHM, Jespers V. The global health impact of vaginal dysbiosis. Res Microbiol. 2017;168(9-10):859-64.
2. Mendling W. Vaginal microbiota. Adv Exp Med Biol. 2016;902:83-93.
3. Buchta V. Vaginal microbiome. Ceska Gynekol. Winter 2018;83(5):371-9.
4. Fredricks DN, Fiedler TL, Marrazzo JM. Molecular identification of bacteria associated with bacterial vaginosis. N Engl J Med. 2005;353(18):1899-911.
5. Riepl M. Compounding to prevent and treat dysbiosis of the human vaginal microbiome. Int J Pharm Compd. 2018;22(6):456-65.
6. Gardner HL, Dukes CD. Haemophilus vaginalis vaginitis: a newly defined specific infection previously classified non-specific vaginitis. Am J Obstet Gynecol. 1955;69(5):962-76.
7. Bautista CT, Wurapa E, Sateren WB, Morris S, Hollingsworth B, Sanchez JL. Bacterial vaginosis: a synthesis of the literature on etiology, prevalence, risk factors, and relationship with chlamydia and gonorrhea infections. Mil Med Res. 2016;3:4.
8. Eastment MC, McClelland RS. Vaginal microbiota and susceptibility to HIV AIDS. 2018;32(6):687-98.
9. van Houdt R, Ma B, Bruisten SM, Speksnijder AGCL, Ravel J, de Vries HJC. Lactobacillus iners-dominated vaginal microbiota is associated with increased susceptibility to Chlamydia trachomatis infection in Dutch women: a case-control study. Sex Transm Infect. 2018;94(2):117-23.
10. Brusselaers N, Shrestha S, van de Wijgert J, Verstraelen H. Vaginal dysbiosis and the risk of human papillomavirus and cervical cancer: systematic review and meta-analysis. Am J Obstet Gynecol. Am J Obstet Gynecol. 2019;221(1):9-18.e8.

Parte 3: Alterações em Saúde, Disbiose e Terapia com Prebióticos, Probióticos e Simbióticos

11. Behbakht K, Friedman J, Heimler I, Aroutcheva A, Simoes J, Faro S. Role of the vaginal microbiological ecosystem and cytokine profile in the promotion of cervical dysplasia: a case-control study. Infect Dis Obstet Gynecol. 2002;10(4):181-6.

12. Brown RG, Marchesi JR, Lee YS, Smith A, Lehne B, Kindinger LM, et al. Vaginal dysbiosis increases risk of preterm fetal membrane rupture, neonatal sepsis and is exacerbated by erythromycin. BMC Med. 2018;16(1):9.

13. Amsel R, Totten PA, Spiegel CA, Chen KC, Eschenbach D, Holmes KK. Nonspecific vaginitis. Diagnostic criteria and microbial and epidemiologic associations. Am J Med. 1983;74(1):14-22.

14. Forsum U, Jakobsson T, Larsson PG, Schmidt H, Beverly A, Bjørnerem A. An international study of the interobserver variation between interpretations of vaginal smear criteria of bacterial vaginosis. APMIS. 2002;110(11):811-8.

15. Nugent RP, Krohn MA, Hillier SL. Reliability of diagnosing bacterial vaginosis is improved by a standardized method of gram stain interpretation. J Clin Microbiol. 1991;29(2):297-301.

16. Javed A, Parvaiz F, Manzoor S. Bacterial vaginosis: An insight into the prevalence, alternative treatments regimen and it's associated resistance patterns. Microb Pathog. 2019;127:21-30.

17. Bostwick DG, Woody J, Hunt C, Budd W. Antimicrobial resistance genes and modelling of treatment failure in bacterial vaginosis: clinical study of 289 symptomatic women. J Med Microbiol. 2016;65(5): 377-86.

18. MacPhee RA, Hummelen R, Bisanz JE, Miller WL, Reid G. Probiotic strategies for the treatment and prevention of bacterial vaginosis. Expert Opin Pharmacother. 2010;11(18):2985-95.

19. Amabebe E, Anumba DOC. The vaginal microenvironment: the physiologic role of lactobacilli. Front Med (Lausanne). 2018;5:181.

20. Gibson GR, Roberfroid MB. Dietary modulation of the human colonic microbiota. Introducing the concept of prebiotics. J Nutr. 1995;125(6):1401–12.

21. Rossi A, Rossi T, Bertini M, Caccia G. The use of Lactobacillus rhamnosus in the therapy of bacterial vaginosis. Evaluation of clinical efficacy in a population of 40 women treated for 24 months. Arch Gynecol Obstet. 2010;281(6):1065-9.

22. Vujic G, Jajac Knez A, Despot Stefanovic V, Kuzmic Vrbanovic V. Efficacy of orally applied probiotic capsules for bacterial vaginosis and other vaginal infections: a double-blind, randomized, placebo-controlled study. Eur J Obstet Gynecol Reprod Biol. 2013;168(1):75-9.

23. Marcone V, Rocca G, Lichtner M, Calzolari E. Long-term vaginal administration of Lactobacillus rhamnosus as a complementary approach to management of bacterial vaginosis. Int J Gynaecol Obstet. 2010;110(3):223-6

24. Recine N, Palma E, Domenici L, Giorgini M, Imperiale L, Sassu C, et al. Restoring vaginal microbiota: biological control of bacterial vaginosis. A prospective case-control study using Lactobacillus rhamnosus BMX 54 as adjuvant treatment against bacterial vaginosis. Arch Gynecol Obstet. 2016;293(1):101-7.

25. Anukam K, Osazuwa E, Ahonkhai I, Ngwu M, Osemene G, Bruce AW, et al. Augmentation of antimicrobial metronidazole therapy of bacterial vaginosis with oral probiotic Lactobacillus rhamnosus GR-1 and Lactobacillus reuteri RC-14: randomized, double-blind, placebo controlled trial. Microbes Infect. 2006;8(6):1450-4.

26. Bodean O, Munteanu O, Cirstoiu C, Secara D, Cirstoiu M. Probiotics--a helpful additional therapy for bacterial vaginosis. J Med Life. 2013;6(4):434-6.

27. Hakimi S, Farhan F, Farshbaf-Khalili A, Dehghan P, Javadzadeh Y, Abbasalizadeh S, et al. The effect of prebiotic vaginal gel with adjuvant oral metronidazole tablets on treatment and recurrence of bacterial vaginosis: a triple-blind randomized controlled study. Arch Gynecol Obstet. 2018;297(1):109-16.

28. Khazaeian S, Navidian A, Navabi-Rigi SD, Araban M, Mojab F, Khazaeian S. Comparing the effect of sucrose gel and metronidazole gel in treatment of clinical symptoms of bacterial vaginosis: a randomized controlled trial. Trials. 2018;19(1):585.

29. Huang H, Song L, Zhao W. Effects of probiotics for the treatment of bacterial vaginosis in adult women: a meta-analysis of randomized clinical trials. Arch Gynecol Obstet. 2014;289(6):1225-34.

Disbiose em Cirurgia: Manuseio com Prebióticos, Probióticos e Simbióticos

Simone de Vasconcelos Generoso
Maria Isabel Toulson Davisson Correia

Alterações da microbiota intestinal em cirurgia e mecanismos relacionados

A microbiota intestinal (MI) abriga complexa e dinâmica população de diferentes espécies de microrganismos que desempenham papel importante na homeostase do hospedeiro, promovendo a integridade da barreira epitelial e o desenvolvimento da imunidade da mucosa.[1] Em situações adversas, o equilíbrio da MI pode ser afetado, levando a mudanças na diversidade e na quantidade das bactérias, evento conhecido como disbiose intestinal.[2]

A disbiose intestinal tem sido associada a alterações no organismo do hospedeiro como:

- Modificação do perfil de resposta do sistema imunológico, com ativação da resposta inflamatória (em especial, citam-se os linfócitos Th1 e Th17) e concomitante redução da resposta reguladora (em particular, dos linfócitos T reguladores);[3]
- Translocação bacteriana (TB), caracterizada pela passagem de bactérias viáveis, ou fragmentos, do lúmen intestinal para sítios extraintestinais podendo causar bacteremia e sepse;
- Alterações metabólicas[4] e neurológicas,[5] dentre outras.

Além disso, a microbiota intestinal também está relacionada à cicatrização, não só intestinal como em sítios à distância. Esse processo envolve recrutamento de células imunológicas, proliferação e migração de células epiteliais e é influenciado por vários fatores.[6] Em camundongos observou-se que a administração de *Akkermansia muciniphila* (bactéria anaeróbica presente na MI) desempenhou papel importante na cicatrização intestinal ao estimular as vias de sinalização capazes de aumentar a migração e proliferação das células epiteliais.[6]

Parte 3: Alterações em Saúde, Disbiose e Terapia com Prebióticos, Probióticos e Simbióticos

Pacientes candidatos a operações de grande porte (maior tempo de operação e magnitude do trauma), de modo geral, têm risco aumentado de disbiose intestinal antes, durante e após o procedimento, incrementando o risco de complicações.[7] O estado nutricional prévio (desnutrição), o estresse (resposta orgânica ao trauma) promovido pelo procedimento operatório, a ruptura dos tecidos e a liberação de radicais livres, bem como a produção de citocinas inflamatórias, são determinantes para mudanças da microbiota.[8]

Vários autores têm mostrado que as bactérias podem ter o comportamento alterado de acordo com o ambiente (presença de citocinas e radicais livres, por exemplo)[9,10] como o que ocorre durante o procedimento operatório. Nesse sentido, a tradicional dicotomia que classifica as bactérias em benéficas ou patogênicas tem sido questionada. Babrowski et al.[10] demonstraram, em camundongos, que o estresse operatório é capaz de modificar o morfotipo da bactéria *Pseudomonas aeruginosa* intestinal para expressar resposta hiper virulenta. Os autores inocularam a bactéria *P. aeruginosa* no ceco de camundongos submetidos a operação (hepatectomia de 30%) ou de operação simulada (controles). Em seguida, coletaram e isolaram essa bactéria dos cecos de ambos grupos de animais, e a inocularam no peritônio de camundongos controles. A *P. aeruginosa* isolada do intestino de camundongos operados causou 100% de mortalidade, enquanto as cepas coletadas de camundongos controles não causaram óbito de nenhum dos animais.

A concomitante produção de vários hormônios, o uso de analgésicos como os opioides, a oferta exagerada de líquidos intravenosos, assim como a manipulação do trato gastrointestinal e, em alguns casos a isquemia/reperfusão impactam na motilidade intestinal e estão associados com importantes alterações da microbiota intestinal.[7] O uso de antibióticos tanto profiláticos como terapêuticos também interfere na composição da MI.[11] Outros fatores que impactam a microbiota intestinal dos pacientes submetidos a operações são a técnica cirúrgica e o preparo mecânico de cólon para procedimentos colorretais. Esse é ainda prescrito por muitos cirurgiões, em especial, para enfermos que se submeterão a procedimentos videolaparoscópicos. Jalanka et al.[12] mostraram que o preparo mecânico do cólon levou ao aumento da abundância de *Proteobactéria* que têm associação com o desenvolvimento de diarreia. O jejum e o uso de terapia nutricional, enteral ou parenteral, tanto no pré quanto no pós-operatório, também estão associados a mudanças da microbiota intestinal.[13]

Em modelo experimental com ratos, Shogan et al.[14] demonstraram que a ressecção colônica causou modificação da microbiota na anastomose. A diferença mais marcante foi o aumento de 500 e 200 vezes da abundância relativa de *Enterococcus e Escherichia/Shigella,* respectivamente. Essas bactérias são comumente associadas a complicações como ruptura da anastomose e infecção da ferida operatória.

Outros fatores, além das alterações diretas causadas pela operação sobre a microbiota intestinal, contribuem com complicações no pós-operatório e merecem ser destacados, uma vez que também podem causar mudanças da própria microbiota. Estado nutricional depauperado[15] e comorbidades associadas, como diabetes melito,[16] hipertensão arterial, tabagismo e uso de medicamentos como corticoides foram descritos como influenciadores da microbiota. Diante das evidências do papel central da microbiota intestinal sobre os desfechos de pacientes cirúrgicos, estratégias visando a manipulação da microbiota por meio de pré, pró e simbióticos podem ser efetivas. Nesse sentido, o número de estudos avaliando o impacto desses agentes bioterapêuticos em diversos tipos de operações, como colorretais, biliopancreáticas e transplantes, tem aumentado.

444

CAPÍTULO 36

Resultado da terapia com prebióticos, probióticos e simbióticos em cirurgia

Colorretal

A efetividade da suplementação com probióticos ou simbióticos para pacientes submetidos a operações colorretais tem sido relatada. Entretanto, a heterogeneidade dos estudos no que se refere a tempo de administração, dose e tipo de cepas dificulta conclusões. Em contrapartida, encontramos apenas um estudo relatando o efeito isolado do prebióticos para esses pacientes,[17] porém com questionável método científico.

Liu et al.[18] estudaram 150 pacientes submetidos a operações colorretais que foram randomizados em dois grupos: aqueles que receberam 2 g/dia de *Lactobacillus plantarum, Lactobacillus acidophilus* e *Bifidobacterium longum* e os que receberam placebo. O tratamento teve duração de dezesseis dias (média de seis dias no pré-operatório e dez dias no pós-operatório). Houve melhora significativa na resistência transepitelial, refletindo na redução da permeabilidade intestinal no grupo tratado com probiótico. Além disso, pacientes do grupo probiótico apresentaram menores concentrações plasmáticas de zonulina, indicando maior integridade da barreira intestinal. Variáveis clínicas, como incidência de diarreia e complicações infecciosas, também foram inferiores nos pacientes do grupo probiótico. Os autores concluíram que os probióticos podem melhorar a integridade da barreira mucosa intestinal, levando à diminuição das complicações infecciosas.

Em outro estudo[19] randomizado, duplo-mascarado, 164 pacientes submetidos a operações para tratamento de neoplasias colorretais foram avaliados. Cápsulas de placebo ou de formulação contendo *Lactobacillus acidophilus* 10^9 unidades formadoras de colônias (UFC), *Lactobacillus plantarum* 10^9 UFC, *Bifidobacterium lactis* 10^9 UFC e *Saccharomyces boulardii* 10^9 UFC foram administradas um dia antes da operação e por 15 dias no pós-operatório. A administração de probióticos resultou em significativamente menos complicações pós-operatórias (28,6% grupo probiótico *versus* 48,8% grupo placebo). O maior benefício foi a redução da pneumonia pós--operatória, seguido pela diminuição das infecções do sítio cirúrgico e da ruptura da anastomose, assim como menor tempo de internação hospitalar. Os autores discutem que o provável mecanismo de ação foi a supressão do gene SOCS3 (relacionado com a ativação da resposta imunológica), uma vez que os pacientes tratados com probióticos apresentaram menores concentrações da expressão desse gene.

Nosso grupo de pesquisa[20] também encontrou modulação da resposta imunológica utilizando suplementação com *Saccharomyces boulardii* em pacientes submetidos a colectomias para câncer colorretal. Pacientes que receberam o probiótico, sete dias anteriores à operação, tiveram redução dos níveis de mRNA da IL-1beta, IL-10 e IL-23 na mucosa intestinal quando comparados aos do grupo-controle. A incidência de complicações infecciosas pós-operatórias foi de 13,3% e de 38,8% nos grupos tratado e controle, respectivamente. Apesar da diferença numérica, esta não foi estatisticamente significativa, porém o estudo não teve tamanho de amostra calculado para contemplar esta análise.

O efeito da suplementação com simbióticos também tem sido estudado. Reddy et al.[21] avaliaram o efeito de simbióticos, antibióticos orais e preparo intestinal mecânico (PIM) sobre a barreira e microbiota intestinal de pacientes submetidos a colectomia. Noventa e dois pacientes foram randomizados em quatro grupos:

I. Apenas PIM;

Parte 3: Alterações em Saúde, Disbiose e Terapia com Prebióticos, Probióticos e Simbióticos

II. Associação de neomicina e PIM;

III. Combinação de simbiótico (4 × 10[9] UFC de *Lactobacillus acidophilus, Lactobacillus bulgaricus, Bifidobacterium lactis* e *Streptococcus thermophilus* associados a 15 g de oligofrutose) mais neomicina e PIM;

IV. Simbiótico + PIM.

Foram realizadas culturas, obtidas por meio de aspiração nasogástrica e amostras fecais, demonstrando redução significativa de *Enterobacteriaceae* somente no grupo III quando comparado aos demais grupos. Além disso, nesse mesmo grupo foi observada menor incidência de translocação bacteriana (p < 0,001). Em contrapartida, não houve nenhuma diferença, entre todos os grupos na permeabilidade intestinal, resposta inflamatória ou morbidade séptica. Conquanto, os autores ressaltam a importância da realização de mais estudos para sustentar a recomendação na prática clínica.

Komatsu et al.[22] avaliaram 362 pacientes submetidos a operações colorretais, randomizados em grupos simbiótico e probiótico, porém não mascarados (80 mL de bebida contendo 4 × 10[10] UFC *Lactobacillus casei* cepa *Shirota* associados a 2,5 g galacto-oligossacarídeos – GOS – e 100 mL de bebida contendo 1 × 10[10] UFC *Bifidobacterium breve*). Os tratamentos foram administrados diariamente, entre sete e onze dias antes da operação (a partir do momento da entrada no estudo até o dia anterior à operação) e foram reintroduzidos no segundo dia do pós-operatório, sendo mantidos até o sétimo dia. Os enfermos foram avaliados clinicamente no pós-operatório, além de terem as fezes coletadas para avaliação da microbiota intestinal e de ácidos orgânicos. Houve redução da infecção no sítio operatório no grupo que recebeu simbióticos (17,3% *versus* 22,7%) e significativa diminuição no número de *Enterobacteriaceae, Staphylococcus* e *Pseudomonas* no grupo tratado com simbióticos. Além disso, foi observado aumento na concentração de ácidos orgânicos nas fezes. Entretanto, a incidência de outras complicações pós-operatórias, foi similar entre os dois grupos.

Polakowski et al.[23] avaliaram a suplementação de simbióticos (*Lactobacillus paracasei* LPC-31 10[9] UFC, *Lactobacillus rhamnosus* HN001 10[9] UFC, *Lactobacillus acidophilus* NCFM 10[9] UFC, *Bifidobacterium lactis* HN019 10[9] UFC e fruto-oligossacarídeo 5,5 g) no pré-operatório de pacientes com câncer colorretal. Setenta e três pacientes foram randomizados em grupos simbiótico e controle (maltodextrina). Os indivíduos receberam os envelopes contendo simbiótico ou placebo de forma mascarada, duas vezes ao dia, sete dias precedentes à operação, e foram seguidos por 30 dias, no pós-operatório. Observaram-se, no grupo simbiótico, reduções significativas do estado inflamatório, por meio das dosagens de IL-6 e proteína C-reativa (PCR), bem como do tempo de antibioticoterapia e internação hospitalar. Não houve diferenças significativas do número de complicações infecciosas e das concentrações de albumina sérica e transferrina.

As evidências sugerem benefícios na utilização de simbióticos ou mistura de probióticos, no perioperatório, de pacientes submetidos a operações colorretais. Entretanto, não há consenso sobre as cepas, a dose e o tempo de tratamento.

Operações biliopancreáticas

Operações biliopancreáticas, em geral, são de grande magnitude e por isso, têm maior probabilidade de infecções intra-abdominais, de sítio cirúrgico e à distância, causadas por bactérias do trato gastrointestinal. Ademais, o uso de antibióticos tanto profiláticos como terapêuticos e as altas taxas de desnutrição entre estes pacientes aumentam significativamente o risco de disbiose.

Disbiose em Cirurgia: Manuseio com Prebióticos, Probióticos e Simbióticos

Nomura et al. randomizaram pacientes que iriam ser submetidos a duodenopancreatectomia para receberem um probiótico contendo *Enterococcus faecalis T-110, Clostridium butyricum TO-A* e *Bacillus mesentericus TO-A* ou um grupo sem suplemento. O tratamento foi realizado por 15 dias antes da operação, reiniciado no segundo dia pós-operatório e mantido até à alta hospitalar. A incidência de complicações infecciosas foi de 53% no grupo controle *versus* 23% no de intervenção.[24]

Autores brasileiros avaliaram a suplementação de simbióticos *(Lactobacillus acidophilus* 1×10^9 UFC, *Lactobacillus rhamnosus* HS 1×10^9 UFC, *Lactobacillus casei* 1×10^9 UFC, *Bifidobacterium bifidum*, 1×10^9 UFC, associados a fruto-oligossacarídeos (FOS) 100 mg) *versus* placebo em pacientes submetidos a operações da região periampular. A incidência de complicações infecciosas foi significativamente inferior no grupo prebióticos, assim como o tempo de uso de antibióticos. Os autores também reportaram que a taxa de complicações não infecciosas foi menor no grupo de estudo, assim como o tempo de internação hospitalar (nove dias contra 15 dias no grupo controle).[25]

Transplante de órgãos

Pacientes submetidos a transplantes de órgãos têm vários fatores de risco para disbiose intestinal, dos quais se destacam a própria doença de base, o estado nutricional comumente deficiente, a polifarmácia, incluindo o uso de agentes imunossupressores, além da magnitude do trauma cirúrgico e a grande quantidade de líquidos intravenosos que recebem no pré e pós--operatório. Desse modo, alguns autores têm avaliado o uso de pré, pro e simbióticos com o intuito de minimizar complicações infecciosas.

O grupo de Berlim, capitaneado por Rayes et al,[26-28] foi um dos primeiros a reportar benefícios da suplementação de simbióticos e probióticos para pacientes submetidos a grandes procedimentos abdominais. Após o transplante hepático, os pacientes receberam nutrição enteral sem fibras, enteral com simbióticos (fibras e *Lactobacillus plantarum 299* – 10^9 UFC) e enteral com fibras e probióticos inativados pelo calor. As complicações pós-operatórias foram significativamente inferiores no grupo simbióticos (4%) *versus* 13% no grupo probióticos inativados e 31% em pacientes que não receberam fibras.[26] Posteriormente, em outro estudo dos mesmos pesquisadores, observou-se que os enfermos que receberam simbióticos no pós-operatório imediato *versus* os que receberam somente fibras, apresentaram 3% de complicações infecciosas contra 48% daqueles que receberam as fibras. Isso resultou em significativa diminuição do tempo de uso de antibióticos entre os pacientes que receberam simbióticos.[28] Em outro estudo com número de pacientes reduzidos, os autores também demonstraram que o uso de simbióticos (4 fibras distintas e quatro tipos de probióticos) iniciados no dia anterior ao procedimento cirúrgico e mantidos por dez dias *versus* placebo, resultou em melhor funcionamento hepático após ressecção do fígado. Contudo, o tamanho de amostra foi muito pequeno para que conclusões pudessem ser efetivamente alcançadas.[27]

Jorgensen et al., em revisão da literatura, indicam que há eficácia do uso de probióticos e simbióticos, em especial, os *Lactobacillus spp*, isoladamente ou em combinação com prebióticos, para pacientes submetidos a transplante hepático. Esses são efetivos na diminuição de complicações infecciosas após o transplante, o que repercute na melhor preservação do órgão transplantado, no tempo de internação e na mortalidade. Contudo, os autores levantam a possibilidade, com base em estudos experimentais, que alguns agentes, como o *Saccharomyces sp*, possam interferir na resposta imunológica, o que seria deletério para esses doentes.[29]

Parte 3: Alterações em Saúde, Disbiose e Terapia com Prebióticos, Probióticos e Simbióticos

Entre pacientes submetidos a transplante renal, a suplementação de simbióticos foi usada por Guida et al. por curto período de tempo com o objetivo de avaliar o impacto nos níveis de p-Cresol, uma molécula relacionada com a imunodeficiência urêmica e disfunção endotelial, o que aumenta o risco de mortalidade.[30] Segundo os autores, pacientes transplantados de rim, estáveis por mais de um ano e sem nenhum episódio de rejeição nos três meses anteriores à suplementação, receberam um simbiótico (*Streptococcus thermophilus, Lactobacillus plantarum, Lactobacillus casei sub. Rhamnosus, Lactobacillus gasseri, Bifidobacterium infantis, Bifidobacterium longum, Lactobacillus acidophilus, Lactobacillus salivarius, Lactobacillus sporogenes*, além de inulina e FOS proveniente de amido de tapioca) por trinta dias *versus* um grupo que recebeu placebo. Após 15 e 30 dias de tratamento, o grupo simbiótico teve taxas de p-Cresol plasmático diminuídas em 40% e 30%, respectivamente, enquanto o grupo placebo manteve-se sem nenhuma alteração. Todavia, não houve mudanças em taxas plasmáticas de função renal, glicemia, lipídios e albumina. Os achados descritos sobre o efeito da suplementação nas enfermidades deste capítulo estão resumidos na Tabela 36.1.

Tabela 36.1. Descrição sumariada dos estudos que avaliaram intervenção com pré-, pós- e simbiótico em pacientes cirúrgicos

Estudo	Total de pacientes	Período de suplementação	Tipo de suplementação	Tipo de operação	Desfecho da suplementação
Liu (2018)	150	Pré- e pós-operatório	Probiótico: • *Lactobacillus plantarum* • *Lactobacillus acidophilus* • *Bifidobacterium longum*	Colorretal	Redução da permeabilidade intestinal, diarreia e complicações infecciosas (p < 0,05)
Kotzampassi (2015)	164	Pré- e pós-operatório	Probiótico: • *Lactobacillus acidophilus* • *Lactobacillus plantarum* • *Bifidobacterium lactis* • *Saccharomyces boulardii*	Colorretal	Redução de complicações pós-operatórias (p < 0,01), pneumonia pós-operatória (p = 0,02), infecções do sítio cirúrgico (p = 0,02), ruptura da anastomose (p = 0,03) e tempo de internação hospitalar (p < 0,05)
Consoli (2016)	33	Pré-operatório	Probiótico: • *Saccharomyces boulardii*	Colorretal	Redução dos níveis de mRNA da IL-1beta, IL-10 e IL-23 (p = 0,001, p = 0,04 e p = 0,03, respectivamente). Não houve diferença significativa para complicações infecciosas pós-operatórias
Reddy (2007)	92	Pré-operatório	Simbiótico: • *Lactobacillus acidophilus* • *Lactobacillus bulgaricus* • *Bifidobacterium lactis* • *Streptococcus thermophilus* Associados a 15 g de oligofrutose	Colorretal	Redução significativa de *Enterobacteriaceae* e menor incidência de translocação bacteriana (p < 0,001). Não houve diferença significativa para permeabilidade intestinal, resposta inflamatória ou morbidade séptica
Komatsu (2016)	362	Pré- e pós-operatório	Simbiótico: • *Lactobacillus casei* cepa *Shirota* associados a 2,5 g galacto--oligossacarídeos	Colorretal	Não houve diferença significativa nas complicações pós-operatórias. No entanto, o tratamento com simbiótico levou a alterações da concentração das bactérias fecais e dos ácidos orgânicos nas fezes

Continua

Continuação

Estudo	Total de pacientes	Período de suplementação	Tipo de suplementação	Tipo de operação	Desfecho da suplementação
Polakowski (2019)	73	Pré- e pós-operatório	Simbiótico: • *Lactobacillus paracasei* LPC-31 • *Lactobacillus rhamnosus* HN001 • *Lactobacillus acidophilus* NCFM • *Bifidobacterium lactis* HN019 • Fruto-oligossacarídeo 5,5 g	Colorretal	Reduções significativas nos níveis de IL-6, PCR, tempo de antibioticoterapia e internação hospitalar ($p < 0,001$). Não houve diferenças significativas em relação às complicações infecciosas e nas concentrações de albumina sérica e transferrina
Nomura (2007)	64	Pré- e pós-operatório	• *Enterococcus faecalis* T-110 • *Clostridium butyricum* TO-A • *Bacillus mesentericus* TO-A	Duodeno-pancreatectomia	Diminuição das complicações infecciosas ($p = 0,02$)
Sommacal (2015)	46	Pré- e pós-operatório	Simbiótico: • *Lactobacillus acidophilus* 10 • *Lactobacillus rhamnosus* HS 111 • *Lactobacillus casei* 10 • *Bifidobacterium bifidum* • Fruto oligossacarídeos	Periampular	Redução de infecção pós-operatória ($p = 0,00$), de duração da antibioticoterapia ($p = 0,01$), de complicações não infecciosas ($p = 0,03$) e do tempo médio de internação ($p = 0,00$)
Rayes (2002)	90	Pós-operatório	Probiótico viável e inativado *Lactobacillus plantarum* 299 (vivo e inativado por calor) e fibra de aveia	Operação abdominal de grande porte	Redução da incidência de infecções ($p = 0,01$). Não houve diferença significativa do tempo de internação hospitalar e das complicações não infecciosas
Rayes (2005)	66	Pré- e pós-operatório	Simbiótico: • *Pediococcus pentosaceus* 5-33:3 (LMG P-20608) • *Leuconostoc mesenteroides* 77:1 (LMG P-20607) • *Lactobacillus paracasei ssp. paracasei* F19 (LMG P-17806) • *Lactobacillus plantarum* 2362 (LMG P-20606) • Fibras bioativas (betaglucana; inulina; pectina e amido resistente)	Transplante de fígado	Redução significativa da incidência de infecções pós-operatórias ($p < 0,05$)
Rayes (2012)	19	Pré- e pós-operatório	Simbiótico: • *Pediococcus pentosaceus* 5-33:3 (LMG P-20608) • *Leuconostoc mesenteroides* 77:1 (LMG P-20607) • *Lactobacillus paracasei ssp. paracasei* F19 (LMG P-17806) • *Lactobacillus plantarum* 2362 (LMG P-20606) • Fibras bioativas (betaglucana, inulina, pectina e amido resistente)	Hepatectomia direita	Melhor funcionamento hepático pós-operatório ($p < 0,05$)

Continua

Parte 3: Alterações em Saúde, Disbiose e Terapia com Prebióticos, Probióticos e Simbióticos

Continuação

Estudo	Total de pacientes	Período de suplementação	Tipo de suplementação	Tipo de operação	Desfecho da suplementação
Guida (2017)	36	Pós-operatório	• *Streptococcus thermophilus* • *Lactobacillus plantarum* • *Lactobacillus casei* • *Rhamnosus* • *Lactobacillus gasseri* • *Bifidobacterium infantis* • *Bifidobacterium longum* • *Lactobacillus acidophilus* • *Lactobacillus salivarius* • *Lactobacillus Sporogenes* • Inulina e FOS	Transplante renal	Redução nos níveis de p-Cresol plasmático (p < 0,05)

Conclusões

Estratégias terapêuticas com prebióticos, probióticos e simbióticos têm sido avaliadas para minimizar eventos adversos no pós-operatório, em especial, infecciosos, em pacientes submetidos a procedimentos cirúrgicos de grande porte. Esses enfermos apresentam distintos fatores de risco para disbiose intestinal, dos quais destacam-se uso de antibióticos, preparo do colón, resposta orgânica ao trauma exacerbada e desnutrição. No entanto, o uso de probióticos e simbióticos tem sido melhor avaliado do que o de prebióticos.

O benefício dessa opção terapêutica tem como base estudos experimentais e clínicos. A ação sobre a composição da microbiota intestinal e vias inflamatórias/imunológicas *in vitro* e *in vivo*, com consequente impacto nos resultados clínicos, sem reportes de eventos adversos, com exceção de um único estudo em pacientes críticos com pancreatite aguda,[31] é defendido por vários autores. Contudo, a grande variação de operações, tipos de enfermos e métodos com qualidade questionável de alguns trabalhos certamente interferem na interpretação dos resultados, impactando no grau de evidência e nível de recomendação. Além disso, a variedade nos tipos de cepas, assim como nas doses, não permite concluir qual probiótico ou simbiótico seria indicado para pacientes submetidos a operações de grande porte. Assim, a máxima de que mais estudos são necessários aplica-se a esse grupo de enfermos.

Referências bibliográficas

1. Marchesi JR, Adams DH, Fava F, Hermes GD, Hirschfield GM, Hold G, et al. The gut microbiota and host health: a new clinical frontier. Gut. 2016;65(2):330-9.
2. Weiss GA, Hennet T. Mechanisms and consequences of intestinal dysbiosis. Cell Mol Life Sci. 2017;74(16):2959-77.
3. Mortha A, Chudnovskiy A, Hashimoto D, Bogunovic M, Spencer SP, Belkaid Y, et al. Microbiota-dependent crosstalk between macrophages and ILC3 promotes intestinal homeostasis. Science. 2014;343(6178):1249288.
4. Slyepchenko A, Maes M, Machado-Vieira R, Anderson G, Solmi M, Sanz Y, et al. Intestinal Dysbiosis, Gut Hyperpermeability and Bacterial Translocation: Missing Links Between Depression, Obesity and Type 2 Diabetes. Curr Pharm Des. 2016;22(40):6087-106.
5. Maguire M, Maguire G. Gut dysbiosis, leaky gut, and intestinal epithelial proliferation in neurological disorders: towards the development of a new therapeutic using amino acids, prebiotics, probiotics, and postbiotics. Rev Neurosci. 2019;30(2):179-201.

6. Alam A, Leoni G, Quiros M, Wu H, Desai C, Nishio H, et al. The microenvironment of injured murine gut elicits a local pro-restitutive microbiota. Nat Microbiol. 2016;1:15021.

7. Krezalek MA, Alverdy JC. The role of the microbiota in surgical recovery. Curr Opin Clin Nutr Metab Care. 2016;19(5):347-52.

8. Guyton K, Alverdy JC. The gut microbiota and gastrointestinal surgery. Nat Rev Gastroenterol Hepatol. 2017;14(1):43-54.

9. Wu L, Estrada O, Zaborina O, Bains M, Shen L, Kohler JE, et al. Recognition of host immune activation by Pseudomonas aeruginosa. Science. 2005;309(5735):774-7.

10. Babrowski T, Romanowski K, Fink D, Kim M, Gopalakrishnan V, Zaborina O, et al. The intestinal environment of surgical injury transforms Pseudomonas aeruginosa into a discrete hypervirulent morphotype capable of causing lethal peritonitis. Surgery. 2013;153(1):36-43.

11. Bachmann R, Leonard D, Delzenne N, Kartheuser A, Cani PD. Novel insight into the role of microbiota in colorectal surgery. Gut. 2017;66(4):738-49.

12. Jalanka J, Salonen A, Salojärvi J, Ritari J, Immonen O, Marciani L, et al. Effects of bowel cleansing on the intestinal microbiota. Gut. 2015;64(10):1562-8.

13. Ralls MW, Demehri FR, Feng Y, Woods Ignatoski KM, Teitelbaum DH. Enteral nutrient deprivation in patients leads to a loss of intestinal epithelial barrier function. Surgery. 2015;157(4):732-42.

14. Shogan BD, Smith DP, Christley S, Gilbert JA, Zaborina O, Alverdy JC. Intestinal anastomotic injury alters spatially defined microbiome composition and function. Microbiome. 2014;2:35.

15. Million M, Diallo A, Raoult D. Gut microbiota and malnutrition. Microb Pathog. 2017;106:127-38.

16. Aw W, Fukuda S. Understanding the role of the gut ecosystem in diabetes mellitus. J Diabetes Investig. 2018;9(1):5-12.

17. Krebs B. Prebiotic and Synbiotic Treatment before Colorectal Surgery- Randomised Double Blind Tria. Collegium antropologicum. 2016;40(1):35-40.

18. Liu ZH, Huang MJ, Zhang XW, Wang L, Huang NQ, Peng H, et al. The effects of perioperative probiotic treatment on serum zonulin concentration and subsequent postoperative infectious complications after colorectal cancer surgery: a double-center and double-blind randomized clinical trial. Am J Clin Nutr. 2013;97(1):117-26.

19. Kotzampassi K, Stavrou G, Damoraki G, Georgitsi M, Basdanis G, Tsaousi G, et al. A Four-Probiotics Regimen Reduces Postoperative Complications After Colorectal Surgery: A Randomized, Double-Blind, Placebo-Controlled Study. World J Surg. 2015;39(11):2776-83.

20. Consoli ML, da Silva RS, Nicoli JR, Bruña-Romero O, da Silva RG, de Vasconcelos Generoso S, et al. Randomized Clinical Trial: Impact of Oral Administration of Saccharomyces boulardii on Gene Expression of Intestinal Cytokines in Patients Undergoing Colon Resection. JPEN J Parenter Enteral Nutr. 2016;40(8):1114-21.

21. Reddy BS, Macfie J, Gatt M, Larsen CN, Jensen SS, Leser TD. Randomized clinical trial of effect of synbiotics, neomycin and mechanical bowel preparation on intestinal barrier function in patients undergoing colectomy. Br J Surg. 2007;94(5):546-54.

22. Komatsu S, Sakamoto E, Norimizu S, Shingu Y, Asahara T, Nomoto K, et al. Efficacy of perioperative synbiotics treatment for the prevention of surgical site infection after laparoscopic colorectal surgery: a randomized controlled trial. Surg Today. 2016;46(4):479-90.

23. Polakowski CB, Kato M, Preti VB, Schieferdecker MEM, Ligocki Campos AC. Impact of the preoperative use of synbiotics in colorectal cancer patients: A prospective, randomized, double-blind, placebo-controlled study. Nutrition. 2019;58:40-6.

24. Nomura T, Tsuchiya Y, Nashimoto A, Yabusaki H, Takii Y, Nakagawa S, et al. Probiotics reduce infectious complications after pancreaticoduodenectomy. Hepatogastroenterology. 2007;54(75):661-3.

25. Sommacal HM, Bersch VP, Vitola SP, Osvaldt AB. Perioperative synbiotics decrease postoperative complications in periampullary neoplasms: a randomized, double-blind clinical trial. Nutr Cancer. 2015;67(3):457-62.

26. Rayes N, Hansen S, Seehofer D, Müller AR, Serke S, Bengmark S, et al. Early enteral supply of fiber and Lactobacilli versus conventional nutrition: a controlled trial in patients with major abdominal surgery. Nutrition. 2002;18(7-8):609-15.

27. Rayes N, Pilarski T, Stockmann M, Bengmark S, Neuhaus P, Seehofer D. Effect of pre- and probiotics on liver regeneration after resection: a randomised, double-blind pilot study. Benef Microbes. 2012;3(3):237-44.
28. Rayes N, Seehofer D, Theruvath T, Schiller RA, Langrehr JM, Jonas S, et al. Supply of pre- and probiotics reduces bacterial infection rates after liver transplantation--a randomized, double-blind trial. Am J Transplant. 2005;5(1):125-30.
29. Jorgenson MR, Descourouez JL, Siodlak M, Tjugum S, Rice JP, Fernandez LA. Efficacy and Safety of Probiotics and Synbiotics in Liver Transplantation. Pharmacotherapy. 2018.
30. Guida B, Cataldi M, Memoli A, Trio R, di Maro M, Grumetto L, et al. Effect of a Short-Course Treatment with Synbiotics on Plasma p-Cresol Concentration in Kidney Transplant Recipients. J Am Coll Nutr. 2017;36(7):586-91.
31. Besselink MG, van Santvoort HC, Buskens E, Boermeester MA, van Goor H, Timmerman HM, et al. Probiotic prophylaxis in predicted severe acute pancreatitis: a randomised, double-blind, placebo-controlled trial. Lancet. 2008;371(9613):651-9.

Disbiose em Terapia Intensiva: Manuseio com Prebióticos, Probióticos e Simbióticos

Dan L. Waitzberg
Karina Al Assal
Danielle Fontes de Almeida
Raquel Torrinhas

Microbiota intestinal, eubiose e disbiose

A disponibilidade de técnicas moleculares para o sequenciamento genético de microrganismos revelou que o intestino humano acomoda aproximadamente 40 trilhões de bactérias, incluindo uma pequena porção de archeas.[1] Fungos e parasitas também estão presentes, com uma contribuição numérica insignificante; enquanto vírus/fagos podem superar numericamente células bacterianas.[1] No total, estima-se que os micróbios intestinais tem material genético 100 vezes superior ao humano.[1] Consequentemente, esses podem exercer múltiplas funções, com efeitos benignos e malignos ao hospedeiro, na dependência da presença de um microbioma saudável (eubiose ou simbiose) ou perturbado (disbiose).[1]

O trato gastrointestinal (TGI) abriga milhares de diferentes espécies de microrganismos, predominantemente bactérias, que se distribuem de forma e concentrações distintas da boca ao ânus.[2] No estômago, a elevada acidez proporcionada pelo ácido clorídrico elimina a maior parte das bactérias ingeridas.[2] A secreção pancreática e de bile produzidas no duodeno, também são tóxicas para os microrganismos.[2] Portanto, apenas algumas espécies/cepas bacterianas se adaptam bem ao pH mais ácido (como Lactobacilos e Estreptococos) e à toxicidade dessas secreções.[2]

Consequentemente, as partes mais proximais do TGI são menos ricas em bactérias, enquanto estas aumentam progressivamente em número até o íleo distal.[3] A maior concentração de bactérias do TGI é encontrada no intestino grosso (cerca de 10^{11} bactérias/unidades formadoras de colônias), com predomínio dos filos *Bacteroides*, *Firmicutes* e *Actinobacterias* e de espécies anaeróbias em humanos saudáveis.[3-6] Muitas bactérias intestinais não são cultiváveis, mas podem ser identificadas por abordagem genômica.

A microbiota intestinal também é reservatório da maioria dos patógenos bacterianos multirresistentes, como *Enterobacteriaceae* produtoras de betalactamase e Enterococos resistentes à vancomicina, que podem estar envolvidos em infecções.[7] No entanto, uma das propriedades da

Parte 3: Alterações em Saúde, Disbiose e Terapia com Prebióticos, Probióticos e Simbióticos

microbiota intestinal é a resistência à colonização, ou efeito barreira. Trata-se de sua capacidade de evitar a colonização duradoura de bactérias exógenas, por vias diretas (bacteriocinas e competição por nutrientes) e em colaboração com o sistema imunológico do hospedeiro.[7]

A microbiota intestinal de um indivíduo saudável (eubiose) previne a expressão de genes de virulência e também a colonização bacteriana patogênica, ao competir com outros microrganismos por nutrientes e habitats nas células epiteliais do intestino.[7] Bactérias comensais estabelecem uma conversa cruzada com a barreira intestinal e condições de tolerância imunológica. Por conseguinte, a microbiota intestinal também contribui para evitar o aumento da permeabilidade da barreira intestinal induzida por citocinas inflamatórias, em resposta à adesão de bactérias patogênicas.[7]

No entanto, a microbiota intestinal humana pode ser afetada negativamente por vários fatores externos, como dieta, temperatura, idade, doenças e tratamentos com medicamentos e antibióticos.[8] A ruptura da homeostasia das bactérias comensais e simbiontes no intestino humano (disbiose), em conjunto com o potencial genético do hospedeiro, pode ser responsável pelo desenvolvimento de doenças no trato gastrointestinal e à distância.[7] Portanto, é possível compreender disbiose como uma alteração da conversa cruzada entre hospedeiro e bactérias residentes. Assim, mesmo pequenas diferenças na abundância de bactérias comensais podem implicar em consequências ao hospedeiro, por modificações estruturais e de imunoproteção intestinal.[7]

Disbiose intestinal no paciente crítico

Nos Estados Unidos, o uso de antibióticos para o controle de infecções é aplicado em mais da metade dos doentes hospitalizados e em até 70% dos pacientes internados na unidade de terapia intensiva (UTI).[9] Chama a atenção que a mortalidade dos pacientes infectados é o dobro (33% *versus* 15%) da que a de não infectados, a despeito do uso de drogas antimicrobianas.[9] O número de infecções bacterianas resistentes a multidrogas aumenta em todo o mundo, com correspondente aumento de mortalidade, particularmente por *Clostridium difficile*.[10]

O uso de antibióticos impacta drasticamente toda a comunidade microbiana endógena. Apesar de desenhados para neutralizar bactérias patógenas específicas, identificadas por cultura, os antibióticos não têm efeitos discriminatórios e podem abater também bactérias comensais e simbióticas.[11] Sendo assim, a exposição a antibióticos pode alterar a microbiota intestinal e favorecer o estabelecimento e crescimento de bactérias resistentes, que se sobrepõem a bactérias sensíveis.[11]

Em camundongos, antibioticoterapia prolongada com exclusão de microbiota intestinal, seguida de ventilação pulmonar com elevado volume corrente se associa com maior frequência de lesão e permeabilidade pulmonares, maior índice de oxigenação e menor complacência pulmonar.[12] Quando transportados para a prática clínica, esses dados chamam a atenção para o cuidado de pacientes críticos na UTI, que frequentemente recebem antibióticos de largo espectro por longo tempo e podem necessitar de ventilação mecânica.

O paciente crítico está, ainda, sujeito a diversas condições e intervenções clínicas (como redução da motilidade intestinal, aumento dos níveis de hormônios do estresse e alterações na ingestão de nutrientes) que, ao lado de administração de medicamentos e antibióticos, podem influenciar a composição microbiana intestinal e aumentar a susceptibilidade do hospedeiro a infecções oportunistas.[13,14] Durante o estresse e hipóxia da mucosa intestinal, comuns no paciente crítico, a capacidade de contenção da barreira epitelial do hospedeiro enfraquece. Essa condição favorece a translocação de bactérias e toxinas bacterianas, contribuindo para quadros inflamatórios que podem progredir para sepse e falência de múltiplos órgãos.[13,14]

454

CAPÍTULO 37

Em paralelo, a ausência de terapia nutricional para o doente crítico pode ter consequências sobre a microbiota, que deles depende para sua sobrevivência.[15] Medicamentos que modificam a fisiologia orgânica, como inibidores da secreção ácida, bem como artefatos que alteram os mecanismos naturais de barreira, como cateter venoso central, também propiciam invasão e proliferação bacterianas.[16] O próprio ambiente da UTI e os profissionais de saúde podem contribuir a transmissão de microrganismos, particularmente para enfermos vulneráveis, e até mesmo aumentar o risco de infecções secundárias.[16] Por exemplo, infecções agudas, como por vírus influenza, podem alterar a homeostasia do epitélio respiratório, funções imunológicas e a colonização bacteriana, propiciando infecções secundárias.[17] A Figura 37.1 ilustra os fatores que podem contribuir para a disbiose intestinal em pacientes críticos.

Tratamentos administrados a pacientes na unidade de terapia intensiva (UTI), como antibióticos e inibidores de secreção ácida, produzem efeitos nocivos fora do órgão-alvo, que afetam diretamente a microbiota intestinal. Componentes nutricionais (carboidratos, lipídios e proteínas) e a via de sua administração (enteral/parenteral) também podem alterar a saúde da microbiota. Procedimentos invasivos podem prejudicar os mecanismos naturais de barreira (p. ex., intubação endotraqueal e cateteres intravasculares), facilitando o acesso e a proliferação de microrganismos.

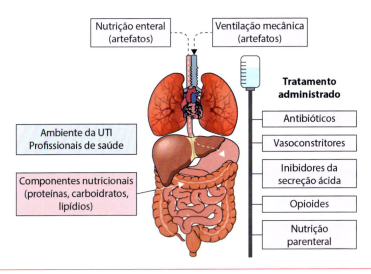

Figura 37.1. Fatores que podem contribuir para a disbiose intestinal em pacientes críticos.
Adaptada de Moron et al, 2019.[18]

Portanto, pacientes críticos são mais suscetíveis à disbiose intestinal. Após uma semana de doença grave associada com cuidados intensivos, incluindo antibióticos, já é possível verificar alteração muito clara na composição microbiana, com predominância do filo Proteobacteria e diminuição dos filos *Bacteriodetes* e, principalmente, *Firmicutes*.[18] Reporta-se aumento do gênero bacteriano Enterococos, e redução na biodiversidade da microbiota, significativamente associados com maior grau de disfunção orgânica e mortalidade na UTI.[8] A redução rápida e drástica do número de Bifidobactéria e Lactobacilos e aumento de microrganismos patogênicos, como *Pseudomonas aeruginosa*, também é relatada nessa população clínica.[19]

Comparados a indivíduos sadios, a microbiota intestinal de pacientes com sepse se caracteriza por ter menor diversidade, menor abundância de *Faecalibacterium*, *Blautia*, *Ruminococcus*, e supercrescimento eventual de espécies como *Clostridium difficile*, *Staphylococcus spp*., *Escherichia spp*., *Shigella spp*., *Salmonella spp*. e *Enterococcus spp*.[20] A predominância de um gênero (> 50%) pode acontecer em cerca de 30% dos pacientes e ter relação com o tempo de permanência dos doentes na UTI.[20]

Alterações da composição da microbiota intestinal aumentam durante a internação na UTI e parecem se associar com maior morbimortalidade.[21] Particularmente, queda significativa da diversidade da microbiota intestinal é descrita, frequentemente acompanhada pela ausência ou perda de bactérias benéficas comensais e associada à administração de antibióticos de amplo espectro.[21] De tal forma que episódios de dominação intestinal por cepas enteropatogênicas, com evidências de transmissão hospitalar de *Enterococcus faecium*, foram descritas em três quartos dos pacientes internados em UTI.[22]

Ao considerar a microbiota intestinal saudável como um órgão virtual no interior do intestino, pode-se postular sua disbiose no doente crítico como uma disfunção prejudicial, à semelhança de outras insuficiências orgânicas com perda de funções originais. Perdem-se as funções de produção de moléculas benéficas (ácidos graxos de cadeia curta), de proteção antimicrobiana (bacteriocinas, competição por nutrientes) e imunológicas. Os novos microrganismos patogênicos passam a dominar a microbiota intestinal, contribuindo para uma resposta inflamatória desregulada, lesão orgânica, invasão tecidual e sistêmica e, eventualmente, sepse.[22]

Admite-se que a microbiota intestinal disbiótica do paciente crítico modifique a fisiologia intestinal, com maior apoptose e/ou menor proliferação de células epiteliais com função de barreira, além de diminuição da integridade de muco, e com isso favorecer maior permeabilidade intestinal. O sistema linfático associado ao intestino (GALT) fica com sua função prejudicada e permite a liberação de toxinas da luz intestinal para órgãos distantes. Existe modificação do microbioma, acompanhada de maior virulência bacteriana e patogenicidade. Nesse sentido, o intestino pode ser considerado um verdadeiro "motor", ao ser fonte e perpetuador da resposta inflamatória sistêmica na doença crítica.[23] A composição e funções do microbioma intestinal de pacientes críticos e humanos saudáveis estão resumidos na Figura 37.2.

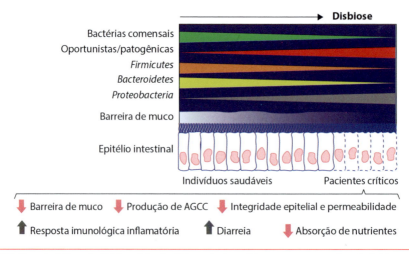

Figura 37.2. Características da disbiose intestinal de pacientes críticos, em comparação a indivíduos saudáveis.
Fonte: Moron et al, 2019.[18]

Pacientes críticos exibem disbiose intestinal (com diminuição de bactérias comensais e aumento de patogênicas), caracterizada por menor prevalência dos filos *Firmicutes* e *Bacteroidetes* e maior prevalência do filo *Proteobacteria*. Em paralelo, o epitélio intestinal apresenta reperfusão reduzida e potencial diminuição de hidrofobicidade da camada de muco, o que pode favorecer a apoptose de células de barreira epitelial e, consequentemente, a translocação de patógenos. Essas alterações podem resultar em prejuízo da absorção de nutrientes, diarreia, perda de energia fecal e menor produção de ácidos graxos de cadeia curta (AGCC).

Evidências epidemiológicas apoiam existir influência indireta da disbiose intestinal na doença crítica. Pacientes com disbiose intestinal e colite por *Clostridium difficile* têm 70% de risco de nova hospitalização por sepse.[24] Pacientes com síndrome da angústia respiratória apresentam microbiota pulmonar enriquecida com bactérias derivadas do trato gastrointestinal. Assim, observou-se nesses enfermos diminuição de Betaproteobactérias e aumento de *Staphylococcus*, *Streptococcus* e *Enterobacteriaceae* correlacionados com elevação sérica de IL-6 e mortalidade hospitalar.[25] Adiciona-se que a presença de lesões gastrointestinais agudas não infecciosas aumenta o risco de infecções posteriores.[26] Em pacientes cirróticos, a ocorrência de peritonite bacteriana após sangramento digestivo é a complicação mais frequente,[27] assim como quadros de pneumonia são comuns após ventilação mecânica na síndrome da angústia respiratória.[28]

Em pacientes com síndrome da angústia respiratória aguda a composição pulmonar bacteriana está alterada e se encontra bactérias entéricas, em particular *Enterobacteriaceae sp.* nas vias aéreas, o que se associa com a gravidade da inflamação.[73]

Uso de probióticos para o tratamento da disbiose intestinal no paciente crítico

Existe grande interesse em se utilizar microrganismos benéficos (probióticos), que podem ser associados a substratos que favorecem seu crescimento (prebióticos), para corrigir a disbiose intestinal em pacientes críticos. A OMS (Organização Mundial da Saúde) define probióticos como "microrganismos vivos que, quando administrados em quantidades adequadas, conferem benefício à saúde do hospedeiro".[3] A Food and Drug Administration (FDA) refere-se aos probiótico como GRAS (do inglês *generally regarded as safe*), designação usada para adjuntos de alimentos que não podem satisfazer a exigência normal de avaliação de segurança, mas têm sido amplamente utilizados sem qualquer prejuízo para os consumidores.[29]

Os probióticos podem oferecer benefícios para a promoção da saúde, em particular, na redução da manifestação de algumas doenças e sintomas associados ao trato gastrointestinal. Esses têm sido utilizados com sucesso nas condições de diarreia aguda causada por patógenos e vírus, diarreia causada por antibióticos e por *Clostridum difficile*, diarreia infecciosa em bebês e crianças (incluindo diarreia infecciosa aguda e diarreia associada a antibióticos), diarreia do viajante, enterocolite necrosante em lactentes, infecção por *Helicobacter pylori*, infecções respiratórias em adultos e crianças, infecções de ouvido, nariz e garganta e complicações infecciosas em pacientes cirúrgicos e em estado crítico.[30,31] Além disso, os probióticos podem atuar beneficamente sobre o sistema imunológico do hospedeiro, ao buscar reequilibrar a microbiota intestinal, como se vê no controle de infecções de vias aéreas, infecções urinarias, vaginoses, entre outras.[32]

A ação dos probióticos pode decorrer de três mecanismos de ação bem caracterizados, que podem contribuir para a saúde do hospedeiro:

1. Competição (por substratos e local) com bactérias patogênicas existentes na luz intestinal, inibindo sua colonização;

Parte 3: Alterações em Saúde, Disbiose e Terapia com Prebióticos, Probióticos e Simbióticos

2. Aumento da função protetora da barreira epitelial, ao modular a sinalização para produção de muco e defensinas e prevenir apoptose celular;

3. Modulação do sistema imunológico do hospedeiro.[33]

Em pacientes críticos, é possível que as cepas probióticas disponíveis não forneçam os benefícios inicialmente esperados e precisem de administração por mais de sete dias para apresentar efeitos clinicamente benéficos (redução na taxa de infecção, sepse grave, dias de internação e mortalidade).[32]

Especificamente em pacientes críticos, debates sobre a segurança do uso de probióticos foram desencadeados após observação de maior incidência de mortalidade em pacientes com pancreatite aguda grave predita recebendo probióticos *versus* placebo, no estudo PROPATRIA, de desenho multicêntrico, duplo-cego, controlado e aleatório.[34] Entretanto, houve distorção no método aleatório que motivou enganos na seleção de pacientes do referido estudo. Tal fato pode ter contribuído para a maior taxa de mortalidade observada: no grupo probiótico houve mais pacientes com falência de órgãos, mais pacientes necessitando de internação em terapia intensiva nas primeiras 72 h e uma proporção maior de pacientes com mais de 30% de necrose do parênquima pancreático, em comparação com o grupo placebo.[35]

Os riscos potenciais da ingestão de probióticos incluem translocação bacteriana que levem a infecções sistêmicas, transferência de genes de resistência antimicrobiana para bactérias mais patogênicas, estimulação imunológica aberrante a curto e longo prazo em populações suscetíveis e atividades metabólicas indesejadas, como a produção de D-lactato com acidose láctica.[35] Destaca-se que a infecção por bactérias probióticas não ocorre necessariamente por translocação. Por exemplo, há relatos de infecção por pneumonia por *Lactobacillus* via doador de pulmão e por broncoaspiração.[36,37]

Nenhuma outra relação causal forte entre uso de probióticos e maior mortalidade foi estabelecida desde o estudo PROPATRIA. Além disso, um enorme conjunto de evidências foi compilado a favor da segurança do uso de probióticos no paciente crítico e da sua capacidade de reduzir o número de eventos adversos, em comparação a controles. A maioria dessas evidências se concentra na redução de infecções (principalmente pneumonia associada à ventilação mecânica – PAV), sepse, infecções pós-operatórias, infecções adquiridas na UTI e diarreia associada a antibióticos.[38,39] A administração de probióticos para esses fins tem mostrado potencial em diminuir taxas de infecção, embora os resultados não sejam conclusivos.[38,39]

O efeito de probióticos em pacientes críticos foi revisto por metanálise envolvendo 23 estudos aleatórios e controlados, que incluíram pacientes portadores de pancreatite aguda, trauma craniano e queimadura e a administração de diferentes cepas bacterianas (*Lactobacillus plantarum*; *Lactobacillus rhamnosus GG*; e mistura de diferentes cepas bacterianas).[40] A suplementação de probióticos associou-se com redução de complicações e taxas de infecção, mas não modificou o tempo de internação em UTI e diarreia. Houve tendência de diminuição na taxa de mortalidade, mas não foi estatisticamente significativa.[40] Em outra metanálise, que avaliou 30 estudos envolvendo 2.972 pacientes críticos, a administração de probióticos se associou com redução significativa de infecções, em particular diminuição de PAV.[38] Não houve nenhum efeito sobre mortalidade, tempo de estadia hospitalar ou diarreia. Uma avaliação de subgrupo sugeriu que poderia existir maior benefício com uso de probióticos do que com simbióticos.[38]

458

CAPÍTULO 37

Na prevenção de pneumonia associada à ventilação mecânica

A PAV pode ser responsável por 60% das infecções hospitalares. Essa complicação é considerada um problema de saúde pública, ao apresentar altas taxas de mortalidade (24-76%, dependendo da doença de base) e aumentar o tempo de permanência na UTI e hospitalar.[38,41-43] PAV tem patogênese complexa, que envolve colonização do trato aerodigestivo por bactérias patogênicas e aspiração de secreções contaminadas.[44] Embora PAV não tenha relação direta com disbiose intestinal, sabe-se que pacientes com síndrome da angústia respiratória apresentam sua microbiota pulmonar enriquecida com bactérias derivadas do TGI.[25]

Durante ventilação mecânica, o tubo endotraqueal constitui a interface entre paciente e ventilador e pode ser colonizado por bactérias comensais, propiciando sua translocação para vias aéreas inferiores e o aumento de risco de PAV. Mudança na composição da cavidade oral, caracterizada pela predominância de bactérias não orais e incorporação de pelo menos um patógeno respiratório, é apontada como potencialmente responsável pela PAV.[45] Uma diferença na razão constituinte de algumas bactérias (*Klebsiella sp.*, *Acinetobacter sp.*, *Streptococcus sp.*) é descrita entre pacientes com PAV, comparados com não PAV.[46] Além disso, a detecção de algumas bactérias patogênicas no tubo endotraqueal (p. ex., *Pseudomonas* ou *Staphylococcus aureus*) se correlaciona com piores desfechos clínicos.[45]

A prevenção da PAV se vale de intervenções farmacológicas e não farmacológicas, que incluem a administração de antibióticos, descontaminação digestiva, elevação da cabeceira da cama, entre outras. Uma nova intervenção alternativa para a prevenção da PAV é a suplementação de probióticos para pacientes em ventilação mecânica.[44,47] Revisão sistemática de 5 ensaios clínicos mostrou que essa prática reduziu significativamente a incidência de PAV e tempo de internação em UTI, sem alterar a taxa de mortalidade.[48]

Entretanto, outra metanálise de sete estudos controlados e aleatórios, envolvendo entre 44 e 259 pacientes críticos com ventilação mecânica, não encontrou prevenção de PAV associada à administração de probióticos.[49] Diferentes critérios de diagnóstico de PAV entre os estudos analisados pode ser uma possível limitação dessa metanálise.[49] Além disso, houve heterogeneidade na espécie do probiótico empregado (*Lactobacillus casei rhamnosus*, *Lactobacillus plantarum* 299 e Synbiotic 2000FORTE) e na dosagem, via e tempo de sua administração.[49]

Mais recentemente, em pacientes críticos com sepse, ventilados e sob nutrição enteral, a administração de simbiótico (*Bifidobacterium breve* cepa Yakult 1×10^8/g, *Lactobacillus casei Shirota* 1×10^8/g e galacto-oligossacárideos) três dias após admissão na UTI (13 gramas/dia) se associou com menor incidência de enterite e PAV, quando comparado ao grupo controle sem simbiótico.[50] A incidência de bacteremia e mortalidade não diferiu entre os grupos. Bifidobactérias e Lactobacilos foram mais presentes no grupo simbiótico, assim como o ácido graxo de cadeia curta acetato.[50]

A heterogeneidade de protocolos intervencionistas entre os estudos disponíveis dificulta estabelecer recomendações sobre suplementação de probióticos para prevenção de PAV. Pesquisas futuras nessa área devem considerar a necessidade de padronização de doses, via e tempo de administração dos probióticos. Outro ponto importante a se considerar é a avaliação do risco do PAV precoce, para introduzir probióticos no momento adequado.

Na desmotilidade intestinal do doente crítico

A motilidade intestinal em pacientes críticos pode estar alterada por diversos fatores, como isquemia intestinal, uso de drogas analgésicas, adrenérgicos, a própria doença de base, entre

Parte 3: Alterações em Saúde, Disbiose e Terapia com Prebióticos, Probióticos e Simbióticos

outros. As alterações na motilidade intestinal podem se associar à intolerância a alimentação oral ou enteral, além de aumentar a permeabilidade da mucosa intestinal e favorecer estado inflamatório, pelo aumento de bactérias patogênicas.[48] Relata-se que complicações gastrintestinais relacionadas à terapia de nutrição enteral atingem mais da metade dos pacientes críticos e se associam com maior mortalidade. As complicações mais frequentes incluem presença elevada de resíduo gástrico, obstrução intestinal, diarreia, distensão abdominal e vômitos.[49]

Particularmente, a diarreia acomete 15 a 70% dos pacientes hospitalizados com terapia nutricional enteral. O uso crônico de antibióticos ou outras medicações, bem como a infecção por *Clostridium difficile,* parecem ser as principais causas da diarreia nesses pacientes. A ocorrência de diarreia pode aumentar o tempo de internação e mortalidade em pacientes hospitalizados.[51]

A suplementação de probióticos para o tratamento de diarreia associada ao uso de antibióticos e causada por *Clostridium difficile* tem resultados controversos. Ao observar a prevalência e tempo de duração da diarreia em pacientes internados na UTI, uma metanálise verificou que o uso de probióticos, não teve efeito em 8 de 12 estudos.[40] Adicionalmente, em doentes internados na UTI tratados com *Lactobacillus rhamnosus GG*, não se encontrou melhora significativa na prevalência e duração da diarreia, comparado com o grupo controle.[52] Por outro lado, a suplementação de probiótico VSL#3 em pacientes internados em UTI com terapia de nutrição enteral reduziu em 50% o número de episódios de fezes líquidas, em comparação com placebo, mostrando a eficácia da suplementação de probióticos na consistência das fezes.[53]

Quando sistematizados em metanálises, estudos da área suportam benefícios do uso de antibióticos no tratamento da diarreia. Uma metanálise de 63 estudos, envolvendo mais de 11.800 pacientes, mostrou redução de diarreia associada a antibióticos em 40%, após tratamento com probiótico.[54] Outra metanálise de 39 estudos, envolvendo 9.955 pacientes, demonstrou que probióticos reduziram a diarreia associada a *C. difficile* em 60%.[55] Chama a atenção que, de acordo com uma análise de subgrupo, apenas pacientes com risco basal > 5% para o desenvolvimento dessa complicação foram significativamente beneficiados (70% de redução de risco).[55] Em outra metanálise envolvendo 21 estudos aleatórios e controlados, *Saccharomyces boulardii*, *Lactobacillus casei* DN114001, uma mistura de *L. acidophilus* e *Bifidobacterium bifidum*, e uma mistura de *L. acidophilus*, *L. casei* e *L. rhamnosus* foram eficazes na prevenção primária da diarreia associada ao *C. difficile*.[56]

Quando e como administrar

Existem alguns, raros, relatos de casos que descreveram episódios de sepse bacteriana relacionados à ingestão de suplementos probióticos.[57] Espécies específicas de Lactobacilos, Bacilos e Saccharomyces foram associadas à bacteremia e fungemia em pacientes com doenças subjacentes graves. A maioria desses casos foi resolvida com antimicrobianos apropriados. Não há relatos de sepse relacionados ao uso de probióticos em pessoas saudáveis e é difícil estabelecer uma causalidade entre o consumo de probióticos e sepse em pacientes graves, com base nesses casos isolados.[35]

Determinar a segurança de cepas probióticas requer avaliação rigorosa em ambiente controlado. Devido à falta de relatórios de segurança padronizados em estudos clínicos, uma forte base de evidências sobre a segurança de probióticos continua a ser estabelecida.[35] Em 2008, a Organização Mundial de Gastroenterologia (*World Gastroenterology Organisation Practice*

Guideline), em suas diretrizes sobre o uso de probióticos, considerou não haver evidências suficientes para apoiar o uso de probióticos e simbióticos em pacientes críticos adultos internados em UTI.[58] De seu lado, a Sociedade Europeia de Gastroenterologia Pediátrica (European Society of Pediatric Gastroenterology, Hepatitis and Nutrition – ESPGHAN), em 2004 resumiu sua abordagem aos probióticos da seguinte forma: "Probióticos, até então utilizados em ensaios clínicos, podem ser geralmente considerados como seguros. No entanto, a vigilância de possíveis efeitos colaterais, como infecções no grupo de alto risco (grupo criticamente doente), está faltando e é necessária".[59] A diretriz brasileira (DITEN) em 2018, considerou haver um nível de evidência baixo para a recomendação de uso de probióticos para o doente crítico; mas esta pode ser feita, desde que não haja imunossupressão.[60]

O uso indiscriminado de probióticos ou simbióticos no paciente crítico pode, raramente, ser acompanhado de complicações graves e indesejáveis. Por exemplo, entre os fatores de risco que podem precipitar o desenvolvimento de infecção por probióticos Lactobacilos incluem-se a neutropenia persistente, utilização de antibióticos, imunossupressão, descontaminação seletiva do intestino (usada em transplante de fígado), câncer, *diabetes mellitus*, transplantes de órgãos, intervenções cirúrgicas recentes, entre outros.[61] A utilização frequente de antibióticos como a vancomicina por pacientes neutropênicos em unidades de tratamento intensivo pode ser responsável por possíveis infecções por probióticos.[61]

Nesse cenário, recomenda-se cautela com a administração de probióticos para certos fatores de risco de infecção por cepas probióticas. A decisão sobre administrar ou não probióticos pode-se amparar nesses fatores de risco (Tabela 37.1), onde se sugere que a presença de pelo menos um fator de risco principal implique em maior cautela na sua administração.[32] Especial atenção deve ser dada às populações excluídas dos estudos: imunossuprimidos, pós-operatório recente de anastomose intestinal, cirurgia de via biliar e pâncreas, isquemia intestinal, portadores de doenças hematológicas e reumatológicas, síndrome do intestino curto, doença valvular cardíaca, além de curta estadia na UTI e necessidade de cateter venoso central.[60,62]

Tabela 37.1. Fatores de risco para sepse por probióticos[32]

Principais fatores de risco
1. Imunocomprometidos
2. Prematuridade
Fatores de risco menores
1. Cateter Venoso Central
2. Barreira epitelial intestinal prejudicada (diarreia, inflamação intestinal)
3. Administração de probiótico por jejunostomia
4. A administração concomitante de antibióticos de largo espectro em que probiótico é resistente
5. Probióticos com propriedades de aderência da mucosa elevada ou conhecida patogenicidade
6. Doença valvular cardíaca (para Lactobacilos apenas)

Além disso, diferentes produtos de fermentação probiótica podem ser indesejados em determinadas condições. Por exemplo, em indivíduos com maior suscetibilidade à acidose D-láctica, o uso de probióticos é desencorajado. Isso inclui pacientes com síndrome do intestino curto, câncer em estágio terminal com alta carga sistêmica de ácido lático, insuficiência de bicarbonato no suco pancreático e com defeitos nas enzimas da gliconeogênese hepática.[63] Quando utilizado com critério, efeitos adversos do consumo de probióticos são limitados a sintomas gastrintestinais leves, como náusea, diarreia, flatulência. Ressalta-se ainda que esses efeitos não costumam ser estatisticamente diferentes, em comparação com placebos.[62]

Algumas cepas probióticas têm demonstrado mais afinidade para determinadas condições. Por exemplo, cepas probióticas de espécies Lactobacilos e Bifidobactérias são as mais comuns em demonstrar efeitos preventivos em diversas doenças, como diarreia aguda, diarreia induzida por antibióticos, enterocolite necrosante e enterite induzida por *Campylobacter*.[64] A suplementação de *Lactobacillus rhamnosus GG* (LGG) em pacientes críticos, na dose de 10^9 duas vezes ao dia por via nasoenteral, se associou com diminuição de 40% da taxa de PAV, contra 19% no grupo placebo.[65] A associação de Yakult (*Bifidobacterium breve* na dose de 1×10^8 e *Lactobacillus casei Shirota* 1×10^8) com 3 g do prebiótico galacto-oligossacarídeo em pacientes com síndrome de resposta inflamatória sistêmica grave (SIRS) se associou com aumento significativo dessas bactérias no intestino e menor incidência de complicações infecciosas, como enterite (7% *versus* 46% no grupo placebo), pneumonia (20% *versus* 52% no grupo placebo) e bacteremia (10% *versus* 33% no grupo placebo).[51]

Particularmente, *Lactobacillus plantarum* tem se mostrado um probiótico efetivo na prevenção de infecções e sepse em diferentes populações clínicas. Recém-nascidos tratados com *Lactobacillus plantarum* e fruto-oligossacarídeos (FOS) tiveram significativa redução da combinação de sepse e morte, além de menos infecções do trato respiratório.[66] Uma análise de subgrupo de uma metanálise indicou que *L. plantarum,* isolado ou em mistura com outras cepas bacterianas, é efetivo em reduzir infecções hospitalares em doentes de maior risco de morte.[38] Além disso, de acordo com uma metanálise, esse benefício foi observado independente das cepas associadas, sugerindo um efeito particular de *L. plantarum* sobre infecções.[40]

Segundo essa mesma metanálise, a dose de probióticos parece não influenciar as taxas de complicações infecciosas. Benefícios, nesse desfecho clínico, foram observados com o uso de probióticos em altas ($\geq 5 \times 10^9$ UFC/dia) e baixas doses ($< 5 \times 10^9$ UFC/dia). Ao avaliar o efeito de *LGG*, essa metanálise também mostrou não haver diferença significativa em utilizá-lo para redução de complicações infecciosas, em relação a outros probióticos, que incluíram *Lactobacillus plantarum*.[40]

Em conjunto, os estudos disponíveis sobre o uso de probióticos na UTI são muito heterogêneos no que tange à escolha da cepa administrada, duração do tratamento e quantidade da suplementação. Por exemplo, a duração do uso de probióticos em mulheres com infecções recorrentes do trato urinário variou de 5 dias a 12 meses, bem como as doses de 10^4 UFC e 10^{10} UFC.[67] As cepas probióticas foram administradas em formas isoladas ou em combinação com diferentes cepas, ou até mesmo com outros ativos naturais, como vitamina C e *cranberry*.[68]

As heterogeneidades no uso de probióticos entre os estudos ora disponíveis dificultam bastante definir com propriedade qual cepa utilizar, se isolada ou associada a outras cepas, como utilizar e em que situação. Portanto, quando de decidir administrar probióticos em pacientes críticos, com base em fatores de risco, o critério terapêutico empregado ainda deve-se amparar por evidências individuais sobre a população clínica de UTI a ser tratada. A Tabela 37.2 resume as estratégias terapêuticas empregadas em alguns estudos com resultados positivos ou com tendência a serem positivos em pacientes críticos.

Tabela 37.2. Estudos controlados e aleatórios com uso de probióticos ou simbióticos em pacientes de UTI

Referência	Amostra (n)	Tratamento	Resultados (tratado versus controle)
Jain (2004)[69]	Tratamento: 45 Controle: 45	Simbiótico (10^9 UFC de cada cepa 1 × ao dia) por 1 semana, contendo *Lactobacillus acidophilus La5, Bifidobacterium lactis Bb 12, Streptococcus thermophilus, Lactobacillus bulgaricus* e Oligofrutose	Complicações infecciosas: • 73% *versus* 58%*
Mc Naught (2005)[70]	Tratamento: 52 Controle: 51	Probiótico isolado (10^9 UFC 1 × ao dia) por 2 semanas, contendo *Lactobacillus plantarum 299v*	Complicações infecciosas: • 40% *versus* 43%*
Forestier (2008)[71]	Tratamento: 102 Controle: 106	Probiótico isolado (10^9 UFC 2 × ao dia) a partir do 3° dia de admissão até a alta da UTI, contendo *Lactobacillus casei rhamnosus*	PAV: • 2,9% *versus* 7,5%*
Knight (2009)[72]	Tratamento: 130 Controle: 129	Simbiótico (10^{10} UFC de cada cepa 2 × ao dia) por 28 dias, contendo *Pediacoccus pentosaceus 5-33:3, Leuconostoc mesenteroides 32-77:1, Lactobacillus paracasei ssp. paracasei F19, Lactobacillus plantarum 2632* e Fibras (2,5 g)	PAV: • 9% *versus* 13%*
Morrow (2010)[65]	Tratamento: 68 Controle: 70	Probiótico isolado (2×10^9 UFC 2 × ao dia) a partir da admissão até a alta da UTI, contendo *Lactobacillus rhamnosus GG*	PAV: • 19% *versus* 40%**
Shimizu (2018)[50]	Tratamento: 35 Controle: 37	Sibiótico (1×10^8 UFC) 3 dias após admissão na UTI, contendo *Bifidobacterium breve cepa Yakult* (3 g/dia), *Lactobacillus casei Shirota* (3 g/dia) e *Galacto-oligossacarideos* (10 g/dia)	Enterite: • 6,3% *versus* 27,0%** PAV: • 14,3% *versus* 48,6%**

* Não significativo (p > 0,05); ** Significativo (p ≤ 0,05). UFC: Unidades formadoras de colônia; PAV: pneumonia associada à ventilação mecânica; UTI: unidade de terapia intensiva.
Fonte: Adaptada de Shimizu K et al, 2013.[51]

Conclusões

A presença de enteropatógenos microbianos intestinais no doente crítico, na admissão, se associa com maior risco de infecção e mortalidade. Disbiose intestinal pode implicar em consequências ao hospedeiro, por modificações estruturais e de imunoproteção do intestino que favorecem, principalmente, translocação bacteriana. Diversos fatores contribuem para a disbiose intestinal em pacientes críticos, com destaque ao uso intensivo de antibióticos. Disbiose pode ser observada após poucos dias de permanência na UTI, caracterizada por perda de diversidade, especificidade de local e predomínio de espécies patogênicas em relação a controles normais e parece estar relacionada com piora clínica do paciente. O interesse em modificar a microbiota intestinal de pacientes críticos com uso de probióticos (isolados ou associados a outras cepas ou a prebióticos) motivou a realização de vários estudos. No entanto, os resultados ainda são inconclusivos, quanto a eficácia e segurança, o que ainda limita indicar seu uso rotineiro na UTI. Pesquisas futuras devem investigar os mecanismos moleculares pelos quais a microbiota intestinal interage com o epitélio intestinal na saúde e na doença. Também deve ser considerado o acompanhamento de pacientes em uso de probióticos, simbióticos e outros componentes funcionais nutricionais em ensaios clínicos nessa população, observando eventos adversos relacionados. Em paralelo, o grande avanço na tecnologia de sequenciamento do genoma bacteriano é importante ferramenta para permitir compreender melhor o papel de novos microrganismos,

Parte 3: Alterações em Saúde, Disbiose e Terapia com Prebióticos, Probióticos e Simbióticos

vírus e fagos em diversas condições clínicas e oferecer indicações da melhor cepa probiótica para cada doença. Nessa perspectiva, espera-se que probióticos sejam futuramente administrados com segurança em pacientes graves, na intenção de manter e reparar a microbiota intestinal e reduzir significantemente complicações clínicas, principalmente infecciosas.

Referências bibliográficas

1. World Gastroenterology Organisation Global Guidelines. Probiotics and prebiotics. February 2017. Disponível em https://www.world gastroenterology.org/UserFiles/file/guidelines/probiotics-and-prebiotics-english-2017.pdf. Último acesso: 10 de dezembro de 2019.
2. Knowledge for Health and Consumer Safety, The Human Gut Microbiota: Overview and analysis of the current scientific knowledge and possible impact on healthcare and well-being, EUR 29240 EN, Publications Office of the European Union, Luxembourg, 2018, ISBN 978-92-79-86471-1.
3. FAO/WHO. Report of a Joint FAO/WHO Working Group on Drafting Guidelines for the Evaluation of Probiotics in Food. 2002.
4. Dicksved J, Lindberg M, Rosenquist M, Enroth H, Jansson JK, Engstrand L. Molecular characterization of the stomach microbiota in patients with gastric cancer and in controls. J Med Microbiol. 2009;58:509-16.
5. Guarner F, Malagelada JR. Gut flora in health and disease. Lancet. 2003;361:512-9.
6. Vrieze A, Holleman F, Zoetendal EG, de Vos WM, Hoekstra JB, Nieuwdorp M. The environment within: how gut microbiota may influence metabolism and body composition. Diabetologia. 2010;53:606-13.
7. Buffie CG, Pamer EG. Microbiota-mediated colonization resistance against intestinal pathogens. Nat Rev Immunol. 2013;13:790e801.
8. Iapichino G, Callegari ML, Marzorati S, Cigada M, Corbella D, Ferrari S, et al. Impact of antibiotics on the gut microbiota of critically ill patients. J Med Microbiol. 2008;57:1007-14.
9. Vincent JL, Rello J, Marshall J, Silva E, Anzueto A, Martin CD, et al. International study of the prevalence and outcomes of infection in intensive care units. JAMA. 2009;302:2323.
10. Lessa FC, Winston LG, McDonald LC. Emerging Infections Program C. difficile Surveillance Team. Burden of Clostridium difficile infection in the United States. N Engl J Med. 2015;372:825
11. G Kitsios GD, Morowitz MJ, Dickson RP, Huffnagle GB, McVerry BJ, Morris A. Dysbiosis in the intensive care unit: Microbiome science coming to the bedside. J Crit Care. 2017;38:84-91.
12. Wienhold SM, Macrì M, Nouailles G, Dietert K, Gurtner C, Gruber AD, et al. Ventilator-induced lung injury is aggravated by antibiotic mediated microbiota depletion in mice. Critical Care. 2018;22:282.
13. Alverdy J, Holbrook C, Rocha F, Seiden L, Wu RL, Musch M, et al. Gut derived sepsis occurs when the right pathogen with the right virulence genes meets the right host: Evidence for in vivo virulence expression in Pseudomonas aeruginosa. Ann Surg. 2000; 232:480-9.
14. Alverdy JC, Chang EB. The re-emerging role of the intestinal microflora in critical illness and inflammation: Why the gut hypothesis of sepsis syndrome will not go away. J Leukoc Biol. 2008; 83:461-6
15. Morowitz MJ, Carlisle EM, Alverdy JC. Contributions of intestinal bacteria to nutrition and metabolism in the critically ill. Surg Clin North Am. 2011;91:771-85.
16. Brooks B, Firek BA, Miller CS, Sharon I, Thomas BC, Baker R, et al. Microbes in the neonatal intensive care unit resemble those found in the gut of premature infants. Microbiome. 2014;2:1.
17. Rynda-Apple A, Robinson KM, Alcorn JF. Influenza and bacterial superinfection: illuminating the immunologic mechanisms of disease. Infect Immunol. 2015;83:3764-70.
18. Moron R, Galvez J, Colmenero M, Anderson P, Cabeza J, Rodriguez-Cabezas ME. The Importance of the Microbiome in Critically ill Patients: Role of Nutrition. Nutrients. 2019;11:3002.
19. Shimizu K, Ogura H, Goto M, Asahara T, Nomoto K, Morotomi M, et al. Altered gut flora and environment in patients with severe SIRS. J Trauma. 2006; 60:126-33.
20. Lankelma JM, van Vught LA, Belzer C, Schultz MJ, van der Poll T, de Vos WM, et al. Critically ill patients demonstrate large interpersonal variation in intestinal microbiota dysregulation: a pilot study. Intensive Care Med. 2017; 43:59-68.

21. Xu R, Tan C, Zhu J, Zeng X, Gao X, Wu Q, et al. Dysbiosis of the intestinal microbiota in neurocritically ill patients and the risk for death. Crit Care. 2019;23:195.

22. Ravi A, Halstead FD, Bamford A, Casey A, Thomson NM, van Schaik W, et al. Oppenheim. Loss of microbial diversity and pathogen domination of the gut microbiota in critically ill patients. Microb Genom. 2019;5: e000293.

23. Klingensmith NJ, Coopersmith CM. The gut as the motor of multiple organ dysfunction in critical illness. Crit Care Clin. 2016;32:203-12.

24. Prescott HC, Dickson RP, Rogers MA, Langa KM, Iwashyna TJ. Hospitalization type and subsequent severe sepsis. Am J Respir Crit Care Med. 2015;192:581-8.

25. Kyo M, Nishioka K, Nakaya T, Kida Y, Tanabe Y, Ohshimo S, et al. Unique patterns of lower respiratory tract microbiota are associated with inflammation and hospital mortality in acute respiratory distress syndrome. Respir Res. 2019;20:246.

26. Dickson RP. The microbiome and critical illness. Lancet Respir Med. 2016;4:59-72.

27. Fernández J, Tandon P, Mensa J, Garcia-Tsao G. Antibiotic prophylaxis in cirrhosis: good and bad. Hepatology. 2016;63:2019-31.

28. Markowicz P, Wolff M, Djedaïni K, Cohen Y, Chastre J, Delclaux C, et al. Multicenter prospective study of ventilator-associated pneumonia during acute respiratory distress syndrome. Incidence, prognosis, and risk factors. ARDS study group. Am J Respir Crit Care Med. 2000;161:1942-8.

29. Policy Regarding Quantitative Labeling of Dietary Supplements containing Live Microbials: Guidance for Industry. U.S. Department of Health and Human Services Food and Drug Administration Center for Food Safety and Applied Nutrition. 2018. Disponível em https://www.fda.gov/media/115730/download. Acesso em: 10 de dezembro de 2019.

30. Wolvers D, Antoine JM, Myllyluoma E, Schrezenmeir J, Szajewska H, Rijkers GT. Guidance for substantiating the evidence for beneficial effects of probiotics: prevention and management of infections. J Nutr. 2010;140:698S-712S.

31. Dunne C, O'Mahony L, Murphy L, Thornton G, Morrissey D, O'Halloran S, et al. In vitro selection criteria for probiotic bacteria of human origin: correlation with in vivo findings. Am J Clin Nutr. 2001;73:386S-92S.

32. Unterkircher MV, Gomes TT, Cardoso E, Nakasato M, Vieira LP. Safety use of probiotics in immunocompromised patients. JBT J Bras Transpl. 2012;15:1651-1690

33. Liong TM. Probiotics biology, genetics and health aspects. Berlin: Ed Springer; 2011

34. Besselink MG, Van Santvoort HC, Buskens E, Boermeester MA, Van Goor H, Timmerman HM, et al. Probiotic prophylaxis in predicted severe acute pancreatitis: a randomized, double-blind, placebo-controlled trial. Lancet. 2008;371:651-9.

35. Van Den Nieuwboer M, Claassen E. Dealing with the remaining controversies of probiotic safety. Benef Microbes. 2019;27:1-12.

36. Jones SD, Fullerton DA, Zamora MR, Badesch DB, Campbell DN, Grover FL. Transmission of Lactobacillus pneumonia by a transplanted lung. Ann Thorac Surg. 1994;58:887-9.

37. Doern CD, Nguyen ST, Afolabi F, Burnham CA. Probiotic-Associated Aspiration Pneumonia Due to Lactobacillus rhamnosus. J Clin Microbiol. 2014;52:3124-6.

38. Manzanares W, Lemieux M, Langlois PL, Wischmeyer PE. Probiotic and synbiotic therapy in critical illness: a systematic review and meta-analysis. Crit Care. 2016;20:262.

39. Morrow LE, Wischmeyer PE. Blurred lines: dysbiosis and probiotics in the ICU. Chest. 2017;151:492-9.

40. Petrof EO, Dhaliwal R, Manzanares W, Johnstone J, Cook D, Heyland DK. Probiotics in the critically ill: a systematic review of the randomized trial evidence. Crit Care Med. 2012;40:3290-302.

41. Nascimento JEA, Campos AC, Borges A, Correia MITD, Tavares GM. Terapia Nutricional no Trauma. In Associação Médica Brasileira e Conselho Federal de Medicina: Projetos e Diretrizes. 2011. p. 1-17.

42. Sociedade Brasileira de Pneumologia e Tisiologia. Diretrizes Brasileiras para o tratamento da pneumonias adquiridas no hospital e das pneumonias associadas à ventilação mecânica. J Brasil Pneumol. 2007. p.1-30.

43. Safdar N, Dezfulian C, Collard HR, Saint S. Clinical and economic consequences of ventilator-associated pneumonia: a systematic review. Crit Care Med . 2005;33:2184-93.

Parte 3: Alterações em Saúde, Disbiose e Terapia com Prebióticos, Probióticos e Simbióticos

44. Amin A. Clinical and economic consequences of ventilator associated pneumonia. Clin Infect Dis. 2009;49:S36-S43.

45. Alagna L, Bandera A, Patruno A, Muscatello A, Citerio G, Gori A. Microbiota in ICU, not only a gut problem. Intensive Care Med. 2019;45:733-7.

46. Lu W, Yu J, Ai Q, Liu D, Song C, Li L. Increased constituent ratios of Klebsiella sp., Acinetobacter sp., and Streptococcus sp. and a decrease in microflora diversity may be indicators of ventilator-associated pneumonia: a prospective study in the respiratory tracts of neonates. PLoS ONE. 2014;9:e87504.

47. Rello J, Ollendorf DA, Oster G, Vera-Llonch M, Bellm L, Redman R, et al. VAP Outcomes Scientific Advisory Group. Epidemiology and outcomes of ventilator-associated pneumonia in a large US database. Chest. 2002;122:2115-21.

48. Theodorakopoulou M, Perros E, Giamarellos-Bourboulis EJ, Dimopoulos G. Controversies in the management of the critically ill: the role of probiotics. Int J Antimicrob Agents. 2013;42:S41-4.

49. Gu WJ, Wei CY, Yin RX. Lack of efficacy of probiotics in preventing ventilator-associated pneumonia probiotics for ventilator-associated pneumonia: a systematic review and meta-analysis of randomized controlled trials. Chest. 2012;142:859-68.

50. Shimizu K, Yamada T, Ogura H, Mohri T, Kiguchi T, Fujimi S, et al. Synbiotics modulate gut microbiota and reduce enteritis and ventilator-associated pneumonia in patients with sepsis: a randomized controlled trial. Crit Care. 2018;22:239.

51. Shimizu K, Ogura H, Asahara T, Nomoto K, Morotomi M, Tasaki O, et al. Probiotic/synbiotic therapy for treating critically ill patients from a gut microbiota perspective. Dig Dis Sci. 2013;58:23-32.

52. Ferrie S, Daley M. Lactobacillus GG as treatment for diarrhea during enteral feeding in critical illness: randomized controlled trial. JPEN J Parenter Enteral Nutr. 2011;35:43-9.

53. Frohmader TJ, Chaboyer WP, Robertson IK, Gowardman J. Decrease in frequency of liquid stool in enterally fed critically ill patients given the multispecies probiotic VSL#3: a pilot trial. Am J Crit Care. 2010;19:e1-11.

54. Hempel S, Newberry SJ, Maher AR, Wang Z, Miles JN, Shanman R, et al. Probiotics for the prevention and treatment of antibiotic-associated diarrhea: a systematic review and meta-analysis JAMA. 2012;307:1959-69.

55. Goldenberg JZ, Yap C, Lytvyn L, Lo CK, Beardsley J, Mertz D, et al. Probiotics for the prevention of Clostridium difficile-associated diarrhea in adults and children. Cochrane Database Syst Rev. 2017;12:CD006095

56. McFarland LV. Probiotics for the Primary and Secondary Prevention of C. difficile infections: a meta--analysis and systematic review. Antibiotics. 2015;4:160-78.

57. Boyle RJ, Robins-Browne RM, Tang, ML. Probiotic use in clinical practice: what are the risks? Am J Clin Nutr. 2006;83:1256-64.

58. Guideline WGOP. Probiotics and prebiotics. 2008.

59. European Society of Pediatric Gastroenterology, Hepatitis and Nutrition (ESPGHAN) Committee on Nutrition. Probiotic bacteria in dietetic products for infants: a commentary by the ESPGHAN committee on nutrition. J Pediatr Gastroenterol Nutr. 2004;38:365-74.

60. Castro MG, Ribeiro PC, Souza IAO, Cunha HFR, Silva MHN, Rocha EEM, et al. Diretriz Brasileira de Terapia Nutricional no Paciente Grave. BRASPEN J. 2018;33:2-36.

61. Doron S, Snydman DR. Risk and Safety of Probiotics. Clin Infect Dis. 2015;60:S129-S34.

62. Hojsak I, Fabiano V, Pop TL, Goulet O, Zuccotti GV, Çokuğraş FC, et al. Guidance on the use of probiotics in clinical practice in children with selected clinical conditions and in specific vulnerable groups. Acta Paediatr. 2018;107:927-37.

63. Bongaerts GP, Severijnen RS. A reassessment of the PROPATRIA study and its implications for probiotic therapy. Nat Biotechnol. 2016;34:55-63.

64. Nomoto K. Prevention of infections by probiotics. J Biosci Bioeng. 2005;100:583-92.

65. Morrow LE, Kollef MH, Casale TB. Probiotic prophylaxis of ventilator-associated pneumonia: a blinded, randomized, controlled trial. Am J Respir Crit Care Med. 2010;182: 1058-64.

66. Panigrahi P, Parida S, Nanda NC, Satpathy R, Pradhan L, Chandel DS, et al. A randomized synbiotic trial to prevent sepsis among infants in rural India. Nature. 2017;548:407-12.

67. Akgül T, Karakan T. The role of probiotics in women with recurrent urinary tract infections. Turk J Urol. 2018;44:377-83.
68. Montorsi F, Gandaglia G, Salonia A. Effectiveness of a combination of cranberries, Lactobacillus rhamnosus, and vitamin C for the management of recurrent urinary tract infections in women: results of a pilot study. Eur Urol. 2016;70:912-5.
69. Jain PK, McNaught CE, Anderson AD, MacFie J, Mitchell CJ. Influence of synbiotic containing Lactobacillus acidophilus La5, Bifidobacterium lactis Bb 12, Streptococcus thermophilus, Lactobacillus bulgaricus and oligofructose on gut barrier function and sepsis in critically ill patients: a randomised controlled trial. Clin Nutr. 2004;23:467-75.
70. McNaught CE, Woodcock NP, Anderson AD, MacFie J. A prospective randomised trial of probiotics in critically ill patients. Clin Nutr. 2005;24:211-9.
71. Forestier C, Guelon D, Cluytens V, Gillart T, Sirot J, De Champs C. Oral probiotic and prevention of Pseudomonas aeruginosa infections: a randomized, double-blind, placebo-controlled pilot study in intensive care unit patients. Crit Care. 2008;12:R69.
72. Knight DJ, Gardiner D, Banks A, Snape SE, Weston VC, Bengmark S, et al. Effect of synbiotic therapy on the incidence of ventilator associated pneumonia in critically ill patients: a randomised, double-blind, placebo-controlled trial. Intensive Care Med. 2009;35:854-61.
73. Dickson RP, Schultz MJ, van der Poll T, Schouten LR, Falkowski NR, Luth JE, et al. BASIC Consortium. Lung microbiota predict clinical outcomes in critically ill patients. Am J Respir Crit Care Med. 2020;201:555-563.

Para saber mais

a. Martin-Loeches I, Dickson R, Torres A. Hanberger H, Lipman J, Antonelli M, et al. The importance of airway and lung microbiome in the critically ill. Crit Care 24, 537 (2020). https://doi.org/10.1186/s13054-020-03219-4.
b. Dhar D, Mohanty A. Gut microbiota and Covid-19- possible link and implications. Virus Res. 2020;285:198018. doi:10.1016/j.virusres.2020.198018.
c. Choy A, Freedberg DE. Impact of microbiome-based interventions on gastrointestinal pathogen colonization in the intensive care unit. Therapeutic Advances in Gastroenterology. January 2020. doi:10.1177/1756284820939447.
d. Maes M, Higginson E, Pereira-Dias J. Curran MD, Parmar S, Khokhar F, et al. Ventilator-associated pneumonia in critically ill patients with COVID-19. Crit Care 25, 25 (2021). https://doi.org/10.1186/s13054-021-03460-5.

Impacto dos Medicamentos na Microbiota Intestinal

Alan Hiltner Almeida
Rafael Malagoli Rocha

Introdução

Alguns medicamentos podem alterar o perfil da microbiota intestinal e a sua capacidade metabólica. Reciprocamente, as atividades metabólicas do microbioma e seus metabólitos podem também influenciar o efeito dos medicamentos e o metabolismo do hospedeiro. Esta tripla interação forma o eixo medicamento-microbioma-metabolismo. Entender a interação de forças neste eixo e o seu encadeamento para gerar uma resposta terapêutica desejável pode abrir caminho para o desenvolvimento de novas estratégias de tratamento de diversas doenças e avanço da medicina de precisão.

Na busca da resposta terapêutica desejada, o mecanismo de ação iniciador da cadeia de efeitos pode ocorrer em qualquer um dos elementos deste eixo (a microbiota, o medicamento ou o metabolismo). Além disto, o eixo pode girar nos dois sentidos. Por exemplo: algumas vezes, o medicamento escolhido afeta primeiro a microbiota do hospedeiro, e as alterações no seu metabolismo são uma consequência. Em outros casos, o medicamento afeta inicialmente o metabolismo do hospedeiro, e é o perfil da microbiota que em consequência precisa se ajustar ao novo metabolismo. Pode também acontecer da microbiota intestinal afetar primeiro o medicamento, e alteração no metabolismo do hospedeiro ocorrer depois.

A Figura 38.1, a seguir, ilustra o conceito deste eixo, onde qualquer uma das pontas do triângulo pode ser a origem da cadeia de efeitos, e onde a via de ação pode fazer seu percurso em qualquer uma das direções, representadas esquematicamente pelos sentidos horário e anti-horário na referida figura.

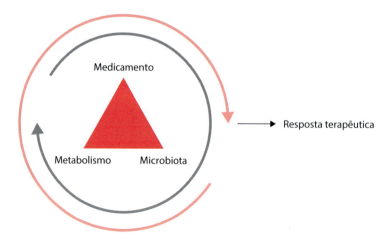

Figura 38.1. Representação gráfica da interação medicamento-microbiota-metabolismo, na qual qualquer ponta do triângulo pode ser a origem da cadeia de efeitos. A via de ação pode fazer seu percurso em qualquer direção, aqui representada pelos sentidos horário e anti-horário.

Na interação medicamento-microbioma-metabolismo, a forma de administração da droga exerce grande influência. Por exemplo, os medicamentos administrados por via oral, antes de sua absorção intestinal, são bioprocessados por enzimas da microbiota intestinal (MI), o que pode influenciar a absorção, transformação e função desses medicamentos, e torná-los farmacologicamente ativos, inativos ou mesmo tóxicos. As atividades da microbiota intestinal sobre o medicamento incluem, notadamente, reações de redução, hidrólise, desidroxilação, desalquilação, desmetilação, descarboxilação, acetilação, desaminação e desconjugação. A Tabela 38.1, no final deste capítulo, apresenta uma lista relativamente abrangente, mas não exaustiva, de biotransformações realizadas pela microbiota intestinal sobre diversos tipos de medicamentos. O site *http://pharmacomicrobiomics.com* apresenta uma listagem de mais de 100 condições em que a microbiota gastrointestinal influencia a eficácia do medicamento, e esta lista continua crescendo, à medida que a compreensão do metabolismo do microbioma continua a avançar. De maneira distinta, a Tabela 38.2 apresenta exemplos de transformações de perfil de microbiota induzidas por medicamentos, ao usar como exemplo um grupo de drogas usadas para tratamento de diabetes.

Tabela 38.1. Biotransformações induzidas pela microbiota gastrointestinal sobre medicamentos

Tipo de reação	Medicamento	Biotransformação induzida pela microbiota
Redução	Balsalazide	Azo redução
Redução	Bromazepam	Nitro redução
Redução	Clonazepam	Nitro redução
Redução	Clorafenicol	Nitro redução
Redução	Digoxina	Redução de ligação dupla
Redução	Eltrombopag	Clivagem de hidrazona
Redução	Ipsalazide	Azo redução

Continua

Continuação

Tipo de reação	Medicamento	Biotransformação induzida pela microbiota
Redução	Levosimendan	Clivagem de hidrazona
Redução	Loperamideoxide	Oxiredução
Redução	Metronidazol	Nitro redução
Redução	Misonidazol	Nitro redução
Redução	Neoprontosil	Azo redução
Redução	Nitrazepam	Nitro redução
Redução	Nizatidine	Oxiredução
Redução	Olsalazina	Azo redução
Redução	Omeprazol	Redução de sulfóxidos
Redução	Prontosil	Azo redução
Redução	Ranitidina	Oxiredução
Redução	Risperidona	Redução de anel de benzisaxazol
Redução	Sulfasalazine	Azo reduçãp
Redução	Sulfinpyrazona	Redução de sulfóxidos
Redução	Sulindac	Redução de sulfóxidos
Redução	Zonisamida	Benzisoxazole ring reduction
Hidrólise	Azetirelin	Proteólise
Hidrólise	Calcitonin	Proteólise
Hidrólise	Glicuronídeo de diclofenaco	Hidrólise para diclofenaco
Hidrólise	Glicuronídeo de indometacina	Hidrólise para indometacina
Hidrólise	Insulina	Proteólise
Hidrólise	Irinotecan	Hidrólise de glicuronideo
Hidrólise	Glicuronídeo de Ketoprofeno	Hidrólise de ketoprofeno
Hidrólise	Methotrexato	Produção de ácido metil pteroico
Hidrólise	Picossulfato de sódio	Desulfatação
Hidrólise	Sorivudina	Hidrólise para uracila
Desacilação	Bucetin	Formação de fenitidina
Desacilação	Fenacetin	Formação de fenitidina
Desacilação	Acetominofeno (Paracetamol)	Formação de p-aminofenol
Desmetilação	Metanfetamina	N-desmetilação
Desmetilação	4-didroxi-metanfetamina	N-desmetilação
O-desalaquilação	Fostamatinib	O-desemetilação do metabólito R529
Desodroxilação	Fostamatinib	Desodroxilação do metabólito R529
Desidroxilação	Levodopa	Desidroxilação
Descarboxilação	Levodopa	Descarboxilação

Continua

Continuação

Tipo de reação	Medicamento	Biotransformação induzida pela microbiota
Desaminação	Fluorocitosina	Desaminação para fluoruracila
Oxidação	Levamisol	Quebra de anel tiaxol
Oxidação	Lovastatina	Metabolitos hidroxilados
Acetilação	Aminossalicilato	Produção de ácido salicílico
Acetilação	Sulfapiridina	Produção de N-acetil-sulfapiridina

Fonte: Wilson ID, Nicholson JK. Gut microbiome interactions with drug metabolism, efficacy and toxicity. Translation Research. 2017;179:204-222. doi:10.1016/j.trsl.2016.08.02

Tabela 38.2. Efeitos de medicamentos para diabetes sobre o perfil da microbiota gastrointestinal

Medicamento	Efeitos sobre a microbiota
Metformina	Elevação de *Akkermansia*, Lactobacilos, *Prevotella*, *Escherichia*, Bifidobactérias e outras produtoras de AGCC
	Redução de *Intestinibacter*, *Lactonifactor*, *Lawsonia* e *Odoribacter*
Tiazolidinedionas (TZD)	Redução de *Proteobacterias*
Inibidores de alfa-glicosidase (AGI)	Elevação de Lactobacilos, Bifidobactérias, *Clostridiales* (ordem) e outras produtoras de AGCC
	Redução de *Clostridium*, *Butyricicoccus*, *Bacteroidaceae* e *Coriobateriaceae*
Antagonista de receptor de glicopeptídeos (GLP-1RA)	Elevação de Lactobacilos, *Anaeorstipes*, Blautia, *Allobaculum*, *Turicibacter* e *Desulfovibrio*
	Redução de *Proteobacterias*, *Actinobactérias*, *Bacteroides* e *Clostridiales*
Inibidores de dipeptidil-peptidase-4	Elevação de Lactobacilos, *Allobaculum*, *Turicibacter* e *Roseburia*
	Redução de *Bacteroidetes*, *Prevotella* e *Blautia*

Fonte: Whang A, Nagpal R, Yadav H. Bi-directional drug-microbiome interactions of anti-diabetics. EBioMedicine. 2019;39:591-602. doi:10.1016/j.ebiom.2018.11.046.

Em função, principalmente, da progressiva diminuição da acidez, a microbiota intestinal aumenta progressivamente sua riqueza à medida que se distancia do estômago, ou se aproxima do cólon. Por isso, no caso da administração de medicamentos por via oral, outro aspecto importante a se considerar, é a velocidade de absorção das drogas. As drogas muito solúveis são mais absorvidas na parte superior do intestino delgado, onde a diversidade de microbiota é menor. Drogas menos solúveis, ou administradas através de excipientes de liberação retardada, persistem até trechos mais distantes do intestino antes de serem absorvidas, e por isso podem sofrer ação metabólica de uma quantidade maior de espécies bacterianas. Isto não significa, entretanto, que a influência da microbiota sobre drogas mais solúveis possa ser minimizada, pois mesmo com riqueza menor no intestino delgado, a atividade enzimática intestinal pode ser intensa e determinante para a eficácia do medicamento.

A capacidade metabólica da microbiota intestinal foi subestimada até que tecnologias de sequenciamento e transcriptômica a revelassem. Tradicionalmente, os estudos do metabolismo de medicamentos concentraram-se no papel desempenhado pelo fígado, que anatomicamente, morfologicamente e fisiologicamente possui a maior capacidade metabólica dentre os órgãos do corpo humano. Entretanto, como vimos anteriormente, antes mesmo de chegar ao fígado, os medicamentos ingeridos podem ser expostos à ação enzimática da MI, muito mais numerosa do que as hepáticas. Apenas no grupo das Beta-glucuronidases, foram identificadas pelo Projeto Microbioma Humano um total de 3013 diferentes enzimas produzidas pela microbiota intestinal. Assim, a capacidade metabólica da microbiota intestinal pode ser tão importante quanto a do fígado para a biotransformação dos medicamentos e para a eficácia da terapia medicamentosa.

Mesmo no caso de medicamentos administrados por via intravenosa, ou por outras formas que não passem inicialmente pelo trato gastrointestinal, a MI também exerce sua influência. Depois de ser metabolizada pelo fígado, as drogas são excretadas, via bile, no trato gastrointestinal, onde podem sofrer novos processos metabólicos mediados pela microbiota e suas enzimas. Assim, uma das decisões importantes para aumentar a eficácia do medicamento, ou reduzir sua toxidade, pode ser a alteração de sua rota de administração, de forma a evitar interações com a microbiota.

Em função das diversas vias de interação entre os elementos do eixo medicamento-microbioma-metabolismo, as respostas terapêuticas podem ser distribuídas em três tipos distintos de resultados gerados:

1. A microbiota potencializa os efeitos desejados (benéficos) dos medicamentos;
2. A microbiota bloqueia a via de ação do medicamento, ao impedir que se produzam os efeitos esperados; ou
3. A microbiota interage com o medicamento e produz efeitos maléficos.

Estes resultados dependem da forma de funcionamento do eixo microbioma-medicamento-metabolismo. Em uma tentativa de organização didática, serão apresentados primeiramente exemplos de funcionamento do eixo no sentido medicamento > microbioma, e em seguida os casos de interação no sentido microbioma > medicamento. Por fim, serão apresentados exemplos selecionados destas interações nos campos da quimioterapia, imunoterapia, antibioticoterapia e terapias anti-inflamatórias.

Interação do medicamento sobre o microbioma

Alguns medicamentos possuem forte capacidade de alterar a microbiota, de maneira direta (Figura 38.1: rotação do eixo em sentido horário) e indireta, via metabolismo do hospedeiro (Figura 38.1: rotação do eixo em sentido anti-horário).

A situação mais evidente de atuação direta é a dos antibióticos ao reduzir a diversidade e riqueza da MI. Embora seja óbvio que o uso de antibióticos altere a microbiota, é surpreendente como até muito recentemente a medicina dedicou pouca atenção a este efeito. Com o principal foco centrado na eficiência do antibiótico em destruir bactérias patogênicas, atribuiu-se importância relativamente pequena aos efeitos deletérios sobre bactérias simbiontes e comensais. Somente nos últimos anos, com o alargamento da compreensão sobre o papel do microbioma nas condições de saúde e doença, a medicina passou a se preocupar com estas consequências. Um dos problemas com o uso de antibióticos consiste no seu largo espectro. Assim, existem bactérias que só podem ser eliminadas por um tipo de antibiótico, mas ainda não foram desenvolvidos antibióticos que eliminem somente este tipo de bactéria. Espera-se que, com os avanços no sequenciamento genômico bacteriana surjam nos próximos anos antibióticos de nova geração, com espectro mais estreito.

Mas os antibióticos não são os únicos medicamentos com o poder de alteração da microbiota intestinal. Diversas outras drogas podem também produzir essas consequências. Uma das

Parte 3: Alterações em Saúde, Disbiose e Terapia com Prebióticos, Probióticos e Simbióticos

alterações mais gerais e significativas, mensurada apenas recentemente, é a induzida pelos inibidores de bombas de prótons. Estes medicamentos reduzem significativamente a diversidade da microbiota intestinal, aumentam a incidência de *Clostridium difficile*, elevam a abundância de espécies bacterianas orais até o final do trato gastrointestinal, aumentam também o percentual do filo *Firmicutes* e reduzem o de *Bacteroidetes*, conjunto este de alterações que se associa a microbiota menos saudável.

Uma outra situação de alteração da microbiota por medicamentos, mas desta vez com atuação mais seletiva, é o estímulo da metformina no crescimento da *Akkermansia muciniphila*, uma bactéria importante como marcadora de saúde, e que desempenha relevante papel na regulação da permeabilidade intestinal. O caso da metformina ilustra também o quão complexo pode ser o entendimento dessa interação. Embora a eficácia e os efeitos da metformina sejam bem conhecidos, a compreensão da sua via de ação não está claramente elucidada. Efeitos da metformina para redução da glicose são percebidos pelo decréscimo da gliconeogênese hepática, aumento da glicogênese, redução da absorção intestinal da glicose e elevação do consumo de glicose pelas células musculares e adipócitos. Mas o mecanismo deflagrador de todas estas ações ainda não foi bem compreendido. A metformina aumenta a abundância da *Akkermansia* no trato intestinal inferior e parece estimular o crescimento dos Lactobacilos na parte superior do intestino delgado. É possível que estes dois efeitos ajudem a explicar seus efeitos antidiabéticos.

Constatou-se também que diversos outros medicamentos utilizados no tratamento da diabetes ocasionam alterações no perfil da microbiota, conforme indicado na Tabela 38.2.

Interação do microbioma sobre o medicamento

A interação da microbiota sobre o medicamento pode ocorrer no campo da farmacocinética (caminho percorrido pelo medicamento desde sua administração até a sua saída do organismo) e no da farmacodinâmica (mecanismos de ação do medicamento). Em ambos os casos, a atuação do microbioma sobre o medicamento pode ser direta ou indireta, e estas interações possuem importantes efeitos sobre a eficácia e toxidade do medicamento.

A forma mais comum de atuação direta é a biotransformação do medicamento por meio de reações de redução e hidrólise realizadas pela microbiota. Como no intestino, os níveis de oxigênio são muito baixos, metabolismos redutivos sobre as drogas são mais comuns do que os oxidativos. Mas além dos metabolismos oxi-redutivos, a MI produz enzimas como b-glucuronidase, azoredutase, nitroredutase, redutases de glicosídeos cardiotônicos, N-acetiltransferases e proteases, que possibilitam importantes biotransformações de medicamentos, a exemplo da acetilação/desacetilação, desconjugação, proteólise, separação de grupos funcionais, quebra de anéis de tiazol, amilação/desamilação, azo-redução, nitro-redução, descarboxilação, desmetilação, desalogenação, dessulfatação, deglicosilação, desidroxilação, dentre outros.

A MI pode também atuar de forma indireta sobre o medicamento, seja por modulação do metabolismo do hospedeiro ou pela competição de metabólitos da microbiota nas vias metabólicas do hospedeiro.

O poder de modulação do metabolismo do hospedeiro para a eficácia de drogas, foi avaliado experimentalmente. Estudos em camundongos livres de germes indicaram que a microbiota intestinal regula mais de 100 genes no fígado que codificam as enzimas CYP, uma superfamília de proteínas envolvidas no metabolismo de medicamentos e toxinas. Um outro estudo, demonstrou que a eliminação das bactérias da microbiota intestinal de camundongos reduz significativamente a codificação da enzima CYP3A11. Esta enzima é a homóloga da CYP3A4, que em humanos metaboliza cerca de 60% das drogas. Esse mesmo estudo evidencia ainda que a ausência da microbiota nos camundongos elevou a expressão da CYP1A2, ligada a ativação metabólica de carcinógenos e desativação de algumas drogas oncológicas, e da CYP4A14, ligada a processos inflamatórios. Como "prova dos nove", a posterior colonização dos camundongos com a microbiota de camundongos saudáveis normalizou a expressão de ambas as enzimas pelo fígado. Paralelamente, a modulação da expressão dessas enzimas em camundongos normais foi também observada como consequência da administração do probiótico VSL#3.

Alguns metabólitos podem também induzir respostas hepáticas, retardar ou reduzir a detoxificação e eliminação de drogas do organismo. Essa regulação via microbioma de tão importantes genes do hospedeiro para o metabolismo dos medicamentos foi subestimada até a pouco tempo.

Por fim, ainda na forma indireta de influência do microbioma sobre o medicamento, pode haver competição de metabólitos microbianos pelas vias metabólicas do hospedeiro, na medida em que estes metabólitos competem com os receptores da droga. Exemplos desta situação serão melhor evidenciados em tópicos adiante, relativos à imunoterapia e quimioterapia.

Considerando as diversas possibilidades mencionadas acima, as principais vias de interação da microbiota sobre o medicamento podem ser organizadas em seis grupos, resumidas na Figura 38.2:

1. **Ativação de drogas precursoras** (conversão de droga precursora em droga ativa): o metabolismo redutivo da microbiota é essencial na ativação de diversas drogas precursoras, a exemplo do prontosil, cuja liberação de sulfanilamida depende da azo-redução efetuada pelas bactérias intestinais. Outro bom exemplo refere-se a sulfalazina, droga precursora usada no tratamento de colite ulcerativa. Sua eficácia depende da interação com a microbiota intestinal que a converte em 5-ácido aminossalicílico (5ASA) e sulfapiridina, drogas ativas para tratamento da colite.

2. **Desativação de drogas ativas**: situação oposta a anterior, o metabolismo da microbiota pode desativar algumas drogas, reduzindo ou até mesmo eliminando o efeito desejado do medicamento. Um exemplo bem documentado é o de como o tenofovir, medicamento utilizado no tratamento da AIDS tem sua eficácia reduzida em mulheres com abundância da bactéria *Gardenerella vaginalis*. A *G. vaginalis* degrada o tenofovir, antes mesmo que as células do hospedeiro consigam converter essa droga na sua forma farmacologicamente ativa.

3. **Alteração da condição de absorção do medicamento**: a microbiota intestinal produz metabólitos hidrofóbicos, através de metabolismos redutivos e hidrolíticos, que se conjugam ao medicamento, facilitando assim a sua absorção no intestino para a corrente sanguínea.

4. **Conversão de droga conjugada em droga ativa:** em algumas situações, a eficácia do medicamento depende da sua velocidade e continuidade de liberação no organismo. Uma estratégia para obter este efeito é administração de um conjugado de droga, que por ação da microbiota, vai pouco a pouco se desconjugando e transformando-se em droga ativa.

5. **Modulação do metabolismo do hospedeiro:** a microbiota intestinal pode alterar o metabolismo do hospedeiro, ao regular a expressão enzimática no fígado e no intestino. Assim, faz com que uma droga ativa possa deixar de produzir efeitos, ou produzir efeitos tóxicos no organismo onde ela foi administrada. Uma das situações mais estudadas atualmente é a da resposta terapêutica aos imunoterápicos.

6. **Inativação de toxinas:** neste último caso, a microbiota não age diretamente sobre o medicamento, mas sobre as toxinas que ele leva o organismo a produzir. A toxidade é efeito indesejado que, muitas vezes determina a suspensão do uso do medicamento. Por isso, uma microbiota intestinal que inative as toxinas pode ser determinante na tolerância ao medicamento, ao possibilitar a continuidade do seu protocolo de aplicação.

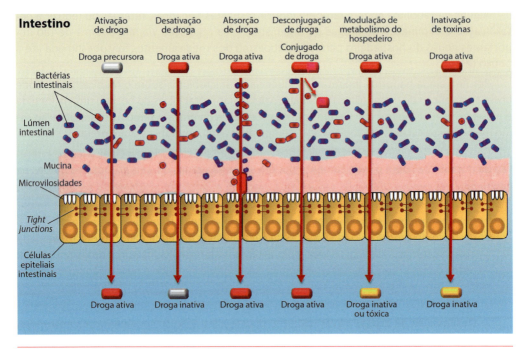

Figura 38.2. Distintas formas de interação entre a microbiota intestinal e os medicamentos.
Fonte: Adaptada de Whang A, Nagpal R, Yadav H, 2018.[1]

Novas fronteiras para exploração da interação microbioma-medicamento na prática clínica

As diversas possibilidades de interação microbioma-medicamento, aliadas ao fato de que é possível induzir alterações de perfil do microbioma, abrem novas alternativas de tratamento de doenças, ao combinar o uso de drogas existentes com a modulação prévia ou concomitante da microbiota intestinal. Paralelamente, desenvolvem-se também novos fármacos cuja concepção passa a levar em conta, desde sua origem, o poder de biotransformação que a microbiota irá exercer sobre o xenobiótico.

Algumas das principais fronteiras, nas quais o entendimento dessa interação microbioma-medicamento deve propiciar aumento de eficácia dos tratamentos existentes, são resumidamente apresentadas a seguir.

Interação microbioma-medicamento na imunoterapia

O microbioma humano atua de maneira sincronizada e complementar com as mucosas no estabelecimento de uma barreira à entrada de patógenos na corrente sanguínea. Paralelamente, o microbioma desempenha papel relevante na modulação do sistema imune. Não é de surpreender, portanto, que a modulação de perfis de microbioma estabeleça-se no centro da estratégia terapêutica dos imunoterápicos.

Inibidores de *checkpoints* imunológicos (ICI's) tem se mostrado uma nova alternativa de tratamento para um número crescente de neoplasias malignas. Entretanto, ainda não está claro o motivo pelo qual a terapia apresenta bons resultados num subconjunto pacientes, mas não em todos pacientes. Dentre os fatores que podem gerar a heterogeneidade de resposta entre os pacientes, o perfil da microbiota intestinal aparenta ser um dos mais importantes.

A importância do microbioma intestinal para explicar a variabilidade de resposta, foi evidenciada por estudo publicado na *Jama Oncology*. Os autores observaram que a sobrevida geral em pacientes com câncer de pulmão de células não pequenas, melanoma e outros tipos de tumor, tratados com imunoterápicos, foi consistentemente pior nos doentes tratados previamente com antibiótico em relação aos enfermos sem antibioticoterapia, independentemente do local do tumor, carga da doença e estado de desempenho. Ficou claro que nos pacientes tratados com antibióticos ocorreu uma disbiose que, de alguma forma, prejudicou a resposta aos inibidores de checkpoints imunológicos. Em consequência deve-se evitar o uso prévio de antibióticos ou retardar o início da terapia de ICI.

Em outros estudos observou-se que, pacientes portadores de microbiota intestinal com elevada diversidade e maior abundância de bactérias da família *Ruminococcaceae* e do gênero *Faecalibacterium*, respondem melhor à imunoterapia com anti-PD1. Por outro lado, pacientes com maior abundância de *Bacteroidales*, *Escherichia coli*, e *Anaerotruncus colihominis* tem maior probabilidade de não responderem a esta terapia. Em outro estudo, de objetivo semelhante, verificou-se que pacientes respondedores ao anti PD-1 apresentaram microbiota com maior abundância de *Bifidobacterium longum*, bactéria probiótica facilmente encontrável, e *Collinsela aerofaciens* e *Enterococcus faecium*.

Os estudos relatados apontam a necessidade de entender melhor as vias de ação através das quais a microbiota intestinal desempenhou papel preponderante na eficácia do tratamento imunoterápico. Tudo indica que a microbiota intestinal influencie a resposta imune antitumoral através da imunidade inata e adaptativa.

Interação microbioma-medicamento na quimioterapia

A modulação das respostas imunes e inflamatórias do hospedeiro é a estratégia utilizada por diversos tratamentos quimioterápicos. Embora ainda não se saiba, em detalhes, como a microbiota influencia a eficácia e os níveis de toxicidade da quimioterapia, é provável que diferenças de microbiota gastrointestinal expliquem, pelo menos parcialmente, a variabilidade de resposta ao tratamento quimioterápico. A seguir, alguns exemplos que ilustram a interação microbiota-quimioterápicos:

- Gencitabina: Uma das prescrições usuais para câncer de pâncreas, pulmão, mama e ovário é a gencitabina (2',2'-di-fluoro-desoxicitidina), administrada por via intravenosa em intervalos de 21 dias. Ela atua como droga precursora, e sofre fosforilação para ser ativada. A droga ativa resultante, trifosfato de gencitabina é incorporado ao DNA das células tumorais

Parte 3: Alterações em Saúde, Disbiose e Terapia com Prebióticos, Probióticos e Simbióticos

para provocar uma terminação de cadeia mascarada (*Mask Chain Termination*), que inibe a síntese contínua de DNA e a replicação celular. Verificou-se que, a injeção intratumoral de *E. coli* diminui a eficácia da gencitabina, e aumenta significativamente o volume do tumor quando comparado com o uso isolado da gencitabina. Os autores propõem que "este efeito ocorre através da acetilação do grupo amina na base da citosina. (...) Também foi observado que a exposição a *E. coli* diminuiu a citotoxicidade do medicamento. Como os lisados bacterianos e bactérias inativadas pelo calor não conseguiram proteger as células cancerígenas, presume-se que as próprias enzimas bacterianas resgatem células saudáveis da toxicidade das drogas".

- Irinotecan: Este quimioterápico usado no tratamento de câncer e cólon tem sua toxidade elevada por determinados perfis de microbiota. O irinotecan inibe a enzima DNA topoisomerase I, mas provoca diarreia que limita a aplicação do medicamento. A causa da diarreia é um metabólito da droga (SN-38) inativado no fígado pela transformação em seu glicuronídeo, e em seguida excretado via bile. Acontece que quando a bile encontra a microbiota intestinal, especialmente as bactérias *E. coli*, *Staphylococcus spp* e *Clostridium spp*, o glicuronídeo é reconvertido no metabólito original (SN-38), através da ação da enzima b-glicuronidase, e provoca diarreia e inflamação nas submucosas intestinais. Antibióticos que depletam a microbiota intestinal reduz a toxidade do Irinotecan, fato comprovado pela medição de redução de 80% na quantidade de SN-3 excretada.

- Ciclofosfamida: Este quimioterápico altera o perfil da microbiota e causa translocação de bactérias gram-positivas, como o *Lactobacillus johnsonii* e a *Enterococcus hirae* para os órgãos linfoides secundários. Estas bactérias estimulam as células Th17 e Th1 a exercer resposta imune, ocasionando efeito anti-tumoral. Constatou-se que o tratamento prévio ou concomitante com vancomicina evita o acúmulo das células Th17 e dificulta a infiltração de células CD3+T, e, por consequência, diminui a eficácia antitumoral da ciclofosfamida. Em estudo em camundongos, esta resposta foi recuperada por meio da administração oral de probióticos contendo *L. johnsonii* e *E. hirae*. Os resultados apontam os riscos de uso do antibiótico durante a quimioterapia, assim como reforçam a importância da microbiota na eficácia da ciclofosfamida.

Interação microbioma-medicamento nas terapias anti-inflamatórias

Medicamentos anti-inflamatórios não esteroidais são prescritos para tratamentos de osteoartrite e artrite reumatoide, assim como para dores de cabeça e dismenorreia. Acredita-se que estes medicamentos possam inibir a síntese de prostaglandina, danificar mucosas gastrintestinais, aumentar a sua permeabilidade e favorecer translocação bacteriana. O seu uso pode causar sérias consequências ao trato gastrointestinal, incluindo úlceras pépticas, sangramento e perfuração. Um dos medicamentos anti-inflamatórios não esteroides (AINEs) mais comuns é a aspirina, analgésico que, quando administrado oralmente, possui também efeitos antitrombóticos e anti-inflamatórios. A microbiota intestinal, através das carboxilesterases, separa o radical acetil e forma, como metabólito, o ácido salicílico, que possui forte efeito esfoliante. Verificou-se que o uso de ampicilina reduziu em 67% o metabolismo da microbiota intestinal (formação de ácido salicílico), e prolongou o efeito antitrombótico da aspirina. Quando a aspirina é aplicada por via intravenosa, os níveis de ácido salicílico não se alteraram. Os achados sugerem que o antibiótico, ao depletar a microbiota, reduz a conversão do ácido acetilsalicílico em ácido salicílico, prolongando a biodisponibilidade da aspirina.

478

CAPÍTULO 38

Impacto dos Medicamentosna Microbiota Intestinal

Outro exemplo interessante é o da sulfalazina (5-ácido aminosalicílico, ou 5-ASA), droga precursora anti-inflamatória utilizada no tratamento da colite ulcerativa. Este medicamento conta com a ação das bactérias intestinais (*Clostridia* e *Eubactéria*) para quebrar a ligação azo da sulfalazina, e liberar a droga ativa no cólon. Situação semelhante ocorre com a olsalazina, ipsalazida e balsalazida. Camundongos livres de germes excretam apenas a versão original da droga precursora, mas quando estes camundongos recebem bactérias normalmente encontradas no trato intestinal de camundongos normais, a exemplo de *Bacteroides sp.*, *Lactobacillus spp.* e *Streptococcus faecalis* eles metabolizam a sulfalazina. Esse medicamento é um caso ilustrativo de como a medicina de forma planejada usa a microbiota intestinal para aumentar a biodisponibilidade e eficácia de um medicamento.

Interação microbioma-medicamento na antibioticoterapia

As situações em que antibióticos modificam a microbiota são muito mais frequentes do que quando a microbiota modifica o antibiótico. Em verdade, até o momento, raros são os estudos que demonstraram atuação direta da microbiota sobre o medicamento. Um destes poucos casos é o do metronidazol.

O metranidazol é usado para tratamento de vaginose bacteriana, diverticulite e tricomoníase. Ele é uma droga precursora que inibe a síntese do ácido nucléico em células bacterianas. Um dos metabólitos do metronidazol é a acetamida, que é excretada via fezes ou urina. Entretanto, em camundongos livres de germes, esta substância não é encontrada, indicando que a reação de conversão do metronidazol para acetamida é mediada pela microbiota intestinal. Estudos demonstraram o *Clostridium perfringens* é capaz de converter metronidazol em acetamida.

O metronidazol não é carcinogênico, mas alguns de seus metabólitos, incluindo a acetamida, parecem ser cancerígenos em camundongos. Assim, embora este antibiótico ainda seja clinicamente usado para tratar infecções bacterianas, as evidências indicam que a microbiota intestinal metaboliza a droga para a sua finalidade, mas também pode produzir metabólitos potencialmente carcinogênicos.

Um outra aspecto a ser considerado na antibioticoterapia é que antibióticos causam depleção de diversas espécies da microbiota, e como estas modulam a expressão de genes do hospedeiro, efeitos encadeados podem acontecer. Um exemplo é da ciprofloxacina, antibiótico de amplo espectro que reduz a expressão hepática da enzima CYP3A, provavelmente pela depleção que causa nas bactérias produtoras de ácido litocólico. Tendo em vista que, a recuperação da microbiota após a administração do antibiótico não é completa, e pode levar a um novo perfil alternativo estável de microbioma, as consequências a longo prazo ainda não são claramente compreendidas.[21]

Conclusões

A microbiota intestinal pode contribuir para a eficácia dos medicamentos e para a variabilidade de resultados na prática clínica. Nesse sentido, o perfil da microbiota não apenas prediz condições de vida e saúde, mas também um alvo crítico a ser endereçado pela terapia medicamentosa.

Essa possibilidade tem aberto uma nova fronteira na prática clínica, a da terapia de microbioma, que consiste em modular, prévia ou concomitantemente, o perfil da microbiota para que a interação medicamento-microbioma aumente a eficácia da resposta ao medicamento. Em muitos casos a alteração do perfil do microbioma do paciente pode ser a solução com melhor relação custo-benefício. As estratégias de modulação do perfil de microbiota incluem os transplantes fecais, o uso de probióticos específicos, prebióticos, simbióticos ou a coadministração de antibióticos. Os probióticos e algumas drogas moduladoras da microbiota podem ser usados de maneira anterior, concomitante ou posterior ao uso de medicamentos, sendo esta uma decisão relevante para a eficácia da terapia utilizada.

A importância desta interação está se tornando cada vez mais evidente especialmente nos campos da imunoterapia, quimioterapia, corticoterapia e tratamentos anti-inflamatórios.

Por todos os motivos acima, o aprofundamento dos estudos sobre a interação microbioma--medicamento-metabolismo é urgente. Com isso poderemos aumentar a eficácia dos tratamentos existentes, minimizar toxicidade dos protocolos atuais, aumentar a segurança farmacológica, desenvolver novos medicamentos e estratégias terapêuticas, e contribuir para o avanço da medicina de precisão.

O avanço da conscientização a respeito do assunto é importante porque a microbiota intestinal realiza quantidade relevante de reações metabólicas, mas também porque ela se manifesta com grande variabilidade de resposta entre indivíduos e populações.

Nesse sentido, questões de especial interesse para desenvolvimento futuro incluem:

- Quais medicamentos podem ser usados para modular favoravelmente o microbioma?
- Como o perfil de microbioma pode ser fator preditivo de resposta à tratamentos específicos?
- Quais espécies probióticas podem ser administradas para potencializar os efeitos dos medicamentos?
- Como melhor usar as vias metabólicas da microbiota intestinal para o desenvolvimento de novas drogas precursoras?

À medida que as vias de ação da tripla interação microbioma-medicamento-metabolismo forem paulatinamente desvendadas, o mapeamento da microbiota irá se tornar cada vez mais importante ferramenta preditiva de resposta a determinados tratamentos. Assim, a modulação da microbiota gastrointestinal na direção de um perfil que produza a interação desejada, poderá se consolidar, progressivamente, como estratégia terapêutica de grande custo-benefício.

Referências bibliográficas

1. Whang A, Nagpal R, Yadav H. Bi-directional drug-microbiome interactions of anti-diabetics. EBioMedicine. 2019;39:591-602. doi:10.1016/j.ebiom.2018.11.046.
2. Clarke G, Sandhu KV, Griffin BT, Dinan TG, Cryan JF, Hyland NP. Gut Reactions: Breaking Down Xenobiotic–Microbiome Interactions. Pharmacological Reviews. 2019;71(2):198-224. doi:10.1124/pr.118.015768.
3. Adu-Oppong B, Gasparrini AJ, Dantas G. Genomic and functional techniques to mine the microbiome for novel antimicrobials and antimicrobial resistance genes. Annals of the New York Academy of Sciences. 2016;1388(1):42-58. doi:10.1111/nyas.13257.
4. Vesper BJ, Jawdi A, Altman KW, Haines GK 3rd, Tao L, Radosevich JA. The effect of proton pump inhibitors on the human microbiota. Curr Drug Metab. 2009;10(1):84-9. doi:10.2174/138920009787048392.
5. Seto CT, Jeraldo P, Orenstein R, Chia N, DiBaise JK. Prolonged use of a proton pump inhibitor reduces microbial diversity: implications for Clostridium difficile susceptibility. Microbiome. 2014;2(1):42. doi:10.1186/2049-2618-2-42.
6. Clooney AG, Bernstein CN, Leslie WD, Vagianos K, Sargent M, Laserna-Mendieta EJ, et al. A comparison of the gut microbiome between long-term users and non-users of proton pump inhibitors. Aliment Pharmacol Ther. 2016;43:974-84. doi:10.1111/apt.13568.

7. Wilkinson EM, Ilhan ZE, Herbst-Kralovetz MM. Microbiota–drug interactions: Impact on metabolism and efficacy of therapeutics. Maturitas. 2018;112(1):53-63. doi:10.1016/j.maturitas.2018.03.012.
8. Bjorkholm B, Bok CM, Lundin A, Rafter J, Hibberd ML, Pettersson S, Intestinal microbiota regulate xenobiotic metabolism in the liver. PLoS One. 2009;4(9):e6958. doi:10.1371/journal.pone.0006958.
9. Selwyn FP, Cui JY, Klaassen CD. RNA-seq quantification of hepatic drug processing genes in germ-free mice. Drug Metab Dispos. 2015;43(10):1572-1580. doi:10.1124/dmd.115.063545.
10. Selwyn FP, Cheng SL, Klaassen CD, Cui JY. Regulation of hepatic drug-metabolizing enzymes in germ-free mice by conventionalization and probiotics. Drug Metab Dispos. 2016;44(2):262-274. doi:10.1124/dmd.115.067504.
11. Spanogiannopoulos P, Bess EN, Carmody RN, Turnbaugh PJ. The microbial pharmacists within us: a metagenomic view of xenobiotic metabolism. Nat. Rev. Microbiol. 2016;14(5):273-287.
12. Klatt NR, Cheu R, Birse K, Zevin AS, Perner M, Noel-Romas L, et al. Vaginal bacteria modify HIV tenofovir microbicide efficacy in African women. Science. 2017;356(6341):938-945. doi:10.1126/science.aai9383.
13. Joh EH, Kim DH. A sensitive liquid chromatography-electrospray tandem mass spectrometric method for lancemaside A and its metabolites in plasma and a phar-macokinetic study in mice. J Chromatogr B. 2010;878(21):1875-80. doi:10.1016/j.jchromb.2010.05.003.
14. Pinato DJ, Howlett S, Ottaviani D, Urus H, Patel A, Mineo T, et al. Association of prior antibiotic treatment with survival and response to immune checkpoint inhibitor therapy in patients with cancer. JAMA Oncology. 2019;5(12):1774-1778. doi:10.1001/jamaoncol.2019.2785.
15. Gopalakrishnan V, Spencer CN, Nezi L, Reuben A, Andrews MC, Karpinets TV, et al. Gut microbiome modulates response to anti–PD-1 immunotherapy in melanoma patients. Science. 2018;359(6371):97-103. doi:10.1126/science.aan4236.
16. Matson V, Fessler J, Bao R, Chongsuwat T, Zha Y, Alegre ML, et al. The commensal microbiome is associated with anti–PD-1 efficacy in metastatic melanoma patients. Science. 2018;359(6371):104-108. doi:10.1126/science.aao3290.
17. Wilkinson EM, Ilhan ZE, Herbst-Kralovetz MM. Microbiota–drug interactions: Impact on metabolism and efficacy of therapeutics. Maturitas. 2018;112:53-63. doi:10.1016/j.maturitas.2018.03.012.
18. Takasuna K, Hagiwara T, Hirohashi M, Kato M, Nomura M, Nagai E, et al. Involvement of beta-glucuronidase in intestinal microflora in the intestinal toxicity of the antitumor camptothecin derivative irinotecan hydro-chloride (CPT-11) in rats. Cancer Res. 1996;56(16):3752-3757. PMID: 8706020.
19. Viaud F, Saccheri G, Mignot T, Yamazaki R, Daillere D, Hannani DP, et al. The intestinal microbiota modulates the anticancer immune effects of cyclophosphamide. Science. 2013;342(6161):971-976. doi: 10.1126/science.1240537.
20. Xu X, Zhang X. Effects of cyclophosphamide on immune system and gut micro-biota in mice. Microbiol Res. 2015;171:97-106.
21. Wilson ID, Nicholson JK. Gut microbiome interactions with drug metabolism, efficacy, and toxicity. Transl Res. 2017;179:204-222. doi:10.1016/j.trsl.2016.08.002.
22. Koch RL, Chrystal EJ, Beaulieu Jr BB, Goldman P. Acetamide–a metabolite of metronidazole formed by the intestinal flora. Biochem. Pharmacol. 1979;28(24:3611-3615. doi:10.1016/0006-2952(79)90407-6.
23. Sloan DA, Fleiszer DM, Richards GK, Murray D, Brown RA. Increased in-cidence of experimental colon cancer associated with long-term metronidazole therapy. Am. J. Surg. 1983;145(1):66–70. doi:10.1016/0002-9610(83)90168-x.
24. Toda T, Saito N, Ikarashi N, Ito K, Yamamoto M, Ishige A, et al. Intestinal flora induces the expression of Cyp3a in the mouse liver. Xenobiotica 39:323–334. doi: 10.1080/00498250802651984.

Modulação Nutricional da Microbiota

Maria Izabel Lamounier de Vasconcelos
Danielle Cristina Fonseca
Beatriz de Azevedo Muner Ferreira
Ilanna Marques Gomes da Rocha

Disbiose e dieta

A disbiose é frequentemente associada à perda de diversidade microbiana, ou seja, um estreitamento do perfil de espécies. Tanto alterações quantitativas e qualitativas no microbioma quanto desvios na sua atividade metabólica, imunológica, endócrina e neuronal podem acontecer e, dessa maneira, desencadear efeitos nocivos para o hospedeiro.[1]

O microbioma exibe uma grande plasticidade e pode facilmente se ajustar a uma grande variedade de estímulos ambientais e de estilo de vida do hospedeiro. Entre estes fatores, a dieta é considerada um dos mais críticos que moldam as estruturas microbianas intestinais, podendo representar um grande impacto na composição microbiana.[2]

A dieta pode afetar não apenas a abundância relativa e absoluta de bactérias intestinais, mas também sua cinética de crescimento. Constituintes dietéticos podem perturbar as funções protetoras da barreira intestinal de maneira que poderiam afetar a interface hospedeiro-microbioma e desencadear a disbiose.[3-5]

Neste contexto, serão discutidos neste capítulo, os resultados alcançados a partir de condutas dietéticas a curto e longo prazo. Parece não haver modificações importantes após uma rápida intervenção dietética, indicando que apenas a manutenção de um padrão dietético em longo prazo geraria efeitos substanciais. Fatores de hábitos alimentares e características de cada indivíduo podem estar associados à composição da microbiota intestinal (MI).[6]

Estudiosos sobre o tema discutem o período adequado de intervenção dietética e respostas individuais. Para os autores Sonnenburg e Bäckhed, a microbiota intestinal responde rapidamente a grandes mudanças na dieta. Entretanto, apesar desta rápida dinâmica, os hábitos alimentares de longo prazo são uma força dominante na determinação da composição e promoção de alterações da microbiota intestinal de um indivíduo.[7]

Parte 3: Alterações em Saúde, Disbiose e Terapia com Prebióticos, Probióticos e Simbióticos

Sendo assim, uma mudança particular na dieta pode ter um efeito altamente variável em pessoas diferentes, devido à natureza individualizada de sua microbiota intestinal. Mas a tendência é que hábitos prolongados provoquem mudanças mais proeminentes na microbiota do hospedeiro.[7]

A alteração da composição dos alimentos, bem como a escassez ou excesso de oferta, afetam a microbiota intestinal. A ausência de nutrientes no intestino, como ocorrem na alimentação parenteral ou situações cirúrgicas (perioperatório), aumenta os níveis de *Proteobactérias*, que promovem inflamação na parede da mucosa e, eventualmente, causam uma quebra da barreira epitelial.[8]

Composição da dieta e disbiose intestinal

Os alimentos contidos na dieta, geralmente compostos pela combinação de proteínas, gorduras, carboidratos e micronutrientes, podem afetar a microbiota intestinal. Porém, o efeito isolado de um nutriente na MI ainda vem sendo estudado e não é facilmente determinado.[2,9]

O consumo elevado de proteína e gordura animal, por exemplo, está associado ao aumento das concentrações de *Bacteroides*, diminuição de espécies produtoras de butirato e aumento de espécies com atividade proteolítica, enquanto dietas ricas em carboidratos complexos, como presente nas dietas vegetarianas estão relacionadas ao aumento do gênero *Prevotella*.[10,11]

Dieta rica em proteínas aumenta a produção de ácidos graxos de cadeia ramificada, potencialmente benéficos, mas também a produção de substâncias potencialmente tóxicas, como sulfeto, amônia e compostos N-nitrosos. Um excesso de ingestão de proteína e aminoácidos também aumenta a síntese de óxido nítrico.[10,12,15]

Dietas consideradas pouco saudáveis e ricas em gorduras saturadas modulam a síntese de ácidos biliares secundários e ácidos graxos de cadeia curta (AGCC), induzindo inflamação de baixo grau, caracterizada pela circulação de lipopolissacarídeos (como o LPS – um componente da parede celular bacteriana gram-negativa), aumentando a permeabilidade intestinal e síndrome metabólica. Em contraste, camundongos alimentados com óleo de peixe insaturado apresentaram expansão de *Bifidobacterium, Akkermansia* e *Lactobacillus*.[10-11,16-19]

As dietas ocidentais geralmente apresentam grandes quantidades de gordura, carboidratos processados e baixas quantidades de fibras; este perfil dietético está associado com menor diversidade global na microbiota intestinal, aumento de *Bacteroides* e diminuição de *Prevotella* em comparação com dietas não ocidentais.[10,17]

Nas últimas décadas, verificou-se uma importante mudança nos hábitos alimentares, entre ela, o maior consumo de alimentos processados chama a atenção. Estes alimentos muitas vezes contêm aditivos sintéticos, conservantes, adoçantes, emulsificantes e agentes fortificantes. Diversos estudos observaram experimentalmente a disbiose e ruptura da homeostase metabólica decorrente do consumo de adoçantes artificiais não calóricos como sacarina, sucralose, aspartame, ciclamato e acessulfame-potássio. O mesmo efeito foi observado na adição de emulsificantes comumente adicionados a alimentos como pães industrializados.[4,20]

Composição da dieta e saúde da microbiota intestinal

De maneira que alimentos "não saudáveis" podem promover a disbiose intestinal, alimentos "saudáveis", ricos em fibras e polifenóis podem favorecer a restauração do equilíbrio microbiano no intestino ao fornecerem substrato para bactérias benéficas se proliferarem.

Modulação Nutricional da Microbiota

A administração de fibra alimentar prebiótica na forma de inulina, fruto-oligossacarídeo (FOS), galacto-oligossacarídeo (GOS) e/ou polidextrose (PDX) tem sido extensivamente estudada e geralmente sugerida para aumentar a abundância de Bifidobactérias e Lactobacilo, por servir como uma das principais fontes de AGCC e aumentar espécies produtoras de butirato que fermentam estas fibras no cólon distal (p. ex., *Roseburia, Blautia, Eubacterium rectale* e *Faecalibacterium prausnitzii*).[10,21-22]

Outros agentes identificados por sua capacidade de modular a microbiota e beneficiar o hospedeiro foram os polifenóis, entre eles a proantocianidina. Esta molécula, além de ter efeito direto sobre enterócitos, também pode atuar no aumento de Bifidobactérias e reduzir Enterobactérias. Estudos experimentais indicam que componentes fenólicos e polifenóis inibem o crescimento de agentes patogênicos e estimulam o crescimento de bactérias comensais.[23]

Estudos com administração de polifenóis derivados de uvas ou cranberry apontaram experimentalmente que estes compostos, são capazes de reduzir os efeitos inflamatórios e obesogênicos da dieta e favorecem o crescimento da espécie *Akkermansia muciniphila*, bactéria potencialmente benéfica.[24]

Os numerosos estudos associando dietoterapia, alterações da MI e saúde levaram a uma abundância de intervenções destinadas a promover uma "microbiota saudável". Embora várias abordagens dietéticas possam ser universalmente benéficas ou prejudiciais, a interação dieta--microbiota está emergindo como altamente complexa, com múltiplos componentes, apresentando efeitos benéficos e prejudiciais em diferentes contextos clínicos.

Respostas da microbiota intestinal aos alimentos ou nutrientes – mecanismos diretos

Os nutrientes podem interagir diretamente com microrganismos para promover ou inibir seu crescimento, e a capacidade de extrair energia de compostos dietéticos específicos confere uma vantagem competitiva direta a membros selecionados da MI, tornando-os mais capazes de se proliferar.

Uma forma fácil de observar a influência do alimento na MI é através da fermentação de fibras não digeríveis (glicanos). O genoma humano codifica um número limitado de glicosil-hidrolases e nenhuma polissacarídeo-lipases (enzimas que degradam carboidratos, ou CAZymes). Assim, os glicanos, como o amido resistente, inulina, lignina, pectina, celulose e os fruto-oligossacáridos (FOS) atingem o intestino grosso em suas formas não digeridas.[5,25]

Em contraste com os humanos, as bactérias da MI são capazes de codificar milhares de CAZymes. Bactérias que podem degradar glicanos são denominadas degradadoras primárias e incluem membros dos gêneros *Bacteroides, Bifidobacterium* e *Ruminococcus*.[26]

A degradação das fibras não digeríveis libera glicose e, por fermentação de degradadores secundários, ocorre a formação de acetato, propionato, butirato, lactato e succinato, iniciando uma complexa rede metabólica de alimentação cruzada. Esta fermentação frequentemente resulta na produção de gás hidrogênio, que é consumido no intestino humano por bactérias redutoras de sulfato, compostos metanogênicos e acetogênicos.[27-29]

Além da interação direta que promove o crescimento de bactérias adeptas, os nutrientes também podem inibir o crescimento bacteriano. Nutrientes vegetais como quinonas, flavonoides, terpenoides, alicina, capsaicina e alcaloides apresentam atividade de estimulação específica ou antimicrobiana *in vitro*.[30]

CAPÍTULO 39

485

Parte 3: Alterações em Saúde, Disbiose e Terapia com Prebióticos, Probióticos e Simbióticos

Dessa forma, é de grande interesse modelar essas interações de alimentação cruzada, o que pode permitir a previsão da composição da comunidade microbiana com base nas variações da dieta.

Respostas da microbiota intestinal aos alimentos ou nutrientes – mecanismos indiretos

Os antígenos e compostos derivados da dieta podem moldar a MI de maneira indireta, afetando o metabolismo do hospedeiro e seu sistema imunológico. Por exemplo, a atividade do receptor de hidrocarboneto de arila (AhR) é importante para a manutenção dos linfócitos intra--epiteliais no intestino e, na sua ausência, há o aumento na carga bacteriana atribuída aos membros do filo *Bacteroidetes*.[31]

Além disso, experimentalmente verificou-se que a deficiência aguda de vitamina A favorece a proliferação de *Bacteroides vulgatus* em camundongos devido aos efeitos inibitórios do retinol na bactéria, que podem ser mediados direta ou potencialmente por uma diminuição nos ácidos biliares que inibem seu crescimento, como o ácido desoxicólico, em camundongos alimentados com dieta deficiente.[32]

A vitamina D é necessária para a defesa imunológica da mucosa intestinal contra potenciais patógenos e manutenção de um ambiente saudável para comensais e simbiontes. Em animais com deficiência de vitamina D verificou-se: expressão diminuída de defensinas (peptídeos antimicrobianos) nas células de *Paneth*, genes das proteínas de junção apertada (*tight junctions*) e mucina 2 (MUC2); um declínio na E-caderina (moléculas de adesão celular expressa na superfície de todas as camadas epidérmicas) no epitélio intestinal e nas células imunitárias; e redução na proporção de células dendríticas tolerogênicas e aumento de células $\alpha\beta$ receptoras de linfócitos T (TCR) na lâmina própria. Além disso, a ingestão de vitamina D em humanos foi associada à diminuição dos níveis de LPS, diminuição da abundância de *Coprococcus* e *Bifidobacterium* e aumento da abundância de *Prevotella*.[33,35]

Além disso, camundongos alimentados com uma relação equilibrada de ácidos graxos ômega-6 com ômega-3 mostraram aumento na produção e secreção de fosfatase alcalina intestinal, que suprime os membros da MI produtores de LPS, como Proteobactérias.

As fibras dietéticas podem atuar indiretamente sobre as células T regulatórias (T_{reg}) que desempenham um importante papel na homeostase intestinal. Células T_{reg}, quando deficientes, podem levar à inflamação intestinal e disbiose. No entanto, na presença de fermentação de fibras dietéticas por bactérias da MI, ocorre a produção de AGCC, que por sua vez, impactam positivamente na homeostase de células T_{reg} favorecendo um ambiente intestinal sadio.[36-39]

Prebióticos, na modulação da microbiota intestinal

Prebióticos são componentes alimentares não digeríveis que são fermentadas seletivamente e resultam em mudanças específicas na composição e/ou atividade da microbiota gastrointestinal, conferindo benefícios sobre a saúde do hospedeiro.[40]

Existem diversos tipos de prebióticos. A maioria deles é um subconjunto de grupos de carboidratos e são principalmente carboidratos oligossacarídeos.

486

CAPÍTULO 39

Frutanos

Esta categoria consiste em inulina e fruto-oligossacarídeo ou oligofrutose. Anteriormente, alguns estudos indicaram que os frutanos podem estimular as bactérias do ácido láctico seletivamente. No entanto, nos últimos anos, existem algumas investigações mostrando que o comprimento da cadeia de frutanos é um critério importante para determinar quais bactérias podem fermentá-las. Portanto, outras espécies bacterianas também podem ser impactadas direta ou indiretamente pelos frutanos.[41]

Galacto-oligossacarídeos

Galacto-oligossacarídeos (GOS) podem estimular grandemente as *Bifidobacterium spp.* e *Lactobacillus spp.* Bactérias pertencentes aos filos *Bacteroidetes* e *Firmicutes,* além da família *Enterobacteriaceae* também são estimulados por GOS em menor grau que as Bifidobactérias.[42]

Amido e oligossacarídeos derivados de glicose

Existe um tipo de amido que é resistente à digestão intestinal conhecida como amido resistente (AR). O AR pode promover a saúde produzindo um alto nível de butirato; por isso, tem sido sugerido para ser classificado como um prebiótico. Diversas bactérias pertencentes ao filo *Firmicutes* mostram maior crescimento, com elevadas quantidades de AR. Um estudo *in vitro* demonstrou que o AR também pode ser amplamente degradado por *Ruminococcus bromii* e *Bifidobacterium adolescentis* e, em menor extensão, por *Eubacterium rectale* e *Bacteroides thetaiotaomicron*. No entanto, nas incubações bacterianas e fecais mistas a degradação do AR é impossível na ausência de *R. bromii.*[43]

A polidextrose também é um oligossacarídeo derivado da glicose. Consiste em glucana com muitos ramos e ligações glicosídicas. Existem algumas evidências de que este potencial prebiótico pode estimular Bifidobactérias, mas estudos adicionais são necessários para confirmar quais espécies se beneficiariam desta intervenção.[43,44]

Alimentos e interação com a microbiota intestinal

Na Tabela 39.1, é possível verificar algumas interações entre alimentos e respostas da microbiota intestinal.

Tabela 39.1. Resposta da microbiota intestinal a alimentos e compostos alimentares

Alimento	Efeito
	Rica em L-carnitina, metabolizada pela microbiota intestinal em trimetilamina (TMA) e convertido no fígado em TMAO. Esta molécula é considerada pró-inflamatória e pode acelerar o desenvolvimento de aterosclerose.[4]
Carnes vermelhas	Rico em heme, este composto está associado à citotoxicidade e à hiperproliferação colônica. Curiosamente, uma dieta rica em heme em camundongos leva a uma hiperproliferação de bactérias degradadoras de mucina, como *A. muciniphila*, levando ao comprometimento da função da barreira intestinal devido à degradação da camada mucosa.[45]

Continua

Parte 3: Alterações em Saúde, Disbiose e Terapia com Prebióticos, Probióticos e Simbióticos

Continuação

Alimento	Efeito
Emulsificantes (lecitina)	Assim como a L-carnitina, a lecitina é metabolizada pela microbiota intestinal em trimetilamina (TMA) e convertido no fígado em TMAO. Favorecendo o risco de DCVs (doença cardiovascular) por ser considerada uma molécula pró-inflamatória e pode acelerar o desenvolvimento de aterosclerose.[46]
Emulsificante (carboximetilcelulose e polissorbato-80)	Favorecem uma microbiota disbiótica, que induz inflamação de baixo grau, síndrome metabólica e colite em camundongos.[20]
Adoçantes artificiais não calóricos - NAS (sacarina, sucralose, aspartame, ciclamato e acessulfame-k)	Associação com disbiose e ruptura da homeostase metabólica verificadas experimentalmente. Análises funcionais apontam alterações gênicas e na secreção de metabólitos do microbioma. A disbiose induzida por NAS levou a fenótipos metabólicos e associados a intolerância à glicose em camundongos.[47,49]
Polifenóis derivados de uvas ou *cranberries*	Reduz efeitos inflamatórios e obesogênicos de dietas ricas em gorduras, associado a aumento adequado de *A. muciniphila*.[23,24]
Ácido hidroxicinâmicos, cafeico, coumárico e ferúlico	Sofrem metabolização pela microbiota intestinal e está associado a benefícios à saúde por suas propriedades anti-inflamatórias e antioxidantes.[50]
Prebióticos (GOS; FOS; Inulina)	Fermentado no intestino grosso pelas bactérias da microbiota, ocorre a geração de AGCCs que mantem um ambiente intestinal propício para bactérias comensais e simbiontes se desenvolverem.[21]

Casos clínicos ilustrados

Atualmente, muito se fala sobre o papel da MI nas doenças intestinais e sistêmicas. A seguir serão mostrados dois casos de intervenções nutricionais modulando a microbiota intestinal com o auxílio do exame de mapeamento da MI por sequenciamento do gene 16s rRNA, a fim de auxiliar no tratamento de enfermidades acompanhadas frequentemente em consultórios de nutrição:

- Caso clínico 1- Desconforto intestinal (Tabelas 39.2 a 39.8) e
- Caso clínico 2- Diabetes tipo 1 (Tabelas 39.9 a 39.12).

Todas as ilustrações a seguir são referentes a casos reais fornecidos anonimamente pela Bioma4me Análises Clínicas.

Não há um único parâmetro que classifique disbiose, entretanto, na prática podemos identificar alterações a diferentes níveis taxonômicos. Filo, classe, gênero, espécies (benéficas ou patogênicas). Há também alteração composicional em relação a riqueza (quantas bactérias diferentes compõe a microbiota estudada) e diversidade (como é a distribuição das diferentes bactérias).

Adicionalmente, algumas enfermidades já encontram um perfil mais bem definido para composição microbiana que caracterizam um perfil para determinadas doenças.

Caso clínico 1 – Desconforto intestinal e supercrescimento bacteriano no intestino delgado - SIBO (*Small intestinal bacterial overgrowth*)

A paciente do caso clínico 1 relatou inúmeros sinais e sintomas associados à disbiose, descritos a seguir:

- Desconforto e distensão abdominal;

- Super crescimento bacteriano no intestino delgado;
- Odor muito forte das fezes;
- Flatulência excessiva;
- 1 evacuação por dia em consistência pastosa, porém apresentou diarreia importante, com 4 ou mais episódios de fezes liquidas associadas a vômitos, diversas vezes no último ano;
- Alergias: intolerância à lactose.

Para acompanhamento detalhado, a paciente realizou mapeamento da microbiota intestinal através de exame de sequenciamento por 16s rRNA, antes de realizar intervenções nutricionais. Seu resultado basal (prévio a intervenções), apresentou pontos de disbiose em relação aos filos, no qual o filo dominante foi o *Bacteroidetes*.

Estudos recentes indicam que microbiotas com alta predominância de *Bacteroidetes* podem estar correlacionadas com perda de peso e biotipos magros.[51] No entanto, é preciso verificar quais gêneros e espécies estão mais abundantes no *Bacteroidetes* de cada indivíduo, já que um gênero pode apresentar característica mais pró-inflamatória que outra.

Os filos são avaliados quando a proporção, representada pela razão F/B, e quanto a soma representada pelo índice F+B. Devido à grande abundância de *Bacteroidetes* a razão F/B foi prejudicada (Tabela 39.2).

Tabela 39.2. Principais achados de um exame mapeamento da microbiota intestinal em nível de filo, riqueza e diversidade

Classificação por filo		Gráfico 1. Distribuição proporcional dos filos
Nome do filo	Percentual	
Bacteroidetes	67,47	
Firmicutes	24,15	
Proteobacteria	7,51	
Actinobacteria	0,63	
Cyanobacteria	0,02	
Verrucomicrobia	0,01	
Fusobacteria	0,01	
Tenericutes	0,00	

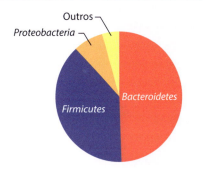

Esta tabela apresenta os 8 filos mais abundantes dentre todos os filos classificados na microbiota deste paciente. Desta forma, cada indivíduo pode apresentar ordem e percentuais diferentes para cada filo.

A categoria outros soma todos os filos com abundância inferior a 3,5%

Indicadores de filo, riqueza e diversidade		
Indicador	Valor encontrado	Valor desejável
Razão *Firmicutes*/*Bacteroidetes* (F/B)	0,36	0,7-1,0
Índice *Firmicutes* + *Bacteroidetes* (F+B)	91,62%	85-95%
Indicador de riqueza	499	Maior que 400
Índice de diversidade (*Simpson*)	3,28	Maior que 7

Parte 3: Alterações em Saúde, Disbiose e Terapia com Prebióticos, Probióticos e Simbióticos

A paciente também apresentou disbiose quanto a diversidade microbiana (distribuição da abundância entre gêneros e espécies), conforme resultados na Tabela 39.2.

A paciente apresentou baixo índice de *Simpson*, 3,28. Isso porque, em sua distribuição de gêneros, 58,16% foram representados pelo gênero *Prevotella*, como é possível verificar na Tabela 39.3.

Tabela 39.3. Principais gêneros e seus respectivos filos identificados por sequenciamento de microbiota intestinal

Gênero	Filo	Percentual identificado
Prevotella	Bacteroidetes	58,16%
Faecalibacterium	Firmicutes	9,50%
Bacteroides	Bacteroidetes	7,37%
Acidaminococcus	Firmicutes	4,77%
Sutterella	Proteobacteria	4,51%
Veillonella	Firmicutes	3,36%
Ruminococcus	Firmicutes	0,83%
Blautia	Firmicutes	0,75%
Parabacteroides	Bacteroidetes	0,69%
Thiomonas	Proteobacteria	0,64%

O gênero *Prevotella* pode estar associado ao desenvolvimento de artrite reumatoide, agravamento de doenças inflamatórias intestinais, periodontites e síndrome metabólica, devido à sua atuação pro-inflamatória.

Nesse caso, o gênero *Prevotella* foi composto quase em sua totalidade pela espécie *P. copri* (52,13%).

P. copri é uma espécie gram-negativa ligada à inflamação de baixo grau e resistência à insulina, diabetes tipo II e aterosclerose.[52-54] Conferindo ao perfil microbiano da paciente um perfil desbalanceado e associado a inflamação.

Ainda em nível de espécie, duas bactérias principais podem ser consideradas marcadores de saúde, a saber, *Akkermansia muciniphila* e *Faecalibacterium prausnitzii*.

Quando encontradas em níveis adequados, *A. muciniphila* e *F. prausnitzii* podem favorecer a proteção da MI e da saúde local e extra intestinal. É possível observar na Tabela 39.4 os percentuais desejáveis para estas bactérias, bem como os valores identificados no exame da paciente.

É possível observar que o percentual de *A. muciniphila* encontra-se bastante defasado. Por ser uma bactéria mucolítica, baixos percentuais podem indicar que a camada de muco intestinal

Modulação Nutricional da Microbiota

está fina favorecendo uma maior permeabilidade intestinal e aumentando a probabilidade de infecções ou inflamações.

Tabela 39.4. Percentuais desejáveis e valores encontrados de _A. muciniphila_ e _F. prausnitzii_ através do exame de microbiota intestinal

Bactérias	Valor encontrado	Percentual desejável
Akkermansia muciniphila	0,02%	1-5%
Faecalibacterium prausnitzii	6,75%	5-12%

Infelizmente, ainda não existem probióticos comercialmente disponíveis contendo _Akkermansia munciniphila_. Mas é possível estimular sua proliferação com alimentos ricos em polifenóis e fibras prebióticas.[54-55]

Akkermansia pode ser estimulada com prebióticos, notadamente inulina, e FOS e por alimentos ricos em polifenóis e elagitaninas (romã, cranberry, mirtilo). O consumo de capsaicina (pimentas vermelhas ou cápsulas com o composto) experimentalmente foram capazes de aumentar a abundância de _A. muciniphila_.[56-59]

Intervenção proposta baseada no exame de microbiota intestinal

A partir do perfil de disbioses identificadas pelo exame de MI, as seguintes condutas nutricionais foram adotadas por 6 meses:

- Dieta sem alimentos fermentáveis;
- Alimentar-se 3 em 3 horas;
- Alimentos proteicos em todas as refeições (quantidades adequadas);
- Aumento do consumo de amido resistente e farelo de aveia;
- Retirada de alguns alimentos do grupo FODMAPS;
- Probiótico personalizado com potência de 20 bilhões de UFC/dia;
- Ingestão de líquidos igual ou superior a 1,5 L/dia;
- Atividade física 30 minutos, 5 vezes por semana.

Após 6 meses de intervenção dietética, a paciente repetiu seu sequenciamento genético de microbiota intestinal, e apresentou o perfil descrito a seguir nas Tabelas 39.5 a 39.8.

A partir da avaliação comparativa dos exames pré e pós intervenção nutricional da paciente, é possível verificar um equilíbrio com relação a distribuição dos filos (razão F/B e índice F + B). De maneira positiva, o indicador da riqueza se manteve dentro da faixa desejável e houve aumento significativo do índice de _Simpson_ que indica melhor diversidade microbiana.

A melhora da diversidade está intimamente relaciona a distribuição dos principais gêneros da MI, que foram descritos abaixo na Tabela 39.6. Comparativamente, há uma melhor distribuição entre os gêneros da MI da paciente avaliada, com redução significativa da _Prevotella_.

CAPÍTULO 39

Parte 3: Alterações em Saúde, Disbiose e Terapia com Prebióticos, Probióticos e Simbióticos

Tabela 39.5 Principais achados de um exame mapeamento da microbiota intestinal em nível de filo, riqueza e diversidade

Classificação por filo		Gráfico 2. Distribuição proporcional dos filos
Nome do filo	**Percentual**	
Bacteroidetes	49,61	
Firmicutes	38,45	
Proteobacteria	7,68	
Planctomycetes	1,39	
Synergistetes	0,69	
Actinobacteria	0,16	
Nitrospirae	0,12	
Verrucomicrobia	0,10	

Esta tabela apresenta os 8 filos mais abundantes dentre todos os filos classificados na microbiota deste paciente. Desta forma, cada indivíduo pode apresentar ordem e percentuais diferentes para cada filo.

A categoria outros soma todos os filos com abundância inferior a 3,5%

Indicadores de filo, riqueza e diversidade		
Indicador	**Valor encontrado**	**Valor desejável**
Razão *Firmicutes/Bacteroidetes* (F/B)	0,78	0,7-1,0
Índice *Firmicutes + Bacteroidetes* (F + B)	88,06%	85-95%
Indicador de riqueza	400	Maior que 400
Índice de diversidade (*Simpson*)	7.0561	Maior que 7

Tabela 39.6. Principais gêneros e seus respectivos filos identificados por sequenciamento de microbiota intestinal

Gênero	Filo	Percentual identificado
Acidaminococcus	*Firmicutes*	23,33%
Bacteroides	*Bacteroidetes*	19,79%
Prevotella	*Bacteroidetes*	12,90%
Flavobacterium	*Bacteroidetes*	8,84%
Sutterella	*Proteobacteria*	5,79%
Parabacteroides	*Bacteroidetes*	3,35%
Blautia	*Firmicutes*	2,75%
Oscillospira	*Firmicutes*	1,95%
Candidatus Scalindua	*Planctomycetes*	1,39%
Oribacterium	*Firmicutes*	1,31%

A bactéria *Prevotella* (espécie *copri*), de perfil pró-inflamatório, também apresentou redução significativa (pré-intervenção: 52,13% *versus* pós-intervenção: 8,57%).

492

CAPÍTULO 39

Com relação às bactérias marcadoras de saúde, as intervenções realizadas durante 6 meses não promoveram melhora nos percentuais de *A. muciniphila* e *F. prausnitzii*, inclusive, houve redução dessas bactérias (Tabela 39.7).

Tabela 39. 7. Avaliação por gênero e espécie

Bactérias em destaque	Valor encontrado	Valor desejável
Akkermansia muciniphila	0,001%	1-5%
Faecalibacterium prausnitzii	0,17%	5-12%

Embora os principais pontos de disbiose identificados no primeiro exame tenham respondido à primeira intervenção direcionada (Tabela 39.8), na presença de parâmetros que não apresentaram melhora após primeira intervenção, novas abordagens podem ser sugeridas como:

- Dieta sem alimentos fermentativos (quando apresentasse queixas abdominais);
- Alimentar-se de maneira mais fracionada (a cada 3 horas);
- Probiótico com potência de 40 bilhões de UFC/dia – evitando *L. acidophilus*;
- Farelo de aveia e amido resistente;
- Elevar o consumo de frutas vermelhas, como: framboesa, morango, romã, mirtilo, *cranberry*;
- Se tolerância acrescentar verduras folhosas e brócolis;
- Ingestão de líquidos igual ou superior a 1,5 L/dia;
- Manter atividade física 30 minutos, 5 vezes por semana.

Tabela 39.8 Resumo das alterações identificadas nos dois momentos de avaliação da MI da paciente (caso 1)

Inserir gráfico (pré-intervenção)		Inserir gráfico (pós-intervenção)	
	Desejável	Pré-intervenção	Pós-tratamento
Razão F/B	0,7-1,0	0,36	0,78
Índice F+B	85-95%	91,62%	88,19%
Diversidade	≥ 7	3,28	7,05
Prevotella	-	52,13%	8,57%

Após o acompanhamento a paciente repetiu o teste respiratório para avaliação do super crescimento bacteriano (SIBO), sendo que, dessa vez, apresentou-se negativo. Houve também melhora das queixas sobre odores das fezes, redução de desconforto abdominal e gases, bem como, ausência de novos episódios de diarreia.

Esse caso mostra que o uso de testes rebuscados como o sequenciamento da microbiota intestinal na prática clínica, podem auxiliar na condução do tratamento de pacientes refratários a tentativas anteriores de ajustes dietéticos não personalizados. A repetição e acompanhamento sequencial dos exames indica a importância do monitoramento periódico da MI a fim de:

- Verificar melhoras no perfil de MI;
- Avaliar os pontos de disbiose que podem não ser positivamente modulados em uma única intervenção;
- Identificar novos possíveis pontos de disbiose decorrentes de exposições não dietéticas.

Parte 3: Alterações em Saúde, Disbiose e Terapia com Prebióticos, Probióticos e Simbióticos

Caso clínico 2 – Diabetes tipo 1 com elevada resistência à insulina e queixas secundárias

- DM1 insulinodependente há 30 anos;
- Herpes simples recorrente;
- Diarreias sem motivo aparente (2 vezes/mês);
- Acne;
- Necessidade de elevado uso de insulina.

Para acompanhamento detalhado, a paciente realizou mapeamento da microbiota intestinal através de exame de sequenciamento por 16s rRNA, antes de realizar intervenções nutricionais. Seu resultado prévio a intervenções, assim como no caso 1, tinha como característica o filo dominante *Bacteroidetes*.

Antes de realizar as intervenções nutricionais, o paciente apresentou pontos de disbiose em relação aos filos, no qual o filo dominante foi o *Bacteroidetes*.

Como descrito anteriormente, é preciso verificar quais gêneros e espécies compõe o *Bacteroidetes* de cada indivíduo, já que um gênero pode apresentar característica mais pró-inflamatória que outra.

O paciente apresentou desequilíbrio na diversidade microbiana (distribuição da abundância entre gêneros), representada pelo índice de *Simpson*, abaixo do desejável (Tabela 39.9).

Tabela 39.9 Principais achados de um exame mapeamento da microbiota intestinal em nível de filo, riqueza e diversidade

Resultados		
Classificação por filo		*Distribuição proporcional dos filos*
Nome do filo	*Percentual*	
Bacteroidetes	61,95	
Firmicutes	24,67	
Proteobacteria	8,93	
DNA	3,12	
Tenericutes	0,30	
Actinobacteria	0,15	
Verrucomicrobia	0,13	
Cyanobacteria	0,005	

Esta tabela apresenta os 8 filos mais abundantes dentre todos os filos classificados na microbiota deste paciente. Desta forma, cada indivíduo pode apresentar ordem e percentuais diferentes para cada filo.

A categoria outros soma todos os filos com abundância inferior a 3,5%

Indicadores de filo, riqueza e diversidade		
Indicador	*Valor encontrado*	*Valor desejável*
Razão *Firmicutes/Bacteroidetes* (F/B)	0,40	0,7-1,0
Índice *Firmicutes + Bacteroidetes* (F+B)	86,62%	85-95%
Indicador de riqueza	731	Maior que 400
Índice de diversidade (*Simpson*)	5,78	Maior que 7

494

CAPÍTULO 39

Modulação Nutricional da Microbiota

A baixa diversidade microbiana (índice de *Simpson* = 5,7), está relacionada a distribuição de gêneros dominada por *Prevotella* e *Bacteroides*. Gêneros que em elevados percentuais em conjunto são relacionados à resistência insulínica. (*Prevotella* = 33,31% e 22,64% *Bacteroides)* como é possível verificar na Tabela 39.10.

Tabela 39.10. Principais bactérias identificadas

Gênero	Filo	Percentual identificado
Prevotella	Bacteroidetes	33,31%
Bacteroides	Bacteroidetes	22,64%
Faecalibacterium	Firmicutes	7,85%
Blautia	Firmicutes	4,87%
Sutterella	Proteobacteria	3,92%
Microvirus	DNA	3,12%
Parabacteroides	Bacteroidetes	2,40%
Thiomonas	Proteobacteria	2,28%
Ruminococcus	Firmicutes	1,66%
Dialister	Firmicutes	1,26%

Em nível de espécie, as bactérias consideradas marcadoras de saúde, *Akkermansia muciniphila* e *Faecalibacterium prausnitzii* estão descritas na Tabela 39.11.

Tabela 39.11. Avaliação por gênero e espécie

Bactérias em destaque	Valor encontrado	Valor desejável
Akkermansia muciniphila	0,11%	1-5%
Faecalibacterium prausnitzii	3,76%	5-12%

O paciente também apresentou baixos percentuais das duas bactérias potencialmente protetoras o que sugere maior permeabilidade intestinal, previamente já descrita na situação clínica de DM1.[60,61]

O percentual de *Faecalibacterium prausnitzii* encontrado neste exame foi baixo, e condutas que favoreçam seu crescimento devem ser adotadas uma vez que esta bactéria é responsável pela produção do butirato, um AGCC que favorece a saúde intestinal.

Para estimular o crescimento da *F. prausnitzii* é recomendada a ingestão de alimentos ricos em riboflavina (Vitamina B2), prebióticos à base de FOS, GOS e inulina. A complementação probiótica também pode contribuir para o aumento da *F. prausnitzii*.[62]

Diferentemente do caso anterior, doenças que envolvem o controle glicêmico, apresentam relatos na literatura de um perfil mais bem caracterizado. Ao avaliar o perfil de MI do paciente (Caso 2), observa-se semelhança ao descrito para diabetes tipo 2 na literatura.

Perfil de MI para diabetes tipo 2 (DM2):

- Maior prevalência de *Bacteroidetes*;
- Elevação de *Prevotella copri*;
- Elevação de *Bacteroides vulgatus, Bacteroides rodentium* e *Bacteroides xylanisolvens*;

Parte 3: Alterações em Saúde, Disbiose e Terapia com Prebióticos, Probióticos e Simbióticos

- Redução de *Firmicutes* e *Clostridia*;
- Redução de bactérias produtoras de butirato.

No entanto, como interpretar essa informação?

O paciente possui DM1, mas o seu perfil de microbiota é similar a indivíduos com de DM2. Nesse caso, a hipótese é que isso ocorra pela resistência à insulina exógena. Condição referida pelo paciente durante anamnese.

A partir do perfil de disbioses identificadas pelo exame de MI, as seguintes condutas nutricionais foram adotadas pelo paciente por dois meses:*

- Probióticos com potência de 50 bilhões UFC/dia – evitando espécies especificas (*L. salivarius, L. gasseri, L. casei, L. rhamnosus*)
- Prebióticos: inulina, FOS e GOS;
- β-glucanos;
- Epigalocatequinas;
- Resveratol e *cranberry*;
- Alcachofra;
- Vitamina B.

Após esse período o paciente repetiu seu sequenciamento genético de microbiota intestinal, as melhoras observadas após este período estão descritas na Tabela 39.12.

Tabela 39.12. Resumo das alterações identificadas nos dois momentos de avaliação da MI do paciente (caso 2)

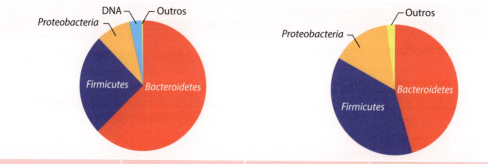

	Desejável	Basal	Pós tratamento
Razão F/B	0,7-1,0	0,40	0,87
Índice F+B	85-95%	86,62%	86,19%
Diversidade	≥7	5,78	8,29
Bacteroides	-	22,64%	14,74
Prevotella copri	-	29,70%	11,06%

Após a intervenção o paciente apresentou melhora expressiva no perfil da MI. Adicionalmente, inúmeras melhoras clínicas também foram relatadas:

- Melhora do herpes simples recorrente;

---

* Doses especificas indicadas individualmente pelo médico e nutricionista responsáveis pelo paciente.

- Melhora das diarreias sem motivo aparente;
- Redução de peso (média de 3 kg em 2 meses);[**]
- Melhora significativa da acne;
- Melhora da hemoglobina glicada (0,5%);
- Melhora significativa da sensibilidade à insulina (redução de 10 UI/dia).

Esse caso mostra que o uso do sequenciamento da microbiota intestinal na prática clínica para pacientes com DM1, e sugere que seu uso pode auxiliar no manejo de sintomas intestinais e extraintestinais.

Referências bibliográficas

1. Lloyd-Price J, Abu-Ali G, Huttenhower C. The healthy human microbiome. Genome Med. 2016; 8(1):51.
2. Scott KP, Gratz SW, Sheridan PO, Flint HJ, Ducan SH. The influence of diet on the gut microbiota. Pharmacol Res. 2013;69(1):52-60.
3. Martinez-Medina M, Denizot J, Dreux N, Robin F, Billard E, Bonnet R, et al. Western diet induces dysbiosis with increased E. coli in CEABAC10 mice, alters host barrier function favouring AIEC colonisation. Gut. 2014. 63(1):116-24.
4. Zmora N, Suez J, Elinav E. You are what you eat: diet, health and the gut microbiota. Nat Rev Gastroenterol Hepatol. 2019;16(1): 35-56.
5. Korem T. Zeevi D, Suez J, Weinberger A, Avnit-Sagi T, Pompan-Lotan M, et al. Growth dynamics of gut microbiota in health and disease inferred from single metagenomic samples. Science. 2015. 349(6252):1101-06.
6. David LA, Maurice CF, Carmody RN, Gootenberg DB, Button JE, Wolf BE, et al. Diet rapidly and reproducibly alters the human gut microbiome. Nature. 2014; 505(7484): 559-63.
7. Sonnenburg J, Bäckhed F. Diet–microbiota interactions as moderators of human metabolism. Nature. 2016;535(7610):56-64.
8. Demehri FR, Barrett M, Teitelbaum DH. Changes to the intestinal microbiome with parenteral nutrition: review of a murine model and potential clinical implications. Nutr Clin Pract. 2015;30(6):798-806.
9. Arumugam M, Raes J, Pelletier E, Paslier DL, Yamada T, Mende DR, et al. Enterotypes of the human gut microbiome. Nature. 2011; 473(7346):174-80.
10. WU GD, Chen J, Hoffmann C, Bittinger K, Chen YY, Keibaugh SA, et al. Linking long-term dietary patterns with gut microbial enterotypes. Science. 2011; 334(6052):105-8.
11. Alou MT, Lagier J, Raoult D. Diet influence on the gut microbiota and dysbiosis related to nutritional disorders. Human Microbiome Journal. 2016;1:3-11.
12. Russell WR, Gratz SW, Duncan SH, Holtrop G, Ince H, Scobbie L, et al. High-protein, reduced-carbohydrate weight-loss diets promote metabolite profiles likely to be detrimental to colonic health. Am J Clin Nutr. 2011;93(5):1062-72.
13. Liu X, Blouin J, Santacruz A, Lan A, Andriamihaja M, Milkanowicz S, et al. High-protein diet modifies colonic microbiota and luminal environment but not colonocyte metabolism in the rat model: the increased luminal bulk connection. Am J Physiol Gastrointest Liver Physiol. 2014;307(4):G459-G470.
14. Magee EA, Richardson CJ, Hughes R, Cummings JH. Contribution of dietary protein to sulfide production in the large intestine: an in vitro and a controlled feeding study in humans. Am J Clin Nutr. 2000;72(6):1488-94.
15. Dykhuizen RS, Frazer R, Duncan C, Smith CC, Golden M, Benjamin N, et al. Antimicrobial effect of acidified nitrite on gut pathogens: importance of dietary nitrate in host defense. Antimicrob Agents Chemother. 1996;40(6):1422-25.

[**] *Sem alterações de prática de atividade física ou restrição calórica neste período.*

Parte 3: Alterações em Saúde, Disbiose e Terapia com Prebióticos, Probióticos e Simbióticos

16. Pendyala S, Walker JM, Holt PR. A high-fat diet is associated with endotoxemia that originates from the gut. Gastroenterol. 2012;142(5):1100-1.

17. Maukonen J, Saarela M. Human gut microbiota: does diet matter? Proc Nutr Soc. 2015;74(1):23-36.

18. Graf D, Di Cagno R, Fåk F, Flint HJ, Nyman M, Saarela M, et al. Contribution of diet to the composition of the human gut microbiota. Microb Ecol Health Dis. 2015;26:26164.

19. Cani PD, Amar J, Iglesias MA, Poggi M, Knauf C, Bastelica D, et al. Metabolic endotoxemia initiates obesity and insulin resistance. Diabetes. 2007;56(7):1761-1772.

20. Chassaing B, Koren O, Goodrich JK, Poole AC, Srinivasan S, Ley RA, et al. Dietary emulsifiers impact the mouse gut microbiota promoting colitis and metabolic syndrome. Nature. 2015;519(7541): 92-6.

21. Meyer D, Stasse-Wolthuis M. The bifidogenic effect of inulin and oligofructose and its consequences for gut health. Eur. J. Clin. Nutr. 2009;63(11): 1277-89.

22. Heilpern D, Szilagyi A. Manipulation of intestinal microbial flora for therapeutic benefit in inflammatory bowel diseases: review of clinical trials of probiotics, prebiotics and synbiotics. Rev. Recent Clin. Trials. 2009;3(3):167-84.

23. Anhê FF, Roy D, Pilon G, Dudonné S, Matamoros S, Varin, TV, et al. A polyphenol- rich cranberry extract protects from diet-induced obesity, insulin resistance and intestinal inflammation in association with increased Akkermansia spp. population in the gut microbiota of mice. Gut. 2015;64(6):872-83.

24. Roopchand DE, Carmody RN, Kuhn P, Moskal K, Rojas-Silva P, Turnbaugh PJ, et al. Dietary polyphenols promote growth of the gut bacterium Akkermansia muciniphila and attenuate high- fat diet–induced metabolic syndrome. Diabetes. 2015;64(8):2847-2858.

25. Cantarel BL, Lombard V, Henrissat B. Complex carbohydrate utilization by the healthy human microbiome. PLOS One. 2012;7(6):e28742.

26. Koropatkin NM, Cameron EA, Martens EC. How glycan metabolism shapes the human gut microbiota. Nat. Rev. Microbiol. 2012;10(5):323-335.

27. Scott KP, Martin JC, Chassard C, Clerget M, Potrykus J, Campbell G, et al. Substrate-driven gene expression in Roseburia inulinivorans: importance of inducible enzymes in the utilization of inulin and starch. Proc. Natl Acad. Sci. USA. 2011:108(Suppl. 1):4672-4679.

28. Fischbach MA, Sonnenburg JL. Eating for two: how metabolism establishes interspecies interactions in the gut. Cell Host Microbe. 2011;10(4): 336-47.

29. Hoek MJAV, Merks RMH. Emergence of microbial diversity due to cross-feeding interactions in a spatial model of gut microbial metabolism. BMC Syst. Biol. 2017;11(1):56.

30. Zhang X, Zhao Y, Zhang M, Pang X, Xu J, Kang C, et al. Structural changes of gut microbiota during berberine-mediated prevention of obesity and insulin resistance in high-fat diet-fed rats. PLOS One. 2012; 7(8):e42529.

31. Li Y, Innocentin S, Withers DR, Roberts NA, Gallagher AR, Grigorieva EF, et al. Exogenous stimuli maintain intraepithelial lymphocytes via aryl hydrocarbon receptor activation. Cell. 2011;147(3):629-640.

32. Hibberd MC, Wu M, Rodionov DA, Li X, Cheng J, Griffin NW, et al. The effects of micronutrient deficiencies on bacterial species from the human gut microbiota. Sci. Transl Med. 2017;9(390):eaal4069.

33. Su D, Nie Y, Zhu A, Chen Z, Wu P, Zhang L, et al. Vitamin D signaling through induction of paneth cell defensins maintains gut microbiota and improves metabolic disorders and hepatic steatosis in animal models. Front. Physiol. 2016;7:498.

34. Ooi JH, Li Y, Rogers CJ, Cantorna MT. Vitamin D regulates the gut microbiome and protects mice from dextran sodium sulfate-induced colitis. J. Nutr. 2013;143(10):1679-86.

35. Luthold RV, Fernandes GR, Franco-de-Moraes AC, Folchetti LGD, Ferreira SR. Gut microbiota interactions with the immunomodulatory role of vitamin D in normal individuals. Metabolism. 2017;69:76-86.

36. Kaliannan K, Wang B, Li XY, Kim KJ, Kang JX. A host-microbiome interaction mediates the opposing effects of omega-6 and omega-3 fatty acids on metabolic endotoxemia. Sci. Rep. 2015;5:11276.

37. He B, Hoang TK, Wang T, Ferris M, Taylor CM, Tian X, et al. Resetting microbiota by Lactobacillus reuteri inhibits T reg deficiency-induced autoimmunity via adenosine A2A receptors. J. Exp. Med. 2017;214(1):107-123.

38. Smith PM, Howitt MR, Panikov N, Michaud M, Gallini CA, Bohlooly-Y M, et al. The microbial metabolites, short-chain fatty acids, regulate colonic Treg cell homeostasis. Science. 2013;341(6145):569-73.
39. Inagaki T, Moschetta A, Lee Y, Peng LP, Zhao G, Downes M, et al. Regulation of antibacterial defense in the small intestine by the nuclear bile acid receptor. Proc. Natl Acad. Sci. 2006;103(10):3920-5.
40. Gibson GR, Scott KP, Rastall RA, Tuohy KM, Hotchkiss A, Dubert-Ferrandon A, et al. Dietary prebiotics: Current status and new definition. Food Sci. Technol. Bull. Funct. Foods. 2010; 7(1):1-19.
41. Scott KP, Martin JC, Duncan SH, Flint HJ. Prebiotic stimulation of human colonic butyrate-producing bacteria and Bifidobacteria, in vitro. FEMS Microbiol. Ecol. 2014;87(1):30-40.
42. Louis P, Flint HJ, Michel C. How to manipulate the microbiota: Prebiotics. Adv Exp Med Biol. 2016;902:119-142.
43. Fuentes-Zaragoza E, Sánchez-Zapata E, Sendra E, Sayas E, Navarro C, Fernández-López J, et al. Resistant starch as prebiotic: A review. Starch-Stärke. 2011;63:406-15.
44. Walker AW, Ince J, Duncan SH, Webster LM, Holtrop G, Ze X, et al. Dominant and diet-responsive groups of bacteria within the human colonic microbiota. The ISME Journal. 2011;5(2): 220-230.
45. Ijssennagger N, Belzer C, hooiveld GJ, Dekker J, Mil SWCV, Müller M, et al. Gut microbiota facilitates dietary heme-induced epithelial hyperproliferation by opening the mucus barrier in colon. Proc. Natl Acad. Sci U S A. 2015;112(32): 10038-10043.
46. Tang WHW, Wang Z, Levison BS, Koeth RA, Britt EB, Fu X, et al. Intestinal microbial metabolism of phosphatidylcholine and cardiovascular risk. N. Engl. J. Med. 2013;368(17):1575-84.
47. Suez J, Korem T, Zilberman-Schapira G, Segal E, Elinav E. Non-caloric artificial sweeteners and the microbiome: findings and challenges. Gut Microbes. 2015;6(2):149-155.
48. Suez J, Korem T, Zeevi D, Zilberman-Schapira G, Thaiss CA, Maza O, et al. Artificial sweeteners induce glucose intolerance by altering the gut microbiota. Nature. 2014;514(7521):81-186.
49. Palmnäs MSA, Cowan TE, Bomhof MR, Su J, Reimer RA, Vogel HJ, et al. Low-dose aspartame consumption differentially affects gut microbiota-host metabolic interactions in the diet-induced obese rat. PLOS One. 2014;9(10): e109841.
50. Laparra JM, Sanz Y. Interactions of gut microbiota with functional food components and nutraceuticals. Pharmacol. Res. 2010;61(3): 219-25.
51. Turnbaugh PJ, Hamady M, Yatsunenko T, Cantarel BL, Ducan A, Ley RE, et al. A core gut microbiome in obese and lean twins. Nature. 2009;457(7228):480-4.
52. Kim D, Kim W. Editorial: Can *Prevotella* copri Be a Causative Pathobiont in Rheumatoid Arthritis? Arthritis Rheumatol. 2016;68(11):2565-2567.
53. Gargari G, Taverniti V, Balzaretti S, Ferrario C, Gardana C, Simonetti P, et al. Consumption of a Bifidobacterium bifidum Strain for 4 Weeks Modulates Dominant Intestinal Bacterial Taxa and Fecal Butyrate in Healthy Adults. Appl Environ Microbiol. 2016;82(19):5850-9.
54. Jeong Y, Kim J, You HJ, Park S, Lee J, Ju JH, et al. Gut Microbial Composition and Function are Altered in Patients with Early Rheumatoid Arthritis. J. Clin. Med. 2019;8(5):693.
55. Everard A, Belzer C, Geurts L, Ouwerkerk JP, Druart C, Bindels LB, et al. Cross-talk between Akkermansia muciniphila and intestinal epithelium controls diet-induced obesity. Proc Natl Acad Sci U S A. 2013;110(22):9066-71.
56. Anhê FF, Pilon G, Roy D, Desjardins Y, Levy E, Marette A. Triggering Akkermansia with dietary polyphenols: A new weapon to combat the metabolic syndrome? Gut Microbes. 2016;7(2):146-153.
57. Toscano M, Grandi RD, Stronati L, Vecchi ED, Drago L. Effect of Lactobacillus rhamnosus HN001 and Bifidobacterium longum BB536 on the healthy gut microbiota composition at phyla and species level: A preliminary study. World J Gastroenterol. 2017;23(15):2696-2704.
58. Depommier C, Everard A, Druart C, Plovier H, Van Hul M, Vieira-Silva S, et al. Supplementation with Akkermansia muciniphila in overweight and obese human volunteers: a proof-of-concept exploratory study. Nat Med. 2019;25(7):1096-1103.
59. Shen W, Shen M, Zhao X, Zhu H, Yang Y, Lu S, et al. Anti-obesity Effect of Capsaicin in Mice Fed with High-Fat Diet Is Associated with an Increase in Population of the Gut Bacterium Akkermansia muciniphila. Front Microbiol. 2017;8:272.

60. Wood Heickman LK, DeBoer MD, Fasano A. Zonulin as a potential putative biomarker of risk for shared type 1 diabetes and celiac disease autoimmunity. Diabetes Metab Res Rev. 2020 Jul;36(5):e3309.
61. Durazzo M, Ferro A, Gruden G. Gastrointestinal Microbiota and Type 1 Diabetes Mellitus: The State of Art. J Clin Med. 2019 Nov 2;8(11):1843.
62. Lope-Siles M, Duncan SH, Garcia-Gil LJ, Martinez-Medina M. Faecalibacterium prausnitzii: from microbiology to diagnostics and prognostics. ISME J. 2017;11(4):841-852.

40

Dieta Vegetariana e Microbiota Intestinal

Eric Slywitch

Introdução

As escolhas alimentares trazem impactos na constituição do microbioma. Por tantas possibilidades de escolhas alimentares é esperado que a adoção de uma dieta vegetariana afete a população bacteriana do intestino, já que exclui um ou mais grupos alimentares e aumenta o consumo de outros grupos. Este capítulo traz informações para o entendimento dos efeitos da adoção do vegetarianismo na microbiota intestinal (MI).

Visão geral

O cólon distal possui bactérias que fermentam mais peptídeos e proteínas, pois nesse local as fibras já estão menos disponíveis. Essa fermentação proteolítica produz substâncias nocivas, como amônia, fenóis, ácidos graxos de cadeia ramificada que podem ser prejudiciais ao intestino do hospedeiro e à sua saúde metabólica. A mudança de uma microbiota de fermentação proteolítica para sacarolítica pode ser de grande interesse para a prevenção de doenças metabólicas, como diabetes tipo 2 e doença hepática gordurosa não alcoólica. A microbiota mais sacarolítica produz maior quantidade de ácidos graxos de cadeia curta (AGCCs) como acetato, butirato, propionato e succinato. Os AGCCs proporcionam aumento da gliconeogênese intestinal, com efeito benéfico à regulação homeostática de energia. O acetato e butirato proporcionam aumento de termogênese em tecido adiposo e fígado, assim como o aumento da quantidade de tecido adiposo marrom e secreção de leptina. Adicionalmente, os AGCCs estimulam a secreção de hormônios saciétogenos, GLP-1 (glucagon-like peptídeo 1) e PYY (peptídeo YY).[1]

Os produtos do metabolismo bacteriano decorrentes de fermentação proteica (amônia, p-Cresol, sulfato de hidrogênio, compostos indólicos e ácidos graxos de cadeia ramificada) causam efeito negativo em funções hepáticas (capacidade de oxidação lipídica, lipogênese e inflamação)

Parte 3: Alterações em Saúde, Disbiose e Terapia com Prebióticos, Probióticos e Simbióticos

e no tecido adiposo (capacidade de estoque lipídico e inflamação). Já os componentes oriundos da fermentação de carboidratos (acetato, propionato, butirato e succionato) causam efeito metabólico oposto ao proporcionado pelos produtos de fermentação proteica no fígado e tecido adiposo, além de proporcionarem melhora da função pancreática (otimização da função de células beta e da secreção de insulina) e muscular (maior capacidade de oxidação de gordura e maior sensibilidade à insulina).[1]

A microbiota pode ser modulada por diversos fatores, como exemplificados na Tabela 40.1.

Tabela 40.1. Características que alteram a microbiota e o seu contexto com a saúde ou doença*

Microbiota saudável	Intestino em disbiose
Elevado consumo de fibras e variedade de alimentos vegetais integrais.	Dieta típica ocidental com baixa ingestão de fibras e pouca diversidade alimentar, maior teor de gordura e açúcar simples.
Alimentos vegetais de menor teor de colina.	Níveis elevados de N-óxido de trimetilamina (TMAO) no sangue decorrente da microbiota onívora que recebe, por meio da dieta, maior quantidade de colina, fosfatidilcolina e carnitina. Como desfecho, ocorre a formação de placas de ateroma, aumento do risco trombótico e aumento de mortalidade cardiovascular em populações de risco.
Hortaliças e frutas; alimentos ricos em prebióticos.	Baixa ingestão de fibras, baixo teor de carboidratos fermentáveis (FODMAP), como cerveja, pão branco, arroz polido, açúcar simples, bebidas com adoçantes artificiais.
Elevada diversidade de espécies bacterianas produtoras de ácidos graxos de cadeia curta, que tem ação direta na homeostase lipídica e glicídica, participando diretamente do equilíbrio metabólico, assim como na saúde intestinal e redução da inflamação corporal.	Baixa fermentação com redução da formação de ácidos graxos de cadeia curta. Maior produção de elementos derivados de metabolização de gorduras ou proteínas, como amônia, p-Cresol, sulfato de hidrogênio, compostos indólicos e ácidos graxos de cadeia ramificada, que causam efeito negativo em funções hepáticas (capacidade de oxidação lipídica, lipogênese) e aumento de inflamação local e sistêmica.
Maior teor ingerido de ômega-3 (ação não inflamatória).	Maior teor ingerido de ômega-6 (ação inflamatória), gordura saturada e trans.
Eutrofia e aumento de lipólise. Ingestão calórica adequada.	Sobrepeso, obesidade e aumento de lipogênese. Consumo excessivo de calorias, favorecendo o supercrescimento bacteriano, com aumento de cândida e maior sensibilidade ao glúten.
• Maior teor de *Prevotella;* • Baixo teor de *Bacteroides;* • Adequada abundância de *Akkermansia muciniphila.*	Elevada abundância de *Ruminococcus.*
Homeostase de glicose e lipídeos.	Resistência à insulina, translocação bacteriana intestinal, favorecendo surgimento e progressão de doença cardiovascular.
Bactérias benéficas/probióticos: • Bifidobactérias, Lactobacilos	Estresse oxidativo. Anaeróbios facultativos. Aumento de *E. coli.* Essa condição pode ser intensificada pelo uso de antibióticos de amplo espectro e uso de medicamentos que causam disbiose, inclusive inibidores enzimáticos de absorção de gorduras.

Continua

502

CAPÍTULO 40

Continuação

Microbiota saudável	Intestino em disbiose
Interação intestino-cérebro equilibrado. O sistema nervoso parassimpático otimiza a produção de enzimas digestivas e regula o peristaltismo.	Problemas de saúde neuropsicológicas ou viscerais. O sistema nervoso parassimpático reduz a produção de enzimas digestivas e lentifica o peristaltismo, favorecendo proliferação bacteriana patológica. O intestino mais permeável, com maior resposta inflamatória afeta a via do triptofano causando neurodegeneração e excitabilidade.
Motilidade intestinal regular, caracterizada por ausência de doenças que afetam a motilidade e adequação parassimpática.	Desordens estruturais ou funcionais intestinais. Condições patológicas, como intestino irritável ou câncer intestinal são exemplos dessas desordens.
Biomarcadores fecais positivos	Biomarcadores fecais negativamente alterados, com necessidade de suplementação de butirato e inulina.
Ingestão predominante de carboidrato complexo e menor teor de gordura e proteína	Baixa ingestão de carboidratos com elevado teor de gordura e proteína

Adaptada de Hills et al, 2019.[2]

Vegetarianismo

Segundo a Sociedade Vegetariana Brasileira (SVB 2014), vegetarianismo é o regime alimentar que exclui todos os tipos de carnes e costuma ser classificado da seguinte forma:

- Ovolactovegetarianismo: utiliza ovos, leite e laticínios na sua alimentação.
- Lactovegetarianismo: utiliza leite e laticínios na sua alimentação.
- Ovovegetarianismo: utiliza ovos na sua alimentação.
- Vegetarianismo estrito: não utiliza nenhum produto de origem animal na sua alimentação.

A filosofia do veganismo (não consumo de qualquer produto que gere exploração e/ou sofrimento animal, dentro do possível) adota o vegetarianismo estrito no âmbito da alimentação. Por isso, costuma-se também chamar de "vegano" aquele que não consome nenhum alimento de origem animal (carnes, ovos, laticínios etc.).

Para este capítulo, como a abordagem é realizada sob o ponto de vista da saúde e nutrição, os termos "vegetariano estrito" e "vegano" podem ser considerados sinônimos.[3]

A Associação Dietética Americana define a dieta vegetariana como aquela que não inclui carne (inclusive de aves) ou frutos do mar ou produtos que contenham esses alimentos.

Dessa forma, o único ponto comum a todos os tipos de dietas vegetarianas é a exclusão de qualquer tipo de carne. Todos os tipos de dietas vegetarianas podem utilizar cereais, leguminosas (feijões), oleaginosas, verduras, legumes, vegetais amiláceos, frutas, óleos e condimentos.[4]

Ao dizer que um indivíduo é vegetariano, não se sabe o que ele come, mas sim o que ele não come. Da mesma forma, o termo onívoro, teoricamente indica um indivíduo que não tem restrição a nenhum grupo alimentar. No entanto, na prática, isso não significa que ele faça uso de todos os grupos alimentares no seu dia a dia. O rótulo utilizado nas terminologias (vegetariano ou onívoro) não permite saber o que a dieta contém, não permite inferir o estado nutricional e nem saber qual grupo alimentar é usado, nem se a dieta é baseada em alimentos integrais ou refinados.

Mais recentemente foi criado o termo "Plant Based" ou "Whole Food Plant Based Diet", para indicar uma dieta vegetariana estrita (ou predominantemente vegetariana estrita), mas baseada no consumo de alimentos intactos, integrais, onde sua matriz não foi alterada por processos industriais.

Diferença de macronutrientes esperada na dieta vegetariana e onívora

Uma dieta onívora bem planejada, com cerca de 2.100 quilocalorias, contendo uma porção de carne e 3 de laticínios fornece cerca de 25% dessa carga calórica total com produtos de mais elevado teor de gorduras e sem fibras alimentares. Em outras palavras, ao excluir esses produtos da dieta e trocá-los por alimentos vegetais na sua forma integral, ocorre um considerável incremento do aporte de fibras, assim como redução de gordura saturada.

As escolhas alimentares têm impacto no estado metabólico mesmo no estado intrauterino. Como exemplo, na gestação, o microbioma materno está associado ao estado metabólico do bebê. Um estudo[5] com 9 mulheres vegetarianas e 18 onívoras, todas com menos de 16 semanas de idade gestacional e com sobrepeso ou obesidade, analisou suas composições fecais e encontrou diferença na maior abundância de vários taxons na microbiota intestinal de vegetarianos, especialmente na redução de *Collinsella*, *Holdemania* e no aumento de *Roseburia* e *Lachnospiraceae*. Essa composição favorece maior efeito fermentativo com produção de mais acetato e butirato. Da composição dietética comparativa dessas gestantes, o que foi mais significativo, a menor ingestão pelas vegetarianas de proteína (p = 0,0003), açúcar simples (p = 0,02), gordura saturada (p = 0,04), ácido araquidônico (p = 0,05), EPA e DHA (ambos com p = 0,002) e houve maior ingestão de ácidos graxos poli-insaturados (p = 0,006), ácido graxo linoleico (p = 0,008).[5]

Um perfil de MI com mais *Bacteroidetes* e menos *Firmicutes* foi encontrado em crianças nas comunidades africanas que seguem um padrão vegetariano, quando comparados com as europeias que se alimentam dentro do padrão da dieta ocidental.[6] Esse perfil de microbiota vegetariano está associado a melhores condições metabólicas.

Modulação intestinal por meio de nutrientes e compostos alimentares oriundos de plantas

O uso de alimentos vegetais com pouco ou nenhum cozimento, com parede vegetal íntegra, proporciona maior substrato para as bactérias intestinais. A alimentação ultraprocessada e com nutrientes acelulares são facilmente absorvidos no intestino delgado, privando o cólon de nutrientes importantes e alterando a composição e metabolismo da MI.[7]

Carboidratos

Há efeito sobre a composição da microbiota ao utilizar carboidratos digeríveis e não digeríveis (como amido resistente). A alimentação vegetariana, especialmente a estrita, elimina alimentos de elevado teor de gordura, como carnes, ovos e laticínios, aumentando o consumo de alimentos de maior teor de carboidratos e fibras. Os estudos de intervenção controlados mostram que essa composição dietética (composta por maior ingestão de carboidratos integrais e baixo teor de gorduras, além de exclusão de todos os derivados animais) tem efeito mais positivo sobre o controle glicêmico do que as dietas convencionais onívoras preconizadas para o controle glicêmico de indivíduos diabéticos. Sua ação é evidente tanto na prevenção do diabetes tipo 2 (DM2), quanto no seu tratamento.[8-10]

Um estudo com diabéticos tipo 2 sugeriu que o microbioma de homens sem DM2 apresentava menor quantidade de *Firmicutes* (e da classe *Clostridia*), assim como um aumento não significativo de *Bacteroidetes* e *Proteobacterias*, em comparação com os que tinham DM2.[11] Uma alimentação com maior abundância de carboidratos complexos tem impacto positivo na microbiota, gerando inclusive impacto positivo no controle glicêmico. Na sessão sobre gorduras desse capítulo veremos mais fatores associados aos benefícios da redução de gordura associada ao controle glicêmico.

O uso de carboidrato digerível, como glicose e frutose, tem mostrado redução de *Bacteroides* e *Clostridia*. Já os carboidratos não digeríveis aumentam bactérias produtoras de ácido lático, *Ruminococus*, *E. retale* e *Roseburia*, assim como reduzem *Clostridium* e espécies de *Enterococus*. Os dois tipos de carboidratos aumentam Bifidobactéria e *Actinobacteria*.

Bactérias do gênero Bifidobactéria são produtoras de butirato, que possui efeito protetor de barreira no intestino humano, promovendo defesa contra patógenos e doenças. A população de Bifidobactérias aumenta de 5,1% para 26,6% (p = 0,003) em 14 dias após uso de fórmulas com FOS e fibras. Em contraste, elevado teor de colesterol na dieta (oriundo do consumo de produtos de origem animal) está fortemente associado com menor abundância de Bifidobactérias (p = 0,008).[12]

O consumo de diferentes tipos de carboidratos proporciona crescimento de diferentes bactérias. O consumo de betaglucanas induz o crescimento de *Prevotella* e *Roseburia* com aumento da produção de AGCC (especialmente propionato). A inulina e todos os oligossacarídeos possuem forte efeito bifidogênico. Todos os açúcares naturais, especialmente os não digeríveis (como inulina e oligossacarídeos) aumentam os níveis de AGCC.[13]

Os carboidratos não digeríveis não apenas atuam como prebióticos promovendo o crescimento de bactérias benéficas, como também reduzem a produção de citocinas inflamatórias, concentração sérica de triglicerídeos, colesterol total e LDL colesterol.[14]

A análise fecal de vegetarianos, veganos e onívoros, mostrou que os vegetarianos e veganos apresentavam menor teor de Bifidobactérias do que os onívoros (p = 0,002).[15] Não havia diferença entre vegetarianos e veganos. Da mesma forma, outro estudo demonstrou níveis mais elevados de Bifidobactérias em onívoros quando comparados aos que seguiram uma dieta vegetariana por 4 semanas (após terem utilizado uma dieta mista ocidental rica em gordura e carne).[16] A redução de Bifidobactérias em vegetarianos pode ser explicada pela abundância de outras espécies de bactérias protetoras, como a *Prevotella,* que possui efeitos anti-inflamatórios e pode reduzir o crescimento de outras bactérias, competindo pelas fibras e substrato energético.[17]

Proteínas

As populações vegetarianas (seja ovolacto ou vegana) apresentam menor incidência de câncer de cólon.[18] Não se pode atribuir essa redução apenas à mudança de microbiota, tendo em vista que há outros fatores envolvidos, como atividade física, ferro heme na dieta onívora, além do tempo de trânsito intestinal (fator correlacionado ao consumo de fibras com influência na microbiota).

A maioria dos estudos aponta que o consumo de proteínas se correlaciona com a maior diversidade da microbiota. No entanto, proteínas animais e vegetais trazem influências diferentes. Indivíduos consumindo elevadas quantidades de carne (que contém elevadas quantidades de gordura), mostram menor abundância de bactérias, como *Roseburia*, *Eubacterium retale* e *Ruminococcus bromii*, pois elas metabolizam polissacarídeos.[19] As populações bacterianas que aumentam em resposta ao elevado consumo de carne são tolerantes à bile, como *Bacteroides* e *Clostridia*. Ao aumentar o consumo de proteína e gordura da dieta, consequentemente reduz-se

Parte 3: Alterações em Saúde, Disbiose e Terapia com Prebióticos, Probióticos e Simbióticos

o carboidrato, o que leva a menor produção de butirato e aumento da resposta inflamatória e risco de câncer colorretal[a].[20]

Indivíduos consumindo proteína oriunda do consumo de ervilha têm aumento da proliferação de *Bifidobacterium sp.* e *Lactobacillus sp.* e redução de bactérias patogênicas, como *Bacteroides fragilis* e *Clostridium perfringens*.[14]

Gorduras

A gordura saturada é bastante prejudicial ao controle glicêmico.[21] Com a sua redução concomitante ao maior consumo de carboidratos complexos, o controle glicêmico é melhorado.[8-10]

O maior consumo de lipídios reduz a captação muscular de glicose mediada por insulina, induz toxicidade à célula beta pancreática, leva à resistência à insulina e piora seu *clearance*.

Os principais mecanismos que levam a gordura saturada a afetar a sensibilidade à insulina são:[21]

1. Estímulo aos receptores de membrana *Toll-Like* 2 e 4, que desencadeia uma reação em cascata, via MDY-88 que leva à produção de TNF-kappa-β e posterior formação de TNF-alfa, que leva à resistência à insulina por alterar a fosforilação pós ligação da insulina ao seu receptor. Em vias fisiológicas, após a ligação da insulina aos seus receptores de membrana, ocorre atividade de tirosina-quinase, desencadeando a fosforilação de substratos celulares (IRS - *insulin receptor substrate*) em resíduos de tirosina, resultando na migração de transportadores de glicose (GLUT-4) para a membrana celular. A presença de TNF-alfa faz com que os receptores de insulina não fosforilem em resíduos de tirosina, mas sim de serina, afetando negativamente a resposta intracelular de migração de GLUT-4 para a membrana celular. Isso leva à dificuldade em remover glicose sérica em tecidos insulino-dependentes;

2. A maior ingestão de gordura, especialmente saturada, leva à hipertrofia de adipócitos e infiltração de macrófagos, ocasionando aumento de produção de citocinas (como TNF-alfa e IL-6), alterando negativamente a sensibilidade à insulina;

3. Por disbiose, os lipopolissacarídeos (LPS) bacterianos estimulam *Toll-Like* 4, levando ao estresse em retículo endotelial, que leva à apoptose celular (via liberação de caspases) e resistência à insulina por formação de espécies reativas de oxigênio via JNK (*jun N-terminal kinase*). As dietas ricas em gorduras levam à redução de Bifidobactérias, *Eubacterium*, *Clostridium coccoides* e *Bacteroides*, que proporcionam aumento de LPS sérico, de tecido adiposo, resistência à insulina e DM2;

4. Os metabólitos derivados da oxidação de ácidos graxos (Acilcarnitinas, Acyl CoAs de cadeia longa, Ceramidas e Diacilgliceróis) promovem resistência à insulina.

Os efeitos negativos da gordura saturada na resistência à insulina são mais evidentes quando sua ingestão ultrapassa 10% do volume calórico total.

Tanto a quantidade, quanto a qualidade da gordura afeta a composição da microbiota intestinal. Uma dieta *plant-based*, baixa em gordura, aumenta a população de Bifidobactérias. Com gorduras poli e monoinsaturadas, aumenta a relação *Bacteroidetes:Firmicutes*, assim como bactérias produtoras de ácido lático, Bifidobactérias e *Akkermansia muciniphila*.[14] O consumo de nozes aumenta *Ruminococcceae* e Bifidobactérias, além de reduzir *Clostridium sp.*

---

[a] *Sofi F et al, 2019.*

Por outro lado, o consumo de gordura saturada e gordura trans aumentam o risco cardiovascular e são capazes de aumentar *Firmicutes, Bilophila* e *Faecalibacterium prausnitzii* e reduzir *Bacteroidetes, Bacteroides, Prevotella, Lactobacillus ssp* e *Bifidobacterium sp.*[14] Essa mudança tem efeito indutor de inflamação (induz a produção de citocinas como IL-1, IL-6 e TNF-alfa) e desordens metabólicas.[22,23]

Já o uso de ômega-3 pode levar ao aumento de *Bifidobacterium, Adlercreutzia, Lactobacillus, Streptococcus, Desulfovibrio* e *Verrucomicrobia (Akkermansia muciniphila).*[14,23]

Polifenóis

Os polifenóis são substâncias com efeitos prebióticos encontradas em algumas plantas e que, quando ingeridos, aumentam *Bifidobacterium sp.* e *Lactobacillus sp*, além de promover efeito anti-inflamatório e protetor cardiovascular.[14] Alimentos ricos em polifenóis incluem as frutas, chás, cacau, sementes e vinho, assim como diversos elementos de origem vegetal.

Os polifenóis têm ação contra o câncer, obesidade, doença cardiovascular, osteoporose, assim como ação anti-inflamatória.

Diversidade da microbiota

A menor diversidade da microbiota é observada na obesidade, doenças inflamatórias intestinais e dietas baseadas em carne.[24-26]

Estudos sugerem que ter a microbiota diversificada é tão importante quanto ter uma microbiota abundante, pois em casos de estresse metabólico, diferentes bactérias podem cumprir a função das que foram perdidas. Os enterotipos de *Bacteroides* estão associados à ingestão de proteína animal, variedade de aminoácidos e gordura saturada, enquanto as de *Prevotella* estão associadas à ingestão de carboidratos.[27]

Há benefícios na adoção da alimentação vegetariana estrita para a microbiota intestinal, por exemplo, maior diversidade de cepas, redução de bactérias potencialmente patogênicas, redução dos níveis de inflamação e maior produção de AGCC.[28,29]

Influência dos pós-bióticos na saúde humana

A escolha das proporções ingeridas de macronutrientes e fibras, como vimos anteriormente, modifica a microbiota, pois cada tipo de bactéria possui diferente capacidade de uso dos substratos. Como bactérias diferentes produzem substâncias diferentes, a mudança do microbioma consequentemente cursa com mudanças nas substâncias presentes no intestino e que são absorvidas pelo organismo. Já são bem documentados os efeitos dos metabólitos bacterianos relacionados à sua função anti-inflamatória, imunomoduladora, assim como seus efeitos sistêmicos, como a ação anti-obesogênica, anti-hipertensiva, hipocolesterolêmica, antiproliferativa e antioxidante. Esse efeito pós-biótico pode modular a expressão gênica, o metabolismo e a função intestinal. Vamos conhecer esses compostos.

Ácidos graxos de cadeia curta (AGCC)

Os AGCC (acetato, propionato e butirato) são metabólitos microbianos produzidos por fermentação de fibras e outros carboidratos (e uma pequena fração pode ser produzida pela fermentação proteica) e são substratos para manter os colonócitos nutridos. Os AGCC atuam na

Parte 3: Alterações em Saúde, Disbiose e Terapia com Prebióticos, Probióticos e Simbióticos

manutenção da barreira intestinal e previnem endotoxemia, assim como seus efeitos inflamatórios secundários.

Sua produção é abundante em indivíduos que seguem uma dieta *plant based* e, quando um onívoro passa a adotar uma dieta mediterrânea rica em frutas e hortaliças, ocorre aumento importante na formação de AGCC.[30] Diferentes bactérias produzem diferentes AGCCs como descrito na Tabela 40.2.

Tabela 40.2. Relação elemento produzido e principais bactérias

Elemento produzido	Principais bactérias
Acetato	*Akkermancia muciniphila, Bifidobacterium spp., Prevotella spp., Bacteroides spp.*
Propionato	*Bacteroides spp.*
Butirato	*Coprococcus, Clostridium cluster XIVa, IV e XVI*

Das bactérias acima, a *Clostridium cluster XIVa, IV e XVI* é a maior produtora de butirato e está positivamente correlacionada com o consumo de alimentos vegetais.

É bastante documentado o efeito protetor dos AGCC em diferentes doenças, como Diabetes tipo 2, doença inflamatória intestinal e doenças autoimunes. Os AGCC promovem imunidade contra patógenos, são importantes para a função da micróglia, maturação e controle da integridade da barreira hematoencefálica. Eles aumentam a termogênese, têm efeito na prevenção e tratamento da obesidade.[1] O propionato serve como substrato para gliconeogênese no fígado e intestino. O butirato é a maior fonte de carbono para os colonócitos, tem ação na motilidade intestinal, produção de muco, barreira celular, homeostase imunológica e no gradiente de oxigenação de mucosa.

Assim, a fibra dietética e os carboidratos afetam a produção de AGCC pela modificação do microbioma. Alimentos vegetais integrais tem forte potencial de modulação de saúde.

Um estudo[31] avaliou o impacto de uma alimentação ovolactovegetariana adotada por 15 voluntários onívoros por 3 meses, na diversidade da microbiota e sistema imune. O estudo mostrou que a composição da dieta e a duração de seguimento tem impacto no balanço pró e anti-inflamatório na microbiota e sistema imune. Houve aumento de gêneros e espécies produtoras de butirato e bactérias probióticas em curto período de adoção da dieta. Também ocorreu aumento de bactérias associadas com maior produção de IgA (fator de proteção de mucosa).

Fitoestrogênios

Fitoestrogênios são polifenóis derivados de plantas que interagem com receptores estrogênicos, podendo ter ação agonista ou antagonista. A maioria dos polifenóis que chegam ao intestino têm 1% de biodisponibilidade e estudos sugerem que sua ativação biológica demanda integração com o microbioma.[32,33]

Não são todas a bactérias que atuam no metabolismo de polifenóis. As bactérias já reconhecidas como transformadoras de polifenóis em equol, urolitina e enterolignanas são *Bifidobacterium sp., Lactobacillus sp., Coriobacteriaceae, Clostridium sp., Bacteroides* e *Saccharomyces*.[33]

A integração dos polifenóis com o microbioma é bidirecional. A microbiota produz metabólitos de polifenóis que servem como prebióticos para bactérias intestinais. Esses metabólitos, especialmente a urolitina promovem crescimento de Lactobacilos e Bifidobactérias.

508

CAPÍTULO 40

Vitaminas

O microbioma é capaz de produzir diversas vitaminas como indicado na Tabela 40.3, no entanto, ainda não está claro se essas vitaminas serão realmente absorvidas e utilizadas pelo corpo humano.[34]

Tabela 40.3. Relação bactéria e vitamina produzida

Bactéria	Vitamina produzida
Bifidobactérias	K, B12, biotina, folato, tiamina
Bacillus subtilis e Escherichia coli	B2
Lactobacilos	B12 e outras vitaminas do complexo B

Isotiocianatos

Os isotiocianatos são compostos oriundos dos glucosinolatos, presentes em vegetais, como as crucíferas (brócolis, couve, couve-flor, repolho e couve de bruxelas). Eles têm ação citoprotetora e antioxidantes, atuam na regulação da expressão gênica, têm efeito anti-aterosclerótico e anti-neurodegenerativo.[35]

A conversão de glucosinolatos em isotiocianatos é feita pela enzima mirosinase e ela é ativada quando o vegetal é cortado. Algumas bactérias têm sua própria secreção de mirosinase, como Escherichia coli, alguns Bacteroides, Enterococcus, Lactobacillus agilis, Peptostreptococcus spp. e Bifidobacterium spp.[36] Por isso, uma microbiota mais saudável otimiza a formação de isotiocianatos.

Ligantes de receptores aryl-hidrocarbono

Os ligantes de receptores aryl-hidrocarbonos são derivados do consumo de plantas, especialmente crucíferas após interação com a microbiota intestinal e tem função importante na manutenção do sistema imune intestinal e na sua homeostase.

Uma dieta de maior teor de gordura afeta negativamente a microbiota, reduzindo seu teor intestinal, levando à inflamação intestinal, aumento de permeabilidade e consequente síndrome metabólica. A suplementação de Lactobacilos pode minimizar esses danos.

A redução de ligantes receptor aryl-hidrocarbonos também compromete a manutenção dos linfócitos intraepiteliais e o controle da carga de composição microbiana, resultando em ativação imune e dano epitelial.[37,38]

Sais biliares secundários e coprostanol

Um grupo separado de pós-bióticos são os metabólitos do colesterol. Várias cepas de bactérias isoladas do intestino ou fezes podem converter o colesterol em coprostanol, que é fracamente absorvido pelo intestino. Dessa forma, desfavorecendo o ciclo entero-hepático de colesterol, os níveis séricos são reduzidos, fator de proteção contra doenças cardiovasculares.[39,40]

A ingestão elevada de gordura aumenta seu teor no intestino, assim como de ácidos biliares que atingem o cólon. A microbiota intestinal produz diacilglicerol oriundo de gordura poli-insaturada e converte ácidos biliares primários em secundários, alterando a circulação êntero-hepática de ácidos biliares e a absorção de gordura no intestino delgado.

Parte 3: Alterações em Saúde, Disbiose e Terapia com Prebióticos, Probióticos e Simbióticos

Por outro lado, os ácidos biliares sintetizados a partir do colesterol são convertidos pela microbiota em ácidos biliares secundários, encontrados em diversos tecidos e nas fezes. Os estudos indicam que os ácidos biliares secundários estão envolvidos no equilíbrio entre a saúde e a doença, sendo associados às doenças inflamatórias intestinais e ao câncer de fígado e cólon.[40]

N-óxido de trimetilamina (TMAO)

Dentre diversos compostos pós-bióticos, talvez o TMAO seja um dos que apresenta maior destaque, em termos repercussões metabólicas e prognóstico para desfechos cardiovasculares.

Os estudos são contundentes ao demonstrar que vegetarianos têm menor incidência de doenças cardiovasculares[41,42] e que a adoção de uma dieta *plant based* é capaz de reduzir o diâmetro de estenose já estabelecida.[43] As explicações metabólicas descritas para esses achados até alguns anos atrás eram decorrentes da redução de gordura saturada e trans da dieta, melhora no perfil lipídico e sensibilidade à insulina, melhor perfil antioxidante e inflamatório, capacidade aumentada em vasodilatação e controle pressórico, menor estado adrenérgico, assim como possíveis mudanças de estilo de vida. porém, de maneira complementar, pesquisas referentes ao TMAO trouxeram mais elementos para o entendimento dos desfechos positivos no grupo vegetariano.

A formação de TMAO é dependente de diversas etapas: ingestão de substrato, metabolização pela microbiota, absorção e produção hepática do TMAO. Vamos entender essas etapas:

1. Ingestão de substrato

   A carnitina, fosfatidilcolina e colina são precursores de TMAO e são encontradas em maior quantidade em produtos animais, como ovos, laticínios e carnes. Os peixes e feijões apresentam menor quantidade.[44]

2. Metabolização pela microbiota e absorção de TMA

   A microbiota, por meio da enzima Trimetilamina liase, converte colina, fosfatidilcolina e carnitina em TMA (Trimetilamina). O consumo de carne aumenta a proliferação de algumas espécies de *Bacteroides, Alistipes, Ruminococcus, Clostridia, Bilophila* e reduz *Bifidobacterium sp.*, otimizando a sua produção.

   O microbioma do vegetariano é diferente do onívoro. Por conta disso, vegetarianos têm capacidade reduzida de produzir TMA[b].

3. Produção hepática de TMAO

   A Trimetilamina é convertida pelas flavinas monooxigenases do fígado em TMAO. Vegetarianos têm níveis séricos bem mais baixos de TMAO do que onívoros e produzem significativamente menos TMAO após ingestão de carnitina.[45] As concentrações plasmáticas de TMAO parecem ser similares em veganos e ovolactovegetarianos.

O TMAO exerce funções negativas ao metabolismo humano e está associado ao aumento do risco cardiovascular, desordens neurológicas e inflamação intestinal. O TMAO reduz o transporte reverso de colesterol e desregula os receptores de limpeza (*scavenger*) pró-aterogênicos.[45] No contexto dos quadros demenciais, o TMAO está associado com a doença de Alzheimer e sua presença no plasma aumenta a incidência de eventos trombóticos, por aumentar a responsividade plaquetária aos múltiplos agonistas de coagulação, já que aumenta a sensibilização de estímulos

---

[b]   *Koeth et al, 2019.*

510   CAPÍTULO 40

Dieta Vegetariana e Microbiota Intestinal

dependentes de cálcio. Níveis mais elevados de TMAO em jejum reduzem o efeito de antiagregação plaquetária da aspirina.[46]

Estudo de acompanhamento de 4007 indivíduos por 3 anos submetidos a angiografia coronariana eletiva mostrou que os que tinham níveis elevados de TMAO eram os que mais tiveram aumento do risco de eventos cardiovasculares adversos (HR de 2,54 para o mais alto *versus* o mais baixo quartil).[47] Um estudo de Zhu et al. comparando 8 vegetarianos (veganos e ovolactovegetarianos) com 10 onívoros, mostrou que os vegetarianos têm níveis plasmáticos mais baixos de TMAO. Após suplementação de 450 mg de colina por dia por 2 meses, tanto vegetarianos quanto onívoros tiveram um aumento dos níveis de TMAO, sendo esse aumento de 10 vezes no grupo vegetariano e 14 vezes no grupo onívoro, frente aos valores basais encontrados. Após 1 mês de uso de aspirina (81 mg/dia), com concomitante suplementação de colina, foi demonstrado que o TMAO foi capaz de aumentar a capacidade de agregação plaquetária nos onívoros.[48]

A adoção de uma dieta mediterrânea, especialmente vegetariana, assim como o aumento no consumo de vegetais, reduzem os níveis de TMAO, pois reduzem as enzimas necessárias para converter TMA em TMAO, já que há mudança na composição da microbiota. Em média, 25% dos metabólitos do plasma são diferentes entre vegetarianos e não vegetarianos.

No contexto do risco cardiovascular, as dietas mediterrânea (baixo consumo de produtos animais) e vegetarianas são as que expressam melhor perfil metabólico cardiovascular, representado pelo aumento na produção de ácidos graxos de cadeia curta, redução da produção de TMAO e ácidos biliares secundários, já que levam ao aumento de alguns gêneros e espécies (*Prevotella, Candida albicans, Faecalibacterium prausnitzii, Clostridium cluster XIVa, Roseburia, Ruminococcus, Parabacteroides distasonis*) e redução de outros (*Bilophila wadsworthia, Alistipes putrendinis, Escherichia coli*).[49]

Conclusões

A microbiota está associada à etiologia e piora da progressão clínica de diversas condições metabólicas, como obesidade, esteatose hepática não alcoólica, doenças cardiovasculares, resistência periférica à insulina, diabetes tipo 2 e câncer.

O maior consumo de carboidratos, especialmente complexos e menor ingestão de gorduras totais, especialmente saturada, traz o melhor perfil bacteriano associado à otimização da função metabólica humana.

As dietas vegetarianas podem ser heterogêneas quanto à distribuição de macronutrientes, assim quanto à escolha por alimentos integrais ou refinados, mas tendem a trazer uma composição mais rica, quando comparada à dieta onívora, em carboidratos, fibras, polifenóis e menor em gordura, proteína, colina, fosfatidilcolina e carnitina quando comparada à onívora. Esse perfil é bastante benéfico à modulação do microbioma.

A adoção da dieta vegetariana *plant based* preserva o melhor perfil de modulação do microbioma.

Referências bibliográficas

1. Canfora EE, Meex RCR, et al. Gut microbial metabolites in obesity, NAFLD and T2DM. Nat Rev Endocrinol. 2019; 15(5): 261-273.
2. Hills RD, Jr. BA, Pontefract, et al. Gut Microbiome: Profound Implications for Diet and Disease. Nutrients. 2019;11(7).

Parte 3: Alterações em Saúde, Disbiose e Terapia com Prebióticos, Probióticos e Simbióticos

3. SVB. (2014). Vegetarianismo. Disponível em http://www.svb.org.br/vegetarianismo1/o-que-e. Acesso em 8 de janeiro de 2020.
4. Craig WJ, Mangels AR. Position of the American Dietetic Association: vegetarian diets. J Am Diet Assoc. 2009; 109(7): 1266-1282.
5. Barrett HL, Gomez-Arango LF, et al. A Vegetarian Diet Is a Major Determinant of Gut Microbiota Composition in Early Pregnancy. Nutrients. 2018; 10(7).
6. De Filippo C, Cavalieri D, Di Paola M, Ramazzotti M, Poullet JB, Massart S, et al. Impact of diet in shaping gut microbiota revealed by a comparative study in children from Europe and rural Africa. Proc Natl Acad Sci U S A. 2010; 17;107(33):14691-6.
7. Tomova A, Bukovsky I, Rembert E, Yonas W, Alwarith J, Barnard ND, Kahleova H. The Effects of Vegetarian and Vegan Diets on Gut Microbiota. Front Nutr. 2019; 17;6:47.
8. Satija A, Bhupathiraju SN, et al. Plant-Based Dietary Patterns and Incidence of Type 2 Diabetes in US Men and Women: Results from Three Prospective Cohort Studies. PLoS Med. 2016; 13(6): e1002039.
9. Papamichou, D., D. B. Panagiotakos, et al. (2019). "Dietary patterns and management of type 2 diabetes: A systematic review of randomised clinical trials." Nutr Metab Cardiovasc Dis 29(6): 531-543.
10. Viguiliouk E, Kendall CW, et al. Effect of vegetarian dietary patterns on cardiometabolic risk factors in diabetes: A systematic review and meta-analysis of randomized controlled trials. Clin Nutr. 2019; 38(3): 1133-1145.
11. Karlsson FH, Tremaroli V, et al. Gut metagenome in European women with normal, impaired and diabetic glucose control. Nature. 2013; 498(7452): 99-103.
12. Ten Bruggencate SJ, Bovee-Oudenhoven IM, et al. (2006). Dietary fructooligosaccharides affect intestinal barrier function in healthy men. J Nutr 136(1): 70-74.
13. Fehlbaum S, Prudence K, et al. (2018). In Vitro Fermentation of Selected Prebiotics and Their Effects on the Composition and Activity of the Adult Gut Microbiota. Int J Mol Sci 19(10).
14. Singh RK, Chang HW, et al. (2017). Influence of diet on the gut microbiome and implications for human health. J Transl Med 15(1): 73.
15. Zimmer J, Lange B, et al. (2012). A vegan or vegetarian diet substantially alters the human colonic faecal microbiota. Eur J Clin Nutr 66(1): 53-60.
16. Zinocker MK, Lindseth IA, (2018). The Western Diet-Microbiome-Host Interaction and Its Role in Metabolic Disease. Nutrients 10(3).
17. Chen T, Long W, et al. Fiber-utilizing capacity varies in Prevotella- versus Bacteroides-dominated gut microbiota. Sci Rep. 2017; 7(1): 2594.
18. Tantamango-Bartley YK. Jaceldo-Siegl, et al. Vegetarian diets and the incidence of cancer in a low-risk population. Cancer Epidemiol Biomarkers Prev. 2013; 22(2): 286-294.
19. David LA, Maurice CF, et al. Diet rapidly and reproducibly alters the human gut microbiome. Nature. 2014; 505(7484): 559-563.
20. Sheflin AM, Melby CL, et al. (2017). Linking dietary patterns with gut microbial composition and function. Gut Microbes 8(2): 113-129.
21. Estadella D, Nascimento CMPO, et al. (2013). Lipotoxicity: effects of dietary saturated and transfatty acids. Mediators Inflamm 2013: 137579.
22. Lee YK. (2013). Effects of diet on gut microbiota profile and the implications for health and disease. Biosci Microbiota Food Health 32(1): 1-12.
23. Coelho, O. G. L., F. G. Candido, et al. Dietary fat and gut microbiota: mechanisms involved in obesity control. Crit Rev Food Sci Nutr. 2018: 1-9.
24. Ley RE, Hamady M, et al. (2008). Evolution of mammals and their gut microbes. Science 320(5883): 1647-1651.
25. Turnbaugh PJ, Hamady M, et al. (2009). A core gut microbiome in obese and lean twins. Nature 457(7228): 480-484.
26. Qin J, Li R, et al. (2010). A human gut microbial gene catalogue established by metagenomic sequencing. Nature 464(7285): 59-65.

512

CAPÍTULO 40

Dieta Vegetariana e Microbiota Intestinal

27. Wong JM. (2014). Gut microbiota and cardiometabolic outcomes: influence of dietary patterns and their associated components. Am J Clin Nutr 100 Suppl 1: 369S-377S.
28. Glick-Bauer M, Yeh MC, (2014). The health advantage of a vegan diet: exploring the gut microbiota connection. Nutrients 6(11): 4822-4838.
29. Ruengsomwong SO. La-Ongkham, et al. (2016). Microbial Community of Healthy Thai Vegetarians and Non-Vegetarians, Their Core Gut Microbiota, and Pathogen Risk. J Microbiol Biotechnol 26(10): 1723-35.
30. De Filippis FN. Pellegrini, et al. (2016). High-level adherence to a Mediterranean diet beneficially impacts the gut microbiota and associated metabolome. Gut 65(11): 1812-1821.
31. Zhang CA, Bjorkman, et al. (2018). Impact of a 3-Months Vegetarian Diet on the Gut Microbiota and Immune Repertoire. Front Immunol 9: 908.
32. Landete JM, Arques J, et al. (2016). Bioactivation of Phytoestrogens: Intestinal Bacteria and Health. Crit Rev Food Sci Nutr 56(11): 1826-1843.
33. Tomas-Barberan FA, Gonzalez-Sarrias A, et al. (2017). Urolithins, the rescue of "old" metabolites to understand a "new" concept: Metabotypes as a nexus among phenolic metabolism, microbiota dysbiosis, and host health status. Mol Nutr Food Res 61(1).
34. LeBlanc JG, Milani C, et al. (2013). Bacteria as vitamin suppliers to their host: a gut microbiota perspective. Curr Opin Biotechnol 24(2): 160-168.
35. Derrien M, Veiga P. (2017). Rethinking Diet to Aid Human-Microbe Symbiosis. Trends Microbiol 25(2): 100-112.
36. Tian S, Liu X, et al. (2018). Microbiota: a mediator to transform glucosinolate precursors in cruciferous vegetables to the active isothiocyanates. J Sci Food Agric 98(4): 1255-1260.
37. Li Y, Innocentin S, et al. (2011). Exogenous stimuli maintain intraepithelial lymphocytes via aryl hydrocarbon receptor activation. Cell 147(3): 629-640.
38. Natividad JM, Lamas B, et al. (2018). Bilophila wadsworthia aggravates high fat diet induced metabolic dysfunctions in mice. Nat Commun 9(1): 2802.
39. Gerard, P. (2013). Metabolism of cholesterol and bile acids by the gut microbiota. Pathogens 3(1): 14-24.
40. Horackova S, Plockova M, et al. (2018). Importance of microbial defence systems to bile salts and mechanisms of serum cholesterol reduction. Biotechnol Adv 36(3): 682-690.
41. Huang T, Yang B, et al. (2012). Cardiovascular disease mortality and cancer incidence in vegetarians: a meta-analysis and systematic review. Ann Nutr Metab 60(4): 233-240.
42. Dinu M, Abbate R, et al. (2017). Vegetarian, vegan diets and multiple health outcomes: A systematic review with meta-analysis of observational studies. Crit Rev Food Sci Nutr 57(17): 3640-3649.
43. Ornish D, Scherwitz LW, et al. (1998). "Intensive lifestyle changes for reversal of coronary heart disease." JAMA 280(23): 2001-2007.
44. Janeiro MH, Ramirez MJ, et al. (2018). Implication of Trimethylamine N-Oxide (TMAO) in Disease: Potential Biomarker or New Therapeutic Target. Nutrients 10(10).
45. Koeth RA, Wang Z, et al. (2013). Intestinal microbiota metabolism of L-carnitine, a nutrient in red meat, promotes atherosclerosis. Nat Med 19(5): 576-585.
46. Vogt NM, Romano KA, et al. (2018). The gut microbiota-derived metabolite trimethylamine N-oxide is elevated in Alzheimer's disease. Alzheimers Res Ther 10(1): 124.
47. Tang WH, Wang Z, et al. (2013). Intestinal microbial metabolism of phosphatidylcholine and cardiovascular risk. N Engl J Med 368(17): 1575-1584.
48. Zhu W, Wang Z, et al. (2017). Gut Microbe-Generated Trimethylamine N-Oxide From Dietary Choline Is Prothrombotic in Subjects. Circulation 135(17): 1671-1673.
49. Tindall AM, Petersen KS, et al. (2018). Dietary Patterns Affect the Gut Microbiome-The Link to Risk of Cardiometabolic Diseases. J Nutr 148(9): 1402-1407.

CAPÍTULO 40

Parte 3: Alterações em Saúde, Disbiose e Terapia com Prebióticos, Probióticos e Simbióticos

Para saber mais

a. Sofi F, Dinu M, Pagliai G, Pierre F, Gueraud F, Bowman J, et al. Fecal microbiome as determinant of the effect of diet on colorectal cancer risk: comparison of meat-based versus pesco-vegetarian diets (the MeaTIc study). Trials. 2019 Dec 9;20(1):688. doi: 10.1186/s13063-019-3801-x.

b. Koeth RA, Lam-Galvez BR, Kirsop J, Wang Z, Levison BS, Gu X, et al. l-Carnitine in omnivorous diets induces an atherogenic gut microbial pathway in humans. J Clin Invest. 2019 Jan 2;129(1):373-387. doi: 10.1172/JCI94601.

41

Perspectivas Futuras em Metagenômica Intestinal

Joël Doré
Hervé M. Blottière
Philippe Marteau

Resumo

A microbiota desempenha funções que, sem dúvida, fazem dela um agente essencial da saúde. É uma fonte de assinaturas de simbiose hospedeiro-micróbio alterada em doenças crônicas e uma potencial alavanca para ações preventivas e terapêuticas em uma ampla gama de condições clínicas. Isso se aplica, em especial, as enfermidades de longo prazo que atualmente têm um grande impacto na saúde pública.

Este capítulo fornece uma visão resumida das doenças afetadas pela microbiota. Na tentativa de desenhar o futuro de uma medicina metagenômica do "homem microbiano", destaca a importância da prevenção na qual se investe apenas uma pequena parte das despesas com saúde.

Disbiose da microbiota e doenças imunológicas crônicas

Embora o papel da microbiota intestinal (MI) em condições imunomediadas crônicas tenha sido pioneiro na doença inflamatória intestinal (DII), ele foi subsequentemente investigado em um número muito grande de doenças que, como a DII, têm uma incidência que tem crescido de maneira descontrolada por mais de 50 anos. Para cerca de 20 patologias humanas, uma alteração na composição da MI foi, portanto, documentada,[1] destacando-se a perda de riqueza (contagem de genes) da microbiota na grande maioria dos casos e, ocasionalmente, apontando para espécies bacterianas de assinatura, excessivamente representadas ou, pelo contrário, ausentes no paciente quando este é comparado com o indivíduo saudável.

Como frequentemente destacado, a observação dessas associações entre táxons bacterianos e doença não esclarece, de maneira alguma, uma relação causal. No entanto, possibilita a construção de ferramentas de diagnóstico que possam complementar os parâmetros biológicos e clínicos usuais, desde que seu valor agregado possa ser confirmado para melhor manejo ou para melhorar a resposta ao tratamento.

Padrões analíticos para análise de composição de microbiota

As abordagens moleculares desenvolvidas desde a década de 1980, que são a técnica de escolha para a construção de um perfil integral da microbiota dominante, podem ter sofrido uma evidente falta de padronização.

Esse não é mais o caso da análise metagenômica *Shotgun*, iniciada em 2001, que se baseia em sequenciamento maciço e na contagem de todos os genes dominantes no microbioma. Essa abordagem foi objeto de trabalho de padronização internacional em 2015, resultando na identificação de 14 procedimentos operacionais padrão que cobrem toda a cadeia de processamento, da coleta de fezes à extração de DNA e do sequenciamento à bioanálise.[2]

Por outro lado, embora mais antigas e rotineiras, as análises composicionais baseadas no sequenciamento do gene do RNA ribossômico 16S, iniciado em 1994, não foram objeto de uma abordagem de padronização comparável. Esse exercício é ainda mais aguardado, pois quase 20 empresas de serviços e muitos laboratórios agora oferecem a qualquer um a possibilidade de ter sua microbiota intestinal analisada mediante pagamento, enquanto os resultados dessas análises variam de uma empresa para outra e não podem realmente ser comparados, sendo, portanto, mais úteis para fins de monitoramento intraindividual.[3]

No entanto, é possível ter um vislumbre de otimismo, a medida em que misturas microbianas de composição conhecida tornaram-se, recentemente, comercialmente disponíveis e possibilitam uma validação rigorosa das análises, constituindo um padrão externo para controle de qualidade. Cada prestador de serviços deve ser capaz de demonstrar que suas análises possibilitam encontrar a composição esperada para esses padrões. Isso poderá melhorar a comparabilidade dos resultados gerados por diferentes laboratórios e conferir a essas análises o rigor necessário para finalmente construir a evidência dos benefícios esperados de se levar em consideração a microbiota na prática clínica (Figura 41.1).

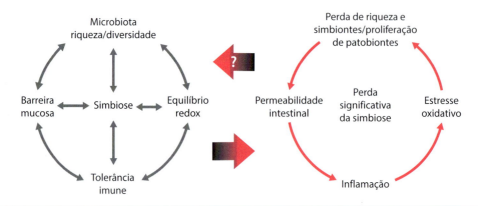

Figura 41.1. Representação esquemática de uma alteração da simbiose hospedeiro-bactéria na saúde para um estado de pré-doença ou doença. A alteração concomitante dos parâmetros da microbiota e do hospedeiro é acompanhada pelo aparecimento de alças de *feedback* ou causalidades circulares que podem impedir a resiliência à saúde.

Alteração do potencial funcional da microbiota

As primeiras análises de base molecular concentraram-se na caracterização da composição da MI, almejando o DNA cuja estabilidade possibilita a implementação de tecnologias robustas. Desde genes até proteínas, funções e metabólitos, o espectro de ferramentas moleculares para exploração permanece muito amplo e pode-se esperar que abordagens integrativas se tornem mais populares no futuro. Estas abordagens tornarão possível a ampliação da visão das funcionalidades que os componentes da microbiota são capazes de expressar.

A abordagem metagenômica *shotgun* possibilita que as possíveis vias metabólicas e redes funcionais do ecossistema microbiano intestinal sejam reconstruídas usando ferramentas bioinformáticas. Além disso, a clonagem de grandes fragmentos de genoma de micróbios intestinais, essencialmente incultiváveis em vetores de expressão, possibilitou explorar funcionalidades específicas, como vias metabólicas, incluindo quebra de fibras. Também foi usado para explorar os mecanismos e moléculas de conversa cruzada entre microrganismos e células humanas, por meio de técnicas de alto rendimento.[1,4] Isso possibilita examinar a modulação da resposta imune, metabolismo celular, divisão celular e diferenciação nas células epiteliais e imunológicas, mas também o potencial de sinalização intestino-cérebro via interação com células enteroendócrinas.

Disbiose e gravidade de doenças crônicas

Além da visão estática da análise única de pontos no tempo, existe uma grande relevância, no contexto de doenças crônicas, do monitoramento da microbiota intestinal ao longo do tempo.

Na verdade, em muitos contextos, o paciente evoluirá de estágios pré-patológicos benignos, que muitas vezes são administráveis por meio de recomendações preventivas, para estágios cada vez mais graves, que exigem gerenciamento de intensidade crescente. Esse é o caso na obesidade, diabetes, doença hepática ou insuficiência renal, por exemplo. Esses são contextos nos quais seria crucial prever a taxa de progressão da doença e o risco de mortalidade nos estágios graves, onde o transplante de órgãos pode ser o último recurso. Alterações concomitantes da MI e dos parâmetros do hospedeiro (ver Figura 41.1) foram documentadas nos contextos de obesidade-diabetes,[5,6] doença hepática[7,8] e síndrome do intestino irritável.[9]

Isso sugere que um círculo vicioso liga a microbiota e alguns parâmetros do hospedeiro.[10] Esse conceito também explicaria que uma simbiose reconstruída em um animal previamente livre de germes (GF), por meio da transferência de microbiota de pacientes, pode induzir um fenótipo semelhante à doença do doador ou pelo menos ser acompanhada por um risco metabólico ou inflamatório. Isso foi observado na obesidade,[11] doença de Crohn,[12] doença hepática gordurosa não alcoólica[13] e depressão.[14] Também fornece racionalidade às intervenções terapêuticas que dependem da transferência de microbiota de doadores saudáveis para pacientes. A demonstração dos benefícios terapêuticos ainda precisa consolidada nessas indicações clínicas.

Microbiota em doenças inflamatórias intestinais

Alterações da MI em DII foram documentadas por muito tempo, de modo que já foram propostas assinaturas diagnósticas específicas,[15,16] que podem ser úteis para sustentar o diagnóstico de Doença de Crohn (DC), e ajudam a distinguir a DC da Retocolite Ulcerativa (RCU) e, possibilitam a descoberta de marcadores preditores de recidiva por meio do monitoramento da microbiota durante as fases de remissão.

Parte 3: Alterações em Saúde, Disbiose e Terapia com Prebióticos, Probióticos e Simbióticos

Nenhum dos patógenos suspeitos inicialmente (*Listeria*, vírus do sarampo, leveduras de *Saccharomyces* ou *Mycobacterium paratuberculosis*) foi confirmado até o momento, mas no contexto específico de Crohn ileal, uma cepa de *E. coli* aderente e invasiva (AIEC) foi observada com alta prevalência.

O mecanismo de reconhecimento de células epiteliais intestinais, internalização, translocação até a replicação em macrófagos residentes foi descrito para AIEC,[17] e esse microrganismo é o alvo substituto de um estudo clínico em andamento em pacientes. Além disso, estão surgindo duas linhas de inovação terapêutica que abrangem desde uma utilização de bioterapêutica viva até transferência de microbiota fecal.

A perda da bactéria *Faecalibacterium prausnitzii* foi inicialmente observada como preditor de recidiva precoce após a cirurgia ileal na doença de Crohn.[18] Sua abundância relativa diminuída nas fezes foi posteriormente demonstrada como preditiva de recidiva tanto na em Crohn quanto na RCU. A confirmação da atividade protetora de *Faecalibacterium prausnitzii in vitro* e em modelos pré-clínicos leva à identificação de compostos anti-inflamatórios produzidos por culturas desse microrganismo (uma proteína e várias pequenas moléculas), e uma *startup* tem como objetivo avaliar seu potencial protetor em pacientes.

Vários ensaios clínicos randomizados avaliaram a eficácia da transferência de microbiota fecal em pacientes com DII. Até o momento, apenas um estudo piloto foi realizado na doença de Crohn e existe alguma esperança, mas não há evidências de que isso possa ajudar a retardar a recidiva. Observações mais promissoras foram feitas em RCU, com quatro ensaios clínicos randomizados, mostrando uma melhora mais significativa dos sinais da doença do que a observada nos pacientes que receberam placebo. A heterogeneidade desses estudos ao considerar o número de transferências fecais,[2-4] modo de administração (via superior ou inferior), número de doadores (1 a 7), dificulta a visão clara de seu potencial, mas o agrupamento de 3 a 7 doadores parece preferível a preparações de doadores únicos.[19]

Microbiota em obesidade e diabetes

A alteração da MI na obesidade é claramente demonstrada e o vínculo entre a microbiota e a resistência à insulina está bem estabelecido, embora no diabetes tipo 2 a administração de metformina tenha sido identificada como um importante fator de confusão.

No sobrepeso e obesidade, a MI é uma fonte de assinaturas clinicamente relevantes. Um critério tão básico quanto a riqueza em genes ou espécies, medido pela metagenômica *shotgun*, mostra uma estratificação bimodal das coortes estudadas em microbiomas empobrecidos (para os quais o termo paucibiose pode ser usado) a partir de microbiomas enriquecidos (normobiose). A paucibiose não está apenas associada ao estado metabólico e inflamatório alterado, mas também prediz não resposta à restrição calórica[4] e está associada à obesidade grave, onde acomete 75% dos indivíduos com índice de massa corporal acima de 40 kg/m². Seu valor preditivo ainda precisa ser documentado, especialmente no contexto da cirurgia bariátrica do tipo bypass gástrico (ou derivação gástrica em Y de Roux), cujos benefícios de longo prazo ainda não são claros.[20]

Microbiota em doenças hepáticas

As doenças hepáticas ligadas à síndrome metabólica são caracterizadas por uma sucessão de estágios, que começam com esteatose e evoluem para situações cada vez mais graves, como inflamação e fibrose do tecido hepático (NASH para esteato-hepatite não alcoólica) e cirrose, com risco de morte na ausência de transplante. A evolução é variável e a microbiota intestinal está envolvida em sua dinâmica e, provavelmente, é um elemento importante na mudança para a irreversibilidade do processo.

O lugar da MI como peça-chave na doença hepática foi descrito por meio de comparações iniciais de pacientes com cirrose e controles saudáveis.[6] A alteração da microbiota na cirrose é tal que um modelo de diagnóstico baseado em apenas algumas espécies pode possibilitar que o diagnóstico de cirrose seja feito sem a necessidade de biópsia hepática. Uma relação disbiose-cirrose foi proposta para o monitoramento de pacientes.[21] Trabalhos em andamento sobre NASH seguem a mesma tendência e pode levar à identificação de microrganismos protetores que podem ser usados para retardar o agravamento da doença. As alterações da microbiota são mais acentuadas na cirrose descompensada (grave) do que compensada e a MI pode prever a evolução da doença e, assim, em longo prazo, orientar as decisões de tratamento.

Finalmente, os resultados do transplante de microbiota fecal (TMF) em condições de cirrose com risco de vida e resistentes aos esteroides foram considerados muito encorajadores com base na sobrevida de longo prazo,[22] mas esses foram realizados em um número muito limitado de pacientes em ensaios abertos que, portanto, aguardam confirmação.

Microbiota e síndrome do intestino irritável

O contexto da síndrome do intestino irritável (SII) é complexo, com manifestações altamente variáveis que afetam o trânsito e o inchaço de diferentes maneiras e envolvimento variável do parâmetro de hipersensibilidade visceral. Os estudos ainda são difíceis de interpretar. Embora nem todos os pacientes com SII pareçam ter disbiose intestinal, é possível desenhar um quadro de alterações consistentes que foram observadas até o momento.[8] Por exemplo, quanto mais graves forem as manifestações, maior será a paucibiose e maior será a proporção de táxons gram-negativos no gênero *Bacteroides* em comparação com *Prevotella* e gram-positivos no filo *Firmicutes*.[9]

A proporção de indivíduos que excretam metano na respiração (produzido por arqueias do cólon) também está diminuindo. O valor de um modelo de diagnóstico combinatório que combina parâmetros da MI com variáveis fisiopatológicas ainda não está estabelecido.

Microbiota e câncer

Após revelar uma possível alteração da MI em pacientes com câncer colorretal, um estudo metagenômico *shotgun* mostrou que este perfil é tão eficaz quanto a detecção de sangue nas fezes como um indicador de risco, mas também que a combinação desses dois métodos de triagem aumentou sensibilidade em 45%, sem alterar a especificidade do teste.[23]

A relevância da MI como assinatura de risco também é explorada em outros tipos de câncer, mas o que ficou muito claro nos últimos tempos é que a composição da microbiota pode ter valor preditivo para a resposta à quimioterapia e imunoterapia. O perfil da microbiota é, portanto, preditivo da resposta do paciente aos bloqueadores do ponto de verificação imune[24] e alterações específicas sugerem um potencial da microbioterapia na melhora da taxa de resposta, fornecendo consórcios de agentes microbianos essenciais que modulam a depleção de células cancerígenas acionada pela imunidade. Também foi demonstrado que a alteração da microbiota induzida por antibióticos dentro de dois meses antes do início da imunoterapia afeta a resposta e reduz a sobrevida do paciente. Identificar essa alteração antes de um tratamento planejado para o câncer melhoraria a estratégia de tratamento.

Parte 3: Alterações em Saúde, Disbiose e Terapia com Prebióticos, Probióticos e Simbióticos

Microbiota em doenças neurodegenerativas e neuropsiquiátricas

O trabalho sobre a importância da microbiota na geração e modulação de sinais ao longo do eixo intestino-cérebro, bem como observações pré-clínicas[14] e epidemiológicas[25] nessa área apontam para importantes descobertas. No entanto, as observações ainda são inconsistentes de um estudo para outro. O uso ainda muito raro da metagenômica *shotgun* pode explicar isso. Nas doenças de Parkinson e Alzheimer, a pesquisa atual aponta para a disbiose, que é reforçada na doença de Alzheimer pela observação de que um modelo experimental transgênico não mais expressa placas amiloides quando os animais são criados em condições "livres de germes".[26]

Em várias doenças neuropsiquiátricas (autismo, esquizofrenia, distúrbios bipolares, depressão grave), pesquisas recentes documentam a disbiose e potencialmente a relacionam a sintomas intestinais que são muito mais prevalentes do que na população em geral. O manejo desses sintomas, por meio de intervenções nutricionais ou transferência de microbiota, pode ser uma estratégia para, por sua vez, melhorar o bem-estar psicológico no autismo[27] e resultados positivos certamente justificam mais estudos controlados para reforçar o nível de evidência. O papel da microbiota também está começando a ser documentado em muitas doenças autoimunes.[28]

Rumo à medicina personalizada?

Enquanto a pesquisa está fazendo um progresso muito significativo na identificação do potencial diagnóstico e prognóstico das assinaturas de microbiomas em um grande número de doenças intestinais e extraintestinais crônicas, permanece uma lacuna importante entre a identificação de assinaturas e a validação de seu significado clínico.

O valor técnico dos testes, mas também os benefícios em termos médicos e econômicos, deverão ser documentados com base em procedimentos padronizados que devem ser disponibilizados aos laboratórios de biologia médica, para que possam ser prescritos na prática clínica. Isso abrirá o campo para a medicina personalizada da simbiose hospedeiro-micróbio e dará toda a robustez necessária às abordagens preventivas da medicina do estilo de vida que podem levar a grandes economias na saúde.

Referências bibliográficas

1. Blottiere HM, Dore J. Impact of newly developed metagenomic tools on our knowledge of the gut microbiota and its role in human health: diagnostic and therapeutic issues. Med Sci 2016;32:944-51.
2. Costea PI, Zeller G, Sunagawa S, Pelletier E, Alberti A, Levenez F, et al. Towards standards for human fecal sample processing in metagenomics studies. Nature Biotec 2017;35:1069-77.
3. Thomas V, Clark J, Doré J. Fecal microbiota analysis: an overview of sample collection methods and sequencing strategies. Future Microbiol 2015;10:1485-504.
4. Brown J, de Vos WM, DiStefano PS, Doré J, Huttenhower C, Knight R, et al. Translating the human microbiome. Nat Biotechnol. 2013;31(4):304-8.
5. Cotillard A, Kennedy SP, Kong LC, Prifti E, Pons N, Le Chatelier E, et al. Dietary intervention impact on gut microbial richness. Nature 2013;500:585-8.
6. Le Chatelier E, Nielsen T, Qin J, Prifti E, Hildebrand F, Falony G, et al. Richness of human gut microbiome correlates with metabolic markers. Nature Nature 2013;500:541-6.
7. Qin N, Yang FL, Li A, Prifti E, Chen Y, Shao L, et al. Alterations of the human gut microbiome in liver cirrhosis. Nature 2014;513:59-64.
8. Hartmann P, Seebauer CT, Schnabl B. Alcoholic liver disease: the gut microbiome and liver cross talk. Alcohol Clin Exp Res 2015;39:763-75.

520

CAPÍTULO 41

9. Tap J, Derrien M, Tornblom H, Brazeilles R, Cools-Portier S, Doré J, et al. Identification of an intestinal microbiota signature associated with severity of irritable bowel syndrome. Gastroenterology 2017;152:111.

10. Van de Guchte M, Blottière HM, Doré J. Humans as holobionts: implications for prevention and therapy. Microbiome 2018;6:81.

11. Ridaura VK, Faith JJ, Rey Fe, Cheng J, Duncan AE, Kau AL, et al. Gut microbiota from twins discordant for obesity modulate metabolism in mice. Science 2013;341:1241214.

12. Schaubeck M, Clavel T, Calasan J, Lagkouvardos I, Haange SB, Jehmlich N, et al. Dysbiotic gut microbiota causes transmissible Crohn's disease-like ileitis independent of failure in antimicrobial defence. Gut 2016;65:225-37.

13. Le Roy T, Llopis M, Lepage P, Bruneau A, Rabot S, Bevilacqua C, et al. Intestinal microbiota determines development of non-alcoholic fatty liver disease in mice. Gut 2013;62:1787-94.

14. Kelly JR, Borre Y, O'Brien C, Patterson E, El Aidy S, Deane J, et al. Transferring the blues: depressionassociated gut microbiota induces neurobehavioural changes in the rat. J Psych Res 2016;82:109-18.

15. Gevers D, Kugathasan S, Denson LA, Vázquez-Baeza Y, Van Treuren W, Ren B, et al. The Treatment-Naive Microbiome in New-Onset Crohn's Disease. Cell Host and Microbes 2014; 15:382-92.

16. Pascal V, Pozuelo M, Borruel N, Casellas F, Campos D, Santiago A, et al. A microbial signature for Crohn's disease. Gut 2017;66:813-22.

17. Barnisch N, Darfeuille-Michaud A. Role of bacteria in the etiopathogenesis of inflammatory bowel disease. World J Gastroenterol 2007;13:5571-6.

18. Sokol H, Pigneur B, Watterlot L, Lakhdari O, Bermúdez-Humarán LG, Gratadoux JJ, et al. Faecalibacterium prausnitzii is an anti-inflammatory commensal bacterium identified by gut microbiota analysis of Crohn's disease patients. Proceedings of the National Academy of Sciences of the United States of America 2008;105:16731-6.

19. Costello SP, Soo W, Bryant RV, Colombel JF, Ponsioen C, Reinisch W, et al. Systematic review with meta--analysis: faecal microbiota transplantation for the induction of remission for active ulcerative colitis. Alim Pharmacol Ther 2017;46:213-24.

20. Aron-Wisnewsky J, Prifti E, Belda E, Ichou F, Kayser BD, Dao MC, et al. Major microbiota dysbiosis in severe obesity: fate after bariatric surgery. Gut 2019;68:70-82.

21. Bajaj JS, Heuman DM, Hylemon PB, Sanyal AJ, White MB, Monteith P, et al. The Cirrhosis Dysbiosis Ratio defines Changes in the Gut Microbiome Associated with Cirrhosis and its Complications. J Hepatol 2014;60:940-7.

22. Philips CA, Pande A, Shasthry SM, Jamwal KD, Khillan V, Chandel SS, et al. Healthy Donor Fecal Microbiota Transplantation in Steroid Ineligible Severe Alcoholic Hepatitis – A Pilot Study. Clinical Gastroenterology and Hepatology 2016;15:600-2.

23. Zeller G, Tap J, Voigt AY, Sunagawa S, Kultima JR, Costea PI, et al. Potential of fecal microbiota for early-stage detection of colorectal cancer. Mol Sys Biol 2014;10:766.

24. Routy B, Le Chatelier E, Derosa L, Duong CPM, Alou MT, Daillère R, et al. Gut microbiome influences efficacy of PD-1–based immunotherapy against epithelial tumors. Science 2018;359:91-7.

25. Valles-Colomer M, Falony G, Darzi Y, Tigchelaar EF, Wang J, Tito RY, et al. The neuroactive potential of the human gut microbiota in quality of life and depression. Nat Microbiol 2019;4:623-32.

26. Harach T, Marungruang N, Duthilleul N, Cheatham V, Mc Coy KD, Frisoni G, et al. Reduction of Abeta amyloid pathology in APPPS1 transgenic mice in the absence of gut microbiota. SciReports 2017;7:41802.

27. Kang DW, Adams JB, Coleman DM, Pollard EL, Maldonado J, McDonough-Means S, et al. Long-term benefits of microbiota transfer therapy on autism symptoms and gut microbiota. Sci Reports 2019;9:5821.

28. Opazo MC, Ortega-Rocha EM, Coronado-Arrázola I, Bonifaz LC, Boudin H, Neunlist M, et al. Intestinal microbiota influences non-intestinal related autoimmune diseases. Front Microbiol 2018;9:432.

Perspectivas Futuras no Desenvolvimento de Probióticos

Gabriel Vinderola
María Florencia Zacarías
Ary Buccione

Resumo

Os probióticos entraram em massa no mercado em meados da década de 90, com os leites fermentados sendo os alimentos "bala de ouro" usados como transportadores de bactérias probióticas dos gêneros *Lactobacillus* e *Bifidobacterium*. Probióticos baseados em outros gêneros menos relacionados com alimentos como *Saccharomyces* e *Bacillus*, encontraram seu caminho como suplementos alimentares.

Após 25 anos de presença no mercado, a revolução da microbiota está incentivando a conscientização e o uso de probióticos. O aumento dos partos cesáreos, o uso abusivo de antibióticos e a redução do aleitamento materno são os principais fatores que contribuem para o estabelecimento de uma microbiota aberrante no início da vida. Uma microbiota intestinal (MI) menos abundante e diversificada tem sido associada ao aumento de doenças inflamatórias e autoimunes mais tarde na vida, de acordo com a teoria da higiene. Esses fatores do início da vida, combinados com uma ingestão deficiente de fibras alimentares em longo prazo, foram apontados como o principal motivo do "encolhimento" de nossa microbiota.

Nesse cenário, probióticos clássicos, de próxima geração e genéricos entram na dieta humana para prevenção de doenças ou tratamento de determinadas patologias. O aumento da disponibilidade de metanálises mostrando sua eficácia, as diretrizes das sociedades científicas que recomendam seu uso para os profissionais de saúde, o desenvolvimento da ciência que associa nutrição e economia, a situação atual na Agência Nacional de Vigilância Sanitária (ANVISA) e o futuro quadro regulatório global do *Codex Alimentarius* possibilitam-nos esperar um futuro brilhante para os probióticos.

Introdução

Estudos recentes destacaram o papel essencial dos microrganismos intestinais na saúde. As várias comunidades bacterianas no intestino têm muitas funções, incluindo a metabólica, o efeito barreira e funções tróficas e imunológicas. A MI, portanto, desempenha papéis importantes que definem a fisiologia do hospedeiro. O entendimento da MI e de suas atividades é essencial para a geração de futuras estratégias personalizadas de assistência médica. Nesse sentido, há um crescente corpo de evidências para apoiar o uso potencial de cepas bacterianas selecionadas, clássicas ou da próxima geração, na prevenção e tratamento de várias doenças.

Em geral, existem evidências encorajadoras de que cepas probióticas específicas são valiosas na prevenção e tratamento de diferentes doenças e sua aplicação bem-sucedida está relacionada com o melhor entendimento dos mecanismos celulares e moleculares da ação probiótica, e isso tem-se refletido nas metanálises e diretrizes para os profissionais. Neste capítulo, as perspectivas que estabelecem um futuro encorajador para os probióticos serão discutidas em várias dimensões: o *status* atual de disbiose da microbiota intestinal, a disponibilidade de probióticos clássicos, genéricos e de próxima geração, metanálises e diretrizes para profissionais da saúde e a estrutura reguladora que ajudará a promover intervenções probióticas.

Microbiota em declínio: a força motriz para o desenvolvimento de probióticos

O trato gastrointestinal (TGI) humano abriga uma população complexa e dinâmica de microrganismos, a microbiota intestinal, que exerce uma influência marcante no hospedeiro durante a homeostase e a doença. Nossa microbiota intestinal contém dezenas de trilhões de microrganismos, incluindo pelo menos 1.000 espécies diferentes de bactérias conhecidas com mais de 3 milhões de genes, o que significa 150 vezes mais que os genes humanos.[1]

A microbiota coevoluiu conosco ao longo de mais de 200.000 anos, a era do *Homo sapiens*, e desempenha funções benéficas para nós. Desde que nossa espécie existe na Terra, estamos na companhia de microrganismos: eles residem no intestino e na pele humana, bem como nos ambientes em que vivemos.

Esses microrganismos são seres microscópicos que, por vezes são patógenos oportunistas, que atacam as vulnerabilidades de indivíduos e populações, mas têm sido, mais frequentemente, alguns de nossos mais antigos amigos evolucionários, negligenciados por muitos anos. Hoje, as evidências sugerem que a MI está "encolhendo", ou seja, entrando em estado de disbiose.[2]

Uma explicação popular para ocorrência de disbiose, relacionada a redução de bactérias na MI, é a hipótese da higiene, que sugere que as pessoas não encontram estímulos microbianos suficientes no início da vida para se colonizar adequadamente. Em vez de apenas a hipótese da higiene, uma hipótese mais apropriada pode ser a de que os próprios microrganismos estão sendo depletados, a cada geração, por meio de várias práticas modernas que perturbam nossos relacionamentos ancestrais com eles.

Em vez de caçadores-coletores ativos que subsistem com grandes quantidades de fibras e em contato próximo uns com os outros e com o meio ambiente – como nossos ancestrais –, os humanos no Ocidente adotaram existências urbanas cada vez mais sedentárias que incluem alimentos processados, exposição a antibióticos e fatores de estilo de vida que diferem amplamente de nossas origens evolutivas. Essas práticas, limitam a diversidade do microbioma, resultam em perda de transmissão vertical, pois cada geração sucessiva tem menos tipos de

Perspectivas Futuras noDesenvolvimento de Probióticos

microrganismos para passar à próxima. Sugere-se que essa perda fundamental de microorganismos principalmente durante a primeira infância, esteja por trás do rápido aumento de doenças crônicas não transmissíveis.[3]

Desde a concepção, nosso desenvolvimento provavelmente está sob a influência de simbiontes microbianos. A existência de uma microbiota placentária exclusiva está sendo pesquisada ativamente, mas estudo em animal demonstrou que mesmo uma exposição transitória no útero a microrganismos maternos podem reprogramar e fortalecer a resposta imune neonatal.

Os bebês são introduzidos pela primeira vez à microbiota ao nascer, quando são banhados na comunidade microbiana do canal do parto, rica em *Lactobacillus* (quando ocorre parto vaginal), que finalmente semeia sua MI. Os oligossacarídeos indigestíveis no leite materno reforçam e selecionam as espécies microbianas simbióticas, enquanto os microganismos digerem os glicanos para o lactente e participam da preparação essencial do sistema imunológico. À medida que os lactentes exploram (e provam) seus ambientes, e à medida que os alimentos sólidos são introduzidos, a MI amadurece e forma uma interface de comunicação ao longo da vida nas superfícies mucosas do corpo. O início da vida é uma janela crucial para o codesenvolvimento da criança e sua microbiota.[4]

Os microrganismos intestinais têm muitos efeitos sobre a saúde humana, como a influência na função metabólica, proteção contra infecções oportunistas, decomposição de compostos indigestíveis aos seres humanos, modificação da expressão gênica, comunicação com o sistema imunológico, produção de neurotransmissores que afetam a função e o comportamento neurológicos, entre outros.

Comparações com a microbiota intestinal de culturas associadas aos estilos de vida ancestrais, como as da Amazônia, Malawi, Tanzânia e Papua-Nova Guiné, demonstram consistentemente uma diversidade enriquecida de microrganismos em comparação à das sociedades ocidentais.[5] As sociedades de caçadores-coletores e agrárias apresentam algumas diferenças de composição entre si, mas juntas são mais semelhantes e mais ricas em espécies do que as das comunidades americanas. Isso sugere que as sociedades ocidentais divergiram significativamente da microbiota com a qual evoluímos, tanto por meio de mudanças na composição quanto no número de espécies presentes.

Embora muitas vezes clinicamente necessárias, práticas modernas como antibióticos perinatais, parto cesáreo e alimentação com fórmulas afetam a frágil janela durante a qual o padrão imunológico e metabólico é estabelecido. Há uma trajetória de desenvolvimento que se estabelece nos primeiros dois anos de vida, é exatamente quando a transferência intergeracional da microbiota está ocorrendo.

Cada vez mais evidências sugerem que o efeito da interrupção dos antibióticos é importante em qualquer estágio da vida, mas é especialmente drástico no início da vida. Crianças que recebem antibióticos nos primeiros 2 anos de vida, por exemplo, têm um risco substancialmente maior de alergia, asma, obesidade e doença inflamatória intestinal mais tarde. Embora muitas vezes os antibióticos sejam intervenções que salvam vidas, seu uso não é isento de custos para os microrganismos intestinais. Atualmente, observamos que, em vez de retornar ao normal após o tratamento com antibióticos, a microbiota pode nunca se recuperar completamente.[6]

A dieta ocidental também tem uma influência importante na MI. Dietas ocidentais ricas em gorduras saturadas, carboidratos e açúcares refinados e baixas em alimentos frescos e fibras estão associadas a uma complexidade microbiana reduzida, um desequilíbrio do ecossistema e das doenças intestinais. Parte dessa perda pode resultar da competição por nutrientes, perda

CAPÍTULO 42

de massa não digerível, chegando ao cólon onde vivem as comunidades mais ricas de bactérias, alterações no ambiente inflamatório na interface hospedeiro-micróbio e outras alterações ambientais, como o pH. Cada uma dessas mudanças seleciona lentamente a partir dos microrganismos adaptados à sobrevivência com alimentos ricos em nutrientes em um ambiente hospedeiro estável.[7] Estudos em animais demonstraram que essas "modificações induzidas pela dieta" podem limitar severamente a diversidade da microbiota de maneiras cada vez mais agressivas por gerações sucessivas.[8] Dentro de uma geração, imigrantes de países de baixo risco que vão para sociedades ocidentais atingem o mesmo risco que os ocidentais para doenças crônicas associadas à MI, como a doença inflamatória intestinal (DII).[9]

Para impedir esse tipo de disbiose da MI e promover medidas para aumentar a abundância e a diversidade, várias ações devem ser realizadas. A prescrição exagerada e uso indevido de antibióticos devem ser controladas o mais rapidamente possível. Os governos devem monitorar e restringir as vendas de antibióticos isentas de prescrição e orientar o público e os prestadores de cuidados sobre a importância da administração de antibióticos. A antibioticoterapia precoce deve ser especialmente ponderada contra as evidências crescentes dos riscos em longo prazo para as crianças pequenas. O desenvolvimento de antibióticos de espectro estreito também deve ser incentivado e apoiado. Mudar as práticas médicas fora dos antibióticos também pode ajudar. No caso de parto cesáreo (cesariana), a Organização Mundial da Saúde concorda que ela deve ser limitada à necessidade médica. Apoiar e proporcionar espaços seguros para as novas mães continuarem a amamentar também é uma maneira importante de ajudar a aumentar as taxas de aleitamento materno. O leite materno continua sendo um reforço essencial para a microbiota infantil e o desenvolvimento do sistema imunológico.[10]

As escolhas de estilo de vida também devem ser consideradas. Poucas dietas têm sido tão universalmente sombrias para a saúde humana quanto a dieta ocidental. A grande importância da fibra e sua evidente ausência na dieta ocidental não podem ser esquecidas. As fibras alimentares podem atuar como "prebióticos", que reforçam as populações de microrganismos benéficos. Prebióticos são metabolizados pelas bactérias que habitam o intestino, que por sua vez fermentam ácidos graxos de cadeia curta (AGCC), com benefícios multiplicativos para a saúde. Frutas e vegetais frescos fornecem uma variedade de tipos de fibras alimentares que promovem a diversidade microbiana, mas poucas pessoas consomem os 19-38 g recomendados por dia.[11] Os probióticos apresentaram uma variedade de benefícios à saúde e nem sempre é necessário modificar a composição da microbiota para exercer seus benefícios à saúde. Nesse contexto de redução da riqueza e diversidade da microbiota, a intervenção prebiótica e probiótica é ferramenta promissora para reconstruir o ecossistema da microbiota intestinal.[12]

Probióticos clássicos, genéricos e de próxima geração

O tamanho do mercado global de probióticos deverá chegar a 73,8 bilhões de dólares até 2024, aumentando a uma taxa de crescimento de mercado composto anual de 7,7% durante o período de previsão. Espera-se que os benefícios para a saúde dos probióticos demonstrados por testes de eficácia em humanos e maior percepção do consumidor impulsionem o crescimento da indústria nos próximos anos, e esse crescimento pode ser percebido em três eixos: probióticos clássicos, genéricos e de próxima geração.

Os probióticos clássicos ou tradicionais foram isolados de muitas fontes como intestino e alimentos fermentados tradicionais. Eles foram listados como GRAS (geralmente considerados seguros) no nível de cepa pela Food and Drug Administration (FDA) dos Estados Unidos, ou como Presunção Qualificada de Segurança (QPS), no nível de espécie pela Autoridade Europeia para a Segurança dos Alimentos (EFSA)[13]. Eles pertencem principalmente a uma lista limitada de gêneros, basicamente, *Lactobacillus* spp. e *Bifidobacterium* spp. embora haja também alguns membros de *Bacillus* e *Escherichia coli* para bactérias e levedura *Saccharomyces*, entre outros. Probióticos têm um longo histórico de uso e sua segurança comprovada possibilitou, portanto, seu uso como alimento ou suplementos alimentares de um ponto de vista regulamentar.[14] Esses probióticos tradicionais estão ligados ao conceito específico de cepa: as cepas que comprovadamente conferem um benefício para uma condição podem não ser probióticas para outra aplicação.[15]

Depois de dizer que os efeitos probióticos são específicos de cada cepa, o painel de especialistas convocado pela Associação Científica Internacional de Probióticos e Prebióticos em 2014 introduziu um conceito muito inovador e útil sobre probióticos que certamente será útil para expandir o mercado de probióticos: o conceito de principais benefícios[16] e o conceito de mecanismos compartilhados.[17] O painel estava convencido de que havia evidências suficientes para sustentar o conceito de benefícios "principais" de determinados probióticos. É razoável esperar que as evidências obtidas de uma classe definida de microrganismos vivos possam ser apropriadas para determinados resultados de saúde, mas não todos. Essa postura contrasta com a perspectiva predominante de que toda cepa probiótica é diferente e provavelmente provoca um resultado diferente no hospedeiro. Concluiu-se que esse entendimento mais detalhado dos probióticos é justificado com base em evidências acumuladas de centenas de estudos em humanos e dezenas de metanálises positivas atualmente disponíveis.

Parece notável que as cepas probióticas selecionadas décadas atrás para uso em produtos comerciais probióticos (em que a robustez, o crescimento e a estabilidade das cepas teriam sido os critérios centrais) provaram ser eficazes em conferir benefícios à saúde em vários ensaios com vários pontos finais. Essa descoberta sustenta o conceito de que existem benefícios comuns à saúde derivados do consumo (ou administração) de uma dose adequada de qualquer cepa segura de uma espécie que já é conhecida por incluir um probiótico eficaz. Por exemplo, se a hipótese sob investigação fosse "culturas bacterianas seguras administradas em altas doses terão um resultado benéfico em doenças gastrintestinais", a metodologia apropriada seria selecionar uma ampla gama de cepas bacterianas individuais ou misturas de cepas e testá-las em várias configurações em diversos grupos de pacientes. O desfecho de todos os ensaios individuais seria então analisado coletivamente. Essa abordagem é essencialmente o que foi feito em várias metanálises realizadas em várias cepas probióticas que foram usadas em testes em humanos. Combinar cepas probióticas de vários gêneros e espécies em uma "classe" funcional já foi uma abordagem aceita pela EFSA para culturas de iogurte, como evidenciado por uma alegação aprovada de *Lactobacillus delbrueckii* subsp. *bulgaricus* e *Streptococcus thermophilus* na ajuda à digestão da lactose. A EFSA, nesse caso, aceitou a caracterização no nível da espécie – e não da cepa – porque o mecanismo de ação é claramente entendido como sendo a produção microbiana da β-galactosidase, que ajuda na digestão da lactose no intestino. No entanto, o requerente não tem de demonstrar que todas as cepas de *L. delbruueckii* subsp. *bulgaricus* ou *S. thermophilus* produzem lactase suficiente para sustentar a reivindicação e, portanto, o benefício é atribuído a essa classe de microrganismos.

Da mesma maneira, quando um benefício principal pode ser associado a uma estrutura ou atividade específica, seria razoável usar os dados acumulados para qualquer cepa que exiba essa propriedade como suporte para uma alegação de saúde. Também pareceria equitativo permitir o uso do termo "probiótico" para um membro de uma espécie para a qual revisões sistemáticas ou metanálises indicam um benefício geral à saúde, particularmente (ou talvez apenas) se uma alegação de saúde específica não estava sendo comunicada no produto. Com base na literatura atualmente disponível, que inclui ensaios clínicos bem projetados, revisões sistemáticas e metanálises, o painel de consenso concordou que determinados efeitos podem ser atribuídos aos probióticos como uma classe geral. Nesse contexto, o painel do ISAPP refere-se a cepas de várias espécies microbianas bem estudadas administradas em uma dose funcional para uso como alimentos ou suplementos na população em geral – não a cepas usadas como drogas. Essa opinião está alinhada com as abordagens regulatórias no Canadá e na Itália. Por exemplo, a Health Canada aceitou as seguintes espécies bacterianas, quando distribuídas em alimentos a um nível de 1×10^9 unidades formadoras de colônias (UFC) por porção, como probióticos para os quais podem ser feitas alegações não específicas da cepa: *Bifidobacterium* (*adolescentis, animalis, bifidum, breve* e *longum*) e *Lactobacillus* (*acidophilus, casei, fermentum, gasseri, johnsonii, paracasei, plantarum, ramhamus* e *salivarius*). Essa lista representa um grupo principal de espécies bem estudadas que provavelmente promove alguns benefícios gerais. As alegações aceitáveis sobre alimentos canadenses para esses probióticos são baseadas em sua contribuição para uma MI saudável.

Além dos probióticos tradicionais, que apresentam alegações específicas ou não específicas da cepa, os probióticos da próxima geração são esperados em um futuro próximo. O probiótico de última geração foi definido recentemente como microrganismos vivos identificados com base em análises comparativas de microbiota que, quando administradas em quantidades adequadas, conferem um benefício à saúde do hospedeiro. Por outro lado, probióticos da próxima geração (NGP) foram isolados recentemente graças às novas ferramentas poderosas para isolar, identificar e até modificar essas bactérias comensais. Eles foram identificados, principalmente, com base na análise comparativa de composições de microbiota entre indivíduos saudáveis e não saudáveis e pertencem a diversos gêneros. Eles não têm um longo histórico de uso seguro e, portanto, sua segurança não é considerada comprovada. Tanto o tradicional quanto o probióticos da próxima geração (PNG) encaixam-se na definição clássica de probióticos e podem ser administrados diariamente para induzir efeitos benéficos.[14] Por exemplo, *Bacteroides, Clostridium, Akkermansia muciniphila* e *Faecalibacterium prausnitzii* são considerados PNG.[18] *Akkermansia muciniphila* é um anaeróbio intestinal que foi proposto como um novo micróbio funcional com propriedades probióticas. No entanto, a espécie não está incluída na lista de presunção de segurança qualificada da União Europeia (QPS) e ainda não foi avaliada. Além disso, os produtos que contêm *A. muciniphila* não estão no mercado e, portanto, são controlados pelo Regulamento de Novos Alimentos, que exige uma avaliação de segurança abrangente.[19] Um estudo clínico em humanos usando *Akkermansia* foi publicado recentemente, sugerindo seu potencial probiótico. Em humanos, os estudos forneceram evidências de uma correlação negativa entre a abundância de *Akkermansia muciniphila* e sobrepeso, obesidade, diabete melito tipo 2 não tratado ou hipertensão. Um estudo piloto randomizado, duplo-cego e controlado por placebo em voluntários com sobrepeso/obesidade e resistentes à insulina foi realizado com esse microrganismo.[20] Os desfechos primários foram segurança, tolerabilidade e parâmetros metabólicos (ou seja, resistência à insulina, lipídios circulantes, adiposidade visceral e massa corporal). Os desfechos secundários foram a função da barreira intestinal (isso é, lipopolissacarídeos plasmáticos) e a composição da MI. A suplementação oral diária de 10^{10} de bactérias *A. muciniphila*, seja viva ou pasteurizada por três meses, foi segura e bem tolerada. Comparado ao placebo, *A. muciniphila* pasteurizada melhorou a sensibilidade à insulina e reduziu a insulinemia e o colesterol total no plasma. Após três meses de suplementação, *A. muciniphila* reduziu os níveis dos marcadores sanguíneos relevantes para disfunção e inflamação hepática, enquanto a estrutura geral do microbioma intestinal não foi afetada. Esse estudo de prova de conceito mostra que a intervenção foi segura e bem tolerada e que a suplementação com *A. muciniphila* melhorou vários parâmetros metabólicos, convertendo-a em uma próxima geração de probióticos.

Faecalibacterium prausnitzii é uma das bactéria mais abundantes na MI humana de adultos saudáveis, representando mais de 5% da população bacteriana total. Nos últimos cinco anos, um número crescente de estudos descreveu claramente a importância dessa bactéria comensal altamente metabolicamente ativa como um componente da microbiota humana saudável. Alterações na abundância de *F. prausnitzii* têm sido associadas à disbiose em vários distúrbios humanos. Demonstrou-se que a administração da cepa *F. prausnitzii* protege contra colite induzida por ácido 2,4,6-trinitrobenzenossulfônico (TNBS) em camundongos.[21]

Boas notícias para os profissionais: metanálise e diretrizes

Na literatura científica, o número de ensaios clínicos com probióticos aumentou muito nos últimos 20 anos. No entanto, como muitos estudos são insuficientes, heterogêneos e/ou metodologicamente problemáticos, fazer recomendações probióticas é um desafio para os profissionais de saúde a quem seus pacientes perguntam o que fazer.[22] Nesse contexto, o uso de revisões sistemáticas e metanálises pode ser uma ferramenta poderosa para organizar e resumir as evidências obtidas em ensaios clínicos.

Uma revisão sistemática responde a uma pergunta de pesquisa definida, coletando e resumindo todas as evidências empíricas que atendem aos critérios de elegibilidade pré-especificados. Uma metanálise é um método válido, objetivo e científico de analisar e combinar diferentes resultados, com base na qualidade dos estudos.[23] Como estratégia comum para identificar estudos relevantes, primeiramente é realizada uma pesquisa exaustiva em bancos de dados como MEDLINE, EMBASE e o Registro Central de Ensaios Controlados da Cochrane, seguido por uma seleção dos trabalhos publicados com base em critérios predefinidos de inclusão e exclusão. A qualidade da evidência (QoE) é então avaliada, por exemplo, usando o sistema GRADE, que oferece 4 categorias de QoE (alta, moderada, baixa e muito baixa). Por fim, a metanálise estatística é realizada e os resultados são apresentados em detalhes, com informações relacionadas com o processo de busca e seleção e com a qualidade da evidência.[23]

Várias revisões sistemáticas e metanálises foram relatadas sobre probióticos, avaliando a evidência de sua eficácia na prevenção ou tratamento de distúrbios específicos.[24-26] Por exemplo, Szajewska e Kołodziej[24-25] investigaram os efeitos de *Lactobacilus rhamnosus* GG (LGG) e *Saccharomyces boulardii* (*S. boulardii*) na prevenção de diarreia associada a antibióticos (DAA), tanto em adultos quanto em crianças, por meio da revisão sistemática e metanálise. Para LGG e *S. boulardii*, doze (n = 1.499 participantes) e vinte e um (n = 4.780 participantes) ensaios clínicos controlados randomizados (ECR), respectivamente, atenderam aos critérios de inclusão e foram avaliados. O tratamento com LGG em comparação com placebo ou sem tratamento adicional reduziu o risco de DAA em pacientes tratados com antibióticos de 22,4% para 12,3% (11 ECR, n = 1.308). No entanto, quando crianças e adultos foram avaliados separadamente, a diferença foi significativa apenas em crianças (cinco ECR, n = 445). Nos adultos, a diferença não foi significativa, exceto em um subconjunto de pacientes que receberam antibióticos como parte da terapia de erradicação do *Helicobacter pylori* (quatro ECR, n = 280). A administração de *S. boulardii* reduziu o risco de DAA em pacientes tratados com antibióticos de 18,7% para 8,5% (vinte e um ECR, n = 4.780). Em crianças, *S. boulardii* reduziu o risco de 20,9% para 8,8% (6 ECR, n = 1.653); em adultos, de 17,4% a 8,2% (15 ECR, n = 3.114). Além disso, *S. boulardii* reduziu o risco

Parte 3: Alterações em Saúde, Disbiose e Terapia com Prebióticos, Probióticos e Simbióticos

de diarreia associada a *Clostridium difficile*; no entanto, essa redução foi significativa apenas em crianças (2 ECR, n = 579) e não em adultos (9 ECR, n = 1.441). Usando o sistema GRADE, todos os desfechos avaliados foram classificados como QoE geral de moderada a baixa. Os resultados de ambas as metanálises confirmam que LGG e *S. boulardii* são eficazes na redução do risco de DAA em crianças e adultos.

Helicobacter pylori (*H. pylori*) está associado a um espectro diversificado de distúrbios gastrintestinais e sua erradicação é necessária para prevenir complicações. Dang et al.[24] avaliaram a eficácia da suplementação de probióticos nas taxas de erradicação do *H. pylori* e efeitos colaterais. Nesse caso, a pesquisa incluiu diferentes cepas probióticas e consórcios probióticos de várias cepas. Trinta e três ECR atenderam aos critérios de inclusão para a metanálise das taxas de erradicação e 20 ECR foram elegíveis para analisar os efeitos colaterais e a qualidade dos ensaios foi de média a baixa. Seus resultados mostraram que a suplementação com cepas específicas de probióticos pode ser considerada uma opção para aumentar as taxas de erradicação do *H. pylori*, principalmente quando as terapias com antibióticos são relativamente ineficazes, enquanto o impacto nos efeitos colaterais permanece incerto e são necessários mais estudos de alta qualidade sobre cepas específicas de probióticos. Em outro exemplo, revisão sistemática e metanálise de rede (NMA) foram usadas recentemente para comparar a eficácia da cepa *Lactobacillus reuteri* DSM 17938 com outras intervenções, para o tratamento de cólica infantil.[25] Trinta e dois ECR foram analisados (n = 2.242 pacientes). *L reuteri* DSM 17938 foi a intervenção significativa mais baseada em evidências para reduzir a cólica infantil versus placebo, mas também quando as comparações indiretas com outros tipos de intervenção, como abordagens dietéticas, massagens ou acupuntura, foram realizadas por meio de NMA.

As grandes metanálises que mostram os efeitos benéficos dos probióticos geralmente combinam estudos com diferentes cepas e doses variadas. Por esse motivo, a geração de diretrizes clínicas é difícil, mas necessária, a fim de resumir e traduzir todas as informações de uma maneira que possa ser útil para os profissionais de saúde.[22] As recomendações clínicas são confeccionadas por organizações médicas para sugerir probióticos específicos e bem definidos para condições clínicas específicas, como tratamento e prevenção de DAA, gastrenterite aguda ou enterocolite necrosante.[28] As Diretrizes Globais para Probióticos e Prebióticos foram publicadas pela Organização Mundial de Gastrenterologia (WGO) em 2011 e são atualizadas periodicamente, com sua última versão em 2017. Nessas diretrizes, um painel de especialistas resume em tabelas as condições gastrintestinais para as quais existem evidências de pelo menos um ensaio clínico bem projetado de que a administração oral de uma cepa probiótica específica ou de um prebiótico é eficaz e os níveis de evidência para cada caso[29]. Por exemplo, a eficácia de *S. boulardii* na prevenção da DAA foi analisada com base na revisão sistemática de Szajewska e Kołodziej[27] mencionada anteriormente, e o mais alto nível de evidência foi fornecido, tanto para adultos quanto para uso pediátrico. Além disso, tanto a Sociedade Europeia de Gastrenterologia Pediátrica, Hepatologia e Nutrição (ESPGHAN) como a Sociedade Europeia de Doenças Infecciosas Pediátricas (ESPID) recomendam o uso de *S. boulardii* e também LGG para a prevenção da DAA.

Outro exemplo de organização clínica que avalia os efeitos dos probióticos na saúde com base em evidências inclui a Organização Mundial de Alergia (WAO). O benefício geral dos probióticos durante o período perinatal na prevenção de doenças alérgicas levou à recomendação da WAO em 2015 sobre o uso de probióticos durante a gravidez, aleitamento materno e desmame em famílias com alto risco de doença alérgica[30]. Em nível regional, um grupo de consenso de especialistas da América Latina (LATAM) que representa dez países da América Latina, incluindo Brasil, Argentina e México, produziu um documento com recomendações para o uso de probióticos na gastrenterologia pediátrica.[31] O objetivo era desenvolver um documento de consenso para unificar e orientar os profissionais de saúde pediátrica no manejo de probióticos na América Latina. Após a avaliação de setenta e quatro estudos, o grupo de consenso da LATAM recomenda o uso de cepas específicas para condições gastrintestinais pediátricas, como prevenção e tratamento de diarreia infecciosa aguda, prevenção de diarreia nosocomial, prevenção de DAA, prevenção e tratamento de cólicas infantis e prevenção de enterocolite necrosante (NEC), entre outros.

Há uma nova fusão das disciplinas de economia e nutrição em saúde para avaliar o impacto da dieta na saúde e na prevenção de doenças e para caracterizar os aspectos econômicos e de saúde de mudanças específicas no comportamento nutricional e nas recomendações nutricionais. Existe uma justificativa para o desenvolvimento do campo da economia da nutrição, que poderia oferecer uma melhor compreensão tanto da nutrição, no contexto de ter uma influência significativa nos resultados da saúde, como na economia, a fim de estimar o impacto monetário absoluto e relativo das medidas de saúde.[32]

A osteoporose tornou-se uma grande preocupação para a saúde, carregando uma carga substancial em termos de desfechos e custos de saúde. Um modelo para quantificar o efeito potencial de uma ingestão adicional de cálcio a partir de laticínios no risco de fratura osteoporótica, sob uma perspectiva da economia em saúde, foi desenvolvido por Lötters et al.[33] O estudo buscou estimar o impacto de um aumento no consumo de laticínios na redução da carga de osteoporose em termos de desfechos e custos de saúde e, segundo contribuir para uma metodologia genérica para avaliar os desfechos econômicos em saúde de produtos alimentícios. Foi construído um modelo que gerava o número de fraturas de quadril que potencialmente podem ser evitadas com a ingestão de alimentos lácteos e, em seguida, foram calculados os custos evitados, considerando os custos de saúde das fraturas de quadril e os custos de alimentos lácteos adicionais, bem como o número de anos de vida perdidos ajustados por incapacidade (DALY) devido a fraturas de quadril associadas à baixa ingestão nutricional de cálcio. Análises separadas foram realizadas na Holanda, França e Suécia, três países com diferentes níveis de consumo de laticínios. O número de fraturas de quadril que podem ser evitadas a cada ano com produtos lácteos adicionais foi mais alto na França (2.023), seguido pela Suécia (455) e Países Baixos (132). O número anual de DALY perdidos foi de 6.263 na França, 1.246 na Suécia e 374 na Holanda. Os custos totais correspondentes que podem ser potencialmente evitados são de aproximadamente 129 milhões, 34 milhões e 6 milhões de euros nesses países, respectivamente. Os autores concluíram que o estudo quantificou o potencial impacto econômico da nutrição do aumento do consumo de laticínios nas fraturas osteoporóticas, construindo conexões entre os campos da nutrição e da economia da saúde.

A diarreia associada a antibióticos (DAA) é comum e frequentemente mais grave em idosos hospitalizados, levando ao aumento do uso de recursos de saúde. Foi avaliada a relação custo-eficácia de um leite fermentado (FM) com probiótico na prevenção de DAA e, em particular, diarreia associada a *Clostridium difficile* (CDAD). Dados de eficácia clínica e informações de custo foram incorporados em um modelo para estimar o impacto no custo da administração de uma FM contendo o probiótico *Lactobacillus paracasei* CNCM I-1518 em ambiente hospitalar. A prevenção da DAA pelo consumo do probiótico foi comparada a nenhuma estratégia preventiva. A intervenção probiótica para prevenir a DAA gerou uma economia de custo médio estimada de 339 libras por paciente hospitalizado com mais de 65 anos e tratado com antibióticos, em comparação com nenhum probiótico preventivo. A economia de custos estimada foi sensível à variação na incidência de DAA e à proporção de pacientes que desenvolvem DAA não grave/

Parte 3: Alterações em Saúde, Disbiose e Terapia com Prebióticos, Probióticos e Simbióticos

grave. No entanto, os probióticos continuaram apresentando economia de custos em todas as análises de sensibilidade. Os autores concluíram que o uso da bebida láctea fermentada contendo o probiótico *L. paracasei* CNCM I-1518 para prevenir DAA em pacientes hospitalizados mais velhos tratados com antibióticos poderia levar a uma economia de custos substancial.[34]

Há evidências acumuladas que dão suporte ao uso de probióticos como medida preventiva contra infecções do trato respiratório (ITR). Lenoir-Wijnkoop et al.[35] tiveram como objetivo avaliar o impacto do uso de probióticos em termos de número de episódios de ITR e dias evitados, e o número de prescrições de antibióticos e dias perdidos de trabalho evitados, na população geral do Canadá. Os autores desenvolveram um modelo de microssimulação para reproduzir a população canadense. Seus resultados indicam que o uso de probióticos economizou 573.000-2,3 milhões de ITR-dias. Essas reduções foram associadas ao evitamento de 52.000 a 84.000 ciclos de antibióticos e 330.000 a 500.000 dias de licença médica. Uma projeção de reduções de custos correspondentes foi de 1,3 a 8,9 milhões de dólares canadenses a partir de uma perspectiva do prestador de serviços de saúde e de 61,2 a 99,7 milhões de dólares canadenses ao adicionar perdas de produtividade. Os autores concluíram que o potencial dos probióticos para reduzir eventos relacionados com a ITR pode ter um impacto clínico e econômico substancial no Canadá.

A situação na ANVISA e a ação do *Codex Alimentarius*

Na última década, os probióticos experimentam crescimento global e o Brasil seguiu a mesma tendência com lançamento de novos produtos alimentícios e suplementos probióticos, desenvolvidos com o objetivo de trazer benefícios para a sua saúde do consumidor, reduzindo riscos potenciais a saúde e agregar valor ao produto.[36] A exemplo de muitos outros países, o histórico de consumo de probióticos no Brasil se inicia no segmento farmacêutico como forma de medicamento, usado no tratamento à diversas enfermidades, em especial as viroses, como também nos casos das diarreias resultantes de terapias com antibióticos entre outras.[37] Tais situações obrigavam as autoridades sanitárias a considerar os probióticos como produtos farmacêuticos, forçando os reguladores a seguir os mesmos marcos regulatórios de medicamentos, mesmo que aplicados em alimentos e suplementos. Como resultado, os consumidores com boa saúde, que não apresentavam nenhum tipo de enfermidade, se sentiam inseguros em consumir probióticos de maneira regular ao mesmo tempo em que as autoridades precisavam realizar vários controles mais complexos em comparação ao consumo de probióticos sem objetivo terapêutico. Igual situação existia quando um probiótico era consumido através de um suplemento alimentar, o qual, por suas características, destacava-se com uma categoria especial no campo da alimentação, sem deixar de ser classificado como complemento às dietas regulares Brasil Ingredients Trends.[38]

Ao entender que se tratavam de duas categorias, produtos alimentícios e produtos farmacêuticos, iniciou-se o processo de desvinculação das normas aplicadas para o uso farmacêutico. Em um primeiro momento, a legislação incipiente incluía uma lista de probióticos pré-aprovados que se associavam a uma frase de alegação de saúde, em inglês *health claim*, permitida desde que comprovados os aspectos de segurança e eficácia do probiótico. Embora com critérios mais voltados para a os alimentos e suplementos, essas novas disposições regulatórias não eram muito específicas na substanciação exigidas nas aprovações, de maneira que a avaliação do processo dependia do completo entendimento da autoridade regulatória em questão.[39] Como consequência, não foi possível aumentar as alternativas oferecidas de alimentos e suplementos probióticos para o consumidor devido aos desafios para as aprovações de novos registros. Foi então que o setor regulado de alimentos iniciou uma campanha para mostrar à ANVISA a necessidade e importância na revisão dos critérios existentes para uma legislação que pudesse

Perspectivas Futuras noDesenvolvimento de Probióticos

atender à todas as situações desafiadoras que existiam naquela época, culminando com o novo marco regulatório em 2018.[40]

Histórico e desafios normativos no Brasil

A partir de 1999, com a publicação da Resolução RDC N°18 de 30 de abril de 1999, que define diretrizes básicas para análise e comprovação de propriedades funcionais e ou de saúde em alimentos e Resolução RDC N° 19, de 30 de abril de 1999, que trata dos procedimentos para registro de alimento com alegação de propriedades funcionais, a ANVISA passou a avaliar as diferentes petições regulatórias para probióticos da área de alimentos com propriedades funcionais e ou de saúde, exclusivamente por essas duas resoluções. Com o objetivo de simplificação para que o consumidor pudesse melhor entender e para que os processos de avaliação se tornassem mais simples, a ANVISA optou por padronizar com um texto padrão, *"O (fornecer as espécies de microrganismos) (probiótico) ajuda a manter uma microbiota intestinal equilibrada. Seu consumo deve estar associado a uma dieta equilibrada e estilo de vida saudável"*, pré-aprovado para uso nas suas análises, regulamentando o setor.[41]

Para a aplicação desse conceito, alguns requisitos se faziam necessários:

- A quantidade mínima viável de probióticos, na porção diária do produto pronto para consumo, conforme indicado pelo fabricante, deveria estar na faixa de 10^8 a 10^9 unidades formadoras de colônias (UFC/g). Valores mais baixos podem ser aceitos, desde que a empresa interessada comprove sua eficácia;
- Apresentação de um relatório de análise do produto, evidenciando a quantidade mínima viável de microrganismos, até o final do prazo de validade;
- Submissão de um teste de resistência dos microrganismos probióticos adicionados ao produto à ação dos ácidos gástricos e sais biliares;
- Declaração no rótulo, ao lado da reivindicação, da quantidade de microrganismos probióticos na porção diária do produto pronta para consumo (em UFC/g).

O texto padronizado estava associado à uma lista positiva das principais espécies de probióticos já estudadas e aprovadas pela ANVISA até então, lista essa que não eximia outras empresas da obrigação de comprovar a segurança do uso e a eficácia de seus probióticos no ato da petição do registro. A lista positiva empregada continha as espécies a seguir:

- *Lactobacillus acidophilus*;
- *Lactobacillus casei Shirota*;
- *Lactobacillus casei* variedade *rhamnosus*;
- *Lactobacillus casei* variedade *defensis*;
- *Lactobacillus paracasei*;
- *Lactococcus lactis*;
- *Bifidobacterium bifidum*;
- *Bifidobacterium animallis* (incluindo a subespécie *B. lactis*).[42]

No período contido entre 1999 e 2016, as RDCs foram aplicadas de modo mais específico para o registro de alimentos contendo probióticos, e cada empresa passou a propor a alegação funcional que mais se associasse ao seu produto desde que atendidas as disposições RDC nº 18/1999.

CAPÍTULO 42

533

Com o aumento da demanda nos registros de alimentos e suplementos probióticos, em 2017, a ANVISA iniciou um processo de revisão e construção de uma nova legislação para os suplementos alimentares incluindo os probióticos. Esse trabalho contou com vários passos intermediários com movimentos tanto do setor regulado como do setor regulador e muito marcado por cooperações mútuas, aporte de dados nacionais e internacionais, nutri vigilância e a análise do impacto regulatório.

Conclusivamente, no mês de julho de 2018, foi publicado pela ANVISA a Resolução de Diretoria Colegiada – RDC Nº 241 de 26 de julho de 2018, definindo os requisitos para comprovação de segurança e eficácia dos probióticos, complementado em 21 de fevereiro de 2019 com o "Guia Nº 21/2019 Para Instrução Processual de Petição de Avaliação de Probióticos para Uso em Alimentos".

Essas duas publicações, além de ter como objetivo ajudar a eliminar as dificuldades da indústria de alimentos brasileira, buscaram aclarar o entendimento das regras utilizadas nas análises processuais, assim como as indefinições presentes nas normativas anteriores. Foram definidos também, as questões referentes à entrada de produtos importados que não atendiam a legislação brasileira de bioativos existente.

Resolução Anvisa RDC Nº 241 e Guia de probióticos em alimentos

• Resolução de Diretoria Colegiada RDC Nº 241 de 26 de julho de 2018

Um verdadeiro marco histórico na legislação brasileira para bioativos, essa nova Resolução N° 241 cria parâmetros muito mais claros para a comprovação da segurança e os reais benefícios dos probióticos na área de alimentos quando consumido por pessoas sem nenhum tipo de enfermidade. Muito embora seja um documento específico, essa legislação se coloca em complemento ao estabelecido na Resolução RDC N° 18 e RDC N° 19 de 30 de abril de 1999.

• Guia Nº 21/2019 – Versão 1: Guia para instrução processual de petição de avaliação de probióticos para uso em alimentos

O Guia Nº 21/2019 foi formulado tomando como base legal as resoluções:

- Resolução RDC Nº 241, de 26 de julho de 2018, que dispõe sobre os requisitos para comprovação da segurança e dos benefícios à saúde dos probióticos para uso em alimentos;
- Resolução RDC Nº 243, de 26 de julho de 2018, que dispõe sobre os requisitos sanitários dos suplementos alimentares;
- Resolução Nº 18, de 30 de abril de 1999, que aprova o regulamento técnico que estabelece as diretrizes básicas para análise e comprovação de propriedades funcionais e ou de saúde alegadas em rotulagem de alimentos.[43]

Desse modo, o processo de petição de registro de novo alimento probiótico passou a seguir passos objetivos e predefinidos dos padrões de identidade, segurança e eficácia de um produto contendo microrganismos vivos para que esse contenha a alegação de alimento probiótico, assim como os critérios para a seleção de estudos para sustentação de alegação exigidos pela agência reguladora brasileira, brevemente descritos a seguir.

Definições

Como em toda regulação é necessário definir claramente o objeto de referência e, assim, para a Resolução Nº 241 adotou-se a definição de probióticos conforme disposto no seu Art.3°:

> *"I - probiótico: microrganismo vivo que, quando administrado em quantidades adequadas, confere benefício à saúde do indivíduo; e*
>
> *II - linhagem: subpopulação de células de uma mesma espécie que apresentam as mesmas características e são identificadas por números, letras ou nomes que seguem o epíteto específico".*[40]

Como tal, a definição resguardou características definidas pelo Guia FAO/OMS do ano de 2002, atualizada por Hill et al.[40] Essa definição abrange um amplo grupo de microrganismos com propriedades probióticas. Como consequência, foi possível trabalhar fatores específicos dos probióticos, tais como, origem microbiana, formas viáveis e benéficas à saúde do hospedeiro, diferenciação entre microrganismos coadjuvantes tecnológicos agentes de fermentação dos microrganismos adicionados com o objetivo específico de agregar propriedade funcional ao alimento.

Comprovação de identidade, segurança e eficácia

• Comprovação da identidade

Nomenclatura, depósito em Coleção de Cultura Internacional, origem da linhagem e identificação são os requisitos básicos e essenciais que auxiliam na previsão das propriedades do microrganismo probiótico baseado em seu posicionamento científico taxonômico. Nomenclatura binomial mais atual representado por gênero, espécie e linhagem; caracterização por metodologia genotípica e fenotípica, por sequenciamento, testes morfológicos e bioquímicos; origem da linhagem, se de alimento, microbiota humana ou animal, permitem a imediata identificação da relação entre o probiótico e o benefício para a saúde. Essa nomenclatura deve seguir o estabelecido pelo Comitê Internacional de Sistemática de Procariotos (http://www.the-icsp. org). A cultura pré-identificada deve ser depositada em um banco de cultura internacionalmente reconhecido.[40]

• Comprovação de segurança de consumo

Os probióticos são organismos vivos que podem produzir efeitos fisiológicos favoráveis à saúde do organismo humano. Embora algumas cepas consideradas probióticas podem, em casos específicos, fornecer riscos à saúde ao invés de benefícios, como descrito por autores que indicam a possibilidade de alguns metabólitos apresentarem riscos de aumento do grau de infectividade à alguns indivíduos incluindo os imunocomprometidos ou crianças. Portanto a comprovação de segurança requer a definição clara do público-alvo e o risco associado além da matriz alimentar pretendida.[40]

O Guia N° 21, versão 1 da ANVISA para Avaliação de Probióticos esclarece com mais detalhes que várias comprovações são aceitas tais como: histórico de uso, revisão de literatura, ensaios *in vitro*, ensaios em animais, ensaios clínicos seguidos de relatórios de pós biovigilância buscando comprovar, entre outros, inexistência de fatores de virulência e patogenicidade e a análise da produção de metabólitos ou outras substâncias de risco à saúde que possam interferir na

Parte 3: Alterações em Saúde, Disbiose e Terapia com Prebióticos, Probióticos e Simbióticos

homeostase intestinal. As novas determinações da ANVISA igualmente alertam para a comprovação de suscetibilidade à no mínimo dois antibióticos e ausência de resistência potencialmente transferível a antibióticos relevantes para a saúde humana.

A resolução, em seu artigo Art 9°, admite que, em casos especiais, como os probióticos não oriundos da microbiota humana, outros métodos possam ser utilizados na comprovação da segurança tais como genotoxicidade, mutagenicidade, toxicidade aguda e de toxicidade reprodutiva e no desenvolvimento. Particularmente esse último, é recomendado para ser usado quando o probiótico destina-se a crianças menores de 3 anos e gestantes.[40]

Quando em mistura de cepas probióticas, a comprovação de segurança deve ser comprovada tanto para a mistura quanto para as linhagens isoladas na forma de apresentação para o consumo.[40]

• Eficácia – Comprovação de benefícios para a saúde com o consumo de probióticos

Os probióticos devem sempre conferir benefícios claros e que ofereçam bem-estar com ausência de efeitos paralelos como por exemplo cólicas e outros que possam provocar desconforto. A obtenção de aprovação para a declaração de um benefício para a saúde é requerida sempre que não se relacione com cura de algum tipo de enfermidade, como diarreias virais e as oriundas de antibioticoterapia, síndrome de intestino irritável entre outras. E, desse modo, dentro da área de alimentos e suplementos, o consumo de probióticos nunca poderá estar induzindo a expectativa de cura, sempre como prevenção. A Resolução RDC N° 241 é muito clara nesse aspecto e estabelece no seu escopo que a apresentação de provas cientificamente robustas de benefícios se faz extremamente necessária com um nível de exigência de comprovações bastante específicos, variando desde revisões sistemáticas, metanálises até ensaios clínicos randomizados, duplo cego, controlados. Os benefícios associados ao uso do probiótico devem estar claramente identificados de tal maneira que confirmem o conjunto de evidências constatadas pelo probiótico em análise.[40]

Por outro lado, toda e qualquer comunicação de benefício está permitida apenas com o uso de alegação de propriedade "funcional" ou "de saúde" ("*claims*"); especificando que os benefícios de saúde devem estar relacionados com a linhagem do probiótico. As alegações funcionais, relacionadas com uma função fisiológica ou metabólica podem receber duas graduações:

1. **Caráter geral:** com benefícios em que comumente os probióticos são mais referenciados como por exemplo "*contribui com a saúde do trato gastrointestinal*";
2. **Específico:** que são os que fazem menções à benefícios mais específicos, como "*contribui para aumentar o tempo de trânsito intestinal*" e estão dependentes da totalidade e do nível das evidências apresentadas.

As alegações de saúde são sempre classificadas como benefício de caráter específico e devem estar relacionadas sempre com uma possível redução de risco de alteração prejudicial da saúde tais como redução do risco de diarreia, por exemplo.[40]

O benefício do probiótico também deve estar associado à sua estabilidade e capacidade de sobreviver ao longo do transito gastrointestinal, desse modo, a ANVISA solicita a comprovação da capacidade de resistência do probiótico durante o desenvolvimento tecnológico do produto, como temperatura de processamento e armazenamento e durante a passagem pelo trato gastrointestinal, sobrevivendo aos ataques enzimáticos, pH e motilidade até alcançar a parte do trato gastrointestinal em que exercerão seu possível efeito. Também são solicitados a capacidade desse probiótico aderir à mucosa e permanecer no organismo.[40]

Critérios para a seleção de estudos para sustentação de alegação

A eficácia da cepa probiótica é dada pela efetiva comprovação de propriedades e benefícios à saúde humana. Dessa maneira, é sugerida que essa comprovação seja iniciada pela escolha do modelo mais adequado para a avaliação podendo ser em estudos em humanos, animais e *in vitro*, aplicados de maneira que possam melhor garantir a correta sustentação tanto da alegação funcional como a de saúde. Os pré-requisitos específicos dos estudos para composição de "dossiê" técnico-científico de submissão de evidência exigem que os estudos sejam:

1. Conduzidos com a linhagem do microrganismo;
2. Envolvam um grupo representativo da população de interesse ou cujos resultados possam ser extrapolados para aquela de interesse;
3. Considerem a quantidade mínima sugerida para obtenção do benefício;
4. Avaliem desfechos relevantes para o benefício alegado;
5. Minimizem vieses e fatores de confundimento.[40]

A análise da eficácia do probiótico é avaliada pela robustez das evidências científicas apresentadas.[45] Para isso, é sugerido que seja feito uso de ferramentas de avaliação dos modelos utilizados com estudos **randomizados** (quando as intervenções são feitas em critérios aleatórios, e que são por suas características os mais indicados) e os estudos **observacionais** (que avaliam associações de alimentos e seus efeitos). Na sequência, as **revisões sistemáticas** e **metanálises** de respostas a quesitos específicos.[40]

A clara identificação do público-alvo na comprovação do benefício também é considerada. Os grupos populacionais alvo devem estar bem estabelecidos. Se for definido um caráter geral, será necessário que os estudos contenham indivíduos com diferentes idades, sexo etc. Essas considerações adquirem maior importância se forem considerados grupos como crianças de primeira infância, gestantes e lactentes.[40]

A ANVISA sugere que as evidências sejam encontradas na base de dados PubMed e podem ser complementadas por ao menos mais uma base, como EMBASE, BIREME, COCHRANE e LILACS. Os critérios de inclusão e exclusão, assim como o número de estudos encontrados e avaliados, associado à transcrição de pareceres bem fundamentados de outras fontes serão aceitos para comprovação de eficácia.[40]

Avaliação da qualidade dos estudos e da quantidade total

A qualidade dos estudos apresentados para comprovação da eficácia do probiótico, ou seja, força de evidência, são realizadas pela análise com diversas ferramentas, a saber, em estudos randomizados a ferramenta original é modelo Cochrane RoB[2] e atualizada em outubro de 2018[46] e para os estudos observacionais Cochrane ROBINS-I.[47] As análises das avaliações sistemáticas é feita através do método AMSTAR (A Mesurement Tool to Access Systematic Reviews).

A metodologia proposta na avaliação da força de evidência, por sua vez, reflete adaptações do modelo canadense do Ministério de Saúde do Canadá[48] e americano pela Agência Americana de Alimentos e Medicamentos.[49] Ainda nos estudos primários, diversos critérios são adotados envolvendo os valores obtidos na relação entre totalidade e qualidade dos estudos.[40]

Comentários adicionais

Em sua proposta de regulamentação do uso de probióticos em alimentos e suplementos a ANVISA, em essência, define o processo de aprovação de probióticos para uso em alimentos e suplementos. E por suas características, efeitos relacionados com cura de enfermidades não foram incluídos, ficando os mesmos reservados à regulamentação pertinente da área de medicamentos.

Os probióticos sempre criam a expectativa de um efeito positivo de consumo e que pode ser atribuído de genericamente,[15,40] embora a ANVISA tenha adotado o conceito de "espécie específica" o que exige a associação à linhagem do microrganismo em análise.

No estabelecimento dos requisitos para aprovação de probióticos contidos em diferentes alimentos e suplementos, a ANVISA criou três grandes tópicos que compõe o processo de aprovação:

- Identificação do probiótico;
- Comprovação da sua segurança;
- Comprovação do benefício.

Essa nova legislação continua mantendo foco também nas matrizes alimentares, alimentos diversos e suplementos que contenham os probióticos, e nos desfechos encontrados para cada um dos mesmos em suas considerações relativas à estabilidade e qualidade.

Em conclusão, o novo marco regulatório para os probióticos no Brasil estabelece novas regras bastante específicas que obrigam tantos os novos registros de probióticos como os já autorizados a atender muitas exigências que requerem conhecimento específico do tema. Por último, e não menos importante, espera-se que a comunicação dos reais benefícios dos probióticos seja facilitada com as novas regras dando ao consumidor um melhor entendimento na hora da sua escolha.

A ação do *Codex Alimentarius*

O *Codex Alimentarius* é uma coleção de padrões, códigos de práticas, diretrizes e outras recomendações internacionalmente reconhecidas relacionadas com alimentos, produção de alimentos e segurança alimentar. Esse órgão foi criado em 1961 pela Organização das Nações Unidas para Agricultura e Alimentação (FAO), sendo que a Organização Mundial da Saúde (OMS) entrou em 1962. Os principais objetivos são proteger a saúde dos consumidores e garantir práticas justas no comércio internacional de alimentos.

O *Codex Alimentarius* é reconhecido pela Organização Mundial do Comércio como um ponto de referência internacional para a resolução de disputas relacionadas com a segurança de alimentos e proteção ao consumidor. Em dezembro de 2017, a Associação Internacional de Probióticos (IPA) levantou uma proposta na 39ª sessão do Comitê do Codex sobre Nutrição e Alimentos para Usos Dietéticos Especiais (CCNFSDU) em Berlim. O IPA sugeriu que o *Codex Alimentarius* considerasse o tópico de harmonização global de probióticos, e a Argentina ofereceu-se para propor uma minuta de projeto. Isso desencadeou atividades entre muitas partes interessadas que levaram a uma proposta final, discutida no Comitê do Codex sobre Nutrição e Alimentos para Utilizações Dietéticas Especiais em Dusseldorf, Alemanha, em novembro de 2019, sob o nome "Diretrizes Probióticas Harmonizadas para Uso em Alimentos e Suplementos Dietéticos".

Perspectivas Futuras no Desenvolvimento de Probióticos

É provável que, nos próximos anos, seja disponibilizada em todo o mundo uma diretriz harmonizada para probióticos, que promova os probióticos a serem avaliados, usando os mesmos parâmetros e critérios pelos países que finalmente adotam essas diretrizes, pois os países membros não são obrigados a adotar normas ou diretrizes do Codex. Mesmo que uma diretriz do *Codex Alimentarius* sobre probióticos esteja disponível em um futuro próximo, os países são livres para tratar os probióticos de acordo com seus próprios regulamentos.

Conclusões

As perspectivas futuras para o desenvolvimento de probióticos são brilhantes e encorajadoras para expandir seu mercado. Vários fatores convergem ao mesmo tempo: uma microbiota intestinal reduzida que oferece possibilidades para intervenções probióticas, a disponibilidade de probióticos genéricos e de próxima geração que expandirão a oferta além dos probióticos tradicionais, o aumento da disponibilidade de metanálises mostrando sua eficácia apoiará seus benefícios para a saúde e possibilitará o desenvolvimento de diretrizes clínicas para médicos (gastrenterologistas, pediatras, nutricionistas).

O desenvolvimento da ciência da nutrição-economia direcionará o uso de probióticos em Saúde Pública e a situação em evolução da regulamentação dos probióticos na ANVISA, e um futuro quadro regulatório global do *Codex Alimentarius* também contribuirá para colocar os probióticos em uma posição única como uma ferramenta para promover a saúde e o bem-estar.

Referências bibliográficas

1. Thursby E, Juge N. Introduction to the human gut microbiota. The Biochemical journal, 2017, 474(11), 1823-36.
2. Moeller AH. The shrinking human gut microbiome. Curr Opin Microbiol. 2017 Aug;38:30-35.
3. Noce A, Marrone G, Di Daniele F, Ottaviani E, Wilson Jones G, Bernini R, et al. Impact of Gut Microbiota Composition on Onset and Progression of Chronic Non-Communicable Diseases. Nutrients. 2019 May 14;11(5):1073.
4. Milani C, Duranti S, Bottacini F, Casey E, Turroni F, Mahony J, et al. The First Microbial Colonizers of the Human Gut: Composition, Activities, and Health Implications of the Infant Gut Microbiota. Microbiol Mol Biol Rev. 2017 Nov 8;81(4):e00036-17.
5. Schnorr SL, Candela M, Rampelli S, Centanni M, Consolandi C, Basaglia G, et al. Gut microbiome of the Hadza hunter-gatherers. Nat Commun. 2014 Apr 15;5:3654.
6. Dethlefsen L, Relman DA. Incomplete recovery and individualized responses of the human distal gut microbiota to repeated antibiotic perturbation. Proceedings of the National Academy of Sciences of the United States of America, 2011. 108 Suppl 1(Suppl 1), 4554-61.
7. Zinöcker MK, Lindseth IA. The Western Diet-Microbiome-Host Interaction and Its Role in Metabolic Disease. Nutrients. 2018 Mar 17;10(3):365.
8. Sonnenburg ED, Sonnenburg JL. Starving our microbial self: the deleterious consequences of a diet deficient in microbiota-accessible carbohydrates, 2014. Cell metabolism, 20(5), 779-86.
9. Vangay P, Johnson AJ, Ward TL, Al-Ghalith GA, Shields-Cutler RR, Hillmann BM, et al. US Immigration Westernizes the Human Gut Microbiome. Cell. 2018 Nov 1;175(4):962-72.
10. Le Doare K, Holder B, Bassett A, Pannaraj PS. Mother's Milk: A Purposeful Contribution to the Development of the Infant Microbiota and Immunity. Frontiers in immunology, 2018, 9, 361.
11. Dahiya DK, Renuka, Puniya M, Shandilya UK, Dhewa T, Kumar N, et al. Gut Microbiota Modulation and Its Relationship with Obesity Using Prebiotic Fibers and Probiotics: A Review. Frontiers in microbiology, 2017, 8, 563.
12. Gagliardi A, Totino V, Cacciotti F, Iebba V, Neroni B, Bonfiglio G, et al. Rebuilding the Gut Microbiota Ecosystem. International journal of environmental research and public health, 2018, 15(8), 1679.

Parte 3: Alterações em Saúde, Disbiose e Terapia com Prebióticos, Probióticos e Simbióticos

13. EFSA European Food Safety Authority, Guidance on the scientific requirements for health claims related to the immune system, the gastrointestinal tract and defence against pathogenic microorganisms. EFSA J, 14: 4369, 2016.

14. Martín R, Langella P. Emerging Health Concepts in the Probiotics Field: Streamlining the Definitions. Frontiers in microbiology, 2019, 10, 1047.

15. Reid G, Gadir AA, Dhir R. Probiotics: Reiterating What They Are and What They Are Not. Frontiers in microbiology, 2019, 10, 424.

16. Hill C, Guarner F, Reid G, Gibson GR, Merenstein DJ, Pot B, et al. Expert consensus document: the International Scientific Association for Probiotics and Prebiotics consensus statement on the scope and appropriate use of the term probiotic. Nat. Rev. Gastroenterol. Hepatol. 2014, 11 (8), 506-14.

17. Sanders ME, Benson A, Lebeer S, Merenstein DJ, Klaenhammer TR. Shared mechanisms among probiotic taxa: implications for general probiotic claims. Curr. Opin. Biotechnol. 2018, 49, 207-16.

18. Cani PD, de Vos WM. Next-Generation Beneficial Microbes: The Case of Akkermansia muciniphila. Front Microbiol. 2017 Sep 22;8:1765.

19. Gómez-Gallego C, Pohl S, Salminen S, De Vos WM3, Kneifel W. Akkermansia muciniphila: a novel functional microbe with probiotic properties. Benef Microbes. 2016 Sep;7(4):571-84.

20. Depommier C, Everard A, Druart, C, Plovier H, Van Hul M, Vieira-Silva S, et al. Supplementation with Akkermansia muciniphila in overweight and obese human volunteers: a proof-of-concept exploratory study. Nat Med. 2019;25, 1096-103.

21. Miquel S, Martín R, Rossi O, Bermúdez-Humarán LG, Chatel JM, Sokol H, et al. Faecalibacterium prausnitzii and human intestinal health. Curr Opin Microbiol. 2013 Jun;16(3):255-61.

22. Draper K, Ley C, Parsonnet J. Probiotic guidelines and physician practice: a cross-sectional survey and overview of the literature. Beneficial Microbes 2017, 8(4): 507-519.

23. Ahn EJ, Kang H. Introduction to systematic review and meta-analysis. Korean J Anesthesiol, 2018, 71(2): 103-112.

24. Dang Y, Reinhardt JD, Zhou X, Zhang G. The effect of probiotics supplementation on Helicobacter pylori eradication rates and side effects during eradication therapy: a meta-analysis. PloS One, 2014, 9(11):e111030.

25. Gutiérrez-Castrellón P, Indrio F, Bolio-Galvis A, Jiménez-Gutiérrez C, Jimenez-Escobar I, López-Velázquez G. Efficacy of Lactobacillus reuteri DSM 17938 for infantile colic: Systematic review with network meta-analysis. Medicine (Baltimore), 2017, 96(51):e9375.

26. Szajewska H, Kołodziej M. Systematic review with meta-analysis: Lactobacillus rhamnosus GG in the prevention of antibiotic-associated diarrhoea in children and adults. Aliment Pharmacol Ther.(2015a) 42(10):1149-57.

27. Szajewska H, Kołodziej M. Systematic review with meta-analysis: Saccharomyces boulardii in the prevention of antibiotic-associated diarrhoea. (2015b) Aliment Pharmacol Ther 42(7):793-801.

28. Ebner S, Smug LN, Kneifel W, Salminen SJ, Sanders ME. Probiotics in dietary guidelines and clinical recommendations outside the European Union. World J Gastroenterol. 2014;20(43): 16095-100.

29. WGO. Probiotics and Prebiotics. World Gastroenterology Organization. 2017.

30. Fiocchi A, Pawankar R, Cuello-Garcia C, Ahn K, Al-Hammadi S, Agarwal A, et al. World Allergy Organization-McMaster University Guidelines for Allergic Disease Prevention (GLAD-P): Probiotics. World Allergy Organ J. 2015; 8(1):4.

31. Cruchet S, Furnes R, Maruy A, Hebel E, Palacios J, Medina F, et al. The use of probiotics in pediatric gastroenterology: a review of the literature and recommendations by Latin-American experts Paediatr Drugs. 2015; 17(3):199-216.

32. Lenoir-Wijnkoop I, Dapoigny M, Dubois D, van Ganse E, Gutiérrez-Ibarluzea I, Hutton J, et al. Nutrition economics - characterising the economic and health impact of nutrition. Br J Nutr. 2011 Jan;105(1):157-66.

33. Lötters FJ, Lenoir-Wijnkoop I, Fardellone P, Rizzoli R, Rocher E, Poley MJ. Dairy foods and osteoporosis: an example of assessing the health-economic impact of food products. Osteoporosis international: a journal established as result of cooperation between the European Foundation for Osteoporosis and the National Osteoporosis Foundation of the USA, 2013, 24(1), 139-50.

540

CAPÍTULO 42

Perspectivas Futuras no Desenvolvimento de Probióticos

34. Lenoir-Wijnkoop I, Nuijten MJ, Craig J, Butler CC. Nutrition economic evaluation of a probiotic in the prevention of antibiotic-associated diarrhea. Frontiers in pharmacology, 2014, 5, 13.
35. Lenoir-Wijnkoop I, Gerlier L, Roy D, Reid G. The Clinical and Economic Impact of Probiotics Consumption on Respiratory Tract Infections: Projections for Canada. PloS one, 2016, 11(11), e0166232.
36. Alimentação Funcional, Mercado brasileiro de probióticos é o que mais cresce no mundo – Pronutrition. https://pronutrition.com.br/mercado-brasileiro-de-probioticos-e-o-que-mais-cresce-no-mundo/. Acesso em: julho de 2019.
37. Patel S, Goyal A. The current trends and future perspectives of prebiotics research: a review.3 Biotech, v. 2, n.2, p. 115-125, 2012.
38. Zacarchenco P, et al. Saúde do aparelho digestório – Brasil Ingredients Trends 2020. 1. ed. ITAL Instituto de Tecnologia de Alimentos, 2014, 178-87.
39. Franco ML, et al. Análise dos critérios técnicos-científicos necessários para comprovação da segurança de uso e eficácia de microorganismos probióticos em alimentos. ILSI International Life Sciences Brasil, novembro de 2018.
40. Agência Nacional de Vigilância Sanitária (ANVISA). Resolução da Diretoria Colegiada – RDC nº 241, de 26 de julho de 2018. Dispõe sobre os requisitos para comprovação da segurança e dos benefícios à saúde dos probióticos para uso em alimentos. Diário Oficial da União, Brasília, DF, 26 jul. 2018.
41. Wedling LK, Weschenfelder S. Probióticos e alimentos lácteos fermentados – uma revisão - Rev. Inst. Laticínios Cândido Tostes, Juiz de Fora, v. 68, nº. 395, p. 49-57, novembro/dezembro, 2013.
42. Agência Nacional de Vigilância Sanitária (ANVISA). Resolução nº 19, de 30 de abril de 1999. Aprova o, Regulamento Técnico de Procedimentos para Registro de Alimento com Alegação de Propriedades Funcionais e ou de Saúde em sua Rotulagem. Diário Oficial da República Federativa do Brasil. Brasília, 10 dez. 1999. Disponível em: <http://e-legis.bvs.br/leisref/public/showAct.php?id=110>. Acesso em: 30 de agosto de 2005. 1999f.
43. Agência Nacional de Vigilância Sanitária (ANVISA). Resolução da Diretoria Colegiada – Guia No 21/2019 – Versão 1 - "Guia para instrução processual de petição de avaliação de probióticos para uso em alimentos" – 21 de fevereiro de 2019-– DOU Diário Oficial da União, Brasília, DF, despacho de Iniciativa nº 9 de 24/01/2019.
44. Hill C, Guarner F, Reid G, Gibson GR, Merenstein DJ, Pot B, et al. The international scientific association for probiotics and prebiotics consensus statement on the scope and appropriate use of the term probiotic. Nat Rev Gastroenterol Hepatol. 2014 Aug;11(8):506-14.
45. Bogsan CS. Probióticos complexidade da avaliação da eficácia – Mesa Seminário sobre Alimentos Funcionais, ILSI International Life Sciences Instituto São Paulo, BR, 04/12/2019.
46. Higgins JPT, Sterne JAC, Savovic J et al. A revised tool for assessing risk of bias in randomized trials. Cochrane Database of Systematic Reviews. 2016; 10, 29-31.
47. Sterne JA, Hernán MA, Reeves BC, Savović J, Berkman ND, Viswanathan M, et al. ROBINS-I: a tool for assessing risk of bias in non-randomised studies of interventions. BMJ. 2016;355:i4919.
48. Health Canada, Guidance Document for Preparing a Submission for Food Health Claims, 2009. Disponível em: <https://www.canada.ca/content/dam/hc-sc/migration/hc-sc/fn-an/alt_formats/hpfb-dgpsa/pdf/legislation/health-claims_guidance-orientation_allegations-sante-eng.pdf. Acesso em: 29 de outubro de 2017.
49. FDA Food and Drugs Administration. USA, Guidance for Industry and FDA: interim evidence-based ranking system for scientific evaluation of health claims, 2009. Disponível em: <https://www.fda.gov/ohrms/dockets/dockets/04q0072/04q-0072-pdn0001-05-FDA-vol5.pdf> Acesso em: 6 de novembro de 2017.

CAPÍTULO 42

Posfácio

Microbiota Intestinal e COVID-19

Bianca Depieri Balmant
Danielle Cristina Fonseca
Dan L. Waitzberg

Por vezes, a execução de um projeto se modifica perante o originalmente planejado. A pandemia do novo coronavírus 2019 (COVID-19), que assola toda a humanidade há longos meses, também impactou a presente obra pela necessária interrupção dos trabalhos editoriais. Após essa pausa forçada, retomamos as atividades mas observamos que, pelo tempo decorrido, ajustes de atualização no conteúdo científico foram necessários. Isso porque a ciência da microbiota está em franco desenvolvimento e novos conhecimentos vêm à tona diariamente, o que exige atualizações constantes.

Tivemos o privilégio de acompanhar na integra a revisão e atualização[a] de todos os capítulos do livro e sentimos ser oportuno incluir um posfácio. O conteúdo deste posfácio não poderia ser diferente: microbiota intestinal e COVID-19.

Desde que surgiu em Wuhan, China, em dezembro de 2019, a pandemia de COVID-19, causada pelo coronavírus da síndrome respiratória aguda grave 2 (SARS-CoV-2), progrediu rapidamente e se tornou enorme desafio para a saúde pública.[1] Na história da humanidade, grandes desafios são geralmente acompanhados por grandes descobertas. O número de publicações em revistas indexadas, disponíveis na base de dados internacional PUBMED sobre COVID-19 desde o ano de 2020 até o mês abril de 2021, soma mais de 132 mil artigos científicos. Desses, quase 500 relacionam, de alguma forma, o microbioma humano com COVID-19.

Além dos sintomas respiratórios clássicos, proporção significativa de pacientes com COVID-19 apresenta sintomatologia gastrointestinal como diarreia, náusea, vômito e anorexia.[2,3] Essas características gastrointestinais têm sido associadas ao aumento da suscetibilidade à doença e

---

[a]   *A sessão "para saber mais" foi adicionada aos capítulos pelos revisores técnicos a fim de fornecer evidências publicadas após o período de escrita dos capítulos do livro pelos autores. Foram, assim, indicadas referências de estudos relevantes sobre o tema dos capítulos para dar suporte aos leitores.*

mau prognóstico.[4] Além disso, apontam para uma possibilidade distinta de envolvimento do eixo microbiota-intestino-pulmão.[5]

De fato, o impacto da microbiota intestinal (MI) na resposta imunológica do hospedeiro não se limita ao compartimento intestinal (isso é, funções de barreira e homeostase intestinal), mas também se estende às consequências sistêmicas, que influenciam mucosas distantes, como a dos pulmões.[5,6] Desse modo, um perfil saudável da MI pode contribuir para proteger o hospedeiro contra infecções respiratórias,[7,8] enquanto um perfil desequilibrado da MI (disbiose) pode estar associado a várias doenças infecciosas e inflamação crônica.[9,10]

Disbiose intestinal é condição frequentemente observada em grupos populacionais com alto risco de desenvolver e progredir para COVID-19 grave, que inclui pacientes idosos, obesos, diabéticos e hipertensos.[11-13] Nessas populações, disbiose intestinal está associada com inflamação sistêmica de baixo grau e aumento potencial de permeabilidade intestinal, que favorece translocação de bactérias intestinais e seus metabólitos.[11,12] Essa inflamação de baixo grau pode ser um fator predisponente para respostas inflamatórias desequilibradas à SARS-CoV-2, observadas em fenótipos mais graves de COVID-19.[14]

Pesquisadores chineses[15] caracterizaram a MI e a resposta imune em 100 pacientes hospitalizados com COVID-19 e até 30 dias após a recuperação. Os autores mostraram que a composição da MI durante a hospitalização está associada à gravidade da doença e às concentrações plasmáticas de várias citocinas e marcadores inflamatórios. Outro estudo chinês identificou, em amostras fecais, que a abundância de *Coprobacillus*, *Clostridium ramosum* e *Clostridium hathewayi* se correlacionou com a gravidade de COVID-19.[16] Os autores observaram correlação inversa entre a abundância de *Faecalibacterium prausnitzii* (bactéria potencialmente anti-inflamatória) e a gravidade da doença. Adicionalmente, os autores verificaram que, ao longo da hospitalização, as bactérias *Bacteroides dorei*, *B. thetaiotaomicron*, *B. massiliensis* e *B. ovatus*, que regulam negativamente a expressão da enzima conversora de angiotensina 2 (ACE2) no intestino (proteína que atua como receptor do SARS-CoV-2), correlacionaram-se inversamente com a carga viral de SARS-CoV-2, o que aponta para possível papel benéfico da microbiota intestinal na luta ou competição com este vírus no intestino.[16]

Além dos efeitos agudos da COVID-19 na MI, Chen et al. estudaram a composição da MI em pacientes, recuperados de COVID-19, mas com sintomas persistentes após a alta hospitalar, também conhecido como "COVID-19 longo".[17] Os autores observaram que a MI permaneceu significativamente alterada após 6 meses, em comparação com indivíduos não infectados por COVID-19.[17] Nos pacientes com "COVID-19 longo", a baixa riqueza da MI se associou com menor capacidade de função pulmonar inspiratória, expiratória e total ($p > 0,05$) na fase aguda da doença. Além disso, na fase de convalescência (fase que envolve a eliminação do vírus até 2 semanas após alta hospitalar), os pacientes com menor riqueza apresentaram maior nível de proteína C-reativa (PCR) e maior gravidade da doença durante a fase aguda. Isso vem sugerir correlações próximas entre resposta inflamatória e disbiose intestinal em COVID-19. Essas observações sugerem que a redução persistente da riqueza da MI poderia influenciar biologicamente a recuperação após a COVID-19, ou sintomas de "COVID-19 longo".[17]

Diante do conhecimento atual, a modulação da microbiota está sendo investigada como uma possível terapia adjuvante para o COVID-19. A estabilização da microbiota intestinal foi um dos seis componentes de uma terapia projetada pelo principal centro de tratamento médico do COVID-19 na província de Zhejiang (China), que parece ter aumentado efetivamente a taxa de cura e reduzido a mortalidade. Essa abordagem implica na redução de *Lactobacillus* e *Bifidobacterium*, observada na microbiota intestinal desses pacientes.[18]

D' Ettorre et al.[19] avaliaram o impacto de uma mistura probiótica (*Streptococcus thermophilus* DSM 32345, *L. acidophilus* DSM 32241, *L. helveticus* DSM 32242, *L. paracasei* DSM 32243, *L. plantarum* DSM 32244, *L. brevis* DSM 27961, *B. lactis* DSM 32246, *B lactis* DSM 32247) com dosagem de 2,4 bilhões por dia, na redução da progressão do SARS-CoV-2 em 28 pacientes. Após 3 dias de suplementação, todos os pacientes do grupo probiótico apresentaram remissão da diarreia e resolução dos demais sintomas, quando comparados com 42 controles saudáveis. Após 7 dias, os doentes do grupo probiótico apresentaram redução significativa no risco estimado de insuficiência respiratória e nas internações em unidades de terapia intensiva e mortalidade. Atualmente, existe quantidade significativa de estudos em andamento para avaliar o impacto de probióticos e moduladores da microbiota intestinal em COVID-19.

Em suma, na COVID-19 as mucosas respiratórias e gastrointestinais são afetadas em concomitância com alterações relevantes na microbiota local e inflamação. Assim, é plausível supor que terapias adjuvantes baseadas na modulação do eixo microbiota-intestino-pulmão e no restabelecimento da eubiose poderiam ser abordagem terapêutica importante para restringir as consequências prejudiciais da COVID-19. Nesse sentido, mais estudos são necessários para elucidar a eficácia e mecanismos dessas intervenções, especialmente em casos graves de COVID-19.

Referências bibliográficas

1. Li Q, Guan X, Wu P, Wang X, Zhou L, Tong Y, et al. Early transmission dynamics in Wuhan, China, of novel coronavirus-infected pneumonia. N Engl J Med. 2020; 382: 1199-207. doi: 10.1056 / NEJMoa2001316.
2. Lin L, Jiang X, Zhang Z, Huang S, Zhang Z, Fang Z, et al. Gastrointestinal symptoms of 95 cases with SARS--CoV-2 infection. Gut 2020;69:997-1001. doi: 10.1136/gutjnl-2020-321013.
3. Pan L, Mu M, Yang P, Sun Y, Wang R, Yan J, et al. Clinical characteristics of covid-19 patients with digestive symptoms in Hubei, China: a descriptive, cross-sectional, multicenter study. Am J Gastroenterol. 2020;115(5):766-73. doi: 10.14309/ajg.0000000000000620.
4. Wei XS, Wang X, Niu YR, Ye LL, Peng WB, Wang ZH, et al. Diarrhea is associated with prolonged symptoms and viral carriage in covid-19. Clin Gastroenterol Hepatol. 2020:S1542-3565(20)30526-7. doi: 10.1016/j.cgh.2020.04.030.
5. Budden KF, Gellatly SL, Wood DLA, Cooper MA, Morrison M, Hugenholtz P, Hansbro PM. Emerging pathogenic links between microbiota and the gut-lung axis. Nat Rev Microbiol. 2017;15:55-63. doi: 10.1038/nrmicro.2016.
6. McAleer JP, Kolls JK. Contributions of the intestinal microbiome in lung immunity. Eur. J. Immunol. 2018;48:39-49. doi: 10.1002/eji.201646721.
7. Bradley KC, Finsterbusch K, Schnepf D, Crotta S, Llorian M, Davidson S, et al. Microbiota-driven tonic interferon signals in lung stromal cells protect from influenza virus infection. Cell Rep. 2019;28:245-256.e4. doi: 10.1016/j.celrep.2019.05.105.
8. Steed AL, Christophi GP, Kaiko GE, Sun L, Goodwin VM, Jain U, Esaulova E, et al. The microbial metabolite desaminotyrosine protects from influenza through type I interferon. Science. 2017;357:498-502. doi: 10.1126/science.aam5336.
9. Cani PD. Human gut microbiome: hopes, threats and promises. Gut. 2018;67:1716-25. doi: 10.1136/gutjnl-2018-316723.
10. Shanahan F, Van Sinderen D, O'Toole PW, Stanton C. Feeding the microbiota: transducer of nutrient signals for the host. Gut. 2017;66:1709-17. doi: 10.1136/gutjnl-2017-313872.
11. Keebaugh ES, Ja WW. Breaking Down Walls: Microbiota and the Aging Gut. Cell Host Microbe. 2017;21(4):417-418. doi: 10.1016/j.chom.2017.03.013.
12. Viennois E, Gewirtz AT, Chassaing B. Chronic Inflammatory Diseases: Are We Ready for Microbiota-based Dietary Intervention? Cel Mol Gastroenterol Hepatol. 2019;8:61-71. doi: 10.1016/j.jcmgh.2019.02.008.

13. Rius B, López-Vicario C, González-Périz A, Salvador EM, Alonso VG, Clária J, Titos E. Resolution of inflammation in obesity-induced liver disease. Front Immunol 2012;3:257. doi: 10.3389/fimmu.2012.00257.
14. Torrinhas RS, Calder PC, Lemos GO, Waitzberg DL. Parenteral fish oil, an adjuvant pharmacotherapy for COVID-19? Nutrition. 2020;110900. doi: 10.1016/j.nut.2020.110900.
15. Yeoh YK, Zuo T, Lui GCY, Zhang F, Liu Q, Li AY, et al. Gut microbiota composition reflects disease severity and dysfunctional immune responses in patients with COVID-19. Gut 2021;70:698-706. doi:10.1136/gutjnl-2020-323020.
16. Zuo T, Zhang F, Lui GCY, Yeoh YK, Li AYL, Zhan H, et al. Alterations in gut microbiota of patients with covid-19 during time of hospitalization. Gastroenterology 2020;159(3):944-955.e8. doi: 10.1053/j.gastro.2020.05.048.
17. Chen Y, Gu S, Chen Y, Lu H, Shi D, Guo J, et al. Six-month follow-up of gut microbiota richness in patients with COVID-19. Gut. 2021 Apr 8:gutjnl-2021-324090. doi: 10.1136/gutjnl-2021-324090.
18. Xu K, Cai H, Shen Y, Ni Q, Chen Y, Hu S, et al. Management of COVID-19: the Zhejiang experience. Zhejiang Da Xue Xue Bao Yi Xue Ban. 2020;49(2):147-157. doi:10.3785/j.issn.1008-9292.2020.02.02.
19. D'Ettorre G, Ceccarelli G, Marazzato M, Campagna G, Pinacchio C, Alessandri F, et al. Challenges in the management of sars-cov2 infection: the role of oral bacteriotherapy as complementary therapeutic strategy to avoid the progression of COVID-19. Front Med 2020;7:389. doi: 10.3389/fmed.2020.00389.

Índice Remissivo

Obs.: números em *itálico* indicam figuras; números em **negrito** indicam tabelas e quadros.

A

Acetato, 126
    relação bactérias e, **508**
Ácido(s)
    biliares, 136
        influência da microbiota intestinal no metabolismo dos, 128
        secundários, efeito sobre o sistema nervoso, **352**
        metabolismo associado com o tipo e diversidade da microbiota intestinal, *304*
        secundários, efeito sobre o sistema nervoso, **352**
    chenodeoxicólico, 128
    cólico, 128
    graxo(s)
        de cadeia curta, 63, 507
            diferença na quantidade entre os pacientes com Alzheimer que receberam ou não o probiótico SLAB51, **361**
            efeito sobre o sistema nervoso, **352**
            no eixo microbiota-intestino-cérebro, 110
            influenciam a saciedade, 125
            produção de, 48, 124
        eicosapentaenoico, 69
        ômega 3, 69
    siálico, 36

Acne, 416
Actinobactéria, *48*, 180
Adenosina monofosfato quinase fosforilada, 127
Adoçantes artificiais, resposta da microbiota intestinal a, **488**
Afecções ósseas, estudos do uso de prebióticos, probióticos e simbióticos no tratamento de, **429-430**
Akkermansia, 116
    muciniphila, 23, 443
        restauração da bactéria, 63
Alegação de propriedade funcional ou saúde, 162
Aleitamento materno, 33
    importância do, 39
Alergia(s)
    à proteína do leite de vaca, 208
        tratamento, 213
    alimentar, tratamento da, 213
    ao leite de vaca, estudo sobre colonização de animais livres de germes com a MI de crianças, *209*
    na infância, fatores de risco e proteção para o desenvolvimento de, *208*
Algas marinhas, 69
Alimentos
    funcionais, 160
    respostas da microbiota intestinal aos

mecanismos diretos, 485

mecanismos indiretos, 486

Alterações no trato gastrointestinal relacionadas ao envelhecimento, 43

na boca, 44

na esôfago, 44

na estômago, 44

na função pancreático biliar, 46

na intestino delgado, 45

no cólon e ano-reto, 45

no intestino delgado, 45

Amamentação mista, 35

Amido, 487

Ano-reto, alterações relacionadas ao envelhecimento no, 45

Antagonista de resposta de glicopeptídeos efeitos sobre a microbiota, 472

Antibióticos, 16

diarréias infecciosas e associadas a, 227

uso durante a gestação, 37

Antibioticoterapia, interação microbioma-medicamento na, 479

Antígenos

apresentação pelo intestino, 98

intestinais

diferenças e características morfofuncionais entre as principais células apresentadoras de, *100*

respostas T-dependentes produzidas por fatores microbianos específicos que ativam as células apresentadoras de, *101*

Arqueas, 12

Artrite

psoriásica, 391

reumatoide

disbiose na, 388

microbiota intestinal na, 388

microbiota oral na, 389

modulação terapêutica da microbiota na, 390

Asma, tratamento da, 212

Assinatura microbiana, 15

cirrose, 26

da doença celíaca, *25*

da esclerose múltipla, *15, 25*

definição, 24

doença hepática gordurosa não alcoólica, 26

doenças gastrointestinais, 27

panorama geral das, 26

psoríase, 27

Atividade prolongada, alteração aguda do ambiente intestinal decorrente de, *145*

Atleta

de *endurance*, 148

diferenças na microbiota intestinal no, 142

disbiose do, 144

microbiota intestinal no, 141

Atrofia de múltiplos sistemas, 358

Autismo, alterações da microbiota intestinal no, 370

Autointoxicação intestinal, 211

B

Bacillus

clausii, 431

oleronius, 415

subtilis, 431

vitamina produzida, **509**

Bacilo búlgaro, 211

Bactéria(s), 12

acidolácticas, 430

condicionalmente patogênicas, 47, 267

fisiológicas que são simbióticas com o hospedeiro, 47

intestinais, metabólitos com potencial neuroativo produzidos por diferentes gêneros de, **352**

patogênicas, 267

principalmente patogênicas, 47

produtoras de butirato, 47, 370

que se encontram no trato gastrointestinal, 10

simbióticas, 267

"Bactérias benéficas", 156

Bacterioidetes, 9, *48,* 180

Bacteroides, 22, 288, 436

548   ÍNDICE REMISSIVO

cellulosilyticus WH2, 8
do enterotipo 2, 369
na microbiota de de seis semanas de
vida, 33

Bancos de leite humano, importância dos, 39

Banda gástrica, *135*

Barreira
contra a translocação microbiana, *11*
física, 11
hematoencefálica, 351
imunológica, 11
intestinal, 351, 353
microbiana, 11
química, 11

Bifidobactérias, vitamina produzida, **509**

Bifidobacterium, 288, 343
longum, 70, 432
infantis, 419
lactis, 231
na microbiota de de seis semanas de
vida, 33

Biodisponibilidade de ferro, 200

Bióticos emergentes, 158

Bloqueio do ponto de controle
imunológico, 345

Boca, alterações relacionadas ao
envelhecimento na, 44

Bolsite, 271

Butirato, 111, 125
bactérias, relação, **508**

C

Câncer
colorretal, 67
estudos clínicos com probióticos
para prevenção, complicações e
tratamento de, **70**
de pele, 416
disbiose no, 339
do pâncreas, 68
gastrointestinal, 66
probióticos no, *71*
microbiota e, 519

Carboidratos, 125
efeito sobre a composição da
microbiota, 504

Carnes vermelhas, resposta da microbiota
intestinal a, **487**

Caseinolytic Protease B Homologue Protein,
produção de, 114

Célula(s)
caliciformes, 96
de Paneth, 95
dendríticas, 99
do tipo microfenestradas, 96
enteroendócrinas, 96
epiteliais intestinais, 95
guia, 436
intestinal, função imunorreguladora das, 97
linfoides inatas, 102
M, 95
natural killers, 378
citotoxicidade das, 210
T *naive*, 378
T regulatórias, 116
tufo intestinais, 96

Cepas
consideradas probióticas, 160
probióticas, critérios para seleção das, **199**

Cérebro
sinalização da microbiota ao, 351
sinalização para o intestino, 353

Ciclo da tetra-hidrobiopterina, *119*

Ciclofosfamida, 477

Cirrose, 316
assinatura microbiana, 26
tratamento da, 331

Cirurgia(s)
alterações da microbiota intestinal
em, 443
bariátrica, 133
impacto das mudanças anatômicas e
fisiológicas na microbiota intestinal
após, 134
procedimentos de, *135*
colorretal, resultado da terapia com
prebióticos, probióticos e simbióticos
em, 445

disbiose em, 443

Citoproteção intestinal em humanos, probióticos e, 343

Clostridiales XIV, 300

Clostridium difficile, 415
    diarreia associada ao, 49
    fatores de risco associados ao, **240**
    infecção pelo, 49, 239

Clue cells, 437

Colangite esclerosante primária, 314

Colectomia, 262

Colite
    pseudomembranosa, 233
    ulcerativa, 261
        escore de Mayo para, **264**
        escore de Truelove e Witts modificado para avaliar a gravidade da, **265**
        leve a moderda, algoritmo para tratamento de, *265*
        moderada a grave, algoritmo para tratamento de, *266*

Collinsela aerofaciens, 288

Cólon
    alterações relacionadas ao envelhecimento no, 45
    distal, 501

Colonoscopia, 67

Colostro materno, 39

Colostroterapia, 39

Combinação sinérgica, 188

Composição microbiana de cada grupo no nível de filo e classe, *356*

Comunicação cérebro-intestino-microbiota, 110

Constipação, 45
    funcional, 283

Coprostanol, 509

Criança, disbiose na, causas, 91

Critério de Roma IV que definem a síndrome do intestino irritável, *284*

Cross-talk, 184

Cutibacterium acnes, 416

D

Da teoria da longevidade por Metchnikoff à nova era do interactoma, 179

Demodex folliculorum, 415

Depressão em populações clínicas, alterações da microbiota intestinal na, 369

Derivação
    biliopancreática, *135*
    duodenal switch, *135*
    gástrica em Y de Roux, 134, *135*

Dermatite da pele e atópica, 414

Desconforto intestinal e supercrescimento bacteriano no intestino delgado, caso clínico, 488

Desmotilidade intestinal do doente crítico, 459

Desordem no mecanismo neural do sistema nervoso entérico, 45

Diabetes, 62
    mellitus tipo 2, 62, 63
    microbiota em, 518
    tipo 1
        com elevada resistência à insulina e queixas secundárias, caso clínico, 494
        tratamento do, 213

Diálise peritoneal, probióticos e insuficiência renal crônica em, 398

Diarreia(s)
    associada ao *Clostridium difficile*, 49
    associadas a antibióticos, 228
        definição, 228
        em crianças, antibióticos e risco das, **228**
        epidemiologia, 228
        fisiopatologia, 228
        probióticos com mais evidência na prevenção de, **229**
        probióticos estudados em prevenção e/ou tratamento das, **230**
        segurança, 229
        uso de probióticos, 229
    do viajante, 233
    funcional, 283
    infecciosas, 227,232

Dieta
disbiose e, 483
disbiose intestinal e composição da, 484
hiperlipídica, 126
livre de glúten, microbioma e, 295
saúde da microbiota intestinal,
composição da dieta e, 484
vegetariana, 501
vegetariana e onívora, diferenças de
macronutrientes esperada, 504
Disbiose, 19, 43, 87, 180, 249
da microbiota, doenças imunológicas
crônicas e, 515
da microbiota intestinal e suas
influências, *88*
diabetes e, 63
do atleta
intervenções utilizadas na, 146
low FODMAPS, 148
probióticos, 146
sintomas gastrointestinais, 144
doenças reumatológicas e, 388
em terapia intensiva, 453
estresse e, 89
fatores de risco, 88
fatores dietéticos e, 89
fatores genéticos e, 89
intestinal, 300, 377, 423
intestinal de pacientes críticos, em
comparação a indivíduos saudáveis,
características da, *456*
na artrite reumatlide, 388
na criança, causas, 91
na doença, *48*
nas espondiloartrites, 390
no câncer, 339
no envelhecimento, 48, 61
no lúpus eritematoso sistêmico, 392
obesidade e, 64
relação com as alterações hepáticas, *302*
tipos de, 181
Disfunção do esfíncter inferior do esôfago, 44
Distúrbios metabólicos da uremia, 396
Diversidade da microbiota, 507
Doença(s)
autoimunes sistêmicas, 387

cardiovascular(es), 64
fatores de risco e potencial de ação de
probióticos, *65*
mecanismos propostos pelos quais
a microbiota intestinal pode
mediar diferenças sexuais no risco
de, 406
microbiota na, 64
prebióticos e probióticos em, 408
probióticos nas, 187
celíaca, 293
composição da microbiota intestinal
dos pacientes com, *295*
microbioma e genética da, 296
microbiota e, 294
modelo proposto para a patogênese
da, *294*
tratamento, 214
crônicas, disbiose e gravidade de, 517
cutâneas, 414
correlação com a microbiota da pele e
do intestino, 414
mudança intestinal nas, 418
de Alzheimer, 72
disbiose na, 73
implicações clínicas da microbiota, 358
patogênese da, 72
probióticos, prebióticos ou antibióticos
na, 74
de Crohn, 249
avaliação de filo, gênero e espécies
para identificação da, *27*
indução da remissão clínica, 253
manutenção da remissão induzida, 254
microbiota na, 250
por que usar probióticos em, 253
uso de probióticos
no pós-operatório para prevenir
recidivas, 256
para induzir remissão clínica em
pacientes com, **254**
para manter remissão induzida em
pacientes com, **255**
de Parkinson, 75
análise da microbiota da, 75
implicações clínicas da microbiota, 355
funcionais do intestino, 283

síndrome do intestino irritável como
paradigma das, 284
gastrointestinais, assinatura microbiana, 27
hepática(s), 518
alcoólica, 310
intervenção na, 330
crônicas
disbiose intestinal e, 300
microbiota e, 300
gordurosa não alcoólica, 299, 307
resultados de estudos de
intervenção realizados com
pacientes com, **328-329**
microbiota em, 518
não alcoólica, 325
inflamatória intestinal, 262
patogênese da, *263*
inflamatórias intestinais, microbiota
em, 517
neurodegenerativa, 71
neurodegenerativas e neuropsiquiátricas
microbiota em, 520
psiquiátricas, eixo intestino-microbiota-
cérebro em, 367
reumatológica
disbiose e, 388
microbiota intestinal, 387
Doente crítico, desmotilidade intestinal
do, 459
Dor abdominal, 284
Drogas imunossupressoras, 344

E

Efeito
bifidogênico, 210
prebiótico, 210
Eixo
cérebro-intestino-pele, 414
gastrointestinal-osso, sinalização, *424*
intestino-fígado, 299, 325
papel da microbiota no, 335
intestino-fígado-cérebro e mecanismos
para a encefalopatia, *318*
intestino-microbiota-cérebro
em doenças psiquiátricas, 367

evidência de alterações nos
transtornos mentais, 368
intestino-osso, 423
intestino-pele, 411
microbiota-intestino, 107
microbiota-intestino-cérebro, 73
influência na neurotransmissão, 117
na neurotransmissão, influência do, 117
neuroendócrino hipotálamo-hipófise-
adrenal, 107
Emulsificantes, resposta da microbiota
intestinal a, **488**
Encefalopatia hepática, tratamento, 331
Endotoxina, 398
Endurance, 141
Ensaios clínicos com probióticos, 529
Enterobacteriaceae, 415
Enterococcus faecalis, 67
Enteropatógenos microbianos intestinais no
doente crítico, 463
Envelhecimento, 43
alterações no trato gastrointestinal
relacionadas ao, 43
Enzimas
ativas de carboidratos, 8
degradantes de polissacarídeos, 8
microbianas, 74
Escala de Bristol sobre a forma das fezes, *285*
Escherichia coli, 415
nissle 1917, 288
vitamina produzida, **509**
Esclerose lateral amiotrófica, implicações
clínicas da microbiota, 361
Escore
de Mayo para colite ulcerativa, **264**
de Truelove e Witts modificado para avaliar
gravidade da colite ulcerativa, **265**
Esôfago, alterações relacionadas ao
envelhecimento no, 44
Espondiloartrite, disbiose nas, 390
Esquizofrenia, alterações da microbionta
intestinal na, 371
Estado de normobiose, 19

Esteato-hepatite não alcoólica, 22, 299

Esteatose, 310

Estilo de vida, adequação de, 16

Estômago, alterações relacionadas ao envelhecimento no, 44

Estresse
crônico, impacto na microbiota intestinal, 368
disbiose e, 89

Estrias gordurosas, 401

Estrogênio, deficiência de, 426

Estufamento abdominal funcional, 283

Esvaziamento gástrico, retardo com o envelhecimento, 45

Eubacterium rectale, 327

Eubiose, 454

F

Faecalibacterium prausnitzii, 24, 64, 142, 288, 415

Família e gênero bacterianos, associação entre sintomas motores e não motores e a abundância relativa de, 357

Farmabióticos, 159

Fator adiposo induzido por jejum, 127

Fenotipagem, 99

Fezes, escala de Bristol sobre a forma, *285*

Fibra(s)
alimentar prebiótica, 485
dietética prebiótica, 155
dietéticas, 486
fermentação de, 110
não digeríveis, degradação das, 485

Fibrose lobular, 46

Fidaxomicina, 53

Filo em pacientes com diferentes condições de saúde, diferenças na distribuição de, *22*

Firmicutes, 9, 48, 180

Fitoestrogênios, 508

FOS (fruto-oligosacarídeos), 154, 188

Frutanos, 487

Fucose, 36

Função
da barreira intestinal, 47
pancreático biliar, alterações relacionadas ao envelhecimento no, 46

Fusobacteria, 180

Fusobacterium nucleatum, 67

G

GRAS (*generally regarded as safe*), 457

Galacto-oligossacarídeos, 487

Galactose, *36*

Gammaproteobacteria, 71

Gardnerella, 436
vaginalis, 435

Gastrectomia vertical, 135

Gencitabina, 477

Gordura
envolvimento das vias ANGPTL4 e AMPK no estoque de, 127
regulação da deposição pela micriobiota intestinal, 127
saturada, 506

GOS (galacto-oligossacarídeos), 154, 188

Guia
de probióticos em alimentos, 534
para instrução processual de petição de avaliação de probióticos para uso em alimentos, 534

Gut-homing markers, 99

H

Haemophilus vaginalis, 435

Hafnia alvei 4597, 129
na obesidade por modulação da, 129

Helicobacter
pylori, 45, 219, 415
adenocardinoma ligado ao, 221
cofatores no desenvolvimento do adenocarcinoma gástrico associado a, 222
influência na microbiota gástrica, 221

no esôfago, efeito da infecção por, 220

Hemodiálise, uso de probióticos como terapia renal adjuvante em, 397

Hepatite viral, 300, 312

Hiperplasia papilar, 46

Hipótese de higiene, 414

HLA-B27
    fator de risco para espondilite anquilosante, 390
    na formação da microbiota intestinal, 391

Homeostase, ilustração esquemática, *181*

Hormônio orexigênico grelina, 126

Hospedeiro, resposta imunológica do, 95

I

Idoso
    dieta do, 48
    fatores que interferem na microbiota do, 48
    microbiota intestinal no, 47

Ilha de patogenicidade cag, 223

Imunoglobulina A, 98

Imunoterapia(s)
    interação microbioma-medicamento na, 477
    oncológicas, influência dos probióticos nas, 345

Indol, 355
    efeitos sobre o sistema nervoso, **352**

Infância, microbiota gastrointestinal na, 31

Infecção(ões)
    causada pelo *Clostridium difficile,* 49, 300
        classificação de acordo com o quadro clínico, **241**
        etiofisiopatologia da, 239
        fatores relacionados à, **240**
        manunseio e tratamento da, 52
        métodos diagnósticos da, **243**
        prevenção, 51
        quadro clínico da, 240
        recomendações para o tratamento, **53**
        tratamento, 243
    de vias aéreas, 377

do trato respiratório, 379

intestinais, 43

pelo vírus da hepatite B, 300

respiratória aguda, 377
    consequências econômicas e sociais, 379
    prevalência, 378
    tratamento e prevenção, 379
    uso profilático de probióticos na prevenção de, 381

Inflamação, 63
    de baixo grau, 126

Inflammaging, 66

Inibidor(es)
    da catecol-O-metiltransferase, 356
    de alfa-glicosidase, efeitos sobre a microbiota, 472
    de bomba de prótons, 356
    de *checkpoints* imunológicos, 477

Insuficiência renal
    crônica, 395, 397
    microbiota e, 395
    probióticos na, 397

Interação(ões)
    bidirecionais intestino–cérebro–sistema imune, *359*
    do medicamento sobre o microbioma, 473
    do microbioma sobre o medicamento, 474
    entre a microbiota intestinal e os medicamentos, distintas formas de, *476*
    entre microbiota intestinal e resposta a imunoterapias, *347*
    medicamento-microbiota-metabolismo, representação gráfica da interação, *470*
    microbioma-medicamento
        na antibioticoterapia, 479
        na prática clínica, novas fronteiras para exploração da, 476
        na quimioterapia , 477
        nas terapias anti-inflamatórias, 478
    microbioma-medicamento na imunoterapia, 477
    microbiota-quimioterápicos, 477

Intestino
    delgado, alterações relacionadas ao envelhecimento no, 45

e fígado, interação bidirecional entre, 299
irritável, microbiota e, 519

Inulina, 69, 156, 188

Iogurte, 232

Irinotecan, 477

Isotiocianatos, 509

K

Kefir, 232

Klebsiella, 23

L

L. plantarum, 296

Lachnospiraceae, 300

Lactano, conversão em propionato, *143*

Lactobacillus/lactobacilos, 65, 69, 288, 368, 436
    acidophilus, 439
    brevis, 439
    casei Shirota, 330
    crispatus, 439
    fermentum, 439
    gasseri, 439
    plantarum, 419, 439
    reuteri DSM17938, 231
    reuteri RC-14, 439
    rhamnosus GR-1, 439, 230
    vitamina produzida, **509**

Leite
    humano
        aplicação clínica dos probióticos e
            oligossacarídeos do, 39
        monossacarídeos que compõem os
            oligossacarídeos do, *36*
        oligossacarídeos do, 35
    materno, 33
        composição do, 34

Leveduras, **192**

Ligantes receptores aryl-hidrocarbono, 509

Linfócito B, 102

Low FODMAPS, 148

Lúpus eritematoso sistêmico, 417
        disbiose no, 392

M

Macrófagos teciduais intestinais, 101

Maltodextrina, 398

Mecanismo(s)
    moleculares que associam disbiose e
        ganho de peso e resistência à insulina
            ácidos graxos de cadeia curta, 63
            inflamação, 63
            permeabilidade intestinal, 63
    pelos quais o prebiótico pode levar
        benefícios à saúde, 174
            aumento na absorção de mineral, 174
            defesa contra patógenos, 174
            efeitos metabólicos, 175
            efeitos sobre a saciedade, 175
            função intestinal melhorada, 174
    probióticos compartilhados e sua
        distribuição taxonômica, **158**

Medicamento(s)
    biotransformações induzidas pela
        microbiota gastrointestinal sobre,
        470-472
    interação sobre o microbioma, 473
    na microbiota intestinal, impacto dos, 469
    para diabetes sobre o perfil da microbiota
        gastrointestinal, efeitos de, **472**

Medicina personalizada, rumo à, 520

Metabólitos intestinais
    dependentes de bactéria, 405
    efeitos sobre o sistema nervoso, **352**

Metabolôma, 13

Metagenômica, 12
    intestinal, perspectivas futuras, 515

Metformina, efeitos sobre a microbiota, 472

Método(s)
    de avaliação do microbioma, 12
    para interpretação e análise de um
        resultado de sequenciamento de
        microbioma, 21

Metranidazol, 479

Micobriota intestinal e a espondilite
    anquilosante, relação entre, 391

Microbioma, 9, 46, 295

crescimento das publicações sobre, *6*

da pele humana, investigação da diversidade do, 412

dieta livre de glúten e, 295

do trato gastrointestinal, descrição do, 9

genética da doença celíaca e, 296

humano
colonização primária do, 62
projeto, 3

interação sobre o medicamento, 474

intestinal
exemplo de composição taxonômica da, *185*
interação com o sistema imunológico, *186*
manuseio durante a infância, 38

métodos de avaliação do, 12

na saúde humana, importância do, 8

nas doenças esofágicas, 219

no adulto, modulação da interação com o, 354

relação com doenças metabólicas e, 62

técnicas de sequenciamento do, 12

variações individuais do, 180

vias de intervenção sobre o
adequação de estilo de vida, 16
antibióticos, 16
técnica nutriiconal, 16
uso de prebióticos, probióticos e transplante de microbiota fecal, 17

Microbiota, 9, 46

alteração do potencial funcional da, 517

alterada e doenças cardiometabólicas, **66**

análise de composição de, padrões aanalíticos para, 516

câncer e, 519

carcterísticas que alteram a, **502-503**

comensal e o hospedeiro, relação simbiótica entre, 46

composição da, 180

correlação conforme faixa etária e doenças neurológicas, **354**

cutânea e sua evolução, caracterização, 412

da pele e do intestino e condições dermatológicas, associações entre, 414
acne, 416
câncer de pele, 416

dermatite atópica, 414
lúpus eritematoso sistêmico, 417
psoríase, 416
rosácea, 415

da pele humana em diferentes locais do corpo, *412*

de Bifidobactérias no grupo do aleitamento materno, 354

desequilíbrio imunológico associado a disbiose da, *207*

disbiótica do obeso, 124

diversidade da, 507

do bebê, 31

do envelhecimento, 43

do idoso, fatores que interferem na, 48

doenças hepáticas crônicas e, 307

e estados mórbidos na vida adulta, associação entre, 38

em declínio, 524

em diabetes, 518

em doenças hepáticas, 518

em doenças inflamatórias intestinais, 517

em doenças neurodegenerativas e neuropsiquiátricas, 520

em obesidade, 518

evolução conforme faixa etária e doenças neurológicas, **354**

fetal, 31

gastroesofágica, 219

gastrointestinal na infância, 31

humana, desenvolvimento e colonização da, 32

intestinal, 3, 180, 208, 344
alergias e, 206
alterações na depressão em populações clínicas, 369
alterações no autismo, 370
comensal e o hospedeiro, relação simbiótica entre, 266
como um potente regulador da resposta imune hospedeira, *116*
contribuição no desenvolvimento da obesidade, *128*
de atletas, 148
desequilibrada, 380
e resposta a imunoterapias, interação entre, *347*

e suas contribuições metabólicas para a saúde e doença cardiovascular, *404*
em doenças alérgicas e imunológicas, 205
impacto do estresse crônico na, 368
influência no metabolismo dos ácidos biliares, 128
na artrite reumatoide, 388
na criança, desenvolvimento da composição da, 38
na retocolite ulcerativa, 267
no atleta, 141
no idoso, 47
no indivíduo saudável, doente e idoso, composição da, *48*
para a inflamação de baixo grau na obesidade, contribuição da, 126
perspectivas terapêuticas na obesidade por modulação da, 129
prebióticos na modulação da, 486
resposta à alimentos e compostos alimentares, **487**
saúde óssea e, 424
sistema imunológico e, 205
intestinal-cérebro, programação precoce das interações, 353
modulação da, *49*
modulação nutricional da, 483
alimentos e interação com a microbiota intestinal, 487
casos clínicos, 488
disbiose e dieta, 483
disbiose intestinal, composição da dieta e, 484
intervenção proposta baseada no exame de microbiota intestinal, 491
probióticos na modulação da microbiota intestinal, 486
resposta da microbiota aos alimentos ou nutrientes, 485, 486
saúde da microbiota intestinal, composição da dieta e, 484
na primeira infância, fatores condicionantes da, 33
aleitamento materno, 33
alimentação, 37
antibióticos, 37
oligossacarídeos do leite humano, 35

nas alterações da saúde cardiovascular, 403
no adulto saudável, *48*
no eixo intestino-fígado, 318
oral na artrite reumatoide, 389
saudável, 485
sinalização ao cérebro, 351
síndrome do intestino irritável e, 519
vaginal, sistema de escore proposto por Nugent et al. para avaliar a, **437**
Microrganismos
específicos da microbiota intestinal, 116
no corpo humano, 4
Modelo biopsicossocial da síndrome do intestino irritável, *287*
Modulação terapêutica da microbiota na artrite reumatoide, 390
Módulo intestino-cérebro, 113
frequência de detecção de, 115
Moléculas neuroativas, produção e degradação pela microbiota intestinal, 370
Monossacarídeos que compõem os oligossacarídeos do leite humano, *36*
Mucina, 21
Mucosite
aplicabilidade clínica dos probióticos, 341
fases da, *341*
fisiopatologia, 341
passos da patogênese da, 341-342

N

N-acetil-glicosamina, 36
Nervo vago, anatomia do, *109*
NOD *receptors,* 97
Nod-like, 186
Normobiose, 19, 180, 518
N-óxido de trimetilamina, 510
formação de, 510

O

Obesidade, 62
contribuição da microbiota intestinal no desenvolvimento da, *128*

disbiose e, 64
microbiota em, 518
por modulação da microbiota intestinal, perspectivas terapêuticas na, 129

Obeso, microbiota disbiótica do, 124

Oligossacarídeos
derivados de glicose, 487
do leite humano, 35, 39, 354

Operações biliopancreáticas, resultado da terapia com prebióticos, probióticos e simbióticos em, 446

Osteoblastos, 425

Osteoimunologia, 426

Osteoporose, 425

P

Paciente(s)
cirúrgicos, descrição sumariada dos estudos que avaliaram intervenção com pré-, pós- e simbiótico em, **448-450**
crítico
disbiose intestinal no, 454
fatores que podem contribuir para a disbiose intestinal em, *455*
probióticos para o tratamento da disbiose intestinal no, 457
de UTI, estudos controlados e aleatórios com uso de probióticos ou simbióticos, **463**

Paralisia supranuclear progressiva, 358

Paraprobiótico, 159

Parkinsonismos atípicos, implicações clínicas da microbiota, 355

Patobiontes, expansão dos, 182

Pele
áreas secas da, 412
câncer de, 416
humana, 411

Peptídeo(s)
beta-amiloide, 72
neuroativo pela microbiota intestinal, produção e degradação de, 113

Perfil disbiótico, 87

Permeabilidade intestinal, 63

Planta(s)
componentes prebióticos não carboidratos em, 172
modulação intestinal por meio de nutrientes e compostos alimentares oriundos de, 504

Plexo
de Auerbach, 108
do sistema nervoso entérico, *109*
mientérico, 108

Pneumonia associada à ventilação mecânica, prevenção de, 459

Pó combinado de *Clostridium butyricum* e *Bifidobacterium*, 231

Point of care, 437

Polidextrose, 487

Polifenóis, 172, 507
derivados de uvas ou *cranberries*, resposta da microbiota intestinal a, **488**

Ponto de controle imunológico, bloqueio do, 345

Pós-bióticos, 159
influência na saúde humana, 507
ácidos graxos de cadeia curta, 507
fitoestrogênios, 508
isotiocianatos, 509
ligantes de receptores aryl-hidrocarbono, 509
N-óxido de trimetilamina, 510
sais biliares secundários e coprostanol, 509
vitaminas, 509

Pouchite, 271
aguda, probióticos na, 272
crônica, probióticos na, 272
prevenção primária e secundária, probióticos na, 273

Prebiótico(s), 65, 143, 153, 167, 179, 195, 381
aspectos regulatórios, 155
candidatos a, 168
compostos que podem ser considerados, distinção entre, *155*
comprovados e assumidos, lista de, **170**
doença celíaca e, 296

estrutura química dos, *169*

evolução do conceito, 167

fontes alimentares de, 171

mecanimos pelos quais pode levar benefícios à saúde, 174

mecanismo de ação dos, 170

não carboidratos em plantas, componentes, 172

no câncer, 69

produtos comercialmente disponíveis no Brasil, **175**

resposta da microbiota intestinal a, **488**

tipos utilizados oralmente como resultado para saúde, **174**

uso de, 17

Prematuridade, 38

PreProSim, 153, 195

Prevotella , 23, 288

    copri, 388

Probiocêuticos, 159

Probióticos

ação do *Codex Alimentarius*, 532, 538

aspectos regulatórios, 160

clássicos, 526

componentes do dossiê técnico-científico para avaliação de uma linhagem de, 162

comprovação de identidade, segurança e eficácia, 535

de nova geração, 158

do leite humano, aplicação clínica dos, 39

doença celíaca e, 296

e mecanismos anticarcinogênicos, *71*

e a prevenção da toxicidade gastrointestinal da radioterapia, 343

e saúde intestinal em atletas, **147**

em fórmulas magistrais, 184

em pacientes oncológicos, 340

evolução e abrangência atual dos termos principais e categorias relativas ao campo dos, *159*

genéricos, 526

ideal

    algoritmo para seleção do, *189*

    aspectos relevantes na seleção do, 188

inativados, 159

mecanismo de ação dos, *436*

mix de cepas, **190-191**

na doença cardiovascular, *65*

na insuficiência renal, 397

na oncologia, 187

na prevenção primária e secundária da pouchite, 273

na saúde pública, potencial impacto dos, 383

nas doenças cardiovasculares, 187

no Brasil, histórico e desafios, 533

no câncer, 69

nos alimentos, 183

nova geração de, 159

novas normas, 161

para induzir remissão clínica em pacientes com doença de Crohn, uso de, **254**

para manter remissão induzida em pacientes com doença de Crohn, uso de, **255**

perspectivas futuros no desenvolvimento de, 523

potencial impacto no orçamento associado à redução de infecções respiratórias agudas, 383

potencial mecanismo de ação dos, 382

próxima geração, 526

SLAB51, 361

situação na ANVISA, 532

uso, 17

    como terapia renal adjuvante em hemodiálise, 397

    uso isolado dos, 439

VSL#3, 269

Processo de "*leaky gut*", 38

Produto(s)

biogênicos, 159

bioterapêuticos vivos, 158, 159

probióticos comercialmente disponíveis no Brasil, **190**

Projeto

ENCODE, 4

Genoma Humano, 3

Microbioma Humano, 3, 5

    escopo das fases do, *7*

Propionato, 125

bactérias, relação, **508**

Propionibacterium acnes, 416

Propriedades probióticas, distribuição das, *147*

Propteobactéria, *48*

Proteína
C-reativa, 64
correlação com a diversidade de microbiota, 505
do *Streptococcus gallolyticos*, 67
4 do tipo angiopoietina, 127
tau, hiperfosforilação da, 72

Proteobacteria, 180

Proteoma, 13

Protobiocêuticos, 159

PRRs (*pattern recognition receptors*), 186

Psicobióticos, 355

Psoriase, 416
assinatura microbiana, 27

Q

Quimioterapia, 344
interação microbioma-medicamento na, 477

Quinolinato, degradação de, 114

Quinurenina, via da, 107

R

Razão *Firmicutes versus Bacteroidetes*, 124

Receptor(es)
1 de ácido biliar acoplado à proteína G, 129
ativados por proliferador de peroxissomo, 127
da imunidade inata, 96
de hidrocarbonetos de arila, 113
do tipo *Toll*, 96
nuclear Farnesoid X, 129
tipo NOD, 97

Relação
bactéria e vitamina produzida, 509
elemento produzido e principais bactérias, 508
simbiótica entre a microbiota intestinal comensal e o hospedeiro, 46, 266

Resposta
ao estresse, 110
imunológica do hospedeiro, 95
inflamatória, controle da, 46

Retocolite
ulcerativa, 261
perspectivas do transplante de microbiota fecal na, 273
ulcerativa aguda, 262
diagnóstico e história natural, 264
epidemiologia, 262
fatores de risco, 262
fisiopatologia, 262
tratamento, 264

Rifaximina, 54

Rinite alérgica, tratamento da, 213

Rosácea, 415

Roseburia, 327

Ruminococcaceae, 300

Ruminococcus bromii, 327

S

Saccharomyces, 288
boulardii, 231

Saciedade, ácidos graxos de cadeia curta influenciam a, 125

S-adenosil-metionina, síntese de, 114

Sais biliares, 509

Saúde
cardiovascular, 401
microbiota intestinal e, 401
microbiota nas alterações da, 403
humana, influência dos pós-bióticos na, 507
óssea
microbiota intestinal e, 424
prebióticos na manutenção da, 427

Secreção ácida produzida pelo estômago, 45

Sepse, fatores de risco por probióticos, **461**

Sequenciamento
de microbioma, método para interpretação e análise, um resultado de, 1

genético da microbiota gastrointestinal,
interpretação dos resultados por 16S
rRNA, 19

Serotonina, 427

Shotgun, 12
abordagem metagenômica, 517

Simbiose, 380
hospedeiro-bactéria, alteração na saúde
para um estado de pré-doença ou
doença, *516*

Simbióticos, 164, 188, **191**, 432
no câncer, 69

Sinalização, eixo gastrointestinal-osso, *424*

Síndrome(s)
demenciais, implicações clínicas da
microbiota, 358
do intestino irritável, 27, 283
alterações na microbiota intestinal de
pacientes com, **288**
como paradigma das doenças
funcionais intestinais, 284
critérios de Roma IV que definem a, *284*
eficácia dos probióticos na, 288
implicações clínicas da microbiota, 355
modelo biopsicossocial da, *287*
probióticos na
indicados para um determinado
sintoma na, 289
limitações e críticas, **289**
sintomas e sinais de alarme, **286**
uso de prebióticos, probióticos e
simbióticos na, lógica para, 287

Sistema
de defesa do trato gastrointestinal, 45
imune educação do, 46
imunológico
intestinal, 98
modulação microbiana do, 103
nervoso
microbiota intestinal e, 107
central, 90
microbiota intestinal e, 107
ósseo, 424
alterações na microbiota e suas
consequências para o, 426

Staphylococcus
aureus, 378
epidermidis, 415

*Sterol regulatory element-binding
transcription factor 1*, 305

Streptococcus, 288, 378
thermophilus, 231

Suplementação probiótica em mulheres
durante a gestação e lactação, 213

T

Taxonomia, 300

Taxonomização, análise, 21
de associação, 24
de distribuição, 24
por análise, 23
por gênero, 22
por filo, 21

Técnica
16S, 12, 13
de metagenômica, prós e contras das, **14**
de metatranscriptômica, 13
de sequenciamento do microbioma, 12
metabolômica, 13
metagenômica, 13
WGS, 12

Tecnologia metagenômica, 71

Teoria
da colonização uterina, 31
dos germes, 4

Terapia
anti-inflamatória, interação microbioma-
medicamento nas, 478
com prebióticos, 227, 377
com prebióticos e probióticos, 435
com probióticos nas doenças
hepáticas, 325
doença hepática não alcoólica, 325
intervenção na doença hepática
alcoólica, 330
tratamento da cirrose e encefalopatia
hepática, 331
intensiva, disbiose, 453
nutricional, 16

Tiazolidinedionas, efeitos sobre a microbiota, 472

Tight junction, dano na, 45

Tolerância à imunidade antipatógeno, 95

Toll-like, 186

Toll-like receptors, 96, 251

Toxicidade gastrointestinal da radioterapia, probióticos e a prevenção da, 343

Toxina do *Bacteroides fragilis*, 67

Transcitose, 98

Trânsito orocecal, tempo de, 45

Transplante
  de microbiota fecal, 17, 54, 239, 244, 245
    indicações para o, 245
    resultados primários e secundários comparando o, **245**
    riscos do, 246
    tecnica para o, 245
  de microbiota intestinal, 130
  de órgãos, resultado da terapia com prebióticos, probióticos e simbióticos em, 447
  fecal de animal responsivo à terapia anti-PD-1 em animais, impacto do, *346*

Transtorno do espectro do autismo, 370

Trato
  gastrointestinal, 44
    modelo biopsicossocial das desordens funcionais do, 286
  intestinal, colonização microbiana longitudinal e transversal do, *10*

Trimetilamina, 187

Trimetilamina N-óxido, 403
  formação e metabolismo da, diagrama simplificado da, *404*

Triptofano hidroxilase, 427

U

Ultra-endurance, 145

V

Vacina com bactérias, 379

Vaginose bacteriana, 435
  diagnóstico, 436
  microbiota vaginal sugestiva de, *437*
  probióticos e prebióticos na, 438

Vancomicina, 52

Vegetarianismo, 503

Veillonellaceae, 300

Verrucomicrobia, 180

Via(s)
  através das quais os AGCC podem influenciar o SNC, *112*
  da quinurenina cerebral, *119*
  de comunicação entre a microbiota, intestino e o SNC, 107

Vírus sincicial respiratório, 378

Vitamina(s), 509
  B12, 358
  D, 486

W

Whiff test, 436

Whole Genome Sequencing, 12

X

Xenometabolismo, 71